Jochen A. Werner

Lymphknotenerkrankungen im Kopf-Hals-Bereich

Onkologie und Differenzialdiagnostik

Springer-Verlag Berlin Heidelberg GmbH

Jochen A. Werner

LYMPHKNOTEN-Erkrankungen im Kopf-Hals-Bereich

Onkologie und Differenzialdiagnostik

Mit 301 Abbildungen und 42 Tabellen

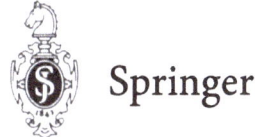

Springer

Werner, Jochen A., Prof. Dr. med.
Direktor der Klinik für
Hals-, Nasen- und Ohrenheilkunde
Philipps-Universität Marburg
Deutschhausstr. 3
D-35037 Marburg

ISBN 978-3-642-62760-6   ISBN 978-3-642-55923-5 (eBook)
DOI 10.1007/978-3-642-55923-5

Die Deutsche Bibliothek – CIP-Einheitsaufnahme
Werner, Jochen Alfred: Lymphknotenerkrankungen im
Kopf-Hals-Bereich: Onkologie und Differentialdiagnostik/
Jochen A. Werner. – Berlin; Heidelberg; New York; Barcelona;
Hongkong; London; Mailand; Paris; Tokio: Springer, 2002
    ISBN 3-540-43032-6

http:/www.springer.de/medizin

© Springer-Verlag Berlin Heidelberg 2002
Ursprünglich erschienen bei
Springer-Verlag Berlin Heidelberg New York 2002

Zeichnungen: R. Henkel, Heidelberg
Umschlaggestaltung: de'blik, Berlin
Herstellung und Gestaltung: B. Wieland, Heidelberg
Reproduktionen: AM-production, Wiesloch
Druck- und Bindearbeiten: Stürtz AG, Würzburg

SPIN 10656984   24/3130 – 5 4 3 2 1 0
Gedruckt auf säurefreiem Papier

LERNEN IST WIE RUDERN GEGEN DEN STROM
HÖRT MAN DAMIT AUF, TREIBT MAN ZURÜCK

LAO TZE (Chinesischer Philosoph)

FÜR MEINEN SOHN SAM MAXIMILIAN

Vorwort

Dem lymphatischen System kommt eine Schlüsselrolle bei entzündlichen und tumorösen Erkrankungen im Kopf-Hals-Bereich zu. Vor diesem Hintergrund erklärt sich die Notwendigkeit fundierter Kenntnisse zur genannten Thematik für alle mit den erwähnten Krankheitsbildern konfrontierten medizinischen Fachdisziplinen.

Das Spektrum der Lymphknotenerkrankungen im Kopf-Hals-Bereich ist besonders vielfältig. Die Darstellung von Grundlagen zur Anatomie, Physiologie, Pathophysiologie, Pathologie, Diagnostik, Differenzialdiagnostik und Therapie zu Erkrankungen der zervikofazialen Lymphbahnen und Lymphknoten, war das Ziel bei der Erstellung des vorliegenden Buches. Neben der Berücksichtigung allgemeiner Aspekte wurde als Schwerpunkt die lymphogene Metastasierung von Karzinomen der oberen Luft- und Speisewege thematisch aufgearbeitet.

Die umfassende Abhandlung der zum Buchvorhaben dargestellten Thematik machte die Einbeziehung verschiedener Fachdisziplinen erforderlich. Für die sehr gute Zusammenarbeit danke ich allen Koautorinnen und Koautoren vielmals. Weiterhin gilt mein Dank Frau M. Schüler, Marburger Universitäts-HNO-Klinik, für ihre Hilfe bei der Erstellung zahlreicher Abbildungen, Herrn Reinhold Henkel für die Anfertigung der Zeichnungen zum operativen Verlauf der Neck dissection und natürlich Herrn Dr. Christian Schmidt sowie Frau Gabriele Schröder vom Springer-Verlag für ihre Geduld und konstruktive Hilfestellung bis zum Erscheinen dieses Buches.

Mein ganz besonderer Dank gilt meiner Mitarbeiterin Frau Dr. Anja-A. Dünne für ihre unermüdliche und wirklich große Hilfe während aller Phasen, die ein solches Buchprojekt durchläuft.

Abschließend möchte ich an Sie, die Leserschaft dieses Buches, mit der Bitte herantreten, Kritik und Anregungen zu äußern, um die so vielschichtige Thematik zu Lymphknotenerkrankungen im Kopf-Hals-Bereich in ihrer gesamten Breite kontinuierlich aktualisieren zu können.

Marburg, Frühjahr 2002   Jochen A. Werner

Beitragsautoren

Dünne, Anja-A., Dr. med.
Klinik für Hals-, Nasen- und Ohrenheilkunde
Philipps-Universität Marburg
Deutschhausstr. 3
D-35037 Marburg

Kaiser, U., PD Dr. med.
St. Bernward Krankenhaus
II. Medizinische Klinik
Treibestr. 9
D-31134 Hildesheim

Külkens, Christoph, Dr. med.
Klinik für Hals-, Nasen- und Ohrenheilkunde
Philipps-Universität Marburg
Deutschhausstr. 3
D-35037 Marburg

Lippert, Burkard M., PD Dr. med.
Klinik für Hals-, Nasen- und Ohrenheilkunde
Philipps-Universität Marburg
Deutschhausstr. 3
D-35037 Marburg

Moll, Roland, Prof. Dr. med.
Institut für Pathologie
Philipps-Universität Marburg
Baldinger Str.
D-35033 Marburg

Neubauer, Andreas, Prof. Dr. med.
Klinik für Innere Medizin mit Schwerpunkt
Hämatologie, Onkologie, Immunologie
Philipps-Universität Marburg
Baldinger Str.
D-35033 Marburg

Ramaswamy, R., Dr. med.
Institut für Pathologie
Philipps-Universität Marburg
Baldinger Str.
D-35033 Marburg

Staar, Susanne, Dr. med.
Klinik für Strahlentherapie
Universität zu Köln
Kärpener Str. 62
D-50937 Köln

Werner, Jochen A., Prof. Dr. med.
Klinik für Hals-, Nasen- und Ohrenheilkunde
Philipps-Universität Marburg
Deutschhausstr. 3
D-35037 Marburg

Inhaltsverzeichnis

12 Strahlentherapie des regionären Lymphabflusses bei malignen Tumoren des Kopf-Hals-Bereiches ... 255

S. Staar

13 Halslymphknotenmetastasen bei unbekanntem Primärtumor ... 273

J.A. Werner, A.-A. Dünne

14 Das so genannte „branchiogene Karzinom" ... 287

A.-A. Dünne, J.A. Werner

15 Tumornachsorge ... 291

J.A. Werner

Abkürzungsverzeichnis

MMP	Matrixmetalloproteinase
MRND	modifiziert radikale Neck dissection
MSCM	M. sternocleidomastoideus
N.XI	N. accessorius
ND	Neck dissection
RND	radikale Neck dissection
SN	Sentinel node
SND	selektive Neck dissection
TIMP	Tissue inhibitors of metalloproteinases
VJI	V. jugularis interna

Einführung

J. A. Werner

Basierend auf den physiologischen Mechanismen der Diffusion und Osmose besteht die Hauptfunktion der Lymphbahnen in der Drainage des Interstitiums und dem Rücktransport so genannter lymphpflichtiger Substanzen in den venösen Blutkreislauf. Hierbei kommt dem Lymphgefäßen der oberen Luft- und Speisewege als Drainagesystems eine zentrale Bedeutung bei der Fortleitung entzündlicher Prozesse, bei der Entwicklung von Lymphödemen und vor allem bei dem lymphogenen Metastasierungsprozess der in dieser Region lokalisierten Plattenepithelkarzinome zu.

Die Erarbeitung zielgerichteter Behandlungsstrategien ist vor dem genannten Hintergrund an eine detaillierte Kenntnis zur Anatomie und Physiologie des Lymphgefäßsystems mit seinen 300 zervikofazialen Lymphknoten gebunden. So beeinflussen struktureller Aufbau und Verteilung der Lymphbahnen im Kopf-Hals-Bereich direkt die zu erwartende lymphogene Metastasierungsrichtung und -frequenz.

Der Lymphabfluss des Kopf-Hals-Bereiches erfolgt entlang relativ konstanter und vorhersehbarer Richtungen in bestimmte Lymphknotengruppen, deren Klassifikation seit Anfang der 80er Jahre intensiv diskutiert und mehrfach überarbeitet wurde. Mit der im Jahre 2000 vorgelegten Neufassung zur zervikalen Lymphknotengruppierung scheinen vor allem zwei Gesichtspunkte optimiert. Zum einen handelt es sich um die verbesserte, auch mittels bildgebender Diagnostik mögliche topographische Zuordnung der verschiedenen Halslymphknotenregionen und zum anderen um eine vereinfachte Nomenklatur der Neck-dissection-Formen, die weiter unten im Text näher Erläuterung findet.

Das diagnostische Vorgehen bei zervikalen Lymphknotenschwellungen wird insbesondere unter dem Aspekt der Neuentwicklung von genaueren bildgebenden Verfahren immer wieder kontrovers diskutiert. An erster Stelle stehen nach wie vor die Anamneseerhebung sowie Inspektion und Palpation. Unter den bildgebenden Verfahren kommt der B-Sonographie als nebenwirkungsfreie, schnelle, nichtinvasive, vielerorts verfügbare und zudem kostengünstige Methode die größte Bedeutung zu. Darüber hinaus können Computertomographie und/oder Magnetresonanztomographie aus differenzialdiagnostischen Überlegungen und vor allem auch zur Lage- und Ausdehnungsbestimmung ausgedehnter zervikaler Raumforderungen indiziert sein, wobei deren größte Bedeutung im Rahmen der Staging-Untersuchungen von Kopf-Hals-Malignomen zu sehen ist.

Der Goldstandard zum Nachweis von Lymphknotenmetastasen ist unverändert die histologische Aufarbeitung der im Rahmen einer Halslymphknotenausräumung (Neck dissection) entnommenen Lymphknoten durch den Pathologen. Bei der histopathologischen Aufarbeitung von Lymphknoten sollten gezielte Angaben zur Größe und Anzahl der Lymphknotenmetastasen, der Metastasenlokalisation, einer Lymphangiosis carcinomatosa, einer möglichen Kapselruptur oder einem perineuralen Wachstum und der Anzahl aller untersuchter nichtbefallenen Lymphknoten gemacht werden.

Die Information über vorgenannte Parameter ist von höchstem Interesse, da sich die vielfach schlechte Prognose von Patienten mit Tumoren der oberen Luft- und Speisewege vor allem durch die hohe lymphogene Metastasierungsfrequenz von Plattenepithelkarzinomen der genannten Region erklärt, der in aller Regel erst im späteren Krankheitsverlauf eine Fernmetastasierung folgt. Der immense prognostische Einfluss von Halslymphknotenmetastasen verdeutlicht den Stellenwert der Behandlung des Lymphabflusses maligner Kopf-Hals-Tumoren. In diesem Zusammenhang wird die Behandlung bereits vorhandener Lymphknotenmetastasen (N⁺-Hals) weitaus weniger kontrovers diskutiert, als das optimale Behandlungskonzept bei klinisch fehlendem Verdacht auf das Vorliegen einer lymphogenen Metastasierung (N0-Hals).

Die Behandlung des regionären Lymphabflusses erfolgt entsprechend der jeweiligen Primärtumorlokalisation und des klinisch zu erwartenden lymphogenen Metastasierungsgrades von Plattenepithelkarzinomen der oberen Luft- und Speisewege. Das Vorgehen wird vielfach – abhängig von der Art der Primärtumortherapie – durch eine Neck dissection verschiedenen Ausmaßes und/oder durch die Strahlentherapie bestimmt. Der Umfang einer Neck dissection richtet sich dabei nach der Primärtumorgröße und -lokalisation und ganz besonders nach dem Fehlen oder Vorhandensein von in der bildgebenden Diagnostik suspekten Lymphknoten. Während bei der Neck dissection eines so genannten klinischen N⁺-Halses in der Regel alle fünf Halslymphknotenregionen im Sinne einer modifiziert radikalen

Neck dissection mit therapeutischer Zielsetzung ausgeräumt werden, wird das Neck-dissection-Ausmaß beim No-Hals vielfach im Sinne einer selektiven Neck dissection reduziert. Dieses in den letzten beiden Jahrzehnten entstandene verstärkte Bemühen um eine Begrenzung des Neck-dissection-Ausmaßes erklärt sich vor allem durch die nach einer radikalen Neck dissection vielfach auftretende erhebliche funktionelle Beeinträchtigung. Hinzu kommt die Argumentation, dass ein intaktes Lymphsystem im Falle nicht vorhandener Lymphknotenmetastasen zerstört wird und dieses der lymphogenen Metastasierung eines evtl. zum späteren Zeitpunkt auftretenden Rezidivs oder Zweitkarzinoms nichts mehr entgegensetzen kann. Hierbei kommt der selektiven Neck dissection gleichermaßen eine diagnostische wie therapeutische Zielsetzung zu.

Die Indikationsstellung zu einer selektiven Neck dissection wird von zahlreichen Autoren befürwortet, wenn mit einer Wahrscheinlichkeit okkulter Lymphknotenmetastasen von 20 % oder mehr ausgegangen werden kann, wobei die Festlegung der jeweiligen Metastasierungswahrscheinlichkeit von verschiedenen Parametern beeinflusst wird. Hierzu gehören u. a. die Tumorinfiltrationstiefe und die Lokalisation des Primärtumors.

Sofern der Primärtumor chirurgisch entfernt wird, scheint für die meisten Primärtumorlokalisationen im Bereich der oberen Luft- und Speisewege eine selektive Neck dissection gerechtfertigt. Eine Ausnahme bilden hier frühe glottische und Unterlippenkarzinome. Das Ausmaß der selektiven Neck dissection richtet sich unmittelbar nach der Tumorlokalisation und hier vor allem auch danach, ob sich das Karzinom streng einseitig befindet, die Mittellinie erreicht oder gar überschreitet.

Dem in diesem Zusammenhang aktuell diskutierten Sentinel-node-Konzept, wie es beim Mammakarzinom und malignen Melanom bereits vielversprechend eingesetzt wird, könnte vor dem Hintergrund eines optimierten Stagings auch im Kopf-Hals-Bereich eine Bedeutung zukommen. So trägt das Verfahren dazu bei, die initialen Metastasierungsschritte von Plattenepithelkarzinomen im Kopf-Hals-Bereich besser zu verstehen. Möglicherweise wird es durch die gezielte Aufarbeitung der erstdrainierenden Lymphknoten künftig gelingen, das Ausmaß der okkulten Metastasierung, das gegenwärtig mit Werten von bis zu 25 % anzunehmen ist, exakter zu definieren. Ob die Sentinel-Lymphonodektomie jedoch dazu geeignet ist, das Ausmaß der selektiven Neck dissection beim vermuteten No-Hals weiter einzuschränken, kann nur in Multizenterstudien geklärt werden.

Die in dieser Einführung angesprochenen Sachverhalte sind dabei keineswegs so eindeutig, wie sie sich bei der ersten Durchsicht darstellen mögen. Die damit verbundene Diskussion und eine kritische Erörterung zahlreicher weiterer Aspekte zu Erkrankungen der zervikofazialen Lymphknoten sind Gegenstand der nachfolgenden Ausführungen.

Embryologie und Anatomie

J. A. Werner

1.1 Lymphbahnen

1.1.1 Geschichtlicher Hintergrund

Lymphbahnen wurden erstmals beschrieben, als der Rest des Gefäßsystems bereits bekannt war. Ursache für diese zeitliche Verzögerung ist ohne Zweifel deren Zartheit und Transparenz. Wahrscheinlich haben Hippokrates (460–377 v. u. Z.) bzw. die Hippokratiker, Aristoteles (384–322 v. u. Z.) sowie die hervorragenden Anatomen der alexandrinischen Schule, Herophilos (um 300 v. u. Z.) und Erasistratos (ca. 310–250 v. u. Z.), Teile des Lymphgefäßsystems gekannt, wie aus Bemerkungen über *„weißes Blut"*, Gefäße mit „ungefärbter Flüssigkeit" und „milchhaltige Darmarterien" zu vermuten ist. Aristoteles formulierte in seinen Ausführungen, dass es im menschlichen Körper auch Venen gäbe, die sehr klein sind und für die er vermute, dass diese für den Nahrungsprozess vom Bauch in den Körper verantwortlich sind. Hippokrates hatte zuvor mitgeteilt, dass die Bahnen des Magens nur sehr schwer zu identifizieren, allerdings anders strukturiert seien als Arterien und Venen. Die Gefäßbahnen des Magens würden eine trübe Flüssigkeit transportieren. Der vielfach als Vater der Physiologie bezeichnete Erasistratos beschrieb ebenfalls zahlreiche Gefäße im Bereich des Mesenteriums, die milchähnliche Flüssigkeit transportieren. Die Bedeutung der Lymphbahnen als eigenständiges Gefäßsystem neben Arterien und Venen wurde von den genannten Wissenschaftlern jedoch nicht erfasst. So gerieten ihre Beobachtungen in den folgenden Jahrhunderten wieder in Vergessenheit.

Wesentliche Fortschritte auf dem Gebiet der Anatomie des Lymphgefäßsystems ließen bis in die zweite Hälfte des 15. Jahrhunderts auf sich warten. Mit der wachsenden Möglichkeit an Sektionen, an verbesserten technischen Hilfsmitteln und hier vor allem an Vergrößerungslinsen und schließlich an den optimierten Verfahren verschiedener Injektionstechniken folgte die sichere Identifikation von Lymphbahnen.

Im Jahre 1532 beschrieb Maasa die Lymphbahnen in der Niere [70]. Der Ductus thoracicus des Pferdes wurde im Jahre 1563 von Eustachius (1520–1574) erwähnt. Eustachius hatte zum damaligen Zeitpunkt den Lehrstuhl für Anatomie in Rom inne. Bei seinen Beschrei-

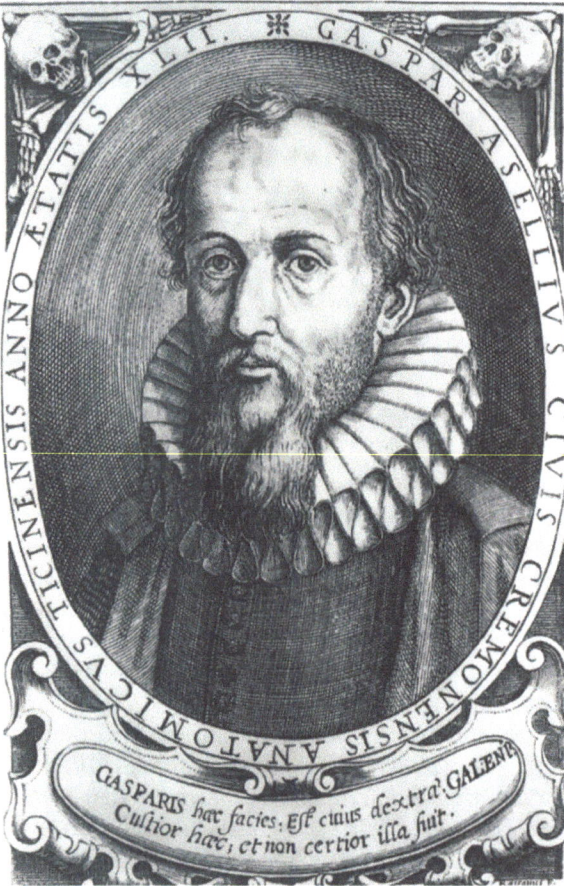

Abb. 1.1. Gaspare Asellius, Professor der Anatomie und Chirurgie in Pavia, Italien

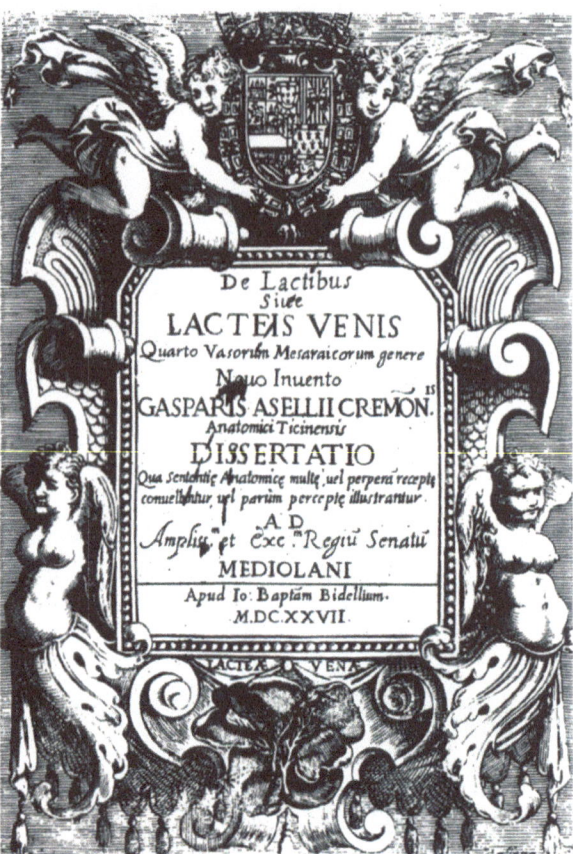

Abb. 1.2. Dissertation von Asellius mit dem Titel *De lactibus sive lacteis venis* (1627)

bungen zum Ductus thoracicus gelang es ihm auch, die Mündung des Ductus thoracicus in die linke V. subclavia zu identifizieren. Die inferioren Verbindungen des Ductus thoracicus konnte Eustachius hingegen nicht beschreiben. So ist es auch nicht verwunderlich, dass er die Funktion dieser anatomischen Struktur nicht aufklären konnte.

Gaspare Asellius, Professor der Anatomie und Chirurgie in Pavia (Abb. 1.1), Italien, entdeckte während der Vivisektion eines wohlgenährten Hundes am 23. Juli 1622 in Mailand zufällig außerordentlich dünne und wunderschön weiße Stränge in den Eingeweiden, aus denen sich überraschenderweise eine milchige Flüssigkeit entleerte. Es konnte sich also bei diesen *Milchsaftbahnen* nicht um die bekannten intestinalen Nervenbahnen handeln. Asellius gab den Lymphbahnen den Namen „Vv. albae et lacteae" wobei sich das lacteae nicht auf lac, Milch, sondern auf lactis, der Dünndarm, bezogen haben soll. Asellius verfolgte die Lymphbahnen bis zu einer großen Drüse (Pancreas Aselli). Von hier aus vermutete er, dass die Lymphbahnen weiter zur Leber drainieren würden. Asellius realisierte die absorbierende Aufgabe der von ihm beschriebenen „Vv. albae". Die sichere Unterscheidung von Lymphbahnen und Venen

kann Asellius zugesprochen werden. Asellius beschrieb Lymphbahnen in weiteren Tierspezies. Hierzu gehörten Katze, Schaf, Kuh, Schwein und Pferd. Der Nachweis von Lymphbahnen im Menschen gelang Asellius nicht. Hierfür ist am ehesten ursächlich, dass etwa im Jahre 1600 die Republik von Pavia die Sektionen einschränkte, weswegen Asellius keinen Zugang mehr zu menschlichem Material hatte. Asellius vermutete, dass es Lymphbahnen auch beim Menschen gäbe, er konnte seine Vermutung allerdings nicht beweisen. Kurz nachdem Asellius seine Arbeit „De lactibus sive lacteis venis" im Jahre 1627 herausgab (Abb. 1.2), wurden die ersten Beschreibungen über Lymphbahnen des Menschen mitgeteilt. Dies erfolgte durch Brechet im Jahre 1628. Sechs Jahre später wies Johann Vesling von Padua ebenfalls Lymphbahnen am Menschen nach. Vesling war es auch, der in seinem Buch zur Anatomie des Menschen als Erster im Jahre 1653 Illustrationen zu Lymphbahnen des Menschen veröffentlichte.

William Harveys (1578–1657) Entdeckung des Blutkreislaufs förderte das Interesse an den neuen „Vv. lacteae" des Asellius, die in den folgenden Jahrzehnten als eigenes Gefäßsystem bestätigt wurden, nachdem die alte Anschauung von der Leber als Blutbereitungsorgan und Sammelstelle der Lymphgefäße widerlegt worden war.

Der Schwede Olaf Rudbeck kannte bereits 1653 die Lymphgefäßklappen, deren Entdeckung über ein halbes Jahrhundert später Ruysch beanspruchte. Rudbeck, der seine anatomischen Untersuchungen zu Lymphgefäßen im Jahre 1650 begann, konnte zeigen, dass in den unterschiedlichen Abschnitten des menschlichen Körpers Lymphbahnen vorhanden sind. Hierzu gehörten die Lymphbahnen des Rektums, des Ösophagus, des Beines und der Rückfläche des Sternums. Rudbecks berühmter Kontrahent, der Kopenhagener Anatom Bartholin, gab den Milchgefäßen 1653 deren heute noch gültige Bezeichnung „Vasa lymphatica".

Thomas Bartholin (1616–1680) trug mit seinen Veröffentlichungen zum Lymphgefäßsystem ganz erheblich zum besseren Verständnis von Lymphbahnen bei. Seine früheste, im Jahre 1652 erschienene Arbeit trug den Titel „De lacteis thoracices in homine brutisque" [10]. Bartholin und Rudbeck beschrieben unabhängig voneinander die Autonomie des Lymphgefäßsystems [10]. Bezeichnet man die Nerven als dritte Form der Gefäße, so waren es Bartholin und Rudbeck, die die Lymphbahnen als vierten Gefäßtyp bekannt machten.

Jean Pecquet beschrieb 1661 die Cisterna chyli und den an der Leber vorbeiführenden Ductus thoracicus beim Hund, den er „Ductus chyliferus" nannte. Jean Pecquet beschrieb weiterhin den Ductus thoracicus, den rechten Ductus lymphaticus und deren Eintritt in den Zusammenfluss von V. jugularis interna und V. subclavia auf beiden Seiten [94, 95]. Pecquet beobachtete auch Verbindungen zwischen der von ihm bearbeiteten Cisterna chyli und der V. cava inferior. Injektionsversuche führten dazu, dass Pecquet der Ansicht war, dass diese Verbindungen die ersten lymphovenösen Anastomosen seien.

Frederick Ruysch (1638–1731) veröffentlichte im Jahre 1665 sein Werk „Dilucidatio valvularum", in welchem er die Morphologie und Funktion der Lymphgefäßklappen beschrieb und hervorragend illustrierte. Verständlicherweise wurden die Lymphgefäßklappen mit denjenigen von Venen verglichen. Zum Ende des 17. Jahrhunderts war die Existenz von Lymphbahnen weitgehend anerkannt [42].

Nachdem Nuck, 1692, Quecksilberinjektionen in Lymphgefäße beschrieben hatte, bezeichnen die sorgfältigen Präparate Mascagnis einen Höhepunkt der anatomischen Lymphgefäßforschung. Auf insgesamt 27 großen Kupferstichen seiner „Vasorum Lymphaticorum Corporis Humani Historia et Ichnographia" (1787) werden vollkommene Lymphgefäßdarstellungen wiedergegeben, die wir am lebenden Menschen in dieser Vollständigkeit und Schönheit mit der Lymphographie auch heute noch nicht erreicht haben. Paolo Mascagni, Anatomieprofessor in Siena, Italien, zeigte, dass die ersten Abschnitte des Lymphgefäßsystems keine direkten Ver-

bindungen zum Blutgefäßsystem im interstitiellen Bereich haben [74].

Der in London tätige Anatom William Hunter (1718–1783) wies frühzeitig auf die Bedeutung des Lymphgefäßsystems für die Absorption von interstitiellen Flüssigkeiten hin.

William Cruikshank (1745–1800) trug neue Erkenntnisse zur Klassifikation der Lymphbahnen des Menschen bei und verbesserte hier vor allem die Vorstellungen um die regionale Lymphdrainage und um die Lymphbahntopographie. Schließlich wurde das Lymphgefäßsystem als solches anerkannt und hier vor allem als ein System verzweigter, absorbierender Lymphgefäße. So schrieb William Hunter:

„Meiner Ansicht nach konnte ich zeigen, dass die Lymphgefäße eine absorbierende Funktion in allen Abschnitten des Körpers haben. Weiterhin wies ich nach, dass die Lymphgefäße, zusammen mit dem Ductus thoracicus, ein umfangreiches Gefäßsystem bilden." (zitiert nach [69])

Ende des 18. und Anfang des 19. Jahrhunderts wurden verschiedene Illustrationen, zum Teil in ausgezeichneter Qualität, zur Topographie des Lymphgefäßsystems erstellt. Eine besonders erwähnenswerte Darstellung ist die Zusammenstellung von Andrew Fyfe, die im Jahre 1800 publiziert wurde. Die Darstellung basiert auf Kadaverdissektionen und Injektionen mit Quecksilber, welche 1788 von Alexander Monro II. erstellt wurden [55].

Der in Paris arbeitende Anatomieprofessor Sappey begann im Jahre 1847 mit seinen umfangreichen Arbeiten zum Lymphgefäßsystem, deren Ergebnisse er 27 Jahre später in einem großartigen Atlas zusammenfasste [112].

Von Recklinghausen (1833–1910) beschrieb die Lymphgefäßendothelzelle im Jahre 1862 und zeigte zudem, dass diese sich mit Silbernitrat schwarz anfärben ließ [99].

Im Jahre 1821 beschrieb Fohmann direkte Verbindungen zwischen peripheren Venen und Lymphgefäßen u. a. in Vögeln, Seehunden, Ottern, Katzen, Hunden, Pferden, Kühen und Menschen [40]. Diese Mitteilung war in den darauf folgenden Jahrzehnten wiederholt, zum Teil auch noch bis in die Gegenwart, Gegenstand verschiedenster Ansichten. So gibt es nicht wenige Wissenschaftler, die physiologische Anastomosen zwischen Lymphbahnen und Venen negieren.

Im 19. Jahrhundert gab es einen weiteren erheblichen Fortschritt in der Lymphologie. Hierzu trugen in ganz erheblichem Masse Carl Ludwig [69] und Ernest Starling [125] bei. Die genannten Wissenschaftler zeigten, dass die Lymphe im Gewebe als Filtrationsprodukt des Blutes entsteht und weiterhin, dass die im Interstitium befindlichen mobilen Zellen über die Lymphbahnen in das Blutgefäßsystem rezirkulieren können (Abb. 1.3, 1.4). Die selektive lymphogene Absorption von großen Molekülen, welche in das Blutgefäßsystem nicht direkt reab-

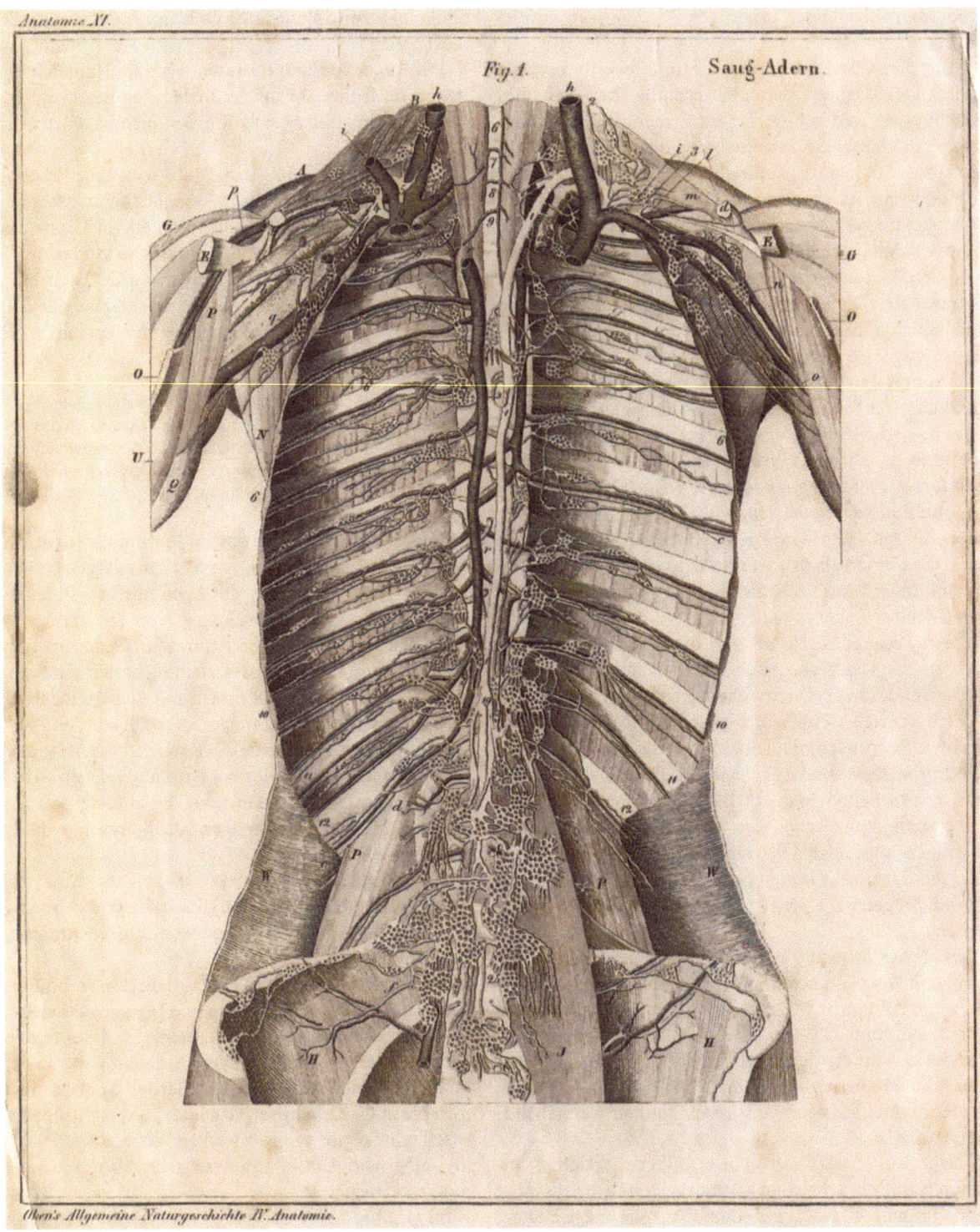

Abb. 1.3. Darstellung des als Saugadersystems bezeichneten Lymphgefäßsystems des Rumpfes

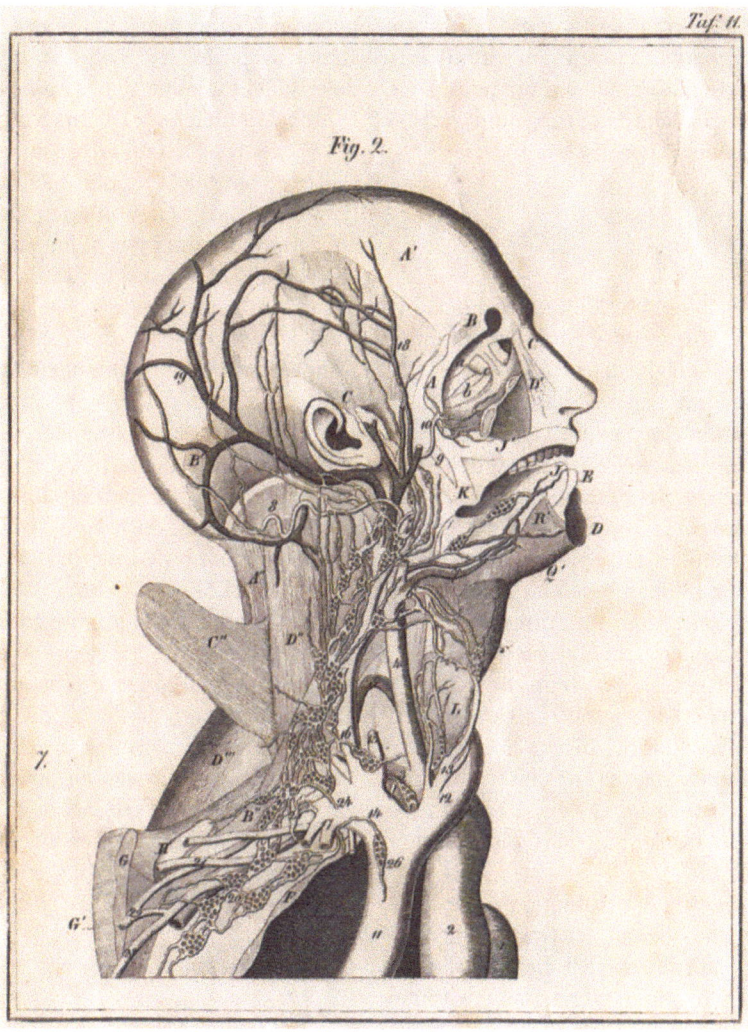

Abb. 1.4. Darstellung des als Saugadersystems bezeichneten Lymphgefäßsystems des Kopf-Hals-Bereiches

sorbiert werden können, wurde durch Field [37] und Yoffey [152] beschreiben.

Le Dran (1685–1770) beschrieb als Erster die Karzinomausdehnung über die Lymphbahnen. Als einer der Ersten erkannte John Hunter diese Beschreibung einer lymphogenen Metastasierungsmöglichkeit und wies mit Nachdruck auf die Bedeutung dieses Ausbreitungsmechanismus hin. Astley Cooper (1840) übertrug den lymphogenen Metastasierungsweg auf das Mammakarzinom, untersuchte die Lymphbahnen der Brust mit Injektionstechniken und begründete mit den Untersuchungsergebnissen die moderne Chirurgie des entsprechenden Lymphabflusses [23]. Virchow (1860) ergänzte die Untersuchungsergebnisse von Cooper hinsichtlich der Tumordissemination dahingehend, dass er zeigte, welche bedeutende Rolle der Abwehrfunktion der Lymphknoten zukam.

1.1.2 Embryologie

In der 5. Embyonalwoche, etwa zwei Wochen nach dem Beginn der Entwicklung des Blutgefäßsystems, bildet sich das Lymphgefäßsystem in ähnlicher Weise wie das Venensystem, an welches das Lymphgefäßsystem frühzeitig Anschluss gewinnt. Initial bilden sich sechs so genannte primäre Lymphsäckchen. Hierzu gehören die beiden jugulären, die beiden iliakalen, der retroperitoneale Lymphsack und die Cysterna chyli. Von diesen ausgehend erfolgt die Aussprossung der Lymphgefäße entlag der großen Venenstämme. Von den jugulären Lymphsäckchen wachsen Lymphgefäße zum Kopf und Hals sowie zur oberen Extremität, von den iliakalen Lymphsäckchen zum Bein und zur unteren Körperhälfte, von dem retroperitonealen Lymphsack und der Cysterna chyli zum Darm und den übrigen Abdominalorganen. Im weiteren Verlauf entstehen im Bereich des Brustkorbs zwei große Lymphstämme, der rechte und linke Ductus thoracius. Der endgültige Ductus thoracicus entwickelt sich aus dem kaudalen Anteil des rechten

Ductus thoracicus, der queren Anastomose zwischen den beiden ursprünglichen Lymphstämmen und dem kranialen Abschnitt des linken Ductus thoracicus. Dies erklärt die Variationsvielfalt im Ursprung und Verlauf des Ductus thoracicus beim Erwachsenen [80].

1.1.3 Morphologie

Das Lymphgefäßsystem beginnt mit fingerförmigen initialen Lymphgefäßen, die weitgestellte Gefäßlumina mit einem Durchmesser von 30–50 μm besitzen.

Das Netzsystem der initialen Lymphgefäße besteht aus zwei Abschnitten. Zum einen sind es die klappenlosen Lymphkapillaren, die teilweise auch als Lymphsinus bezeichnet werden, und zum anderen um die klappentragenden Präkollektoren.

Der Begriff Lymphkapillare impliziert vielfach einen strukturellen Bezug zur Blutkapillare, der infolge verschiedener morphologischer und funktioneller Unterschiede zwischen Blutkapillaren und initialen Lymphgefäßen nicht unumstritten ist. So kann das initiale Lymphgefäßsystem seinen Füllungszustand, verglichen mit der Ruhelage, um das 50fache bis zu einem Querdurchmesser von 100 μm steigern. Aus diesem Grunde wird von verschiedenen Gruppen die Bezeichnung Lymphsinus favorisiert, sie konnte sich jedoch bisher nicht durchsetzen [14, 28].

Im Bereich der Adventitia der Hohlorgane, der Kapsel der Organparenchyme oder an der Grenze der Dermis zur Subkutis der Haut setzen sich die Präkollektoren in die so genannten Kollektoren fort. Dabei wird der proximale Abschnitt eines Kollektors zwischen seinem

initialen Einzugsbereich und der ersten Lymphknotenstation als peripherer Kollektor bezeichnet. Der postnodale Kollektor führt die Lymphe zu den so genannten Lymphstämmen oder Ductus lymphatici, die im Bereich des Halses wiederum in den Ductus lymphaticus dexter und sinister sowie in den paarig angelegten Truncus lymphaticus jugularis münden. Diese münden beidseits am Zusammenfluss von V. jugularis interna und V. subclavia am Venenwinkel in das Blutgefäßsystem [40].

Wandaufbau initialer Lymphgefäße

Die Lymphgefäßwandung der initialen Lymphgefäße besteht aus Endothelzellen, die von einer unvollständigen und unterbrochenen Basalmembran umgeben sind (Abb. 1.5). Das Endothel misst nur 0,1–0,2 μm. Es erreicht lediglich im Gebiet der Perikaryen stärkere Ausmaße (Abb. 1.6).

Die Endothelzellendigungen überlappen einander dachziegelartig. Sie können kontaktlos nebeneinander liegen (Abb. 1.7 b) oder miteinander über interendotheliale Junktionen (Abb. 1.7 a), die als Ein- und Ausflussventile fungieren, verbunden sein. Aneinander liegende Plasmamembranen werden überwiegend durch Maculae adhaerentes und seltener auch durch Maculae occludentes geschlossen gehalten. In einigen Fällen bilden die überlappenden Zellendigungen ineinander verzahnte, komplexe Interdigitationen.

Abb. 1.5. Transmissionselektronenmikroskopisches Bild der diskontinuierlichen Basalmembran initialer Lymphgefäße

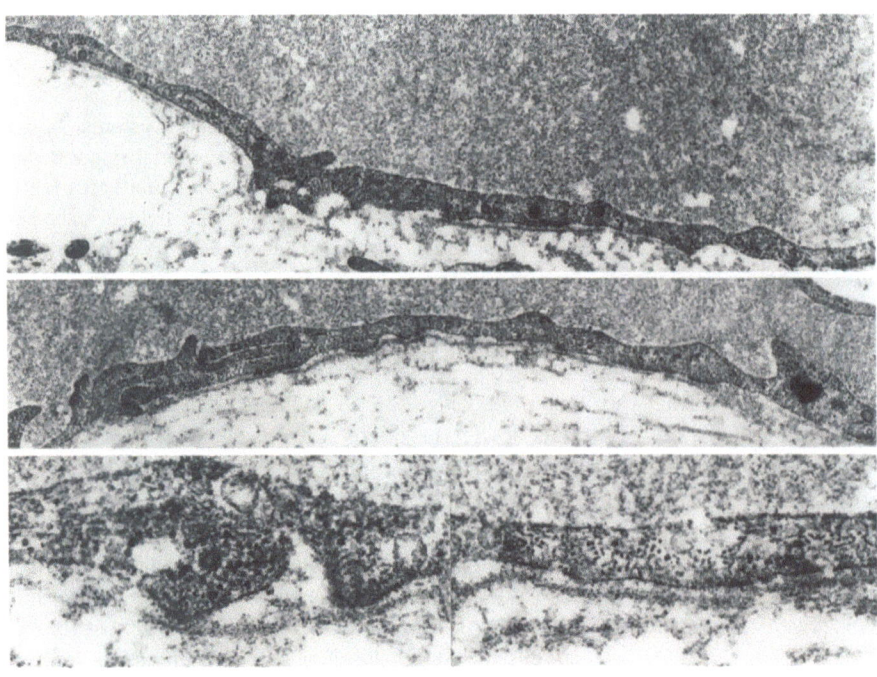

Abb. 1.6. Lichtmikroskopie eines initialen Lymphgefäßes

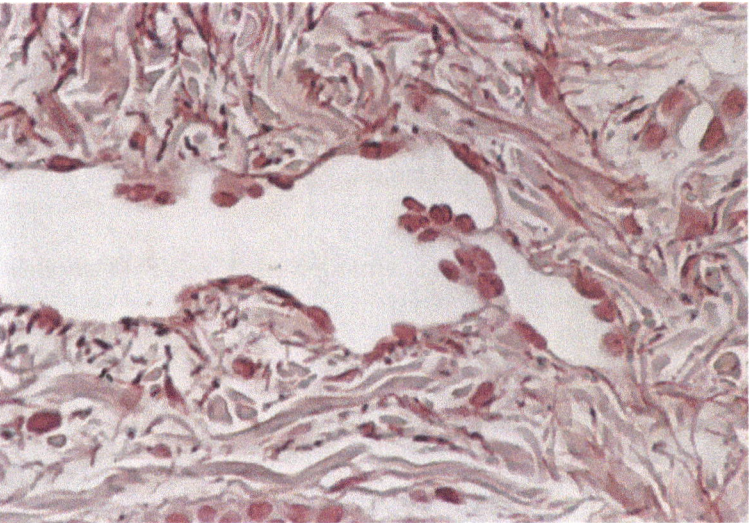

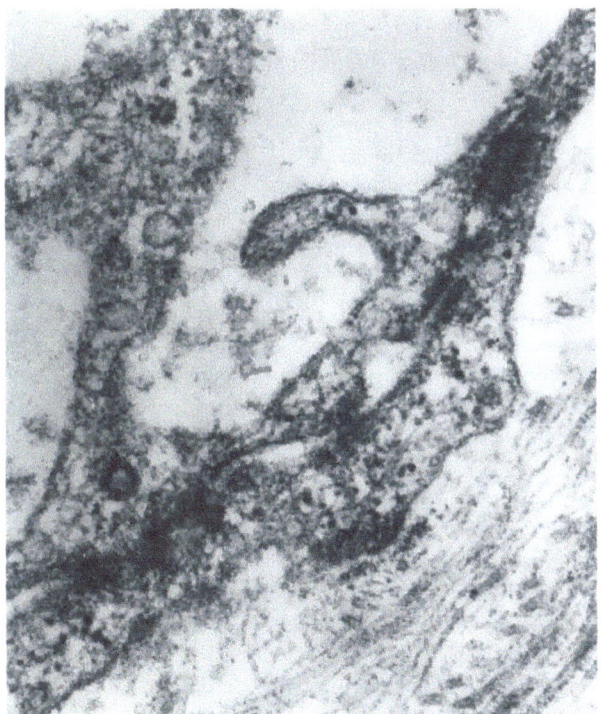

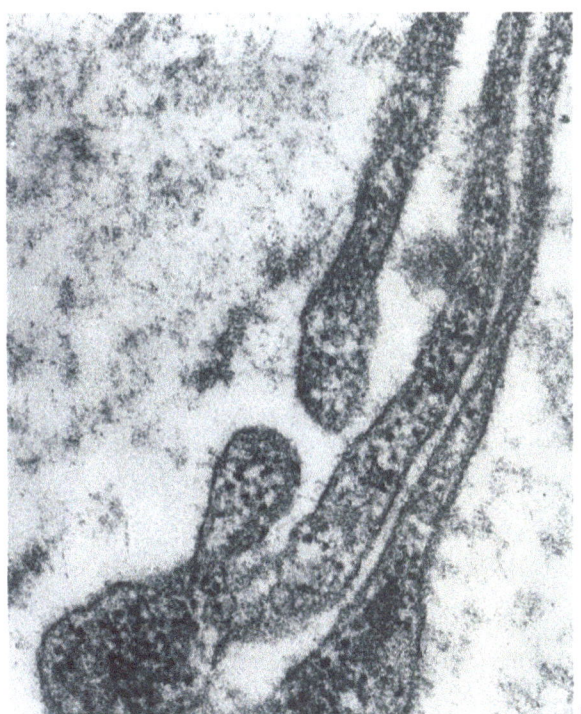

a   b

Abb. 1.7 a, b. Transmissionselektronenmikroskopische Darstellung der Endothelzellen mit interendothelialen Öffnungen initialer Lymphgefäße. a Sie können nebeneinander liegen oder b über verzahnte interendotheliale Junktionen verbunden sein

Im Endothel der initialen Lymphgefäße des Aerodigestivtraktes sind verschiedene ultrastrukturelle Merkmale erkennbar:

- Mitochondrien (vorwiegend im perinukleären Zytoplasma),
- Vesikel,
- Poly- und Monoribosomen,
- Zentriolen,
- Golgi-Apparat,
- Lysosomen,
- in Bündeln verlaufende Mikrofilamente (ca. 4–6 nm mit einer Aktin-ähnlichen Bedeutung [118]).

Im perinukleären Zytoplasma ist nahezu regelmäßig ein endoplasmatisches Retikulum nachweisbar, das im oberen Aerodigestivtrakt vielfach deutlicher ausgebildet ist als in anderen Körperregionen [25]. Dieses im Kopf-Hals-Bereich nachweisbare kräftig ausgebildete *endoplasmatische Retikulum* deutet hin auf

- eine intensive Proteinsynthese,
- einen hohen intrazellulären Stofftransport und
- ein ausreichendes Membrandepot in den Lymphgefäßendothelien.

Das durch das endoplasmatische Retikulum bereit gestellte Membrandepot findet seinen Ausdruck in den zahlreichen Vesikeln, denen vor allem Transportfunktionen zugesprochen werden [25].

Weibel-Palade-Körperchen [140] können im Bereich von initialen Lymphgefäßen der oberen Luft- und Speisewege nicht zweifelsfrei nachgewiesen werden. Diese Granula fehlen ebenso in den Lymphgefäßen der Milz [48], der Tonsilla palatina [66], der Appendix [60] und der Haut [25]. Das anzunehmende Fehlen von Weibel-Palade-Körperchen in den Lymphgefäßen erscheint als wichtiges differenzialdiagnostisches Kriterium zu Blutkapillaren, in deren Endothelien diese Granula nachweisbar sind.

Das Lumen der initialen Lympfgefäße des oberen Aerodigestivtraktes enthält in den meisten Fällen ein flockiges Material mittlerer Elektronendichte. Der im Vergleich zur interstitiellen Flüssigkeit etwa dreimal höhere Proteingehalt der Lymphe ist auf die von den initialen Lymphgefäßen ausgeübte Flüssigkeitskonzentrierung zurückzuführen. Der Proteingehalt sinkt während der Füllungsphase und steigt bei der Entleerungsphase.

Interendotheliale Öffnungen. Verschiedene Untersuchungen haben gezeigt, dass die interendothelialen Öffnungen im Bereich des initialen Lymphgefäßsystems am häufigsten in den initialen Lymphkapillaren vorkommen und seltener in den Präkollektoren. Sinn und Zweck dieser Interdigitationen besteht darin, dass durch ihr zelluläres Reservematerial größere und damit auch wirksamere interzelluläre Kanäle für den Stoffaustausch zwischen Interstitium und Lymphgefäßlumen entstehen, ohne dass es zu einer Unterbrechung der kontinuierlichen Endothelauskleidung kommen muss [15, 61]. Funktionell liegt hier ein ähnlicher Öffnungsmechanismus vor wie im Bereich eines offenen Foramen ovale im Vorhofsystem des Herzens, wobei das Septum primum und das Septum secundum des Vorhofseptums den Endothelfortsätzen der initialen Lymphgefäße entsprechen würden.

Subendothelialer Faserfilz. Die initialen Lymphgefäße sind im Gegensatz zu Blutkapillaren regelmäßig von ei-

nem elastischen Fasernetzwerk, dem so genannten subendothelialen Faserfilz, umgeben. Zusätzlich lassen sich gelegentlich auch Bündel kollagener Fasern beobachten. Diese liegen in unmittelbarer Nähe der Endothelien von initialen Lymphgefäßen und scheinen vereinzelt in die abluminale Zellmembran einzustrahlen. Durch das Fehlen von Perizyten im Bereich der Lymphgefäße werden auf diese Weise die verschiedenen auf die initialen Lymphgefäße einwirkenden Kräfte über den perivaskulären elastischen Faserapparat auf die Gefäßwandung geleitet. Dieser Interaktion kommt eine zentrale Bedeutung bei der Regulierung des Flüssigkeitsein- und -ausstromes, aber auch bei der lymphogenen Zellwanderung zu [19].

Lymphgefäßklappen. Im Gegensatz zu den initialen Lymphsinus besitzen Präkollektoren, Kollektoren und Lymphstämme Gefäßklappen. Der Abstand zwischen den einzelnen Klappen beträgt dabei etwa das Drei- bis Zehnfache des Gefäßdurchmessers.

Bei den *Lymphgefäßklappen* unterscheidet man verschiedene Formen:

- Bikuspidalklappen,
- Trikuspidalklappen,
- Quadruspidalklappen,
- Klappen mit nur einem Segel.

Durch die Lymphgefäßklappen (Abb. 1.6) wird ein Rückfluss der Lymphe verhindert. Dabei ist die Strömungsrichtung von den initialen Lymphgefäßen zu den Kollektoren von der Differenz zwischen hydrostatischem und kolloidosmotischem Druck beider Abschnitte abhängig.

Der Lymphstrom wird beeinflusst von intrinsischen und extrinsischen Kräften. Die zusätzlichen *intrinsischen Kräfte* resultieren aus Kontraktionen der Aktinähnlichen Filamente.

Weiterhin wird der Lymphabfluss von *extrinsischen Kräften* beeinflusst, zu denen u. a. gehören:

- Kontraktionen der umgebenden Muskulatur,
- arterielle Pulsationen,
- Atembewegungen,
- Gewebsmassagen.

Wandaufbau der Lymphkollektoren

Die Lymphkollektoren weisen histomorphologisch drei Schichten auf (Abb. 1.8):

- Die Intima umfasst Endothelzellen, zarte kollagene Fasern und einzelne glatte Muskelzellen.
- Die Media enthält Bündel glatter Muskelzellen in schrauben- oder korkenzieherartigen Windungen, die von kollagenen Fasern umhüllt werden.

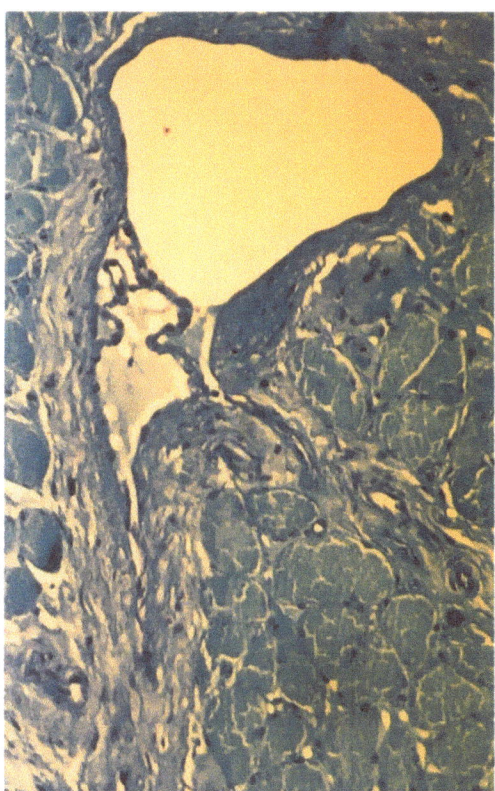

Abb. 1.8. Lichtmikroskopisches Bild eines Lymphkollektors

- Die Adventitia besteht aus längs verlaufenden Bindegewebsbündeln, elastischen Fasernetzen und einzelnen glatten Muskelzellen.

Die Lymphkollektoren sind ebenso wie die auf sie folgenden Lymphstämme von einer kontinuierlichen Basalmembran umgeben.

Histochemie der Lymphgefäßwandung

Befundmitteilungen zum histochemischen Reaktionsverhalten der Lymphgefäßwandung sind im Vergleich zu denjenigen der Blutkapillaren und Blutgefäßwandung deutlich spärlicher. Die Mitteilungen zur Lymphgefäßhistochemie divergieren zum Teil stark, was auf Speziesunterschiede, pathologische Veränderungen und methodische Fehler zurückzuführen ist.

Nach eigenen Ergebnissen sind die Lymphgefäße der oberen Luft- und Speisewege durch hohe Aktivitäten der Enzyme Adenylat- und Guanylatzyklase, 5'-Nukleotidase und ATPase gekennzeichnet. Alle weiteren Enzymnachweisreaktionen fielen an initialen Lymphgefäßen negativ oder schwach positiv aus [143]. Den drei erstgenannten Enzymen kommt eine gewisse Sonderstellung zu, da ihre histochemische Aktivität an Lymphgefäßen deutlich höher ist als an Blutkapillar- und Blutgefäß-

wandungen. Diese Befunde bestätigen bisherige Mitteilungen zu Lymphgefäßen anderer Organe des Menschen und auch anderer Spezies für die 5'-Nukleotidase [48, 54, 90, 139], die Adenylatzyklase [87, 88] und die Guanylatzyklase [87, 88]. Die unterschiedliche Enzymaktivität von initialen Lymphgefäßen und Blutkapillaren ist vor allem für die histochemische Differenzierung beider Gefäßtypen bedeutsam.

Eine weitere, wiederholt diskutierte Fragestellung befasst sich mit der funktionellen Bedeutung endothelialer Enzymaktivitäten im Lymph- und Blutgefäßsystem. Die hierzu erforderlichen biochemischen Analysen des Enzymbesatzes liegen gegenwärtig nur für Endothelien des Blutgefäßsystems vor. Sie fehlen für die Endothelien initialer Lymphgefäße, sodass man bei der Diskussion zum gegenwärtigen Zeitpunkt auf weniger aussagekräftige histochemische Befunde zurückgreifen muss. Der eingeschränkte histochemische Aktivitätsnachweis von 5'-Nukleotidase, Adenylat- und Guanylatzyklase an Blutkapillar- und Blutgefäßendothelien darf keineswegs mit dem Fehlen dieser Enzyme gleichgesetzt werden. Alle genannten Enzyme sind biochemisch an Blutgefäßendothelien nachweisbar. Bei den histochemischen Befunden handelt es sich vielmehr um die vergleichende Beurteilung von Bleisalzniederschlägen oder Ceriumniederschlägen [145], deren Intensität Rückschlüsse auf das Ausmaß der Enzymaktivität erlaubt.

Bei der 5'-Nukleotidase unterscheidet man die zytoplasmatische (Zyto-5'-Nukleotidase) von der plasmamembrangebundenen Form (Ecto-5'-Nukleotidase). Die histochemisch nachweisbare hohe Ecto-5'-Nukleotidase-Aktivität an Lymphgefäßendothelien und die vergleichsweise niedrige Aktivität an Blutkapillaren und auch an den meisten anderen Abschnitten des Blutgefäßsystems ist zum gegenwärtigen Zeitpunkt noch nicht ausreichend erklärbar (Abb. 1.9 a–f). Die Lymphgefäßendothelien könnten eine im Vergleich zu den Blutkapillarendothelien erhöhte transmembranöse Aufnahmerate an Nukleosiden haben. Kato [54] vermutete, dass der Ecto-5'-Nukleotidase eine Rolle bei der Regulation des Blutflusses in Abhängigkeit von der metabolischen Situation des Gewebes zukommt und hielt in diesem Zusammenhang eine lymphogene Regulation der Absorptionsrate der Gewebeflüssigkeit in Abhängigkeit von der 5'-Nukleotidase-Aktivität für möglich (Abb. 1.10 a–e). Außer der Nukleotiddephosphorylierung kann möglicherweise auch dem von Andree und Mitarbeitern [3] beschriebenen stimulierenden Effekt der Ecto-5'-Nukleotidase auf Lymphozyten eine Bedeutung am Endothel der initialen Lymphgefäße zukommen.

Die am Lymphgefäßendothel ebenfalls histochemisch nachweisbare Adenylatzyklase katalysiert die Umwandlung von Adenosintriphosphat zu zyklischem Adenosinmonophosphat und Pyrophosphat. Das Zyklo-AMP ist der zweite Botenstoff bei der Wirkkette vieler

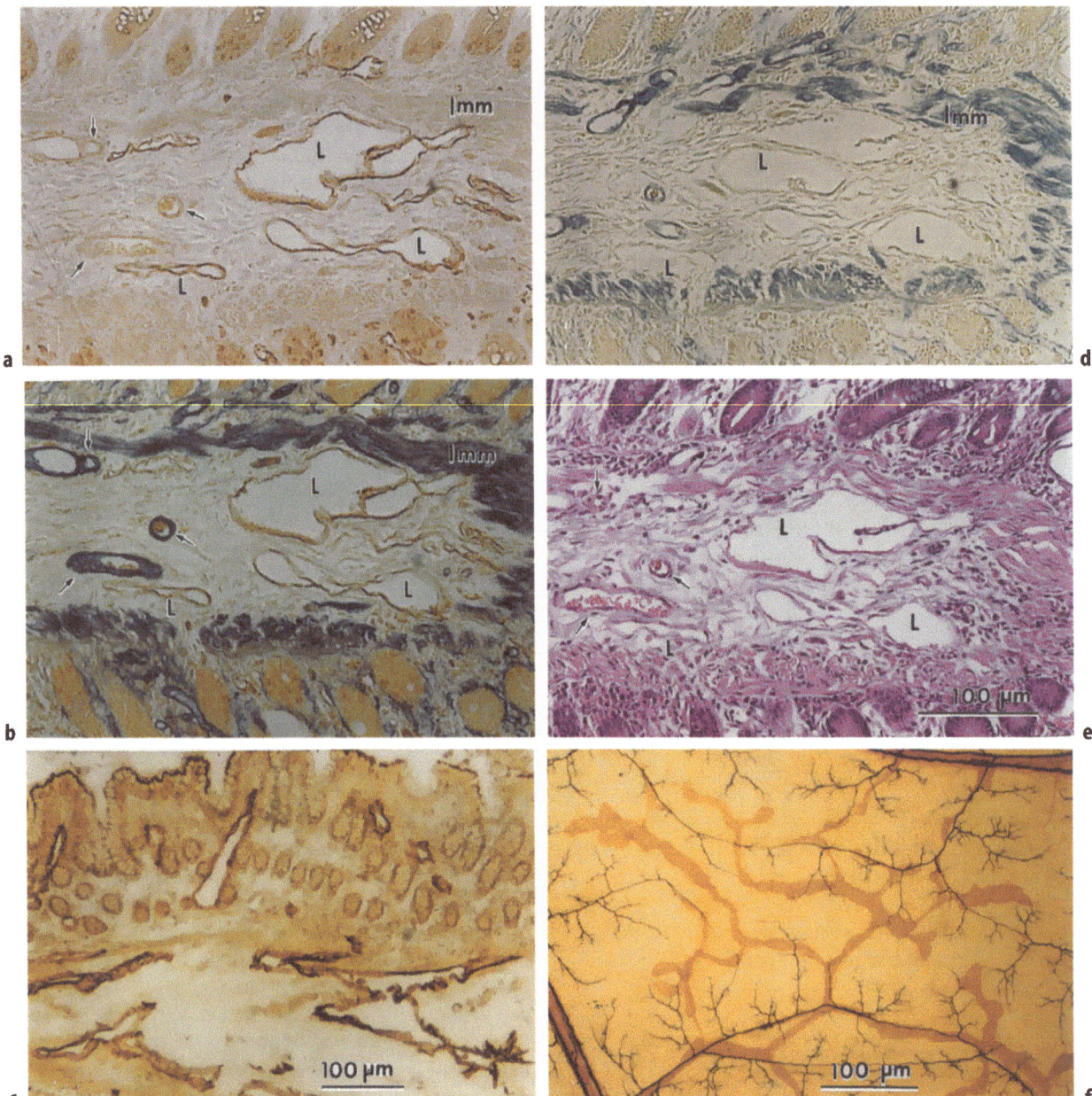

Abb. 1.9 a–f. Enzymhistochemischer Nachweis der 5'-Nase-und ALPase-Aktivität in Lymphgefäßen und venösen Gefäßen im Affenileum. **a** Nachweisbare 5'-Nase-Aktivität in den Lymphgefäßen und signifikant niedrigere Aktivität in den Blutgefäßen. **b** Entsprechender Schnitt mit ALPase-Nachweis. **c** 5'-Nase-Aktivität in den zentralen Lymphgefäßen der Lamina propria und der Tela submucosa. **d** Inhibierung der 5'-Nase-Aktivität durch NiCl$_2$. **e, f** 5'-Nase- und ALPase-Aktivität von Lymph- und Blutgefäßen im Bereich des Mesenteriums. (Die Fotos wurden freundlicherweise von Prof. Dr. S. Kato, Institut für Anatomie, Oita, Japan zur Verfügung gestellt)

Peptidhormone; weiterhin aktiviert es verschiedene Enzymsysteme. Betakatecholaminrezeptoren sind mit einer membrangebundenen Adenylatzyklase assoziiert, über deren Aktivierung z. B. eine Lipolyse und Vasodilatation ausgelöst werden kann. In diesem Zusammenhang soll die Beobachtung von Darózy [25] Erwähnung finden, wonach das Zyklo-AMP zu einer Relaxation mesenterialer Lymphgefäße führt. Die Guanylatzyklase katalysiert die Umwandlung von Guanosintriphosphat zu dem im Lymphgefäßendothel nachweisbaren zyklischen Guanosinmonophosphat (Zyklo-GMP).

Über das Vorkommen des Faktor-VIII-assoziierten Antigens in der Lymphgefäßwandung divergieren die Mitteilungen. Während der Von-Willebrand-Faktor von

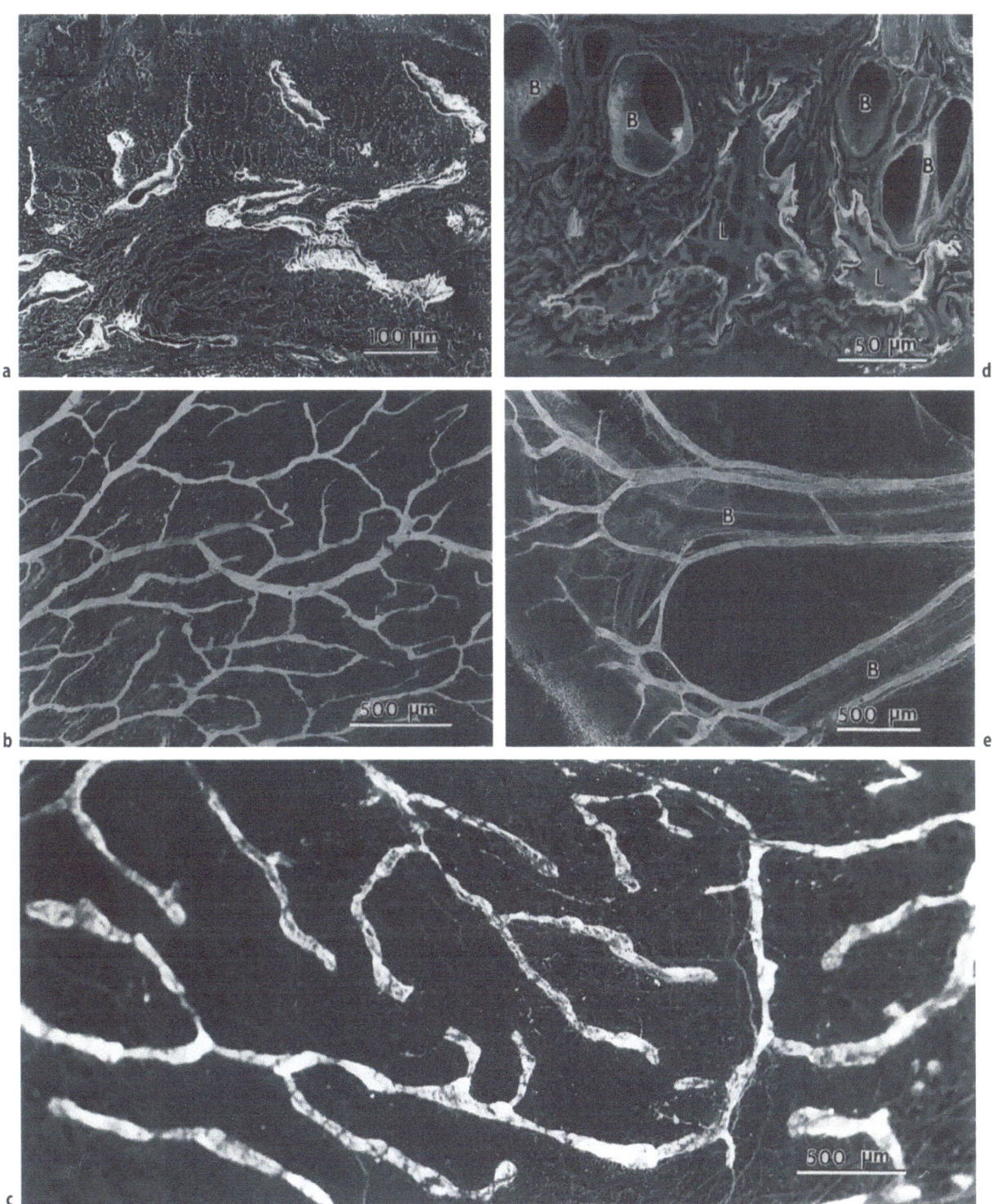

Abb. 1.10a–e. Enzymhistochemischer Nachweis der 5'-Nase und ALPase nach intraparenchymaler Punktionsinjektion von fluoreszeierenden Partikeln. Das Endothel der Lymphgefäße im Bereich der Lamina propria (**a**), des Magens (**b, e**), des Ileums (**c, d**) zeigt eine deutliche 5'-Nase-Aktivität. (Die Fotos wurden freundlicherweise von Prof. Dr. S. Kato, Institut für Anatomie, Oita, Japan zur Verfügung gestellt)

verschiedenen Arbeitsgruppen in normalen Lymphgefäßen nicht oder nur ganz vereinzelt nachgewiesen wurde [18, 84, 116, 131], stellten Svanholm [132] und Beckstead [13] deutlich positive Reaktionen an den Lymphgefäßendothelien fest. In eigenen Untersuchungen konnte das Faktor-VIII-assoziierte Antigen, wie bereits von Mørck Hultberg und Svanholm [81] mitgeteilt, zweifelsfrei in Lymphkollektoren und im Lymphstamm nachgewiesen werden. An den Endothelien der initialen Lymphgefäße war der Von-Willebrand-Faktor in einer nur sehr geringen Konzentration vorhanden und mitunter histochemisch nicht nachweisbar. Zur Herkunft des Faktor-VIII-assoziierten Antigens in Lymphbahnen wurde vermutet, dass das Lymphgefäßendothel den Von-Willebrand-Faktor in ganz geringen Mengen produziert [13]. Im Gegensatz hierzu deuteten Kramer und Mitarbeiter [59] in ihren Arbeiten zum Kaposi-Sarkom den Nachweis des Faktor-VIII-assoziierten Antigens in Lymphbahnen damit, dass dieser möglicherweise ins Gewebe ausgeschwemmt und von dort in die Lymphbahnen aufgenommen wird.

Unter den bisherigen histochemischen Untersuchungen an Lymphgefäßen wurde dem glykohistochemischen Reaktionsverhalten der Lymphgefäßwandung wenig Aufmerksamkeit beigemessen. Das UEA-I-Lektin wurde in diesem Zusammenhang am ausführlichsten untersucht. Während die Arbeitsgruppe um Suzuki [131] keine oder eine bestenfalls nur sehr schwache Bindungsreaktion feststellte, fiel die Reaktion in den Untersuchungen anderer Autoren [13, 81, 93] regelmäßig positiv aus. Dieses entspricht dem UEA-I-Bindungsverhalten der initialen Lymphgefäße der oberen Luft- und Speisewege. Weitere in den initialen Lymphgefäßen dieser Region eindeutig positive Lektin-Bindungsreaktionen waren für die Lektine PNA, DBA und GS I zu verzeichnen.

Im Vergleich zum glykohistochemischen Reaktionsverhalten von Lymphgefäßen ist die Zusammensetzung der diskontinuierlichen Basalmembran initialer Lymphgefäße, wie auch im Falle des Fehlens einer Basalmembran als subendothelialer Faserfilz bezeichneten strukturellen Verdichtung [68], intensiver untersucht. Die Basalmembran initialer Lymphgefäße des oberen Aerodigestivtraktes enthält im Gegensatz zur kontinuierlichen Basalmembran von Blutkapillaren [68] nur geringe Konzentrationen an Laminin, Kollagen Typ IV und Fibronektin. Dies bestätigt bisher mitgeteilte Befunde [2, 8, 86]. Im pathologisch veränderten Gewebe kann die Basalmembran des Lymphgefäßes kräftiger ausgebildet sein und dementsprechend einen höheren Anteil an den genannten Bestandteilen haben. So ist die Basalmembran an Lymphangiomen deutlich verdickt [131].

Zusammenfassend kann festgestellt werden, dass histochemische Befunde eine Differenzierung zwischen Lymphgefäßen und Blutkapillaren zulassen. Voraussetzung hierfür ist noch die kombinierte Anwendung verschiedener histochemischer Techniken. Diese histochemische Gefäßtypunterscheidung ermöglicht die zuverlässige Darstellung eines organbezogenen Lymphgefäßsystems und weiterhin die wichtige Differenzierung, ob Tumorzellnester in Lymphbahnen, Blutkapillaren oder artifiziellen Gewebespalten liegen.

1.1.4 Verteilung und Ausrichtung

Das *Lymphgefäßsystem der Schleimhaut des Aerodigestivtraktes besteht*

- aus einem engmaschigen oberflächlichen und
- aus einem weitmaschigen tiefgelegenen Gefäßsystem.

Die Lymphgefäße des oberflächlichen Netzes sind im Vergleich zu denjenigen des tiefen Netzes meist wesentlich zarter ausgebildet. Der obere Gefäßplexus ist außerordentlich engmaschig. Er wird vom Epithel vielfach durch ein Blutkapillarnetz getrennt. Diese grundlegende Beobachtung Teichmanns [133] kann für viele Abschnitte des Aerodigestivtraktes im Kopf-Hals-Bereich bestätigt werden. Sie gilt jedoch nicht grundsätzlich, da es initiale Lymphgefäße gibt, die unmittelbar an das Epithel grenzen.

Im *oberflächlichen Lymphgefäßnetz* sind außer initialen Lymphsinus auch zahlenmäßig seltener Präkollektoren enthalten. In der *tiefen Schicht* sind Lymphgefäßklappen häufiger als in dem oberflächlichen Lymphgefäßplexus vorhanden, ein Merkmal der Präkollektoren, die an ihrem Wandaufbau von Lymphkollektoren unterschieden werden können. Die in der Regel zu beobachtende Zunahme der Präkollektorenwandstärke von der subepithelialen zur submukösen Schicht ist ein morphologischer Hinweis auf den zur Tiefe ausgerichteten Lymphtransport.

Haut

Kopfhaut

Die untereinander anastomisierenden Lymphgefäße der Kopfhaut liegen in der Subkutanschicht. Die Mittellinie wird überschritten. Derartige kontralaterale Verbindungen bestehen nur über das dichte kutane Kapillarnetz.

An der Kopfhaut gibt es ein frontales, ein parietales und ein okzipitales Territorium. Diese Territorien stimmen nicht streng mit den Versorgungsgebieten der Blutgefäße (Aa. frontales, temporalis superficialis, auricularis posterior und occipitalis) überein.

Frontales Territorium. Zwei bis drei Lymphkollektoren ziehen um den M. orbicularis oculi zu den Lnn. praeauriculares, seltener zu den Lnn. infraauriculares oder zu den tiefen Parotislymphknoten. Weiterhin erreichen zwei bis fünf hintere Kollektoren direkt die Lnn. praeauriculares.

Parietales Territorium. Die Lymphgefäße dieses Kopfhautabschnittes ziehen um das Tuber parietale herum und sammeln sich hinter dem Ohr in zwei bis fünf

Lymphkollektoren. Ein Teil der Lymphkollektoren endet in den Lnn. praeauriculares. Der größte Teil zieht zu den Lnn. jugulares interni oder den Lnn. infraauriculares.

Okzipitales Territorium. Die Lymphkollektoren dieses Drainagegebietes teilen sich in eine mediale und eine laterale Gruppe. Die mediale Gruppe endet in den Lnn. occipitales superficiales, die laterale Gruppe in der kranialen Portion der Lnn. cervicales laterales profundi.

Gesichtsregion

Die Lymphgefäße der Kinnregion und der Nase drainieren die Haut, die Muskulatur, das Perichondrium und das Periost dieser Region. Demgegenüber führen die Lymphgefäße der Lippen, der Wange und der Augenlider auch die Lymphe der Schleimhaut.

Augenlid. Die Drainage der Augenlider erfolgt teils über kutane, teils über konjunktivale Lymphgefäße. Die Haut- und Schleimhautkollektoren sind im Bereich der Meibom-Drüsen eng miteinander verbunden. Diese Verbindung wird durch Perforansäste geschaffen, die die Tarsalplatte durchbohren. Die Lymphgefäßklappen der Perforansgefäße der Tarsalplatte richten den Lymphfluss vom tiefen kutanen in das konjuktivale Lymphgefäßsystem.

Etwa sechs bis sieben Kollektoren drainieren die Lymphe aus der Haut des Oberlides und den lateralen zwei Dritteln des Unterlides. Weiterhin leiten sie die Lymphe aus den entsprechenden Abschnitten der Conjunctiva palpebralis und der Conjunctiva bulbi. Die Lymphkollektoren begleiten die A. transversa faciei und enden in den Lnn. praeauriculares. Aus dem Unterlid können Lymphgefäße zu den Lnn. infraauriculares ziehen.

Die Lymphe der Haut und der Konjunktiva des medialen Drittels des Unterlides ziehen entlang der Vasa facialia in die Lnn. submandibulares. Vereinzelt wird im mittleren Drittel des Oberlides ein medialer Kollektorverlauf beobachtet. Aus diesem Grunde ist in diesem Abschnitt die Drainage sowohl in Parotis- als auch in submandibulär lokalisierte Lymphknoten möglich.

Wange. Aus der infraorbitalen Region ziehen geschlängelte Lymphkollektoren in die Subkutanschicht. Hier verlaufen sie entlang der Vasa facialia in die Lnn. submandibulares. Das im Bereich des Kinns lokalisierte Hautgebiet drainiert in die Lnn. submentales, die dorsalwärts angrenzenden Hautabschnitte in die Lnn. infraauriculares.

Nase. Die fünf bis acht Lymphgefäßkollektoren der Nase ziehen entlang der Vasa facialia zu den Lnn. submandibularis. Die Nasenwurzel kann über einen Kollektor entlang des Oberlides zu den Lnn. parotidei drainiert werden. Im Bereich des Nasenflügelrandes treten Lymphkollektoren aus dem Vestibulum nasi zwischen den Knorpelteilen hindurch und vereinigen sich mit den Lymphgefäßen der Haut.

Oberlippe. Die Lymphgefäße der Haut folgen den Vasa facialia und enden in den Lnn. submandibulares. In seltenen Fällen kann ein abzweigender Lymphkollektor zu den Lnn. infraauriculares oder die Lnn. submentales nachgewiesen werden. Die Kollektoren der Haut kreuzen die Mittelinie und können somit in die kontralateralen Submandibularknoten drainieren.

Unterlippe. Haut- und Schleimhaut der Unterlippe besitzen ein oberflächliches und ein tiefes Drainagegebiet. Wenigstens zwei Haut- und zwei Schleimhautkollektoren führen aus diesem Gebiet die Lymphe ab. Die Kollektoren des mittleren Drittels der Lippe ziehen zu den Lnn. submentales, diejenigen des seitlichen Drittels ziehen mit den Vasa facialia und enden in den Lnn. submandibulares. Die Drainagegebiete gehen fließend ineinander über und können nicht scharf voneinander abgegrenzt werden.

Kinnregion. Die Lymphkollektoren der lateralen Kinnregion enden in den Lnn. submandibulares. Die Lymphe aus der mittleren Kinnregion wird in die Lnn. submentales geleitet. Durch zahlreiche Anastomosen und Überkreuzungen erfolgt die Lymphdrainage beidseits in die Lnn. submentales und submandibulares.

Ohrmuschel. Lobulus, Antitragus und der Unterteil der Koncha drainieren in die Lnn. infraauriculares. Die Lymphe aus der Haut im Bereich des Tragus, des vorderen Konchaabschittes, der Helix und der Fossa triangularis fließt in die Lnn. praeauriculares und parotidei profundi ab. Die Lymphgefäße des hinteren Abschnittes der Helix und der Koncha sowie der Antihelix drainieren in die Lnn. retroauriculares, infraauriculares und in die Lnn. jugulares interni. Schlussendlich wird die Lymphe der Haut der gesamten Ohrmuschel direkt oder indirekt in die Lnn. jugulares interni (Region II) drainiert.

Haut des Halses

Nackenregion. Die Lymphe der Nackenregion wird meist ohne Zwischenschaltung eines oberflächlichen Okzipitallymphknotens direkt in die Akzessoriuskette drainiert. Diejenigen Lymphkollektoren, die aus den kaudalen Abschnitten stammen, penetrieren den M. trapezius und enden in den Lnn. subtrapezoidei cervicales.

Seitliche Halsregion. Die Begrenzung der seitlichen Halsregion erfolgt durch den Vorderrand der Mm. trapezius und sternocleidomastoideus und der Klavikula. Die Lymphe wird in die Akzessoriuskette, die Jugularis-interna-Kette und in die supraklavikuläre Kette drainiert.

Regio submentalis et submandibularis. Die Lymphkollektoren dieser Regionen ziehen in die Lnn. submentales, submandibulares und infraauriculares. Es existiert keine direkte Lymphdrainage der Haut in die Lnn. submandibulares, da diese Lymphknotengruppe unterhalb des Platysma lokalisiert ist.

Prälaryngeale Region. Die Lymphe aus den prälaryngealen Hautbezirken wird in die Lnn. jugulares anteriores und in die Lnn. jugulares interni drainiert.

Nasenhaupthöhlen und Nasennebenhöhlen

Nasenhaupthöhle

Das Lymphgefäßsystem der Regio olfactoria und der Regio respiratoria kommunizieren wahrscheinlich kaum miteinander.

Regio olfactoria. Die Lymphgefäße dieser Region stehen mit den Perineuralscheiden der Fila olfactoria in enger Beziehung und überlagern die Blutkapillaren. Die Lymphgefäße stehen in engem Zusammenhang mit dem Subarachnoidalraum. Sie ziehen entlang der Fila olfactoria durch die Lamina cribrosa und können auf diesem Wege meningeale Infektionen verursachen.

Regio respiratoria. Die Lymphkollektoren der *lateralen Nasenwand* ziehen in den Nasopharynx. Im Bereich der Tubenwülste bilden sie den Plexus praetubaris. Die ein bis zwei aus dem Recessus sphenoethmoidalis und dem Meatus nasi supremus stammenden Lymphkollektoren ziehen über den Fornix pharyngis zu den Lnn. retropharyngei lateralis.

Der Plexus pretubaris liegt zwischen den Mm. levator und tensor veli palatini. Die efferenten Lymphkollektoren ziehen zum einen zu den subdigastrischen Lymphknoten. Andere Lymphkollektoren ziehen zu den Lnn. retropharyngei lateralis.

Die Lymphkollektoren, die aus dem oberen Anteil des *Nasenseptums* stammen, verlaufen mit den Blutgefäßen der oberen Gefäße der lateralen Nasenwand am Rachendach zu den Lnn. retropharyngei lateralis. Die Lymphkollektoren des mittleren und unteren Septumabschnittes ziehen nach kaudal zum Nasenboden und münden in den Plexus praetubaris.

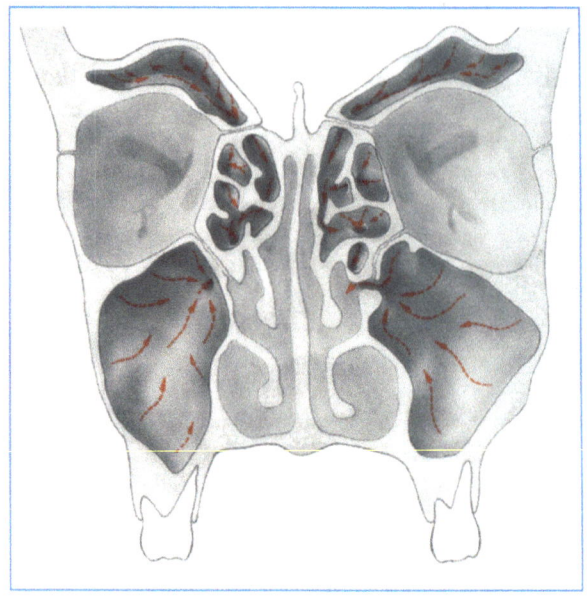

Abb. 1.11. Lymphdrainage der Nasennebenhöhlen im Frontalschnitt. Die Lymphe wird überwiegend zentripedal zu den jeweiligen Ostien drainiert

Nasennebenhöhlen

Das Lymphgefäßsystem der Nasennebenhöhlen ist im gesunden Gewebe wesentlich zarter ausgebildet als dasjenige der Nasenhaupthöhle. Die Schleimhaut der Nasennebenhöhlen ist, verglichen mit anderen Regionen des Aerodigestivtraktes im Kopf-Hals-Bereich, lymphgefäßarm. Während die Schleimhaut von Keilbeinhöhle und Stirhöhle nur wenige Lymphbahnen enthält, ist die Schleimhaut der Siebbeinzellen und der Kieferhöhel etwas lymphgefäßreicher. Der vorwiegende Lymphabfluss der Nasennebenhöhlen erfolgt über das Infundibulum, wo die Lymphgefäße der Nasennebenhöhlen mit denjenigen der Nasenhöhle anastomisieren (Abb. 1.11). Weiterhin ist ein Lymphabfluss über transossäre Lymphbahnen von der Kieferhöhle in den Nasenrachen möglich.

Die Lymphgefäßnetze der Nasenhaupthöhle und der Nasennebenhöhlen gehen ohne Unterbrechung in diejenigen des Nasenrachens über, die mit denjenigen des Sinus piriformis die dichtesten im Kopf-Hals-Bereich sind [143].

Nasenrachen

Die Lymphgefäßdichte zeigt in der Nasenrachenhinterwand regionäre Unterschiede. Verdichtungen sind an der Hinterwand am Übergang zur Seitenwand und im Bereich der Tubenöffnungen nachweisbar. Im Bereich des Daches, der Hinterwand und der Vorderwand kommen zahlreiche mittellinienüberschreitende Lymphgefäße vor. Die physiologische Lymphdrainage des Nasenrachens verläuft zunächst in dorsolateraler, dann in dorsolateralokaudaler Richtung [143]. Zusätzlich existiert ein parallel zur hinteren Mittellinie gerichteter Abfluss [106], wonach die Lymphe vom Dach und von der Nasenrachenhinterwand über 8–12 Kollektoren parallel zur hinteren Mittellinie abfließt. Die Kollektoren durchtreten die pharyngeale Faszie auf Höhe der Schädelbasis und verlaufen zwischen der Pharynxwand und dem M. capitis longus. Die meisten Kollektoren ziehen zu den Nodi lymphatici retropharyngeales, die übrigen zu den Nodi lymphatici profundi (Region II).

Mundhöhle und Rachen

Mundhöhle

Die Schleimhaut der Mundhöhle ist von einem nicht unterbrochenen Lymphgefäßsystem durchzogen, das sich in ein oberflächliches und ein tiefes Gefäßnetz unterteilen lässt. Ober- und Unterlippenschleimhaut enthalten zahlreiche an den Mundwinkeln kommunizierende Lymphbahnen, deren Dichte in der Mittellinie von Ober- und Unterlippe abnimmt, ohne dass die Kontinuität unterbrochen ist (Abb. 1.12 a). Die Lymphdrainage (Abb. 1.12 b) ist im mittleren Oberlippenabschnitt vorwiegend mediolateral gerichtet. Aus dem lateralen Oberlippenanteil fließt die Lymphe über bukkale Kollektoren ab. Die aus dem medialen Unterlippenanteil stammende Lymphe wird entsprechend der Lymphe der vestibulären Gingiva zu den auf Höhe des zweiten Schneidezahnes in submentaler Richtung ziehenden Lymphkollektoren drainiert (Abb. 1.12 c). Die Lymphe der lateralen Unterlippenschleimhaut wird zu Kollektoren geleitet (Abb. 1.12 d), die auf Höhe des zweiten Prämolaren und des zweiten Molaren in die submandibuläre Loge ziehen. Diese Kollektoren drainieren ebenso die Lymphe der lateralen vestibulären Unterkiefergingiva [144].

Die Lymphgefäßnetze der Lippenschleimhaut setzen sich regelmäßig in das dichte Lymphgefäßsystem der Wangenschleimhaut fort. Es nehmen acht bis zehn Kollektoren die bukkale Lymphe auf, um sie durch den M. buccinator in Verlaufsrichtung der A. und V. facialis vorwiegend in die submandibuläre Loge zu drainieren (Abb. 1.12 e). Das Lymphgefäßnetz der Wangenschleimhaut setzt sich ohne Unterbrechung auf den Alveolarkamm fort. Ober- und Unterkiefergingiva sind von dicht gelagerten oberflächlichen und tiefen Lymphbahnen durchzogen, welche die Mittellinie sowohl im inneren als auch im äußeren Sulkus überkreuzen. Im Periost von Ober- und Unterkiefer sind vereinzelt Lymphgefäße nachweisbar, die mit der interstitiellen Tuschelymphographie nur über sehr kurze Strecken dargestellt werden konnten. Die Lymphdrainage der palatinalen Oberkiefergingiva erfolgt über das Lymphgefäßsystem des harten und weichen Gaumens. Die Schleimhaut des harten und weichen Gaumens ist von einem dichten oberflächlichen und tiefen Lymphgefäßnetz durchzogen, wobei in der Mittellinie des harten Gaumens nur wenige kreuzende, wandstarke Lymphgefäße lokalisiert sind. Ein ausgeprägter Mittellinienübertritt kann lediglich im tiefen Abschnitt des weichen Gaumens einschließlich der Uvula festgestellt werden. Am vorderen und hinteren Gaumenbogen sind Lymphkollektoren entlang des M. palatoglossus und des M. palatopharyngeus ausgerichtet.

Die Lymphe der lingualen Unterkiefergingiva wird über das Lymphgefäßsystem des Mundbodens drainiert, wo zahlreiche Lymphbahnen nachweisbar sind, die die Mittellinie sowohl im oberflächlichen als auch im tiefen Netz kreuzen. Die Lymphgefäßdichte des Mundbodens übertrifft diejenige der Ober- und Unterlippe, der Gingiva und der Wangenschleimhaut. Der Lymphabfluss des Mundbodens erfolgt zunächst überwiegend dorsal gerichtet entlang der Unterkieferachse und weiter über zur Tiefe ziehende Kollektoren in die submandibuläre Loge. Einzelne Kollektoren ziehen aus dem vorderen Mundbodenabschnitt in kaudaler Richtung nach submental und aus dem hinteren Mundboden entlang der medialen Fläche des Unterkieferwinkels zum Oropharynx.

Die Zunge ist von einem dichten Lymphgefäßnetz durchzogen. Der oberflächliche Lymphgefäßplexus verdichtet sich ohne Unterbrechung von der Zungenspitze bis zum Zungengrund nur geringfügig. Im tiefen Netz fällt eine im Vergleich zum oberflächlichen Lymphgefäßplexus deutliche ventrodorsale Zunahme von Anzahl und Wandstärke der Präkollektoren auf. Die Lymphgefäßdichte der Schleimhaut ist höher als diejenige der Muskulatur. Der linguale Lymphabfluss weist regionäre Unterschiede auf (Abb. 1.12 f). Von der ventralen Zungenunterfläche erfolgt der Lymphtransport überwiegend nach medial und von dort über zumindest zwei Hauptkollektoren nach dorsal. Ein geringer Teil der Lymphe fließt gemeinsam mit der Lymphe des Mundbodens zur Tiefe in die submandibuläre Region. Aus der Schleimhaut des Zungenrückens wird die Lymphe überwiegend nach lateral und von dort über marginale Kollektoren zur Tiefe nach submandibulär und im Bereich des Zungengrundes nach kraniojugulär drainiert. Die Lymphe der um die Medianlinie lokalisierten Schleimhaut fließt im Bereich des mittleren Zungendrittels in vertikaler Richtung über die zwischen den Mm. genioglossi lokalisierten fünf bis sieben Kollektoren. Aus dem hinteren Zungenabschnitt wird die Lymphe über mit den Vv. dorsales linguae durch die Pharynxwand ziehende Kollektoren drainiert. Die meisten dieser Kollektoren verlaufen zur kraniojugulären Region. Die Kollektoren der linken und rechten Zungenhälfte sind durch Präkollektoren verbunden, die die Mittellinie kreuzen.

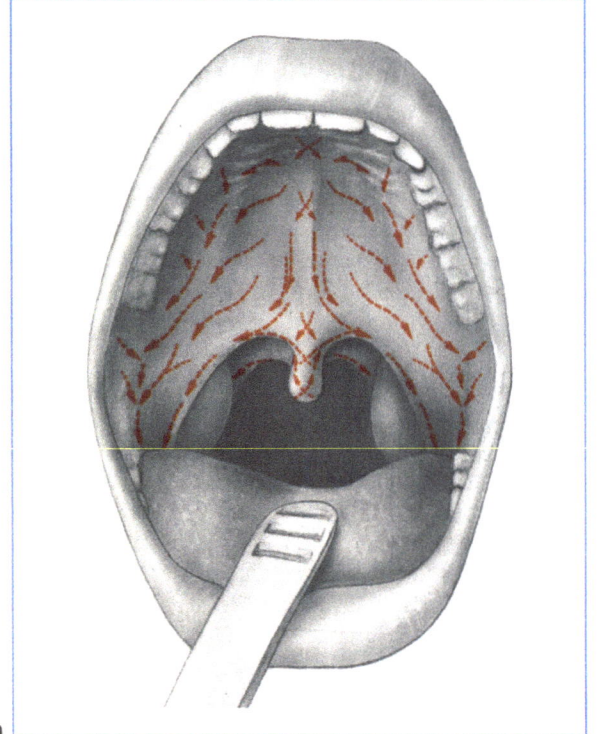

a

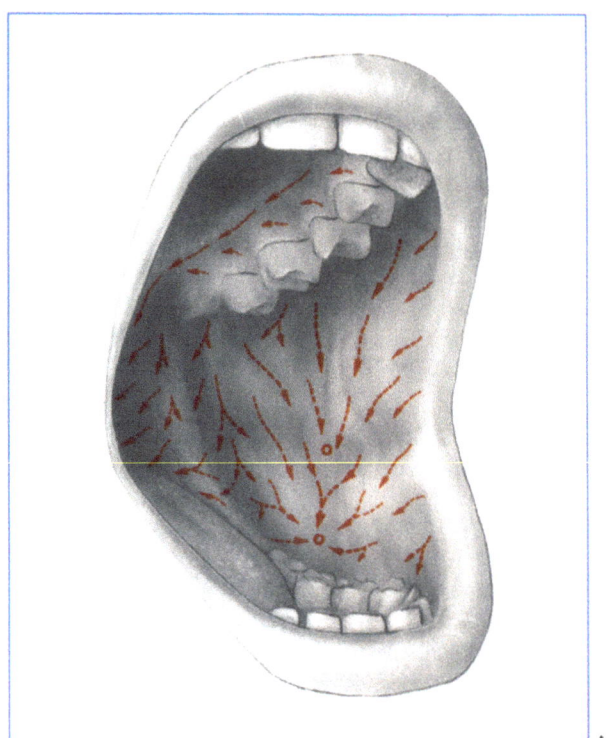

b

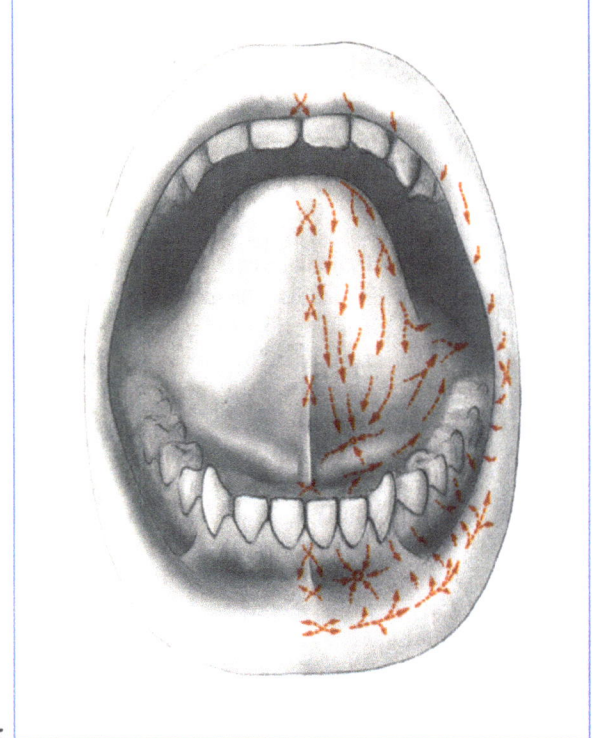

c

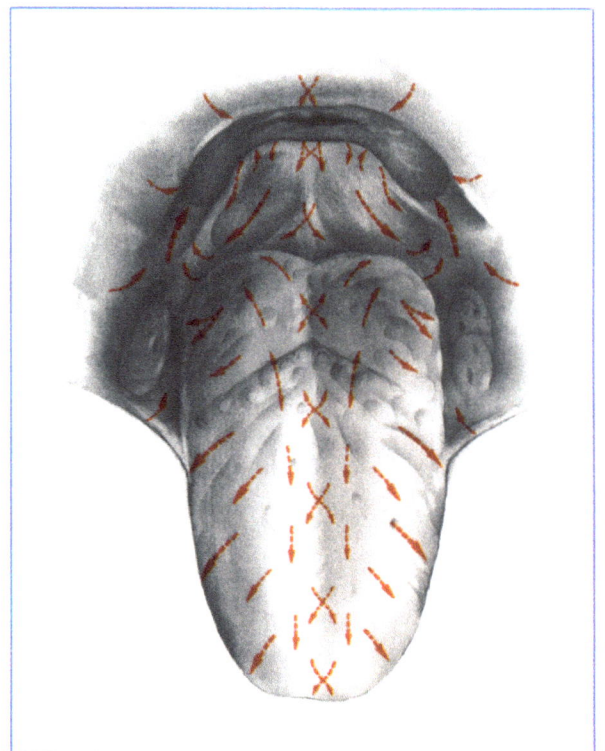

d

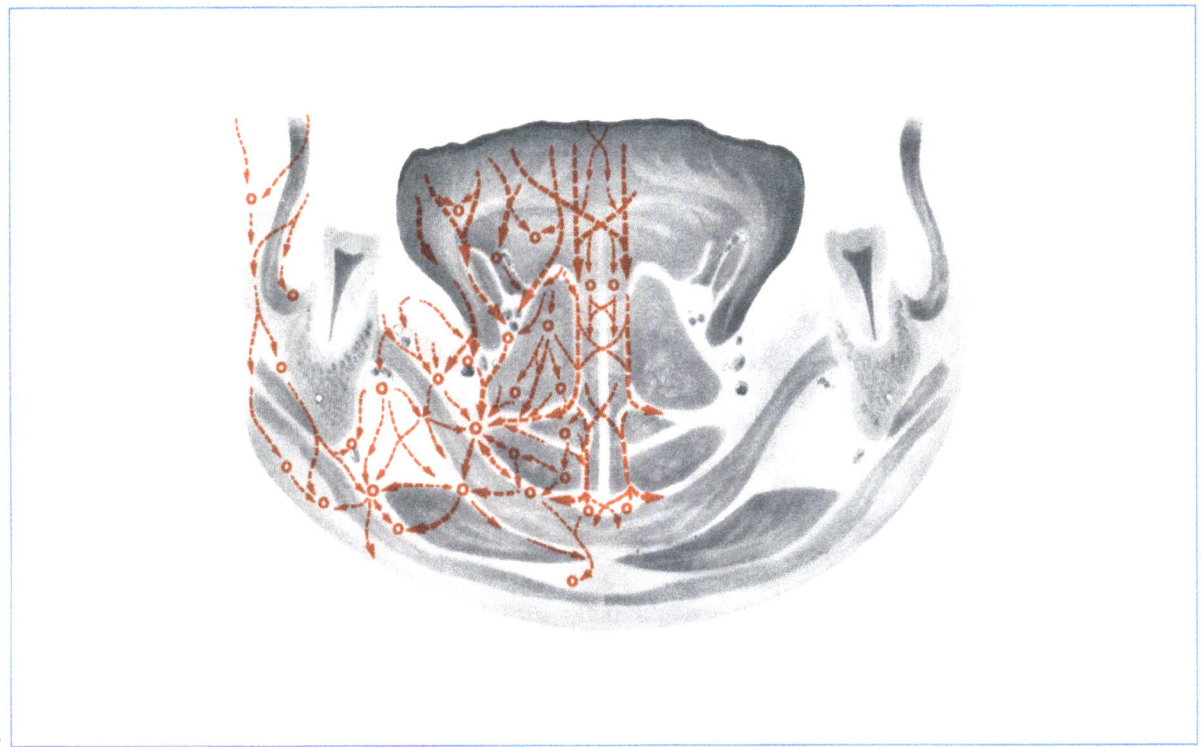

e

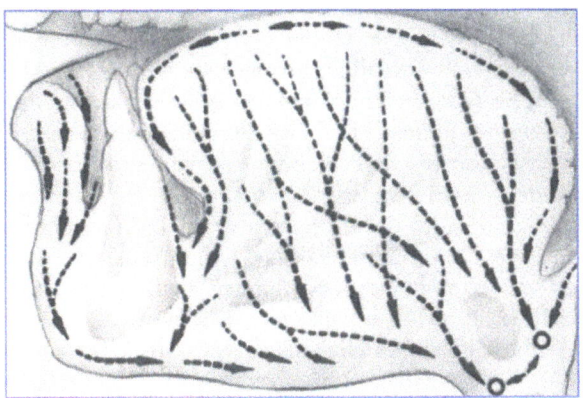

f

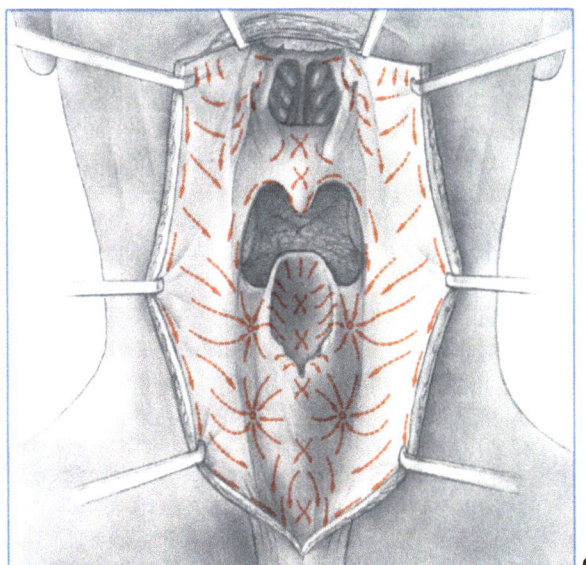

g

Abb. 1.12 a–g. Vorherrschende Richtung des Lymphabflusses der Mundhöhle (o in die Tiefe verlaufende Kollektoren). **e** Lymphabfluss von Zunge, Mundboden und Wange. Frontalschnitt durch die mittlere Zungenregion und Regio submandibularis (o sagittal ausgerichtete Präkollektoren und Kollektoren). **f** Vertikaler Lymphabfluss der Zunge. Sagittalschnitt durch die Zunge. Lymphabfluss über bis zu 7 zwischen den Mm. genioglossus liegende Kollektoren zur Tiefe (o horizontal verlaufender Kollektor). **g** Lymphdrainage des Rachens. Dorsalansicht des in der hinteren Medianen aufgeschnittenen Rachens (o sagittal ziehende Kollektoren)

Mittellinienübertritte können von der Zungenoberfläche bis zum M. mylohyoideus nachgewiesen werden.

Die Gaumenmandeln weisen die höchste Lymphgefäßdichte unterhalb des Plattenepithels und in ihren lateralen Bereichen nahe der Tonsillenkapsel auf. Septale Lymphgefäße sind ebenso nachweisbar wie Lymphgefäße im interfollikulären und subretikulären lymphatischen Gewebe. Im Keimzentrum konnten in eigenen Untersuchungen keine Lymphgefäße nachgewiesen werden. Lymphgefäßdurchtritte sind in der von der Faszie des oberen Schlundschnürers gebildeten Kapsel nur im Bereich von Blutgefäßdurchtritten feststellbar. Tonsilla lingualis und Tonsilla pharyngea weisen eine gleichartige Lymphgefäßverteilung auf.

Pharynx

Die Lymphgefäßnetze der Mundhöhle kommunizieren ungehindert mit denen des Naso-, Oro- und Hypopharynx. Die gesamte Rachenschleimhaut ist von einem dichten Lymphgefäßsystem durchzogen (Abb. 1.12 g), das im Nasopharynx und im Bereich der Sinus piriformes die höchste Dichte aufweist. Im Bereich des Nasenrachens fällt eine besonders dichte Lymphgefäßanordnung am Übergang von der Seiten- zur Hinterwand und im Bereich des Tubenostiums auf. Die Mittellinie des Nasenrachens kreuzende Lymphgefäße sind zahlreich; sie können am Dach, an der Hinter- und an der Vorderwand nachgewiesen werden. Der Lymphabfluss des Nasenrachens erfolgt vom Nasenrachendach zunächst in dorsaler, dann in dorsolaterokaudaler Richtung. Aus dem mittelliniennahen Abschnitt des Daches und der Hinterwand fließt die Lymphe über parallel zur Mittellinie verlaufende Kollektoren. Die Lymphe der Nasenrachenvorderwand wird zur Seitenwand drainiert, an welcher sie überwiegend in kaudaler Richtung abfließt. Die kaudal drainierte Lymphe wird teilweise über horizontal verlaufende Kollektoren zur Tiefe geleitet. Der über Kollektoren gerichtete Lymphabfluss erfolgt von der Hinterwand vorwiegend in Richtung der retropharyngealen und akzessorischen Lymphknoten und von den anderen Regionen des Nasenrachens zu den jugulären Lymphknoten.

Die Lymphe des kranialen Hypopharynxabschnittes fließt gemeinsam mit der Lymphe des glottischen und supraglottischen Raumes vorwiegend in dorsoventraler Richtung und aus der retrolaryngealen Schleimhaut in mediolateraler Richtung zu Kollektoren, die durch den lateralen Teil der Membrana thyreohyoidea nahe der A. laryngea superior treten. Die Lymphe der kaudalen Hypopharynxregion wird über durch die Membrana cricothyreoidea ziehende Kollektoren drainiert. Ein weiterer Abfluss erfolgt in kraniokaudaler Richtung an der Hypopharynxhinterwand entlang der Medianen, die von zahlreichen Lymphgefäßen gekreuzt wird.

Kehlkopf und Trachea

Die meisten Mitteilungen über das Lymphgefäßsystem der oberen Luft- und Speisewege beziehen sich auf den Kehlkopf. Umso mehr verwundert es, dass die Befunde über die Lymphgefäßverteilung im Larynx stärker divergieren als in anderen Regionen des Aerodigestivtraktes. So wird die Lymphgefäßdichte der einzelnen Kehlkopfregionen ebenso kontrovers diskutiert wie die Frage nach eventuellen Lymphscheiden oder nach dem Anschluss des laryngealen Lymphgefäßsystems an dasjenige des Pharynx und der Trachea.

Die ältesten komplexen Angaben zum Lymphgefäßsystem des Kehlkopfes stammen aus dem Jahre 1785 von Mascagni [74]. Eine ausführliche Übersicht zum laryngealen Lymphgefäßsystem liegt von Teichmann vor [134]. Die Arbeiten von Most [82, 83] führen zu einer bis in die Gegenwart gültigen Vorstellung zum Lymphgefäßsystem des Kehlkopfes. Auch in der aktuellen Literatur noch kontrovers diskutierte Fragen beziehen sich vor allem auf Kompartmentbildungen innerhalb des laryngealen Lymphgefäßsystems und auf regionäre Unterschiede in der Lymphgefäßdichte.

Mukosa, Submukosa und Muskulatur des Aerodigestivtraktes enthalten zahlreiche initiale Lymphsinus und Präkollektoren. Die Anzahl der Lymphkollektoren ist vergleichsweise deutlich geringer als die der initialen Lymphgefäße. Zwischen initialen Lymphsinus und Präkollektoren kann licht-, aber auch transmissionselektronenmikroskopisch nicht immer sicher unterschieden werden. Aus diesem Grunde wird bei der Befundbesprechung nur noch der die beiden Lymphgefäßabschnitte umfassende Ausdruck „initiales Lymphgefäß" verwendet, um das Verständnis um die laryngeale Lymphgefäßarchitektur nicht zusätzlich zu erschweren.

Die Kehlkopfschleimhaut ist von zwei miteinander kommunizierenden Lymphgefäßnetzen durchzogen, einem engmaschigen oberflächlichen und einem grobmaschigen tiefgelegenen (Abb. 1.13 a). Beide Gefäßnetze stehen mit denjenigen von Pharynx und Trachea ohne Unterbrechung in Verbindung. Die laryngealen Lymphgefäßnetze zeigen regionäre Dichteunterschiede. Es gibt im Kehlkopf keine Barriere, die das laryngeale Lymphgefäßnetz in eine obere und untere oder in eine linke und rechte Hälfte trennt. Im oberflächlichen Lymphgefäßnetz sind zahlreiche mittellinienüberschreitende Gefäße nachweisbar; die submukösen Lymphgefäße kreuzen demgegenüber seltener zur Gegenseite. Die laryngeale Lymphgefäßdichte ist in der supraglottischen Region am höchsten. Ausnahmen bilden die Schleimhaut im Bereich des Petiolus epiglottidis und das Gewebe um das Lig. thyreoepiglotticum. Die Lymphe des supraglottischen Raumes fließt in mediolateraler Richtung (Abb. 1.13 b) über drei bis sechs Kollektoren durch den lateralen Teil der Membrana thyreohyoidea ab. Die Lymphe der laryngealen Epiglottisfläche wird zusätzlich

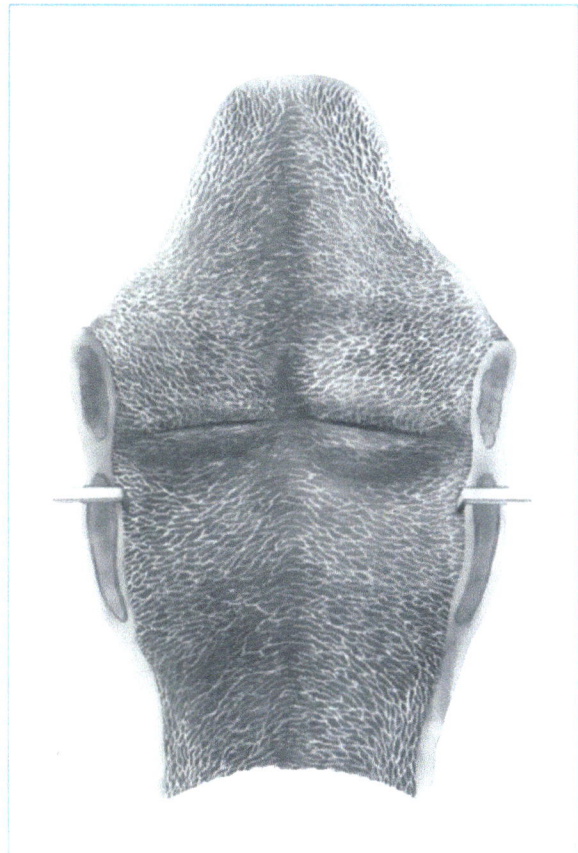

a

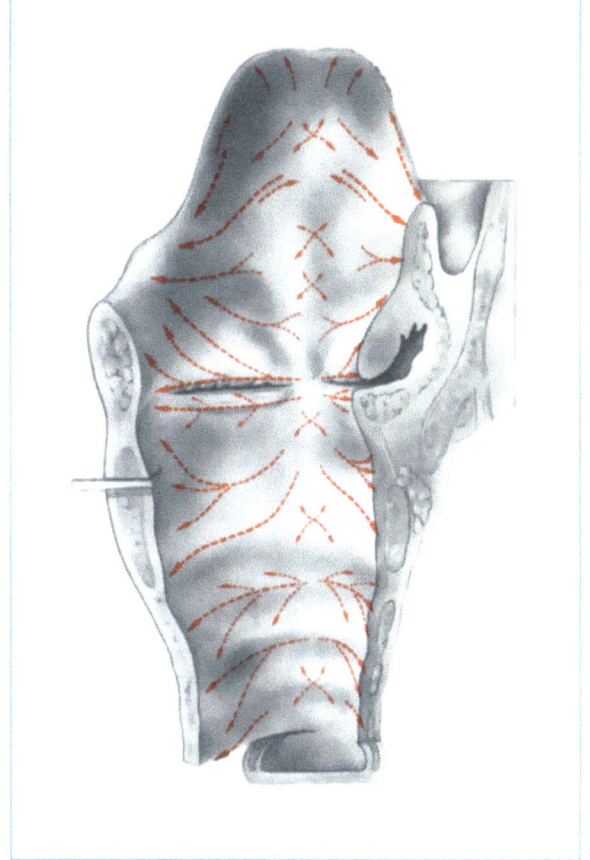

b

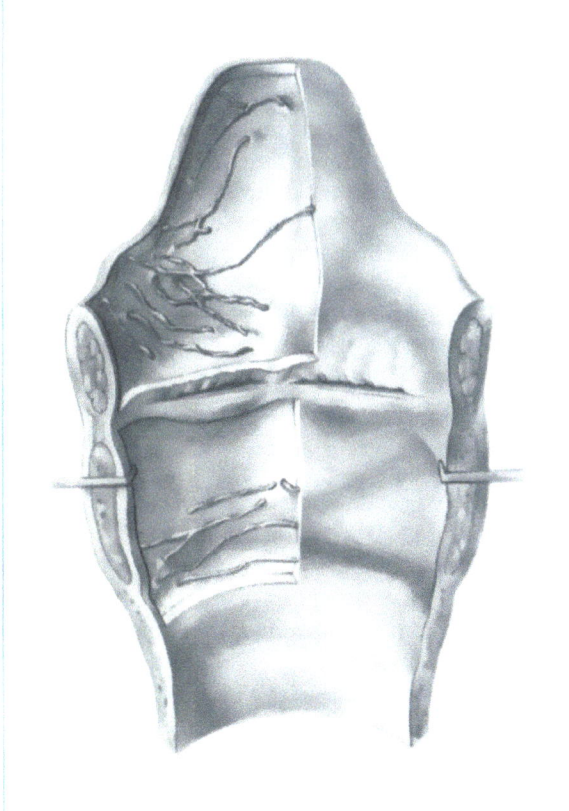

c

Abb. 1.13. a Schematisierte Darstellung der regionären Lymph-gefäßdichte in der Kehlkopfschleimhaut. Das Lymphgefäßnetz ist am dichtesten in der supraglottischen Region. Eine Ausnah-me bildet das Areal um den Petiolus epiglottidis. Das glottische Gefäßnetz ist im Vergleich zur supraglottischen und subglotti-schen Region deutlich spärlicher ausgebildet. Die Lymphgefä-ße des subglottischen Raumes sind vorwiegend zirkulär ausge-richtet. **b** Vorwiegende Lymphabflussrichtung des endolaryn-gealen Raumes. Dorsalansicht des in der hinteren Medianen aufgeschnittenen Kehlkopfes. **c** Ausrichtung und Verteilung von Lymphkollektoren in der Kehlkopfschleimhaut. Lymph-kollektoren sind regelmäßig in der supraglottischen und in der subglottischen Schleimhaut nachweisbar. Im Bereich der Stimmfalten kommen Lymphkollektoren ausschließlich in der tiefergelegenen Muskulatur vor. **d** Lymphgefäßausrichtung in der Trachea. *Linke Bildhälfte*: Blick auf die vorwiegend hori-zontal ausgerichteten Lymphgefäßmaschen der Tracheavor-derwand. Das dorsale Trachealsegment ist mit dem Ösophagus zur Seite geklappt (*rechte Bildhälfte*), sodass die vorwiegend vertikale Lymphgefäßausrichtung an der trachealen Hinter-wand erkennbar wird. **e** Lymphabflussrichtung von Kehlkopf und Trachea in der Ansicht von ventral

Abbildung 1.13 d, e siehe Seite 22

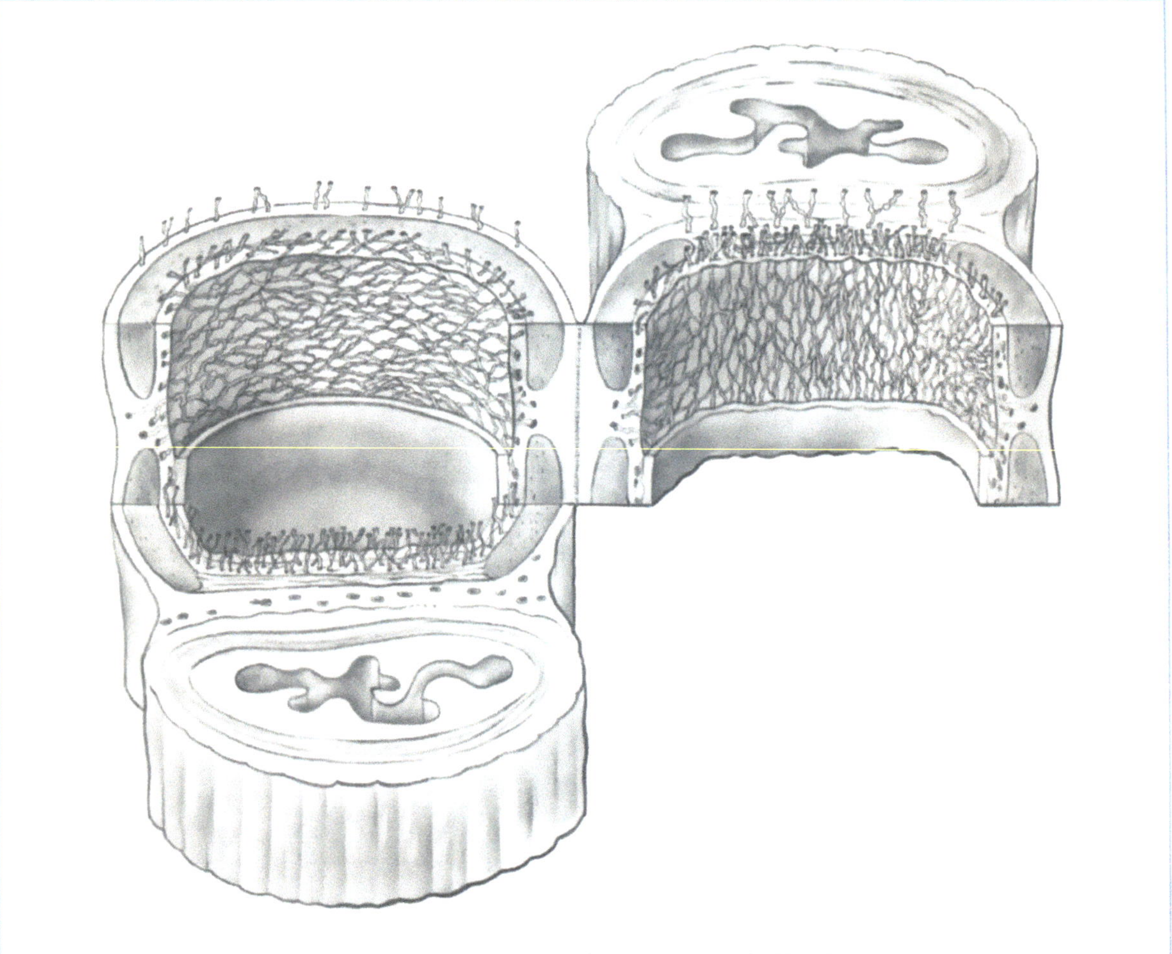

1.13 d

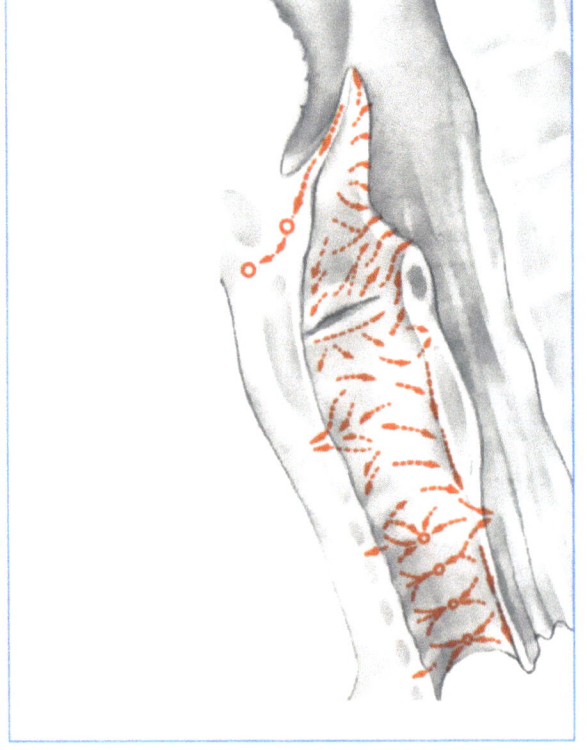

1.13 e

zur lingualen Epiglottisfläche drainiert. Die vorwiegende Drainage erfolgt über die freie Epiglottiskante, ein geringer Anteil der Lymphe fließt durch im Epiglottisknorpel lokalisierte porenähnliche Lücken.

Das Lymphgefäßsystem der Plica vocalis ist im Bereich des vorderen Stimmlippendrittels am spärlichsten ausgebildet. Dorsalwärts verdichtet sich das überwiegend in Verlaufsrichtung des Lig. vocale ausgerichtete Lymphgefäßnetz unter dem Plattenepithel. Eine Zone höherer Dichte liegt unter den zum so genannten Übergangsepithel angrenzenden Arealen. In der gesamten Stimmlippenmukosa sind nur wenige Präkollektoren nachweisbar, Kollektoren fehlen. Der M. vocalis enthält im Vergleich zur Mukosa deutlich mehr Präkollektoren. Außerdem sind in dem Muskelgewebe zumeist zwei bis drei Lymphkollektoren vorhanden. Im Lig. vocale werden Lymphgefäße nur ganz vereinzelt nachgewiesen. Das von den Noduli elastici in das Schildknorpelskelett einstrahlende Bindegewebe der Stimmbandsehne (vielfach als „Broyles-Sehne" bezeichnet) enthält wenige initiale Lymphsinus und ganz vereinzelt Präkollektoren.

Der freie Stimmlippenrand trennt das laryngeale Lymphgefäßnetz nicht in einen subglottischen und supraglottischen Abschnitt. Injizierte Tuschepartikel werden vorzugsweise über initiale Lymphgefäße zum Arytaenoidwulst transportiert, die vorwiegend zur Längsachse der Plica vocalis ausgerichtet sind. Die Lymphdrainage der Arytaenoidregion erfolgt entsprechend dem supraglottischen Abfluss; Tuschetransporte in die Regio subglottica oder in den Sinus Morgagni sind nach Tuscheinjektion in die Stimmlippe nur vereinzelt feststellbar. Ein Tuscheübertritt zwischen supraglottischer und subglottischer Region ist in den vorderen zwei Dritteln des freien Stimmlippenrandes am makroskopisch nicht veränderten Gewebe sehr selten zu beobachten. Häufiger wird dieses Phänomen im Bereich der dorsalen Stimmlippenregion beobachtet. Das glottische Lymphgefäßnetz setzt sich ohne Unterbrechung in das subglottische Netz fort. Die hier lokalisierten Lymphgefäße sind vorwiegend horizontal ausgerichtet. Der entsprechend den genannten Lymphgefäßausrichtungen vorherrschende subglottische Lymphstrom ist überwiegend auf eine Seite beschränkt. Mittellinienüberschreitungen sind allerorts möglich.

Die höchste Dichte an Lymphkollektoren ist in der supraglottischen Region in dem von Epiglottis, Taschenfalte und aryepiglottischer Falte gebildeten Dreieck zu finden. In der Stimmlippenschleimhaut fehlen derartige Lymphkollektoren, nicht aber in der Stimmlippenmuskulatur. Etwa 2 cm unterhalb der Glottisebene sind regelmäßig vorwiegend horizontal ausgerichtete Lymphkollektoren in der Schleimhaut nachweisbar.

Die Lymphe der supraglottischen und größtenteils auch der glottischen Region fließt vorwiegend zu den oberen und mittleren Nodi lymphatici cervicales profundi (Abb. 1.13 c). Die subglottische Lymphe verlässt den endolaryngealen Raum nach ventral über Kollektoren durch das Lig. conicum und nach dorsal durch das Lig. cricotracheale. Die Lymphe fließt zu den oben genannten jugulären Lymphknoten, zu den Lymphknoten der Rekurrenskette sowie zu den präthyreoidalen, den prä- und paratrachealen Lymphknoten und vereinzelt auch zum prälaryngealen Lymphknoten.

Das laryngeale Lymphgefäßgeflecht setzt sich ohne Unterbrechung in das tracheale fort. Die Lymphgefäßverteilung der Trachea (Abb. 1.13 d) ist im Bereich der Lamina propria am dichtesten. In Fortsetzung der subglottischen Lymphgefäßausrichtung bilden initiale Lymphgefäße dicht gelagerte Maschen. Die Richtung der Maschen ist entsprechend der Trachealringlage eine überwiegend quere, während am membranösen Trachealabschnitt das ziemlich dichte, aber ebenfalls zarte Lymphgefäßnetz in eine kraniokaudale Richtung übergeht (Abb. 1.13 e). Die ableitenden trachealen Lymphgefäße verlassen das Organ meist seitlich zwischen den Trachealringen und vereinzelt ventral.

Der laryngeale Lymphabfluss ist durch eine große Varibialität gekennzeichnet. Die heute noch gültigen Beschreibungen der Hauptdrainagewege gehen auf Untersuchungen von Most [82, 83] und de Santi [26] zurück.

So fließt die Lymphe aus dem supraglottischen Bereich und aus dem größten Bereich der Glottis gemeinsam mit der Lymphe des kranialen Hypopharynxabschnittes über drei bis sechs Kollektoren an der Durchtrittspforte der A. laryngea superior durch die Membrana thyreohyoidea. Die Lymphe aus diesen Regionen wird vorwiegend zu den kranio- und mediojugulär lokalisierten Nodi lymphatici cervicales profundi geleitet. Aus dem subglottischen Raum wird die Lymphe nach ventral vorwiegend durch das Lig. conicum und nach dorsal durch das Lig. cricotracheale geleitet. Die subglottische Lymphe fließt zu den Lnn. cervicales profundi, zu den Lymphknoten der Rekurrenskette sowie zu den präthyreoidalen, den prä- und paratrachealen Lymphknoten und vereinzelt auch zum prälaryngealen Lymphknoten.

Es sei abschließend darauf hingewiesen, dass alle diskutierten Lymphabflussrichtungen lediglich als bevorzugte Drainagerichtungen zu verstehen sind. Richtung und Ausmaß des Lymphstromes können in Einzelfällen eine große Variabilität aufweisen [49, 142 a]. Sie werden u. a. durch Tumoren, Entzündungen, Radiotherapie und Chirurgie beeinflusst [17]. Diese Variabilität muss bei jeder Diskussion um potenzielle Lymphabflussrichtungen beachtet werden.

Speicheldrüsen

Der strukturelle Aufbau der jeweiligen Lymphgefäßsysteme der großen Speicheldrüsen ist gleich. Der fingerförmige Ursprung des initialen Lymphgefäßsystems liegt intralobulär zwischen den Drüsenacini. Initiale Lymphgefäße transportieren die Lymphe aus den Drüsenlobuli über den im interlobulären Bindegewebe lokalisierten Plexus interlobularis zum subkapsulären Bereich und zum Hilus. In diesem Bereich sind klappentragende Präkollektoren und vereinzelt Kollektoren nachweisbar. Von hier erfolgt der Lymphabfluss in Begleitung der Blutgefäße und Ausführungsgänge der Drüsen zu den regionären Lymphknoten.

Glandula parotis. Die Lymphe der Gl. parotis wird weit überwiegend in die Lnn. parotidei profundi und superficiales drainiert. In seltenen Fällen zieht ein Lymphkollektor aus dem vorderen, unteren Abschnitt der Gl. parotis über den M. masseter zu den Lnn. submandibularis. Ebenso selten ist die Drainage des hinteren Abschnittes der G. parotis in die Akzessoriuskette. Die efferenten Lymphkollektoren der Lnn. parotidei profundi und superficiales transportieren die Lymphe weiter in die kraniale Portion der Lnn. jugulares interni. Die hier lokalisierten Lymphknoten stehen im Bereich des so genannten Rouvière-Dreiecks in enger Verbinung mit den Lymphknoten der Akessoriuskette. Dies erklärt das gehäufte Vorkommen sekundärer Metastasen der Gl. parotis im Bereich in dieser Lymphknoten.

Glandula submandibularis. Die Lymphe des vorderen und oberen Anteils der Gl. submandibularis wird in die Lnn. submandibularis drainiert. Aus dem hinteren Abschnitt der Gl. submandibularis ziehen ein bis zwei Lymphkollektoren mit der A. facialis zu den Lnn. subdigastrici und principalis.

Glandula sublingualis. Der vordere Anteil der Gl. sublingualis wird in die Lnn. submandibularis drainiert. Die Lymphe des hinternen Anteils der Drüse fließt zu den Lnn. subdigastrici und juguloomohyoidei.

Unter den Kopfspeicheldrüsen weist die Gl. submandibularis gegenüber der Gl. parotis eine etwas höhere Lymphgefäßdichte auf. Die niedrige Lymphgefäßdichte der Gl. sublingualis scheint Ausdruck des geringen Anfalls an lymphogen zu transportierenden Substanzen zu sein.

1.1.5 Regeneration von Lymphbahnen

Einflüsse der Chirurgie

Den Lymphgefäßen der oberen Luft- und Speisewege kommt eine zentrale Bedeutung bei der Fortleitung entzündlicher Prozesse, bei der Entwicklung von Lymphödemen und vor allem bei dem lymphogenen Metastasierungsprozess der in dieser Region lokalisierten Plattenepithelkarzinome zu. Unter dem Aspekt der lymphogenen Ausbreitung von Karzinomen wurde wiederholt postuliert, dass die lymphogene Metastasierung in Richtung und Frequenz durch entzündliche Prozesse, vor allem aber durch chirurgische Maßnahmen beeinflusst werden kann. Eine besondere Aktualität kommt dabei laserchirurgischen Eingriffen zu, bei denen verschiedentlich diskutiert wurde, dass die lymphogene Metastasierungsfrequenz reduziert werden kann [4, 52, 58]. Diese Vermutung gründet auf der kontrovers diskutierten Annahme, dass das Laserlicht die Lymphbahnen des Schnittrandes im Gegensatz zum Skalpellschnitt längerfristig versiegeln könne [1]. Der sichere Nachweis eines derartigen Gefäßverschlusses wäre auch für die über eine Tumorzerteilung erfolgte laserchirurgische Karzinomresektion von Bedeutung. Es wurde dieser, der klassischen Blockresektion von Tumoren entgegenstehenden Operationstechnik in verschiedenen Diskussionen angelastet, dass die laserchirurgische Tumorinzision eine Tumorzelleinschwemmung in das Gefäßsystem begünstigen könnte. Derartige Vermutungen gründen vor allem auf Mitteilungen, nach denen die Lymphbahnen der Nekrosezone nicht verschlossen sein sollen [113].

Nach einer Skalpellinzision stehen die Lymphgefäße des Schnittrandes 24–96 Stunden lang offen [65, 144]. So tritt die kranial der Wunde injizierte und lymphogen abtransportierte Tusche innerhalb der ersten 24 Stunden ungehindert ins Wundbett aus. Die nach zwei Tagen zu beobachtende, allerdings deutlich schwächer ausgeprägte Blaufärbung des Wundbettes kann nicht ohne weiteres auf offen stehende Lymphgefäße zurückgeführt werden. Die Tuschepartikel können das Wundbett ebenso über die zu diesem Zeitpunkt erstmals einsprießenden Blutkapillaren erreichen. So sind die Endothelzellen der einsprießenden Blutkapillaren anfänglich nur sehr locker miteinander verbunden, worauf sich die hohe Permeabilität unreifer Blutkapillaren für Kohle- und Tuschepartikel erklärt [115].

CO_2- und Nd:YAG-Laserinzisionen erzeugen am Schnittrand eine thermische Schädigungszone, die in drei Abschnitte untergliedert ist [65, 144]. In der Karbonisationszone sind weder Lymphgefäße noch Blutkapillaren oder Blutgefäße zu erkennen. Lymphgefäße und Blutkapillaren sind nur ganz vereinzelt in den peripheren Abschnitten der Nekrosezone dargestellt worden, wobei eine eindeutige morphologische Differenzierung beider Gefäßtypen infolge der thermischen Veränderung in der Regel nicht gelingt. In dem der Karbonisationszone zugewandten Nekrosezonenabschnitt lassen sich keine gefäßähnlichen Strukturen identifizieren, die Lymphgefäßen entsprechen könnten. Dieser Befund steht im Widerspruch zur Mitteilung von Ehrenberger und Innitzer [137], wonach die Nekrosezone lichtmikroskopisch weitgehend intakte Lymphgefäße enthalten soll [120]. Schenk und Ehrenberger [114] vermuteten, dass der Lymphabfluss lediglich durch die Karbonisationszone blockiert sei. Dieses bekräftigte die von Burian in einer Diskussionsbemerkung zu Karduk u. Richter [53] gestellte Forderung, die Kohleschicht in situ zu belasssen, um eine endgültige Versiegelung der Lymphgefäße zu gewährleisten. Ein solches Vorgehen ist nach eigenen Befunden aus zweierlei Gründen nicht vertretbar. Zum einen bleiben die in der Nekrosezone durch Koagulations- und Denaturierungsprozesse verschlossenen Lymph- und Blutgefäße auch nach Entfernung der Karbonisationszone versiegelt, wofür auch die klinische Beobachtung spricht, dass es nach der Karbonisatbeseitigung nicht zur Blutung kommt. Zum anderen muss die Karbonisatschicht abgetragen werden, um hierdurch induzierte Fremdkörperreaktionen zu vermeiden [107].

Der laserlichtinduzierte Lymphgefäßverschluss am Schnittrand hat wiederholt zu Spekulationen geführt, nach denen die Laserstrahlung die lymphogene Metastasierung reduzieren soll. In diesem Zusammenhang zeigte die Arbeitsgruppe um Frühling [41], dass Technetium-beladenes Kolloid, das unmittelbar nach CO_2-Laserexzision von malignen Melanomen in die Wunde gebracht wurde, bereits nach vier bis fünf Stunden in den regionären Lymphknoten gespeichert wird. Oosterhuis [92] wies demgegenüber in einer Versuchsreihe mit Mäusen nach, dass [³H]-markiertes Thymidin aus CO_2-laserchirurgisch erzeugten Wunden deutlich langsamer abtransportiert wird als aus Wunden, die konventionell-chirurgisch mit dem Skalpell erzeugt wurden. Der Aussagewert derartiger Untersuchungen zur Klärung der Lymphdrainagefunktion aus dem Wundbett ist nach Emanuelli und Mitarbeitern [33] nur gering. Diese Arbeitsgruppe konnte in ähnlich angelegten Versuchsreihen mit Technetium-markierten Mikrokolloiden nachweisen, dass der lymphogene Kolloidtransport nach Laserinzision außerordentlich variabel ist. Eine mögliche Erklärung für den aus dem Wundbett lymphogen abtransportierten Kolloidanteil liegt darin, dass das Kolloid über entstandene Gewebsspalten bis in den peripheren Anteil der Nekrosezone oder in die Ödemzone gelangt, wo es über weitgestellte interendotheliale Öffnungen in das Lymphgefäßsystem aufgenommen wird. Es erscheint demnach zweifelhaft, aus den genannten Versuchen zum Kolloidtransport auf die lymphogene Metastasierung zu schließen.

Der Nachweis des laserlichtinduzierten Lymphgefäßverschlusses ist für die transorale Lasermikrochirurgie fortgeschrittener Karzinome der oberen Luft- und Speisewege von Bedeutung. So werden diese Karzinome mit dem CO_2-Laser vielfach in mehreren Teilen reseziert [127, 128, 137]. Diese zuerst von Steiner [126] beschriebene Operationstechnik steht in krassem Widerspruch zu dem klassischen Prinzip der Blockresektion von Karzinomen, mit der u. a. auch eine intraoperative Tumorzelleinschwemmung in das Gefäßsystem vermieden werden soll. Die Ergebnisse eigener Untersuchungen [142] sprechen für ein vernachlässigbares Risiko einer derartigen laserinduzierten Einschwemmung von Karzinomzellen in Lymphbahnen und Blutgefäße. Diese experimentellen Ergebnisse bestätigen Mitteilungen zu Behandlungsergebnissen fortgeschrittener Karzinome des Larynx und Hypopharynx, die laserchirurgisch zum Teil auch in mehreren Stücken reseziert wurden [109, 127, 129]. Diese Behandlungsergebnisse bieten keinerlei Hinweise dafür, dass die laserchirurgische Tumorzerteilung eine verstärkte postoperative Metastasierungsfrequenz nach sich zieht.

Zur Frage des Laserlichteinflusses auf die lymphogene Metastasierungsfrequenz kann gegenwärtig also davon ausgegangen werden, dass intraoperativ gelöste Tumorzellen wesentlich seltener in Lymphbahnen des Schnittrandes eingeschwemmt werden, als es beim Skalpellschnitt der Fall ist, nach dem die Lymphgefäße des Schnittrandes offen in das Wundbett ragen. Diese Annahme entspricht der Auffassung von Lejeune und Mitarbeitern [63]. Hieraus darf jedoch nicht unkritisch gefolgert werden, dass die lymphogene Metastasierungsrate durch die CO_2-Laserchirurgie vermindert wird, zumal es sich bei der Metastasierung um einen sehr komplexen Vorgang handelt, bei dem die Invasion von Tumorzellen in das Gefäßsystem nur der erste von zahlreichen Schritten ist. Des Weiteren ist der lymphogene Metastasierungsprozess zum Zeitpunkt der chirurgi-

schen Intervention vielfach weit fortgeschritten und damit nicht durch Laserchirurgie reduzierbar.

Neben der initialen Laserwirkung auf Lymphgefäße des Schnittrandes kommt der Laserwirkung auf Lymphbahnen im Wundheilungsverlauf eine klinische Bedeutung zu. Diese Fragestellung wurde in den bisherigen Literaturmitteilungen nur am Rande angesprochen. So wiesen Zimmermann und Mitarbeiter [151] in ihren Injektionsversuchen an der Harnblasenwandung von Ratten nach, dass das injizierte Tuschedepot durch eine transmurale Nd:YAG-Laserlichtbestrahlung am lymphogenen Abtransport gehindert wird und dass die Lymphdrainage durch die Folgen der Nd:YAG-Laserlichtbestrahlung für zumindest neun Tage unterbrochen ist. Pariente zeigte mit Hilfe intravital durchgeführter lymphographischer Untersuchungen am Kaninchenohr, dass der Lymphabfluss ebenso durch die CO_2-Laserstrahlung unterbrochen wird. Das zeitliche Ausmaß dieser Unterbrechung wurde in dieser Mitteilung allerdings nicht detailliert angegeben.

Nach den Ergebnissen eigener Untersuchungen [65] ist der mittel- und langfristige Laserlichteinfluss auf Lymphgefäße an den Heilungsprozess einer Laserwunde gebunden. Dieser ist im Vergleich zum herkömmlichen Skalpellschnitt um sechs bis zehn Tage verzögert [60]. Beim Nd:YAG-Laser ist der vollständige Wundverschluss durchschnittlich am 15. Tage, beim CO_2-Laser am 20. Tage nach der Inzision entnommenen Gewebes zu beobachten. In der Literatur mitgeteilte wesentlich kürzere Heilungsverläufe sind nur damit erklärbar, dass minimale Laserläsionen gesetzt wurden. So berichteten Watanabe und Mitarbeiter [134] über die vollständige Abheilung einer CO_2-Laserwunde nach nur einer Woche. Es handelte sich hierbei allerdings nur um eine 10-Watt-Einzelpulsläsion. Derartige Mitteilungen tragen immer wieder dazu bei, die Wundheilung nach Laserchirurgie fälschlicherweise als beschleunigt darzustellen. Die Heilung einer Laserwunde wird dabei maßgeblich von der Ausdehnung des nekrotischen Gewebes bestimmt [65].

Wundheilung

Bei den reparativen Vorgängen der Wundheilung kommt der Proliferation von Blutkapillaren eine zentrale Bedeutung zu [77]. Bei einer Skalpellwunde sind die ersten Blutkapillareinsprossungen nach zwei Tagen zu erkennen [65]. Die um etwa zwei bis drei Tage verzögerte Blutkapillareinsprossung nach Nd:YAG- und CO_2-Laserinzision ist am ehesten auf thermische Gewebsschädigungen zurückzuführen. Dies bezieht sich nicht nur auf die unmittelbaren Hitzewirkungen am Schnittrand mit den daraus resultierenden Karbonisationsbildungen und Koagulationsnekrosen, sondern auch auf vergleichsweise geringfügige Temperaturerhöhungen in der Gewebsperipherie. Die Bedeutung der laserinduzierten Temperaturerhöhung wird durch die Mitteilungen von Webb bestärkt, wonach eine Steigerung der physiologischen Normtemperatur um nur 5°C zum Ausfall von Einzelenzymen führt. Das im Vergleich zur Nd:YAG-Laserinzision noch deutlicher verzögerte Einwachsen neuer Blutkapillaren in die CO_2-Laserwunde erklärt sich am ehesten damit, dass bei einer CO_2-Laserinzision Temperaturen bis zu 300°C auftreten [45]. Die Temperaturentwicklung ist bei der für die Nd:YAG-Laserstrahlung niedrigen Leistungsdichte von ca. 3.000 Watt/cm² infolge der stärkeren Streuung und geringeren Absorption geringer.

Die Regeneration von Lymphgefäßen erfolgt nach den gleichen Mechanismen wie diejenige von Blutkapillaren und -gefäßen [16]. Nach Magari u. Asano [71] wird das Lymphgefäßwachstum durch das Blutkapillarwachstum stimuliert. Die Autoren wiesen weiterhin nach, dass die einsprießenden Lymphgefäße von den zunächst noch primitiven Blutkapillaren infolge der anfänglich fehlenden Basalmembran auch transelektronenmikroskopisch kaum vor der 4. Woche zu differenzieren sind. Ähnliches gilt für die Tuscheinjektion. Die Tuschediffusion ist wie bei den Blutkapillaren auch bei den neu gebildeten Lymphgefäßen infolge einer gesteigerten Permeabilität für die Dauer von etwa zwei Wochen deutlich erhöht [80]. Darüber hinaus sind in den neu gebildeten Lymphbahnen keine Klappen vorhanden, weswegen der Lymphstrom umkehrbar ist. Somit ist die indirekte Lymphographie kaum dazu geeignet, den Beginn der Lymphgefäßregeneration zu erfassen [16].

Die ersten Lymphbahnen wachsen sowohl bei den Skalpellwunden als auch bei den Laserwunden später in das Wundbett ein als die Blutkapillaren. Diese Beobachtung stimmt mit den bisherigen Literaturmitteilungen zur Lymphgefäßregeneration überein [21, 22, 43, 152]. Durch die Folgen der CO_2- und Nd:YAG-Laserinzision ist das Auftreten erster Lymphgefäße nicht nur verspätet. Die Dichte des sich bildenden Lymphgefäßnetzes bleibt bei beiden Lasertypen im Wundheilungsverlauf über mehr als 60 Tage vermindert. Das spärlicher ausgebildete Lymphgefäßnetz ist wahrscheinlich darauf zurückzuführen, dass das subepitheliale Narbengewebe nach Laserinzision kräftiger ausgebildet ist als nach Skalpellinzision. Nach Untersuchungen von Eloesser [32] zum Lymphgefäßverhalten im experimentell erzeugten Narbengewebe kommt es innerhalb des Narbengewebes zu einer relativen Lymphgefäßstenose, die den die Narbe kreuzenden Lymphfluss über zumindest vier Monate deutlich reduziert.

Aspekte zur intra- und postoperativen lymphogenen Tumorzellaussaat

Die inzwischen zahlreichen Literaturmitteilungen zur intra- und postoperativen Aussaat von Karzinomzellen gründen weit überwiegend auf theoretischen Überlegungen. An dieser Stelle soll auf das Problem der intraoperativen lymphogenen Tumorzellaussaat, auf Überlegungen zum Zeitpunkt der Neck dissection nach erfolgter Primärtumoroperation und auf die Problematik einer eventuellen Karzinomzelldissemination im Rahmen einer postoperativen Lymphdrainage eingegangen werden.

Intraoperative Tumorzellaussaat. Die intraoperative Tumorzellaussaat ist ein von allen Chirurgen gefürchtetes Ereignis. Aufgrund dieser Vorstellung hat sich das Prinzip der klassischen Blockresektion entwickelt, bei der das Karzinom möglichst ohne größere Manipulation in toto, am besten mit benachbartem lymphatischen Gewebe entfernt werden soll. Durch die Laserchirurgie fortgeschrittener Karzinome der oberen Luft- und Speisewege, die in mehreren Teilen reseziert werden [108, 127], wurde dieses strenge Prinzip teilweise verlassen, indem die Karzinome in mehreren Teilen reseziert werden [108, 127]. Diese zuerst von Steiner [126] beschriebene Operationstechnik steht im krassen Widerspruch zu dem erwähnten Prinzip der Blockresektion. Nach den zuvor erläuterten tierexperimentellen Untersuchungen [65] kann davon ausgegangen werden, dass das Risiko einer laserinduzierten intraoperativen Einschwemmung von Karzinomzellen in Lymphbahnen und Blutgefäße als gering einzustufen ist. Hierzu passend bieten – wie bereits zuvor erläutert – die mit der laserchirurgischen Technik erzielten Behandlungsergebnisse keine Hinweise, dass die laserchirurgische Tumorzerteilung eine verstärkte postoperative Metastasierungsfrequenz nach sich zieht.

Die chirurgische Behandlung des zervikalen Lymphabflusses erfolgt in der Regel gleichzeitig mit der Resektion des im Bereich der oberen Luft- und Speisewege lokalisierten Karzinoms. Bei laserchirurgischer Karzinomresektion wird die Neck dissection zumeist zweizeitig nach einer Zeitspanne von ca. ein bis zwei Wochen durchgeführt. Neben der ursprünglich vermuteten Gefahr eines erhöhten Risikos zur Fistelbildung erfolgt diese Behandlungsstrategie auch unter der Vorstellung, dass Tumorzellemboli, die sich in den Lymphbahnen am Resektionsrand aufhalten, nach einer gewissen Zeitspanne in den entsprechenden, dann auszuräumenden Lymphknoten angelangt sind. Diese Vorstellung ist zur Zeit noch hypothetisch. Zur Abklärung sind eigene tierexperimentelle Untersuchungen eingeleitet.

Postoperative Tumorzellaussaat. Im Anschluss an die chirurgische Behandlung und Strahlentherapie von

Karzinomen der oberen Luft- und Speisewege kommt es bei den Patients häufig zur Ausbildung zum Teil erheblicher sekundärer Lymphödeme. Neben deutlichen funktionellen Beschwerden nehmen die Lymphödeme ein teilweise entstellendes Ausmaß mit resultierender Reduktion der Lebensqualität dieser Patienten an.

Eine erfolgreiche Behandlungsmöglichkeit stellt die manuelle Lymphdrainage dar. Diesbezüglich werden jedoch Nutzen der manuellen Lymphdrainage durch Rückbildung des Lymphödems und das Risiko einer Zunahme lokoregionärer Rezidive durch eine mögliche Tumorzellverschleppung kontrovers diskutiert.

Herberhold [46] wies auf eine Beobachtung hin, wonach es bei Patienten, bei denen im Rahmen des Anschlussheilverfahrens manuelle Lymphdrainage angewandt wurde, zur Häufung von kurzfristig disseminiert an Hals, Kopf und oberem Thorax aufspriessenden Haut- und Unterhautmetastasen gekommen war. Demgegenüber konnten Preisler et al. [98] in einer retrospektiven Untersuchung an über 150 Patienten, bei denen etwa die Hälfte nach der onkologischen Therapie manuelle Lymphdrainage erhalten hatte, keine Häufung lokoregionärer Rezidive in der Gruppe mit manueller Lymphdrainage feststellen.

Gegenwärtig bleibt festzustellen, dass es keine wirklich fundierte Analyse zur genannten Problematik gibt und dass der behandelnde Arzt die Indikation zur Lymphdrainage nur nach seinen Erfahrungen zu stellen hat. Seitens des Autors wird die Lymphdrainage bei Patienten mit klinisch relevanten Lymphödemen in der weit überwiegenden Mehrzahl der Fälle befürwortet, da sich die funktionelle Situation der oftmals durch eine sehr schlechte Prognose charakterisierten Patienten vielfach deutlich bessern lässt.

Einflüsse der Strahlentherapie

Sinn einer Strahlentherapie ist neben der Devitalisierung der Tumorzellen, eine Minderung der lokalen Rezidivhäufigkeit und der Metastasierungsrate [73]. Bei einer Strahlentherapie werden Lymphgefäße einer besonderen Belastung durch vermehrte Resorption und Transportfunktion ausgesetzt, da einerseits vermehrt Zelldetritus und aus dem Verband gelöste Zellen anfallen [82] und es andererseits infolge eines durch die Blutkapillarschädigung verursachten gesteigerten interstitiellen Flüssigkeits- und Proteingehalt zum gesteigerten Lymphstrom kommen muss [35]. Schon frühzeitig wurde darauf hingewiesen, dass das Endothel der strahlenempfindlichste Bestandteil der Gefäßwand ist [76].

Der Lymphfluss erfolgt zum geringeren Teil durch segmentförmige Kontraktion des Lymphgefäßes und zum größeren Teil durch Kompression der umgebenden Muskulatur. Auf diese Weise erfolgt der Lymphstrom in einer vorhersehbaren Richtung, sofern es sich um einen nicht vorbehandelten Hals (nicht operiert, nicht bestrahlt) handelt [62].

Unter pathologischen Bedingungen ist das Elastin häufig zerstört. Unna vermutete bereits 1896, dass Elastin bereits beim Ödem geschädigt ist. Es ist anzunehmen, dass das perivaskuläre Gewebe nach erfolgter Elastinschädigung eine dichtere und unbeweglichere (inflexible) Matrix bildet, wodurch vor einer Anhäufung von Makromolekülen im Interstitium geschützt wird (zitiert nach [143]).

Mann et al. [73] untersuchten einen Kehlkopf, der sieben Monate zuvor mit 60 Gy bestrahlt wurde. Es fand sich, verglichen mit normalem Kehlkopfgewebe, nur in einem von sieben Regionen eine Verminderung von Lymphkapillaren. Die submuköse Tuscheinjektion erfolgt beim vorbestrahlten Patienten gegen einen erhöhten Widerstand. Das Kontrastmitteldepot breitet sich langsamer als beim normalen Kehlkopf aus. Die genannten Autoren beobachteten neben intakten Lymphkapillaren auch solche, bei denen das Endothel über weite Bereiche fehlt. Kerne und kernnahes Zytoplasma wiesen Zeichen einer osmiophilen Degeneration auf. Dabei lässt sich aufgrund ihrer Osmiophilie die Lymphe deutlich von interstitiellen Strukturen unterscheiden. Deutlich reduziert erscheint die Zahl der Mikropinozytosevesikel.

Durch strahlenbedingte Fibrosierung und Obliteration einzelner Lymphgefäße werden andere Teile des Gefäßnetzes plexiform erweitert [73]. Einsetzende Fibrosierungsvorgänge können bei bestrahlten Patienten primär strahleninduziert oder auch auf das einsetzende lymphostatische Ödem zurückzuführen sein [50]. Beim interstitiellen Ödem spannen die an den Lymphendothelien inserierenden feinen Filamente die Lymphgefäßwand und führen auf diesem Wege zur Öffnung der Interzellularspalten [20]. Nach einer Strahlentherapie fehlen die Verankerungsfilamente teilweise vollständig [73].

Lenzi und Bassani (zitiert nach [56]) betonten, dass es fast unmöglich sei, reife, normale Lymphgefäße mit therapeutischen Röntgendosen zu schädigen. Demgegenüber zeigte Engeset [34, 35] in tierexperimentellen Untersuchungen, dass es bereits zwei Wochen nach Bestrahlung kontinuierlich bis zu sechs Monate lang zu einer Reduktion der Filterfunktion von Lymphgefäßen und Lymphknoten komme. Kley et al. [56, 57] wiesen nach, dass die Lymphgefäße bis zu fünf Wochen nach Bestrahlung durchgängig blieben. Nach Beobachtungen von Fisch [38] konnten bis zu zwei Monate nach Telekobaltbestrahlung des Halses keine Veränderungen der Lymphgefäße nachgewiesen werden. Später jedoch verringerte sich das Kaliber und die Anzahl der Halslymphgefäße. Ein kompletter Verschluss des Halslymphknotensystems wurde niemals beobachtet [39].

Welsh et al. [141] zeigten in tierexperimentellen Untersuchungen, dass der zervikale Lymphfluss auch nach intensiven Bestrahlungen nicht beeinträchtigt wurde. Im Falle zusätzlicher chirurgischer Eingriffe oder Entzündungen kam es zu Lymphgefäßobstruktionen mit einem unvorhersehbaren veränderten Lymphfluss, zum Teil auch zur Gegenseite.

Nach Jung [51] wird der Lymphabfluss aus dem Nasenrachenbereich nach zytostatischer und radiologischer Behandlung von Nasenrachenkarzinomen nur kurzfristig gemindert, dann aber wieder völlig normalisiert. Nach radikaler Neck dissection war der Lymphabfluss direkt nach dem Eingriff unterbrochen, bildete sich dann innerhalb von sechs bis neun Monaten über Kollateralbahnen, die den nuchalen Lymphbahnen entsprechen dürften, wieder aus.

1.2 Lymphknoten

1.2.1 Embryologie

Aus den jugulären und iliakalen Lymphsäckchen sowie dem peritonealen Lymphsack bilden sich während der Fetalperiode Lymphknotengruppen. Durch die Einwanderung benachbarter Mesenchymzellen entstehen intranodal die so genannten Lymphsinus. Lymphknoten entwicklen sich kurz vor der Geburt und post partum entlag der großen Lymphgefäße aus mesenchymalen Retikulumzellen. Die prae partum nachweisbaren Lymphozyten innerhalb der Lymphknoten stammen aus dem Thymus und dem Knochenmark [104].

1.2.2 Morphologie

Im Bereich des menschlichen Körpers gibt es insgesamt 800 Lymphknoten, von denen alleine 300 im Kopf-Hals-Bereich lokalisiert sind. Ihre physiologische Größe variiert von 1 bis maximal 30 mm im Durchmesser [133], wobei derart große Lymphknoten natürlich differenzialdiagnostisch hinsichtlich möglicher pathophysiologischer Prozesse abgeklärt werden sollten.

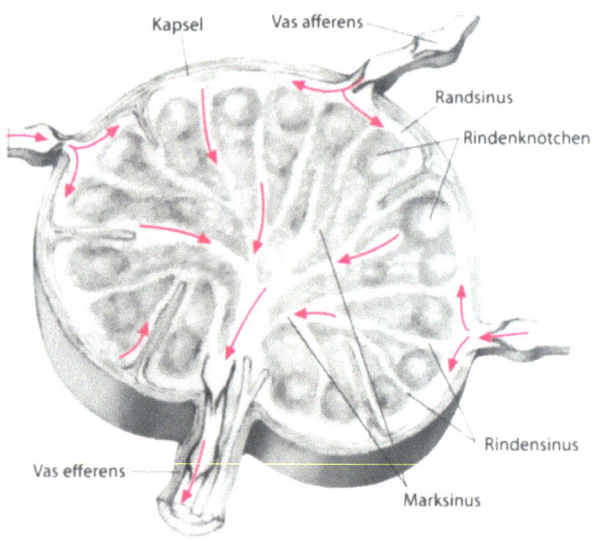

Abb. 1.14. Schematisierte Struktur eines Lymphknotens

Innerhalb des Lymphknotens sind eine große Anzahl an Lymphfollikeln auf engem Raum angeordnet, damit die durch die Lymphgefäße an den Lymphknoten herantransportierte interstitielle Flüssigkeit einer Körperregion immunologisch kontrolliert werden kann. Die Filterfunktion des Lymphknotens spiegelt sich in seinem strukturellen Aufbau aus lockermaschigem, retikulärem Bindegewebe mit Ausbildung bevorzugter Strömungsstraßen wider, die als so genannte Sinus bezeichnet werden [104].

Lymphknotenstruktur. Die Lymphknotenstruktur (Abb. 1.14) gliedert sich von außen nach innen funktionell in drei aufeinander folgende Schichten (Tabelle 1.1):

- Rindenzone mit Lymphfollikeln (hauptsächlich B-Lymphozyten) und Randsinus als Ort der humoralen Abwehrvorgänge,
- parakortikale Region mit Intermediärsinus und Marksträngen (hauptsächlich T-Lymphozyten) als Ort der zellvermittelten Abwehr,

Tabelle 1.1. Struktur humaner Lymphknoten unter funktionellen Gesichtspunkten

Funktionszonen von außen nach innen	Zelltyp	Immunologische Funktion
Rindenzone mit Lymphfollikeln und Randsinus	B-Lymphozyten	Humorale Abwehr
Parakortikale Region mit Intermediärsinus und Marksträngen	T-Lymphozyten	Zellulärvermittelte Abwehr
Mark mit Marksinus und Marksträngen	Makrophagen und Uferzellen	Phagozytose

- Mark mit Marksinus und Marksträngen als vornehmlicher Ort der Phagozytoseprozesse durch Uferzellen und Makrophagen.

Intranodale Lymphströmung. Die Lymphe wird von zahlreichen Vasa afferentia an den Lymphknoten herangeführt. Diese durchsetzen die aus festem Bindegewebe bestehende Kapsel und münden in den so genannten Randsinus, der direkt unterhalb der Kapsel liegt. Hier wird die gesamte afferente Lymphe gesammelt. Die Lymphe sickert vom Randsinus durch die Rindenzone, die viele Lymphfollikel beherbergt. Über die zahlreichen, unregelmäßig begrenzten Rindensinus gelangt die Lymphe ins Mark, wo das lymphatische Gewebe in Form von vernetzten Strängen, den so genannten Marksträngen, vorliegt. Zwischen diesen Marksträngen liegen die Marksinus, über welche die Lymphe über terminale Sinus zum Hilus zu dem dort beginnenden Vas efferens fließt. In seltenen Fällen sind zwei oder drei Vasa efferentia zu beobachten, in der Regel finden sich jedoch immer mehr Vasa afferentia als efferentia.

Intranodale Gefäßversorgung. Zuführende Arterien treten in den Lymphknoten im Bereich des Hilus. Sie verzweigen sich im Markgebiet und bilden innerhalb der Rinde ein dichtes, korbartiges Geflecht um die Lymphfollikel herum. Die Rezirkulation erfolgt über die postkapillären Venolen und Venenstämme, die parallel zu den Arterien verlaufen.

Intranodale Immunreaktion. In den Randsinus gelangte Antigene können an der Zellmembran der dentritischen Zellen im Randgebiet der Lymphfollikel gebunden werden und eine Abwehrreaktion auslösen [104]. Es sind verschiedene hier lokalisierte Mechanismen bekannt:

- T-Helferzellen- und Makrophagen-vermittelte Präsentation des Antigens und Aktivierung immunkompetenter Lymphozyten der Mantelzone,
- Umwandlung aktivierter B-Lymphozyten in basophile Immunoblasten, die Richtung Mark wandern,
- Passieren der parakortikalen Region mit Steigerung oder Suppression der Immunreaktion durch T-Helfer- oder -Suppressorzellen,
- Einwandern ausdifferenzierter Plasmazellen in das Mark etwa fünf bis sieben Tagen nach Antigenkontakt,
- Ausschwemmen humoraler Antikörper aus dem Marksinus in die efferenten Lymphbahnen.

1.2.3 Topographie und Nomenklatur der Lymphknoten des Kopf-Hals-Bereiches

Geschichtlicher Hintergrund

Der Lymphabfluss des Kopf-Hals-Bereiches erfolgt über die bereits erwähnten etwa 300 Lymphknoten der genannten Regionen. Untersuchungen zum Lymphabfluss der oberen Luft- und Speisewege [38, 105] zeigten, dass die Lymphe entlang relativ konstanter und vorhersehbarer Richtungen und Lymphknotengruppen drainiert wird. Dennoch sind die nachfolgend diskutierten Lymphabflussrichtungen als lediglich bevorzugte Drainagerichtungen zu verstehen, die in Einzelfällen auch ohne vorherige therapeutische Maßnahmen im Kopf-Hals-Bereich eine große Variabilität aufweisen können [38, 49].

In den ersten vier Jahrzehnten des 20. Jahrhunderts wurde die Grundlage für das gegenwärtige Verständnis um eine klinisch relevante anatomische Unterteilung der Halslymphknoten geschaffen. An maßgeblichen Arbeiten sind zu erwähnen die Untersuchungen von Poirer u. Charpy [97], von Trotter [136] und von Rouviére [105, 106]. Sie erarbeiteten eine unter topographischen Gesichtspunkten erfolgte Gruppierung der zervikofazialen Lymphknoten und ordneten die Lymphknotengruppen morphologisch relevanten Landmarken zu, die dem Kliniker eine gruppenspezifische Zuordnung erleichterten. Das anatomische Prinzip beruhte darauf, dass trotz ubiquitärer Lymphknotenverteilung in den Halsweichteilen Ansammlungen von Lymphknoten an definierten Punkten *Lymphknotengruppen* bilden [119]. Die zuvor genannten Autoren hoben weiterhin die Bedeutung der entlang der V. jugularis interna lokalisierten Lymphknoten hervor und untergliederten diese zudem in eine obere, mittlere und untere juguläre Gruppe [148, 149].

Die Arbeiten von Rouviére verdienen eine gesonderte Erwähnung. Die zusammenfassende Darstellung seiner Ergebnisse geht auf das Jahr 1932 zurück [105]. Deren wesentliche Inhalte erschienen sechs Jahre später im englischsprachigen Schrifttum [106], was ihre Verbreitung und Anerkennung in der internationalen Literatur begünstigte. Rouviére gelang die Etablierung einer Nomenklatur und Topographie, die mehrere Jahrzehnte auch im klinischen Alltag Bestand hatte (Tabelle 1.2).

Im Jahre 1972 beschrieb Lindberg [64] die Verteilung der zervikofazialen Metastasen in Abhängigkeit vom Primärtumorsitz. Im Gegensatz zu den vorausgegangenen Arbeiten orientierte sich die Lymphknotengruppierung von Lindberg unmittelbar an der bevorzugten Metastasierungsrichtung der im Bereich der oberen Luft- und Speisewege lokalisierten Karzinome. So war es Lindberg, der die überwiegend anatomisch korrelierte Gruppierung der zervikalen Lymphknoten verließ und stattdessen das lymphonoduläre System im Kopf-Hals-Bereich auf der Grundlage pathophysiologischer Me-

Tabelle 1.2. Topographie der zervikalen Lymphknoten nach Rouviére [106[

Region	Bezeichnung der Lk-Gruppen	Untergruppen	Charakteristika
1	Okzipitale Lk	a) Oberflächliche Lk b) Tiefe Lk	1–6 Lk, meist zw. Ansatz von M. sternocleidomastoideus und M. trapezius
2	Retroaurikuläre Lk	–	1–4 Lk, meist kaudal des M. auricularis posterior
3	Parotideale Lk	a) Extraglanduläre Lk (a1: präaurikuläre Lk und a2: infraaurikuläre Lk) b) Intraglanduläre Lk	Bis zu 32 Lk (durchschnittlich: 20 Lk)
4	Submandibuläre Lk	a) Präglanduläre Lk b) Prävaskuläre Lk c) Retrovaskuläre Lk d) Retroglanduläre Lk e) Intrakapsuläre Lk	4–7 Lk, inkonstant, lokalisiert entsprechend der Untergruppenbezeichnung
5	Faziale Lk	a) Mandibuläre Lk b) Buccinator-Lk-Gruppe c) Infraorbitale Lk-Gruppe d) Malare Lk	Entlang des fazialen Gefäß- stranges lokalisiert, Lk oberhalb der Gesichtsmus- kulatur, Anzahl variabel
6	Submentale Lk	a) Anteriore Lk b) Mittlere Lk (b1: mediale Lk und b2: laterale Lk) c) Posteriore Lk	2–8 Lk, lokalisiert im Fettgewebe des submentalen Dreiecks
7	Sublinguale Lk	–	Entlang der Gefäße der Zunge und der Gl. sublingualis
8	Retropharyngeale Lk	a) Superiore Lk (a1: laterale Lk und a2: mediale Lk) b) Medioinferiore Lk	Zwischen Pharynx und prä- vertebraler Faszie lokalisierte Lk
9	Anteriore zervikale Lk	a) Anterior juguläre Lk b) Juxtaviszerale Lk (b1: prälaryngeale Lk; b2: prätracheale Lk und b3: entlang des N. recurrens lokalisierte Lk)	Obere Grenze: Zungenbein, untere Grenze: Sternoklavikular- linie, dorsale Grenze: Karotis- scheide.
10	Laterale zervikale Lk	a) Oberflächliche Lk b) Tiefe Lk (b1: N.XI-Kette; b2: transversale Kette; b3.1:anteriore Gruppe, b.3.2: digastrische Lk, b.3.3: thyreoidale Gruppe)	1–4 Lk, inkonstant Onkologisch von höchster Bedeutung

Lk Lymphknoten.

chanismen unterteilte. Zur Erreichung dieses Ziels führte Lindberg eine retrospektive Untersuchung anhand
der Krankenakten von 2.044 Patienten mit zuvor unbe-
handelten Plattenepithelkarzinomen des Kopf-Hals-Bereiches durch, die zwischen 1948 und 1965 am M.D. An-
derson-Hospital in Houston, USA, therapiert wurden.
Unter den 2.044 Patienten wiesen 1.155 Patienten klinische Zeichen einer eingetretenen zervikalen Lymphknotenmetastasierung auf. Lindberg unterschied dabei
auf jeder Halsseite neun Lymphknotenregionen und zusätzlich die parotidealen Lymphknoten (Tabelle 1.3). Er
schuf mit seinen Untersuchungen die Grundlagen für
das Verständnis um eine mit gewisser Wahrscheinlichkeit vorhersagbare Metastasierungsrichtung, was sowohl beim Aufspüren okkulter Metastasen von bekannten Primärtumoren als auch bei der Primärtumorsuche
beim sog. CUP-Syndrom von Bedeutung ist [142, 148,
149].

Tabelle 1.3. Gegenüberstellung der Halslymphknotengruppierung nach Lindberg (1972) [64] und Robbins (2000) [103]

Lindberg 1972			Robbins 2000		
Reg.	Bezeichnung	Begrenzung	Reg.	Bezeichnung	Begrenzung
1	Submentale Lk	Zwischen vorderen Bäuchen der Mm. digastrici und Zungenbein	IA	Submentale Lk	Zwischen vorderen Bäuchen der Mm. diga strici und Zungenbein
2	Lk des submandibulären Dreiecks	Lokalisiert entlang der Mandibulaunterkante, 3 Subgruppen: präglandulär, prävaskulär und retrovaskulär	IB	Submandibuläre Lk	Zwischen vorderen und hinteren Bäuchen des M. digastricus, dem M. stylohyoideus und dem Unterkieferast
3	Subdigastrische Lk	Zwischen hinterem Bauch des M. digastricus und großem Zungenbeinhorn	II	Kraniojuguläre Lk	Zwischen Schädelbasis und Unterkante des Zungenbeins lokalisierte Lk um die V. jugularis interna und entlang den N.XI. Anteriore (mediale) Grenze: laterale Kante des M. sternohyoideus und des M. stylohyoideus, posteriore (laterale) Grenze: M. sternocleido-mastoideus
			IIA		Vor (medial) einer vertikal durch den N.XI gedachten Ebene
			IIB		Hinter (lateral) einer vertikal durch den N.XI gedachten Ebene
4	Mediojuguläre Lk	Meist einzelne Lk an der Karotisbifurkation knapp unterhalb des Zungenbeins	III	Mediojuguläre Lk	Zwischen Unterkante des Zungenbeins und der Unterkante des Ringknorpels um das mittlere Drittel der V. jugularis interna lokalisierte Lk. Anteriore (mediale) Grenze: laterale Kante des M. sternohyoideus; posteriore (laterale) Grenze: posteriore Grenze des M. sternocleidomastoideus
5	Kaudojuguläre Lk	Entlang der V. jugularis interna oberhalb des vorderen Bauches des M. omohyoideus	IV	Kaudojuguläre Lk	Zwischen Unterkante des Ringknorpels und Klavikula um das untere Drittel der V. jugularis interna lokalisierte Lk. Anteriore (mediale) Grenze: laterale Kante des M. sternohyoideus; posteriore (laterale) Grenze: posteriore Grenze des M. sternocleidomastoideus

Tabelle 1.3. Fortsetzung

Lindberg 1972			Robbins 2000		
Reg.	Bezeichnung	Begrenzung	Reg.	Bezeichnung	Begrenzung
6	Kranioposteriore Lk	Entlang des oberen Abschnittes des N.XI neben dem mastoidalen Ansatz des M. sternocleidomastoideus	V	Lk des posterioren Dreiecks	Um die untere Hälfte des N.XI und die A. transversa colli lokalisierte Lk einschließlich der supraklavikulären Lk. Obere Grenze: Zusammentreffen von M. sternocleidomastoideus und M. trapezius. Untere Grenze: Klavikula. Anteriore (mediale) Grenze: posteriore Grenze des M. sternocleidomastoideus, posteriore (laterale) Grenze: Vorderkante des M. trapezius
7	Medioposteriore Lk	Entlang des N.XI auf Höhe des mediojugulären Lk	VA		Oberhalb einer horizontal durch die Unterkante des Ringknorpels gedachten Ebene
8	Kaudoposteriore Lk	Entlang des kaudalen Abschnittes des N.XI	VB		Unterhalb einer horizontal durch die Unterkante des Ringknorpels gedachten Ebene
9	Supraklavikuläre Lk	Knapp oberhalb der Klavikula zwischen N.XI und V. jugularis interna			
			VI	Lk des vorderen Kompartments	Prä- und paratracheale Lk, präkrikoidaler (Delphischer) Lk, perithyreoidale Lk einschließlich der Lk entlang des N. recurrens. Obere Grenze: Zungenbein; untere Grenze: Sternumoberkante; laterale Grenzen: Aa. carotes cummunes

Reg. Region, *Lk* Lymphknoten.

Topographie und Nomenklatur der Lymphknoten des Kopf-Hals-Bereiches (Shah 1981)

Im Jahre 1981 beschrieben Shah und Mitarbeiter [117] aus dem Memorial Sloan-Kettering Cancer Center in New York eine Vereinfachung der von Lindberg vorgenommenen Lymphknotengruppierung. Sie unterschieden sieben Halslymphknotenregionen entsprechend verschiedener Level. Der Begriff *Level* wird nachfolgend durch die Bezeichnung *Region* ersetzt [149], da *Level* bereits mit der Eindringtiefe von Tumoren assoziiert ist. Mit der vollzogenen Neuordnung der Halslymphknoten wurde beispielsweise keine weitere Unterscheidung der kraniojugulären Lymphknoten und des kranialen Abschnittes der entlang des N. accessorius angeordneten Lymphknoten vorgenommen. Die angesprochenen Lymphknoten wurden durch die Neuordnung zur Region II zusammengefasst [120].

Regionsbezogenen Klassifikation der Lymphknotengruppen nach Shah 1981 (Abb. 1.15):

Region I: submandibuläre und submentale Lymphknoten,
Region II: kraniojuguläre Lymphknoten,
Region III: mediojuguläre Lymphknoten,
Region IV: kaudojuguläre Lymphknoten,
Region V: Lymphknoten des posterioren Dreiecks,
Region VI: Lymphknoten des anterioren Kompartments,
Region VII: tracheoösophageale und obere mediastinale Lymphknoten.

Nach der fundierten Untergliederung von Shah und Mitarbeitern [117] folgten verschiedene Modifikationen und Kommentare zu den genannten Ausführungen, wobei sich der grundlegende Inhalt nicht wesentlich änderte. Zu diesen Arbeiten zählen diejenigen von Spiro [123] im Jahre 1985, von Suen u. Goepfert [130] im Jahre 1987, vom *American Joint Committee on Cancer (AJCC)* und von der *International Union Against Cancer (UICC)* im Jahre 1988, von Medina [78] im Jahre 1989.

Topographie und Nomenklatur der Lymphknoten des Kopf-Hals-Bereiches (Robbins 1991)

Im weiteren zeitlichen Verlauf erarbeiteten Kopf-Hals-Chirurgen des Memorial Sloan-Kettering Cancer Center in New York eine *Halslymphknotenklassifikation*, bei der fünf Regionen unterschieden wurden, die bevorzugte Metastasierungsregionen von Karzinomen der oberen Luft- und Speisewege darstellen. Hierauf basierend entstand die Halslymphknotenklassifikation der *American Academy of Otolaryngology – Head and Neck Surgery* [101]. Danach sind die bereits erwähnten fünf Regionen durch klinische und chirurgische Zuordnungen unter-

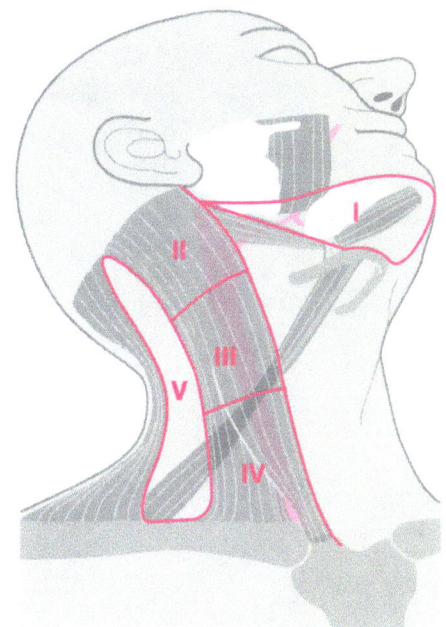

Abb. 1.15. Topographie der Halslymphknoten. (In Anlehnung an Shah 1981 [117])

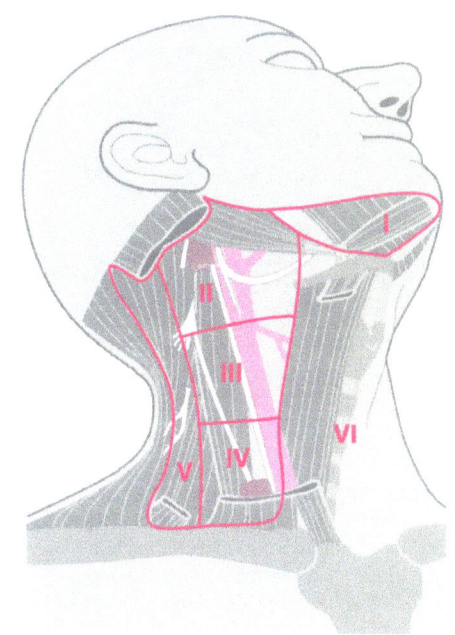

Abb. 1.16. Topographie der Halslymphknoten. (In Anlehnung an Robbins 1991 [111])

gliedert (Abb. 1.16). Weiterhin wurde eine sechste Region hinzugefügt, die das so genannte vordere Kompartment beinhaltet (Abb. 1.17). Die von Suen u. Goepfert [130] beschriebene zusätzliche Untergliederung der Halslymphknoten in die Regionen IIa und IIb wurde zunächst nicht in die Klassifikation eingebunden.

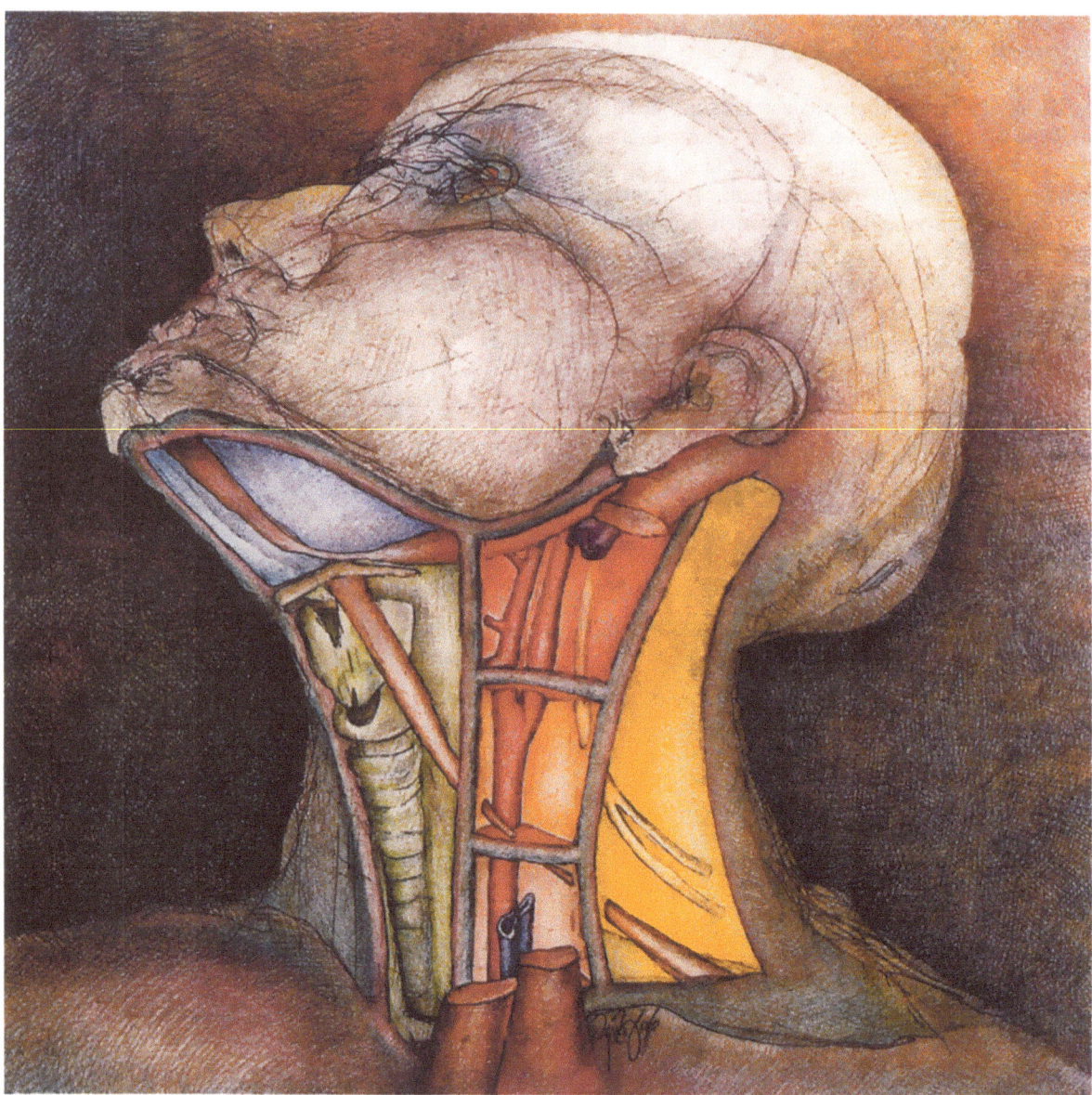

Abb. 1.17. Topographie der Halslymphknotenregionen (nach Robbins 1991 [101]). Die *Region I* (blau) wird begrenzt von dem Körper der Mandibula, dem vorderen Bauch des kontralateralen M. digastricus sowie dem hinteren Bauch des ipsilateralen M. digastricus. Die Regionen der tiefen jugulären Lymphknoten (Regionen II–IV) sind rot dargestellt. Die *Region II* (kranial) reicht von der Schädelbasis bis zur Karotisbifurkation (chirurgische Landmarke). Nach dorsal wird sie begrenzt durch die Hinterkante des M. sternocleidomastoideus und nach ventral durch die laterale Grenze des M. sternocleidomastoideus. Der N. accessorius teilt die Region II in eine oberhalb des Nervenverlaufs lokalisierte Region IIa (Recessus submuscularis) und in die kaudal des N. accessorius gelegene Region IIb. Die *Region III* (medial) wird begrenzt von der Karotisbifurkation (chirurgische Landmarke) bis zur Kreuzung des M. omohyoideus mit der V. jugularis interna (chirurgische Landmarke). Nach dorsal wird sie begrenzt durch die Hinterkante des M. sternocleidomastoideus und nach ventral durch die laterale Grenze des M. sternocleidomastoideus. Die *Region IV* (kaudal) reicht von der Kreuzung des M. omohyoideus mit der V. jugularis interna (chirurgische Landmarke) bis zur Klavikula. Nach dorsal wird sie begrenzt durch die Hinterkante des M. sternocleidomastoideus und nach ventral durch die laterale Grenze des M. sternocleidomastoideus. Die *Region V* (gelb) beinhaltet alle Lymphknoten des so genannten posterioren Dreiecks. Die Begrenzungen werden nach hinten gebildet durch die Vorderkante des M. trapezius, nach vorne durch die Hinterkante des M. stermocleidomastoideus und nach kaudal durch die Klavikula. Die *Region VI* (grün) reicht von der Höhe des Zungenbeines bis zum Jugulum. Die laterale Begrenzung ist beidseits medial der A. carotis lokalisiert. (Zeichnung: Gertraud M. Zotter)

Topographie der Halslymphknotenregionen

Die *Region I* (blau; vgl. Abb. 1.17) wird begrenzt
- von dem Körper der Mandibula,
- dem vorderen Bauch des kontralateralen M. digastricus sowie
- dem hinteren Bauch des ipsilateralen M. digastricus.

Die Regionen der tiefen jugulären Lymphknoten (Regionen II–IV) sind rot dargestellt.

Die *Region II* (kranial) reicht von
- der Schädelbasis bis zur Karotisbifurkation (chirurgische Landmarke),
- nach dorsal wird sie begrenzt durch die Hinterkante des M. sternocleidomastoideus und
- nach ventral durch die laterale Grenze des M. sternocleidomastoideus,
- der N. accessorius teilt die Region II in eine oberhalb des Nervenverlaufs lokalisierte Region II a (Recessus submuscularis) und in die kaudal des N. accessorius gelegene Region II b.

Die *Region III* (medial) wird begrenzt von der
- Karotisbifurkation (chirurgische Landmarke) bis
- zur Kreuzung des M. omohyoideus mit der V. jugularis interna (chirurgische Landmarke),
- nach dorsal wird sie begrenzt durch die Hinterkante des M. sternocleidomastoideus und
- nach ventral durch die laterale Grenze des M. sternocleidomastoideus.

Die *Region IV* (kaudal) reicht von
- der Kreuzung des M. omohyoideus mit der V. jugularis interna (chirurgische Landmarke) bis
- zur Klavikula,
- nach dorsal wird sie begrenzt durch die Hinterkante des M. sternocleidomastoideus und
- nach ventral durch die laterale Grenze des M. sternocleidomastoideus.

Die *Region V* (gelb) beinhaltet alle Lymphknoten des so genannten posterioren Dreiecks. Die Begrenzungen werden
- nach hinten gebildet durch die Vorderkante des M. trapezius,
- nach vorne durch die Hinterkante des M. stermocleidomastoideus und
- nach kaudal durch die Klavikula.

Die *Region VI* (grün) reicht
- von der Höhe des Zungenbeines
- bis zum Jugulum,
- die laterale Begrenzung ist beidseits medial der A. carotis lokalisiert.

Weitere Lymphknotengruppen. Nicht einbezogen in die sechs Regionen sind u. a. die retroaurikulären und subokzipitalen Lymphknotengruppen. Die klinische Bedeutung okzipitaler und retroaurikulärer Lymphknoten liegt vor allem in der lymphogenen Metastasierung von malignen Melanomen und Plattenepithelkarzinomen des Hinterkopfes [8].

Die *retroaurikulären Lymphknoten* entsprechen einer Gruppe von zwei bis drei Lymphknoten, die vor allem im Kindesalter klinisch manifest werden. Beim Erwachsenen sind diese Lymphknoten zumeist atrophiert.

Die *subokzipitalen Lymphknoten* können in drei Untergruppen gegliedert werden:
- drei bis fünf superfizielle okzipitale Lymphknoten im Insertionsbereich des M. trapezius an der Linea nuchalis inferior,
- subfasziale oder tiefe okzipitale Lymphknoten, die unter der superfiziellen Schicht der tiefen Halsfaszie am M. splenius capitis lokalisiert sind,
- schließlich wird häufig ein Lymphknoten an der so genannten Spleniusportion der A. occipitalis gefunden.

Die *parotidealen Lymphknoten* sind mit einer Anzahl von etwa 20–30 größtenteils lateral des N. facialis lokalisiert [75]. Sie können unterschieden werden in
- superfizielle supraaponeurotische Lymphknoten (der V. jugularis externa anliegend),
- superfizielle subaponeurotische Lymphknoten,
- tiefe intraparenchymale Lymphknoten.

Folgende Bereiche der Kopf-Hals-Region werden von den *parotidealen Lymphknoten* drei Gruppen drainiert
- Gl. parotis,
- Wange,
- Augenlider,
- Konjunktiva,
- Tränendrüse,
- Oberlippe,
- Trigonum retromolare,
- Gingiva,
- äußerer Gehörgang,
- Tuba Eustachii.

Die in der Region I lokalisierte *Gl. submandibularis* enthält im Gegensatz zur Gl. parotis keine Lymphknoten innerhalb ihrer Kapsel [124].

Die *retropharyngealen Lymphknoten* sind von klinischer Bedeutung als Metastasierungsrichtung nasopharyngealer und oropharyngealer Karzinome. Sie werden in eine *laterale* und in eine *mediale* Gruppe untergliedert.
- Die in der Nähe der Schädelbasis gelegene laterale Lymphknotengruppe ist der A. carotis interna benachbart.

- Die mediale Gruppe ist weiter kaudal nahe der pharyngealen Muskulatur lokalisiert [143].

Die auf der Beschreibung von Shah und Mitarbeitern [117] basierende Modifikation hatte zum Ziel, die Abgrenzung der Regionen unter chirurgischen Kriterien zu präzisieren und damit auch zu erleichtern [102]. Bei Anwendung der Klassifikation aus dem Jahre 1991 zeigte sich, dass die vorgeschlagene Regionsuntergliederung keineswegs unumstritten war. Als dafür typisches Beispiel sei auf die Diskussion um die Abgrenzung der Regionen I und II verwiesen.

Topographie und Nomenklatur der Lymphknoten des Kopf-Hals-Bereiches (Robbins 2000)

Basierend auf diversen Diskussionen zur Regionsabgrenzung und zur Nomenklatur der Neck-dissection-Formen verabschiedete das *Committee for Neck dissection Classification, American Head and Neck Society* eine überarbeitete Fassung (Abb. 1.18 a,b) zur Klassifikation der Neck dissection [103]. Mit der vorgelegten Neufassung scheinen vor allem zwei Gesichtspunkte optimiert. Zum einen handelt es sich um die offensichtlich verbesserte, auch mittels bildgebender Diagnostik mögliche topographische Zuordnung der verschiedenen Halslymphknotenregionen [44, 121, 122] und zum anderen um eine vereinfachte Nomenklatur der selektiven Neck-dissection-Formen, die weiter unten im Text erläutert wird.

Die aktuelle Klassifikation [103] unterscheidet Lymphknotengruppen (vgl. Tabelle 1.3), die sich untergliedern lassen in eine
- submentale und submandibuläre Gruppe,
- kraniojuguläre Gruppe,
- mediojuguläre Gruppe,
- kaudojuguläre Gruppe,
- Gruppe des hinteren Dreiecks,
- Gruppe des vorderen Kompartments.

Von der Klassifikation wiederum nicht erfasst sind u. a.
- retroaurikuläre Lymphknoten,
- subokzipitale Lymphknoten,
- parotideale Lymphknoten,
- retropharyngeale Lymphknoten.

Die von Suen und Ferlito [36, 130] vorgeschlagene Einbeziehung einer Region VII fand in der aktuell veröffentlichten Neufassung [103] keine Berücksichtigung, da die mediastinalen Lymphknoten primär nicht zu den Halslymphknoten zu zählen sind und zudem nicht in die klassischen Neck-dissection-Formen einbezogen werden.

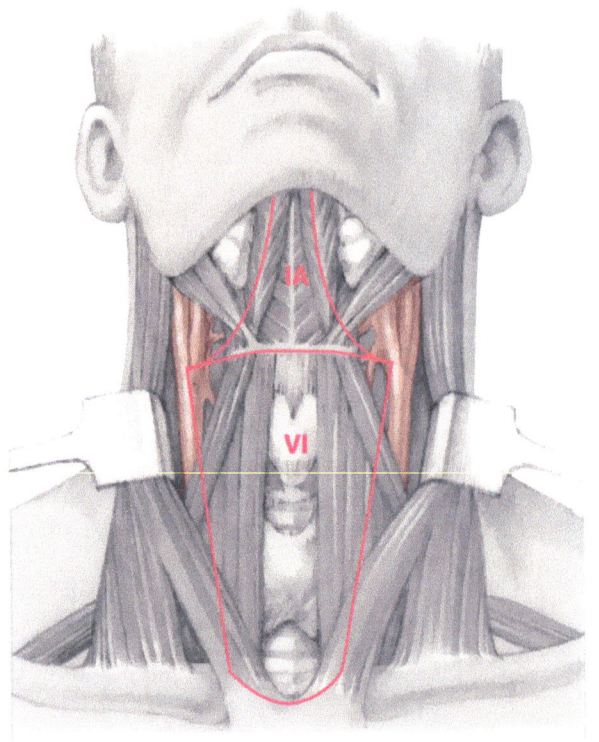

a

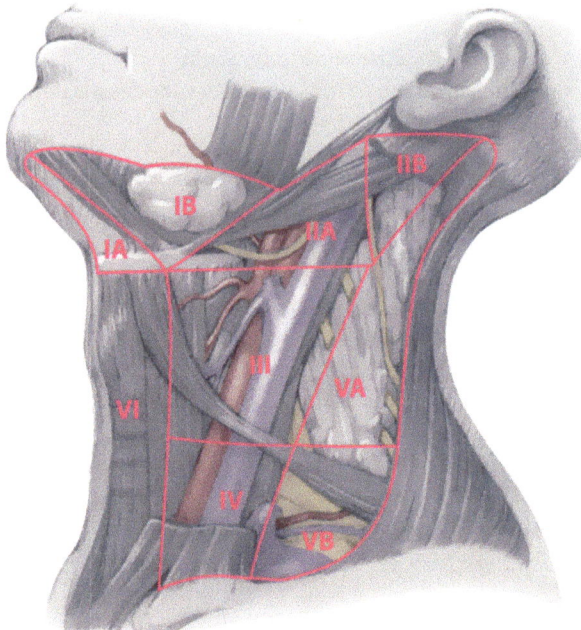

b

Abb. 1.18 a,b. Topographie der Halslymphknotenregionen (nach Robbins et al. 2000 [103]). **a** Bilateral ausgedehnte Regionen IA und VI. **b** Alle Halslymphknotenregionen in seitlicher Ansicht

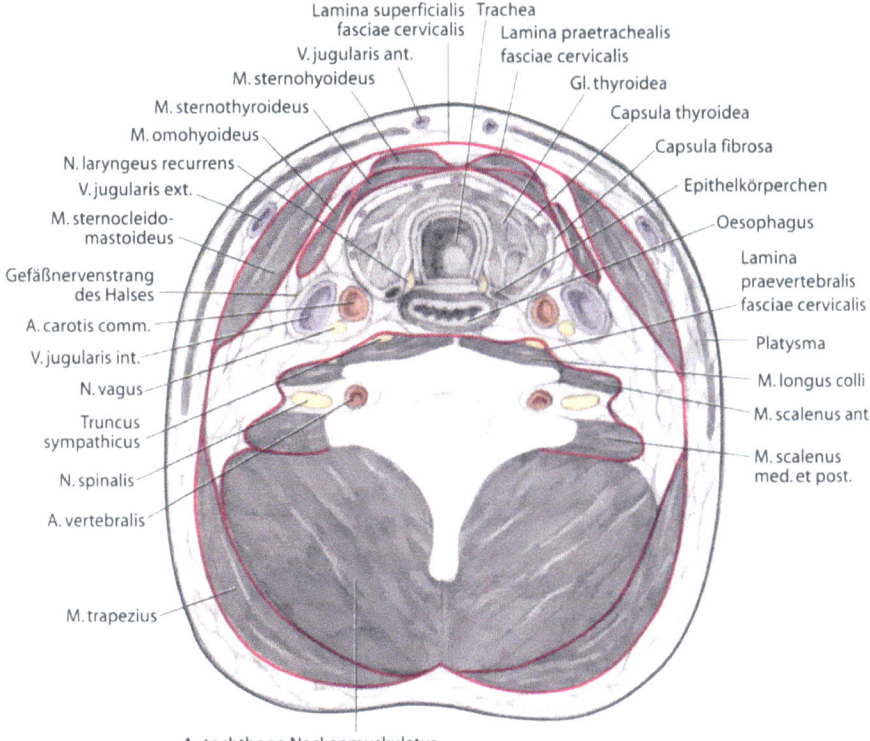

Lamina superficialis
fasciae cervicalis
V. jugularis ant.
M. sternohyoideus
M. sternothyroideus
M. omohyoideus
N. laryngeus recurrens
V. jugularis ext.
M. sternocleido-
mastoideus
Gefäßnervenstrang
des Halses
A. carotis comm.
V. jugularis int.
N. vagus
Truncus
sympathicus
N. spinalis
A. vertebralis
M. trapezius

Trachea
Lamina praetrachealis
fasciae cervicalis
Gl. thyroidea
Capsula thyroidea
Capsula fibrosa
Epithelkörperchen
Oesophagus
Lamina
praevertebralis
fasciae cervicalis
Platysma
M. longus colli
M. scalenus ant.
M. scalenus
med. et post.

Autochthone Nackenmuskulatur

1.3 Fasziensystem des Halses

Die Halsmuskulatur bildet eine schalenartige Hülle um den Eingeweidestrang und die Gefäßnervenstraße. Ihre Anordnung bildet die Grundlage für die topographische Gliederung dieser Region. Die Muskeln selber werden von drei Blättern der Halsfaszie gehalten (Abb. 1.19).

Das Fasziensystem des Halses umfasst die
- Lamina superficialis fasciae cervicalis (oberflächliche Halsfaszie),
- Lamina praevertebralis fasciae cervicalis (mittlere Halsfaszie),
- Lamina praetrachealis fasciae cervicalis (tiefe Halsfaszie),
- Eingeweidefaszie,
- Vagina carotica.

Lamina superficialis fasciae cervicalis. Die oberflächliche Halsfaszie ist die Fortsetzung der Körperfaszie. Sie setzt sich in die Fascia nuchae fort. Die oberflächliche Halsfaszie bildet die Loge für den M. sternocleidmastoideus und den M. trapezius. Sie überspannt das Trigonum colli laterale.

Lamina praevertebralis fasciae cervicalis. Die mittlere Halsfaszie bildet als Abschluss der oberen Thoraxapertur ein dreiseitiges Zelt zwischen Zungenbein und Klavikula. Sie reicht lateral bis an den M. omohyoideus und

Abb. 1.19. Schematisierte Darstellung zum Fasziensystem des Halses am anatomischen Querschnitt

bündelt die infrahyoidale Muskulatur, zu welcher der M. sternohyoideus, M. sternothyreoideus, M. thyrohyoideus und M. omohyoideus zählen. Der M. omohyoideus spannt die mittlere Halsfaszie.

Lamina praetrachealis fasciae cervicalis. Die tiefe Halsfaszie bildet eine Loge für den M. longus colli und M. longus capitis, die Skalenusmuskulatur, den M. splenius capitis und cervicis sowie den M. semispinalis cervicis. Weiterhin bildet sie die Leitlinie des Truncus sympathicus bis zur oberen Thoraxapertur. Die tiefe Halsfaszie geht mit dem Plexus brachialis auf die Achselhöhle über.

Die epifasziale Hautmuskelplatte des *Platysma* erlaubt ein Nachspannen der Körperfaszie bei Bewegungen des Kopfes und ermöglicht auf diese Weise eine bewegungsuneingeschränkte Mimik. Sie unterteilt die fettarme Subkutis im vorderen Halsbereich in zwei Schichten.

Die zervikale Gliederung der Halsmuskulatur durch die drei Blätter der Halsfaszie (Tabelle 1.4) erklärt die regional begrenzte Ausbreitung subfaszialer Prozesse gegenüber der diffusen Ausbreitung subkutaner Prozesse. Die mittlere Halsfaszie löst sich kaudalwärts zunehmend von der oberflächlichen Halsfaszie. Hierdurch

Tabelle 1.4. Fasziensystem des Halses

Halsfaszie	Muskulatur	Besonderheiten
Oberflächliche Halsfaszie	M. sternocleidomastoideus M. trapezius	Fortsetzung der Körperfaszie Fortsetzung in die Fascia nuchea
Mittlere Halsfaszie	M. sternohyoideus M. sternothyroideus M. thyrohyoideus M. omohyoideus	Spannung durch den M. omohyoideus
Tiefe Halsfaszie	M. longus colli et capitis M. scalenus anterior M. scalenus medius M. scalenus posterior M. splenius capitis et cervicis M. semispinalis cervicis	enthält den Truncus symphaticus

entsteht das Spatium suprasternale. Das hier gelegene lockere Bindegewebe setzt sich in das mittlere Mediastinum fort. Dieser Bindegewebsraum erlaubt eine Fortleitung zervikaler Prozesse in den Thoraxraum. Senkungsprozesse der Wirbelsäule dringen entlang der tiefen Halsfaszie in das hintere Medastinum oder in die Achselhöhle ein. Aufgrund der unmittelbaren Nachbarschaft zum Halsgrenzstrang ist dessen Schädigung durch Wirbelsäulenprozesse möglich.

Eingeweidefaszie. Die so genannte Eingeweidefaszie umgibt den Pharynxschlauch sowie nach kaudal den Ösophagus, den Kehlkopf, das Zungenbein und die Trachea mit der ihr aufgelagerten Schilddrüse.

Vagina carotica. In dieser abgrenzbaren Bindegewebsscheide der Gefäßnervenstraße des Halses verlaufen die V. jugularis interna, A. carotis communis und der N. vagus. Die Zwischensehne des M. omohyoideus ist mit der Bindegewebsscheide des Gefäßnervenbündels und der Adventitia der V. jugularis verwachsen. Auf diese Weise kann der M. omohyoideus das Lumen der V. jugularis offen halten.

Literatur

1. Abu-Hamad A, Provencher D, Ganjei P, Penalver M (1989) Lymphangioma circumscriptum of the vulva: Case report and review of the literature. Obstet Gynecol 73:496–499
2. Alessandrini C, Guarna CM, Pucci AM, Crestini F, Losi M, Fruschelli M (1992) An immunohistochemical study of basement membrane componentsin human lymphatic cappilaries. In: Cluzan RV, Pecking AP, Lokiec FM (eds) Progress in lymphology-XIII. Excerpta Medica, Amsterdam, p 51
3. Andree T, Gutensohn W, Kummer U (1987) Is ecto-5'-nucleotidase essential for stimulation of human lymphocytes? Evidence against a role of the enzyme as mitogenic lectin receptor. Immunobiology 175: 214–225
4. Apfelberg DB, Maser MR, Lash H, Druker D (1983) CO$_2$ laser resection for giant perineal condyloma and verrucous carcinoma. Ann Plast Surg 11: 417–422
5. Asellius G (1627) De lactibus sive lacteis venis quarto vasorum mesaraicorum genere. Apud Jo. Baptam Bidellium, Mediolani (Exemplar der Universitätsbibliothek Basel)
6. Asellius G (1640) De lactibus sive lacteis venis, quarto vasorum mesaraicorum genere. Ex Officina Johannis Maire Lugduni Batavorum (Exemplar der Universitätsbibliothek Basel)
7. Asellius G (1968) De lactibus sive lacteis venis. Faksimile der Originalausgabe von 1627. Edition Leipzig, Leipzig
8. Auto-Hermainen HT, Karttunen T, Apaja-Sarkkinen M, Dammert K, Ristelli L (1988) Laminin and type IV collagen in different histological stages of Kaposi's sarcoma and other vascular lesions of blood and lymphatic vessel origin. Am J Surg Pathol 12: 469–476
9. Badellino F (1991) Rationale for conservative Neck dissection: Surgical technique and indications. In: Varma AK, Harris M (eds) Oral oncology, vol 1. McMillan, New Delhi, pp 61–72
10. Bartholinus TH (1653) Vasa lymphatica nuper Hafniae in Animantibus inventa, et Hepatis exsequiae. G. Holst, Hafniae
11. Banerjee AR, Alun-Jones T (1995) Neck dissection. Clin Otolaryngol 20: 286–290

12. Beahrs OH, Henson DE, Hutter RVP, Meyers MH (1988) Manual for staging cancer, 3rd edn. Lippincott, Philadelphia

13. Beckstead JH, Wood GS, Fletcher V (1985) Evidence for the origin of Kaposi's sarcoma from lymphatic endothelium. Am J Pathol 119: 294–300

14. Berens von Rautenfeld D, Lüdemann W, Cornelsen H (1996) Die peripheren Lymphgefäße – eine Blackbox der anatomischen Ausbildung – der Versuch eines Kataloges von Mindestanforderungen an Medizinstudenten. In: Tiedjen KU (Hrsg) Lymphologica. Medikon, München, S 5–10

15. Berens von Rautenfeld D, Castenholz A (1987) Neues zur Form und Funktion der interendothelialen Öffnungen. Verh Anat Ges 81: 751–752

16. Bellmann S, Odén B (1959) Regeneration of surgical devided lymph vessels. An experimental study on the rabbit's ear. Acta Chir Scand 116: 99–117

17. Buchali K, Winter H, Blesin HJ, Schürer M, Sydow K (1985) Scintigraphy of lymphatic vessels in malignant melanoma of the skin before operation (en bloc excision). Eur J Nucl Med 11: 88–89

18. Burgdorf WH, Mukai K, Rosai J (1981) Immunohistochemical identification of Factor VIII-related antigen in endothelial cells of cutaneous lesions of alleged vascular nature. Am J Clin Pathol 75: 167–171

19. Casley-Smith JR, Sims MA (1976) Protein concentration in regions with fenestrated and continuous blood capillaries and in the inital and collecting lymphatics. Microvasc Res 12: 245–257

20. Casley-Smith JR (1967) The functioning of the lymphatic system under normal and pathological conditions. In: Rüttimann A (ed) Progress in lymphology. Thieme, Stuttgart, p 348

21. Clark ER, Hitschler WJ, Kirby-Smith HT, Rex RO, Smith JH (1931) General observation of the ingrowth of new blood vessels into standardized chambers in the rabbit's ear, and the subsequent changes in the newly grown vessels over a period of months. Anat Rec 50: 129–167

22. Cliff WJ (1965) Kinetics of wound healing in rabbit ear chambers, a time lapse cinemicroscopic study. Q J Exp Physiol 50: 79–89

23. Cooper A (1840) The anatomy of the breast. Longman, London

24. Danese C, Howard JM, Bower R (1962) Regeneration of lymphatic vessels: A radiographic study. Ann Surg 156: 61–67

25. Daróczy J (1988) The dermal lymphatic capillaries. Springer, Berlin Heidelberg New York Tokyo

26. De Santi PRW (1904) The lymphatics of the larynx and their relation to malignant disease of the organ. Lancet I: 1710–1713

27. Drinker CK, Yoffey J (1978) Lymphatics, lymph and lymphoid tissue: Their physiological and clinical significance. Harvard University Press, Cambridge/MA

28. Dünne AA, Werner JA (2000) Functional anatomy of lymphatic vessels under the aspect of tumor invasion. Recent Results Cancer Res 157: 82–89

29. Durkin GE, Duncavage JA, Toohill RJ, Tieu TM, Caya JG (1986) Wound healing of true vocal cord squamous epithelium after CO_2 laser ablation and cup forceps stripping. Otolaryngol Head Neck Surg 95: 273–277

30. Ehrenberger K, Innitzer J (1978) Die Wirkung des CO_2-Lasers auf Hautlymphgefäße. Wien Klin Wochenschr 90: 307–309

31. Elke M (1983) Historischer Überblick. In: Lüning M, Wiljasalo M, Weissleder H (Hrsg) Lymphographie bei malignen Tumoren, 2. Aufl. Thieme, Stuttgart, S 17–19

32. Eloesser L (1923) Obstruction to the lymph channels by scar. J Am Med Assoc 81: 1867–1870

33. Emanuelli H, Bandieramonte G, Marchesini G et al. (1983) Laser oncology in Italy: Experimental research a clinical applications at the National Cancer Institute, Milan Lasers Surg Med 2: 373–381

34. Engeset A (1967) Lymphographic and functional alterations following local irradiation of lymph nodes in the rat. In: Rüttimann A (ed) Progess in lymphology. Thieme, Stuttgart, p 228

35. Engeset A (1970) Some observations in lymphatics in the rat thymus after irradiation. In: Veamonte M (ed) Progress in lymphology II. Thieme, Stuttgart, p 20

36. Ferlito A, Som PM, Rinaldo A, Mondin V (2000) Classification and terminology of neck dissections. ORL J Otorhinolaryngol Relat Spec 62: 212–216

37. Field ME, Drinker CK (1931) Conditions governing the removal of protein deposited in the subcutanenous tissues of the dog. Am J Physiol 98: 66–69

38. Fisch UP (1964) Cervical lymphography in cases of laryngo-pharyngeal carcinoma. J Laryngol Otol 122: 712–726

39. Fisch UP (1966) Lymphographische Untersuchungen über das zervikale Lymphsystem. Karger, Basel

40. Fohmann V (1821) Anatomische Untersuchungen über die Verbindung der Saugadern mit den Venen. Heidelberg

41. Frühling J, Lejeune F, van Hoof G, Gerard A (1977) Lymphatic migration after laser surgery. Br J Plast Surg 26: 359–362

42. Glenn WWL (1981) The lymphatic system. Some surgical considerations. Arch Surg 116: 989–995

43. Gray JH (1938) Experiments on lymphatic regeneration. J Anat 72: 622–631

44. Gregoire V, Coche E, Cosnard G, Hamoir M, Reychler H (2000) Selection and delineation of lymph node target volumes in head and neck conformal radiotherapy. Proposal for standardizing terminology and procedure based on the surgical experience. Radiother Oncol 56: 135–150

45. Helfmann J, Brodzinski T (1988) Thermische Wirkungen. In: Berlien H-P, Müller G (Hrsg) Angewandte Lasermedizin. Lehr- und Handbuch für Praxis und Klinik. Ecomed, Landsberg (3.3.1)

46. Herberhold C (1993) Manuelle Lymphdrainage im Kopf-Hals-Bereich? Laryngorhinootologie 72: 580

47. Hetter GP (1972) Neck incisions relative to the cutaneous vasculature of the neck. Arch Otolaryngol Head Neck Surg 95: 84–87

48. Heusermann U (1979) Morphologie der Lymphgefäße, der Nerven, der Kapsel und der Trabekel der menschlichen Milz. Habilitationsschrift Medizinische Fakultät, Universität Kiel

49. Hildmann H, Kosberg RD, Tiedjen KU (1987) Lymphszintigraphische Untersuchungen der regionalen Lymphwege bei Patienten mit Kopf-Hals-Tumoren. HNO 35: 31–33

50. Huth F (1972) Zwischensubstanzen, Gewebe, Organe. In: Altmann H-W, Büchner F, Cottier H et al. (Hrsg) Handbuch der Allgemeinen Pathologie, Bd 3, Teil 6 (Lymphgefäßsystem – lymph vessel system). Springer, Berlin Heidelberg New York, S 62–97

51. Jung H (1974) Intravitale Lymphabflussuntersuchungen vom Nasenrachendach beim Menschen. Laryngorhinootologie 53: 769–773

52. Kaplan BR, D'Angelo A, Johnson CB (1985) The carbone dioxide laser in peadiatric medicine. Clin Peadiatr 2: 519–522

53. Karduk A, Richter HG (1976) Laser-Chirurgie des Stimmbandes. Tierexperimentelle Untersuchungen. Laryngorhinootologie 55: 144–151

54. Kato S, Gotoh M (1990) Application of backscattered electron imaging to enzyme histochemistry of lymphatic capillaries. J Electron Microsc (Tokyo) 39: 186–190

55. Kaufman MH (1999) Observations on some of the plates used to illustrate the lymphatics session of Andrew Fyfe's compendium of the anatomy of the human body, published in 1800. Clin Anat 12: 27–34

56. Kley W, Bonse G, Dohm G (1961) Das Verhalten des lymphatischen Gewebes bei der Bestrahlung mit dem Isotop Co 60. Arch Ohren-, Nasen-, Kehlkopfheilkd 178: 342

57. Kley W (1963) Der Einfluss der Telekobaltbestrahlung auf das regionäre Lymphsystem bei malignen Tumoren im Rachen- und Kehlkopfbereich. Arch Ohren-, Nasen-, Kehlkopfheilkd 182: 399

58. Koranda FC, Grande DJ, Whitaker DC, Lee RD (1982) Laser surgery in the medically compromised patient. J Dermatol Surg Oncol 8: 471–474

59. Kramer RH, Fuh GM, Hwang CBS, Conant MA, Greenspan JS (1985) Basement membrane and connective tissue protein in early lesions of Kaposi's sarcoma associated with AIDS. J Invest Dermatol 84: 516–520

60. Labusch D M (1988) Das Lymphgefäßsystem des menschlichen Appendix. Enzymhistochemische und elektronenmikroskopische Untersuchungen zum Vorkommen und Verlauf. Medizinische Dissertation, Universität Kiel

61. Leak L V, Burke J F (1986) Ultrastructural studies on lymphatic anchoring filaments. J Cell Biol 36: 129–149

62. Leemans CR (1992) The value of neck dissection in head and neck cancer: A therapeutic and staging procedure. Med. Diss, Universität Utrecht

63. Lejeune FJ, van Hoof G, Gerard A (1980) Impairment of skin grafttake after CO_2 laser surgery in melanoma patients. Br J Surg 67: 318–320

64. Lindberg R (1972) Distribution of cervical lymph node metastasis from squamous cell carcinoma of the upper respiratory and digestive tracts. Cancer 29: 1446–1449

65. Lippert BM, Werner JA, Rudert H (1994) Laser tissue effects with regard to otorhinolaryngology. Otolaryngol Pol 48: 505–513

66. Loose R (1987) Das Lymphgefäßsystem der menschlichen Gaumenmandel. Enzymhistochemische und elektronenmikroskopische Untersuchungen zum Vorkommen und Verlauf. Medizinische Dissertation, Universität Kiel

67. Lord S (1968) The white veins: Conceptual difficulties in the history of the lymphatics. Med Hist 12: 174–184

68. Lubach D, Nissen S (1992) Immunelektronenmikroskopische Untersuchungen der Wandstrukturen initialer Lymphgefäße. In: Berens v Rautenfeld D, Weissleder H (Hrsg) Lymphologica. Jahresband 1992. Kagerer, Bonn, S 3–10

69. Ludwig C (1858) Lehrbuch der Physiologie des Menschen. Winter, Leipzig Heidelberg

70. Maasa N (1532) Lib Introd Anat

71. Magari S, Asano S (1978) Regeneration of the deep cervical lymphatics. Light and electron microscopic observation. Lymphology 11: 57–61

72. Manara G, Mira E (1968) Modificazioni istologiche della laringe umana secondo diverse modalitá tecnico-terapeutiche. Arch Ital Otol 79: 596

73. Mann W, Beck C, Freudenberg N, Leupe M (1981) Der Bestrahlungseffekt auf die Lymphkapillaren des Kehlkopfes. HNO 29: 381–387

74. Mascagni P (1787) Vasorum lymphaticorum corporis humani historia et ichnographia. Carli, Senis

75. McKean ME, Lee K, McGregor IA (1985) The distribution of lymph nodes in and around the parotid gland: An anatomical study. Br J Plast Surg 38: 1–5

76. McMaster PD, Hudack SS (1934) The participation of skin lymphatics in repair of the lesions due to incisions and burns. J Exp Med 60: 479–501

77. McMinn RMH (1967) The cellular morphology of tissue repair. Int Rev Cytol 22: 63–145

78. Medina JE (1989) A rational classification of neck dissections. Otolaryngol Head Neck Surg 100: 169–176

79. Mihashi S, Jako GJ, Incze J, Strong MS, Vaughan CW (1974) Laser surgery in otolaryngology: Interaction of CO_2-laser and soft tissue. Ann N Y Acad Sci 267: 263–294

80. Moore KL, Lütjen-Drecoll E (1980) Embryologie. Lehrbuch und Atlas der Entwicklungsgeschichte des Menschen. Stuttgart, Schattauer, S 291–292

81. Mørck Hultberg B, Svanholm H (1989) Immunohistochemical differentiation between lymphangiographically verified lymphatic vessels and blood vessels. Virchows Arch (A) 414: 209–215

82. Most A (1899) Über die Lymphgefäße und Lymphdrüsen des Kehlkopfes. Anat Anz 15: 387–393

83. Most A (1900) Über den Lymphgefäßapparat von Kehlkopf und Trachea und seine Beziehungen zur Verbreitung krankhafter Prozesse. Dtsch Z Chir 57: 199–230

84. Mukai K, Rosai J, Burgdorf WH (1980) Localization of factor VIII-related antigen in vascular endothelial cells using an immunoperoxidase method. Am J Pathol 4: 272–276

85. Murphy ME, Johnson PC (1975) Possible contribution of basement membrane to the structural rigidity of blood capillaries. Microvasc Res 9: 242–245

86. Nerlich AG, Schleicher E (1991) Identification of lymph and blood capillaries by immunohistochemical staining for various basement membrane components. Histochemistry 96: 449–453

87. Nishida S, Ohkuma M (1990) Ultrastructural-cytochemical demonstration of adenylatcyclase activity in the human lymphatic and blood capillary. In: Nishi M, UchinoS, Yabuki S (eds) Progress in lymphology, vol XII. Excerpta Medica, Amsterdam, p 275

88. Nishida S, Ohkuma M (1990) Enzyme-histochemical differentiation of the human cutaneous lymphatic from the blood capillary-adenylat cyclase In: Nishi M, UchinoS, Yabuki S (eds) Progress in lymphology, vol XII. Excerpta Medica, Amsterdam, p 275

89. Ohkuma M (1992) Comparative enzyme-histochemical study of the superficial lymphangioma and the lymphangiectasia. In: Cluzan RV, Pecking AP, Lokiec FM (eds) Progress in lymphology, vol XIII. Excerpta Medica, Amsterdam, p 29

90. Okada E (1992) Enzyme-histochemical observation of the cardiac lymphatic vessel using serial paraffin sections. In: Cluzan RV, Pecking AP, Lokiec FM (eds) Progress in lymphology, vol XIII. Excerpta Medica, Amsterdam, p 138–145

91. Ohkuma M, Nishida S (1992) Electron microscopic localization of the guanylat cyclase standing of the lymphatic capillary. In: Cluzan RV, Pecking AP, Lokiec FM (eds) Progress in lymphology, vol XIII. Excerpta Medica, Amsterdam

92. Oosterhuis JW (1978) Lymphatic migration after laser surgery. Lancet 2: 446–447

93. Ordonez NG, Brooks T, Thompson S, Batsakis JG (1987) Use of Ulex europaeus agglutinin I in the identification of lymphatic and blood vessel invasion in previously stained microscopic slides. Am J Surg Pathol 11: 543–550

94. Pecquet J (1653) New anatomical experiments (English translation). O Pulleyn, London

95. Pecquet J (1661) Experimenta nova anatomica, quibus incognitum hactenus chyli receptaculum et ab eo per thoracem in ramos usque subclavious vasa lactea deteguntur. Janssonium, Amstelaedam

96. Phillips GD, Whitehead RA, Knightton DR (1991) Inition and pattern of angiogenesis in wound healing in the rat. Am J Anat 192: 257–262

97. Poirer P, Charpy A (1909) Traité d' anatomie humaine, 2me edn, vol 2, fasc 4. Paris

98. Preisler V, Hagen R, Hoppe F (1995) Nimmt durch die manuelle Lymphdrainage die Inzidenz lokoregionärer Rezidive bei therapierten Kopf-Hals-Tumoren zu? Lymphologica, Bochum, Abstractbd 11

99. Recklinghausen FDv (1862) Die Lymphgefäße und ihre Beziehung zum Bindegewebe. Hirschwald, Berlin

100. Robbins KT (1991) Pocket guide to neck dissection and TNM staging of head and neck cancer. American Academy of Otolaryngology – Head and Neck Surgery Foundation, Alexandria, pp 1–31

101. Robbins KT, Medina JE, Wolfe GT, Levine PA, Sessions RB, Pruet CW (1991) Standardizing neck dissection terminology. Official report of the Academy's Committee for Head and Neck Surgery and Oncology. Arch Otolaryngol Head Neck Surg 117: 601–605

102. Robbins KT (1999) Integrating radiological criteria into the classification of cervical lymph node disease. Arch Otolaryngol Head Neck Surg 125: 385–387

103. Robbins KT, Denys D and the Committee for Neck Dissection Classification, American Head and Neck Society (2000) The American head and neck society's revised classification for neck dissection. In: Johnson JT, Shaha AR (eds) Proceedings of the 5th International Conference in Head and Neck Cancer. Omnipress, Madison, pp 365–371

104. Rohen JW, Lütjen-Drecoll E (1990) Lymphknoten und Lymphgefäßsystem. In: Rohen JW, Lütjen-Drecoll E (Hrsg) Funktionelle Histologie. Schattauer, Stuttgart, S 226–232

105. Rouviére H (1932) Anatomie des lymphatiques de l'homme. Masson, Paris

106. Rouviére H (1938) Lymphatic system of the head and neck. In: Tobias MJ (translator) Anatomy of the human lymphatic system. Edwards, Ann Arbor

107. Rudert H (1991) Larynx- und Hypopharynxkarzinome – Endoskopische Chirurgie mit dem Laser: Möglichkeiten und Grenzen. Arch Otorhinolaryngol Suppl 1: 3–18

108. Rudert H, Werner JA (1994) Endoskopische Teilresektionen mit dem CO_2-Laser bei Larynxkarzinomen. I Resektionstechniken. Laryngorhinootologie 73: 71–77

109. Rudert H (1995) Technique and results of transoral laser surgery of supraglottic carcinomas. Adv Otorhinolaryngol 49: 227–230

110. Rudert H, Werner JA (1995) Endoskopische Teilresektionen mit dem CO_2-Laser bei Larynxkarzinomen. II Ergebnisse. Laryngorhinootologie 74: 294–299

111. Rudbeck O (1653) Nova exercitatio anatomica, exhibens Ductus Hepaticos Aquosos et Vasa Glandularum Serosa, nunc primum inventa, aeneisque figuris delineata. Euchar. Lauringerus, Arosiae

112. Sappey MCP (1874) Anatomie, physiologie, pathologie des vaisseaux lymphatiques consideres chez l'homme at les vertebres (eds A. DeLahaye, E. Lecrosnier). Paris

113. Schenk P (1979) Die Ultrastruktur von Haut und Schleimhautgeweben nach CO_2-Lasereinwirkung. Laryngorhinootologie 58: 770–777

114. Schenk P, Ehrenberger K (1980) Effect of CO_2 laser on skin lymphatics. An ultrastructural study. Langenbecks Arch Chir 350: 145–150

115. Schoefl GI (1963) Studies on inflammation. III Growing capillaries: Their structure and permeability. Virchow Arch Path Anat 337: 97–141

116. Sehestedt M, Hou-Jensen K (1981) Factor VIII-related antigen as an endothelial cell marker in benign and malignant diseases. Virchows Arch (A) 391: 217–225

117. Shah JP, Strong E, Spiro RH, Vikram B (1981) Surgical grand rounds. Neck dissection: Current status and future possibilities. Clin Bull 11: 25–33

118. Schipp R (1968) Feinbau filamentärer Strukturen im Endothel peripherer Lymphgefäße. Acta Anat 71: 341–351

119. Snow GB (1998) Chirurgie des zervikalen Lymphsystems, Teil 1. Laryngorhinootologie 77: A93–A99

120. Som PM, Curtin HD, Mancuso AA (1999) An imaging-based classification for the cervical nodes designed as an adjunct to recent clinically based nodal classifications. Arch Otolaryngol Head Neck Surg 125: 388–396

121. Som PM, Curtin HD, Mancuso AA (2000) Imaging-based nodal classification for evaluation of neck metastatic adenopathy. Am J Roentgenol 174: 837–844

122. Som PN, Curten HD, Mancuso AA (2000) The new imaging-based classification for describing the location of lymph nodes in the neck with particular regard to cervical lymph nodes in relation to cancer of the larynx. ORL J Otorhinolaryngol Relat Spec 62:186–198

123. Spiro RH (1985) The management of neck nodes in head and neck cancer: A surgeon's view. Bull N Y Acad Med 61: 629–637

124. Spiro JD, Spiro RH (1994) Submandibular gland tumors. In: Shockley WW, Pillsbury III HC (eds) The neck. Diagnosis and surgery. Mosby, St. Louis, pp 295–306

125. Starling E (1908) The fluids of the body. Kenner & Co, Chicago

126. Steiner W (1984) Transoral microsurgical CO_2-laser resection of laryngeal carcinoma. In: Wigand ME, Steiner W, Stell PM (eds) Functional partial laryngectomy. Springer, Berlin Heidelberg New York Tokyo, pp 121–125

127. Steiner W (1988) Experiences in endoscopic laser surgery of malignant tumors of the upper aerodigestive tract. Adv Otorhinolaryngol 39: 135–144

128. Steiner W (1993) Results of curative lasermicrosurgery of laryngeal carcinomas. Am J Otolaryngol 14: 116–121

129. Steiner W, Stenglein C, Fietkau R, Sauerbrei W (1994) Therapie des Hypopharynxkarzinoms. Teil IV: Langzeitergebnisse der transoralen Lasermikrochirurgie von Hypopharynxkarzinomen. HNO 42: 147–156

130. Suen JY, Goepfert H (1987) Standardization of neck dissection nomenclature. Head Neck 10: 75–77

131. Suzuki Y, Hashimoto K, Crissmann J, Kanzaki T, Nishiyama S (1986) The value of group-specific lectin and endothelial associated antibodies in the diagnosis of vascular proliferations. J Cutaneous Pathol 13: 408–419

132. Svanholm H, Nielsen K, Hauge P (1984) Factor VIII-related antigen and lymphatic collecting vessels. Virchows Arch (A) 404: 223–228

133. Teichmann L (1871) Die Lymphgefäße des Kehlkopfes. In: Luschka v (Hrsg) Der Kehlkopf des Menschen. Engelmann, Tübingen

134. Teichmann L (1861) Das Saugadersystem vom anatomischen Standpunkte. Engelmann, Leipzig

135. Tranter RMD, Frame FW, Browne RM (1985) The healing of CO_2 laser wound of the larynx. J Laryngol Otol 99: 895–899

136. Trotter HA (1930) The surgical anatomy of the lymphatics of the head and neck. Ann Otol Rhinol Laryngol 39: 384–397

137. Vollrath M, Ralph G (1981) Lichtmikroskopische und elektronenoptische Befunde bei CO_2-laserinduzierten Gefäßveränderungen. Ein Beitrag zur Frage der intraoperativen Tumorzellverschleppung. HNO 29: 153–162

138. Watanabe I-S, Lopes RA, Liberti EA, Azeredo RA, Takakura CH, Goldenberg S (1989) Light and scanning electron microscopic studies of the effects of CO_2 laser on the palatine mucosa of rats. Z Mikros Anat Forsch 103: 925–935

139. Weber E, Lorenzoni P, Lozzi G, Sacchi G (1994) Cytochemical differentiation between blood and lymphatic endothelium: Bouvine blood and lymphatic large vessels and endothelial cells in culture. J Histochem Cytochem 42: 1109–1115

140. Weibel E R, Palade G E (1964) New-cytoplasmatic components arterial endothilia. J Cell Biol 23: 101–112

141. Welsh LW, Welsh JJ, Rizzo TA (1983) Laryngeal spaces and lymphatics: Current anatomic concepts. Ann Otol Rhinol Laryngol 92: 19–31

142. Werner JA (im Druck) Historischer Abriss zur Nomenklatur der Halslymphknoten als Grundlage für die Klassifikation der Neck dissection. Laryngorhinootologie

142a. Werner JA (1995) Morphologie und Histochemie von Lymphgefäßen der oberen Luft- und Speisewege: Eine klinisch orientierte Untersuchung. Laryngorhinootologie 74: 568–576

143. Werner JA (1995) Untersuchungen zum Lymphgefäß der oberen Luft- und Speisewege. Shaker, Aachen

144. Werner JA (1995) Untersuchungen zum Lymphgefäßsystem von Mundhöhle und Rachen. Laryngorhinootologie 74: 622–628

145. Werner JA, Schünke M (1989) Cerium-induced light-microscopic demonstration of 5'-nucleotidase activity in the lymphatic capillaries of the proximal oesophagus of the rat. Acta Histochem 85: 15–21

146. Werner JA, Dünne AA, Brandt D et al. (1999) Untersuchungen zum Stellenwert der Sentinel Lymphonodektomie bei Karzinomen des Pharynx und Larynx. Laryngorhinootologie 78: 663–670

147. Werner JA, Dünne AA, Brandt D (2001) Sentinel Lymphonodektomie bei Plattenepithelkarzinomen im Kopf-Hals-Bereich. In: Schlag PM (Hrsg) Sentinel Lymphknoten Biopsie. Ecomed, Landsberg, S 129–139

148. Werner JA, Dünne AA (2001) Value of neck dissection in patients with squamous cell carcinoma of unknown primary. Onkologie 24: 16–20

149. Werner JA, Dünne AA, Lippert BM (im Druck) Die Neck dissection im Wandel der Zeit. Onkologe

150. Dünne AA, Külkens C, Ramaswamy A et al. (2001) Value of sentinel lymphonodectomy in patients with squamous cell carcinoma of the head and neck. Auris Nasus Larynx 28: 339–344

151. Zimmermann I, Stern J, Frank F, Keiditsch E, Hofstetter A (1984) Interception of lymphatic drainage by Nd:YAG laser irradiation in rat urinary bladder. Lasers Surg Med 4: 167–172

152. Yoffey JM, Courtice FC (1956) Lymphatics, lymph and lymphoid tissue, 2nd edn. Arnold, London

Physiologie und Pathophysiologie

A.-A. Dünne · J. A. Werner

2.1 Vorbemerkung

Das Lymphgefäßsystem stellt ein dem Venensystem paralleles Drainagesystem dar. Die Lymphgefäße leiten die Lymphe in das Venensystem ab, während die lymphatischen Organe wie Milz, Tonsillen, Thymus, Lymphknoten als Abwehrorgane dienen [8].

Zu den Aufgaben des Lymphsystems des menschlichen Körpers gehören die
- Drainage des Interstitiums (Lymphbahnen),
- Filterung und Kalkulation des Proteingehalts der Lymphe (Lymphknoten),
- Vermittlung der zellulären und humoralen Immunität (Lymphknoten).

Die für die Erfüllung dieser Aufgaben zugrunde liegenden Mechanismen physiologischer Prinzipien werden nachfolgend kurz dargestellt.

Diffusion

Definition. Unter Diffusion versteht man die zufällige Bewegung der Moleküle im Wasser oder in einem Gas von einer Region höherer Konzentration in Richtung zur niedrigeren Konzentration.

Bedeutung. Im Rahmen des Stoffaustausches kommt Diffusionsprozessen im menschlichen Körper eine immense Bedeutung zu. Die gesamte Versorgung des Körpers mit Sauerstoff und die Entsorgung von Kohlendioxid erfolgt über Diffusionsvorgänge. Ebenso wird die weit überwiegende Mehrzahl der aufgenommenen Nahrungsbestandteile durch Diffusion bereitgestellt. Schließlich werden die jeweiligen Abbauprodukte durch Diffusion entfernt. Als Beispiel für die immensen Stoffbewegungen, die durch Diffusionsprozesse im menschlichen Körper ablaufen, sei erwähnt, dass die die Gesamtkapillaroberfläche passierende Wassermenge pro Minute etwa 240 Liter beträgt [8].

Die Geschwindigkeit der Diffusion hängt von mehreren Faktoren ab:

- Größe der Teilchen: je größer das Teilchen, desto langsamer die Diffusion,
- Konzentrationsunterschied: je größer der Konzentrationsunterschied, desto schneller ist die Geschwindigkeit der Diffusion,
- Entfernung: je größer die Entfernung, desto länger dauert die Vermischung,
- Gesamtquerschnitt: je größer die Berührungsflächen beider Flüssigkeiten, desto schneller ist die Diffusion,
- Temperatur: Verlangsamung der Diffusion durch Abkühlung, Beschleunigung der Diffusion durch Erwärmung.

Osmose

Definition. Unter Osmose versteht man die mittels einer semipermeablen Membran künstlich nur in eine Richtung ablaufende Diffusion.

Aufgrund der für Wasser in der Regel durchlässigen, jedoch für größere Teilchen mehr oder weniger undurchlässigen semipermeablen Membran verursacht die Osmose einen osmotischen Druck. Hierbei wird der Anteil am so genannten „gesamtosmotischen Druck", der durch so genannte Makromoleküle oder auch Kolloide entsteht, als „kolloidosmotischer Druck" bezeichnet.

Der Wassertransport erfolgt passiv vom Ort höherer zum Ort niedrigerer Konzentration. Bei ausreichender

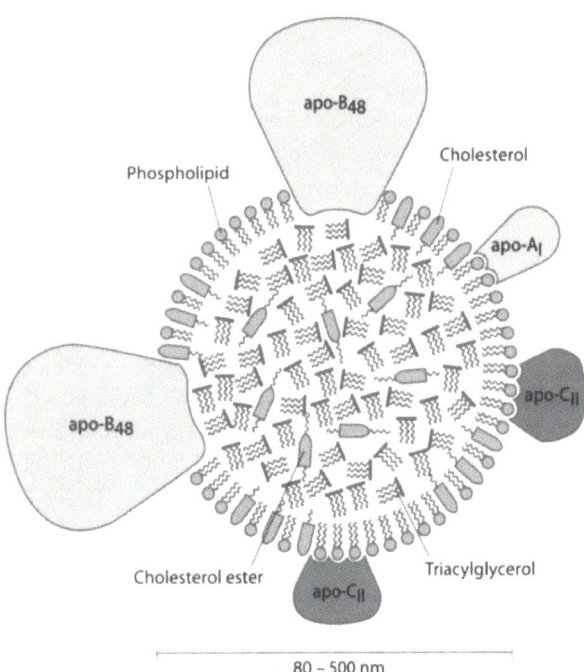

Abb. 2.1. Schematisierte Darstellung jejunaler Chylomikronen

Wasserpermeabilität ist der Transport des Wassers praktisch isoosmolal, d.h. 1 Liter H_2O pro 290 mosmol/kg.

2.2 Lymphbahnen

Basierend auf den zuvor beschriebenen physiologischen Mechanismen der Diffusion und Osmose, besteht die Hauptfunktion der Lymphbahnen in der Drainage des Interstitiums und dem Rücktransport so genannter lymphpflichtiger Substanzen in den venösen Blutkreislauf. Hierbei kommt dem Lymphgefäßsystem die Bedeutung eines parallel zum Venensystem verlaufenden Drainagesystems zu. Die suffiziente Filtration des Interstitiums ist von so ausschlaggebender Bedeutung, dass bei ihrem *Ganzkörperversagen* der Tod binnen 24 Stunden einträte. Kommt es zu einem *lokalen Versagen* des Lymphgefäßsystems, resultiert aus der interstitiellen Eiweißablagerung ein lokales Ödem mit Gewebstoxozität [8].

2.2.1 Lymphpflichtige Substanzen

Substanzen, die das Interstitium ausschließlich über das Lymphgefäßsystem verlassen können, werden von Földi [8] als lymphpflichtige Lasten bezeichnet. Diese umfassen:

- Proteine,
- Fette,
- Zellen,
- interstitielle Flüssigkeit.

Proteine. Etwa die Hälfte der zirkulierenden Eiweißmenge wird innerhalb von 24 Stunden über die Endkapillaren und postkapillären Venolen in das Interstitium abgegeben. Dieser Mechanismus umfasst nicht nur das körpereigene Eiweiß, sondern in demselben Ausmaß die Fremdeiweiße. Hierzu gehören z. B. Fremdseren, Fremdproteine zerfallener Bakterien oder Zellproteine körpereigenen, zerfallenen Gewebes. Diese gelangen über die initialen Lymphsinus und Präkollektoren in das Lymphgefäßsystem und über dieses zurück in die Blutbahn.

Fette. Im Rahmen der Verdauung werden die Nahrungsbestandteile u. a. in Fettsäuren und Glyzerin gespalten. Diese Fettbestandteile werden von den Darmepithelien resorbiert und zu so genannten Chylomikronen (Abb. 2.1) synthetisiert. Hierunter versteht man Moleküle, welche im Zentrum aus mehreren Fetten aufgebaut sind. Die äußere Schicht besteht aus Eiweißen. Chylomikronen verlassen die Darmepithelien in das Interstitium, von wo sie über die Lymphgefäße des Darmes, die so genannten Chylusgefäße, abstransportiert werden. Diese münden in die Cysterna chyli, wo es zu einer Vermischung der fettreichen Lymphe mit der eiweißreichen Lymphe kommt.

Zellen. Sämtliche Formen der weißen Blutkörperchen sowie Erythrozyten können im Bereich von zwei benachbarten Blutkapillarendothelien durch deren Basalmembran in das Interstitium gelangen. Aber auch unbelebte Teilchen wie Staub oder Farbstoffe können über die Ultrafiltration in das Interstitium abgegeben und über die Lymphgefäße abtransportiert werden. Ebenso erfolgt der Transport von Krankheitserregern über die Lymphgefäße.

Interstitielle Flüsigkeit. Dieser Begriff bezeichnet diejenige Flüssigkeit, die als Nettoultrafiltrat in das Interstitium gelangt. Sie dient unter physiologischen Bedingungen als Lösungsmittel der lymphpflichtigen Substanzen. Nach Aufnahme der interstitiellen Flüssigkeit in das Lymphgefäßsystem bezeichnet man diese als Lymphe. Die aufgenommene Lymphe kann die Lymphbahnen während des Transportes und ebenso die Lymphknoten wieder verlassen. Demnach transportiert das System der Lymphbahnen mehr als diejenigen zwei bis drei Liter Lymphe, die letztlich pro 24 Stunden dem Blutkreislauf zugeführt werden.

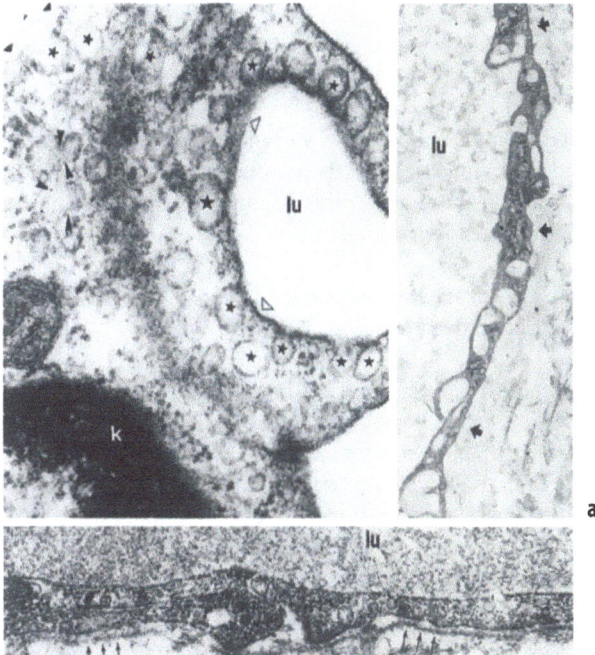

Abb. 2.2 a, b. Transmissionselektronenmikroskopisches Bild des luminalen und abluminalen Vesikeltransportes

2.2.2 Lymphbildung

Die Bildung der Lymphe erfolgt in der kapillären Endstrombahn des venösen Zirkulationssystems. Etwa 90–95 % der interstitiellen Flüssigkeit enstehen durch kapilläre Ultrafiltration oder eine erhöhte Permeabilität in der Endstrombahn. Die übrigen 5–10 % resultieren aus aeroben Stoffwechselprozessen. Ein aktiver Organismus verbraucht etwa 1.000 Liter Sauerstoff pro Tag im Rahmen der intrazellulären aeroben Stoffwechselprozesse. Dies führt zur Produktion von etwa 150–300 ml Wasser [24].

Interstitielle Flüssigkeit und darin gelöste lymphpflichtige Substanzen gelangen über die initialen Lymphgefäße in das Lymphgefäßsystem. Die lockere, dachziegelartige Überlappung der Endothelzellendigungen der initialen Lymphgefäße erlaubt den Eintritt freier Flüssigkeit und Partikel bis zu einer Größe von 25 nm in das Lymphgefäßsystem. Größere Moleküle und ganze Zellen gelangen über interendotheliale Junktionen, die als Ein- und Ausflussventile fungierenden, in die initialen Lymphgefäße. Die Öffnung der interendothelialen Junktionen wird durch Bindegewebsbewegungen verursacht. Diese führen zur Anspannung der elastischen Fasern, die in Kontakt mit den Endothelzellen der initialen Lymphgefäße stehen. Durch diesen Mechanismus entstehen Öffnungen von 100–500 nm Durchmes-

ser [18]. Im Rahmen inflammatorischer Prozesse können diese eine Größe von 2000–3000 nm erreichen.

Unter physiologischen Bedingungen herrscht im Bereich der initialen Lymphgefäße ein negativer Druck, der den Einstrom der interstitiellen Flüssigkeit und lymphpflichtiger Substanzen fördert [1]. Die Drainage des interstitiellen Raumes beruht im Wesentlichen auf diesem Mechanismus. Durch den Einstrom der interstitiellen Flüssigkeit kommt es zum Anstieg des intraluminären Druckes. Hieraus resultiert der Verschluss der interendothelialen Öffnungen. Im Bereich größerer Lymphgefäße herrscht ein positiver Druck zwischen 3,9–4,5 mmHg [9, 26]. Trotz der lockeren Verbindung der Endothelzellendigungen der initialen Lymphgefäße halten diese einem intraluminären Druckanstieg von bis zu 80 cm Quecksilbersäule stand [5].

Es wurde lange Zeit angenommen, dass der innerlymphatische Proteingehalt für den Einstrom von interstieller Flüssigkeit in die initialen Lymphgefäße verantwortlich sei. Dies scheint jedoch von untergeordneter Bedeutung zu sein [28]. Ein weiterer diskutierter Transportmechanismus in das Lymphgefäßsystem beruht auf dem Prozess der Pinozytose [10, 30]. Elektronenmikroskopische Untersuchungen (Abb. 2.2 a, b) konnten im Bereich der endothelialen Plasmamembran sowohl luminär als auch abluminär gerichtete Vesikelbewegungen nachweisen [11]. Demnach ist sowohl ein Materialtransport in die Lymphgefäße hinein als auch aus diesen heraus möglich. Unter physiologischen Bedingungen kommt diesem Prozess eine untergeordnete Bedeutung zu [28].

Volumenproduktion. Die Menge der zu einem bestimmten Zeitpunkt gebildeten Lymphe zeigt eine große Variabilität. Verschiedene Faktoren nehmen hierauf Einfluss. Hierzu gehören vor allem

- Umgebungstemperatur,
- Körperbewegung.

Unter physiologischen Bedingungen produziert ein Organismus bei normaler Körperbewegung Lymphe in einer Größenordnung von etwa 0,003 l/min/100 kg Körpergewebe [14]. Etwa zwei bis drei Liter Lymphe werden innerhalb von 24 Stunden über den Ductus thoracicus oder andere große Lymphstämme in das venöse System zurückgeführt [11].

2.2.3 Lymphtransport

Der unidirektionale Abtransport der Lymphe von der Peripherie zum Zentrum des Körpers ist von immenser Bedeutung [28]. Untersuchungen mit fluoreszierendem Isothiocyanatdextran konnten in den Lymphgefäßen eine durchschnittlichen Flussrate von 3,1 cm/min nachweisen [4]. Diese Geschwindigkeit wird insbesondere in der Postinjektionsphase erreicht. Am Ende der Füllungsperiode besteht ein mittlere Lymphflussgeschwindigkeit von 576 μm/min. Dies demonstriert die große Spannweite, mit der sich das Lymphgefäßsystem an die situationsgebundenen Erfordernisse anpassen kann. Eine mittlere Flussgeschwindigkeit von 282 μm/min wurde im Tierversuch (Maus) für die Lymphgefäße der Haut nachgewiesen [2].

Die Lymphflussgeschwindigkeit wird unter physiologischen Bedingungen durch intrinsische und extrinsische Mechanismen beeinflusst.

Intrinsische Mechanismen

- Erhöhung des intraluminären Druckes,
- Lymphgefäßpumpe.

Eine Erhöhung des intraluminären Druckes korreliert positiv mit der Geschwindigkeit des Lymphflusses im Ductus thoracicus [13].

Lymphangiomotorik. Den vasomotorischen Kontraktionen einzelner Lymphgefäßabschnitte wird die Wirkung einer Lymphgefäßpumpe zugeschrieben [28]. Die Kontraktion des Lymphgefäßabschnittes unterhalb einer Lymphgefäßklappe erfolgt unmittelbar vor der Kontraktion des oberhalb der Lymphgefäßklappe lokalisierten Lymphgefäßabschnittes [27]. Diese spontanen Kontraktionen können insbesondere in sitzender Position nachgewiesen werden [9]. Auf diese Weise gewährleistet der Organismus unter physiologischen Bedingungen in Ruhe den zentralwärts gerichteten Lymphtransport.

Das Pumpvolumen und die Kontraktionsfrequenz steigen an, wenn der intraluminäre Druck über 10 cm Wassersäule ansteigt [20]. Der Dehnungsreiz führt zum Anstieg der Frequenz der Kontraktionen und der Amplitude. Die Beziehung zwischen Transportgeschwindigkeit und intraluminärem Druck ist nicht linear. Dies beruht auf der Pumpwirkung der Lymphgefäße, der unter physiologischen Bedingungen eine zentrale Rolle bei der Regulation des Lymphflusses in Ruhe zukommt [28].

Die Modulation der vasokonstriktorischen Lymphgefäßaktivität scheint maßgeblich durch Prostaglandine (Thromboxan A2, Prostaglandin H2) gesteuert, die in den Endothelzellen der Lymphgefäße synthetisiert werden [15]. So verhindert die Gabe von Indometazin, einem Prostaglandinrezeptorblocker, die perfusionsgesteuerte Veränderung des Lymphgefäßdurchmessers und die vasomotorische Aktivität der Lymphgefäße. Die Geschwindigkeit des Lymphflusses wird zusätzlich durch die Sogwirkung des Ductus thoracicus über dessen negativen intrathorakalen Druck bei Inspiration beeinflusst [28].

Die große Compliance der Lymphgefäße ermöglicht eine Beeinflussung der Lymphflussgeschwindigkeit durch extrinsische Mechanismen [6].

Extrinsische Mechanismen

- Interstitieller Druck,
- Bewegung,
- Temperatur.

Interstitieller Druck. Der interstitielle Druck im Bereich der terminalen Lymphgefäße beeinflusst die Aufnahme der lymphpflichtigen Substanzen in das Lymphgefäßsystem. So ist beispielsweise aus der Lymphgefäßdiagnostik bekannt, dass die Aufnahme großer Radionuklide durch die Applikation hoher Flüssigkeitsvolumina gesteigert werden kann. Die Zunahme des interstitiellen Druckes führt zur Öffnung der interendothelialen Öffnungen, die den Einstrom großer Partikel erlauben. Inwieweit die Erhöhung des interstitellen Druckes direkt zu einer Erhöhung der Geschwindigkeit des Lymphtransportes führt, wird kontrovers diskutiert [7, 27].

Bewegung. Die Aufnahme lymphpflichtiger Substanzen in das Lymphgefäßsystem wird u. a. beeinflusst durch

- Muskelkontraktionen,
- arterielle Pulsationen,

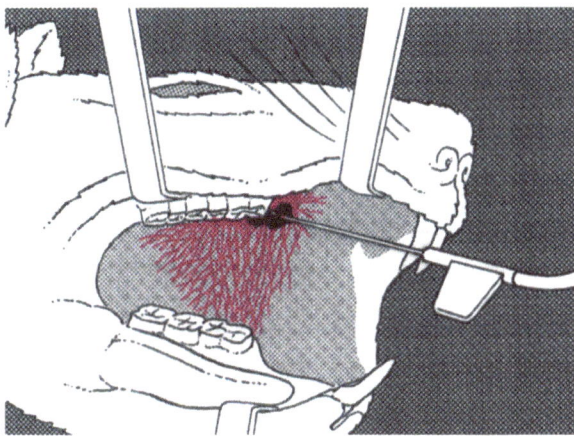

Abb. 2.3. Injektion Tusche/Gefäß bei der Ratte

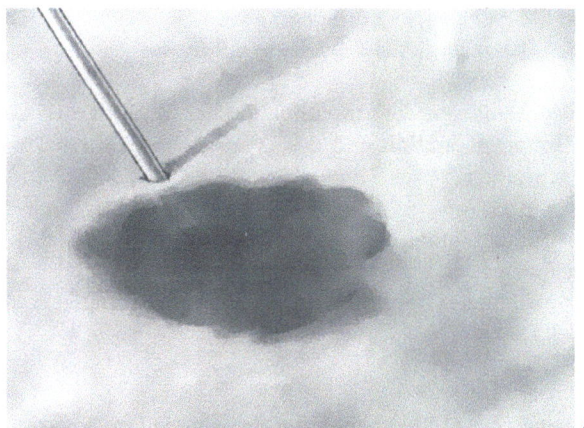

- Respiration,
- Bindegewebsbewegungen.

Alle zuvor genannten Mechanismen führen zur Kontraktion der elastischen Kollagenfibrillen, die von dem umgebenden Bindegewebe in die Endothelzellen der Lymphgefäße einstrahlen. Es kommt zur Erweiterung der interendothelialen Öffnungen. Hieraus resultiert ein vermehrter Flüssigkeitseinstrom, der über intrinsische Mechanismen zur Beschleunigung der Lymphflussgeschwindigkeit führt (Abb. 2.3, 2.4 a–d). Weiterhin beeinflussen alle Mechanismen direkt die Lymphangiokinetik und hierüber ebenfalls die Lymphflussgeschwindigkeit.

Temperatur. Körperkern- und Umgebungstemperatur beeinflussen die physiologische Integrität des Organismus. Eine deutliche Reduktion der Temperatur führt zu einer signifikanten Verminderung der Aufnahme lymphpflichtiger Substanzen und interstitieller Flüssigkeit in das Lymphgefäßsystem. Im Gegensatz dazu führt eine Gewebeerwärmung zum vermehrten Einstrom von lymphpflichtigen Substanzen und zur Erhöhung der Lymphflussgeschwindigkeit.

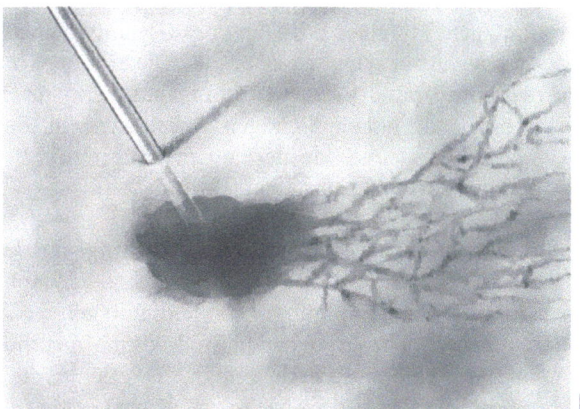

Abb. 2.4 a–d. Wirkprinzip der indirekten Tuschelymphographie. Die über eine Lymphographiekanüle injizierte Tusche (a) führt zum interstitiellen Druckanstieg (b). Durch eine hieraus resultierende Anspannung des perivaskulären Faserapparates werden nachfolgend interendotheliale Junktionen geöffnet (c). Hierdurch gelangt die Tusche über die internedothelialen Öffnungen in das Gefäßlumen (d) ▶

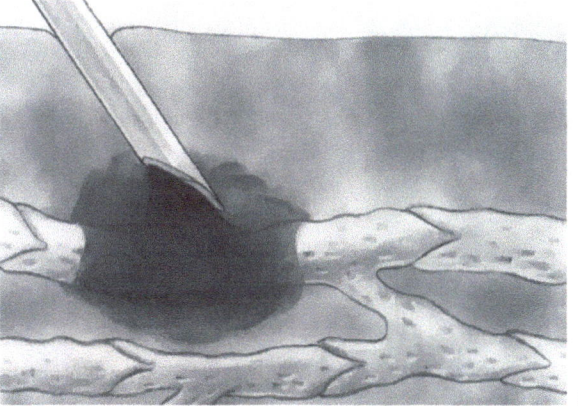

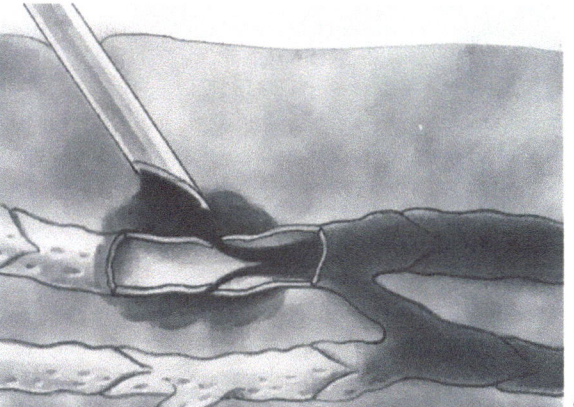

2.2.4 Pathologische Veränderungen der Lymphproduktion und des Lymphflusses

Mechanismen, die zur pathologischen Veränderung der Lymphproduktion und des Lymphflusses führen können, sind u. a.

- Entzündung,
- venöse Stase,
- mechanische Insuffizienz der Lymphgefäße- und klappen,
- Medikamente.

Entzündung. Eine Erhöhung der arteriellen Perfusion, wie sie im Rahmen inflammatorischer Prozesse vorkommt, geht mit einer Erhöhung des Gesamtvolumens der produzierten Lymphe einher [28]. Die erhöhte Körperkerntemperatur führt weiterhin zum vermehrten Einstrom von lymphpflichtigen Substanzen in das Lymphgefäßsystem. Beide Mechanismen führen zur Beschleunigung der Lymphflussgeschwindigkeit.

Venöse Stase. Eine venöse Okklusion führt aufgrund des erhöhten venösen Druckes zu einer vermehrten Lymphproduktion. Unter physiologischen Bedingungen resultiert aus einer vermehrten Lymphproduktion eine Erhöhung der Lymphflussgeschwindigkeit. Patienten mit chronisch venöser Insuffizienz zeigen demgegenüber eine Verminderung des Lymphtransportes [21]. Die verminderte Lymphdrainage ist ein möglicher Cofaktor bei der Entstehung venöser Ulzera.

Mechanische Lymphgefäß- und Klappeninsuffizienz. Bei den mechanischen Insuffizienzen unterscheidet man verschiedene Formen. Durch eine starke Erweiterung der Lymphgefäße werden die Lymphgefäßklappen auseinander gezogen. Es entsteht eine *funktionelle Klappeninsuffizienz*. Lymphödeme, die im Rahmen einer Filariasis beobachtet werden, beruhen auf einer *Lymphangioparalyse*. Die Lymphgefäße erweitern sich maximal und pulsieren nicht mehr. Eine erhöhte Durchlässigkeit der Lymphgefäßwand führt zu einem unphysiologisch hohen Austritt von Lymphe in das perilymphvaskuläre Gewebe. Diese Form der funktionellen Störung wird als *Wandinsuffizienz* bezeichnet.

Medikamente. Die vasokonstriktorische Aktivität bestimmter Lymphgefäßabschnitte kann medikamentös beeinflusst werden [15, 25, 28].

Kontraktionen können ausgelöst werden durch
- Noradrenalin,
- 5-Hydroxytryptamin,
- Prostaglandine,
- Thromboxan-A2-Mimetika.

Die *Blockade einer vasokonstriktorischen Aktivität* wurde nachgewiesen für
- Phentolamin,
- Prostaglandinrezeptorenblocker.

Betablocker vom Typ des Propranolols zeigen keine Beeinflussung der vasokonstriktorischen Aktivität der Lymphgefäße [25].

Die angesprochenen Veränderungen der Lymphproduktion und des Lymphflusses führen zu einer Akkumulation der lymphpflichtigen Substanzen im interstitiellen Raum. Es kommt binnen 24 Stunden zur Ödembildung mit Durchblutungsstörungen und einer hieraus resultierenden metabolischen Gewebeschädigung [8]. Die manuell physiotherapeutischen Therapiekonzepte zur Behandlung von Lymphödemen beruhen auf der Beeinflussbarkeit des Lymphtransportes durch extrinsische Kräfte.

2.3 Lymphknoten

Der spezifische Anteil des Abwehr- bzw. Immunsystems wird zum einen durch Thymus, Milz, Lymphknoten und zum anderen durch freies lymphatisches Gewebe repräsentiert. Letzteres findet sich u. a. im Bereich der oberen Luft- und Speisewege sowie in der Schleimhaut des Magen-Darm-Traktes. Aufgrund des Antigenkontaktes mit Nahrungsmitteln und Atemluft bildet der obere Aerodigestivtrakt die erste Abwehrstation des Körpers.

Die meist im Fettgewebe eingelagerten und in den Lymphstrom eingeschalteten Lymphknoten (Nodi lymphatici) finden sich in Gruppen oder als so genannte Knotenketten entlang der Blutgefäße. Sie stellen lymphatische Organe mit vielfältigen Funktionen dar.

Form. Unter physiologischen Bedingungen gibt es eine große Formvariabilität innerhalb der Lymphknotengruppen. So werden inguinale Lymphknoten insbesondere als groß und rundlich, äußere iliakale Lymphknoten als groß und länglich, innere iliakale Lymphknoten als klein und rundlich beschrieben. Zervikale Lymphknoten sind meist oval, spindel- oder nierenförmig.

Größe. Die Lymphknotengröße wird insbesondere durch die funktionelle Belastung bestimmt. Weiteren Einfluss nehmen aber auch Konstitution und Lebensalter. Auffallend große Knoten deuten in der Regel auf pathologische Veränderungen hin. Die Größe kann jedoch auch durch diagnostische Verfahren, wie beispielsweise durch eine zuvor abgelaufene Lymphographie, beeinflusst werden.

Gesamtanzahl. Der menschliche Körper besitzt etwa 800 Lymphknoten, von denen wiederum etwa 300 im Kopf-Hals-Bereich lokalisiert sind.

Aufnahmekapazität der Lymphknoten. Füllungsexperimente für die Dosisberechnung endolymphatischer Radionuklidtherapie haben ein durchschnittliches Füllungsvolumen von 0,07 ml Flüssigkeit pro Lymphknoten nachweisen können [16].

2.3.1 Funktion der Lymphknoten

Den Lymphknoten kommen unter physiologischen Bedingungen drei Hauptaufgaben zu:
- biologische Filterstation,
- Produktion von Lymphozyten im Rahmen von Immunreaktionen,
- Kalkulation des Proteingehaltes der Lymphe.

Biologische Filterstation. Die strukturelle Grundlage des Lymphknotens bildet ein lockermaschiges, retikuläres Bindegewebe. Dieses wirkt durch die Ausbildung bevorzugter Strömungsstraßen, so genannter „Sinus", als Filter. Das retikuläre Bindegewebe enthält insbesondere B- und T-Lymphozyten, Makrophagen und Retikulozyten. Es wird von peripher nach zentral, d. h. von der Kapsel zum Hilus, von der Lymphe durchströmt. Die dünnwandigen, meistens mit Klappen versehenen zuführenden Lymphgefäße (Vasa afferentia) bringen die Lymphe zum Lymphknoten. Sie durchsetzen die Kapsel und münden in den direkt unter der Kapsel lokalisierten und den gesamten Lymphknoten umgebenden Randsinus. Hier wird die gesamte afferente Lymphe gesammelt. Von hier aus nimmt die Lymphe ihren Weg über die so genannte Rindenzone, in der zahlreiche Lymphfollikel beherbergt sind, in das Mark, wo das lymphatische Gewebe vorwiegend in Form vernetzter Stränge (Markstränge) angeordnet ist. Über die so genannten Marksinus wird die Lymphe durch die so genannten terminalen Sinus zum Hilus und zu dem dort beginnenden abführenden Lymphgefäß (Vas efferens) gebracht.

Durch den Weg über die reich verzweigten, engen und weitmaschigen Sinus wird der Lymphstrom insgesamt verlangsamt. Dies ermöglicht den in den Sinus lokalisierten Makrophagen und den an die Sinus angrenzenden großen Retikulumzellen, die auch als „Uferzellen" bezeichnet werden, die Phagozytose von korpuskulären Elementen, Bakterien, Zelltrümmern und Antigenen. Die im Mark ablaufende Phagozytose körperfremder Stoffe aus der filtrierten Lymphe ist als akute Abwehrmaßnahme des Körpers zu bewerten. Diese eilt in der Regel der immunologischen Abwehrreaktion voraus.

Immunreaktion. Die mit den afferenten Lymphgefäßen in den Randsinus des Lymphknotens gelangten Antigene lösen in dessen Rinde eine Immunreaktion aus, die in der Regel entsprechend dem nachfolgend erläuterten Schema abläuft.

Die Antigene werden an die Makrophagen und die Retikulumzellen im Randgebiet der Lymphfollikel gebunden. Benachbarte T-Helferzellen und Makrophagen präsentieren das Antigen anschließend den immunkompetenten Lymphozyten der so genannten Mantelzone (Gedächtniszellen, B-Lymphozyten). Die hierdurch aktivierten B-Zellen wandern in die so genannte dunkle Zone der Lymphfollikel ein, vermehren sich hier und werden zu großen basophilen Immunoblasten. Die Immunoblasten verschieben sich wiederum in das Keimzentrum der Lymphfollikel. Sie differenzieren sich zu sensibilisierten Immunozyten und Plasmazellen.

Etwa fünf sieben Tage nach dem initialen Antigenkontakt wandern Plasmazellen in die so genannten Markstränge ein. Hierbei müssen sie die so genannte parakortikale Zone, in der innerhalb der interdigitierenden Retikulumzellen sehr viele T-Lymphozyten lokalisiert sind, passieren. Diesen T-Lymphozyten kommt im Rahmen der Immunreaktion eine besondere Bedeutung zu. Bevor die Plasmazellen die von ihnen synthetisierten Antikörper in die Marksinus und damit in die Lymphbahn abgeben, haben die T-Helfer- oder -Suppressorzellen die Aufgabe, die Immunreaktion entweder zu steigern oder zu unterdrücken. Vom Marksinus aus gelangen die synthetisierten Antikörper etwa eine Woche nach Antigenkontakt in die efferenten Lymphbahnen und damit in die Zirkulation [22].

Rezirkulation. Grundsätzlich enthält die afferente Lymphe etwa 200 bis 2000 Lymphozyten. Dem gegenüber lassen sich in der efferenten Lymphe 17 000 bis 150 000 Lymphozyten nachweisen. Dies weist daraufhin, dass ein Großteil der intranodal nachweisbaren T-Lymphozyten nicht sesshaft sind, sondern den Lymphknoten von Zeit zu Zeit verlassen, um mit dem Blutstrom im Körper zu zirkulieren. Die überwiegend in der parakortikalen und parafollikulären Zone lokalisierten T-Lymphozyten verlassen in regelmäßigen Abständen die Lymphknoten, um nach durchschnittlich 15–20 Stunden im gleichen Lymphknoten sesshaft zu werden. Dieser Vorgang wird als Rezirkulation bezeichnet [22]. Das korbartige Gefäßnetz ist wahrscheinlich die Voraussetzung für diese Rezirkulation. Sie ermöglicht den im Blut zirkulierenden Lymphozyten, wieder in die Lymphfollikel bzw. die benachbarten parakortikalen Zonen zurück zu gelangen. Voraussetzung hierfür ist der besondere Wandaufbau der postkapillären Venolen (Epitheloidvenolen). Diese weisen ein nahezu kubisches Endothel mit einer ganz besonders strukturierten Zellmembran auf, die vermutlich von den zirkulierenden T-Lymphozyten wiedererkannt wird.

Die Aufgabe der rezirkulierenden immunkompetenten und damit spezifisch sensibilisierten Lymphozyten liegt in der Kontrolle der Lymphe nach spezifischen Antigenen. Im Falle eines spezifischen Antigenkontaktes werden diese T-Lymphozyten im entsprechenden

Lymphknoten sesshaft und lösen hier eine klonale Proliferation und Ausdifferenzierung von gleichen Antigendeterminierten Zellen aus. In der efferenten Lymphe nicht Antigen-stimulierter Lymphknoten überwiegt die Anzahl rezirkulierender Lymphozyten. Demgegenüber überwiegt in der efferenten Lymphe Antigen-stimulierter Lymphknoten die Anzahl neu gebildeter Lymphozyten, die die Immunantwort im ganzen Körper ausbreiten [22].

Regulation des Proteingehalts der Lymphe. Eine weitere, nicht zu vernachlässigende Bedeutung kommt dem Lymphknoten bei der Regulation der Proteinkonzentration in Bezug auf die Interzellulärflüssigkeit zu. Im Falle einer erhöhten Proteinkonzentration der afferenten Lymphe wird proteinfreie Flüssigkeit in die Lymphe filtriert und diese dadurch verdünnt. Bei erniedrigtem Proteingehalt der afferenten Lymphe wird demgegenüber Wasser aus der Lymphe resorbiert und diese hierdurch weiter konzentriert. Demzufolge moduliert der Lymphknoten nicht nur die Proteinkonzentration, sondern auch die Menge der abfließenden Lymphe. Eine Verdünnung der Lymphe führt zur Volumenerhöhung der aus dem Lymphknoten abfließenden Lymphflüssigkeit. Die Resorption von Wasser aus der intranodalen Lymphflüssigkeit führt hingegen zur Volumenreduktion der abfließenden Lymphe. Das Volumen der zu- und abgeführten Lymphmenge ist demnach immer nur dann gleich, wenn hydrostatischer und osmotischer Druck im Gleichgewicht sind [8].

2.3.2 Funktionsveränderungen tumordrainierender Lymphknoten

Tumordrainierende, regionale Lymphknoten weisen morphologische und funktionelle Veränderungen auf.

Strukturelle Veränderung. Tumordrainierende Lymphknoten zeigen in der Regel eine Expansion der B- und T-Lymphozyten mit konsekutiver Vergrößerung der kortikalen Region [3]. Weiterhin kommt es zu einer deutlichen Zunahme der Makrophagen im Bereich der Sinus und hier insbesondere im Bereich des Marksinus. Dieses Phänomen wird histologisch häufig als so genannte Sinushistiozytose bezeichnet.

Beide Strukturveränderungen sind jedoch keinesfalls als spezifische Veränderung tumordrainierender Lymphknoten aufzufassen. Vielmehr handelt es sich hierbei um ein häufig nachweisbares, in seiner Bedeutung letztlich noch nicht ausreichend geklärtes histologisches Phänomen.

Funktionelle Veränderungen. An erster Stelle ist eine verminderte Filtrationsfähigkeit des Lymphknotens zu nennen. So ließ sich eine reduzierte Sequestrierung von

150 nm großen Karbonpartikeln im Falle einer metastatischen Tumorbesiedlung des Lymphknotens nachweisen [19].

Weiterhin kommt es in tumordrainierenden Lymphknoten zu einer Aktivierung des Immunsystems [23]. Die Antigenpräsentation von Tumorzellen mit Hilfe sinusuidaler Makrophagen und randständiger T-Lymphozyten führt zur Aktivierung von B-Lymphozyten. In durch Tumorzellantigene stimulierten Lymphknoten lassen sich vermehrt Makrophagen, neutrophile Granulozyten und insbesondere eine signifikante Erhöhung der natürlichen Killerzellen nachweisen [3, 23].

Aktivierte T-Lymphozyten produzieren Zytokine wie beispielsweise Makrophagen-stimulierenden Faktor, Tumornekrosefaktor-α, Interferone und epitheliale Wachstumsfaktoren. Diese Zytokine wiederum stimulieren andere T-Lymphozyten sowie die natürlichen Killerzellen. Im Rahmen dieses Vorganges differenzieren einige B-Lymphozyten zu Gedächtniszellen [12].

Aktivierte B-Lymphozyten produzieren Antikörper, die gegen die Oberfläche der präsentierten Antigene der Tumorzellen gerichtet sind. In den meisten Fällen handelt es sich hierbei um nicht spezifische Antigene, sodass die von den B-Lymphozyten produzierten Antikörper meistens in- oder subadäquat sind. In wenigen Fällen kommt es jedoch auch zur Präsentation repräsentativer Antigenstrukturen, sodass die gebildeten Antikörper durchaus effektiv in der Kontrolle dieser Tumorzellen sein können.

Tumorassoziierte Immunsuppression. Trotz der lokalen Immunstimulation kommt es im Rahmen einer bösartigen Tumorerkrankung in der Regel zu einer generalisierten tumorinduzierten Immunsuppression. Diese wird häufig durch die notwendige Chemotherapie, die sowohl die B- als auch die T-Lymphozyten alteriert, verstärkt.

Literatur

1. Allen L (1938) Volume and pressure changes in terminal lymphatics. Am J Physiol 123: 3–4
2. Berk DA, Swartz MA, Leu AJ, Jain RK (1996) Transport in lymphatic capillaries. II. Microscopic velocity measurement with fluorescence photobleaching. Am J Physiol 270: 330–337
3. Carr I (1983) Lymphatic metastasis. Cancer Metast Rev 2: 307–317
4. Crandell LA, Barker SB, Graham DG (1996) Ultrastructural study of the dermal microvasculature in patients undergoing retrograde intravenous pressure infusions. Dermatology 192: 103–109
5. Delamere G, Poirier P, Cuneo B (1903) The lymphatics. In: Charpy PP (ed) Treatise of human anatomy. Archibald Constable, Westminster

6. Deng X, Marinov G, Marois Y, Guidoin R (1999) Mechanical characteristics of the canine thoracic duct: What are the driving forces of the lymph flow? Biotheology 36: 319–399

7. Fischer M, Franzeck UK, Herring I (1996) Flow velocity of single lymphatic capillaries in human skin. Am J Physiol 270: 358–363

8. Földi E, Földi M (1991) Physiologie und Pathophysiologie des Lymphsystems. In: Földi M, Kubik S (Hrsg) Lehrbuch der Lymphologie, 2. Aufl. Fischer, Stuttgart, S 185–228

9. Franzeck UK, Fischer M, Costanzo U, Herrig I, Bollinger A (1996) Effect of postural changes on human lymphatic capillary pressure of the skin. J Physiol 494: 595–600

10. Gangon WF (ed) (1979) Review of Medical Physiology

11. Gulec SA, Moffat FL, Carroll RG (1997) The expanding clinical role for intraoperative gamma probes. In: Freeman LM (ed) Nuclear Medicine Annual 1997. Lippincott, Philadelphia

12. Hoon DSB, Korn EL, Cochran AJ (1987) Variations in functional immunocompetence of individual tumor-draining lymph nodes in humans. Cancer Res 47: 1740–1744

13. Inagki M, Onizuka M, Ishikawa S, Yamamoto T, Mitsui T (2000) Thoracic duct lymph flow and its driving pressure in anestetized sheep. Lymphology 33: 4–11

14. Jacobsson S, Kjellmer L (1964) Flow and protein content of lymph in resting and exercising skeletal muscle. Acta Physiol Scand 60: 278–285

15. Koller A, Mizuno R, Kaley G (1999) Flow reduces the amplitude and increases the frequency of lymphatic vasomotion: Role of endothelial prostanoids. J Physiol 277: 1683–1689

16. Kubik S (1974) Anatomische Voraussetzungen zur endolymphatischen Radionuklidtherapie. Die Med Welt 23: 3–19

17. Kubik S (1974) The anatomy of the lymphatic system. Recent Results Cancer Res 46: 5–17

18. Leak LV (1971) Studies on the permeability of lymphatic capillaries. J Cell Biol 50: 300–323

19. Liotta L, Stetler-Stevenson WG (1989) Principles of molecular cell biology of cancer: Cancer metastasis. In: DeVita V, Hellmann S, Rosenberg S (eds) Cancer. Principles and practice of oncology. Lippincott, Philadelphia, pp 98–112

20. McHale NG, Roddie IC (1976) The effect of transmural pressure on pumping activity in isolated bovine lymphatic vessels. J Physiol 261: 255–269

21. Mortimer PS (1995) Evaluation of lymphatic function: Abnormal lymph drainage in venous disease. Int Angiol 14: 32–35

22. Rohen JW, Lütjen-Drecoll E (1990) Lymphknoten und Lymphgefäßsystem. In: Rohen JW, Lütjen-Drecoll E (Hrsg) Funktionelle Histologie. Schattauer, Stuttgart, S 226–232

23. Roitt I, Brostoff J, Male D (1989) Immunology. St. Louis, Mosby

24. Shields JW (1992) Lymph, lymph glands, and homeostasis. Lymphology 25: 147–153

25. Sjoberg T, Steen S (1991) Contractile properties of lymphatics from the human lower leg. Lymphology 24: 16–21

26. Spiegel M, Vesti B, Shore A (1992) Pressure of lymphatic capillaries in human skin. Am J Physiol 262: H1208–H1210

27. Swartz MA, Berk DA, Jain RK (1996) Transport in lymphatic capillaries. I. Macroscopic measurements using residence time distribution theory. Am J Physiol 270: 324–329

28. Uren RF, Thompson JF, Howmann-Giles RB (1999) Lymphatics. In: Uren RF, Thompson JF, Howmann-Giles RB (eds) Lymphatic drainage of the skin and breast. Harwood, Singapur, pp 1–20

29. White JC, Field ME, Drinker CK (1933) On the protein content and normal flow of lymph from the foot of the dog. Am J Physiol 103: 34–44

30. Yoffey JM, Moffat FL, Carroll RG (1997) Lymphatics, lymph and the lymphomyeloid complex. Academic Press, London

Pathologie der Lymphknotenerkrankungen, Schwerpunkt: lymphogene Metastasierung

R. Moll · A. Ramaswamy

Die pathologische Untersuchung zervikaler Lymphknoten hat in erster Linie zur Aufgabe, einen malignen Tumor zu diagnostizieren und histopathologisch zu klassifizieren. Während die primären Tumoren des lymphatischen Gewebes, die malignen Lymphome, in Kap. 17 besprochen werden, soll hier der Schwerpunkt auf die Pathologie der Lymphknotenmetastasen gelegt werden. Als Primärtumoren dominieren naturgemäß die Plattenepithelkarzinome von Mund-, Rachen- und Kehlkopfschleimhaut. In diesen Fällen ist die Durchführung eines genauen histopathologischen Stagings für die weitere Therapie und für die Einschätzung der Prognose des Patienten sehr wichtig. Einen besonders aktuellen Gesichtspunkt stellen hier die Mikrometastasen dar mit der Problematik ihrer Detektionsmethoden und der Frage nach ihrer prognostischen Bedeutung. Von dem konventionellen Plattenepithelkarzinom müssen besondere, in histopathologischer und zum Teil auch in klinischer Hinsicht eigenständige Varianten abgegrenzt werden. Auch andere maligne Tumoren innerhalb und außerhalb des Kopf-Hals-Bereiches können zu zervikalen Lymphknotenmetastasen führen. Hier wird an den Pathologen oft die Frage nach dem Herkunftsort und der Art des Primärtumors gestellt. Gutartige Tumoren und tumorartige Veränderungen von Halslymphknoten sind selten und sollen in diesem Rahmen nur kurz angesprochen werden. Ergänzend werden reaktive Veränderungen und entzündliche Erkrankungen der Halslymphknoten im Hinblick auf ihre differenzialdiagnostische Bedeutung gegenüber malignen Tumoren diskutiert.

3.1 Untersuchungsmethoden

Das am wenigsten invasive pathologische Untersuchungsverfahren ist die Punktionszytologie, die bei bestimmten klinischen Fragestellungen zum Einsatz kommt (s. Abschn. 3.2.2 und Kap. 5). Mit einer feinen Punktionsnadel wird – idealerweise ultraschallgesteuert – der verdächtige Lymphknoten punktiert und das aspirierte Zellmaterial auf Glasobjektträgern dünn ausgestrichen. Es empfiehlt sich, die eine Hälfte der Ausstrichpräparate unfixiert lufttrocknen zu lassen und die andere Hälfte noch vor der Trocknung mit einem kommerziellen Fixierungsspray auf Alkoholbasis (70–90 %) zu fixieren. Die Ausstrichpräparate werden dann in die Pathologie gesandt, wo die unfixierten, luftgetrockneten Ausstriche nach der Methode von May-Grünwald-Giemsa [ggf. auch mit Hämatoxylin und Eosin (HE)], die alkoholfixierten Präparate mit der Methode nach Papanicolaou oder mit HE und PAS gefärbt werden. Beide Methoden werden als ebenbürtig angesehen und ergänzen sich [50].

In der Regel ist für eine definitive pathologische Diagnose einer Halslymphknotenerkrankung eine histologische Untersuchung des komplett exstirpierten Lymphknotens erforderlich; Nadelstanzbiopsien oder Teilexzisionen sind nicht üblich. Die methodische Vorgehensweise sowohl des Klinikers als auch des Pathologen hängt von der jeweiligen klinischen Fragestellung ab. Wenn der Kliniker den Verdacht auf ein malignes Lymphom hat oder eine klinisch völlig unklare Lymphknotenveränderung vorliegt, erfolgt eine diagnostische Exstirpation eines Lymphknotens. Eine Asservierung von unfixiertem und schockgefrorenem Lymphknotengewebe, wie dies früher für eine exakte Lymphomdiagnostik oft notwendig war, ist heute aufgrund verbesserter, an formalinfixiertem und paraffineingebettetem Gewebematerial anwendbarer immunhistochemischer und molekularbiologischer Techniken nicht mehr erforderlich. Daher soll der komplette Lymphknoten nach der Resektion umgehend in gepuffertem 10 %igen Formalin (entsprechend einer Formaldehydkonzentration von 4 %) fixiert werden. Dies ist gleichzeitig das Transportmedium zur Pathologie.

Nach einer Fixierungsdauer von üblicherweise 18–24 Stunden (eine zu lange Fixierungsdauer kann immunhistochemische und molekularpathologische Untersuchungen beeinträchtigen) gelangt der Lymphknoten im pathologischen Labor zum makroskopischen Zuschnitt, um dann entwässert und in Paraffin eingebettet zu werden. Etwa 4 μm dicke Paraffinschnitte werden standardmäßig mit HE gefärbt. Zusätzliche Färbungen, die insbesondere bei malignen Lymphomen eingesetzt werden, sind die Perjodsäure-Schiff-Reaktion (PAS-Färbung) und die Färbung nach Giemsa, ggf. auch eine Versilberung nach Gomori.

Bei malignen Lymphomen werden vielfach immunhistochemische Untersuchungen angeschlossen, ebenso bei morphologisch unklaren Tumorinfiltraten. Zusätzlich können bei malignen Lymphomen molekularpathologische Untersuchungen indiziert sein. Die Diagnostik von Krankheitserregern ist zwar Domäne der mikrobiologischen Untersuchung, in der Pathologie kann jedoch beispielsweise ein Nachweis von Mykobakterien gelingen, klassischerweise mittels Ziehl-Neelsen-Färbung oder Auramin-Rhodamin-Färbung oder neuerdings auch molekularbiologisch mittels der Polymerasekettenreaktion (PCR). Wesentliche Voraussetzung für eine zielgerichtete pathologische Aufarbeitung ist die genaue Übermittlung der Patientendaten und der klinischen Fragestellung an den Pathologen.

Ein wichtiges Feld in der klinischen Pathologie von Halslymphknoten sind die Neck-dissection-Präparate bei malignen epithelialen Tumoren des Kopf-Hals-Bereiches. Hier steht nicht die Diagnose der Tumorentität, sondern vielmehr das exakte histopathologische Staging im Vordergrund. Zunächst muss vor allem eine eindeutige Zuordnung der topographischen Lymphknotenregionen erfolgen. Idealerweise sollte das Neck-dissection-Präparat intakt gelassen und mit verschiedenfarbigen Nadeln auf eine Kork- oder eine Styroporplatte aufgespannt werden. Die Nadeln sollen die Grenzen der Regionen markieren. Das Präparat wird anschließend in einen mit einer ausreichenden (das Gewebe gut bedeckenden) Menge von Fixierungsflüssigkeit (4 %iges Formalin) gefüllten Behälter gegeben. Auf einem Begleitformular werden die Regionen identifiziert und auf besondere klinische Befunde hingewiesen [84].

Der pathologische Zuschnitt des fixierten Präparates beginnt mit einer sorgfältigen Inspektion. Sollten vergrößerte Lymphknoten an der Präparateoberfläche sichtbar sein, empfiehlt es sich, die den Resektionsrand bildende Fläche mit Tusche zu markieren, um später histologisch eine extrakapsuläre Tumorausbreitung in den Resektionsrand eindeutig erkennen zu könnten [14, 66]. Beim Zuschneidevorgang werden durch feines Lamellieren des Fettgewebes der einzelnen Regionen die darin befindlichen Lymphknoten identifiziert und herauspräpariert. Eine solche feine Lamellierung, verbunden mit vorsichtiger Palpation der Lamellen, ist hinreichend, alle im Präparat befindlichen Lymphknoten (ab 2–3 mm Größe) aufzufinden. Auf aufwendige Aufhellungstechniken, die das Fettgewebe transparent machen und Lymphknoten somit noch besser identifizieren lassen [18, 58], wird heute im Allgemeinen verzichtet. Grundsätzlich sollten alle lymphknotenverdächtigen Strukturen, auch wenn sie fraglich sind, eingebettet werden, da Metastasen auch in kleinen Lymphknoten gelegentlich vorkommen.

An allen Lymphknoten, auch den makroskopisch scheinbar intakten, sollte ein hinreichend großer Saum perinodalen Fett-/Bindegewebes belassen werden, um eine mikroskopische extrakapsuläre Ausbreitung erfassen zu können [89]. Die makroskopische Dokumentation umfasst für jede Region die Anzahl der aufgefundenen Lymphknoten, den maximalen Durchmesser (für den größten Lymphknoten) und den makroskopischen Verdacht auf metastatischen Befall. Insbesondere sollte der makroskopische Befund einer extrakapsulären Tumorausbreitung dokumentiert werden, da diese einen wichtigen prognostischen Parameter darstellt [17]. Die Ausbeute an Lymphknoten, die als ein gewisses Maß für die Qualität sowohl der chirurgischen als auch der pathologischen Methodik angesehen werden kann, unterliegt starken individuellen Schwankungen. Bei einer anatomischen Gesamtzahl von etwa 300 zervikalen Lymphknoten [68, 85] lassen sich in einem Neck-dissection-Präparat durchschnittlich 20–30 Lymphknoten auffinden [19]. In einer Serie von 154 konsekutiven Patienten erzielte Woolgar [89] bei radikaler Neck dissection Ausbeuten von durchschnittlich 45 Lymphknoten (radikale Neck dissection) bzw. 21–36 Lymphknoten (modifiziert radikale Neck dissection).

In welcher Weise die Lymphknoten in die Kassetten für die Paraffineinbettung eingelegt werden, hängt von ihrer Größe ab. Lymphknoten kleiner als 5 mm im Durchmesser werden vollständig und unzerteilt in die Kassette eingelegt. Bei größeren Lymphknoten ist ein einfaches, häufig praktiziertes Routineschema, eine dem größten Durchmesser entsprechende Scheibe einzubetten, sodass die Zahl der histologischen Lymphknotenquerschnitte gleich der Zahl der makroskopisch präparierten Lymphknoten ist [19]. Wenn ein besonderes Gewicht auf der Detektion von Mikrometastasen liegt, ist eine ausgiebigere Einbettung größerer Lymphknoten nach folgendem Schema sinnvoll [78]:

- Mittelgroße Lymphknoten werden in ihrer Längsachse – in der Ebene des größten Umfangs – halbiert und beide Hälften in die Kassette eingelegt.
- Große Lymphknoten – etwa ab 9 mm Dicke – werden in mehrere 3–4 mm dicke parallele Scheiben zerteilt und diese ebenfalls komplett eingebettet.

Die Beschriftung der einzelnen Präparate muss so gestaltet sein, dass trotz unterschiedlicher Zerlegung eine eindeutige Zählung der Lymphknoten an den histologischen Schnittpräparaten erfolgen kann. Die histologisch ermittelte Lymphknotenzahl ist letztlich entscheidend, da beim makroskopischen Zuschnitt u. U. lokale Bindegewebsverdichtungen oder Gefäßverzweigungen kleine Lymphknoten vortäuschen können.

Nach der Paraffineinbettung wird von jedem Paraffinblock ein ca. 4 µm dicker histologischer Schnitt mit vollständigen Anschnitten aller enthaltenen Lymphknotenteile hergestellt und mit HE angefärbt. Ein Schnittpräparat pro Block wird von den meisten Autoren als hinreichend angesehen [19, 78, 89]. Man muss sich bewusst sein, dass bei diesem Vorgehen einige Mikrometastasen unerkannt bleiben können. Dieser Gesichtspunkt wurde von Shingaki et al. [63] genauer untersucht, die 716 in der Routinediagnostik als tumorfrei befundete Halslymphknoten in zahllosen, 5 µm dicken Serienschnitten aufgearbeitet haben und dabei in nur zwei dieser Lymphknoten (0,3 %) Mikrometastasen (bis 0,5 mm groß) im Randsinus aufgedeckt haben. Diese Autoren schlossen daraus, dass die sehr aufwändige Herstellung von Serienschnitten keinen signifikanten diagnostischen Gewinn für den Nachweis von Lymphknotenmetastasen darstellt. Zu einer ähnlichen Schlussfolgerung

gelangte Woolgar [91]. In einer anderen japanischen Studie wurden mittels semiserieller Schnitte in 4,2 % der scheinbar tumorfreien Lymphknoten Mikrometastasen entdeckt, woraus ein Hochstufen des pN-Stadiums in 12,3 % der Patienten resultierte [31]. Diese Autoren empfehlen eine Aufarbeitung der Lymphknoten in den Paraffinblöcken in 1-mm-Intervallen, um Mikrometastasen weitgehend vollständig zu erfassen (s. Abschn. 3.2.5).

Gegenwärtiger Standard bleibt aber, pro Paraffinblock ein histologisches Schnittpräparat anzufertigen, was aufgrund des Teilens bzw. Lamellierens größerer Lymphknoten (s. oben) einem Intervall von 3–4 mm zwischen den histologisch erfassten Ebenen entspricht. Immunhistochemische Verfahren – beispielsweise mit einem Zytokeratin-Antikörper – können ergänzend angeschlossen werden, um kleine Tumorzellgruppen spezifisch und prägnant darzustellen. Sie führen bei Plattenepithelkarzinommetastasen im Allgemeinen aber zu keiner höheren diagnostischen Präzision im Vergleich zur konventionellen HE-Färbung [1, 30]. Diese Spezialuntersuchungen werden daher – wenngleich in manchen Studien eine verbesserte Detektion von Mikrometastasen beschrieben wurde [22, 77], bezüglich Ösophaguskarzinome siehe Literatur [37] – gegenwärtig nicht für den Routineeinsatz empfohlen. Bei Sentinel-Lymphknoten [83] (s. Kap. 11) kann eine ausgiebigere histologische Aufarbeitung in Stufenschnitten durchaus sinnvoll sein.

Im mikroskopischen Befundbericht sollen die Anzahl der tumornegativen und die Anzahl der tumorpositiven Lymphknoten für jede anatomische Region angegeben werden. Morphologische Parameter des Tumorgewebes wie Differenzierungsgrad oder Nekrosen sind zu registrieren. Wichtig ist, eine extrakapsuläre Tumorausbreitung sorgfältig zu beschreiben (s. Abschn. 3.2.6). Dabei sollten auch die Gewebereaktion auf extrakapsulär wachsende Tumorformationen sowie Gefäßeinbrüche dokumentiert werden [19]. Schließlich gehört zur Zusammenfassung der Befunde in der pathologischen Diagnose noch die Angabe des definitiven pN-Stadiums gemäß der TNM-Klassifikation [69].

3.2 Plattenepithelkarzinome des Kopf-Hals-Bereiches

Zervikale Halslymphknotenmetastasen gehen weitaus am häufigsten von einem epithelialen Primärtumor im Kopf-Hals-Bereich aus. Eine der Aufgaben der pathologischen Untersuchung ist die histologische Tumorklassifizierung, deren Standards u. a. in den weltweit verbreiteten Tumortypisierungsbänden der Weltgesundheitsorganisation (WHO) festgehalten sind [51, 59, 62]. Das Spektrum histologischer Tumorformen ist in den verschiedenen anatomischen Abschnitten und Organen des Kopf-Hals-Bereiches sehr unterschiedlich. Tabel-

Tabelle 3.1. Histologische Klassifikation maligner epithelialer Tumoren des Kopf-Hals-Bereiches[a] mit lymphogener Metastasierungspotenz. (Nach WHO: International Histological Classification of Tumours [51, 59, 62])

Tumortyp	ICD-O-/ SNOMED-Schlüssel[b]	Mund-schleim-haut	Nase, Neben-höhlen	Naso-pharynx	Larynx, Hypopharynx, Trachea	Speichel-drüsen
Plattenepithelkarzinom	8070/3	x	x	x	x	x
Basaloides Plattenepithel-karzinom	8094/3	x	–	–	x	–
Adenoides Plattenepithel-karzinom	8075/3	x	–	–	x	–
Spindelzellkarzinom	8074/3	x	x	–	x	–
Adenosquamöses Karzinom	8560/3	x	x	–	x	–
Undifferenziertes Karzinom	8020/3	x	–	–	–	x
Undifferenziertes (lymphoepitheliales) Karzinom	8082/3, 8020/3[c]	–	x	x	x	x[d]
Sinonasales Zylinderzell-(Transitionalzell-)Karzinom	8121/3	–	x	–	–	–
Riesenzellkarzinom	8031/3	–	–	–	x	–
Adenokarzinom	8140/3	–	x	x	x	x
Papilläres Adenokarzinom	8260/3	–	x	x	–	–
Adenokarzinom vom intestinalen Typ	8144/3	–	x	–	–	–
Muzinöses Adenokarzinom	8480/3	–	x	–	–	x
Azinuszellkarzinom	8550/3	–	x	–	x	x
Mukoepidermoides Karzinom	8430/3	–	x	x	x	x
Adenoid-zystisches Karzinom	8200/3	–	x	x	x	x
Polymorphes Low-grade Adenokarzinom	–	–	x	x	–	x
Papilläres Zystadenokarzinom	8450/3	–	–	–	–	x
Karzinom im pleomorphen Adenom	8941/3	–	x	–	x	x
Malignes Myoepitheliom	8982/3	–	x	–	–	x
Epithelial-myoepitheliales Karzinom	8562/3	–	x	–	x	x
Klarzelliges Karzinom	8310/3	–	x	–	x	–
Speichelgangkarzinom	8500/3	–	–	–	x	x
Basalzell-Adenokarzinom	8147/3	–	–	–	–	x
Talgdrüsenkarzinom	8410/3	–	–	–	–	x
Onkozytäres Karzinom	8290/3	–	–	–	–	x
Atypischer Karzinoidtumor	8246/3	–	x	–	x	–
Kleinzelliges (neuroendokrines) Karzinom	8041/3	–	x	–	x	x

x Vorkommen; – kein Vorkommen.
[a] Nicht enthalten sind Haut, Auge, Ohr, Oropharynx, Tonsillen und Schilddrüse.
[b] Nach ICD-O (International Classification of Diseases for Oncology) und SNOMED (Systematized Nomenclature of Medicine).
[c] Undifferenziertes Nasopharynxkarzinom.
[d] Insbesondere bei Inuit und Chinesen [59].

le 3.1 stellt die in den WHO-Definitionen [51, 59, 62] enthaltenen malignen epithelialen Tumoren, die – wenn auch in unterschiedlicher Häufigkeit – zu Halslymphknotenmetastasen führen können, für die wichtigsten Lokalisationen des Kopfes und des Halses zusammen.

Im Folgenden soll zunächst der insgesamt häufigste und in praktisch allen Primärlokalisationen (vgl. Tabelle 3.1) vorkommende Tumortyp, das (konventionelle) Plattenepithelkarzinom, mit seinen pathologischen Merkmalen beschrieben werden. Es schließen sich die Sonderformen des Plattenepithelkarzinoms an. Andere Tumoren werden in späteren Abschnitten dieses Kapitels (3.3, 3.4) diskutiert.

3.2.1 Konventionelles Plattenepithelkarzinom

Metastasen in Halslymphknoten gehen am häufigsten von einem Plattenepithelkarzinom des Kopf-Hals-Bereiches aus. Es handelt sich dabei in erster Linie um Karzinome der Schleimhäute der Lippe, der Mundhöhle, des Pharynx und des Larynx. Des Weiteren zählen dazu auch die Karzinome des zervikalen Ösophagus, denn bei ihnen stellen gemäß der UICC (International Union against Cancer) die Halslymphknoten die regionären Lymphknoten dar [69]. Selten liegen (ebenfalls regionär in die Halslymphknoten metastasierende) Plattenepithelkarzinome der Kopfhaut, der Nasennebenhöhlen oder der Speicheldrüsen (vgl. Tabelle 3.1) vor.

Die Entstehung dieser Lymphknotenmetastasen setzt ein invasives Plattenepithelkarzinom als Primärtumor voraus, bei dem Tumorzellen in Lymphbahnen einbrechen und mit dem Lymphstrom in den nächsten regionären Lymphknoten verschleppt werden. Während die meisten Tumorzellen bei diesem Prozess zugrunde gehen, bedingt durch Faktoren der Mikroumgebung und der Immunantwort, gelingt einigen, meist im subkapsulären Sinus des Lymphknotens, das Anwachsen und die Proliferation. So entsteht über das Stadium einer Mikrometastase – verbunden mit Angiogenese und Induktion eines mesenchymalen Stromas – die Makrometastase [74]. Diese kann sich einerseits lokal fortentwickeln und extranodal ausbreiten, andererseits weiter metastatisch streuen und zu neuen lymphogenen Metastasen entlang der anatomischen Lymphknotenkette oder auch zu hämatogenen Metastasen führen.

Das topographische Befallsmuster in den Halslymphknotenregionen hängt von der Anatomie des Lymphabflusses und damit von der Lokalisation des Primärtumors ab (s. Kap. 7). Summarisch betrachtet metastasieren Karzinome der Mundhöhle zunächst in die Regionen I oder II und später in Region III, während Tumoren des Pharynx und des Larynx in die Region II und dann in die Regionen III und IV streuen [61, 90]. Zungenkarzinome weichen oft hinsichtlich dieser Regeln ab, können über kollaterale Lymphbahnen einzelne Statio-

nen überspringen und beziehen dabei häufig die kaudale Region IV ein [90]. In der Mittellinie lokalisierte Karzinome metastasieren häufig bilateral [90], was mit einer deutlich schlechteren Prognose im Vergleich zu unilateraler Metastasierung verbunden ist [54]. Dass die genannten topographischen Muster tatsächlich den räumlichen und zeitlichen Ablauf der lymphogenen Metastasierung widerspiegeln, geht aus der Tatsache hervor, dass bereits frühe Metastasierungsstadien auf der Stufe von Mikrometastasen (s. unten) diese Muster erkennen lassen [31, 91]. In bestimmten Fällen wirkt sich die Primärtumorlokalisation auch auf die Frequenz der lymphogenen Metastasierung aus. So metastasieren Plattenepithelkarzinome der Unterlippe, des Alveolarkamms und der Stimmlippen deutlich seltener als solche anderer Lokalisationen [84, 90].

Die lymphogene Metastasierung von Plattenepithelkarzinomen des Kopf-Hals-Bereiches ist auch mit bestimmten, morphologisch fassbaren Eigenschaften des Primärtumors korreliert. Dazu gehört die Tumorgröße, also die Ausdehnung des Tumors am Primärort. Hierbei scheint vor allem die Tumordicke [88] bzw. die Invasionstiefe, d. h. die Strecke zwischen der (virtuellen) Ebene der Basalschicht der normalen Mukosa und der Ebene der tiefsten Tumorinfiltration [1, 71], für das Risiko der Entwicklung von Lymphknotenmetastasen von Bedeutung zu sein. In einer Serie von 128 Patienten zeigten diejenigen mit Tumoren, die tiefer als 4 mm infiltrierten, einen statistisch hochsignifikant häufigeren positiven Nodalstatus als die mit weniger tief infiltrierenden Tumoren [1]. Dieser Parameter der vertikalen Tumorausdehnung wird in der pT-Klassifikation der UICC nicht berücksichtigt, in die lediglich die größte Ausdehnung (in der Regel die horizontale) eingeht [69], welche im Hinblick auf das Vorhandensein von Lymphknotenmetastasen weniger relevant ist. Weitere für die lymphogene Metastasierungsfrequenz wesentliche histopathologische Faktoren sind

- der histologische Malignitätsgrad (dabei jedoch nicht die Kernpolymorphie),
- der Tumorzellnachweis in Lymphgefäßen (Lymphangiosis carcinomatosa) und
- der Tumoreinbruch in Perineuralscheiden (Perineuralinvasion).

Die beiden letzteren Befunde belegen eine hohe invasive Potenz des Tumors [84, 88].

Das Spektrum der histopathologischen Erscheinungsbilder der Plattenepithelkarzinommetastasen entspricht dem der Primärtumoren, wenngleich im Einzelfall durchaus unterschiedliche Befunde z. B. im Differenzierungs-/Malignitätsgrad zwischen Primärtumor und Metastase – in der einen wie auch der anderen Richtung – beobachtet werden. Die histologische Typisierung wirft bei Metastasen eines konventionellen Plattenepi-thelkarzinoms in der Regel keine größeren Probleme auf. Es handelt sich um Verbände atypischen Plattenepi-thels mit oder ohne Verhornung. Schwierigkeiten kön-nen sich nur bei Tumoren geringen Differenzierungs-grades (s. unten) ergeben.

Wichtigstes morphologisches Einteilungsprinzip für das individuelle Plattenepithelkarzinom des konventio-nellen Typs ist das Grading, d.h. die Bestimmung des Differenzierungsgrades (bzw. Malignitätsgrades). Die den Differenzierungsgrad bestimmenden Parameter umfassen einerseits Kriterien der Differenzierung, an-dererseits zytologische und histologische Malignitäts-kriterien. Zu den plattenepithelialen Differenzierungs-parametern gehören Zeichen der Gewebsreife wie eine dem normalen Plattenepithel analoge Diversifizierung in peripher gelegene Basalzellen und nach zentral aus-reifende, größerleibige Plattenepithelzellen, die Ausbil-dung von Interzellularbrücken (analog zu den stachelar-tigen Zellfortsatzbrücken des epidermalen Stratum spi-nosum) und die Verhornung, entweder in Form einer Einzelzellverhornung oder in Form von so genannten Hornperlen. Die Verhornung eines Plattenepithelkarzi-noms stellt eine meist fokal ablaufende terminale plat-tenepitheliale Differenzierung dar, die bei malignen Ke-ratinozyten noch aufrechterhalten sein kann und die mit einer exzessiven Synthese von Keratinproteinen (plattenepitheltypische Zytokeratine des Reifungstyps) [45] verbunden ist. Die zentral in Tumorzellnestern aus-gebildeten Hornperlen entsprechen in der Regel einer Parakeratose (noch erkennbare pyknotische Zellkerne), seltener einer Orthokeratose. In manchen Lymphkno-tenmetastasen steigert sich diese Verhornung zu ausge-dehnten Hornmassen, die auch verkalken können. Die Verhornungstendenz des Karzinoms hängt nur in gerin-gem Maße vom – verhornten oder unverhornten – Cha-rakter des normalen Ursprungsepithels ab; so sind Lip-penkarzinome häufig gut differenziert und stark ver-hornend [60]. Aber auch vom unverhornten Plattenepi-thel des Mundbodens oder des Oro- und Hypopharynx können sich stark verhornende Plattenepithelkarzino-me entwickeln. In letzteren Tumoren liegt biologisch ei-ne Änderung des Subtyps der Plattenepitheldifferenzie-rung vor, was sich auch im Expressionsmuster der Zyto-keratine widerspiegelt [45].

Während die genannten Differenzierungsparameter im Verlauf des Spektrums von gut zu schlecht differen-zierten Plattenepithelkarzinomen abnehmen, nehmen die zytologischen und histologischen Malignitätskrite-rien zu. Zu den zytologischen Parametern der Maligni-tät gehören die Vergrößerung, Pleomorphie und Hyper-chromasie der Zellkerne, eine erhöhte Kern-Zytoplas-ma-Relation, vermehrte und z.T. atypische Mitosen, alles morphologische Befunde, die die Störungen im ge-netischen Material der Tumorzellen reflektieren. Wich-tiges histologisches Malignitätskriterium ist das Mu-

ster der Infiltration an der Invasionsfront, wobei ein stark aufgesplittertes, dissoziierendes Wachstum einer höheren Malignität entspricht. Anhand der genannten Parameter werden die Plattenepithelkarzinome in die Differenzierungsgrade G1, G2 und G3 (ggf. auch G4, s. unten) eingeteilt.

- Gut differenzierte (G1) Plattenepithelkarzinome (Abb. 3.1) zeigen stark ausgeprägte Differenzierungs-zeichen wie eine zytologische Differenzierung in Ba-salzellen und ausreifende Plattenepithelzellen, gut entwickelte Interzellularbrücken und eine deutliche Verhornung, dagegen nur gering ausgeprägte Mali-gnitätskriterien mit minimaler Kernpleomorphie.
- Mäßig differenzierte (G2) Plattenepithelkarzinome (Abb. 3.2) weisen weniger ausgeprägte Interzellular-brücken und geringere Verhornung, jedoch eine mit-telgradige Kernpleomorphie auf.
- Bei schlecht differenzierten (G3) Plattenepithelkarzi-nomen (Abb. 3.3) sind Interzellularbrücken und Ver-hornung nur spärlich oder fehlen, die zytologischen Malignitätskriterien wie die Kernpleomorphie sind dagegen stark ausgeprägt.

Durch die WHO ist definiert [51], wie sich aus den ge-nannten Parametern in der Routinediagnostik der Dif-ferenzierungsgrad ermitteln lässt. Dieses Grading be-ruht im Prinzip auf dem alten, von Broders [10] ent-wickelten Konzept, in dem der prozentuale Anteil der differenzierten Zellen im Tumor maßgeblich war. Wäh-rend das Grading in vielen Fällen in befriedigender Wei-se festgelegt werden kann, können doch manchmal be-trächtliche Schwierigkeiten hinsichtlich der exakten Zu-ordnung des Differenzierungsgrades entstehen. Das Problem liegt vor allem darin, dass die aufgeführten Pa-rameter der Differenzierung und der Malignität alle ein mehr oder weniger kontinuierliches Spektrum bilden und nicht exakt quantitativ definiert sind. Daher ist das Grading-Verfahren ziemlich subjektiv, und die Überein-stimmung zwischen verschiedenen Untersuchern (das „interobserver agreement") ist gering [51]. Außerdem können die einzelnen Parameter dissoziiert sein; z.B. kann eine Verhornung mit Ausbildung von Hornperlen gelegentlich auch in zytologisch stark atypischen Tumo-ren mit hoher Kernpleomorphie beobachtet werden, während umgekehrt in Karzinomen mit relativ ruhigem Kernbild (einem Grad G2 entsprechend) eine Verhor-nung manchmal weitgehend fehlen kann. Ein weiteres Problem resultiert aus der in Plattenepithelkarzinomen oft zu beobachtenden histologischen Tumorheterogeni-tät. Es können dabei die Parameter der Differenzierung und der Malignität innerhalb eines makroskopisch ein-heitlichen Tumorknotens regional erheblich differieren. Übereinkunftsgemäß ist dann der am schlechtesten dif-ferenzierte Anteil maßgeblich für die Zuordnung des Grades [51], wobei aber Ermessenssache bleibt, inwie-

Abb. 3.1. Halslymphknotenmetastase eines gut differenzierten Plattenepithelkarzinoms (G1) mit mehrschichtigen atypischen Plattenepithelverbänden mit nur geringgradiger Kernpleomorphie und zentraler Verhornung; in der Umgebung erhaltenes lymphatisches Gewebe (Hämatoxylin-Eosin)

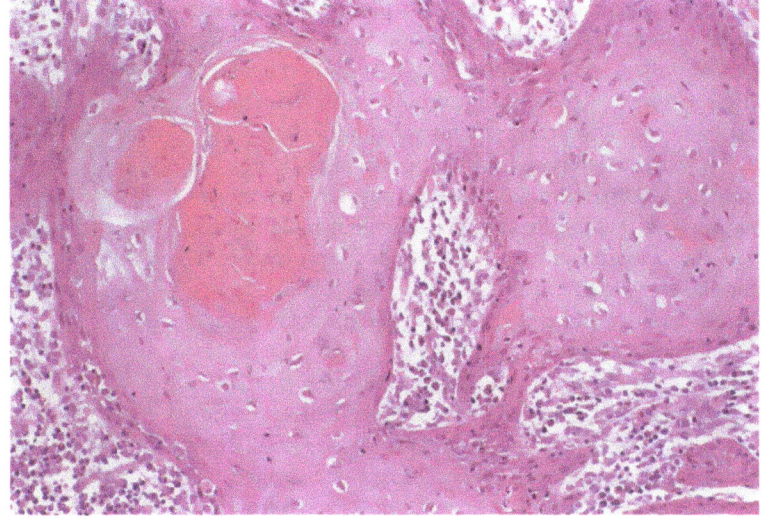

Abb. 3.2. Mäßiggradig differenzierte Plattenepithelkarzinommetastase (G2) im Lymphknoten mit mehrschichtigen Plattenepithelien mit mäßiggradiger Kernpleomorphie und zum Teil zentraler Verhornungstendenz mit kleiner Nekrose (*rechts*) (Hämatoxylin-Eosin)

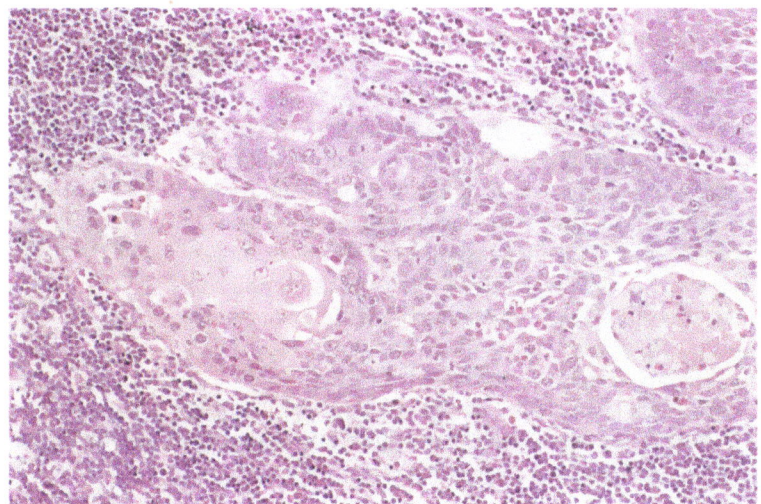

Abb. 3.3. Lymphknotenmetastase eines nichtverhornten schlecht differenzierten Plattenepithelkarzinoms (G3) mit solid aufgebauten epithelialen Zellverbänden mit deutlichen Kernunregelmäßigkeiten ohne lichtmikroskopischen Nachweis von Interzellularbrücken oder einer Verhornung (Hämatoxylin-Eosin)

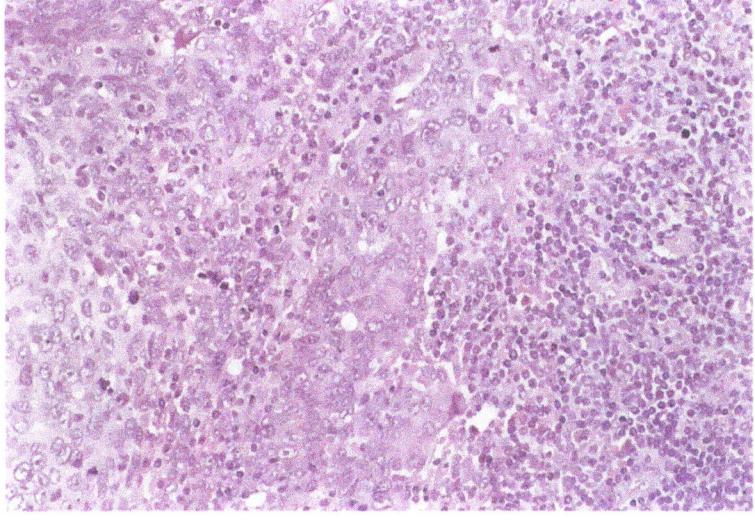

weit z. B. ganz umschriebene entdifferenzierte Anteile schon zählen bzw. ab welcher Größe sie berücksichtigt werden sollen. In der Regel sollte ein Tumor als schlecht differenziert gelten, wenn mindestens 30 % der Tumorfläche diesem Differenzierungsgrad entsprechen.

Angesichts derartiger Probleme ist vielfach versucht worden, Modifizierungen des Grading-Verfahrens vorzuschlagen, z. B. ergänzende Parameter hinzuzuziehen wie das Invasionsmuster und das peritumoröse lymphoplasmazelluläre Infiltrat, das eine lokale (wenngleich meist unzureichende) Immunantwort anzeigt [34]. Ein interessanter Ansatz ist der Vorschlag eines selektiven Tumorfront-Gradings [11], bei dem der Differenzierungsgrad nur an der Tumorfront, d. h. im Bereich der tiefen Invasionszone bestimmt wird. Diese Zone scheint für die invasiven Eigenschaften des Tumors besonders repräsentativ und auch prognostisch besonders relevant zu sein. Bei anderen Tumoren, wie z. B. Mammakarzinomen, ist das Grading wesentlich klarer durch semiquantitative und quantitative Kriterien definiert [3, 6].

Für Plattenepithelkarzinome lässt sich festhalten, dass das Grading-Verfahren – wenngleich allgemein geübt – noch nicht voll befriedigend ist. Für die Zukunft erscheint möglich, dass molekular definierte Parameter (s. unten) das maligne Potenzial eines Plattenepithelkarzinoms besser einordnen lassen. Wenn Primärtumoren und zugehörige Lymphknotenmetastasen verglichen werden, ergibt sich oft ein identischer Differenzierungsgrad, doch können auch Abweichungen in der einen oder der anderen Richtung auftreten.

Das (nicht von allen Autoren verwendete) Grading G4 – undifferenziert – kann man einem Plattenepithelkarzinom zusprechen, das signifikante Anteile ohne jede plattenepitheliale Differenzierung und mit hochgradig ausgeprägten zytologischen Malignitätskriterien aufweist. Es gibt auch vollständig undifferenzierte Karzinome, deren plattenepitheliale Herkunft allenfalls noch immunhistochemisch an der Expression plattenepithelialer Primär-Zytokeratine wie CK5/6 und CK14 [45, 46] abgelesen werden kann. Zusammen mit dem Fehlen oder allenfalls spärlichen Auftreten des zylinderepithelialen Zytokeratins CK7 erlaubt die Immunhistochemie in solchen Fällen die Abgrenzung von einer Adenokarzinommetastase, bei der plattenepitheliale Zytokeratine in der Regel fehlen und zylinderepitheliale Zytokeratine – meist mit Einschluss von CK7 – stark exprimiert sind. Solche immunhistochemischen Spezialuntersuchungen sind besonders dann angezeigt, wenn Metastasen mit unbekanntem Primärtumor vorliegen (s. Kap. 13) und somit eine exakte histogenetische Typisierung des Tumorgewebes von klinischer Relevanz ist.

Besonders im Bereich der sinonasalen Schleimhaut und des Nasopharynx, ferner auch in der Gaumentonsille kommen Karzinome vor, die morphologisch an Transitionalzellkarzinome des Urothels erinnern und die

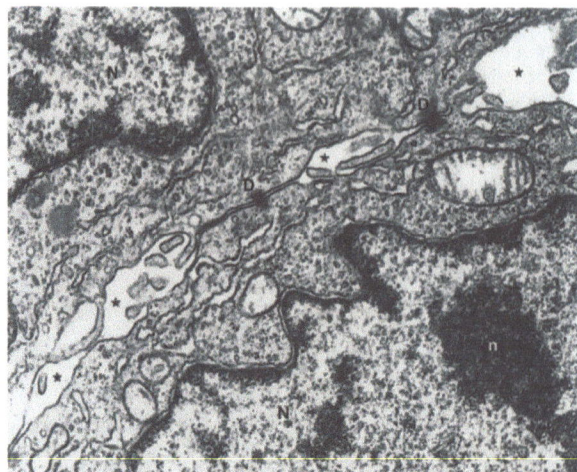

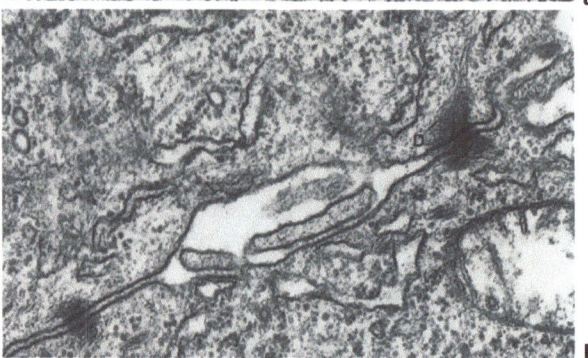

Abb. 3.4 a, b. Elektronenmikroskopie eines schlecht differenzierten Plattenepithelkarzinoms (G3). **a** Zwei benachbarte Tumorzellen mit pleomorphen Zellkernen (*N* Nuklei) und prominenten Nukleoli (*n*). Die Zellgrenze ist durch einen irregulären Interzellularspalt (*Sterne*) und durch Interzellularbrücken mit Desmosomen (*D*) gekennzeichnet (× 12 500). **b** Gut ausgebildetes Desmosom (*D*; höhere Vergrößerung, × 28 000) mit inserierenden Tono-(Zytokeratin-)Filamenten als Zeichen plattenepithelialen Charakters der Tumorzellen

von manchen Autoren als „Transitionalzellkarzinome" bezeichnet werden. Echte Kriterien des Übergangsepithels (wie Deckzellen) fehlen jedoch. Diese Tumoren, deren transitionalzellartiges Bild sich auch in den Lymphknotenmetastasen zeigt, werden heute den nichtverhornenden Plattenepithelkarzinomen zugeordnet [42].

Elektronenmikroskopisch zeigen Plattenepithelkarzinome des Kopf-Hals-Bereiches ultrastrukturelle Kriterien von Plattenepithelzellen (Abb. 3.4 a, b), die sowohl in qualitativer als auch in quantitativer Hinsicht von den regelrechten Strukturen normaler Zellen abweichen [12, 60]. Neben den malignitätsassoziierten atypischen Zellkernveränderungen zeigen sich Störungen im Bereich der Tonofilamente mit Wirbelbildungen und Verklumpungen sowie Alterationen des Plasmamembranverlaufs der Zelloberfläche. Des Weiteren finden sich Veränderungen der Desmosomen, einerseits quantitativ im

Abb. 3.5. Mikrometastase eines Plattenepithelkarzinoms im Randsinus eines
Halslymphknotens. Immunhistochemisch
stark positive Reaktion gegen das plattenepitheltypische Zytokeratin CK5

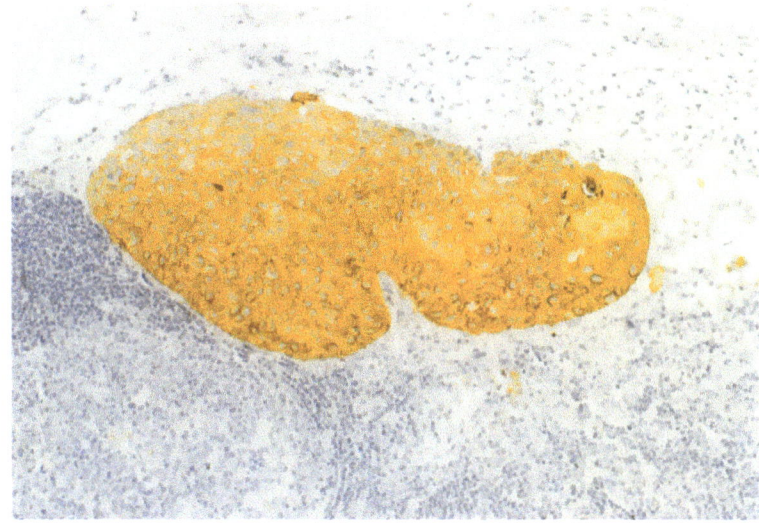

Abb. 3.6. Dieselbe Mikrometastase wie in
Abb. 3.5 mit immunhistochemisch nur
spärlicher Expression des zylinderepitheltypischen Zytokeratins CK7 in ca. 10 %
der Karzinomzellen

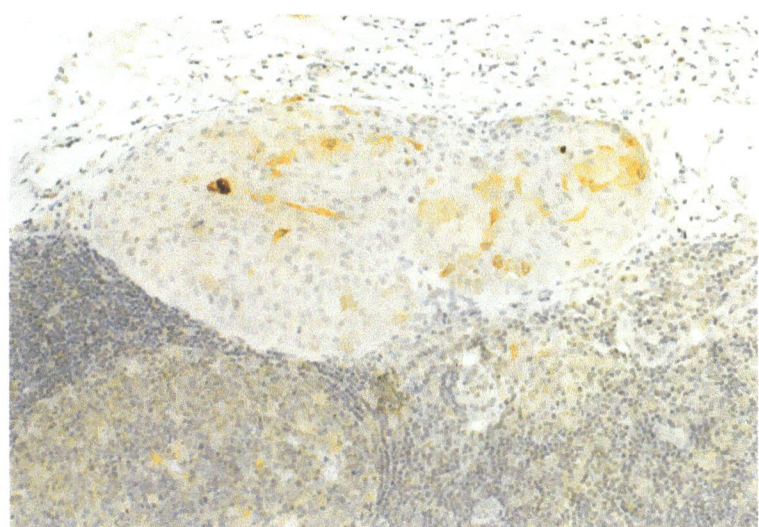

Sinne einer Verminderung der Anzahl, andererseits
auch qualitativ in Form abnormer, teils verkürzter Formen, darüber hinaus auch internalisierte intrazytoplas-
matische Desmosomen. Auch die Basalmembranzone
weist Störungen gegenüber normalen Plattenepithelien
auf, besonders Lamellierungen und Lückenbildungen
bis hin zu völligem Fehlen einer Basalmembran.

Über die rein morphologischen Untersuchungen der
konventionellen Histopathologie hinaus könnten immunhistochemische und molekularbiologische Marker
eine noch bessere biologische Charakterisierung von
Plattenepithelkarzinomen erlauben. Obwohl dieses Gebiet intensiv beforscht wird, sind derartige Marker noch
nicht in die Routinediagnostik eingegangen. Unter den
Kandidaten potenziell relevanter biologischer Marker
von Plattenepithelkarzinomen, die Einfluss auf die lymphogene Metastasierung nehmen können, kann man
differenzierungsassoziierte und malignitätsassoziierte

Parameter unterscheiden. Zu den differenzierungsassoziierten Markern zählen die Zytokeratine – epithelspe-
zifische Proteine des Zytoskeletts – mit ihren hochgradig diversen Expressionsmustern [45, 46]. Hier sind zunächst die weitgehend stabilen Zytokeratin-Marker des
Plattenepithels (Abb. 3.5), die Zytokeratine CK5, CK6
und CK14 zu nennen. Sie bleiben auch in schlecht differenzierten und metastatischen Plattenepithelkarzinomen meist erhalten und können somit als Marker eines
plattenepithelialen Zelltyps auch bei undifferenzierter
Morphologie und unklarem Primärtumor dienen. Dagegen fehlt das zylinderepitheltypische CK7 oder ist nur
spärlich exprimiert (Abb. 3.6). Diese Markerkonstellati-
on erlaubt eine Abgrenzung gegenüber Adenokarzinomen (s. Abschn. 3.4 und vgl. Abb. 3.22). Andere zylinderepitheltypische Zytokeratin-Komponenten – insbesondere CK8, CK18 und CK19 – sind deshalb potenziell
interessant, weil sie mit zunehmendem Malignitätsgrad

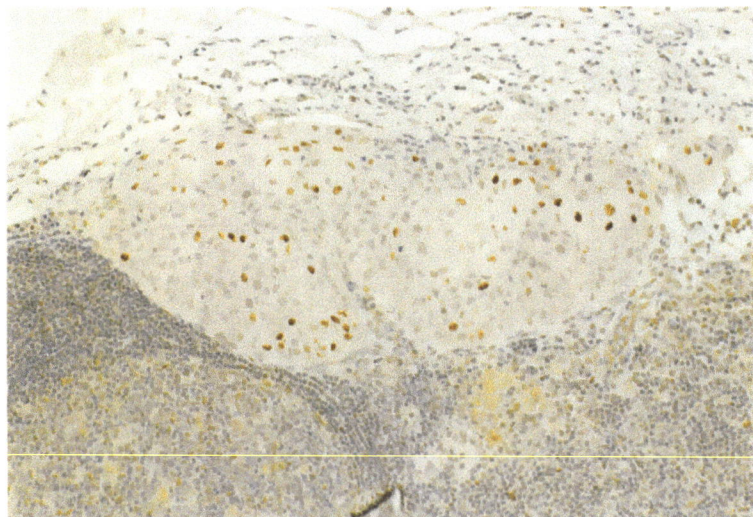

Abb. 3.7. Immunhistochemisch positive Reaktion in ca. 20 % der Tumorzellkerne dieser Mikrometastase (vgl. Abb. 3.5 und 3.6) für p53 als Zeichen einer pathologischen Akkumulation und möglicherweise eines Funktionsverlustes dieses Tumorsuppressorproteins

hochreguliert werden [35, 45, 72]; ob damit jedoch eine prognostische Bedeutung verbunden ist, bliebe noch durch adäquate prospektive Studien zu klären. Systematische Studien der Zytokeratin-Expressionsmuster an Lymphknotenmetastasen liegen noch nicht vor.

Auch Zelladhäsionsstrukturen scheinen interessante Marker für Plattenepithelkarzinome darzustellen; so konnte gezeigt werden, dass das in bestimmten nichtdesmosomalen Adhäsionsstrukturen, den Adhärenzverbindungen, lokalisierte Zelladhäsionsmolekül E-Cadherin bei Plattenepithelkarzinomen mit Lymphknotenmetastasen herunterreguliert ist [7, 57, 65]. Eine Reduktion von E-Cadherin in Plattenepithelkarzinomen ist auch mit schlechterer Differenzierung [57, 86] und invasivem Wachstum [65, 86] assoziiert. In einer der genannten Studien [7] konnte erstmals eine prognostische Bedeutung im Sinne einer statistisch signifikanten Korrelation zwischen reduziertem E-Cadherin-Gehalt und kürzerer Überlebenszeit belegt werden. Auch die desmosomalen Zellverbindungen und ihre immunhistochemisch darstellbaren Proteinkomponenten waren bei schlechter differenzierten Plattenepithelkarzinomen reduziert, insbesondere auch bei den Karzinomen, bei denen Lymphknotenmetastasen vorlagen [65]. Die Metastasierungspotenz von Plattenepithelkarzinomen des Kopf-Hals-Bereiches scheint somit mit einer Reduktion mehrerer zellulärer Adhäsionsmechanismen verbunden zu sein.

Diesen beschriebenen differenzierungsassoziierten Parametern stehen malignitätsassoziierte zell- und molekularbiologische Marker gegenüber (Literaturübersicht bei [60]). Dazu zählen u. a. proteolytische Enzyme (z. B. Matrix-Metalloproteinasen) und extrazelluläre Matrixbestandteile (Integrine, Laminine, Tenascin, Fibronektin, Kollagene, besonders Kollagen IV und VII als Basalmembrankomponenten), die mit dem Wachstumsverhalten und der Tumorinvasivität korreliert sind. Der immunhistochemische Nachweis solcher Marker in Plattenepithelkarzinomen bzw. dem peritumorösen Mesenchym kann nähere Aufschlüsse über das biologische Verhalten des jeweiligen Plattenepithelkarzinoms ergeben. Unter den malignitätsassoziierten Markern kommt denjenigen, die direkt oder indirekt mit dem Zellwachstum verbunden sind, eine besondere Bedeutung zu. Dazu gehören vor allem Onkogene, Tumorsuppressorgene und Zellzyklusregulatoren. Unter den Onkogenen ist für die Plattenepithelkarzinome des Kopf-Hals-Bereiches der epidermale Wachstumsfaktorrezeptor (EGF-R) bislang am besten untersucht worden. Bisherige Studien zeigen, dass der EGF-R ein für diese Tumoren wichtiges Onkogenprodukt ist und mit deren Proliferationsverhalten verbunden ist. Bezüglich anderer Onkogene ist die Situation bei dieser Tumorgruppe noch unklar. Bei den Tumorsuppressorgenen ist vor allem p53 (Abb. 3.7) in Plattenepithelkarzinomen ausgiebig untersucht worden, insbesondere im Hinblick auf die Bedeutung von p53-Gen-Mutationen [7, 60], die in diesen Tumoren aber noch nicht endgültig geklärt ist. Weiterhin spielen Zellzyklusregulatoren wie die Zykline D, A und B bei Plattenepithelkarzinomen eine Rolle (Literatur bei [60]). Zukünftige Studien werden aufzeigen müssen, inwieweit die Bestimmung solcher molekularen Marker – mittels immunhistochemischer oder molekularbiologischer Methoden – eine klinische Relevanz erhalten wird (s. Kap. 16.4).

3.2.2 Zytologische Diagnostik

Die Punktionszytologie von Halslymphknoten ist ein wenig invasives diagnostisches Verfahren, das meist eine zuverlässige Diagnose einer Plattenepithelkarzinommetastase zumindest im Stadium der Makrometastase erlaubt [50]. In den Ausstrichpräparaten lassen sich zy-

Abb. 3.8. Zytologisch positives Halslymph-knotenpunktat mit atypischen Plattenepithelzellen mit mäßiggradig vergrößerten, chromatinverdichteten, unregelmäßigen Zellkernen und eosinophilem Zytoplasma. „Schmutziger" Hintergrund mit Zelldetritus und Blutbestandteilen (Hämatoxylin-Eosin)

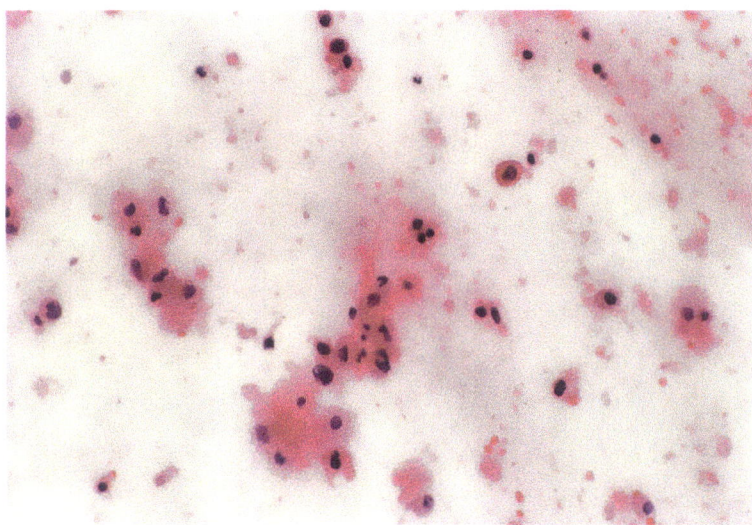

tologisch atypische Plattenepithelzellen mit hyperchromatischen Kernen mit vergröbertem Chromatinmuster und irregulärer Kernkontur nachweisen (Abb. 3.8). Der Plattenepithelcharakter der Zellen äußert sich an einem relativ breiten, färberisch eosinophil darstellbaren Zytoplasma. Diagnostisch besonders hilfreich sind dyskeratotische Zellen mit dichtem, stark azidophilem Zytoplasma und kleinem, stark hyperchromatischem, rundovalärem, teils deformiertem Zellkern. Weitere Kriterien sind vergrößerte prominente Nukleoli und ein so genannter „schmutziger" Hintergrund mit Zelldetritus. Gelegentlich entstehen differenzialdiagnostische Probleme, z. B. im Falle schlecht differenzierter Plattenepithelkarzinommetastasen gegenüber anderen malignen Tumoren oder im Falle gut differenzierter Plattenepithelkarzinommetastasen gegenüber benignen plattenepithelialen tumorartigen Läsionen wie z. B. lateralen Halszysten.

3.2.3 Varianten des Plattenepithelkarzinoms im Kopf-Hals-Bereich

Von der konventionellen Form des Plattenepithelkarzinoms werden eine Reihe besonderer morphologischer Varianten abgegrenzt (vgl. Tabelle 3.1), die sich auch in den Lymphknotenmetastasen darstellen. Die wichtigsten davon werden im Folgenden besprochen.

Basaloides Plattenepithelkarzinom

Die basaloiden Plattenepithelkarzinome [42, 51] enthalten regelmäßig konventionelle Plattenepithelkarzinomanteile, die aber oft nur umschrieben sind. Die eigentlichen, basaloiden Anteile (Abb. 3.9) zeigen – oberflächlich betrachtet – gewisse histologische Ähnlichkeiten

zum Basalzellkarzinom der Haut. Die Tumorzellen sind basalzellähnlich, weisen ein schmales Zytoplasma auf und können in der Peripherie der Tumorzellnester eine Palisadenstellung ausbilden. Eine Verhornung fehlt in der basaloiden Tumorkomponente. Es finden sich zahlreiche Mitosen, Einzelzellnekrosen und zentrale Gruppennekrosen als Zeichen starken Tumorzellwachstums. Die Tumorzellen wachsen teils in größeren soliden Nestern, teils in schmaleren Zellsträngen. Sie bilden extrazellulär oft ein hyalines Stroma oder muzinöses Material aus, sodass sich kribriforme Muster ergeben können. Daraus ergibt sich die histologische Differenzialdiagnose zum adenoid-zystischen Karzinom der Speicheldrüsen, welches auch Lymphknoten befallen kann (s. Abschnitt 3.3); bei diesem ist der Grad der Zell- und Kernpleomorphie aber wesentlich geringer.

Das basaloide Plattenepithelkarzinom tritt vorzugsweise im Bereich des Hypopharynx, des Zungengrundes und des supraglottischen Kehlkopfes auf. Es stellt eine histologische Sonderform dar, die biologisch und klinisch einem schlecht differenzierten konventionellen Plattenepithelkarzinom entspricht und auch häufig zu zervikalen Lymphknotenmetastasen führt.

Adenoides Plattenepithelkarzinom

Bei dieser seltenen Variante kommt es nicht zu einer echten glandulären Differenzierung, sondern es entstehen durch degenerative Akantholyse der Tumorzellen im Zentrum von Tumorzellnestern pseudoglanduläre Strukturen, die bis hin zu einer Pseudozystenbildung reichen können [42, 51, 60]. Die Primärtumoren sind häufig im Bereich der lichtexponierten Haut und der Unterlippe lokalisiert. Die Prognose scheint vergleichsweise günstig zu sein.

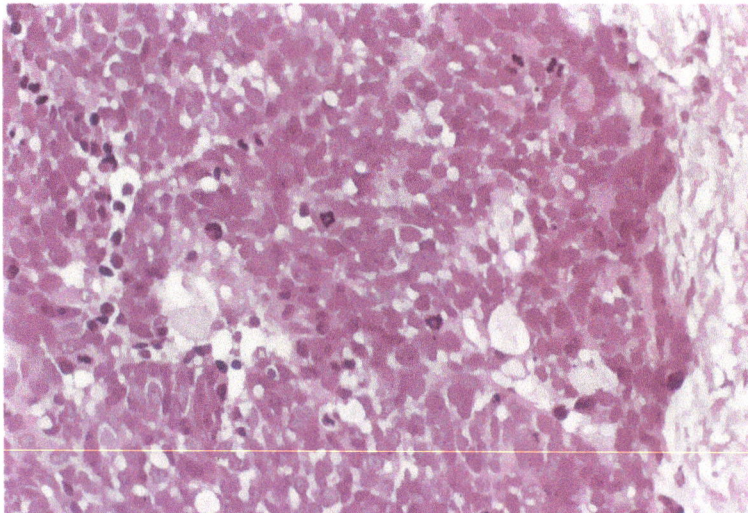

Abb. 3.9. Basaloides Plattenepithelkarzinom mit kohäsiven Zellverbänden, bestehend aus Komplexen kleiner Tumorzellen mit hyperchromatischen Zellkernen und nur schmalem basophilen Zytoplasmasaum (Hämatoxilin-Eosin)

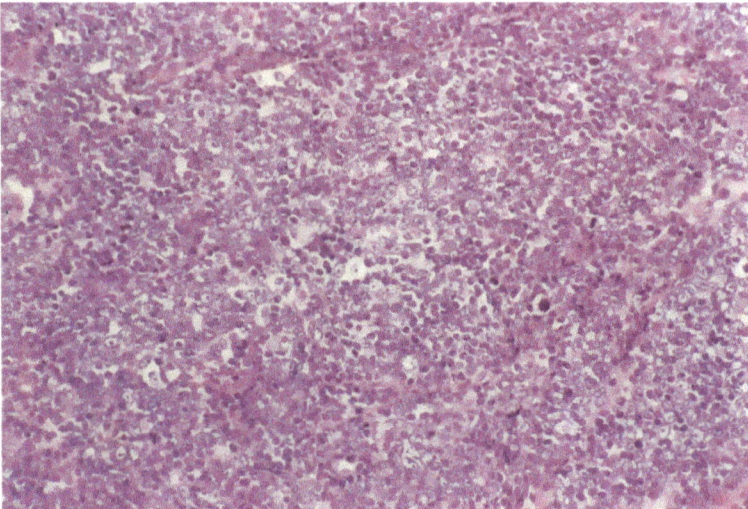

Abb. 3.10. Undifferenziertes (lymphoepitheliales) Karzinom des Zungengrundes mit wenig kohäsiven, deutlich atypischen epithelialen Zellkomplexen mit vesikulären Kernen, prominenten Nukleoli und basophilem Zytoplasma, diffus durchsetzt von Lymphozyten (Hämatoxylin-Eosin)

Undifferenziertes (lymphoepitheliales) Karzinom (Schmincke-Tumor)

Das undifferenzierte lymphoepitheliale Karzinom [42, 51, 80] ist eine eigenständige klinisch-pathologische Entität, die daher erkannt und korrekt diagnostiziert werden sollte. Diese Tumoren entstehen typischerweise im Nasopharynx, kommen aber auch in der Tonsillenregion vor. Die Altersverteilung der Patienten ist auffallend breit, es können auch Kinder betroffen sein. Die meisten Fälle sind mit dem Ebstein-Barr-Virus (EBV) assoziiert. Undifferenzierte lymphoepitheliale Karzinome führen in typischer Weise sehr frühzeitig zu Lymphknotenmetastasen, die sogar das initiale klinische Zeichen darstellen können, während der Primärtumor zunächst noch okkult bleiben kann.

Histopathologisch besteht das undifferenzierte lymphoepitheliale Karzinom aus undifferenzierten Tumor-

zellen mit großen, runden, vesikulären Zellkernen mit prominenten Nukleoli und hohem Mitoseindex (Abb. 3.10). Zellgrenzen sind kaum erkennbar, wodurch oft ein synzytialer Zellverband vorgetäuscht wird. Sehr typisch ist das oft sehr ausgeprägte, diffuse lymphoplasmazelluläre Infiltrat, das sich auch zwischen den Tumorzellen ausbreitet und so zu einem Auseinanderweichen und einer starken Dispersion der Tumorzellen führt. Dadurch geht morphologisch der epitheliale Charakter oft verloren, und die Tumorzellen ähneln scheinbar Immunoblasten oder Hodgkin-Zellen. Daher gehören maligne großzellige Lymphome und auch Hodgkin-Lymphome zur histologischen Differenzialdiagnose des undifferenzierten lymphoepithelialen Karzinoms.

Mitunter kann der Tumor – bei starker lymphatischer Komponente – schwer von ortsständigem lymphatischem Gewebe abgrenzbar sein. Im Zweifelsfall empfiehlt sich eine immunhistochemische Färbung auf Zy-

Abb. 3.11. Immunhistochemisch positive Expression von Pan-Zytokeratin (AE1/AE3) in den lymphoepithelialen Karzinomzellen, die damit eindeutig dargestellt und als epithelial charakterisiert werden. Negative Reaktion der lymphatischen Tumorkomponente

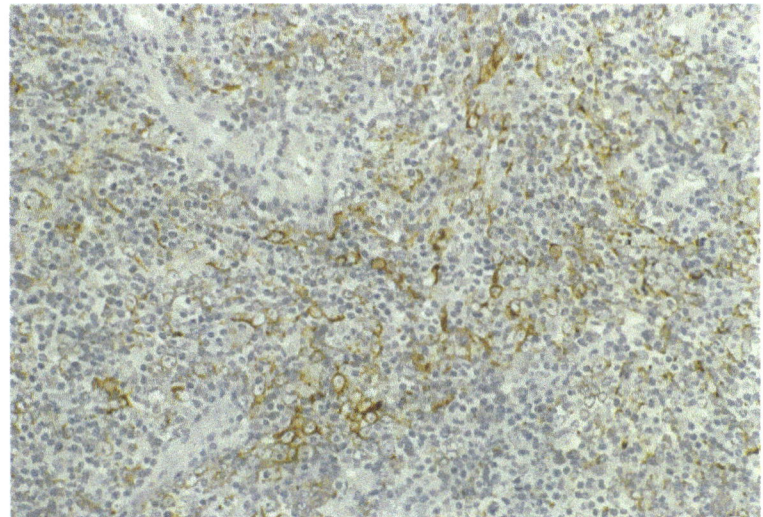

Abb. 3.12. Spindelzellkarzinom mit deutlich atypischen, kernvergrößerten, spindeligen Tumorzellen mit lang gestreckten Zytoplasmaausläufern und damit sarkomatoidem Erscheinungsbild. Am rechten Bildrand Übergang in noch bestehende gut differenzierte Plattenepithelkarzinomanteile von mehrschichtigem Aufbau (Hämatoxylin-Eosin)

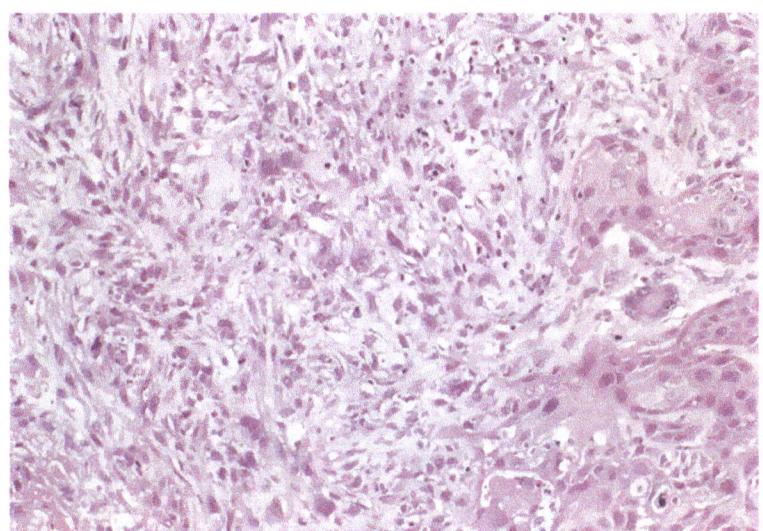

tokeratine (Abb. 3.11), die die epithelialen Tumorzellen des lymphoepithelialen Karzinoms eindeutig markieren, während maligne Lymphome negativ sind. Eine andere relevante Differenzialdiagnose ist die Abgrenzung gegenüber dem konventionellen nichtverhornenden Plattenepithelkarzinom. In den Lymphknotenmetastasen des undifferenzierten lymphoepithelialen Karzinoms ist das lymphoplasmazelluläre Infiltrat oft in gleicher Weise vorhanden, kann aber auch fehlen.

Adenosquamöses Karzinom

Die seltenen adenosquamösen Karzinome sind meist hochmaligne Tumoren. Sie zeigen histologisch einen biphasischen Aufbau [42, 60]. Häufig dominiert die plattenepitheliale Komponente, oft mit Verhornung, während die drüsige Komponente mit glandulären Lumina

und/oder intrazellulärer Schleimbildung eher geringer ausgeprägt ist. Die Primärtumoren können vom Oberflächenepithel der Mukosa, von kleinen seromukösen Drüsen oder von Speicheldrüsen ausgehen. Die wichtigste histologische Differenzialdiagnose ist das high-grade-mukoepidermoide Karzinom der Speicheldrüsen, welches meist besser differenziert ist und aus distinkten Zelltypen besteht.

Spindelzellkarzinom

Bei dieser ebenfalls biphasischen Sonderform des Kopf-Hals-Karzinoms liegt neben der prädominierenden spindelzelligen Komponente definitionsgemäß eine – oft mindere – Plattenepithelkarzinomkomponente vor (Abb. 3.12). Spindelzellkarzinome entwickeln sich hauptsächlich im Larynx und sind makroskopisch häufig exophytisch-polypoid aufgebaut. Die kennzeichnende maligne Spindelzellkomponente kommt morphologisch einem malignen mesenchymalen Tumor, einem Sarkom, gleich; der epitheliale Ursprung spiegelt sich jedoch in der Regel in einer zumindest noch fokalen Zytokeratin-Expression wider [42, 60]. Die spindelzellige Komponente kann völlig undifferenziert sein und aus durch eine faserige Matrix getrennten, pleomorphen Spindelzellen mit irregulärer Anordnung aufgebaut sein, somit einem undifferenzierten Sarkom ähneln. Die spindeligen Tumorzellen können sich auch in lockeren Faszikeln anordnen. In anderen Fällen bilden sie wirbelartige storiforme Muster, die an ein malignes fibröses Histiozytom erinnern. Wieder andere Fälle bilden osteoide oder chondroide Strukturen aus und ähneln damit in ihrer sarkomatoiden Komponente einem Osteosarkom oder einem Chondrosarkom. Immer jedoch lassen sich eindeutig plattenepithelial differenzierte Areale identifizieren, die die Diagnose sichern.

Die histologische Differenzialdiagnose umfasst Plattenepithelkarzinome mit verstärkter Stromaproliferation, verschiedene echte Sarkome einschließlich des Rhabdomyosarkoms sowie den Spindelzelltyp des malignen Melanoms [42]. Ätiologisch steht wie bei konventionellen Plattenepithelkarzinomen Zigarettenrauch an erster Stelle; bei einigen Patienten scheint dieser Tumor aber durch eine vorausgegangene Strahlentherapie induziert zu sein [42, 60].

Die Lymphknotenmetastasen dieser Karzinome können sowohl eine plattenepithelartige Differenzierung als auch ein sarkomartig-spindelzelliges oder ein biphasisches Wachstum zeigen [42].

3.2.4 Mikrometastasen von Plattenepithelkarzinomen

Der Prozess der lymphogenen Metastasierung eines Plattenepithelkarzinoms beginnt mit einer Invasion von Lymphbahnen durch eine Subpopulation von Tumorzellen. Dies kann sich in der Umgebung des Primärtumors unter dem morphologischen Bild einer Lymphangiosis carcinomatosa manifestieren. Die Tumorzellen werden dann mit dem Lymphstrom über afferente Lymphgefäße in den drainierenden regionalen Lymphknoten geschwemmt und erscheinen dort zunächst als Tumorzellemboli, die meist im subkapsulären Sinus, manchmal auch in einem kapsulären Lymphgefäß (Abb. 3.13) [76] histologisch sichtbar werden.

Wenn die Tumorzellen – was nur wenigen gelingt – in dem Milieu des Lymphknotens überleben und nicht durch die immunologische Abwehr zerstört werden, beginnen sie zu proliferieren und einen größeren Tumorzellverband auszubilden. Erst dann – nicht schon bei verschleppten Tumoreinzelzellen oder winzigen Tumorzellemboli – spricht man von einer Mikrometastase.

Eine Mikrometastase als frühestes Stadium einer Lymphknotenmetastase (Abb. 3.14) ist histologisch definiert als ein metastatischer, von den Lymphknotensinus ausgehender Karzinomherd, der in keiner histologischen Schnittebene mehr als 3 mm Durchmesser aufweist und die Lymphknotenarchitektur nur minimal alteriert [31, 78, 91]. Mikrometastasen sind meist frei von mesenchymalem Stroma, eine Angiogenese hat in diesem Stadium noch nicht stattgefunden. Zwei Drittel bis drei Viertel aller Mikrometastasen sind – entsprechend dem primären Ort lymphatischen Einstroms in den Lymphknoten – im Bereich des subkapsulären Sinus lokalisiert, nur ein Drittel bis ein Viertel im Bereich der Marksinus [31, 78, 91]. In seltenen Fällen entwickeln sich Mikrometastasen aus kapsulären oder juxtakapsulären Lymphgefäßen heraus, die dann die Kapsel bzw. die Wand des afferenten Lymphgefäßes durchbrechen und zu einem frühzeitigen primär extrakapsulären Wachstum des Tumors führen können [76].

In einer aufwändigen Analyse mit semiseriellen Schnitten berichteten Hamakawa et al. [31], dass bei insgesamt 29 aufgefundenen Mikrometastasenherden in 23 zervikalen Lymphknoten alle bis auf eine Ausnahme mindestens 0,3 mm groß waren (Spannweite des maximalen Durchmessers 0,3–3 mm; Mittelwert 1,36 mm). Damit unterscheiden sich die vergleichsweise großen und kompakten Mikrometastasen von Kopf-Hals-Plattenepithelkarzinomen von den oft wesentlich kleineren mikrometastatischen Zellgruppen bei Mammakarzinomen, die überwiegend kleiner oder gleich 0,2 mm sind [47]. Plattenepithelkarzinome scheinen damit – möglicherweise bedingt durch eine relativ hohe Zahl von Desmosomen – eine stärkere Zelladhäsion aufzuweisen, während Mammakarzinome mehr zu dispersem Wachstum tendieren und in einem Lymphknoten oft multiple mikrometastatische Foci nachweisbar sind.

Lymphknoten mit Mikrometastasen sind im Mittel normal groß [91] oder etwas größer als tumorfreie Lymphknoten [31], können aber auch schon in kleinen Lymphknoten unter 5 mm Durchmesser vorhanden sein [20]. In aktivierten Lymphknoten mit Sinushistiozytose und/oder follikulärer Hyperplasie fanden Hamakawa et al. [31] nur selten Mikrometastasen. Meist manifestieren sich die Mikrometastasen einzeln, gelegentlich lassen sich aber in einem Lymphknoten mehrere (zwei bis drei) mikrometastatische Foci nachweisen [31].

Während in makrometastasenpositiven Neck-dissection-Präparaten zusätzlichen Mikrometastasen sicherlich nur wenig Bedeutung zukommt, sind diejenigen Fälle interessant – besonders im Hinblick auf eine mögliche prognostische Signifikanz –, bei denen ausschließlich Mikrometastasen nachweisbar sind.

Hier muss kurz auf die Methodik eingegangen werden (s. Abschn. 3.1). Die Sensitivität des histopathologischen Mikrometastasennachweises wird naturgemäß durch eine aufwändigere Aufarbeitungstechnik wie der

Abb. 3.13. Tumorzellkomplexe eines Plattenepithelkarzinoms in Lymphgefäßen der Lymphknotenkapsel, am unteren Bildrand erhaltene Lymphfollikel (Hämatoxylin-Eosin)

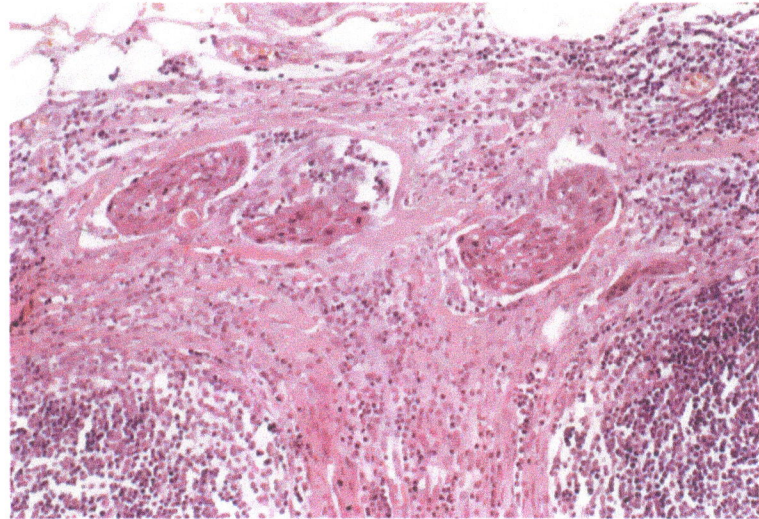

Abb. 3.14. Mikrometastase eines Plattenepithelkarzinoms mit unter 1 mm großem atypischem Plattenepithelverband im Randsinus des Halslymphknotens (Hämatoxylin-Eosin)

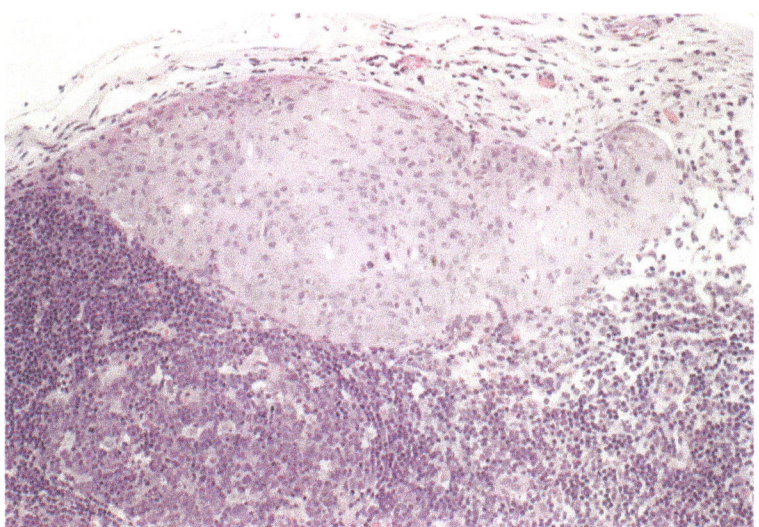

Anfertigung multipler Serienschnitte verbessert, allerdings teilweise nur marginal [63]. Die Angaben in der Literatur zur Inzidenz von Mikrometastasen in Neck-dissection-Präparaten variieren deutlich. Bei gründlicher, aber konventioneller histopathologischer Aufarbeitung waren in 10 % [77] bis 20 % [91] aller untersuchten metastasenpositiven Neck-dissection-Präparate ausschließlich Mikrometastasen vorhanden gewesen. Eine deutlich höhere Rate von 53 % wurde gefunden, wenn sich die Analyse auf Patienten mit klinischem N0-Status beschränkte [92]. Bei der Mehrzahl der Patienten mit Mikrometastasen war ein einziger Lymphknoten von der Mikrometastasierung befallen [91]. Bei aufwändiger Aufarbeitung konnten in bei konventioneller histologischer Untersuchung tumorfreien Lymphknoten (wobei etwa 500 bis 1.000 untersucht wurden) Mikrometastasen in 0,3 % [63], 0,8 % [1] oder 4,2 % [31] dieser Lymphknoten aufgedeckt werden. In den beiden letzteren Stu-

dien ergab sich daraus ein Hochstufen des pN-Stadiums bei 10–12 % der Patienten.

Inwieweit der Existenz von Mikrometastasen in Lymphknoten (im Vergleich zu Patienten mit tumorfreien Lymphknoten) eine prognostische Relevanz zukommt, wie das für bestimmte Tumorarten, besonders Mammakarzinome, gezeigt worden ist [23], ist für Kopf-Hals-Karzinome noch nicht geklärt. Hamakawa et al. [31] postulierten eine solche Relevanz, ihre Daten waren aber an einem kleinen Patientenkollektiv erhoben. Woolgar [89, 91] fand dagegen keinen signifikanten Verlaufsunterschied zwischen Patienten mit Mikrometastasen und Patienten ganz ohne Metastasen in den Lymphknoten, wobei auch diese Daten eher präliminär sind (retrospektiv, kurze Nachbeobachtungszeiten). Insgesamt wurden – im Gegensatz zu anderen Organtumoren [23] – Mikrometastasen bei Kopf-Hals-Karzinomen noch wenig untersucht [31]. Um die Frage der prognostischen Bedeutung von Mikrometastasen endgültig einschätzen zu können, sind gerade bei Plattenepithelkarzinomen des Kopf-Hals-Bereiches kontrollierte prospektive Studien angezeigt. Für die diagnostische Histopathologie sollte daher vorerst die oben (s. Abschn. 3.1) beschriebene histologische Standardaufarbeitung mit einem histologischen Schnittpräparat pro Paraffinblock genügen, zumal die Plattenepithelkarzinommikrometastasen vergleichsweise groß sind [31]. Dabei muss aber ein sorgfältiger makroskopischer Zuschnitt (Lamellieren größerer Lymphknoten in 3–4 mm dicken Scheiben, Präparation auch kleinster Lymphknoten) gewährleistet sein.

Mikrometastasen sollten – wie oben bereits angesprochen – von isolierten, in Lymphknotensinus verschleppten Karzinomzellen abgegrenzt werden, da eine Metastase erst vorliegt, wenn die Tumorzellen am Ort der Verschleppung proliferieren und zumindest beginnen, einen multizellulären Tumorzellverband auszubilden. Der Nachweis isolierter, disseminierter Tumorzellen erfordert immunhistochemische Untersuchungen an Serienschnitten oder molekularbiologische Analysen. Solchen Methoden geben in der Tat Hinweise auf in konventioneller histologischer Untersuchung nicht nachweisbare, okkulte Tumorzellen in Lymphknoten. In Lymphknoten von Patienten mit oralen Plattenepithelkarzinomen, die in konventioneller HE-Mikroskopie tumorfrei waren, deckte eine zusätzliche Zytokeratin-Immunhistochemie „Mikrometastasen" bzw. kleinste Tumorzellgruppen in jeweils einem Lymphknoten bei 7% der Patienten auf, ein Einfluss auf die Prognose konnte jedoch nicht aufgezeigt werden [22]. Dagegen konnte kürzlich für ebenfalls durch Zytokeratine nachgewiesene zervikale und andere Mikrometastasen von Plattenepithelkarzinomen des Ösophagus eine unabhängige prognostische Bedeutung in multivariater Analyse ermittelt werden [37].

In mehreren Studien wurde die Reverse-Transkriptase-Polymerasekettenreaktion (RT-PCR) eingesetzt, um damit kleinste Mengen tumorspezifischer mRNA in Lymphknotenextrakten aufzuspüren. Als Marker mit einer einigermaßen verlässlichen Tumorspezifität wurden bestimmte plattenepitheltypische Zytokeratine und andere plattenepitheliale Differenzierungsantigene ausgewählt. So konnte in 37% konventionell tumorfreier Lymphknoten die mRNA und damit die Expression des für Plattenepithelkarzinomzellen spezifischen Zytokeratins CK5 nachgewiesen werden [39]. In einem ähnlichen Ansatz wiesen Hamakawa et al. [30] die mRNA für CK13, ein ebenfalls plattenepitheltypisches, aber in den Tumoren weniger konstant exprimiertes Zytokeratin [45], in 14% der histologisch tumorfreien zervikalen Lymphknoten von Patienten mit oralen Plattenepithelkarzinomen nach. Die gleiche Gruppe fand 19% RT-PCR-positive Lymphknoten, wenn sie als mRNA-Marker ein Differenzierungsantigen von Plattenepithel-

karzinomen, das Squamous-Cell-Carcinoma-Antigen (SCCA), heranzogen [29].

Eine noch höhere Sicherheit bezüglich der Spezifität für Tumorzellen wird durch tumorspezifische Genmutationen gewährleistet. Mit dieser Strategie konnten Brennan et al. [9] in 21% der histopathologisch tumorfreien Lymphknoten Nukleinsäureketten mit die jeweiligen primären Kopf-Hals-Plattenepithelkarzinome kennzeichnenden, tumorspezifischen p53-Mutationen nachweisen, die somit aus in diesen Lymphknoten lokalisierten – möglicherweise extrem spärlichen – Tumorzellen stammen mussten. Die biologische und prognostische Bedeutung all dieser Befunde bleibt aber noch zu klären.

3.2.5 Extrakapsuläre Ausbreitung von Lymphknotenmetastasen

Extrakapsuläres Tumorwachstum tritt meist in einem fortgeschrittenen Stadium der lymphatischen Metastasierung auf. Während anfangs der metastatische Tumor die Lymphknotenkapsel meist respektiert, kommt es später fokal zu einer Invasion des Kapselbindegewebes und dann zum kompletten Durchbruch bzw. zur Ruptur der Lymphknotenkapsel (Abb. 3.15), dabei zunächst aber zu einer nur mikroskopisch fassbaren extrakapsulären Tumorausbreitung. Neben einem solchen Durchbrechen intranodalen Tumors wurde von Toker [76] als ein weiterer möglicher Mechanismus postuliert, dass eine durch metastatische Durchsetzung des Lymphknotens bedingte Stase afferenter Lymphgefäße die Festsetzung sekundärer, also neu angefluteter, Tumorzellemboli in ektatischen kapsulären und juxtakapsulären Lymphgefäßen begünstigt, von denen aus es direkt zu einem extranodalen Tumorwachstum kommen könnte. In seltenen Fällen können sich bereits kleine, sehr peripher gelegene Metastasen früh extrakapsulär ausbreiten, und zwar besonders dann, wenn sich Tumorzellemboli primär in intra- oder juxtakapsulären Lymphgefäßen abgesiedelt haben [76] (s. Abschn. 3.2.4).

Bei weiterem Tumorwachstum werden die extrakapsulären Tumorverbände bereits makroskopisch beim Zuschnitt des Präparates mit bloßem Auge sichtbar, es liegt eine makroskopische extrakapsuläre Tumorausbreitung vor. Diese kann im weiteren Verlauf zur Fusion von benachbarten, metastatisch befallenen Lymphknoten führen. Die außerhalb der Lymphknoten sich ausbreitenden Tumorformationen können dann andere Gewebestrukturen invadieren wie die Gl. submandibularis, die Wand der V. jugularis interna, die Skelettmuskulatur und die Haut [89]. In größeren Serien wird die Häufigkeit einer extrakapsulären Tumorausbreitung mit 74–85% von tumorpositiven Neck-dissection-Präparaten angegeben [13, 17]. Die extrakapsuläre Tumorausbreitung ist dabei erwartungsgemäß mit der Größe des

Abb. 3.15. Extrakapsuläre Ausbreitung (*obere Bildhälfte*) einer Halslymphknotenmetastase eines Plattenepithelkarzinoms mit Stromadesmoplasie in der Umgebung der Tumorzellkomplexe (Hämatoxylin-Eosin)

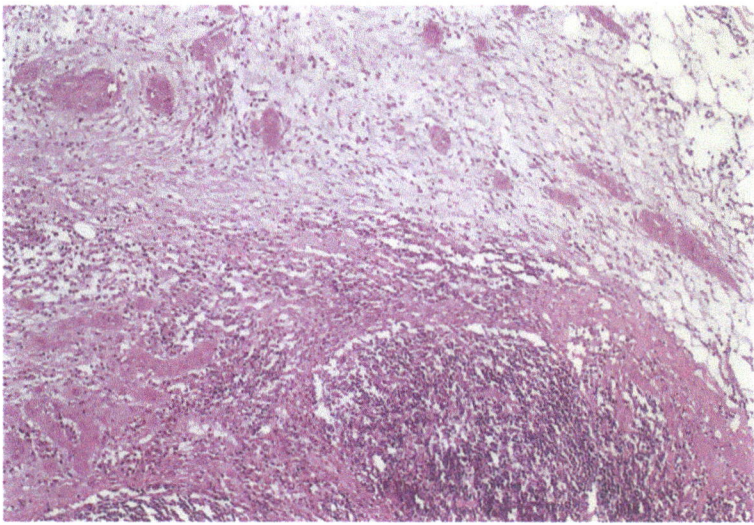

metastatischen Lymphknotens korreliert und findet sich charakteristischerweise bei mehr als 3 cm großen nodalen Metastasen [14]. Es sei aber betont, dass etwa 20 % aller Lymphknotenmetastasen mit nachgewiesener extrakapsulärer Ausbreitung kleiner als 1 cm im Durchmesser sind [14, 67, 68].

Die wesentliche klinische Bedeutung der extrakapsulären Tumorausbreitung liegt in ihrer gesicherten prognostischen Signifikanz [64, 68, 89]. Hierbei konnte in multivariaten Anlaysen gezeigt werden, dass nur die makroskopische extrakapsuläre Tumorausbreitung einen unabhängigen prognostischen Parameter darstellte, während die mikroskopische extrakapsuläre Tumorausbreitung weniger Bedeutung zu haben scheint [13, 17].

Wenn sich diese Ergebnisse in weiteren Studien bestätigen lassen, würde es vom histopathologischen Gesichtspunkt aus wichtig sein, eine eindeutige Grenze zwischen mikroskopischer und makroskopischer extrakapsulärer Ausbreitung zu definieren, wie z. B. die Tiefe der Invasion in das perinodale Gewebe in Millimetern. Bislang fehlt eine solche allgemein gültige Definition. Die genannten Befunde weisen auf die Bedeutung einer möglichst genauen makroskopischen und mikroskopischen Dokumentation einer extrakapsulären Tumorausbreitung hin [14]. Dabei kann eine makroskopische extrakapsuläre Ausbreitung durch eine nichttumoröse perinodale Fibrose vorgetäuscht werden, die durch lokale Entzündungsprozesse oder vorherige Strahlentherapie bedingt sein kann. Die histologische Beschreibung des extrakapsulären Tumorwachstums sollte diese Gewebereaktionen sowie auch Gefäßeinbrüche berücksichtigen [19].

Unter dem Ansatz einer möglichst genauen histologischen Dokumentation des extrakapsulären Tumorwachstums wurde kürzlich ein detailliertes histopathologisches Auswerteschema vorgeschlagen und im Hinblick auf seine prognostische Bedeutung geprüft [36, 60,

82]. Dieses Schema besteht aus sieben histomorphologischen Typen der Lymphknotenmetastase:

Typ I: inselartige Metastase ohne Kontakt zur Kapsel,

Typ II: direkter Kontakt der Metastase zur Kapsel,

Typ III: Kapselinfiltration,

Typ IV: Desmoplasie des Lymphknotens mit noch erhaltener Kapsel,

Typ V: Desmoplasie des Lymphknotens mit Zerstörung der Kontinuität der Kapsellamellen,

Typ VI: rupturierte Kapsel mit Infiltration des perinodalen Fettgewebes,

Typ VII: Kapseldurchbruch und Infiltration der Halsweichteile.

Verbunden mit der Anzahl metastatisch befallener Lymphknoten erwies sich diese histopathologische Subtypisierung als relevant hinsichtlich prognostischer Parameter einschließlich der tumorbedingten Überlebensrate.

3.2.6 Zystische Halslymphknotenmetastasen

Echte zystische Halslymphknotenmetastasen stellen eine besondere klinisch-pathologische Entität dar. Es handelt sich meist um solitäre, bis 10 cm große, oft subdigastrisch lokalisierte zystische Tumoren, die randlich noch Lymphknotenanteile mit meist erhaltener Kapsel aufweisen und im Übrigen aus einem zystischen epithelialen Tumor mit auffallend papillärer Struktur der Zystenwandung aufgebaut sind [40]. Histologisch (Abb. 3.16, 3.17) besteht die Zystenwandung aus einem mehr oder weniger atypischen, nichtverhornenden oder transitionalzellartigen Plattenepithel [40, 75]. In manchen Fällen kann das Epithel lymphozytär durchsetzt

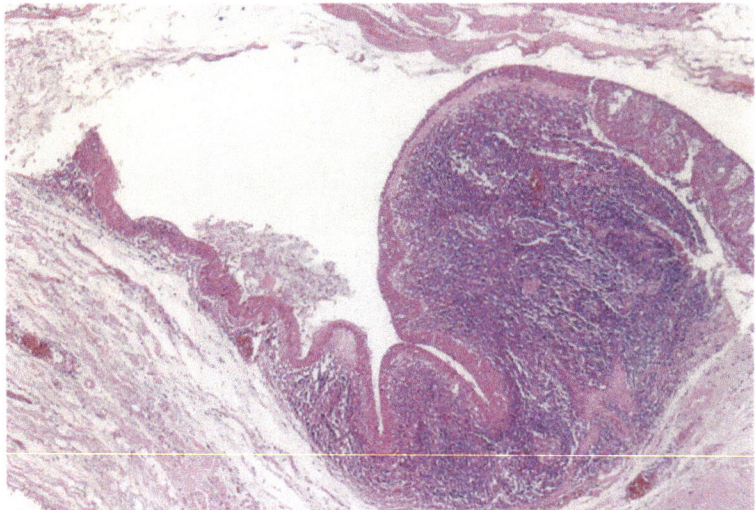

Abb. 3.16. Zystische Halslymphknotenmetastase mit Auskleidung durch schmales weitgehend ausgereiftes Plattenepithel und darunter bandförmig gelagertem lymphatischem Gewebe in der Zystenwand (Hämatoxylin-Eosin)

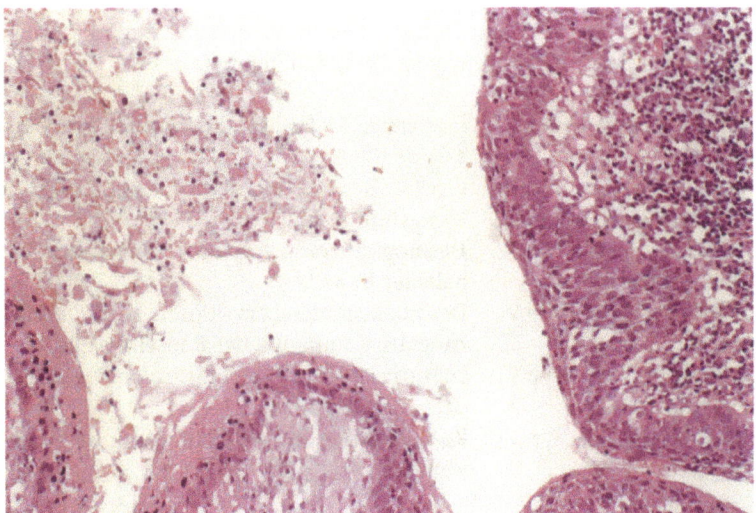

Abb. 3.17. Stärker vergrößerte zystische Halslymphknotenmetastase mit nur leichten Kernunregelmäßigkeiten des retikulär aufgebauten, die Zyste bandförmig auskleidenden Plattenepithels. In der Lichtung wenig Zelldetritus (Hämatoxylin-Eosin)

sein, ähnlich wie bei einem lymphoepithelialen Karzinom.

Bemerkenswerterweise können manche Abschnitte des zystenauskleidenden Epithels sehr blande erscheinen und so ein nichtneoplastisches Plattenepithel vortäuschen, sodass in einzelnen Fällen die Abgrenzung von einer benignen lateralen Halszyste (branchiogene Zyste) differenzialdiagnostisch schwierig sein kann (s. Kap. 18.3.1). Dies ist der Grund, weshalb lange Zeit umstritten war, ob solche Tumoren nicht primär im Halsbereich auf dem Boden einer branchiogenen Zyste durch deren karzinomatöse Entartung entstehen und als so genanntes branchiogenes Karzinom aufzufassen sind. Zahlreiche Studien konnten jedoch zeigen, dass diese Fälle nahezu immer besonders konfigurierte Halslymphknotenmetastasen eines primären Plattenepithelkarzinoms oder lymphoepithelialen Karzinoms darstellen, die ganz typischerweise im Bereich des Waldeyer-

Rachenrings gelegen sind. Bei derartigen zystischen Halslymphknotenmetastasen ist somit mit hoher Wahrscheinlichkeit ein Primärtumor in der Gaumentonsille oder – weniger häufig – im tonsillären Gewebe des Zungengrundes oder des Nasopharynx aufzufinden [40, 41, 55, 75, 80, 81].

Häufig manifestiert sich die papilläre zystische Metastase früher als der zunächst okkulte Primärtumor. Die Prognose ist günstiger als bei konventionellen metastasierenden Plattenepithelkarzinomen [41]. Von den echten zystischen Metastasen abgegrenzt werden sollten durch zentrale Nekrose entstehende Pseudozystenbildungen in konventionellen Plattenepithelkarzinommetastasen, deren Primärtumoren außerhalb des Waldeyer-Rachenrings sitzen.

3.2.7 Veränderungen von Halslymphknotenmetastasen nach Bestrahlung und Chemotherapie

Präoperative Bestrahlung oder neoadjuvante Chemotherapie führen zu morphologischen Änderungen des metastatischen Tumorgewebes, die teilweise als – erwünschte – Tumorregression aufzufassen sind, jedoch auch vom individuellen therapeutischen Ansprechen abhängen. Als relativ frühe Veränderung nach einer Bestrahlung konnte zytologisch ein Anstieg abnormer Zellkernformen aufgezeigt werden, wobei es sich um Mikrokerne, Doppel- oder Mehrfachkerne und Kernknospen handelt. Diese werden bereits in den Anfangstagen einer Strahlentherapie evident und sind abhängig von der Strahlendosis [5]. Elektronenmikroskopisch finden sich Alterationen sowohl des Zellkerns (Schwellung, Einschlüsse, Fragmentation) als auch des Zytoplasmas (Ödem, Verklumpungen von Tonofibrillen) [12]. Bei radiosensiblen Tumoren manifestiert sich die Tumorregression zunächst durch vermehrte Apoptosen [60] und – nach Zerfall größerer Tumoranteile – durch so genannte Keratingranulome, wobei hier vitale Tumorzellen vollständig fehlen können [13, 73].

Nach Chemotherapie lassen sich ähnliche Veränderungen nachweisen, wobei zunächst wiederum vermehrt Apoptosen induziert werden und ultrastrukturell vielfältige Veränderungen der Zellkerne und des Zytoplasmas nachweisbar werden [12]. In manchen Fällen kommt es nach Chemotherapie zu übermäßiger Differenzierung mit Hyperkeratinisierung und Ausbildung ausgedehnter Hornmassen, als deren Folge sich wiederum eine granulomatöse Entzündungsreaktion mit mehrkernigen Riesenzellen im Sinne von Keratingranulomen entwickelt [12, 28]. Von klinischem Interesse wäre es, wenn sich an einer Biopsie des Primärtumors die Radio-Chemo-Therapiesensitivität ablesen ließe, vielleicht durch Bestimmungen von apoptoseassoziierten Parametern wie p53 oder mit Chemotherapieresistenz assoziierten Parametern wie p-Glykoprotein [28, 60].

Zusammenfassend kann zur Pathologie der zervikalen Plattenepithelkarzinommetastasen festgehalten werden, dass eine wichtige Aufgabe des Pathologen in der korrekten Tumortypisierung liegt (vgl. Tabelle 3.1), insbesondere in der Erkennung klinisch relevanter Subtypen des Plattenepithelkarzinoms wie des undifferenzierten lymphoepithelialen Karzinoms und des Spindelzellkarzinoms. Hinsichtlich des Stagings der zervikalen Lymphknotenmetastasen spielen Mikrometastasen und ihre Detektion eine besondere Rolle, wobei eine aufwändige Aufarbeitungstechnik mit Serienschnitten nicht für die Routinediagnostik, sondern nur für spezielle Fragestellungen wie Untersuchungen von Sentinel-Lymphknoten empfohlen wird. Der prognostische Stellenwert von Mikrometastasen ist noch nicht endgültig geklärt und erfordert zukünftige prospektive Studien. Bezüg-

lich Makrometastasen ist die Kapselruptur mit extrakapsulärer Tumorausbreitung von besonderer prognostischer Bedeutung und sollte im histopathologischen Befundbericht präzise beschrieben werden.

Die Ergebnisse des histologischen Lymphknoten-Stagings werden standardmäßig im pN-Stadium des TNM-Systems zusammengefasst [69]. In dieser pN-Klassifikation für Kopf- und Halskarzinome werden einige der oben besprochenen wichtigen pathologischen Parameter, insbesondere Mikrometastasen und extrakapsuläre Tumorausbreitung, nicht spezifisch berücksichtigt (im Gegensatz zum Mammakarzinom). Vorschläge für verbesserte Klassifikationsschemata sind vorgebracht worden (siehe [25], mit dem Vorschlag, die extranodale Ausbreitung in der Klassifikation zu berücksichtigen). Im Allgemeinen ist aber die aktuelle 5. Auflage der TNM-Klassifikation [69] durchaus von klinisch-prognostischer Relevanz [33], wobei eine prognostische Unterscheidung zwischen N2- und N3-Metastasen nicht nachgewiesen werden konnte.

3.3 Metastasen von Speicheldrüsentumoren und Schilddrüsenkarzinomen

Zervikale Lymphknotenmetastasen können gelegentlich auch durch Tumorabsiedlungen entstehen, welche ihren Primärtumorsitz in den großen und kleinen Speicheldrüsen haben (Gll. parotis, submandibularis, sublingualis, kleine Speicheldrüsen der Mundhöhle, des Pharynx und Larynx) [21].

Unter der Vielfalt von Speicheldrüsentumoren (vgl. Tabelle 3.1) ist hier zunächst das adenoid-zystische Karzinom zu nennen [32]. Histomorphologisch zeichnet sich dieser Karzinomtyp durch eine lokale perineurale Infiltration und damit hohe Rezidivfreudigkeit aus und metastasiert erst spät lymphogen. Bei Befall zervikaler Lymphknoten findet man histologisch eine Durchsetzung des lymphatischen Gewebes durch atypische drüsige, kribriform oder tubulär aufgebaute Zellverbände mit „Schweizer-Käse"-artigem Bild und deutlich PAS-positiver, teils Aggregate bildender Basalmembran, entsprechend dem histomorphologischen Aspekt des Primärtumors (Abb. 3.18).

Noch seltener sind Metastasen in zervikalen Lymphknoten von undifferenzierten Karzinomen, dem polymorphen Low-grade-Adenokarzinom oder dem mukoepidermoiden Karzinom (s. Abschn. 3.2.3) beschrieben [21], welche in den großen Speicheldrüsen, insbesondere der Gl. parotis, gelegentlich auch auf dem Boden eines pleomorphen Adenoms, entstehen [21, 43].

Mukoepidermoide Karzinome sind maligne epitheliale Tumoren, welche aus unterschiedlich differenzierten Komponenten wie schleimbildenden, zilientragenden, klarzelligen oder plattenepithelartigen Zellkomplexen bestehen. Sie zeigen häufig aufgrund ihrer

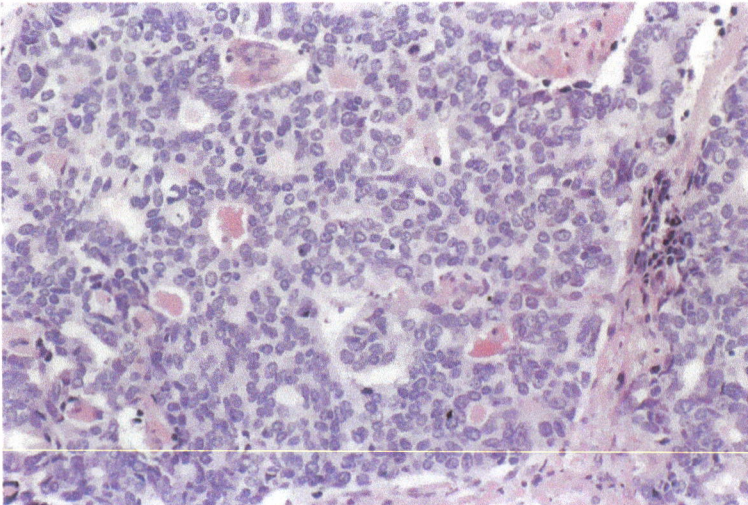

Abb. 3.18. Halslymphknotenmetastase eines adenoid-zystischen Karzinoms mit tubulär und kribriform aufgebauten Tumorzellverbänden mit nur geringgradiger Kernpleomorphie (Hämatoxylin-Eosin)

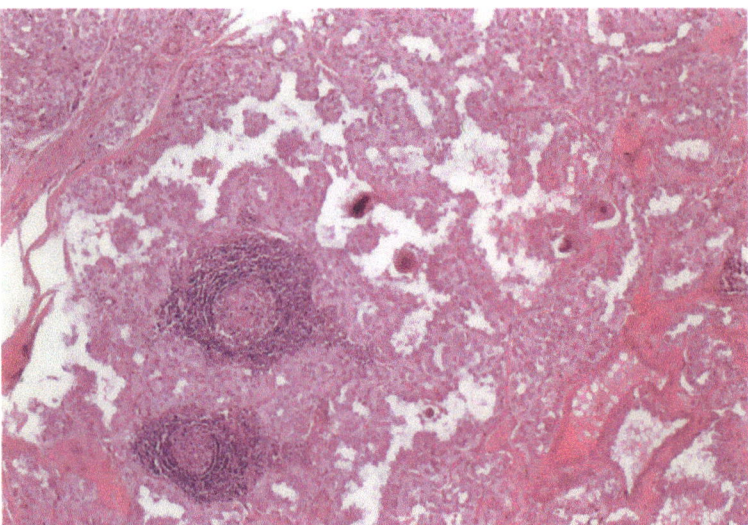

Abb. 3.19. Halslymphknotenmetastase eines papillären Schilddrüsenkarzinoms mit zwei noch erhaltenen Lymphfollikeln und Ersatz des lymphatischen Gewebes durch papillär aufgebaute Tumorzellverbände mit konzentrischen Verkalkungen, so genannte Psammomkörperchen (Hämatoxylin-Eosin)

Schleimbildung ein zystisches Wachstum, welches sich auch in den Lymphknotenmetastasen wiederfindet. Bei low-grade-mukoepidermoiden Karzinomen wird allerdings nur selten (in weniger als 5 %) eine lymphogene Metastasierung beobachtet, während bei High-grade-Karzinomen in bis zu 80 % Lymphknotenmetastasen beschrieben werden [21]. Mehr als 50 % aller mukoepidermoiden Karzinome entsprechen High-grade-Tumoren. Bei diesen kann die Zuordnung einer Lymphknotenmetastase zu diesem Tumortyp in Abgrenzung zu einem undifferenzierten Karzinom oder wenig differenzierten Adenokarzinom schwierig sein. Hierbei ist die Kenntnis der Histologie des Primärtumors hilfreich.

Eine lymphogene Absiedlung benigner pleomorpher Adenome wird in der Literatur in Einzelfällen bei Patienten mit häufig mehrfachen Lokalrezidiven beschrieben [15, 16, 24], welche noch nach jahrzehntelanger Latenzzeit auftreten können. Auch histomorphologisch zeigen diese lymphogenen Absiedlungen eine dem Primärtumor entsprechende „benigne Morphologie" mit reifem myxoiden oder chondroiden Stroma und myoepithelialen Zellkomplexen ohne Kernpleomorphie. Nicht zu verwechseln mit einer Lymphknotenmetastase sind intranodale Speicheldrüsenadenome wie z. B. das Zystadenolymphom (so genannter Warthin-Tumor), welches sich auf dem Boden einer Speicheldrüsenheterotopie im Lymphknoten entwickeln kann [21]. Solche Heterotopien sind in Nähe der großen Speicheldrüsen nicht selten zu finden. Auch andere Gewebsheterotopien wie Schilddrüsengewebe oder Nävuszellen treten in Halslymphknoten auf und dürfen nicht mit Metastasen eines Schilddrüsenkarzinoms oder malignen Melanoms verwechselt werden.

Weiterhin kommen bei zervikalen Lymphknotenmetastasen primäre Schilddrüsenkarzinome (oft papillärer Typ) in Betracht, die sich bereits durch ihre typische

Morphologie mit papillären oder follikulären Wachstumsmustern erkennen lassen (Abb. 3.19). In Zweifelsfällen wird die Diagnose durch immunhistochemischen Nachweis von Thyreoglobulin gesichert. Bei C-Zell-Karzinommetastasen ist neben anderen neuroendokrinen Markern der immunhistochemische Nachweis von Kalzitonin diagnostisch beweisend.

3.4 Seltenere zervikale Lymphknotenmetastasen

Bei der histopathologischen Analyse zervikaler Lymphknotenmetastasen müssen die oben besprochenen Plattenepithelkarzinome des Kopf-Hals-Bereiches und ihre Varianten von einer Reihe anderer maligner Tumoren differenzialdiagnostisch abgegrenzt werden, die ebenfalls zervikale Lymphknotenmetastasen ausbilden können. Als klinischer Überraschungsbefund finden sich mitunter Lymphknotenmetastasen am Hals von bisher noch nicht bekannten Primärtumoren (so genannte okkulte Karzinome) oder von Karzinomen außerhalb des Kopf-Halsbereiches. Die typische Histomorphologie und die Anwendung immunhistochemischer Reaktionen führen in diesen Fällen zur Diagnose mit Bestimmung der Karzinomentität und erleichtern dem Kliniker bei okkulten Karzinomen die Auffindung des Primärtumors. Insbesondere bei lymphogenen Absiedlungen undifferenzierter und anhand der Histomorphologie nicht eindeutig identifizierbarer Tumoren ist die Untersuchung des Gewebes mit immunhistochemischen Methoden unverzichtbar geworden. Praktisch wichtig ist, dass bei unklaren Halslymphknotenmetastasen die Lunge die häufigste Primärtumorlokalisation außerhalb des Kopf-Hals-Bereiches darstellt. Es gibt aber viele weitere Möglichkeiten.

Zunächst sind Plattenepithelkarzinome zu nennen, die außerhalb des Kopf-Hals-Bereiches entstehen. In erster Linie kommen hier Plattenepithelkarzinome des (intrathorakalen) Ösophagus oder Plattenepithelkarzinome der Lunge (als häufigster Typ des Lungenkarzinoms) in Betracht. Histologisch lassen sich solche Metastasen nicht eindeutig von Metastasen von Plattenepithelkarzinomen des Kopf-Hals-Bereiches unterscheiden. Bei der Zytokeratin-Analyse weist jedoch eine starke Expression zylinderepitheltypischer Zytokeratine, vor allem CK8, CK18 und CK19, eher auf ein primäres Plattenepithelkarzinom der Lunge als auf ein Mund- oder Rachenkarzinom hin [27, 45, 56, 79].

Sowohl vom thorakalen Ösophagus als auch von der Lunge können auch Adenokarzinome und – besonders von der Lunge – kleinzellige neuroendokrine Karzinome (s. unten) ausgehen, die alle im Sinne von Fernmetastasen in zervikale Lymphknoten metastasieren können. Bei einer zervikalen Adenokarzinommetastase sollte zunächst auch an eine mögliche Lokalisation des Primärtumors im Kopf-Hals-Bereich gedacht werden

(vgl. Tabelle 3.1). Hier kommt als Entstehungsort entweder eine Speicheldrüse oder die Nasen-/Nasennebenhöhlenschleimhaut im Sinne des sinonasalen Adenokarzinoms des intestinalen Typs in Betracht.

Häufiger ist jedoch bei Adenokarzinommetastasen der Primärtumor außerhalb des Kopf-Hals-Bereiches lokalisiert. Dabei kommen naturgemäß zahlreiche innere Organe in Frage. Neben der bereits erwähnten Lunge und dem thorakalen Ösophagus sind die Mamma, der Magen, der Dickdarm, das Ovar und die Prostata als Entstehungsorte primärer Adenokarzinome, die Fernmetastasen in zervikalen Lymphknoten ausbilden können, besonders zu nennen. Nicht selten ist in solchen Fällen der Primärtumor initial unbekannt (s. Kap. 13) und wird dann in einem Teil der Fälle durch weitere klinische Untersuchungen noch aufgedeckt (wenn nicht, liegt das so genannte CUP-Syndrom/"carcinoma of unknown primary" vor).

Im Hals-Nasen-Ohren-Bereich sind die häufigsten zunächst unbekannten Primärtumorlokalisationen Nasopharynx, Zungengrund und Tonsille, außerhalb des Hals-Nasen-Ohren-Bereiches die Lunge [26, 81, 84]. Wenn eine genaue Morphologie mit immunhistochemischen Analysen kombiniert wird, lässt sich oft bereits durch die pathologische Gewebeuntersuchung ein Rückschluss auf den Primärtumor eines metastatischen Adenokarzinoms ziehen. Dabei können Intermediärfilamente, insbesondere Zytokeratine [45, 46] als immunhistochemische Gruppenmarker dienen. Darüber hinaus werden in zunehmender Zahl organspezifische Marker verfügbar. So weist die simultane Expression des apokrinen Markers Gross-Cystic-Disease-Fluid-Protein-15 (GCDFP-15) und des Östrogen- oder des Progesteronrezeptors eine hohe Spezifität für Mammakarzinome auf. Adenokarzinome der Lunge (Abb. 3.20) exprimieren häufig den thyroidalen Transkriptionsfaktor 1 (TTF-1; Abb. 3.21). Hinsichtlich der Zytokeratine sind pulmonale Adenokarzinome stark positiv für CK7 (Abb. 3.22), während CK20 meist fehlt. Die ausgeprägte Expression des zylinderepithelialen Zytokeratins CK7 lässt diese Tumoren von Plattenepithelkarzinommetastasen abgrenzen (vgl. Abb. 3.6). Kolorektale Karzinome und ihre Metastasen zeichnen sich durch ein typisches, dem pulmonalen Phänotyp entgegengesetztes Zytokeratin-Muster mit Expression von CK20 bei Fehlen von CK7 aus [45]. Ovarialkarzinome exprimieren das Zelloberflächenantigen CA125. Prostatakarzinome lassen sich sicher mit Antikörpern gegen Prostata-spezifisches Antigen (PSA) oder prostatische saure Phosphatase („prostatic acid phosphatase"/PAP) immunhistochemisch diagnostizieren. Nierenzellkarzinome, die überdurchschnittlich häufig in zervikale Lymphknoten metastasieren [4], zeichnen sich immunhistochemisch durch eine Koexpression von Zytokeratinen und Vimentin aus [45, 46, 52]. Die Aufdeckung des Primärtumors eines Adenokarzinoms durch immunhistochemische sowie

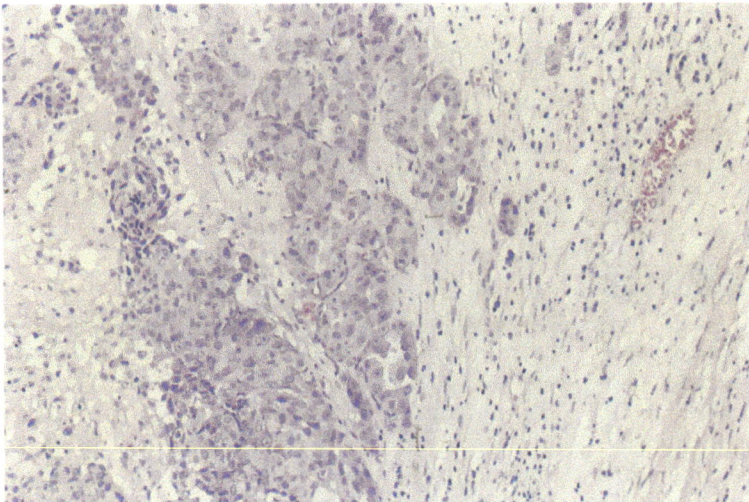

Abb. 3.20. In einen zervikalen Lymphknoten metastasiertes primäres Adenokarzinom der Lunge mit teils solid, teils glandulär aufgebauten atypischen Zellkomplexen (Hämatoxylin-Eosin)

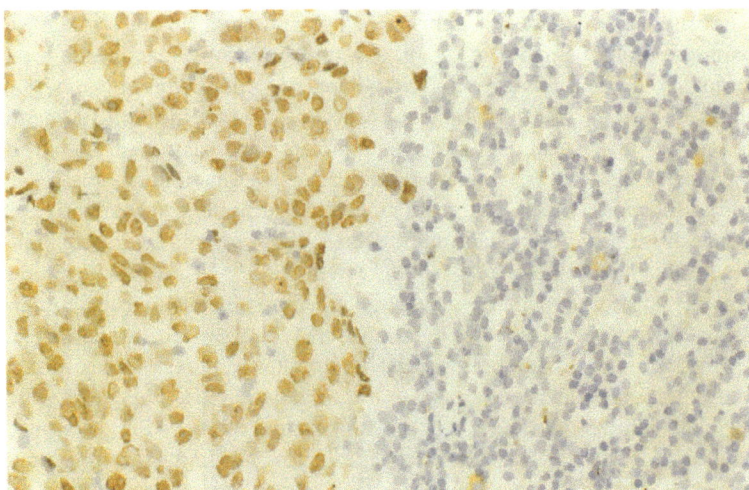

Abb. 3.21. Immunhistochemisch positive Zellkernreaktion in den Tumorzellen des Adenokarzinoms der Lunge für TTF-1 (*linker Bildrand*); negativ reagierende Lymphozyten (*rechter Bildrand*)

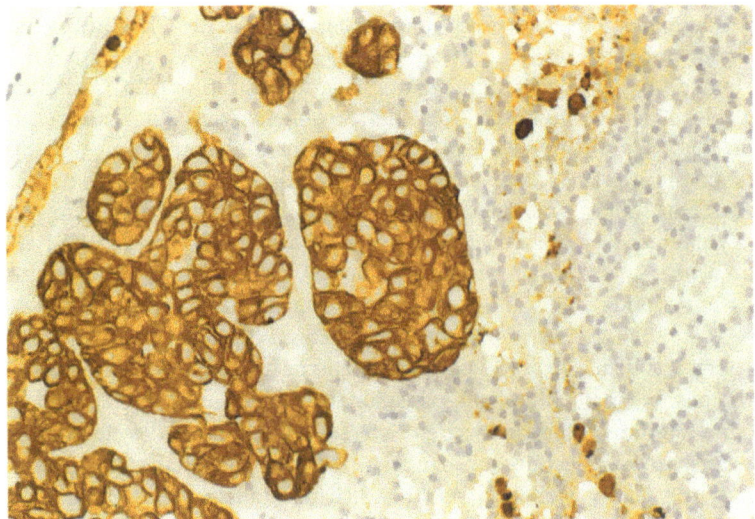

Abb. 3.22. Immunhistochemisch deutlich positive homogene Expression des zylinderepitheltypischen Zytokeratins CK7 in den metastatischen Adenokarzinomzellen aus der Lunge

Abb. 3.23. Halslymphknotenmetastase eines malignen amelanotischen Melanoms mit solid aufgebauten Tumorzellkomplexen mit großen unterschiedlich chromatindichten vesikulären Kernen und mäßig breitem basophilen Zytoplasma. Nachweis zahlreicher Mitosen (Hämatoxylin-Eosin)

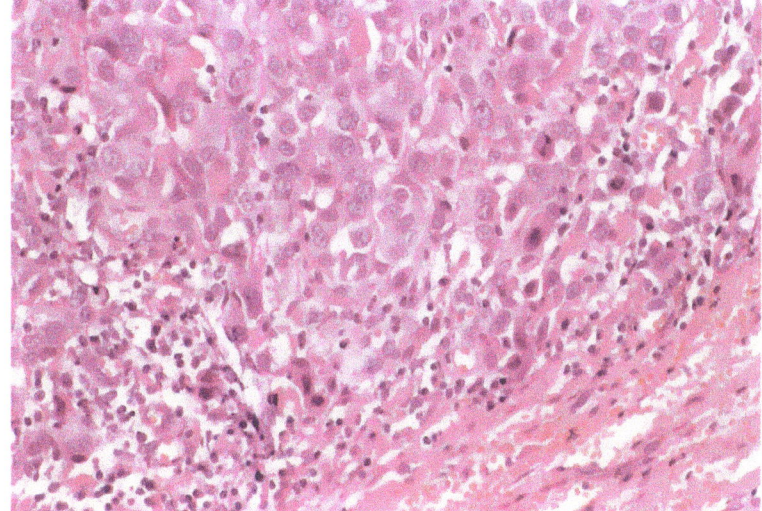

Abb. 3.24. Immunhistochemisch Nachweis einer deutlich positiven nukleären und zytoplasmatischen Expression von S100-Protein in den amelanotischen Melanomzellen

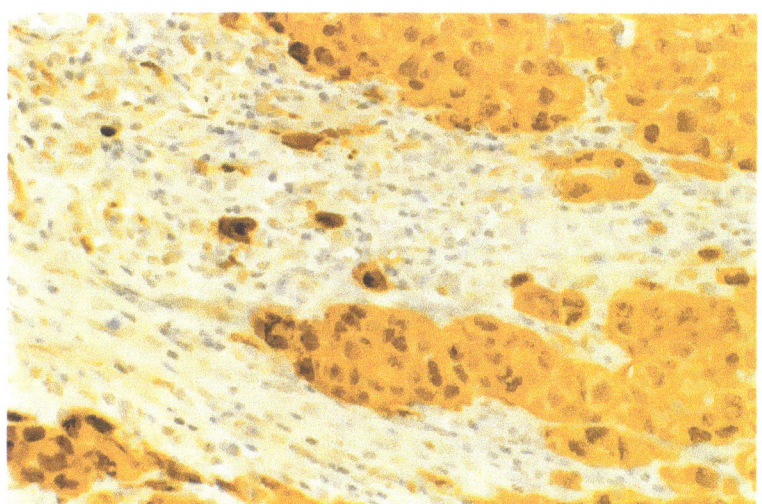

Abb. 3.25. Heterogene positive Reaktion der amelanotischen Melanommetastase im Lymphknoten für den Melanommarker HMB-45

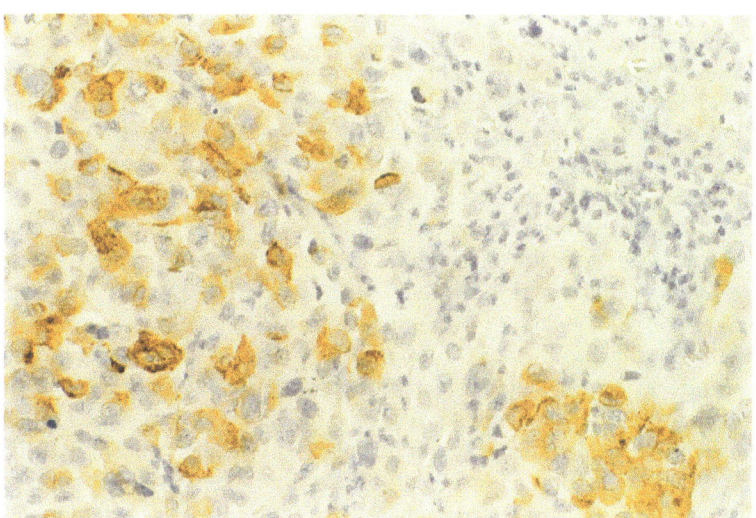

klinische Untersuchungen kann für die (palliative) Therapie durchaus relevant sein.

Halslymphknotenmetastasen eines kleinzelligen neuroendokrinen Karzinoms lassen sich immunhistologisch aufgrund ihrer Expression epithelialer (Zytokeratine) und neuroendokriner Marker (N-CAM, Synaptophysin) sichern. Diese Diagnose lenkt in erster Linie auf die Lunge als den wahrscheinlichsten Primärtumorsitz, doch können solche Tumoren auch in vielen anderen Organen entstehen (vgl. Tabelle 3.1). Dazu gehört ebenso die Haut – gerade des Kopfes –, in der gelegentlich, besonders bei älteren und alten Patienten, Merkel-Zellkarzinome als primäre kutane neuroendokrine Karzinome auftreten. Auch sie metastasieren in die Halslymphknoten. Sie exprimieren ebenfalls neuroendokrine Marker, aber durch ihre spezifische CK20-Expression können sie eindeutig von kleinzelligen Lungenkarzinomen abgegrenzt werden [44].

Schließlich sollte bei einer unklaren Metastase immer an die Möglichkeit eines malignen Melanoms gedacht werden. Der Primärtumor bei zervikalen Lymphknotenmetastasen eines malignen Melanoms ist zunächst an sonnenexponierter Kopf-Hals-Haut zu suchen, seltener im Auge und an der Mukosa der Schleimhäute von Kopf und Hals, hier insbesondere der sinonasalen Region. Etwa 15 % aller malignen Melanome entstehen im gesamten Kopf-Hals-Bereich und zu 1 % in Nasen- und Nebenhöhlen. 40 % aller Patienten haben zum Zeitpunkt der Primärdiagnose eine fortgeschrittene Tumorerkrankung mit Metastasen. Die Prognose ist insgesamt schlecht bei einer mittleren Überlebenszeit von zwei bis drei Jahren nach Diagnosestellung [42].

Die hier vorkommenden Schleimhautmelanome können histologisch sonst für Melanome ungewöhnliche Wachstumsmuster wie klein-blau-rundzellige, spindelzellige, epithelioide oder pleomorphe Differenzierungen aufweisen, welche sich auch in den Metastasen wiederfinden. Auch amelanotische Melanome kommen in dieser Region gehäuft vor (Abb. 3.23) und können aufgrund des Fehlens von Melaninpigment histodiagnostische Probleme bereiten. Diese Melanommetastasen können morphologisch Karzinom-, Spindelzellkarzinom- oder Sarkommetastasen ähnlich sehen. Die typische Markerexpression maligner Melanome mit Nachweis von S100-Protein (Abb. 3.24), HMB-45-Antigen (Abb. 3.25) und Vimentin bei Fehlen oder nur geringer Expression von Zytokeratinen erlaubt jedoch meist eine eindeutige Diagnose.

Im Zuge der lymphogenen Metastasierung entstehen auch bei malignen Melanomen erst Mikrometastasen, die sich in einem ruhenden, nichtvaskularisierten Zustand befinden, während später die Makrometastasen vaskularisiert sind und eine signifikant höhere Proliferationsrate als Mikrometastasen haben [2].

3.5 Nichtneoplastische, reaktive Lymphknotenveränderungen

Lymphknotenvergrößerungen können nicht nur durch Tumormetastasen, sondern auch durch eine ganze Reihe nichtneoplastischer, reaktiver Lymphknotenveränderungen verursacht werden. Reaktive, benigne Lymphknotenvergrößerungen kommen gerade bei Patienten mit einem Karzinom im Kopf-Hals-Bereich besonders häufig vor und führen dann klinisch oft zu einer falschpositiven Einschätzung. Die histologische Untersuchung der Lymphknoten zeigt dann in der Regel eine reaktive follikuläre Hyperplasie [87], wobei die Lymphknoten oft mehr als 2 cm im Durchmesser erreichen können. Die Hyperplasie kann durch Ulzerationen und bakterielle Entzündungsvorgänge im Bereich des Primärtumors und/oder durch eine Einschwemmung von Tumorantigenen in die Halslymphknoten entstehen. Eine derartige immunologische Stimulation der Halslymphknoten von Karzinompatienten könnte mit einer günstigeren Prognose verbunden sein, während Patienten mit lymphozytärer Depletion der Halslymphknoten und entsprechend reduziertem Immunstatus eine ungünstigere Prognose zu haben scheinen [14, 53]. In einzelnen Fällen wird in Lymphknoten von Tumorpatienten auch eine granulomatöse Entzündungsreaktion vom Sarkoidosetyp beobachtet (so genannte „sarcoid-like-lesion") [38, 87].

Neben solchen indirekt durch Einflüsse von Tumoren bedingten Lymphknotenveränderungen gibt es bekanntermaßen eine Vielzahl benigner Lymphknotenvergrößerungen (s. Kap. 18), die nichts mit einem Tumor zu tun haben. Eine systematische Darstellung ist in diesem Rahmen nicht möglich. Kursorisch sei nur auf wenige wichtige Lymphknotenerkrankungen hingewiesen, die mit einer Lymphknotenvergrößerung verbunden sind und somit stets von Halslymphknotenmetastasen (s. oben) oder auch von einem malignen Lymphom (s. Kap. 17) abgegrenzt werden müssen. Praktisch wichtig sind hier granulomatöse Entzündungen [14] wie die Halslymphknotentuberkulose, bei der die epitheloidzelligen, riesenzellhaltigen Granulome oft verkäsen; mit verschiedenen Methoden kann ein Mykobakteriennachweis gelingen. Bei der Sarkoidose kommt es dagegen zu keiner Verkäsung der Granulome, welche stattdessen zur Fibrosierung neigen. Auch seltenere Erkrankungen wie die Bruzellose können zu granulomatösen Entzündungen in Lymphknoten führen. Auf die granulomatösen Reaktionen im Abflussgebiet von Karzinomen wurde bereits oben hingewiesen. Häufiger als solche spezifischen Entzündungen sind unspezifische entzündliche Lymphknotenvergrößerungen im Sinne einer unspezifischen Lymphadenitis bei bakteriellen oder viralen Infektionen im Kopf-Hals-Bereich. Eine tumorartige Vergrößerung und Induration von Halslymphknoten kann auch in seltenen Fällen auf eine Amyloidose zurückzuführen sein [48, 49]. In vielen der aufgeführten Fälle führt nur eine histologische Untersuchung der Lymphknoten zur richtigen Diagnose.

Danksagung

Wir danken Herrn Dr. Ulrich Feek für die elektronenmikroskopischen Aufnahmen und Frau Magdalena Jung für die sorgfältige Schreibarbeit.

Literatur

1. Ambrosch P, Kron M, Fischer G, Brinck U (1995) Micrometastases in carcinoma of the upper aerodigestive tract: Detection, risk of metastasizing, and prognostic value of depth of invasion. Head Neck 17: 473–479
2. Barnhill RL (2001) The biology of melanoma micrometastases. Recent Results Cancer Res 158: 3–13
3. Bässler R, Böcker W, Hermanek P et al. (1992) Die gegenwärtige Situation des Gradings beim Mammakarzinom. Pathologe 13: 130–134
4. Batsakis JG (1981) The pathology of head and neck tumors: The occult primary and metastases to the head and neck, Part 10. Head Neck Surg 3: 409–423
5. Bhattathiri NV, Bindu L, Remani P, Chandralekha B, Nair KM (1998) Radiation-induced acute immediate nuclear abnormalities in oral cancer cells: Serial cytologic evaluation. Acta Cytol 42: 1084–1090
6. Bloom HJG, Richardson WW (1957) Histologic grading and prognosis in breast cancer. Br J Cancer 11: 359–377
7. Bosch FX, Schuhmann A, Kartenbeck J (2001) On the role of cell-cell adhesion in metastasis formation in head and neck cancer. In: Lippert BM, Werner JA (eds) Metastases in head and neck cancer. Tectum, Marburg, pp 79–86
8. Bosch FX, Homann N, Conradt C, Dietz A, Erber R (1999) p53-Mutationen/p53-Proteinüberexpression. Differentielle Bedeutung für die Progression von Kopf-Hals-Karzinomen. HNO 47: 833–848
9. Brennan JA, Mao L, Hruban RH, Boyle JO, Eby YJ, Koch WM, Goodman SN, Sidransky D (1995) Molecular assessment of histopathological staging in squamous-cell carcinoma of the head and neck. N Engl J Med 332: 429–435
10. Broders AC (1941) The microscopic grading of cancer. Surg Clin North Am 21: 947–962
11. Bryne M, Koppang HS, Lilleng R, Stene T, Bang G, Dabelsteen E (1989) New malignancy grading is a better prognostic indicator than Broders' grading in oral squamous cell carcinomas. J Oral Pathol Med 18: 432–437
12. Burkhardt A (1980) Der Mundhöhlenkrebs und seine Vorstadien. Ultrastrukturelle und immunpathologische Aspekte. Veröff Pathol 112: 1–271
13. Carter RL, Bliss JM, Soo KC, O'Brien CJ (1987) Radical neck dissections for squamous carcinomas: Pathological findings and their clinical implications with particular reference to transcapsular spread. Int J Radiat Oncol Biol Phys 13: 825–832
14. Carter RL (1993) The pathologist's appraisal of neck dissections. Eur Arch Otorhinolaryngol 250: 429–431
15. Chen I, Tu H (2000) Pleomorphic adenoma of the parotid gland metastasizing to the cervical lymph node. Otolaryngol Head Neck Surg 122: 455–457

16. Collina G, Eusebi V (1989) Pleomorphic adenoma with lymph-node metastases. Report of two cases. Path Res Pract 184: 188–193
17. de Carvalho MB (1998) Quantitative analysis of the extent of extracapsular invasion and its prognostic significance: A prospective study of 170 cases of carcinoma of the larynx and hypopharynx. Head Neck 20: 16–21
18. De La Pava S, Pickrein JW (1966) On lymph node clearing as applied to head and neck tumours. In: Ruttiman A (ed) Progress in lymphology. Proceedings of the International Symposium on Lymphology, Zurich, Switzerland. Thieme, Stuttgart, pp 290–292
19. Devaney SL, Ferlito A, Rinaldo A, Devaney KO (2000) The pathology of neck dissection in cancer of the larynx. ORL J Otorhinolaryngol Relat Spec 62: 204–211
20. Don DM, Anzai Y, Lufkin RB, Fu YS, Calcaterra TC (1995) Evaluation of cervical lymph node metastases in squamous cell carcinoma of the head and neck. Laryngoscope 105: 669–674
21. Ellis GL, Auclair PL (1996) Tumors of the salivary glands. Atlas of tumor pathology, 3rd series, fascicle 17. Armed Forces Institute of Pathology, Washington, pp 1–468
22. Enepekides DJ, Sultanem K, Nguyen C, Shenouda G, Black MJ, Rochon L (1999) Occult cervical metastases: Immunoperoxidase analysis of the pathologically negative neck. Otolaryngol Head Neck Surg 120: 713–717
23. Ferlito A, Devaney KO, Rinaldo A, Devaney SL, Carbone A (1999) Micrometastases: Have they an impact on prognosis? Ann Otol Rhinol Laryngol 108: 1185–1189
24. Freeman SB, Kennedy KS, Parker GS, Tatum SA (1990) Metastasizing pleomorphic adenoma of the nasal septum. Arch Otolaryngol Head Neck Surg 116: 1331–1333
25. Glanz H, Hermanek P, Kleinsasser O, Popella C (1993) Further development in TNM classification of laryngeal cancers. Laryngorhinootologie 72: 568–573
26. Grau C, Johansen LV, Jakobsen J, Geertsen P, Andersen E, Jensen BB (2000) Cervical lymph node metastases from unknown primary tumours. Results from a national survey by the Danish Society for Head and Neck Oncology. Radiother Oncol 55: 121–129
27. Hamakawa H, Bao Y, Takarada M, Fukuzumi M, Tanioka H (1998) Cytokeratin expression in squamous cell carcinoma of the lung and oral cavity: An immunohistochemical study with possible clinical relevance. Oral Surg Oral Med Oral Pathol Oral Radiol Endod 85: 438–443
28. Hamakawa H, Bao Y, Takarada M, Tanioka H (1998) Histological effects and predictive biomarkers of TPP induction chemotherapy for oral carcinoma. J Oral Pathol Med 27: 87–94
29. Hamakawa H, Fukizumi M, Bao Y et al. (1999) Genetic diagnosis of micrometastasis based on SCC antigen mRNA in cervical lymph nodes of head and neck cancer. Clin Exp Metastasis 17: 593–599
30. Hamakawa H, Fukuzumi M, Bao Y, Sumida T, Kayahara H, Onishi A, Sogawa K (2000) Keratin mRNA for detecting micrometastasis in cervical lymph nodes of oral cancer. Cancer Lett 160: 115–123
31. Hamakawa H, Takemura K, Sumida T, Kayahara H, Tanioka H, Sogawa K (2000) Histological study on pN upgrading of oral cancer. Virchows Arch 437: 116–121
32. Hisa Y, Yasuda N, Tadaki N, Nishiyama Y, Fukushima T, Murakami Y (1992) Adenoid cystic carcinoma of the head and

neck. A clinical review of 29 cases. Nippon Jibiinkoka Gakkai Kaiho 93: 346–351

33. Iro H, Waldfahrer F (1998) Evaluation of the newly updated TNM classification of head and neck carcinoma with data from 3247 patients. Cancer 83: 2201–2207

34. Jakobsson PA, Eneroth CM, Killander D, Moberger G, Martensson B (1973) Histologic classification and grading of malignancy in carcinoma of the larynx. Acta Radiol Ther Phys Biol 12: 1–8

35. Kannan S, Balaram P, Chandran GJ, Pillai MR, Mathew B, Nalinakumari KR, Nair MK (1994) Differential expression of cytokeratin proteins during tumour progression in oral mucosa. Epithelial Cell Biol 3: 61–69

36. Kehrl W, Wenzel S, Niendorf A (1998) Einfluss verschiedener metastatischen Lymphknotenbefalls auf die Prognose von Plattenepithelkarzinomen im oberen Aerodigestivtrakt. Laryngorhinootologie 77: 569–575

37. Komukai S, Nishimaki T, Watanabe H, Ajioka Y, Suzuki T, Hatakeyama K (2000) Significance of immunohistochemically demonstrated micrometastases to lymph nodes in esophageal cancer with histologically negative nodes. Surgery 127: 40–46

38. Lennert K (1967) The significance of the unspecific inflammatory reaction in the cervical lymphatic system. In: Ruttiman A (ed) Progress in lymphology. Proceedings of the International Symposium on Lymphology, Zurich, Switzerland. Thieme, Stuttgart, pp 293–294

39. McDonald LA, Walker DM, Gibbins JR (1998) Cervical lymph node involvement in head and neck cancer detectable as expression of a spliced transcript of type II keratin K5. Oral Oncol 34: 276–283

40. Micheau C, Cachin Y, Caillou B (1974) Cystic metastases in the neck revealing occult carcinoma of the tonsil: a report of six cases. Cancer 33: 228–233

41. Micheau C, Klijanienko J, Luboinski B, Richard J (1990) So-called branchiogenic carcinoma is actually cystic metastases in the neck from a tonsillar primary. Laryngoscope 100: 878–883

42. Mills SE, Gaffey MJ, Frierson HF (2000) Tumors of the upper aerodigestive tract and ear. Atlas of tumor pathology, 3rd series, fascicle 26. Armed Forces Institute of Pathology, Washington, pp 1–455

43. Minic AJ (1993) Unusual variant of a metastasizing malignant mixed tumor of the parotid gland. Oral Surg Oral Med Oral Pathol 76: 330–332

44. Moll R, Moll I, Gould VE (1996) Neuroendocrine Merkel cells of the skin and their neoplasms. In: Lechago J, Gould VE (eds) Bloodworth's endocrine pathology, 3rd edn. Williams & Wilkins, Baltimore, pp 641–661

45. Moll R (1998) Cytokeratins as markers of differentiation in the diagnosis of epithelial tumors. In: Herrmann H, Harris JR (eds) Intermediate filaments. Subcellular biochemistry, vol 31. Plenum, New York, pp 205–262

46. Moll R (1993) Cytokeratins as markers of differentiation: Expression profiles in epithelia and epithelial tumors. Fischer, Stuttgart, pp 1–197

47. Nasser IA, Lee AK, Bosari S, Saganich R, Heatley G, Silverman ML (1993) Occult axillary lymph node metastases in „node-negative" breast carcinoma. Hum Pathol 24: 950–957

48. Newland JR, Linke RP, Kleinsasser O, Lennert K (1983) Lymph node enlargement due to amyloid. Virchows Arch A Pathol Anat Histopathol 399: 233–236

49. Newland JR, Linke RP, Lennert K (1986) Amyloid deposits in lymph nodes: A morphologic and immunhistochemical study. Hum Pathol 17: 1245–1249

50. Orell SR, Sterrett GF, Walters MN-I, Whitaker D (1999) Punktionszytologie: Handbuch und Atlas. (Kap 4: Kopf und Hals, Speicheldrüsen, S 33–59). Thieme, Stuttgart

51. Pindborg JJ, Reichart PA, Smith CJ, van der Waal I (1997) International histological classification of tumours/World Health Organization: Histological typing of cancer and precancer of the oral mucosa, 2nd edn. Springer, Berlin Heidelberg New York Tokyo, pp 1–87

52. Pitz S, Moll R, Störkel S, Thoenes W (1987) Expression of intermediate filament proteins in subtypes of renal cell carcinomas and in renal onocytomas. Lab Invest 56: 642–653

53. Pohris E, Eichhorn T, Glanz H, Kleinsasser O (1987) Immunohistological reaction patterns of cervical lymph nodes in patients with laryngeal carcinomas. Arch Otorhinolaryngol 244: 278–283

54. Razack MS, Silapasvang S, Sako K, Shedd DP (1978) Significance of site and nodal metastases in squamous cell carcinoma of the epiglottis. Am J Surg 136: 520–524

55. Regauer S, Mannweiler S, Anderhuber W et al. (1999) Cystic lymph node metastases of squamous cell carcinoma of Waldeyer's ring origin. Br J Cancer 79: 1437–1442

56. Schaafsma HE, van der Velden L-A, Manni JJ, Peters H, Link M, Ruiter DJ, Ramaekers FCS (1993) Increased expression of cytokeratins 8, 18 and vimentin in the invasion front of mucosal squamous cell carcinoma. J Pathol 170: 77–86

57. Schipper JH, Frixen UH, Behrens J, Unger A, Jahnke K, Birchmeier W (1991) E-cadherin expression in squamous cell carcinomas of head and neck: Inverse correlation with tumor dedifferentiation and lymph node metastasis. Cancer Res 51: 6328–6337

58. Schmitz-Moormann P, Thomas C, Pohl C, Söhl R (1982) Patho-anatomical demonstration of lymph node metastases in a surgical specimen. Pathol Res Pract 174: 403–411

59. Seifert G (1991) International histological classification of tumours/World Health Organization: Histological typing of salivary gland tumours, 2nd edn. Springer, Berlin Heidelberg New York Tokyo, pp 1–113

60. Seifert G (2000) Orale Karzinome. In: Seifert G (Hrsg) Oralpathologie III: Mundhöhle, angrenzendes Weichteil- und Knochengewebe. Springer, Berlin Heidelberg New York Tokyo, S 291–378

61. Shah JP (1990) Patterns of cervical lymph node metastasis from squamous carcinomas of the upper aerodigestive tract. Am J Surg 160: 405–409

62. Shanmugaratnam K (1991) International histological classification of tumours/World Health Organization: Histological typing of tumours of the upper respiratory tract and ear, 2nd edn. Springer, Berlin Heidelberg New York Tokyo, pp 1–201

63. Shingaki S, Ohtake K, Nomura T, Nakajima T (1991) The value of single versus multiple sections for detection of lymph node metastasis. J Oral Maxillofac Surg 49: 461–463

64. Shingaki S, Saito R, Kawasaki T, Nakajima T (1985) Recurrence of carcinoma of the oral cavity, oropharynx and maxillary sinus after radical neck dissection. J Maxillofac Surg 13: 231–235

65. Shinohara M, Hiraki A, Ikebe T, Nakamura S, Kurahara S-I, Shirasuna K, Garrod DR (1998) Immunohistochemical stu-

dy of desmosomes in oral squamous cell carcinoma: Correlation with cytokeratin and E-cadherin staining, and with tumour behaviour. J Pathol 84: 369–381

66. Slootweg PJ, de Groot JAM (1999) Surgical pathological anatomy of head and neck specimens: A manual for the dissection of surgical specimens from the upper aerodigestive tract. Chapter 7: Neck dissections. Springer, Berlin Heidelberg New York Tokyo, pp 111–119

67. Snow GB, Annyas AA, van Slooten EA, Bartelink H, Hart AAM (1982) Prognostic factors of neck node metastasis. Clin Otolaryngol 7: 185–192

68. Snyderman NL, Johnson JT, Schramm VL, Myers EN, Bedetti CD, Thearle P (1985) Extracapsular spread of carcinoma in cervical lymph nodes: Impact upon survival in patients with carcinoma of the supraglottic larynx. Cancer 56: 1597–1599

69. Sobin LH, Wittekind C (1997) TNM classification of malignant tumours. 5th edn. Wiley & Sons, New York

70. Som PM (1987) Lymph nodes of the neck. Radiology 165: 593–600

71. Steinhart H, Kleinsasser O (1993) Growth and spread of squamous cell carcinoma of the floor of the mouth. Eur Arch Otorhinolaryngol 250: 358–361

72. Su L, Morgan PR, Lane EB (1994) Protein and mRNA expression of simple epithelial keratins in normal, dysplastic, and malignant oral epithelia. Am J Pathol 145: 1349–1357

73. Tanner NS, Carter RL, Dalley VM, Clifford P, Shaw HJ (1980) The irradiated radical neck dissection in squamous carcinoma: A clinico-pathological study. Clin Otolaryngol 5: 259–271

74. Tarin D (1996) Metastasis: Secondary proliferation in distant organs. In: Pusztai L, Lewis CE, Yap E (eds) Cell proliferation in cancer. Regulatory mechanisms of neoplastic cell growth. Oxford University Press, Oxford, pp 316–341

75. Thompson LD, Heffner DK (1998) The clinical importance of cystic squamous cell carcinomas in the neck: A study of 136 cases. Cancer 82: 944–956

76. Toker C (1963) Some observations on the deposition of metastatic carcinoma within cervical lymph nodes. Cancer 16: 364–374

77. van den Brekel MW, Stel HV, van der Valk P, van der Waal I, Meyer CJ, Snow GB (1992) Micrometastases from squamous cell carcinoma in neck dissection specimens. Eur Arch Otorhinolaryngol 249: 349–353

78. van den Brekel MWM, van der Waal I, Meijer CJLM, Freeman JL, Castelijns JA, Snow GB (1996) The incidence of micrometastases in neck dissection specimens obtained from elective neck dissections. Laryngoscope 106: 987–991

79. van Dorst EB, van Muijen GN, Litvinov SV, Fleuren GJ (1998) The limited difference between keratin patterns of squamous cell carcinomas and adenocarcinomas is explicable by both cell lineage and state of differentiation of tumour cells. J Clin Pathol 51: 679–684

80. Warnke RA, Weiss LM, Chan JKC, Cleary ML, Dorfman RF (1995) Tumors of the lymph nodes and spleen. Atlas of tumor pathology, 3rd series, fascicle 14. Armed Forces Institute of Pathology, Washington, pp 1–544

81. Wenig BM (1993) Atlas of head and neck pathology. Saunders, Philadelphia, pp 1–412

82. Wenzel S, Kehrl W, Bräsen J-H, Niendorf A (1998) Ein neues Schema zur Beurteilung des metastatischen Lymphknotenbefalls beim Plattenepithelkarzinom im HNO-Gebiet. Laryngorhinootologie 77: 657–662

83. Werner JA, Dünne AA, Brandt D, Ramaswamy A, Külkens C, Lippert BM, Folz BJ, Joseph K, Moll R (1999) Untersuchungen zum Stellenwert der Sentinel Node Biopsie bei Karzinomen des Pharynx und Larynx. Laryngorhinootologie 78: 663–670

84. Werner JA (1997) Aktueller Stand der Versorgung des Lymphabflusses maligner Kopf-Hals-Tumoren. Eur Arch Otorhinolaryngol Suppl I: 47–85

85. Werner JA (1995) Untersuchungen zum Lymphgefäßsystem der oberen Luft- und Speisewege. Shaker, Aachen

86. Williams HK, Sanders DS, Jankowski JA, Landini G, Brown AM (1998) Expression of cadherins and catenins in oral epithelial dysplasia and squamous cell carcinoma. J Oral Pathol Med 27: 308–317

87. Woolgar JA, Scott J, Vaughan ED, Brown JS (1994) Pathological findings in clinically false-negative and false-positive neck dissections for oral carcinoma. Ann R Coll Surg Engl 76: 237–244

88. Woolgar JA, Scott J (1995) Prediction of cervical lymph node metastasis in squamous cell carcinoma of the tongue/floor of mouth. Head Neck 17: 463–472

89. Woolgar JA (1997) Detailed topography of cervical lymph-node metastases from oral squamous cell carcinoma. Int J Oral Maxillofac Surg 26: 3–9

90. Woolgar JA (1999) Histological distribution of cervical lymph node metastases from intraoral/oropharyngeal squamous cell carcinomas. Br J Oral Maxillofac Surg 37: 175–180

91. Woolgar JA (1999) Micrometastasis in oral/oropharyngeal squamous cell carcinoma: Incidence, histopathological features and clinical implications. Br J Oral Maxillofac Surg 37: 181–186

92. Woolgar JA (1999) Pathology of the N0 neck. Br J Oral Maxillofac Surg 37: 205–209

Das TNM-Klassifikationssystem für Plattenepithelkarzinome im Kopf-Hals-Bereich

J. A. Werner · A.-A. Dünne

4.1 Allgemeines

Maligne Tumoren des Kopf-Hals-Bereiches werden in Abhängigkeit von Lokalisation, Ausdehnung und histologischem Typ unterschiedlichen Behandlungsregimen zugeführt. Zur Wahl des adäquaten Behandlungsverfahrens und zur exakten Dokumentation der Behandlungsergebnisse ist eine Tumorklassifikation notwendig. Als Basis hierfür wird in Europa in aller Regel die von der UICC (International Union against Cancer) erarbeitete TNM-Tumorklassifikation verwendet, wie sie zuletzt 1997 publiziert wurde [15]. Natürlich sollte das TNM-System nicht ausschließliche Grundlage der therapeutischen Entscheidungen sein. Eine ständige Weiterentwicklung ist unumgänglich.

- Mit der *T-Klassifikation* wird die Größe und Ausdehnung des Primarius erfasst.
- die *N-Klassifikation* gibt Auskunft über das Ausmaß der lymphogenen Metastasierung und
- die *M-Klassifikation* über das Fehlen oder Vorhandensein von Fernmetastasen.

Der in der TNM-Klassifikation vor der Tumorkategorie verwendete Zusatz „p" (für *pathologisch*) vor der Tumorkategorie impliziert, dass die Klassifikation nach der histologischen Aufarbeitung des Operationspräparates erhoben wurde. Sie kann sich von der primär angegebenen klinischen Klassifikation unterscheiden.

Der in der TNM-Klassifikation verwendete C-Faktor („certainty") ist ein Maß für die Zuverlässigkeit der Klassifikation durch die verwendeten diagnostischen Methoden. Im Einzelnen bedeutet dies:

C1 Ergebnisse durch diagnostische Standardmethoden,

C2 Ergebnisse durch spezielle diagnostische Maßnahmen z. B. Endoskopie, CT, MRT, Sonographie,

C3 Ergebnisse aufgrund operativer Exploration inklusive Biopsie und Zytologie,

C4 Ergebnisse durch definitive Chirurgie und pathologische Untersuchung,

C5 Ergebnisse durch Autopsie.

4.2 Organspezifische T-Klassifikation

Allgemein gilt:

TX   Primärtumor kann nicht beurteilt werden,

To   kein Anhalt für Primärtumor,

Tis   Carcinoma in situ.

Nasopharynx

T1   Tumor auf den Nasopharynx begrenzt,

T2   Tumor breitet sich auf Weichteile des Oropharynx und/oder der Nasenhöhle aus,

T2a   ohne parapharyngeale Ausbreitung,

T2b   mit parapharyngealer Ausbreitung,

T3   Tumor infiltriert Knochenstrukturen und/oder Nasennebenhöhlen,

T4   Tumor mit intrakranieller Ausbreitung und/oder Befall von Hirnnerv(en), Fossa infratemporalis, Hypopharynx, Augenhöhle.

Lippen und Mundhöhle

T1   Tumor 2 cm oder weniger in größter Ausdehnung,

T2   Tumor mehr als 2 cm, aber nicht mehr als 4 cm in größter Ausdehnung,

T3   Tumor mehr als 4 cm in größter Ausdehnung,

T4   *Lippe:* Tumor infiltriert Nachbarstrukturen, z. B. kortikalen Knochen, N. alveolaris inferior, Mundboden oder Gesichtshaut,

T4   *Mundhöhle:* Tumor infiltriert Nachbarstrukturen, z. B. kortikalen Knochen, äußere Skelettmuskelatur der Zunge, Kieferhöhle oder Haut

(eine nur oberflächliche Arrosion des Knochens oder einer Zahnalveole berechtigt nicht zur Einordnung eines Tumors als T4).

Oropharynx

T1   Tumor 2 cm oder weniger in größter Ausdehnung,

T2   Tumor mehr als 2 cm, aber nicht mehr als 4 cm in größter Ausdehnung,

T3   Tumor mehr als 4 cm in größter Ausdehnung,

T4   Tumor infiltriert Nachbarstrukturen, wie z. B. M. pterygoideus, Unterkiefer, harten Gaumen, Skelettmuskelatur der Zunge, Larynx.

Larynx – Supraglottis

T1   Tumor auf einen Unterbezirk der Supraglottis begrenzt, mit normaler Stimmbandbeweglichkeit,

T2   Tumor infiltriert Schleimhaut von mehr als einem benachbarten Unterbezirk der Supraglottis oder Glottis oder eines Areals außerhalb der Supraglottis (z. B. Schleimhaut von Zungengrund, Vallecula, mediale Wand des Sinus piriformis), ohne Fixation des Larynx,

T3   Tumor auf den Larynx begrenzt, mit Stimmbandfixation und/oder Tumor mit Infiltration des Postkrikoidbezirkes oder des präepiglottischen Gewebes,

T4   Tumor infiltriert durch den Schildknorpel und/oder breitet sich in die Weichteile aus.

Larynx – Glottis

T1   Tumor auf Stimmband (Stimmbänder) begrenzt (kann auch vordere oder hintere Kommissur befallen), mit normaler Beweglichkeit,

T1a   Tumor auf ein Stimmband begrenzt,

T1b   Tumorbefall beider Stimmbänder,

T2   Tumor breitet sich auf Supraglottis und/oder Subglottis aus und/oder Tumor mit eingeschränkter Stimmbandbeweglichkeit,

T3   Tumor auf den Larynx begrenzt, mit Stimmbandfixation,

T4   Tumor infiltriert durch den Schildknorpel und/oder breitet sich auf andere Gewebe außerhalb des Larynx aus, z. B. Trachea, Weichteile des Halses, Schilddrüse oder Pharynx.

Larynx – subglottischer Raum

T1   Tumor auf die Subglottis begrenzt,

T2   Tumor breitet sich auf ein Stimmband oder beide Stimmbänder aus, diese mit normaler oder eingeschränkter Beweglichkeit,

T3   Tumor auf den Larynx begrenzt, mit Stimmbandfixation,

T4   Tumor infiltriert durch Ring- oder Schildknorpel und/oder breitet sich auf andere Gewebe außerhalb des Larynx aus, z. B. Trachea, Weichteile des Halses, Schilddrüse oder Ösophagus.

Hypopharynx

T1   Tumor auf einen Unterbezirk des Hypopharynx begrenzt und 2 cm oder weniger in größter Ausdehnung,

T2   Tumor infiltriert mehr als einen Unterbezirk des Hypopharynx oder einen benachbarten Bezirk oder misst mehr als 2 cm, aber nicht mehr als 4 cm in größter Ausdehnung, ohne Fixation des Hemilarynx,

T3 Tumor misst mehr als 4 cm in größter Ausdehnung oder Tumor mit Fixation des Hemilarynx,

T4 Tumor infiltriert Nachbarstrukturen, z. B. Schild-/Ringknorpel, A. carotis externa oder interna, Weichteile des Halses, prävertebrale Faszien oder Muskeln, Schilddrüse und/oder Ösophagus.

Speicheldrüsen

T1 Tumor 2 cm oder weniger in größter Ausdehnung, ohne extraparenchymale Ausbreitung,

T2 Tumor mehr als 2 cm, aber nicht mehr als 4 cm in größter Ausdehnung, ohne extraparenchymale Ausbreitung,

T3 Tumor mit lokaler Ausdehnung ohne Invasion des N. facialis und/oder mehr als 4 cm, aber nicht mehr als 6 cm in größter Ausdehnung,

T4 Tumor mit Infiltration der Schädelbasis, des N. facialis und/oder mehr als 6 cm in größter Ausdehnung.

Anmerkung: „Extraparenchymale Ausbreitung" ist die klinische oder makroskopische Infiltration von Haut, Weichteilen, Knochen oder Nerven. Der lediglich mikroskopische Nachweis entspricht nicht der „extraparenchymalen Ausbreitung" als Klassifikationskriterium.

4.3 N-Klassifikation von Kopf-Hals-Tumoren

Für alle Malignome mit Ausnahme des Nasopharynx und der Schilddrüse gilt:

NX regionäre Lymphknoten können nicht beurteilt werden,

N0 keine regionären Lymphknotenmetastasen,

N1 Metastase in solitärem ipsilateralen Lymphknoten, 3 cm oder weniger in größter Ausdehnung,

N2a Metastase in solitärem ipsilateralen Lymphknoten mehr als 3 cm aber nicht mehr als 6 cm in größter Ausdehnung,

N2b Metastasen in multiplen ipsilateralen Lymphknoten, keiner mehr als 6 cm in größter Ausdehnung,

N2c Metastasen in bilateralen oder kontralateralen Lymphknoten, keiner mehr als 6 cm in größter Ausdehnung,

N3 Metastase(n) in Lymphknoten, mehr als 6 cm in größter Ausdehnung.

Nasopharynx

NX Regionäre Lymphknoten können nicht beurteilt werden,

N0 keine regionäre Lymphknotenmetastasen,

N1 Metastase(n) in unilateralen Lymphknoten über

der Supraklavikulargrube, 6 cm oder weniger in größter Ausdehnung,

N2 Metastase(n) in bilateralen Lymphknoten über der Supraklavikulargrube, 6 cm oder weniger in größter Ausdehnung,

N3a Metastase(n) größer 6 cm oberhalb der Supraklavikulargrube,

N3b Metastase in der Supraklavikulargrube.

Schilddrüse

NX regionäre Lymphknoten können nicht beurteilt werden,

N0 kein Anhalt für regionäre Lymphknotenmetastasen,

N1a Metastasen in ipsilateralen Halslymphknoten,

N1b Metastasen in bilateralen, in der Mittellinie gelegenen oder kontralateralen Halslymphknoten oder in mediastinalen Lymphknoten.

Zur histopathologischen Klassifikation eines postoperativen N0-Halses (pN0) wird in der 1997 überarbeiteten Fassung der TNM-Klassifikation darauf hingewiesen, dass die histologische Untersuchung des Neck-dissection-Präparates mindestens 12 Lymphknoten beinhalten soll [21].

4.4 R-Faktor (Residualtumor)

Der R-Faktor beschreibt das Fehlen oder Vorhandensein eines Residualtumors (Resttumor) nach Behandlung. Hierbei spiegelt die R-Klassifikation den Effekt der Behandlung wider, wobei bei jeder Tumorentfernung eine R0-Resektion angestrebt werden sollte (intraoperative Randschnittkontrolle).

RX Vorhandensein von Residualtumor kann nicht beurteilt werden,

R0 kein Residualtumor,

R1 mikroskopischer Residualtumor,

R2 makroskopischer Residualtumor.

4.5 Histopathologisches Grading

Das histopathologische Grading betrifft alle Kopf-Hals-Tumoren mit Ausnahme der Schilddrüse, wobei der Grad der Differenzierung eine gewisse Aussage über den Malignitätsgrad des Tumors erlaubt.

GX Grad der Differenzierung kann nicht bestimmt werden,

G1 gut differenziert,

G2 mäßig differenziert,

G3 schlecht differenziert,

G4 undifferenziert.

4.6 Klinische Relevanz und Praktikabilität des TNM-Systems

Ein klinisch-onkologisches Klassifikationssystem dient als Entscheidungshilfe bei der Behandlungsplanung sowie der Grundlage der Vergleichbarkeit verschiedener diagnostischer Methoden und Therapiekonzepte. Die Idee zur Entwicklung eines international anerkannten Klassifikationssystems maligner Tumoren geht auf Steinthal zurück, der 1905 eine internationale Klassifikation zum Mammakarzinom publizierte [19]. Als weiterer Schritt auf dem Weg zu einem internationalen Klassifikationssystems ist die Aktivität der *Radiological Subcommission of the Cancer Commission of the League of Nationals Health Committee* zu nennen. Unter der Leitung von Heyman (Stockholm), Lacassagne (Paris) und Voltz (München) wurde 1929 ein akzeptiertes, internationales Stagingsystem für Zervixkarzinome veröffentlicht [20]. Im Jahre 1950 berief die *UICC* eine separate Arbeitskommission mit dem Namen *Commission on Stage Grouping of Cancer and the Presentation of Results (ICPR)*, deren Aufgabe die Entwicklung eines internationalen Klassifikationssystems war.

Im Juli 1953 stellte Pierre Denoix das erste TNM-Klassifikationssystem für das Mammakarzinom und das Kehlkopfkarzinom vor [9]. Auf Grundlage der sich klinisch und in prospektiven Untersuchungen bestätigenden Anwendbarkeit des TNM-Systems wurde dieses zunächst auf Karzinome der Mundhöhle, des Pharynx und der Blase übertragen [9, 17]. Um eine klinische Verbreitung des Klassifikationsystems zu fördern, wurden zwischen den Jahren 1962 und 1967 neun Broschüren zum TNM-Klassifikationssystem herausgegeben [9]. Da das TNM-Klassifikationssystem mittlerweile auf Karzinome des Ösophagus, des Magens, des Rektums, des Darmes, der Gebärmutter, der Ovarien und der Schilddrüse ausgeweitet worden war, beschloss die UICC 1967 eine zusammenfassende Übersicht zur TNM-Klassifikation herauszugeben, wie sie zuletzt 1997 erschien [15].

Unabhängig von der UICC wurde im Jahre 1959 die *American Joint Commitee for Cancer Staging and End-Results-Reporting (AJC)* gegründet. Diese begann mit der Veröffentlichung eines eigenen Stagingsystems im „*Manual for Staging of Cancer*" im Jahre 1977 [1]. Eine erste Überarbeitung erschien im Jahre 1983 [2] mit bis heute bestehender Namensänderung des ausarbeitenden Komitees in *The American Joint Commitee on Cancer (AJCC)*. Weitere Revisionen erfolgten in den Jahren 1988, 1992 und 1997 [3–5].

Die insbesondere auf Bemühungen der UICC zurückgehende Angleichung des amerikanischen Stagingsystems des AJC und des europäischen Stagingsystems der UICC erlaubt seit 1987 den Vergleich der nach diesen Systemen klassifizierten und hierauf basierend behandelten Patienten [6].

Die klinische Relevanz und Praktikabilität des 1987 vorgelegten TNM-Klassifikationssystems wurde in den nachfolgenden Jahren von verschiedenen Autoren in vielerlei Hinsicht kritisiert [8]. Als besonderer Kritikpunkt zur T-Kategorie wurde die Gleichsetzung des klinisch festgelegten T-Stadiums mit dem posttherapeutischen pT-Stadium hervorgehoben [18]. Bezogen auf das Larynxkarzinom führte die Arbeitsgruppe um Glanz [8] als wesentliche Einwände die Unklarheiten der Definition der Bezirke und Unterbezirke, die Problematik einer Grenze zwischen Glottis und Subglottis, die Unterschiede der Klassifikationskriterien für die verschiedenen Larynxabschnitte sowie die Nichtberücksichtigung der metrischen Tumorgröße und den zu geringen Bezug zu therapeutischen Konsequenzen an.

Basierend auf dieser Kritik wurden im TNM-Supplementband der UICC im Jahre 1993 [13, 14] die Vorschläge der Arbeitsgruppen aus Marburg und Gießen dahingehend berücksichtigt, dass die Klassifikation für Supraglottis, Glottis und Subglottis einheitlich gestaltet wurde. Weiterhin wird die Tumorausbreitung in diesem Zusammenhang nicht als Befall von Unterbezirken und Bezirken beschrieben, sondern nach dessen metrischer Ausdehnung erfasst. Für die pathologische pT-Klassifikation wurde als Äquivalent der klinischen Einschränkung der Stimmlippenmobilität die histologisch bestimmte Tiefeninfiltration berücksichtigt [8].

An dieser Stelle soll allerdings nicht unerwähnt bleiben, dass die Mitteilungen im Supplementband als fundierte Diskussionsgrundlagen zu verstehen sind, keineswegs jedoch als bindende Änderungen der UICC-Klassifikation.

Die vorgenannten Ramifizierungs*vorschläge*, die sich auf das Carcinoma in situ (Tis) sowie die T_1- und T_2-Stadien der in Abschn. 4.2 beschriebenen T-Klassifikation beziehen, sind nachfolgend aufgeführt:

Carcinoma in situ

I   ≤15 mm,
II   >15 mm.

Supraglottis

T_1: begrenzt auf einen Unterbezirk, normale Stimmlippenbeweglichkeit
I   ≤15 mm,
II   >15–25 mm,
III >25 mm.

T_2: mehr als ein Unterbezirk oder Glottis mitbefallen, normale Stimmlippenbeweglichkeit
I   ≤15 mm,
II   >15–25 mm,
III >25 mm.

Glottis

T_{1a}: begrenzt auf eine Stimmlippe, normale Stimmlippenbeweglichkeit
I   ≤15 mm,
II   >15–25 mm,
III   >25 mm.

T_{1b}: beide Stimmlippen befallen, normale Stimmlippenbeweglichkeit
I   ≤15 mm,
II   >15–25 mm,
III   >25 mm.

T_2: Ausbreitung auf Supra- und/oder Subglottis und /oder eingeschränkte Stimmlippenbeweglichkeit
I   normale Stimmlippenbeweglichkeit, ≤15 mm,
II   normale Stimmlippenbeweglichkeit, >15–25 mm,
III   normale Stimmlippenbeweglichkeit, >25 mm,
IV   eingeschränkte Stimmlippenbeweglichkeit.

Subglottischer Raum

T_1: begrenzt auf Glottis
I   ≤15 mm,
II   >15–25 mm,
III   >25 mm.

T_2: Ausbreitung auf Supra- und/oder Subglottis und/oder eingeschränkte Stimmlippenbeweglichkeit
I   normale Stimmlippenbeweglichkeit, ≤15 mm,
II   normale Stimmlippenbeweglichkeit, >15–25 mm,
III   normale Stimmlippenbeweglichkeit, >25 mm,
IV   eingeschränkte Stimmlippenbeweglichkeit.

Zusätzlich wurde zur Vergleichbarkeit der UICC-Stadien mit der in Göttingen verwendeten TNM-Klassifikation glottischer Karzinome (nach [13]) ein diesbezüglicher Ramifizierungsvorschlag im Supplementband von 1993 aufgenommen [14].

Ähnliche Kritikpunkte wurden auch gegenüber der N-Klassifikation des von der UICC 1987 veröffentlichten TNM-Systems geäußert. So wurde die Nichtberücksichtigung der Halslymphknotenregionen bei der Metastasierung und der perinodalen Ausbreitung von Metastasen kritisiert und eine Grenzziehung in der Anzahl der befallenen Lymphknoten sowie der Größe der Metastasen gefordert [8]. Die im TNM-Supplement von 1993 [14] veröffentlichte Fassung berücksichtigt im Vergleich zur bisherigen UICC-Klassifikation die Anzahl der Lymphknotenmetastasen (solitär vs. multiple) sowie die Unterteilung der Metastasengröße (≤3 cm, 3–6 cm, >6 cm). Weiterhin wurde der Nachweis eines perinodalen Wachstums sowie der Lokalisation der Metastasen erfasst [8].

Die vorgenannten Ramifizierungsvorschläge sind nachfolgend aufgeführt:

N1   (unilateral, isoliert, ≤3 cm)
    i   kranio- oder mediojugulär lokalisierte ≤2 cm große Metastase ohne perinodales Wachstum,
    ii   kranio- oder mediojugulär lokalisierte >2–3 cm große Metastase ohne perinodales Wachstum,
    iii   kaudojugulär lokalisierte Metastase oder perinodales Wachstum.
N2a   (ipsilateral, isoliert, >3–6 cm)
    i   kranio- oder mediojugulär lokalisierte Metastase ohne perinodales Wachstum,
    ii   kaudojugulär lokalisierte Metastase oder perinodales Wachstum.
N2b   (ipsilateral, multiple, >3–6 cm)
    i   kranio- oder mediojugulär lokalisierte ≤2 cm große Metastasen ohne perinodales Wachstum,
    ii   kranio- oder mediojugulär lokalisierte >2–3 cm große Metastasen ohne perinodales Wachstum,
    iii   kranio- oder mediojugulär lokalisierte >2–6 cm große Metastasen ohne perinodales Wachstum,
    iv   kaudojugulär lokalisierte Metastasen oder perinodales Wachstum.
N3   (<6 cm)
    i   kranio- oder mediojugulär lokalisierte Metastase ohne perinodales Wachstum,
    ii   kaudojugulär lokalisierte Metastase oder perinodales Wachstum.

Ziel der im Supplementband von 1993 aufgenommen Ramifizierungsvorschläge im Sinne einer Einbeziehung vorgenannter pathohistologischer Parameter wie Infiltrationstiefe und Ausdehung des Primärtumors im Falle der T-Klassifikation sowie der Metastasenanzahl, -lokalisation und -größe und insbesondere des Nachweises eines perinodalen Wachstums, war die Verbesserung der Vorhersagekraft des bestehenden TNM-Systems bezüglich der Überlebens- und Rezidivrate. Bei den internationalen Verhandlungen zur aktualisierten TNM-Klassifikation werden vergleichende Daten zeigen müssen, inwieweit die vorgenannten Ramifizierungsvorschläge zur Verhersagegenauigkeit der zuletzt 1997 aktualisierten TNM-Klassifikation beitragen und welche darüber hinausgehenden Veränderungen des Klassifikationssystems beipielsweise beim Hypopharynxkarzinom zur Prognoserelevanz des zu überarbeitenden Klassifikationssystems beitragen können.

In diesem Zusammenhang soll zwei aktuelle Arbeiten zur Frage der klinischen Relevanz des bestehenden UICC/AJCC-Klassifikationssystems hingewiesen werden [6, 9]. Beide Arbeiten vergleichen die 1997 aktualisierte Überarbeitung der TNM-Klassifikation mit den TNM-Klassifikationssystemen von Hall und Mitarbeitern [11], Hart und Mitarbeitern [12], Berg [7] und Kiricuta [16] sowie einem Scoresystem namens TANIS (Tumor and Node Integer Score).

Die Ergebnisse der Untersuchungen – wie auch diejenigen weiterer Gruppen – zusammenfassend weisen alle vorgenannten Klassifikationssysteme gegenüber dem bestehenden TNM-Klassifikationssystem der UICC/AJCC eine deutlich höhere Vorhersagegenauigkeit bezogen auf die klinische Prognose der Patienten in Korrelation zum Staging auf, charakterisiert durch eine deutlich höherer statistische Konsistenz im Falle einer Beobachtung über mehrere Jahre. Weiterhin erscheint die Diskrimination und Balance zwischen Vergleichbarkeit und detaillierter Staging-Zuordnung im Falle der vorgenannten Klassifikationssysteme dem bestehenden TNM-System der UICC/AJCC überlegen.

In einer weiteren, in diesem Zusammenhang durchgeführten Untersuchung wurden zur statistischen Berechnung der individuellen Überlebensrate mittels Cox-Regression neben dem TNM-Stadium weitere Parameter wie Lokalisation, Geschlecht, Alter, Fernmetastasierung und die Frage, inwieweit es sich um ein Erstkarzinom handelt, mit eingeschlossen [22]. Es zeigte sich, dass mit diesem Vorgehen die individuelle Prognose der Patienten mit deutlich höherer Genauigkeit ermittelt und somit das individuelle Therapiekonzept adäquater ausgewählt werden kann.

Die vorgestellten Ergebnisse dieser amerikanischen und kanadischen Untersuchungen werden bei den zukünftigen internationalen Verhandlungen der UICC/AJCC zur Aktualisierung der bestehenden TNM-Klassifikation Berücksichtigung finden müssen, um die klinische Relevanz und Vorhersagegenauigkeit des bestehenden Klassifikationssystems auch in Zukunft zu gewährleisten. Andernfalls besteht die Gefahr, dass die Prognose von Patienten unzureichend eingeschätzt und hierauf basierend die Patienten nicht nur individuell inadäquaten Behandlungskonzepten zugeführt werden könnten, sondern auch eine falsche Zuordnung innerhalb klinischer Studien erfolgen würde [6, 9].

Literatur

1. American Joint Commitee on Cancer Staging (1977) Manual for staging cancer. Lippincott, Philadelphia
2. American Joint Commitee on Cancer Staging (1983) Manual for staging cancer. Lippincott, Philadelphia
3. American Joint Commitee on Cancer Staging (1988) Manual for staging cancer. Lippincott, Philadelphia
4. American Joint Commitee on Cancer Staging (1992) Manual for staging cancer. Lippincott, Philadelphia
5. American Joint Commitee on Cancer Staging (1997) Manual for staging cancer. Lippincott, Philadelphia
6. Lydiatt WM, Shah JP, Hoffman HT (2001) AJCC stage groupings for head and neck cancer: Should we look at alternatives? A report of the head and neck sites task force. Head Neck 8: 607–612
7. Berg H (1992) Die prognostische Relevanz des TNM-Systems für Oropharynxkarzinome. Tumor Diagn Ther 13: 171–177
8. Glanz H, Hermanek P, Kleinsasser O, Popella C (1993) Weiterentwicklung der TNM-Klassifikation der Larynxkarzinome. Laryngorhinootologie 72: 568–573
9. Gospodarowicz M, Benedet L, Hutter RV, Fleming I, Henson DE, Sobin LH (1998) History and international developments in cancer staging. Cancer Prev Con 2: 262–268
10. Groome PA, Schulze K, Boysen M, Hall SF, Maxkillop WJ (2001) A comparison of published head and enck stage groupings in carcinomas of the oral cavity. Head Neck 23: 613–624
11. Hall SF, Groome PA, Rothwell D, Dixon PF (1999) Using TNM staging to predict survival in patients with squamous cell carcinoma of head and neck. Head Neck 21: 30–38
12. Hart AAM, Mak-Kregar S, Hilgers FJM (1995) The importance of correct stage grouping in oncology. Results of a nationwide study of oropharyngeal carcinoma in the netherlands. Cancer 75: 2656–2662
13. Hermanek P (1993) Persönliche Mitteilungen aus dem TNM-Projekt. Committee der UICC, Berlin
14. Hermanek P, Henseon DE, Hutter RVP, Sobin LH (1993) UICC: TNM Supplement 1993. A commentary for uniform use. Springer, Berlin Heidelberg New York Tokyo
15. Hermanek P, Hutter RVP, Sobin LH, Wagner G, Wittekind C (1997) TNM-Atlas. Springer, Berlin Heidelberg New York Tokyo, S 1–64
16. Kiricuta IC (1996) The importance of correct stage grouping in oncology: Results of a nationwide study of oropharyngeal carcinoma in the netherlands [letter]. Cancer 77: 587–589
17. MacKay EN, Sellers AH (1966) A prospective trial of TNM staging of breast cancer. Ontario, 1960–1962. Int J Cancer 5: 515–524
18. Popella C, Glanz H, Kleinsasser O, Bödeker RH (1996) Die pT-Klassifikation von primären Stimmlippenkarzinomen und ihre Bedeutung für die T-Klassifikation. HNO 44: 456–461
19. Steinthal PD (1905) Zur dauerbeheilung des Brustkrebses. Beitrag zur Klinischen Chirurgie 47: 226–239
20. The Radiooncological Sub-Commission (1992). League of National Health Organization, Genf
21. Sobin LH, Greene FL (2001) TNM Classification. Cancer 92: 452
22. Baatenburg de Jong RJ, Hermans J, Molenaar J, Briaire JJ, le Cessaie S (2001) Prediction of survival in patients with head and neck cancer. Head Neck 23: 718–724

Untersuchungsmethoden

B. M. Lippert · C. Külkens

5.1 Einleitung

Die Diagnostik von zervikalen Lymphknotenschwellungen ist eine seit vielen Jahren immer wieder aktuelle und zum Teil auch kontrovers diskutierte Thematik. So werden die verschiedenen Untersuchungsverfahren hinsichtlich ihrer Notwendigkeit und der zeitlichen Abfolge unterschiedlich bewertet. Der Einsatz von zum Teil sehr personal- und zeitaufwändigen bildgebenden Verfahren sollte daher hinsichtlich des diagnostischen Stellenwertes und nicht zuletzt auch aus Kostengründen kritisch bewertet werden.

Wie zuvor bereist erwähnt, hat der Mensch ca. 800 Lymphknoten von denen ca. 300 im Hals lokalisiert sind [274, 344]. Die anatomische Anordnung der zervikalen Lymphknoten kann nach Fazienzugehörigkeit, Dreiecken und lymphatischen Subregionen (Levels) erfolgen. Die auf der Klassifikation des *Memorial Sloan Kettering Cancer Center* beruhende Untergliederung in sechs Lymphknotenregionen hat sich als die klinisch gebräuchlichste und sinnvollste durchgesetzt [267]. Sie ist Grundlage für eine reproduzierbare Befunddokumentation, die aus diagnostischer wie auch aus therapeutischer Sicht erforderlich ist.

Zervikale Lymphknotenvergrößerungen sind ein sehr häufig vorkommendes Symptom. Ursache sind häufig virale oder bakterielle Infektionen der oberen Luft- und Speisewege. Andererseits können zervikale Raumforderungen auch durch Metastasen, solide Tumoren, Zysten oder Gefäßmalformationen verursacht sein. Die Erhebung der Anamnese in Verbindung mit Laborparametern einschließlich Serologie und Bakteriologie sowie der klinische Verlauf führen in den überwiegenden Fällen zu einer sicheren Diagnosestellung.

Die Aussagekraft der bildgebenden Verfahren hinsichtlich einer exakten Diagnosestellung ist meist eingeschränkt. Dennoch kann die Bildgebung auch bei entzündlichen Lymphknotenvergrößerungen, insbesondere zur Verlaufskontrolle oder zum Ausschluss einer drainagepflichtigen Abszedierung, indiziert sein, wenngleich die größte Bedeutung eindeutig im Rahmen der Staging-Untersuchungen von Kopf-Hals-Malignomen zu sehen ist.

Für Plattenepithelkarzinome der oberen Luft- und Speisewege ist das Vorhandensein von Lymphknotenmetastasen ein wichtiger prognostischer Faktur [148, 272]. In einigen Kliniken basieren die Angaben zu Halslymphknotenvergrößerungen auch heute noch nur auf der Palpation. Obwohl die Palpation den Vorteil hat, dass sie einerseits leicht durchzuführen, billig und leicht wiederholbar ist, ist dieses Verfahren insbesondere zur Erfassung von Halslymphknotenmetastasen unzureichend [336]. Sowohl die Sensitivität als auch die Spezifität liegen in Abhängigkeit von der Lokalisation des Primärtumors lediglich zwischen 60 und 70 % [310].

Aufgrund der geringen Sensitivität der Palpation birgt eine Halsseite, die palpatorisch keinen Metastasennachweis (klinischer No-Hals) erbringt, ein hohes Risiko von so genannten okkulten Metastasen. Dieses Risiko wird in hohem Ausmaß von der Größe und Lokalisation des Primärtumors bestimmt [208, 146]. So haben glottische Karzinome eine relativ geringe Metastasierungswahrscheinlichkeit, wohingegen Pharynxkarzinome ein Risiko für okkulte Metastasen von 30–50 % aufweisen [319]. Darüber hinaus besteht bei vielen Kopf-Hals-Malignomen zusätzlich das Risiko einer kontralateralen Metastasierung, insbesondere wenn der Primärtumor nahe an die Mittellinie herangewachsen ist oder diese sogar überschritten hat [310].

Das Management des klinischen No-Halses wird kontrovers diskutiert. Wenn die Rate für okkulte Metastasen höher als 20 % beträgt, wird üblicherweise eine elektive Neck dissection durchgeführt. Diese wird dann unabhängig vom Ergebnis der Bildgebung geplant. Alternativ zur elektiven Behandlung des Halses mittels Neck dissection kann bei kleinen Karzinomen eine so genannte „wait and see policy" durchgeführt werden. Dieses Vorgehen scheint indiziert, wenn die Wahrscheinlichkeit für okkulte Metastasen kleiner als 20 % ist und eine sinnvolle chirurgische Option besteht, falls im Verlauf Lymphknotenmetastasen auftreten [341]. Das Risiko, okkulte Metastasen initial zu übersehen, wird durch die Anwendung geeigneter bildgebender Verfahren reduziert [14, 316, 317]. Wenn in der Bildgebung der palpatorische No-Status bestätigt wird, so kann dies eine zuwartende Strategie bekräftigen.

Van den Brekel et al. [322] führten bei 77 Patienten eine transorale laserchirurgische Tumorexzision ohne anschließende Neck dissection durch. Diese Patienten wurden regelmäßig mittels Sonographie einschließlich sonographisch gesteuerter Feinnadelpunktion nachuntersucht. 14 (18 %) Patienten entwickelten im weiteren Verlauf Halslymphknotenmetastasen. 51 (71 %) Patienten konnten einer Rettungschirurgie unterzogen werden und sind seither tumorfrei, drei Patienten starben aufgrund von Fernmetastasen. Voraussetzung für dieses Vorgehen ist allerdings eine hohe Zuverlässigkeit des bildgebenden Verfahrens sowie regelmäßige engmaschige Kontrolluntersuchungen [322]. Dennoch sollte man sich stets vergegenwärtigen, dass ca. 25 % der okkulten Metastasen eines No-Halses Mikrometastasen

sind und daher kein Untersuchungsverfahren eine höhere Sensitivität als 75 % erreichen kann, wenn nicht zugleich die Spezifität stark abnimmt [320].

Besteht aufgrund der klinischen Untersuchung der eindeutige Verdacht auf eine Halslymphknotenmetastasierung, so ist die Anzahl der Metastasen von untergeordneter Bedeutung, da in der Regel alle Halslymphknotenregionen im Sinne einer modifiziert radikalen Neck dissection ausgeräumt werden. Eine genaue Beschreibung der Anzahl und Lokalisation potenzieller Metastasen wird erst dann relevant, wenn bei kleinem Primärtumor lediglich eine selektive Neck dissection mit Ausräumung bestimmter Lymphknotenregionen durchgeführt wird oder eine primäre Strahlentherapie erfolgt.

Die Identifikation von retropharyngealen oder paratrachealen Lymphknoten mittels Computertomographie (CT) oder Magnetresonanztomographie (MRT), die einer Palpation primär nicht zugänglich sind, kann das therapeutischen Vorgehen ebenfalls beeinflussen [213]. Des Weiteren sind bei Patienten mit fortgeschrittener zervikaler Metastasierung bildgebende Verfahren zur Abklärungen der Operabilität indiziert. Der Nachweis einer Infiltration von vitalen Strukturen (A. carotis interna oder communis, Infiltration beider Vv. jugulares internae, der Schädelbasis oder der tiefen Halsmuskulatur) durch die Metastasen ist sowohl prognostisch als auch therapeutisch bedeutsam. Ein kapselüberschreitendes Wachstum kleiner Metastasen als Hinweis für eine herabgesetzte Prognose ist allerdings durch die Bildgebung nicht erfassbar und ergibt sich nur aufgrund der histopathologischen Untersuchung.

Vor diesem Hintergrund sollen nachfolgend die zur Diagnostik von Halslymphknotenvergrößerungen eingesetzten Verfahren unter besonderer Berücksichtigung der Halslymphknotenmetastasen dargestellt und deren Stellenwert kritisch diskutiert werden.

5.2 Inspektion und Palpation

Voraussetzung für die Bewertung einer Lymphknotenschwellung der Kopf-Hals-Region ist die genaue Erhebung der Anamnese mit Angaben zur Dauer der Lymphknotenschwellung, zum Wechsel der Lymphknotengröße sowie zu Schmerzhaftigkeit, Verschieblichkeit,

Abb. 5.1 a–d. Zervikale Schwellungen mit begleitender Rötung ▶ der Haut bei unterschiedlichen Krankheitsbildern. **a** Supraklavikulär lokalisiertes infiziertes Atherom. Kranial davon besteht ein weiteres, zur Zeit jedoch reizloses Atherom. **b** Hautmetastasen zwei Jahre nach Neck dissection und postoperativer Radio-Chemo-Therapie bei linksseitigem CUP-Syndrom (T0N2bM0). Die flächige Rötung der linken Halsseite entspricht einem Radioderm nach Strahlentherapie. **c** In den Hals durchgewachsenes Hypopharynxkarzinom mit tumoröser Infiltration der Haut. **d** Bild einer floriden Halslymphknotentuberkulose mit entzündlicher Hautinfiltration

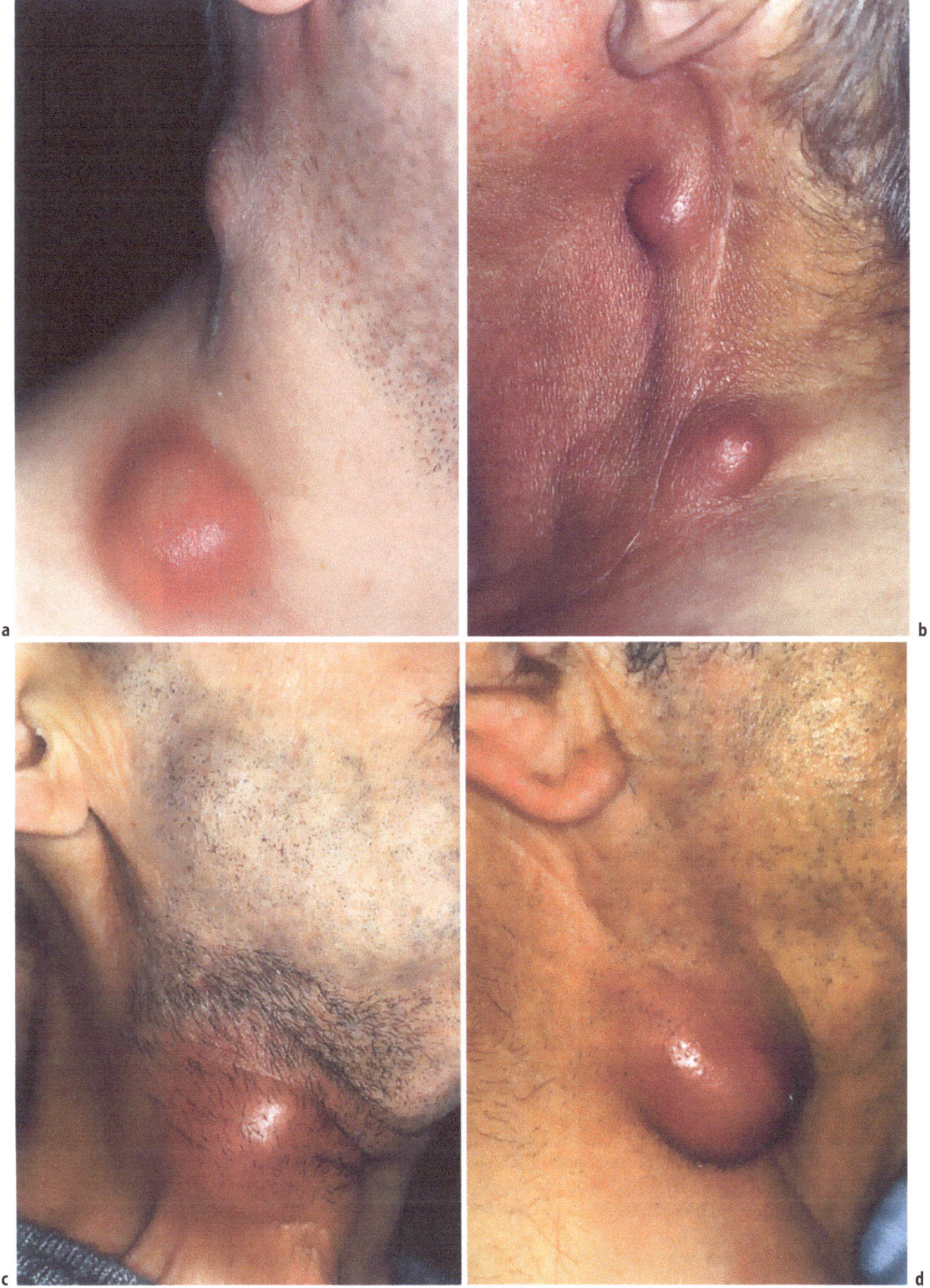

a

b

c

d

möglichen Krankheitsursachen oder evtl. vorausgegangenen Behandlungen.

Inspektion und Palpation sind die Grundlagen jeder ärztlichen Untersuchung und sollten daher vor allen technischen Untersuchungsverfahren durchgeführt werden. Für die Untersuchung des Halses sollte der Oberkörper entkleidet und Halsschmuck abgenommen werden. Der Patient sollte mit geradem Rücken aufrecht sitzen. Diese Haltung ermöglicht eine bessere Mitarbeit und Aufmerksamkeit des Patienten [354].

5.2.1 Inspektion

Bei der inspektorischen Untersuchung des äußeren Halses sollte man sich an profilgebenden Strukturen wie den Mm. sternocleidomastoidei und der Prominentia laryngea orientieren. Die Gll. submandibulares treten bei schlanken Personen in reklinierter Kopfstellung gelegentlich hervor [354]. Größere Schwellungen im Bereich des Halses führen durch Verstreichung der Konturen zu Asymmetrien. Bei gesunden Erwachsenen sind Lymphknoten am Hals nicht zu sehen, allenfalls bei Kindern oder jungen Mädchen mit schlanker Haut.

Bei der Inspektion des Halses ist besonders auf Schwellungen, Farbveränderungen und Fehlhaltungen zu achten. Rötungen der zervikalen Haut deuten in erster Linie auf eine akute entzündliche Veränderung hin. Sie kann auch Ausdruck einer malignen Hautinfiltration sein. Öffnungen, aus denen sich Sekret entleert, können auf eine laterale oder mediane Halsfistel hinweisen, aber auch durch spezifische und unspezifische Lymphknotenentzündungen oder durch eine nach außen durchbrechende Lymphknotenmetastase bedingt sein (Abb. 5.1a–d).

Die uneingeschränkte und schmerzfreie Beweglichkeit des Kopfes in alle Richtungen ist ebenso zu prüfen wie die Beweglichkeit von Schulter, Arm und Hand, die der Erkennung von Läsionen des N. accessorius und/oder des Plexus brachialis durch infiltrative Prozesse dient.

5.2.2 Palpation

Die Palpation von Kopf und Hals erfordert Sorgfalt und klinische Erfahrung. Die Palpation des Halses erfolgt gleichzeitig auf beiden Seiten, d. h. bimanuell im Seitenvergleich. Günstigerweise sitzt der Patient und der Untersucher steht vor oder hinter diesem. Man sollte sich für die Untersuchung eine strenge Systematik angewöhnen, um tatsächlich alle zervikalen Regionen zu erfassen (Abb. 5.2).

Der Kopf ist leicht nach vorne gebeugt, wodurch Haut und Muskulatur entspannt werden. Die Palpation beginnt am Kinn (Regio submentalis), wendet sich nach

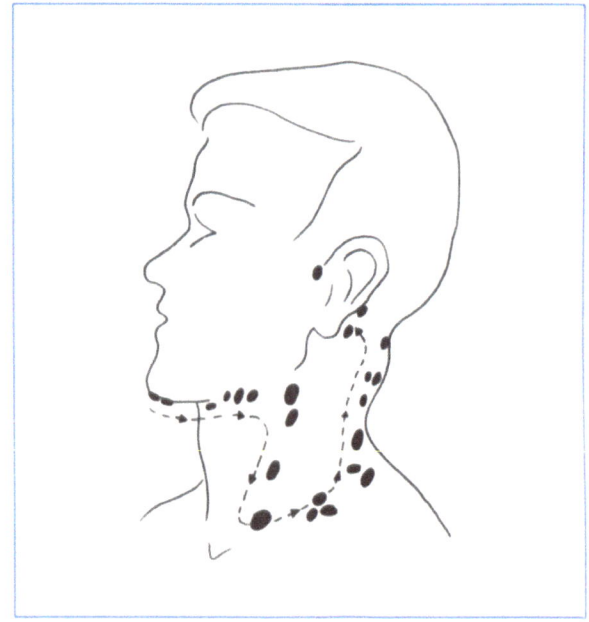

Abb. 5.2. Schema nach Leiber zur systematischen Palpation zervikaler Lymphknoten

hinten bis zum kranialen Anteil des M. sternocleidomastoideus, entlang des Vorderrandes des Muskels nach kaudal bis zur Klavikula, supraklavikulär bis zum Vorderrand des M. trapezius und entlang diesem nach hinten bis zum Okziput (Regio nuchae). Bei der Palpation des M. sternocleidomastoideus wird der Muskelbauch zur Erfassung tiefer gelegener Gewebestrukturen leicht nach dorsal gezogen (Abb. 5.3). Abschließend erfolgt die Abtastung der prä- und retroaurikulären Region.

Die Halslymphknoten werden entsprechend ihrer anatomischen Lage und chirurgischer Orientierungspunkte verschiedenen Regionen zugeordnet. Die Klassifikation sieht im Wesentlichen sechs Regionen (I–VI) vor, die durch die prä- und paratracheale sowie die mediastinale Region, die präaurikuläre Region und die bukkale Region (IX) vervollständigt werden [255]. Die Lokalisation der vergrößerten Lymphknoten gibt möglicherweise erste Hinweise auf den zugrunde liegenden Primärherd.

Bei der speziellen Palpation einzelner Lymphknotenregionen wird einhändig untersucht, wobei mit der anderen Hand der Kopf des Patienten geführt (Abb. 5.4) oder das tiefer gelegene Gewebe durch Gegenpalpation besser exponiert wird [354]. So lassen sich die submentalen Lymphknoten am besten durch Palpation von enoral und gleichzeitiger Gegenpalpation von außen untersuchen. Bei der Palpation der supraklavikulären Lymphknoten sollte man den Patienten Husten oder Pressen lassen, da gelegentlich erst bei diesem Manöver Lymphknotenveränderungen tastbar werden [22, 177].

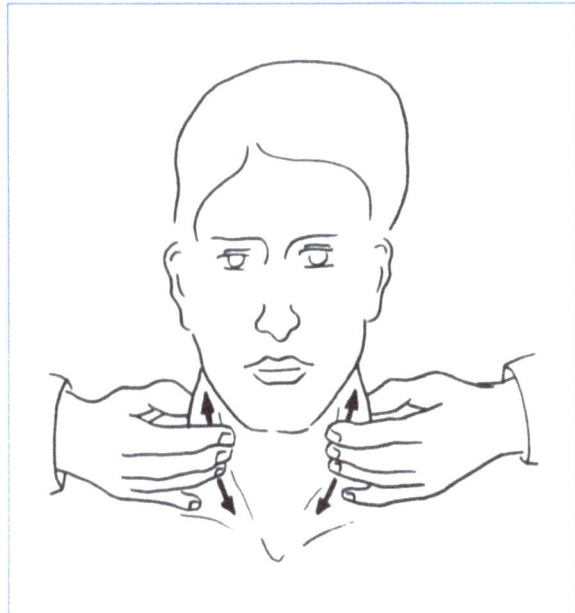

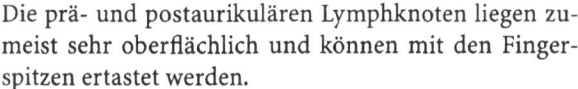

Abb. 5.3. Untersuchung der Lymphknoten entlang des Vorderrandes des M. sternocleidomastoideus. Die Muskelbäuche werden dabei leicht nach dorsal gezogen, um tiefer gelegene Lymphknoten palpatorisch erfassen zu können

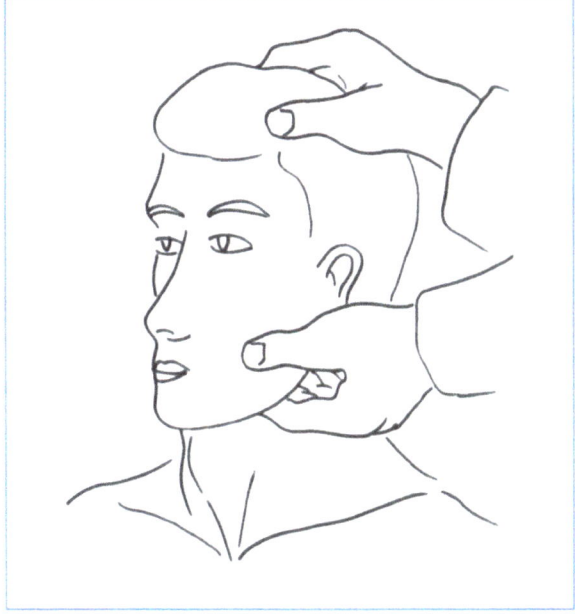

Abb. 5.4. Palpation des hinteren Halsdreiecks. Durch Gegendruck wird das Gewebe unter dem M. sternocleidomastoideus, dem Unterkieferknochen und dem kaudalen Pol der Gl. parotis besser exponiert

Die prä- und postaurikulären Lymphknoten liegen zumeist sehr oberflächlich und können mit den Fingerspitzen ertastet werden.

Der Palpationsbefund am Hals ist oft schwer zu erheben, da die Dicke der bedeckenden Schichten individuell variiert. Normalerweise sind vergrößerte Halslymphknoten erst ab einer Größe von über 10 mm sicher tastbar. Durch die chirurgische und strahlentherapeutische Vorbehandlungen (Vernarbung, Fibrosierung) ist die palpatorische Untersuchung häufig erschwert. Zudem besteht vielfach ein die Untersuchung störendes Lymphödem, oder die Palpation wird durch Schmerzhaftigkeit eingeschränkt [198].

Bei der Palpation ist auf Größe, Oberflächenbeschaffenheit, Form, Konsistenz, Schmerzhaftigkeit und Verschieblichkeit der Strukturen zu achten. Eine Rötung, Überwärmung und Schmerzhaftigkeit geben Hinweise auf eine akute Entzündung. Die Konsistenz der getasteten Lymphknoten gibt gewisse Anhaltspunkte zur möglichen zugrunde liegenden Erkrankung, pathognomonisch ist sie allerdings nicht. Eine weiche Konsistenz lässt eine zystische Veränderung oder eine kolliquative Einschmelzung (Fluktuation) vermuten. Die Einschränkung der Verschieblichkeit deutet auf eine begleitende Entzündung oder auf einen malignen Prozess mit Kapseldurchbruch und Infiltration von Nachbarstrukturen hin. Narbengewebe kann inspektorisch und palpatorisch als Pseudotumor erscheinen. Kleinere Knoten, die bei Berührung sehr schmerzhaft sind, deuten auf ein Neurom hin [127].

Die Angaben zur Größe der Lymphknoten sollten in reproduzierbaren Maßen (Zentimeter- oder Millimeterangaben) erfolgen. Vergleiche mit Naturprodukten sind insbesondere für die Tumordokumentation und -klassifizierung unzureichend [22].

5.3 B-Sonographie

Die Ultraschalldiagnostik hat sich in den letzten beiden Jahrzehnten zu einem unverzichtbaren Bestandteil in der Diagnostik von Erkrankungen der Kopf-Hals-Region entwickelt. Durch technische Weiterentwicklung der Sonographiegeräte sowie durch Einbeziehung der Doppler- und Farbdopplersonographie stellt die Sonographie unbestritten das bildgebende Verfahren der Wahl zur morphologischen Abklärung von Prozessen der Halsweichteile dar [135]. Die B-Sonographie verfügt bezüglich des Auffindens vergrößerter Lymphknoten über eine große Sensitivität (90–97 %) und ist der Palpation (69 %), der CT (83 %) und der MRT (83 %) deutlich überlegen [130]. Ihr Einsatzbereich erstreckt sich heute von der differenzialdiagnostischen Abklärung zervikaler Weichteilbefunde über die präoperative Diagnostik mit der Möglichkeit der gezielten Operationsplanung bis zur postoperativen Nachsorge.

Die Ultraschalldiagnostik ist eine für den Patienten nebenwirkungsfreie, schnelle, nichtinvasive, weit verbreitete verfügbare und kostengünstige Methode. Die Untersuchung ist ohne großen zeitlichen und organisa-

NAME:_____

Vorname:_____

Geb.-Dat.:_____

FACHBEREICH HUMANMEDIZIN

Klinik für Hals-, Nasen- und Ohrenheilkunde
Direktor: Prof. Dr. J. A. Werner

KLINIKUM
der Philipps-Universität
Marburg

Datum: *11. 3. 2001*

Untersucher: *Kü-Li*

☒ Erstuntersuchung   ☒ FNP
☐ Verlaufskontrolle   ☐ Photo
☒ Doppler/Duplex   ☐ Video

Diagnose:___ *V.a. Epiglottiskarzinom*___

Fragestellung:___ *Halslymphknotenmetastasen ?*___

☒ Untersuchung   ☐ Normalbefund

☒ Untersuchung   ☐ Normalbefund

Maße (mm):

1.) *15* x *20* x *17*

2.) *11* x *14* x *13*

3.) ___ x ___ x ___

4.) ___ x ___ x ___

5.) ___ x ___ x ___

6.) ___ x ___ x ___

7.) ___ x ___ x ___

8.) ___ x ___ x ___

Beschreibung:___ *V.a. Halslymphknotenmetastasen beidseits*
(Region II + III)

Photos

Gefäße:___ *frei*

☒ Untersuchung   ☒ Normalbefund

Beschreibung:_____

Beurteilung:___ *V.a. Halslymphknotenmetastasen beidseits*
FNP aus Nr. 1 und Nr. 2 erfolgt

Empfehlung:_____

torischen Aufwand wiederholbar. Dies ist vor allem bei der Verlaufsbeobachtung von entzündlichen Erkrankungen der Halsweichteile und bei Kindern von besonderer Bedeutung [282, 318].

Im Gegensatz zur CT und MRT ist die B-Sonographie ein dynamisches Untersuchungsverfahren, d. h. dass die Schnittebenen willkürlich und befundadaptiert gewählt werden können. Es besteht die Möglichkeit der exakten Vermessung der zervikalen Raumforderungen, Bewegungsabläufe können festgehalten und beurteilt werden [209]. Durch Modifikation der Untersuchungsgegebenheiten, z. B. Palpation, Kompression, Valsalva-Manöver ist eine bessere Differenzierung der abgebildeten Strukturen möglich [130]. Die so genannte Sonopalpation kann sowohl mit der B-mode-Sonographie als auch mit der farbkodierten Duplexsonographie durchgeführt werden [189, 206]. Sie ist besonders hilfreich für die Beurteilung, ob bei einer fixierten Halslymphknotenmetastase eine chirurgische Trennung von Tumor und Arterie möglich ist oder ob eine Infiltration der Gefäßwand vorliegt.

Trotz oder gerade wegen der Variabilität der Sonographie sind gewisse Voraussetzungen zu erfüllen, damit ein möglichst valides und reproduzierbares Untersuchungsergebnis erzielt werden kann. Zudem wird die Aussagekraft der B-Bild-Sonographie ganz wesentlich von der klinischen und sonographischen Erfahrung des Untersuchers beeinflusst [130]. Vor Beginn jeder Ultraschalluntersuchung sollte die Bildeinstellung des Gerätes dem jeweiligen Patienten angepasst werden, da sich die Echogenität des Gewebes von Patient zu Patient unterscheidet. Hierfür verantwortlich sind die verschieden ausgeprägten subkutanen Fettschichten, die Beschaffenheit der Haut oder auch der Flüssigkeitsgehalt des Gewebes. Wichtig bei der Ultraschalluntersuchung ist, dass der Patient in Rückenlage positioniert und Kopf und Kinn über eine kleine Rolle, die unter die Schultern gelegt wird, weit nach hinten rekliniert werden. Hierdurch wird die Kieferwinkel-Hals-Region gestreckt und der sonographischen Untersuchung übersichtlich zugänglich gemacht [130]. Zur Untersuchung der Halsregion sollten hochauflösende Schallköpfe (5–7,5 MHz) von einer Breite von ca. 1 cm und eine Länge von 4–5 cm verwendet werden. So können durch die geringe Hautkontaktfläche auch schwierige Regionen, wie beispielsweise die paramandibuläre Region ohne wesentliche Artefakte dargestellt werden [342].

Die sonographische Beurteilung pathologischer Veränderungen sollte immer in zwei Ebenen erfolgen. Erst

hierdurch wird eine exakte Ausdehnungsbestimmung möglich. Dabei ist zu berücksichtigen, dass die erhobenen Befunde in eindeutiger Beziehung zu den umgebenden Strukturen dargestellt werden. Es sollten stets so genannte Landmarken, z. B. der M. sternocleidomastoideus oder die A. carotis communis, mit in das sonographische Bild einbezogen werden. Ein Piktogramm zur Dokumentation der Lage des Schallkopfes zum Hals ist empfehlenswert. Bei sagittaler Bildebene wird üblicherweise der kraniale Bildabschnitt links dargestellt. Die Dokumentation des Untersuchungsbefundes in einem standardisierten Untersuchungsbogen (Abb. 5.5) ergänzt durch Foto- und Videomaterial ist aus Gründen der Reproduzierbarkeit und insbesondere für Verlaufsbeobachtungen durch verschiedene Untersucher unerlässlich.

Lymphknoten unterscheiden sich hinsichtlich ihrer sonoakustischen Eigenschaften von dem umgebenden Fettgewebe nur sehr gering, sodass sich nichtpathologisch veränderte Lymphknoten sonographisch nicht darstellen. Erst der Wechsel der akustischen Eigenschaften im Rahmen von Erkrankungen ermöglicht eine sonographische Darstellung von Lymphknoten ab einer Größe von 4–5 mm. Wegen des größeren Impedanzsprunges sind Konkremente oder kleinste Flüssigkeitsansammlungen allerdings bereits ab einer Größe von 1,5–2 mm sonographisch nachweisbar [129].

Wie in Tabelle 5.1 dargestellt werden die Lymphknoten bei der sonographischen Untersuchung hinsichtlich ihrer Lokalisation, Größe, Verhältnis von Längs- zu Querdurchmesser, Form, Abgrenzbarkeit, Echoverhalten, Gruppierung sowie Perfusionsmuster und Pulsatilität in der Farbdopplersonographie beurteilt [207].

B-Sonographisch erscheinen Lymphknoten als echoarme bis echofreie und zumeist homogene Strukturen. Sie sind von ovaler bis runder Form, meist scharf begrenzt und von unterschiedlicher Größe. Unter Berücksichtigung des klinischen Gesamtbildes (Anamnese, Symptome, Palpation und Inspektion) kann in einem gewissen Prozentsatz auf die Genese der sonographisch und/oder klinisch fassbaren Lymphknotenschwellungen geschlossen werden. Es gibt jedoch bis heute keine sicheren sonomorphologischen Kriterien, insbesondere bei Lymphknoten mit einer Größe von kleiner als 8 mm, die eine Zuordnung zu einem bestimmten Krankheitsbild ermöglichen oder eine sichere differenzialdiagnostische Abgrenzung gegenüber raumfordernden Prozessen gewährleisten [25, 134]. Zur Sicherung der Diagnose, insbesondere zum Ausschluss von malignen Erkrankungen, ist daher in nahezu allen Fällen eine zytologische bzw. histologische Abklärung erforderlich [197].

Die wichtigsten Krankheitsbilder, die bei der Abklärung zervikaler Raumforderungen differenzialdiagnostisch in Betracht gezogen werden müssen, sind hinsichtlich der sonomorphologischen Kriterien nachfolgend aufgeführt.

◀ **Abb. 5.5.** Dokumentationsbogen für die mittels B-Sonographie erhobenen zervikalen Befunde am Beispiel eines supraglottischen Larynxkarzinoms

Tabelle 5.1. Sonomorphologische Merkmale von Halslymphknotenschwellungen. (Mod. nach Mann et al. [213])

	Benigne Lymphadenitis	Malignes Lymphom	Lymphknotenmetastasen
Lokalisation	Im regionären Lymphabfluss-gebiet einer bakteriellen oder viralen Eintrittspforte	Uncharakteristisch	Überwiegend im regionären Lymphabflussgebiet eines malignen Tumors
Form	Flach ovalär, bohnenförmig	Rundlich, leicht ovalär	Rundlich, unregelmäßig
Größe	<20 mm	>10 mm	>10 mm
Echogenität	Echoarm, unscharf begrenzt; Hilusstruktur	Echoarm, echofrei, gut abgrenzbar	Echoarm; glatt begrenzt oder infiltrativ, z.T. zystisch-nekrotisch
Anordnung	Solitär oder in Ketten	Solitär, z.T. „perlschnurartig" in Gruppen	Solitär, meist auf die den Tumor drainierenden Lymphknotenregionen beschränkt
Farbdopplersonographie	Zentrales Perfusionsmuster, niedrige Pulsatilität	Uncharakteristisch	Peripheres Perfusionsmuster, irreguläre Gefäßverläufe, hohe Pulsatilität

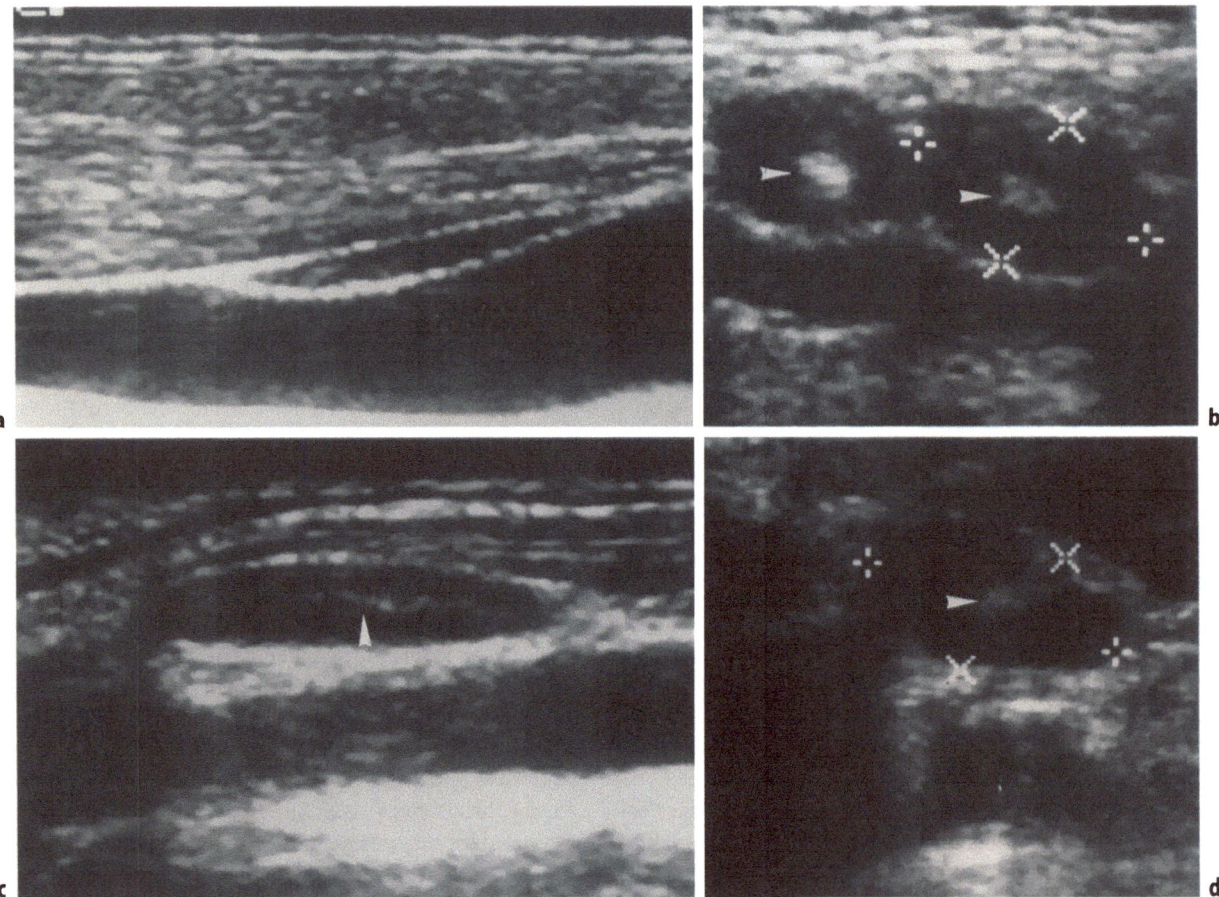

a   b   c   d

Abb. 5.6 a–d. Sonographische Befunde bei einer Lymphadenitis colli. Die Form ist oval bis bohnenförmig. Die Lymphknoten sind meist echoarm und gut abgrenzbar. Im Zentrum des Lymphknotens erkennt man als feine, echoreiche Struktur das so genannte Hiluszeichen (*Pfeil*)

5.3.1 Benigne Lymphadenitis

Lymphknoten, die im Zusammenhang mit einem bakteriellen oder viralen Infekt der oberen Luft- und Speisewege stehen, treten in der Regel im regionären Einzugsgebiet der Eintrittspforte auf. Sie imponieren sonographisch als kleine (Durchmesser < 20 mm), solitär oder in Ketten liegende Noduli. Die Form ist oval bis bohnenförmig. Gelegentlich lassen sich auch größere Lymphknoten (Durchmesser > 30 mm) beobachten, wobei diese bei einer benignen Lymphadenitis im Erwachsenenalter aber eher die Ausnahme darstellen. In ihrem Echoverhalten sind entzündlich veränderte Lymphknoten meist echoarm und gut zur Umgebung abgrenzbar. Im Zentrum des Knotens kann man häufig eine feine, strichförmige, echoreichere Struktur (Hiluszeichen) abgrenzen (Abb. 5.6 a–d). Sie entspricht den zentralen Fett- und Bindegewebsstrukturen, die sich von den echoarmen Randsinus abheben [207].

Kommt es bei fortschreitender Entzündung zu einer *Abszedierung* in einem Lymphknoten, so ändert sich das sonographische Bild (Abb. 5.7 a, b). Durch die entzündliche Randreaktion sind die Lymphknoten dann z.T. nicht mehr scharf abgrenzbar. Häufig ist auch ein Konfluieren einzelner Lymphknoten zu beobachten. Insgesamt liegt ein inhomogenes, grobfleckiges Bild vor. Zentral zeigen sich echoarme bis echoleere Bezirke mit der für Flüssigkeit charakteristischen dorsalen Schallverstärkung sowie echodichtere, Zelldetritus entsprechende Areale (Abb. 5.8 a, b). Eine begleitende Lymphadenitis ist nahezu immer darstellbar. Unter therapeutischen Gesichtspunkten ist es wichtig, zwischen einer lokalisierten Abszedierung und einer diffusen Phlegmone zu differenzieren. Bei einer Phlegmone können diffus echoarme Areale zwischen den verschiedenen, häufig verwaschenen und aufgelockert erscheinenden Gewebsschichten identifiziert werden. Es ist kein freier Eiter darstellbar [197]. Bei der Abszessdrainage sollte neben der mikrobiologischen Untersuchung grundsätzlich eine Gewebeprobe entnommen werden, da in ca. 10% abszedierte Lymphknotenmetastasen, teilweise ohne Primärtumor, vorliegen [252].

Der benignen Lymphadenitis liegen meist virale oder bakterielle Infektionen zugrunde, die durch serologische Untersuchungen nur teilweise erfasst werden können. Mit der Sonographie lässt sich keine weitere Differenzierung erreichen. Nachfolgend sollen zwei Krankheitsbilder näher erläutert werden, die hinsichtlich der Diagnostik schwierig sind, insbesondere auch bei der Abgrenzung gegenüber malignen Lymphknotenerkrankungen.

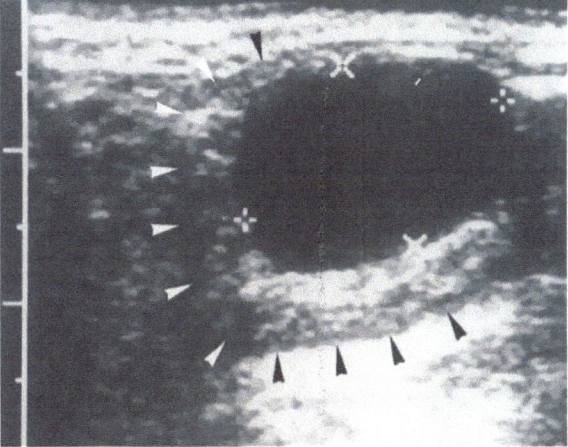

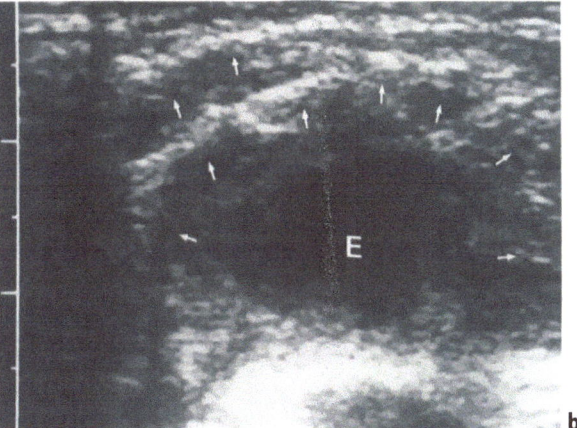

Abb. 5.7. a Abszedierung in einem entzündlich vergrößerten Lymphknoten. Die Lymphknotenkapsel (*Pfeile*) ist noch erhalten. Der echoleere Anteil innerhalb des Lymphknotens (*Kreuzmarkierungen*) entspricht freiem Eiter. **b** Fortschreitende Abszedierung mit Aufhebung der Lymphknotenstruktur. Um den echoarmen Einschmelzungsherd (*E*) zeigt sich eine diffuse phlegmonöse Entzündungszone (*Pfeile*)

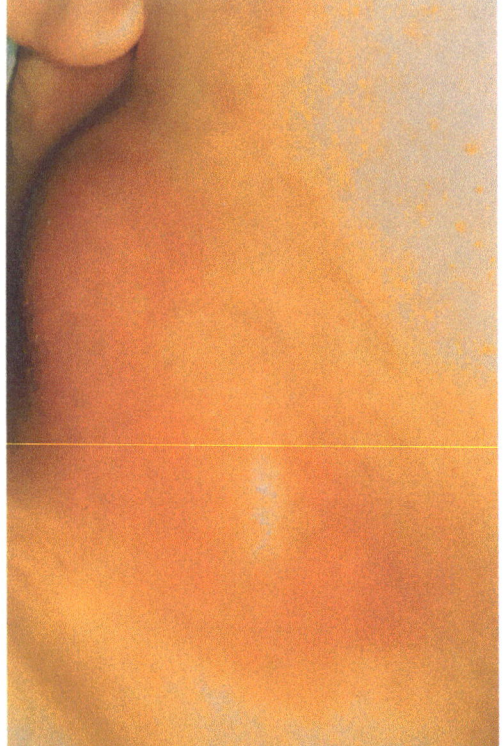

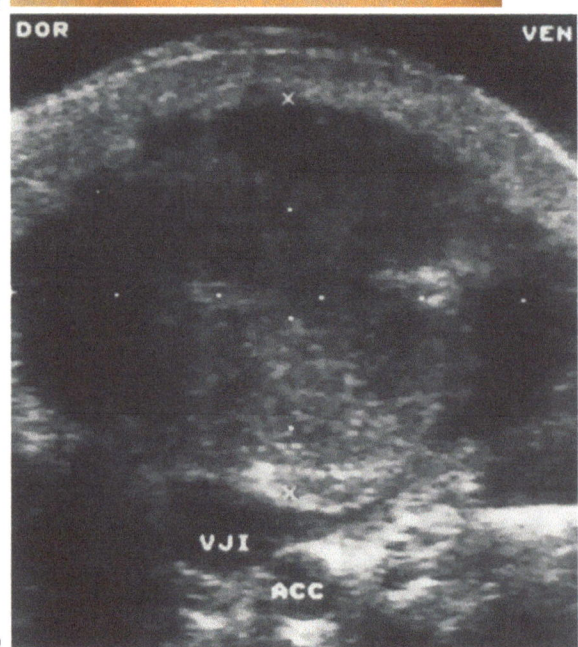

Abb. 5.8. a Bild eines ausgedehnten Halsabszesses rechts. **b** In der Sonographie zeigt sich das typische inhomogene, grobfleckige Bild mit echoarmen und echoreichen Arealen, die Flüssigkeit und Zelldetritus entsprechen. Der M. sternocleidomastoideus spannt sich über dem Abszess und ist von diesem nur schwer abgrenzbar (*VJI* V. jugularis interna, *ACC* A. carotis communis)

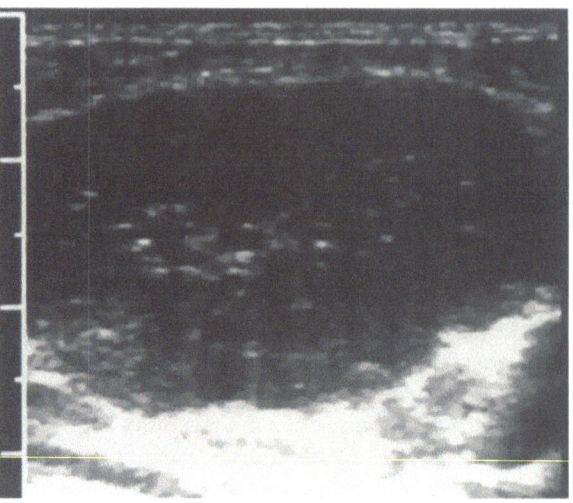

Abb. 5.9. Mediojugulär gelegener solitärer Lymphknoten von 3,5 × 2,5 × 4,2 cm Größe. Die histologische Diagnose lautete angiofollikuläre Lymphknotenhyperplasie (Morbus Castleman)

Benignes Lymphom Castleman (angiofollikuläre Lymphknotenhyperplasie)

Dieses benigne Lymphom kann in allen Altersgruppen auftreten und ist meist zervikal oder mediastinal lokalisiert. Es handelt sich um eine derbe, langsam an Größe zunehmende Lymphknotenvergrößerung, die solitär oder auch multipel auftritt. Es kann sich auch eine generalisierte Lymphadenopathie entwickeln. Die teilweise sehr derben und großen Lymphknoten werden von Symptomen wie Fieber, Gewichtsverlust, Nachschweiß, Anämie begleitet, die an ein malignes Gesehen, insbesondere ein malignes Lymphom denken lassen [89]. In der B-Sonographie stellt sich der Lymphknoten echoarm und in der Regel sehr gut abgrenzbar dar (Abb. 5.9). Da sonographisch und auch zytologisch ein maligner Prozess nicht sicher ausgeschlossen werden kann, sollte möglichst rasch eine Exstirpation zur histologischen Abklärung angestrebt werden.

Halslymphknotentuberkulose

Die Halslymphknotentuberkulose hat in den letzten Jahren vor allem durch Zuwanderungen aus Tuberkuloseendemiegebieten an Häufigkeit zugenommen [196]. Die extrapulmonale Tuberkuloseerkrankungen betreffen vor allem die Lymphknoten, wobei die zervikale Lokalisation mit über 70 % die häufigste ist [186].

Eine mykobakterielle Infektion der Halslymphknoten kann aufgrund des klinischen Erscheinungsbildes in typische und atypische Erreger unterteilt werden [79]. Bei Erwachsenen ist die zervikale Lymphknotentuberkulose weit überwiegend durch Mycobacterium tuber-

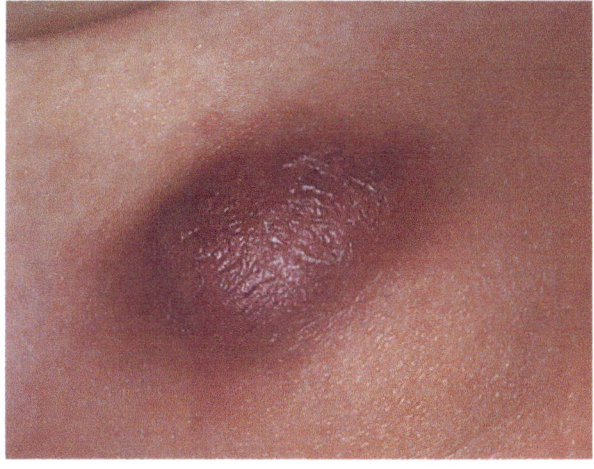
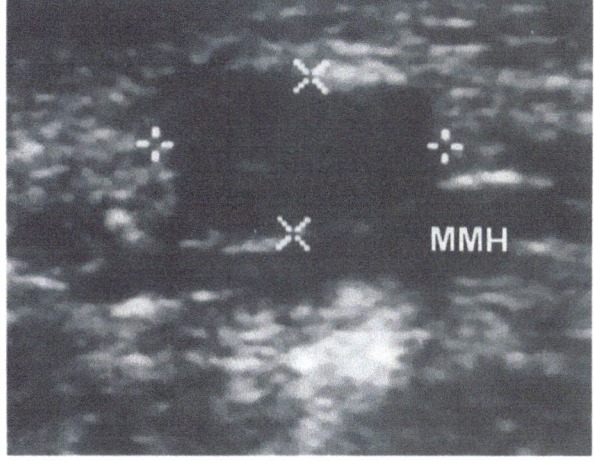

Abb. 5.10. a Klinisches Bild einer atypischen Lymphknotentuberkulose beim Kleinkind mit Infiltration der bedeckenden Haut submental. **b** Sonographisch stellt sich der gut abgrenz-bare, verkäsend eingeschmolzene Lymphknoten nahezu echoleer dar (*MMH* M. mylohyoideus)

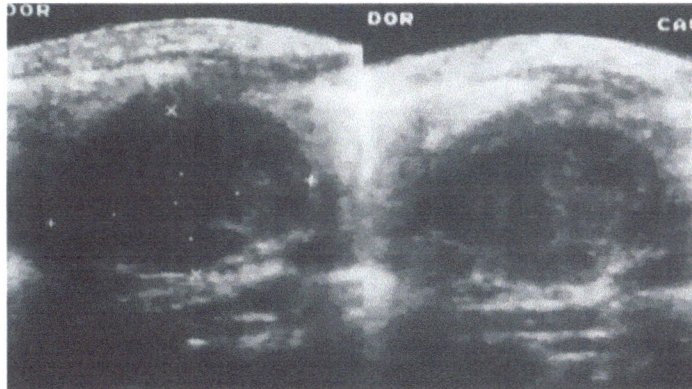
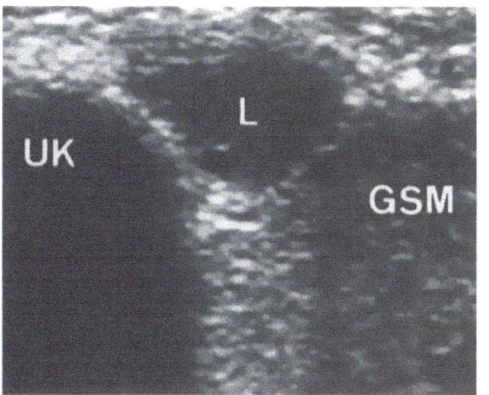

Abb. 5.11 a, b. Sonographische Befunde bei histologisch bestätigter Halslymphknotentuberkulose. **a** Große echoarme bis echoreiche Raumforderung direkt unter dem M. sternocleidomastoideus gelegen. Es zeigen sich inhomogene Binnenechos, der Muskel ist entzündlich infiltriert. **b** Längsschnitt links sub-mandibulär mit Darstellung eines direkt am Unterkiefer lokalisierten, scharf abgrenzbaren und echoarmen Lymphknotens (*L*) mit Nachweis atypischer Mykobakterien (*UK* Unterkiefer, *GSM* Gl. submanibularis)

culosis verursacht. Die Ausbreitung erfolgt durch lymphogene Streuung oder durch postprimäre Reaktivierung alter Infektionsherde. Es sind daher die posterioren und tiefen jugulären Lymphknoten betroffen. Fieber und Gewichtsverlust sind die führenden Symptome, in ca. 20 % der Fälle treten Abszesse oder Fisteln auf [349]. Durch atypische Erreger wird die zervikale Lymphknotentuberkulose beim Kleinkind verursacht. Die Eintrittspforte liegt meist im Bereich des Pharynx und der Speicheldrüsen, weshalb hauptsächlich die kranialen Lymphknoten einer Seite betroffen sind (Primärkomplex). Die Kinder sind fieberfrei und meist in einem guten Allgemeinzustand. Der rasch progrediente Krankheitsverlauf führt zu lokalen Komplikationen wie Infiltration der bedeckenden Haut (Abb. 5.10 a, b), Abszedierung und Fistelbildung [140].

Sonographisch zeigt sich ein oft sehr wechselndes Bild. Die befallenen Lymphknoten stellen sich echoarm bis echoreich mit dorsaler Schallverstärkung dar. Ein inhomogenes Binnenecho weist auf Nekrosen, Schallauslöschungen auf Kalkeinlagerungen hin. Nicht selten zeigt sich eine unregelmäßige Abgrenzung zur Umgebung als Zeichen eines Kapseldurchbruches mit Infiltration des Weichgewebes und der Haut (Abb. 5.11 a, b).

Die Diagnosestellung ist häufig sehr schwierig (s. Kap. 18). Der Nachweis einer Lymphknotentuberkulose gelingt aufgrund der Histologie und der mikrobiologischen Untersuchung nicht immer. Wesentlich verbessert und zeitlich verkürzt hat sich der Nachweis durch die Polymerasekettenreaktion (PCR), bei der direkt das Genom des Mycobacterium tuberculosis nachgewiesen werden kann [294, 355]. Das erforderliche Gewebe kann auch durch eine sonographisch gesteuerte Feinnadelpunktion gewonnen werden, wodurch die nach einer Lymphknotengewebeprobe oder -exstirpation immer wieder zu beobachtende Fistelbildung vermieden werden kann [15].

5.3.2 Maligne Lymphome

Zervikale Lymphknotenschwellungen im Rahmen eines Non-Hodgkin-Lymphoms oder eines Morbus Hodgkin können als erstes Symptom der Erkrankung oder als Zeichen eines bereits weit fortgeschrittenen Stadiums auftreten (s. Kap. 17). Die abdominellen und mediastinalen Lymphknoten sind jedoch für die Stadieneinteilung von größerer Bedeutung [45, 99, 297, 315].

Eine sonographische Unterscheidung zwischen Morbus Hodgkin und Non-Hodgkin-Lymphomen ist ultrasonographisch nicht möglich. Zervikale Lymphknoten im Rahmen von malignen Lymphomen können in jeder Lymphknotenregion auftreten. Im Gegensatz zur reaktiven Lymphadenitis colli und auch zur lymphogenen Metastasierung ist die Lokalisation der pathologisch veränderten Lymphknoten nicht an das Lymphabflussgebiet einer entzündlichen Eintrittspforte bzw. der Primärtumorlokalisation gebunden.

Sonographisch erscheinen die Lymphknoten als echoarme bis echofreie, relativ gut abgrenzbare Raumforderungen von rundlicher oder leicht ovaler Form (Abb. 5.12 a, b). In Abhängigkeit vom Krankheitsstadium kommen die Lymphome solitär oder in Gruppen angeordnet vor. Häufig sind beide Seiten betroffen. Eine Infiltration von Nachbarstrukturen erfolgt in der Regel nicht, wenngleich durch das z. T. sehr ausgeprägte Wachstum eine Verdrängung und auch Kompression der großen Halsgefäße möglich ist [207]. In der Duplexsonographie können sich abnorme Flussmuster mit einer eher reduzierten Perfusion zeigen, jedoch sind diese Befunde nicht spezifisch [362]. Solitär auftretende maligne Lymphome können aufgrund ihrer echoarmen bis echoleeren Sonotextur leicht mit zystischen Prozessen verwechselt werden. Es sollte daher immer eine Aspirationszytologie durchgeführt werden.

Liegt nach sonomorphologischen Kriterien und zytologischem Ergebnis der dringende Verdacht auf ein malignes Lymphom vor, so muss zur weiteren histologischen Abklärung und Klassifikation ein Lymphknoten exstirpiert werden. In diesem Fall ist für den Operateur der sonographische Befund hinsichtlich der Auswahl und des intraoperativen Auffindens des zu entfernenden Lymphknotens sowie der damit verbundenen Risiken von großer Bedeutung.

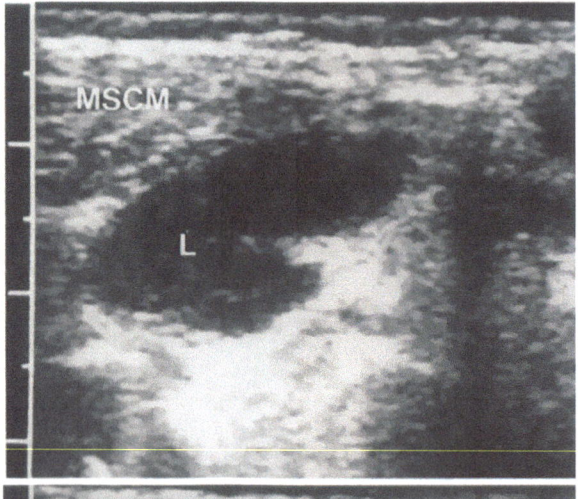

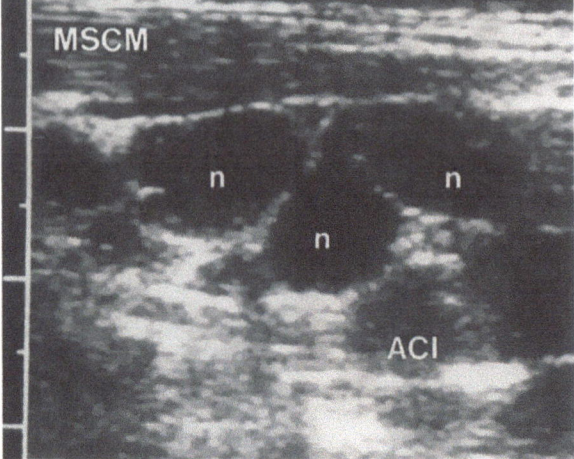

Abb. 5.12. a Submandibulär rechts lokalisierter, solitärer, echoarmer, bohnenförmiger Lymphknoten (*L*). Histologisch entsprach der Befund einem zentroblastischen Non-Hodgkin-Lymphom. **b** Echoarme Lymphknoten (*n*) als Gruppe angeordnet beim Morbus Hodgkin (*MSCM* M. sternocleidomastoideus, *ACI* A. carotis interna)

5.3.3 Lymphknotenmetastasen

Sonographische Kriterien

Charakteristisch für das Plattenepithelkarzinom der oberen Luft- und Speisewege ist eine frühe lymphogene Metastasierung, die zunächst im regionären Drainagegebiet des Primärtumors erfolgt. Mit fortschreitendem Tumorwachstum sind zunehmend weitere zervikale Lymphknotenstationen betroffen. Es können aber auch Lymphknotenstationen übersprungen werden. Die Metastasierung erfolgt in der Regel zunächst ipsilateral. Bei mittelliniennahem Tumorwachstum oder auch durch Seiten überkreuzende Lymphbahnen tritt vielfach eine bilaterale Lymphknotenmetastasierung auf [344]. Das Ausmaß der Halslymphknotenmetastasierung ist für die Prognose des Patienten und für die Planung des therapeutischen Vorgehens von großer Bedeutung. Die möglichst frühzeitige und zuverlässige Detektierung von Halslymphknotenmetastasen ist daher von essenzieller Wichtigkeit. Die international anerkannte Klassifikation der zervikalen Lymphknotenmetastasen (Tabelle 5.2) erfolgt nach den Kriterien des Americam Joint Committee on Cancer (AJCC) [6] und International Union against Cancer (UICC) [135].

Über den hohen Stellenwert der B-Bild-Sonographie als zur Zeit sensitivstes Verfahren in der Erkennung von Lymphknoten im Rahmen des Primär-Stagings besteht in der Literatur Einigkeit [113, 243, 322]. Die B-Sonographie ist der Palpation eindeutig überlegen und je nach Studie und Zugrundelegung der Vergleichsparameter auch der CT und MRT ebenbürtig oder überlegen [13, 116, 131, 243, 322]. Unter Einbeziehung der ultraschallgesteuerten Feinnadelpunktion wird in der Literatur die

Tabelle 5.2. Klassifikation der Halslymphknotenmetastasen. (Nach AJCC [6] und UICC [135])

Stadium	Beschreibung
Nx	Hals nicht untersucht
N0	Kein Hinweis für Lymphknotenmetastasen
N1	Eine ipsilaterale Lymphknotenmetastase <3 cm
N2a	Eine ipsilaterale Lymphknotenmetastase >3 cm, <6 cm
N2b	Multiple ipsilaterale Metastasen <6 cm
N2c	Bilaterale oder kontralaterale Lymphknotenmetastasen <6 cm
N3	Lymphknotenmetastase >6 cm (unabhängig von der Halsseite)

Tabelle 5.3. Sensitivität und Spezifität verschiedener bildgebender Verfahren für den N0-Hals. (Mod. nach van den Brekel und Castelijns [318])

Literatur	Bildgebung	Patientenzahl [n]	Sensitivität [%]	Spezifität [%]
Stevens et al. 1985 [294]	CT	16	83	90
Stern et al. 1990 [293]	CT	53	40	92
Moreau et al. 1990 [230]	CT	32	50	86
Friedman et al. 1990 [101]	CT	68	68	90
	MRT	16	80	82
Hillsamer et al. 1990 [127]	CT	11	60	83
	MRT	9	63	83
Watkinson et al. 1991 [344]	CT	16	14	89
Van den Brekel et al. 1993 [324]	CT	86	49	78
	Sono	88	58	75
	MRT	83	55	88
	Sono + FNP	43	73	100
John et al. 1993 [152]	Sono	28	50	82
Takes et al. 1996 [300]	Sono-FNP	118	42	100
Righi et al. 1997 [260]	CT	25	60	100
	Sono-FNP	25	50	100
Yucel et al. 1997 [366]	MRT	20	57	92
Kau et al. 2000 [163]	CT	70	65	47
	MRT	70	88	40
Knappe et al. 2000 [172]	Sono + FNP	56	89	98

Sensitivität mit 93–95% und die Spezifität mit 87–93% angegeben (Tabelle 5.3).

Der zunehmende Einsatz der Sonographie zum Metastasen-Screening führte im Vergleich zur Palpation zwar zu einer Steigerung der Sensitivität, gleichzeitig nahm jedoch die Spezifität ab [135]. Die sonographische Beurteilung von Lymphknoten berücksichtigt Lokalisa-

tion, Größe, Kontur, Abgrenzbarkeit, Dichte und Binnenstruktur (Abb. 5.13a–f, 5.14a–c). Halslymphknotenmetastasen sind in der Regel echoarm, von rundlicher bis bohnenförmiger Form und bei Diagnosestellung häufig größer als 10 mm im Durchmesser. Eine weiteres Dignitätskriterium stellt möglicherweise das Verhältnis zwischen Maximal- und Querdurchmesser dar [282].

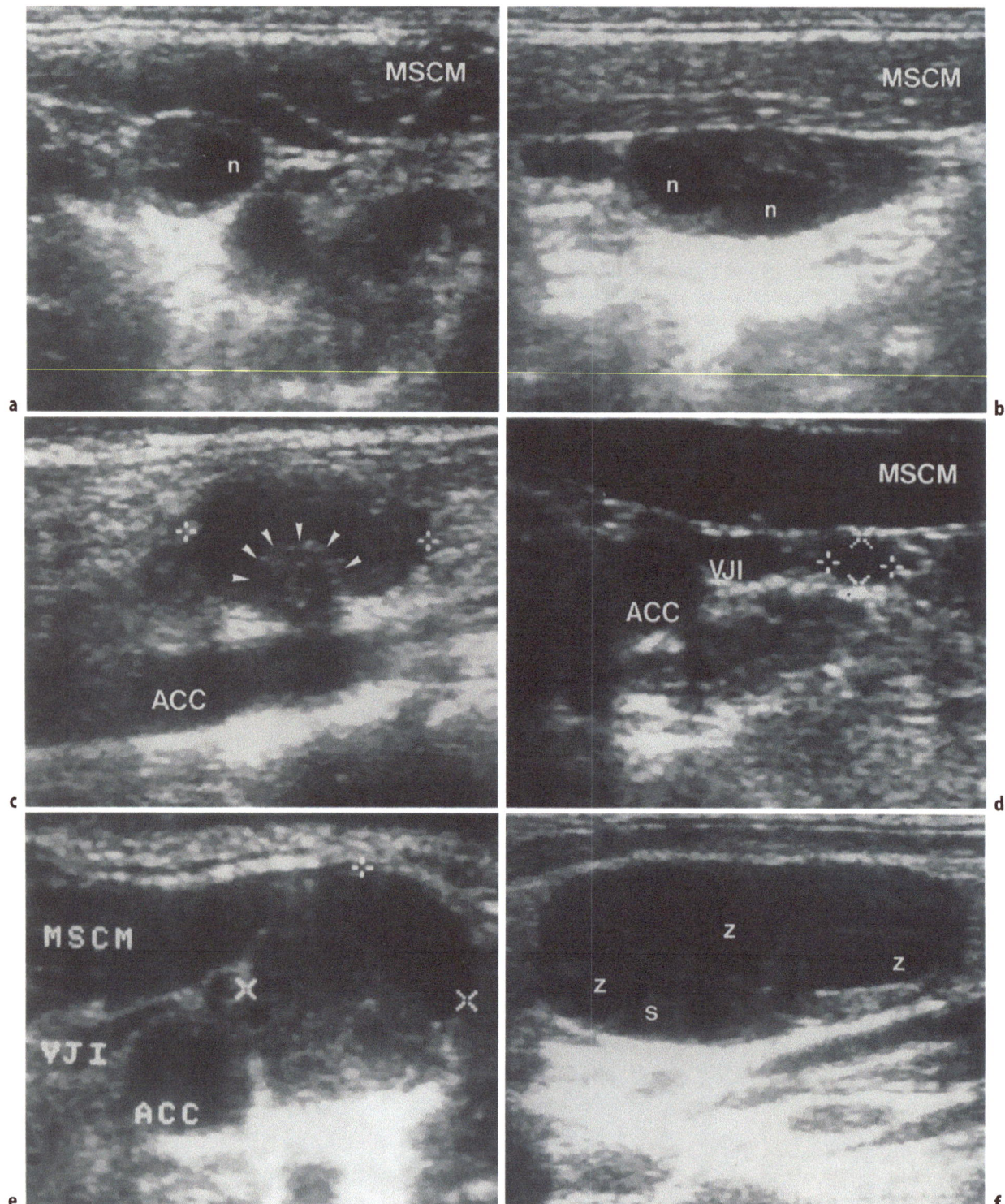

Abb. 5.13 a–f. Sonographische Befunde bei zervikalen Lymphknotenmetastasen. **a** Querschnitt kraniojugulär mit Darstellung einer Lymphknotenmetastase mit nekrotischen Anteilen (*n*). **b** Darstellung desselben Lymphknotens im Längsschnitt. **c** Lymphknoten mit Nachweis einer Tumorinfiltration (*Pfeile*) im Längsschnitt. **d** Kleine Lymphknotenmetastase mediojugulär rechts. **e** Am Vorderrand des M. sternocleidomastoideus gelegene, gut abgrenzbare Lymphknotenmetastase. **f** Große, inhomogene Lymphknotenmetastase mit soliden (*s*) und zystischen (*z*) Anteilen (*MSCM* M. sternocleidomastoideus, *VJI* V. jugularis interna, *ACC* A. carotis communis, *ACI* A. carotis interna)

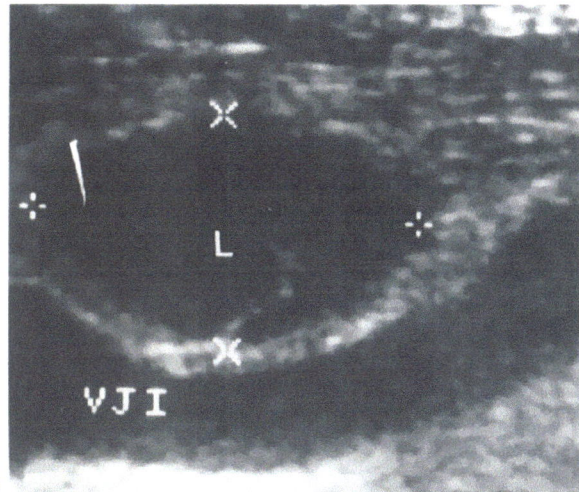

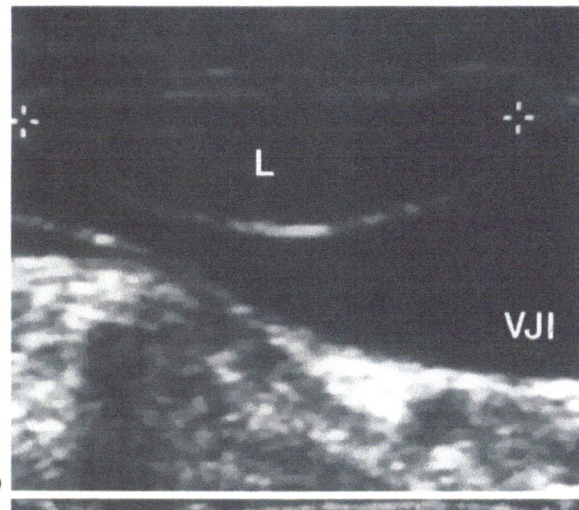

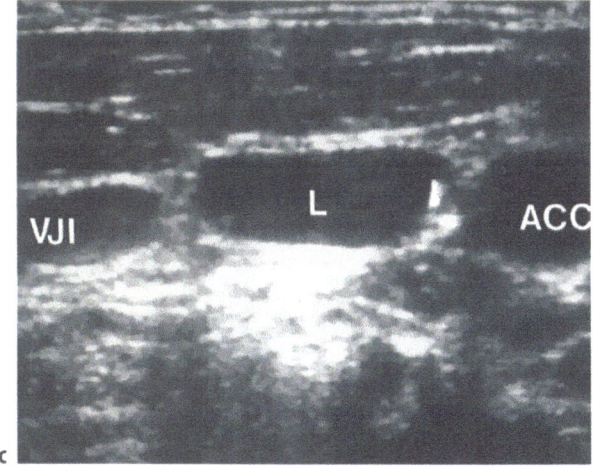

Abb. 5.14 a–c. Lymphknotenmetastasen in unmittelbarer Nachbarschaft zu den großen Halsgefäßen. Die V jugularis interna wird durch die Lymphknotenmetastase (*L*) verdrängt, eine Gefäßinfiltration liegt jedoch nicht vor (*MSCM* M. sternocleidomastoideus, *VJI* V. jugularis interna, *ACC* A. carotis communis)

Welkoborsky et al. [349] halten den Nachweis von irregulären zentralen Lymphknotengefäßen für ein wichtiges Kriterium zur Unterscheidung zwischen einem benignen Lymphknoten und einer Lymphknotenmetastase.

Trotz der genannten Merkmale gibt es keine eindeutigen metastasentypischen sonomorphologischen Kriterien [130, 134]. Es müssen daher im Rahmen von Staging-Untersuchungen alle vergrößerten Lymphknoten als potenziell maligne angesehen werden. Dies ist umso bedeutsamer, da bei Lymphknoten mit einem Durchmesser von kleiner als 10 mm histologisch in bis zu 40 % eine metastatische Absiedlung zum Teil mit Kapselruptur nachgewiesen werden konnte [6, 81].

Die Größe der Halslymphknotenmetastasen ist sehr variabel [6]. Insbesondere die kleineren Lymphknoten sollten daher zur weiteren Abklärung einer Feinnadelpunktion zugeführt werden. Größere Lymphknoten, die bei nachgewiesenem Primärtumor immer als metastasenverdächtig anzusehen sind, weisen gelegentlich eine inhomogene Binnentextur sowie eine unscharfe Randbegrenzung auf. Dieses sonomorphologische Phänomen kann bei einer entzündlichen Lymphknotenvergrößerung durch eine zentrale Einschmelzung mit Umgebungsreaktion und bei einem metastatisch befallenen Lymphknoten durch eine zentrale Nekrose und infiltratives Wachstum hervorgerufen werden.

Erst ein kapselüberschreitendes Wachstums mit Infiltration von Nachbarstrukturen wie die V. jugularis interna oder der M. sternocleidomastoideus lassen die Raumforderungen unschwer als maligne erkennen. Wenn auch eine Stellungnahme zur Dignität aufgrund sonomorphologischer Kriterien nicht gerechtfertigt ist, vermittelt die Sonographie bei Patienten mit Malignomen der oberen Luft- und Speisewege wichtige Informationen über Anzahl und Größe von Lymphknoten sowie deren Beziehung zu Nachbarstrukturen, was für die chirurgische Behandlung von großer Bedeutung ist [130].

In diesem Zusammenhang muss auf die große Bedeutung eines Dokumentationsbogens hingewiesen werden (Abb. 5.15). In diesen werden die potenziellen Metastasen topographisch exakt eingetragen und hinsichtlich ihrer Größe dokumentiert. Des Weiteren muss vermerkt werden, ob und welcher Lymphknoten evtl. einer Feinnadelpunktion zugeführt wird. Der auf diese Weise dokumentierte Lymphknotenstatus bestimmt zusammen mit der Lokalisation und Größe des Primärtumors die Festlegung des Ausmaßes der Neck dissection. Die exakte Dokumentation ist bei kleinen Karzinomen von besonderer Bedeutung, da in diesen Fällen nach der funktionserhaltenen Resektion des Primärtumors der Hals nicht selten zunächst unbehandelt bleibt und eine „wait and see policy" mit regelmäßiger sonographischer Verlaufskontrolle durchgeführt wird.

NAME:________________________

Vorname:________________________

Geb.-Dat.:________________________

FACHBEREICH HUMANMEDIZIN

KLINIKUM der Philipps-Universität Marburg

Klinik für Hals-, Nasen- und Ohrenheilkunde
Direktor: Prof. Dr. J. A. Werner

Datum:________________

Ärztin/Arzt:________________

Lymphknotenklassifizierung bei Tumorpatienten vor Neck dissection

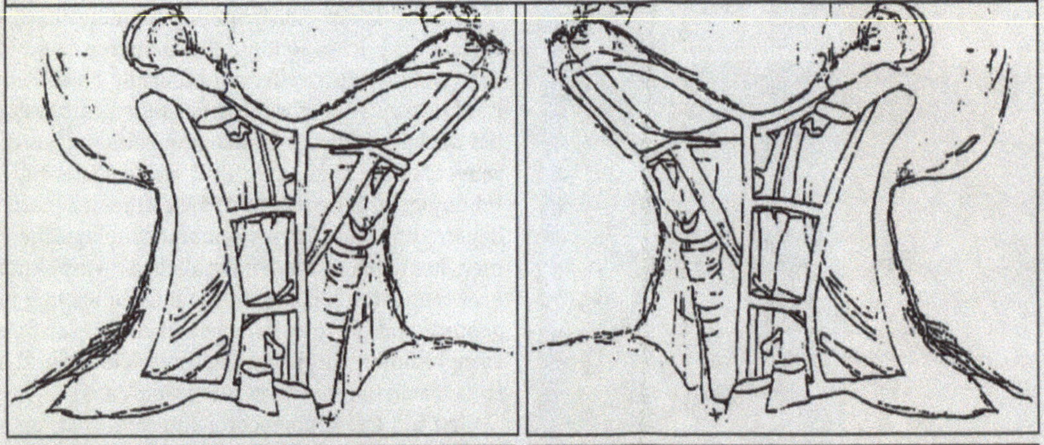

Maße (mm):	suspekt	nicht suspekt	Maße (mm):	suspekt	nicht suspekt
1.) __x__x__	□	□	1.) __x__x__	□	□
2.) __x__x__	□	□	2.) __x__x__	□	□
3.) __x__x__	□	□	3.) __x__x__	□	□
4.) __x__x__	□	□	4.) __x__x__	□	□
5.) __x__x__	□	□	5.) __x__x__	□	□
6.) __x__x__	□	□	6.) __x__x__	□	□
7.) __x__x__	□	□	7.) __x__x__	□	□
8.) __x__x__	□	□	8.) __x__x__	□	□
9.) __x__x__	□	□	9.) __x__x__	□	□
10.) __x__x__	□	□	10.) __x__x__	□	□
11.) __x__x__	□	□	11.) __x__x__	□	□
12.) __x__x__	□	□	12.) __x__x__	□	□

Gesamtzahl der Lymphknoten pro Region:	davon suspekt:	Gesamtzahl der Lymphknoten pro Region:	davon suspekt:
I: ____	____	I: ____	____
II: ____	____	II: ____	____
III: ____	____	III: ____	____
IV: ____	____	IV: ____	____
V: ____	____	V: ____	____
Summe: ____	____	Summe: ____	____

Abb. 5.15. Dokumentationsbogen zur Lymphknotenklassifizierung bei Patienten mit Karzinomen der Kopf-Hals-Region vor geplanter Neck dissection

Extrakapsuläres Wachstum

Das extrakapsuläre Wachstum von Halslymphknotenmetastasen bei Plattenepithelkarzinomen der Kopf-Hals-Region führt zu einer deutlichen Verschlechterung der Prognose [272]. Klinische Zeichen für ein kapselüberschreitendes Wachstum sind

- eine Hautinfiltration,
- eine reduzierte Verschieblichkeit bis hin zur Fixierung der Lymphknotenmetastase,
- eine sichtbare Infiltration von muskulären Strukturen (Abb. 5.16) und
- die Infiltration von Nerven mit entsprechenden neurologischen Defiziten.

Eine immer wieder an die bildgebenden Verfahren gestellte Anforderung ist, ob ein kapselüberschreitendes Wachstum verlässlich nachgewiesen werden kann. Es geht dabei nicht um die Erkennung und Bestätigung oben genannter klinisch erkennbarer Befunde, sondern ob auch bei kleinen Lymphknoten (kleiner 10 mm im Durchmesser) Zeichen für ein extrakapsuläres Wachstum erkennbar sind.

Trotz verbesserter technischer Voraussetzungen einschließlich der farbkodierten Duplexsonographie kann bis heute eine Kapselruptur kleiner Lymphknoten sonographisch nicht dargestellt werden. Einen wichtigen Beitrag leisten die bildgebenden Verfahren allerdings bei der präoperativen Abklärung einer möglichen Gefäßinfiltration durch Halslymphknotenmetastasen (Abb. 5.17a,b). Die Sonographie scheint dabei der MRT und CT überlegen zu sein [180].

Die dynamische B-Sonographie mit Sonopalpation ermöglicht dem Untersucher, die Beweglichkeit der Gefäße gegenüber den Nachbarstrukturen zu beurteilen. Durch manuelle Verschiebung der Metastase von außen oder durch Schluckbewegungen und Valsalva-Manöver kann die Mitbewegung des Gefäßes beurteilt werden. So kann mit Hilfe des Valsalva-Manövers eine metastasenbedingte Kompression der V. jugularis interna von einer Infiltration mit thrombotischem Verschluss differenziert werden. Eine Adhärenz an die V. jugularis interna lässt sich ab einer Metastasengröße von ca. 2,5 cm beobachten [117]. Die Information, dass die V. jugularis interna infiltriert ist und aus onkologischer Sicht reseziert werden muss, ist besonders dann wichtig, wenn auf der Gegenseite die Vene fehlt oder eine radikale Resektion geplant ist.

Die Sonopalpation ist besonders hilfreich, wenn es zu beurteilen gilt, ob bei einer fixierten Halslymphknotenmetastase eine chirurgische Trennung von Tumor und Arterie möglich ist oder ob eine Infiltration der Gefäßwand vorliegt.

Eine Infiltration der Wand der A. carotis communis bzw. der A. carotis interna wird an dem umschriebenen

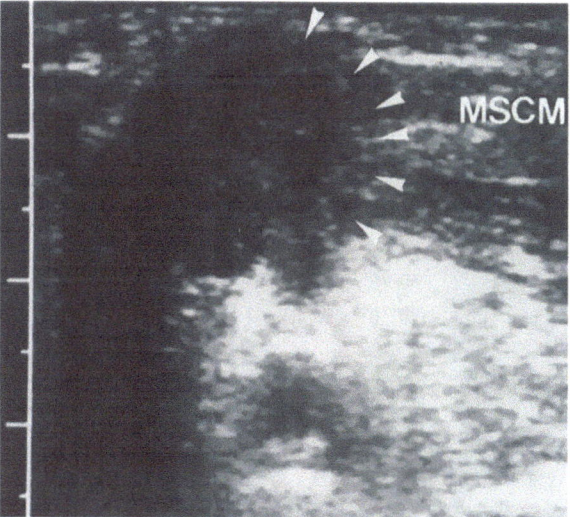

Abb. 5.16. Sonographischer Nachweis einer Infiltration des M. sternocleidomastoideus (*Pfeile*) durch eine Lymphknotenmetastase bei ipsilateralem Oropharynxkarzinom (*MSCM* M. sternocleidomastoideus)

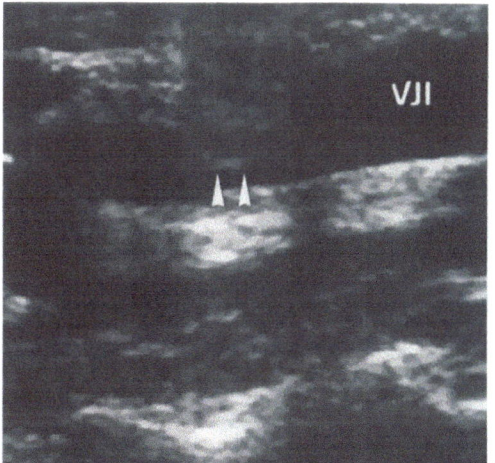

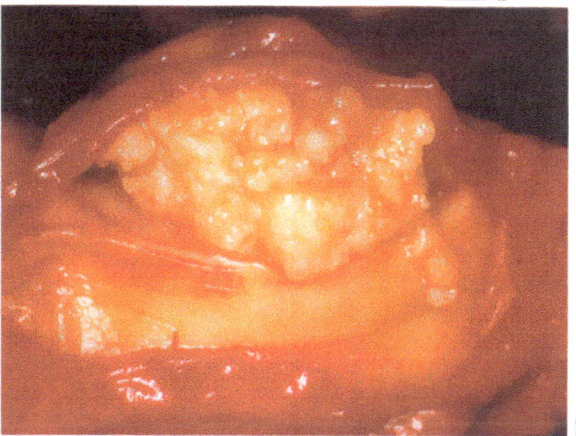

Abb. 5.17. a Sonographisches Bild einer Infiltration der V. jugularis interna (*Pfeile*) durch eine Lymphknotenmetastase. **b** Der sonographische Befund wurde intraoperativ bestätigt (*VJI* V. jugularis interna)

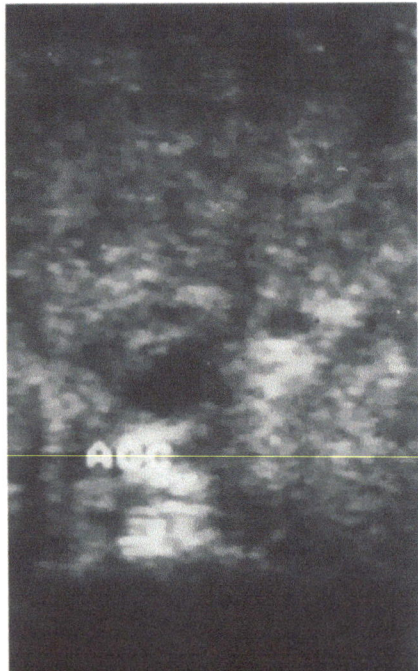

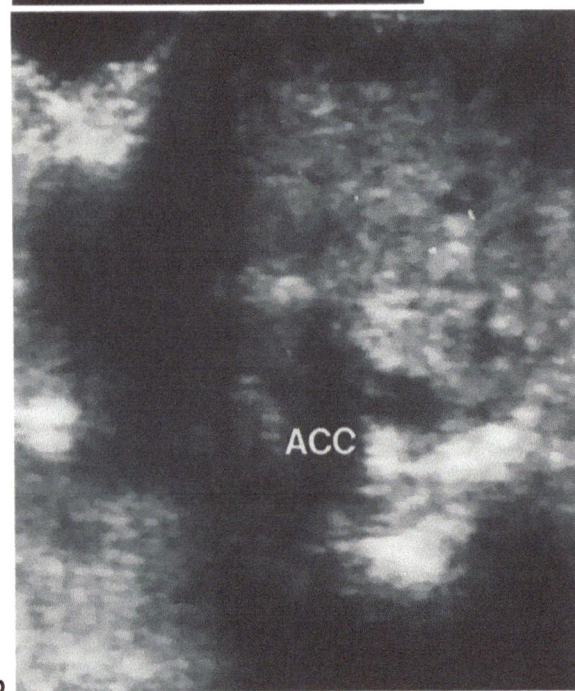

Abb. 5.18 a, b. Lymphknotenmetastase, der A. carotis communis aufsitzend. Die Arterie wird zu über zwei Drittel von Tumor umgeben, die Gefäßwand ist nicht mehr eindeutig abgrenzbar. Die V. jugularis interna ist nicht darstellbar. **a** Horizontaler Schnitt mediojugulär. **b** Horizontaler Schnitt kaudojugulär (*ACC* A. carotis communis)

Abbruch der echoreichen Gefäßwand erkennbar. Wenn die Arterienwand in zwei Ebenen ohne Unterbrechung dargestellt werden kann, liegt mit einer sehr hohen Sicherheit keine Gefäßbeteiligung vor [108]. Eine Infiltration wird als eher wahrscheinlich angenommen, wenn die Arterie eine Kontaktlänge von mehr als 3 cm aufweist und eine Gefäßummauerung von mehr als 270° vorliegt [209].

Ein weiterer Hinweis ergibt sich aus der aufgehobenen sonopalpatorischen Verschieblichkeit der Raumforderung gegen das jeweilige Gefäß. Bei hoher Vergrößerung lassen sich kleine Verschiebungen zwischen Metastase und Gefäßwand noch erkennen, die gegen eine Infiltrationen sprechen. Bei der Beurteilung der Gefäßwand können ins Gefäßlumen projizierte Farbpixel störend sein, sodass die Untersuchung ohne Farbkodierung durchgeführt werden sollte [101].

Nach Mann et al. [213, 214] teilt man vier Stadien der sonographischen Gefäß-Tumor-Beziehung ein:

I   unabhängige Pulsationen der A. carotis communis bzw. interna und deutliche Verschiebeschicht zwischen Tumor und Gefäß,
II noch erkennbare unabhängige Bewegung zwischen Arterie und Tumor ohne deutliche Verschiebeschicht,
III Verlust der Verschieblichkeit von Arterie und Metastase; die Gefäßgrenzen sind nicht mehr erkennbar,
IV deutliche Gefäßinfiltration der Arterie mit oder ohne Nachweis von intraluminalem Tumor.

Zeigt sich bei der Sonopalpation ein Stadium III oder IV (Abb. 5.18 a, b) sollten vor einer geplanten Operation die Resektabilität des Gefäßes und die Hirndurchblutung zur Vermeidung möglicher schwerwiegender Komplikationen untersucht werden.

Lymphknotenmetastasen nichtplattenepithelialer Herkunft

Neben den Lymphknotenmetastasen von Plattenepithelkarzinomen der oberen Luft- und Speisewege sind in den Halsweichteilen auch Lymphknotenmetastasen anderer Tumorentitäten lokalisiert. Hier sind in erster Linie Speicheldrüsenkarzinome, maligne Melanome und Schilddrüsenkarzinome zu nennen. Aber auch Lymphknotenmetastasen von Mammakarzinomen oder Malignomen des Urogenitaltraktes werden immer wieder beobachtet [344].

Hinsichtlich der sonomorphologischen Kriterien weisen Lymphknotenmetastasen von nichtplattenepithelialen Karzinomen keine spezifischen Unterschiede auf (Abb. 5.19 a–d). Allenfalls Lymphknotenmetastasen von papillären Schilddrüsenkarzinomen zeigen in der

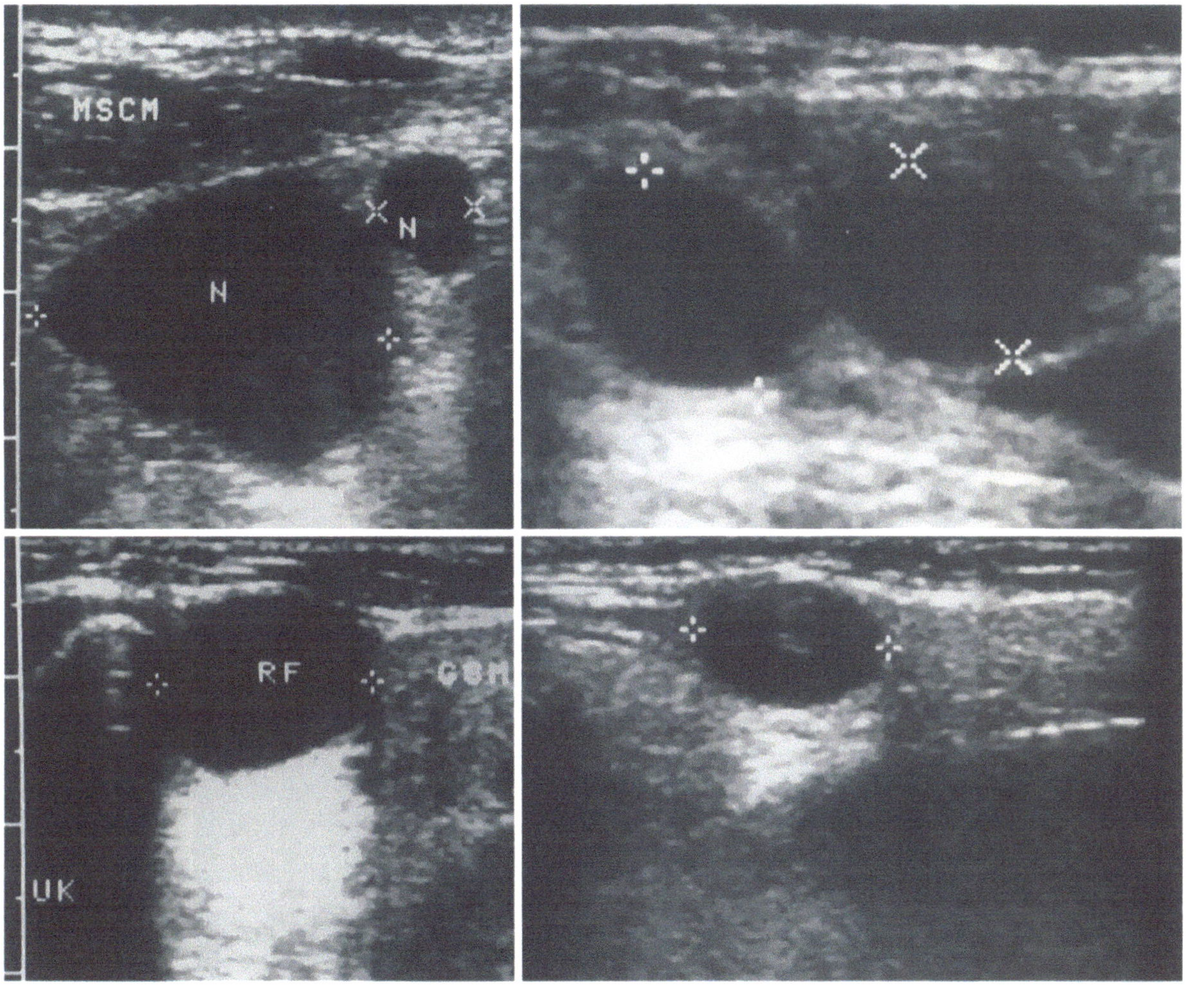

Abb. 5.19 a–d. Sonographische Darstellung zervikaler Lymphknotenmetastasen eines a Prostatakarzinoms, b Mammakarzinoms, c malignen Melanoms und d papillären Schilddrüsenkarzinoms (*MSCM* M. sternocleidomastoideus, *VJI* V. jugularis interna, *ACC* A. carotis communis, *UK* Unterkiefer, *GSM* Gl. submandibularis)

farbkodierten Duplexsonographie besonders eng liegende, kneulförmig gewundene Gefäße im Lymphknotenstroma [348].

Tumornachsorge

Eine zweifelsohne große Bedeutung kommt der B-Sonographie auch im Rahmen der Tumornachsorge zu. Die Palpation ist durch die chirurgische und/oder strahlentherapeutische Vorbehandlung und die dadurch bedingte Vernarbung, Fibrosierung und Ödembildung der Halsweichteile häufig erschwert. Hier liegt ein besonderer Stellenwert der Sonographie in der frühzeitigen Detektion lokoregionärer Metastasenrezidive [244]. Diese

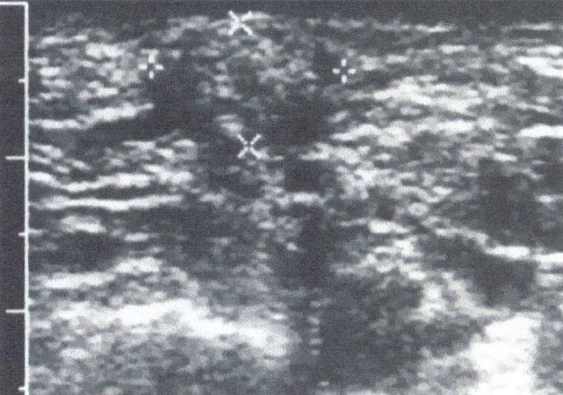

Abb. 5.20. Narbengranulom nach Neck dissection und Strahlentherapie im Bereich des rechten Halses

imponieren als echoarme Raumforderungen und heben sich von dem umgebenden echoreichen Narbengewebe deutlich ab [207]. Vernarbungen können sich aber auch als echoarme, unscharf begrenzte Areale darstellen, die eine Rezidivmetastase nicht ausschließen lassen.

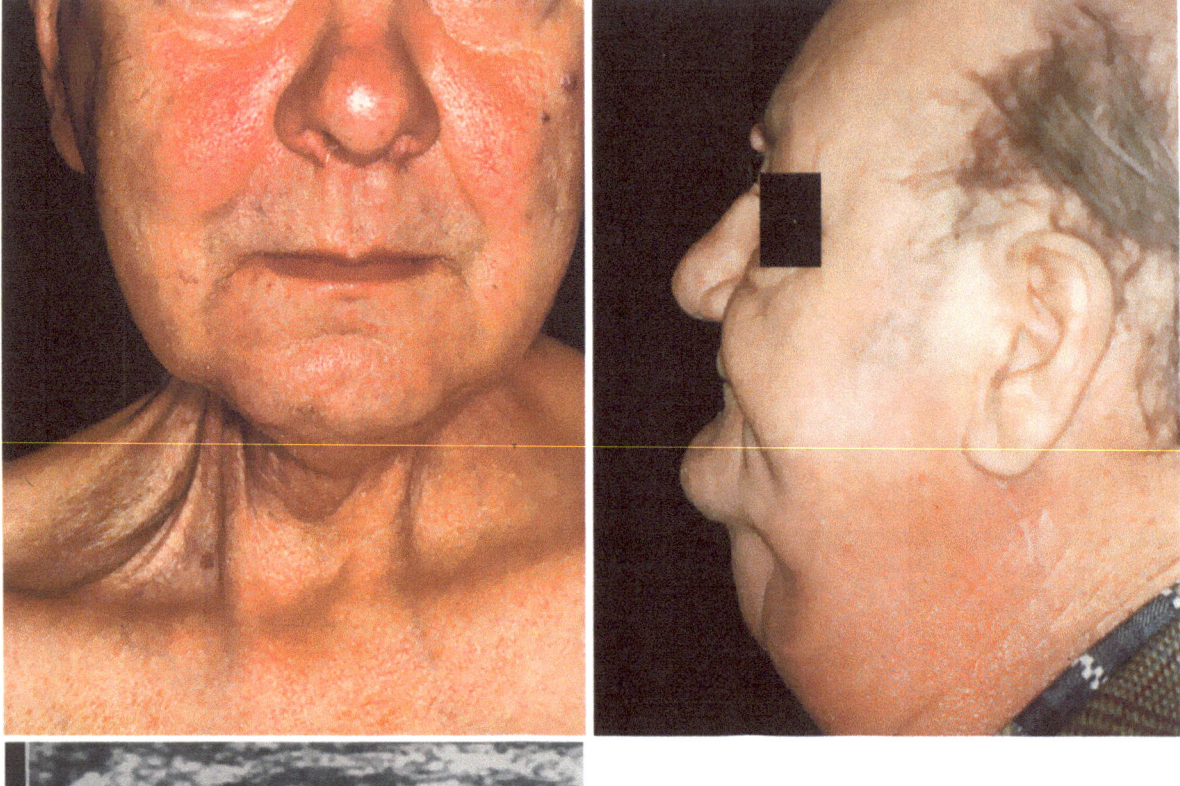

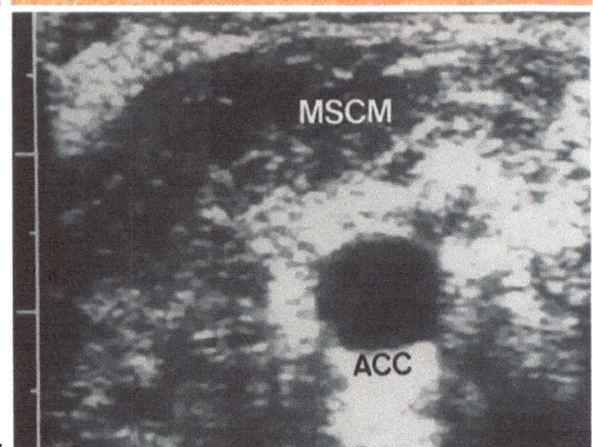

Abb. 5.21. a Narbenbildung bei Zustand nach bilateraler Neck dissection und postoperativer Strahlentherapie. **b** Peristierendes Lymphödem nach primärer Radio-Chemo-Therapie. **c** Sonographisches Bild mit Ödem und Fibrosierung der Halsweichteile bei Zustand nach modifiziert radikaler Neck dissection mit Resektion der V. jugularis interna und postoperativer Strahlentherapie (*MSCM* M. sternocleidomastoideus, *ACC* A. carotis communis)

Differenzialdiagnostisch müssen vor allem Narben-neurome und Fadengranulome in Betracht gezogen werden (Abb. 5.20). In diesen Fällen können engmaschige Verlaufsbeobachtungen mit sorgfältiger Dokumentation und Größenbestimmung sowie die Punktionszytologie zur Diagnose führen.

Wurden bei der Behandlung des Primärtumors die Halslymphknoten primär nicht in das Behandlungskonzept mit einbezogen (sog. „wait and see policy") oder wurde der Patient einer primären Radio-Chemo-Therapie zugeführt, ist die frühzeitige Erkennung von Lymphknotenmetastasen besonders wichtig, da in diesen Fällen eine kurative chirurgische Sanierung vielfach noch möglich ist [310].

Es muss an dieser Stelle auch kritisch festgestellt werden, dass die sonographische Beurteilung der Halsweichteile je nach Ausmaß der posttherapeutischen Fibrosierung und Ödembildung, sowie der veränderten anatomischen Gegebenheiten (anatomische Orientierungsstrukturen wie M. sternocleidomastoideus, Gl. submandibularis oder V. jugularis interna sind nicht mehr vorhanden, verlagert oder von Narbenplatten umgeben) teilweise deutlich erschwert ist. Die häufig eingeschränkte Kopf-Hals-Beweglichkeit macht zudem eine artefaktfreie Ankoppelung des Schallkopfes an die Haut nur bedingt möglich (Abb. 5.21 a–c). In diesen Fällen hängt die Zuverlässigkeit des sonographischen Befundes ganz wesentlich von der Erfahrung des Untersuchers ab.

5.3.4 Sonographische Differenzialdiagnostik zervikaler Lymphknotenschwellungen

Bei der sonographischen Beurteilung von zervikalen Lymphknotenschwellungen müssen Raumforderungen anderer Ätiologie differenzialdiagnostisch einbezogen werden. Die wichtigsten Differenzialdiagnosen sind in Tabelle 5.4 dargestellt. Bei der nachfolgenden näheren Erläuterung werden aus didaktischen Gründen die sonographischen Befunde teilweise durch computer- und magnetresonanztomographische Aufnahmen ergänzt.

Solide Tumoren

Glomus-caroticum-Tumor (Paragangliom)

Vom Aspekt her sind Glomustumoren nicht von anderen zervikalen Raumforderungen zu unterscheiden. Bei der Palpation kann man möglicherweise aufgrund des hohen Blutstromes ein Schwirren tasten. Bei der Punktionszytologie lässt sich in der Regel reichlich Blut aspirieren. Glomustumoren können u. a. nahe der Schädelbasis (Glomus-jugulare- oder Glomus-tympanicum-Tumor), parapharyngeal entlang des N. vagus (Glomus vagale) oder im Hals in der Karotisbifurkation (Glomus caroticum) lokalisiert sein. Paragangliome des Glomus caroticum wachsen primär in der Karotiskabel und führen zu einer typischen Aufspreizung der Karotiden. Trotz der charakteristischen Lage und häufig palpablen Pulsation ist die differenzialdiagnostische Abgrenzung gegenüber vergrößerten Lymphknoten und Aneurysmen teilweise schwierig [167]. Darüber hinaus können Paragangliome maligne entarten und selbst Lymphknotenmetastasen aufweisen [70].

Die B-Sonographie in Verbindung mit der farbkodierten Duplexsonographie ermöglicht eine sichere Diagnostik und Differenzialdiagnostik dieser Tumoren [209]. Glomus-caroticum-Tumoren erscheinen sonomorphologisch inhomogen mit echoreichen und echoarmen Arealen und weisen typische sonographische Charakteristika auf [263]:

* Aufspreizung der Karotisgabel mit Verlagerung der A. carotis interna nach dorsolateral und der A. carotis externa nach ventromedial,
* hohe Parenchymperfusion,
* Darstellung von arteriellen und venösen Tumorgefäßen sowie von Shuntgefäßen.

In der CT zeigt der Tumor typischerweise eine hohe Kontrastmittelaufnahme, jedoch hat die MRT die CT in der Diagnostik der Glomustumoren weitgehend verdrängt [329]. Aufgrund der typischen MRT-Charakteristika lässt sich mit hoher Sicherheit die Diagnose stellen. Ergänzend sollte bei der Verdachtsdiagnose Glo-

Tabelle 5.4. Sonographische Differentialdiagnostik zervikaler Lymphknotenschwellungen

Solide Raumforderungen
Glomus-caroticum-Tumor
Vaskuläre Tumoren (Lymphangiom, Hämangiom)
Thrombose der V. jugularis interna
Lipom
Hämatom
Teratom
Neurinom, Neurofibrom, Neurom
Narben-, Fadengranulom

Zystische Raumforderungen
Mediane Halszyste
Laterale Halszyste
Laryngozele
Epidermoid- und Dermoidzyste

Raumforderungen der großen Speicheldrüsen
Akute und chronische Sialadenitis
Speicheldrüsenzyste
Benigne und maligne Tumoren der Speicheldrüsen

mustumor eine Angiographie in der digitalen Subtraktionstechnik durchgeführt werden, die den vaskulären Ursprung des Tumors zeigt. Darüber hinaus hat in den letzten Jahren die Angio-MRT als diagnostisches Verfahren an Bedeutung gewonnen [107, 330].

Maurer et al. [216] erachten aufgrund der sehr charakteristischen Befunde die B- und farbkodierte Duplexsonographie hinsichtlich des Informationsgehaltes der MRT gleichwertig, sodass eine digitale Subtraktionsangiographie oder eine MR-Angiographie bei klinischem Verdacht und typischem Sonographiebild nicht unbedingt erforderlich sind. Demgegenüber empfehlen van den Brekel et al. [325] obligat die Durchführung einer MRT und CT auch zur Tumorausdehnungsbestimmung und Abgrenzung zu Nachbarstrukturen, um eine entsprechende Therapieplanung vornehmen zu können.

Lymphangiom

Prinzipiell können Lymphangiome überall im Körper vorkommen. Das bevorzugte Manifestationsgebiet stellt mit bis zu 94 % die Kopf-Hals-Region dar [158]. Lymphangiome sind meist angeboren und werden in den ersten Lebensjahren klinisch auffällig [353]. Insbesondere große Lymphangiome können von geübten Untersuchern bereits im Rahmen der pränatal durchgeführten Sonographie diagnostiziert werden. Die Entstehung der Lymphangiome wird uneinheitlich diskutiert. Sie ent-

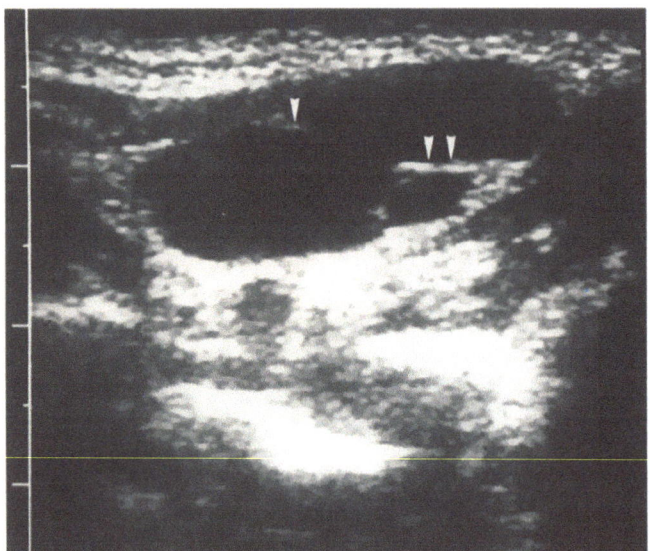
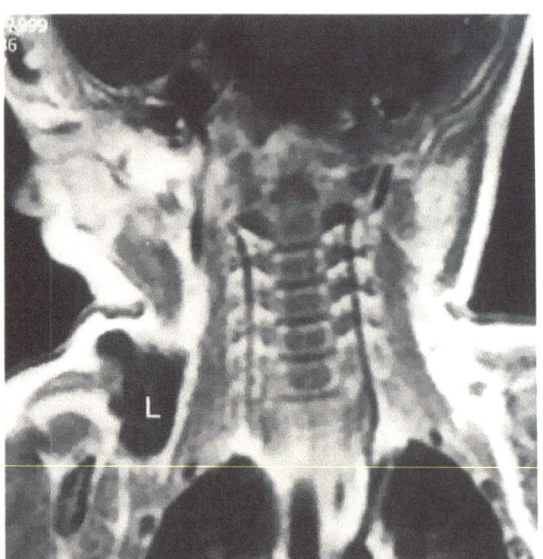

Abb. 5.22 a, b. Zystisches Lymphangiom eines drei Monate alten Säuglings. **a** Sonographisch zeigt sich eine zystische, echoleere Raumforderung mit dorsaler Schallverstärkung. Typisch sind die bindegewebigen Septierungen (*Pfeile*). **b** In der T_1-gewichteten MRT kann eine intrathorakale Ausdehnung des Lymphangioms (*L*) ausgeschlossen werden

wickeln sich durch frühe Absprengungen von einem der fünf primären Lymphsäcke, die später keinen vollständigen Anschluss zum Lymphgefäßsystem finden, sodass große narbige Hohlräume entstehen [228]. Die Lymphangiome können jedoch das schnell proliferierende Potenzial der Embryonalentwicklung beibehalten und weisen somit durch die endotheliale Aussprossung ein irreguläres Wachstum auf [178, 179].

Überlicherweise unterscheidet man aufgrund histologischer Kriterien

- das kapilläre Lymphangiom,
- das kavernöse Lymphangiom und
- das zystische Lymphangiom (zystisches Hygrom).

Letztgenannte Formen imponieren makroskopisch als schlaffe, weiche Raumforderung, die wie ein flüssigkeitsgefüllter Ballon kissenartig und kompressibel zur Tiefe verschieblich sind.

Meist sind sie laterozervikal mit möglicher parotidealer und mediastinaler Ausbreitung lokalisiert. Sonographisch imponiert eine große zystische, teils polyzyklisch konfigurierte, echoarme Raumforderung mit dorsaler Schallverstärkung. Die Abgrenzung gegenüber Nachbarstrukturen ist klar. Charakteristisch ist die Darstellung vereinzelter Blutgefäße in den bindegewebigen Septierungen (Abb. 5.22 a, b). Ansonsten lässt sich auch mit der Duplexsonographie keine Vaskularisierung nachweisen [178, 179]. Bei Einblutung in die zystischen

Hohlräume kann die Differenzierung zum Hämangiom schwierig sein. Mischbilder zwischen diesen vaskulären Fehlbildungen sind beschrieben [228]. In solchen Fällen ist mit Hilfe der farbkodierten Duplexsonographie zu klären, ob ein großlumiger Zufluss von Blutgefäßen vorliegt. Bei kaudaler Lokalisation sollte zum Ausschluss einer möglichen intrathorakalen Ausdehnung eine MRT durchgeführt werden.

Hämangiom/vaskuläre Malformation

Hämangiome und vaskuläre Malformationen sind dysontogenetische Anomalien endodermalen Ursprungs [159]. Sie manifestieren sich häufig im Bereich des Halses. Klinisch imponieren sie zumeist als weiche, teilweise wegdrückbare Schwellung mit rötlich livider Verfärbung. Bei der Diagnostik sind neben dem klinischen Aspekt vor allem die B-Sonographie mit farbkodierter Duplexsonographie und ergänzend die Angiographie von Bedeutung. Es sollten stets weitere Manifestationen, insbesondere auch intrakranielle vaskuläre Malformationen ausgeschlossen werden.

Je nach Füllungszustand weisen die nicht immer scharf begrenzten Raumforderungen eher echoarme bis echoleere oder echoreiche Anteile auf, die bei Muskelkontraktion oder Kompression mit dem Schallkopf ihre Größe verändern und teilweise völlig zum Verschwinden gebracht werden können. Beim Valsalva-Manöver (Schreien) können sie an Größe zunehmen [130]. In der farbkodierten Duplexsonographie können der Durchblutungsgrad und zuführende Gefäße dargestellt werden (Abb. 5.23). Nicht selten liegen Mischformen mit einem hämangiomatösen und einem lymphomatösen Anteil vor, deren Differenzierung sonographisch nicht möglich ist [207].

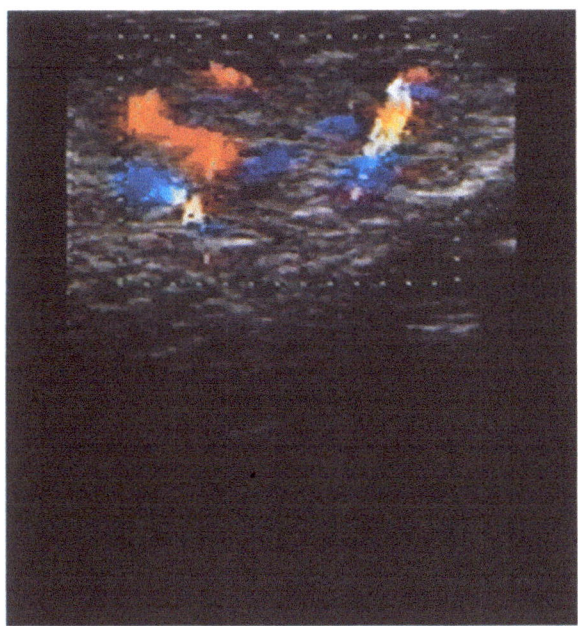

Abb. 5.23. Nachweis der starken Vaskularisierung eines zervikalen Hämangioms in der farbkodierten Duplexsonographie

Bei größeren Raumforderungen sollten zur Tumorausdehnungsbestimmung eine MRT und eine Angiographie ergänzend durchgeführt werden. Die Angiographie zeigt, ob zuführende Gefäße, Shunts, Kavernen und Ähnliches vorliegen [18]. Zudem ermöglicht die Angiographie eine Embolisation größerer Gefäßmalformationen, die anschließend die operative Resektion deutlich erleichtern [346].

Abnorme Gefäßvarianten können in sehr seltenen Fällen ebenfalls zu einer zervikalen Schwellung führen, die differenzialdiagnostisch zur Halslymphknotenschwellung mit in Betracht gezogen werden muss. Es können aber auch Gefäßwandvorwölbungen durch Lymphknotenmetastasen, Aneurysmen oder eine Vaskulitis bedingt sein [319].

Thrombose der V. jugularis interna

Eine Thrombose der V. jugularis interna kann im Zusammenhang mit entzündlichen Halserkrankungen, als paraneoplastisches Geschehen oder auch iatrogen nach Halseingriffen entstehen. Lymphknotenmetastasen, die die V. jugularis interna infiltrieren oder komprimieren, können zu einem Teil- oder Komplettverschluss des Gefäßes führen. Im B-Sonographiebild (Abb. 5.24 a–f) zeigt sich meist ein homogenes, das Gefäßlumen manchmal zwiebelschalenartig verschließendes Material, das sich nicht komprimieren lässt [133]. Insbesondere bei der axialen Schnittebene können die rundlichen Gefäßanschnitte aufgrund der Sonotextur leicht mit Lymphkno-

ten verwechselt werden. Durch den verlangsamten Blutfluss und die dadurch bedingte Wirbelbildung bilden sich prästenotisch echodichtere Strukturen im Gefäßlumen ab. Der Verschluss des Gefäßes lässt sich sicher durch das fehlende Signal in der Duplexsonographie erkennen.

Lipom

Lipome treten im Halsbereich solitär oder auch im Rahmen eines Madelung-Fetthalses auf. Sie sind von ihrem klinischen und palpatorischen Erscheinungsbild eher charakteristisch. Sonographisch stellen sie sich als überwiegend gut abgrenzbare, homogene, im Vergleich zur Muskulatur mehr echoreiche Raumforderungen dar (Abb. 5.25 a–c). Sie zeigen häufig zarte Bindegewebssepten, die im sonographischen Bild zu einer typischen echodichteren Fiederung führen [130, 207]. Auch in der MRT (Abb. 5.25 b) und in der CT kann durch Fettunterdrückung bzw. durch Messung der Hountsfield(HE)-Einheiten die Diagnose recht zuverlässig gestellt werden. Eine Abgrenzung gegenüber Liposarkomen ist allerdings aufgrund bildgebender Verfahren nicht möglich [199].

Hämatom

Hämatome der Halsweichteile treten meist nach stumpfen Halstraumen auf. Häufig demarkiert sich die Raumforderung erst nach Rückgang der unfallbedingten diffusen Schwellung. Klinisch zeigt sich im Bereich des Muskels eine verhärtete, schmerzhafte Schwellung als Ausdruck eines intramuskulären Hämatoms. Sonographisch (Abb. 5.26 a–d) findet sich eine inhomogene, meist unscharf begrenzte Struktur wechselnder Echogenität mit bandförmig echoarmen Arealen [207]. Hämatome können innerhalb des M. sternocleidomastoideus oder im Bereich der Gefäß-Nerven-Scheide lokalisiert werden. Bei Persistenz kann sich aus einem Hämatom im Bereich des M. sternocleidomastoideus ein muskulärer Schiefhals entwickeln.

Teratom

In den Teratomen finden sich Zellelemente aller drei Keimblätter. Teratome kommen ubiquitär vor, ca. 2–9 % sind in der Kopf-Hals-Region lokalisiert [29]. Der überwiegende Anteil der zervikalen Teratome manifestiert sich bis zum 2. Lebensjahr. Sie stellen sich als kugelige, eher derbe Raumforderungen mit zystischen Arealen dar. In den bildgebenden Verfahren zeigt sich entsprechend ihrer Zusammensetzung oft ein mannigfaltiges Bild.

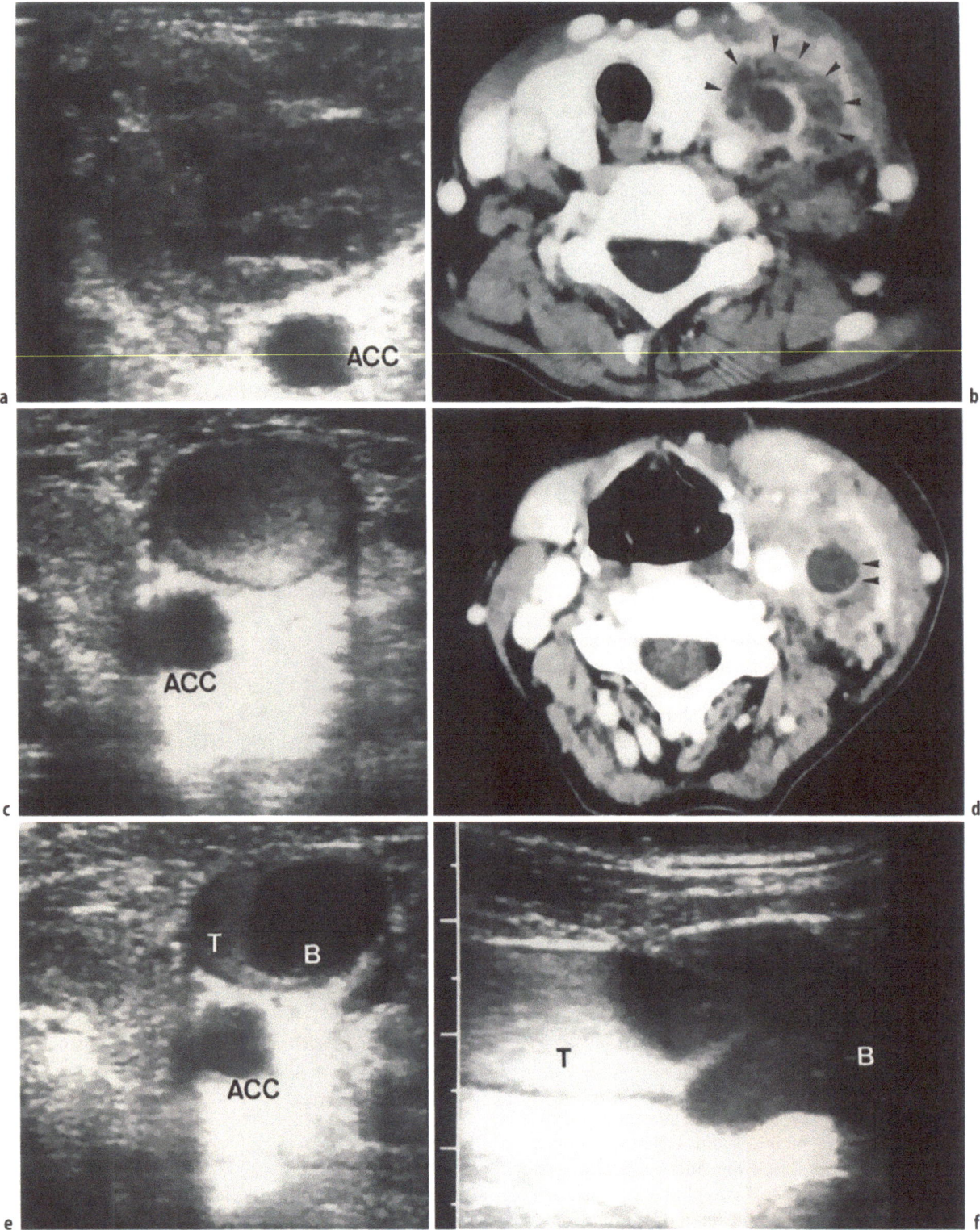

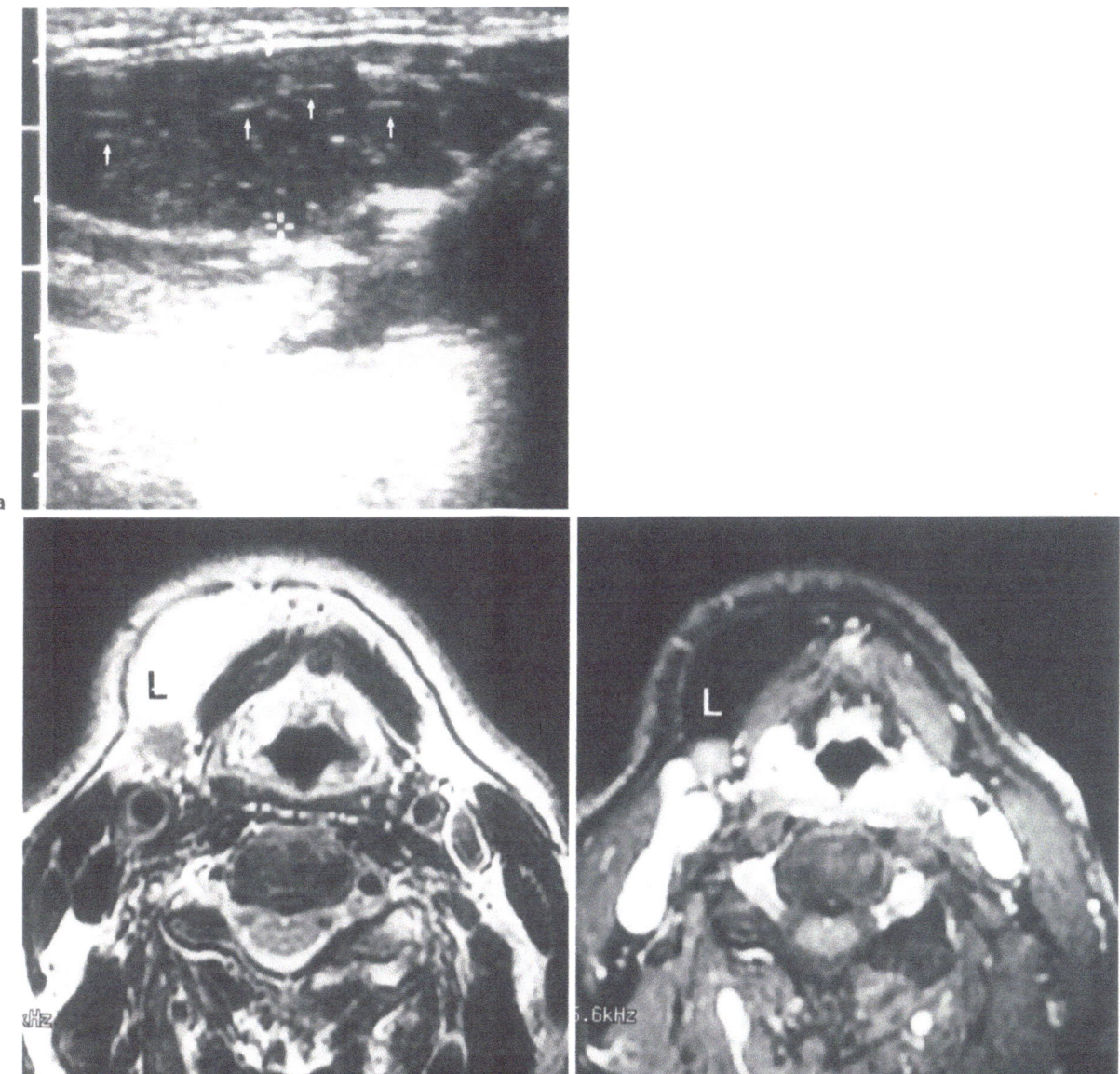

Abb. 5.24 a–f. Phlegmonöse Entzündung der linken Halsweichteile mit Thrombose der V. jugularis interna. a Das Venenlu-
men ist nicht abgrenzbar, die umgebenden Weichteile sowie
der M. sternocleidomastoideus sind entzündlich infiltriert und
erscheinen echoarm verändert. b Korrespondierendes Bild in
der CT. Die entzündliche Umgebungsreaktion (*Pfeile*) kommt
nach Kontrastmittelapplikation gut zur Darstellung. c Weiter
kranial stellt sich das vollständig verschlossene Gefäß echoreich mit dorsaler Schallverstärkung dar. d Axiales CT auf gleicher Höhe mit fehlender Kontrastmittelaufnahme der throm-
botisch verschlossenen Vene (*Pfeile*). e Im songraphischen
Querschnitt mediojugulär kommt der Übergangsbereich mit
beginnendem Thrombus (*T*) und liquidem Blut (*B*) zur Darstellung. f Übergangsbereich im Längsschnitt (*ACC* A. carotis
communis)

Abb. 5.25 a–c. Prälaryngeales Lipom. a Typisches sonographisches Bild mit echodichter Fiederung (*Pfeile*). b T$_2$-gewichtetes,
signalreiches MRT und c signalarmes auf den fettsuppremier-
ten Kontrast angehobenes T$_1$-gewichtetes Bild

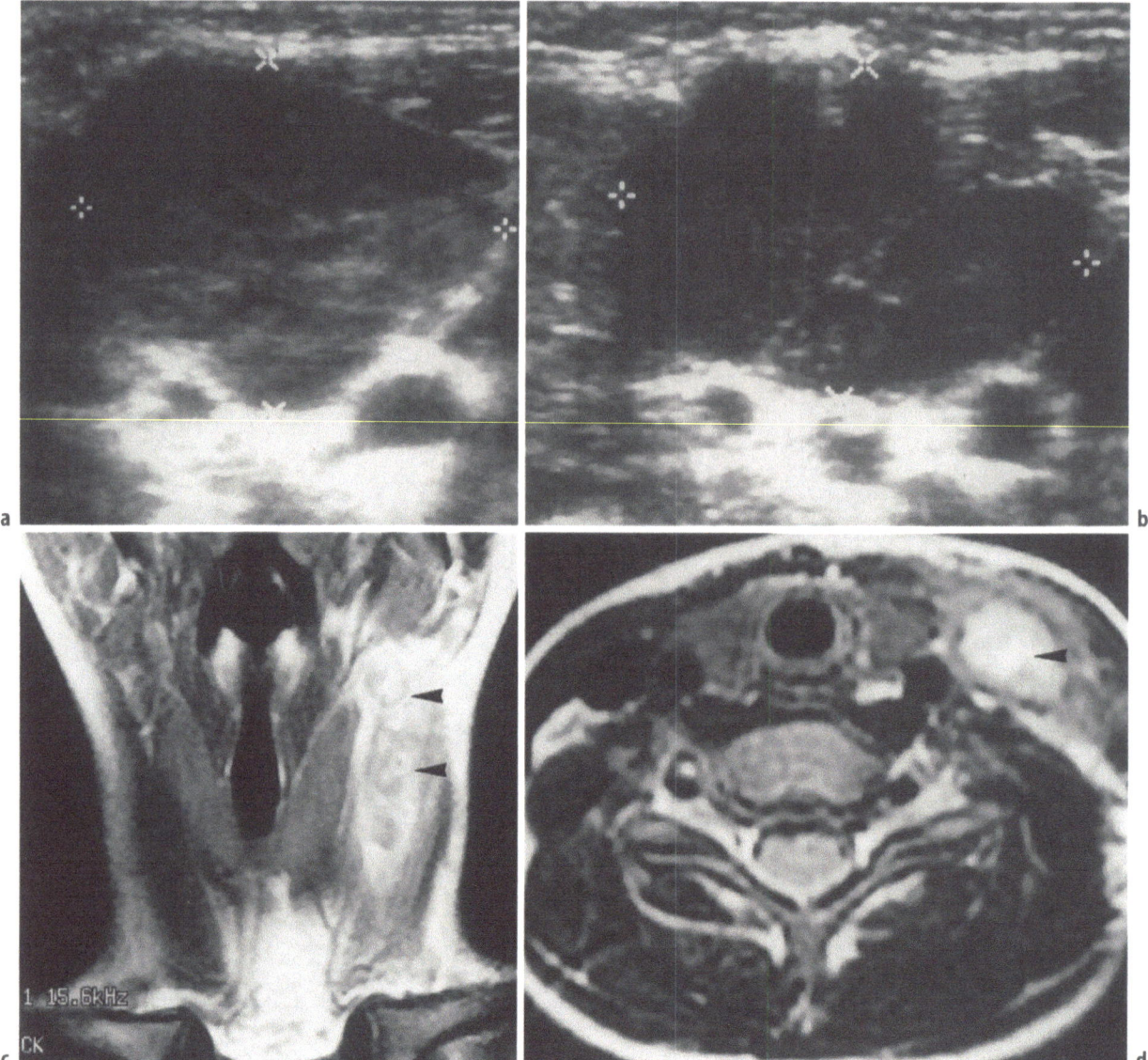

Abb. 5.26 a–d. Intramuskuläres Hämatom des M. sternocleidomastoideus nach stumpfem Halstrauma. **a, b** Sonographisch stellt sich das Hämatom als echoarme, teils inhomogene Raumforderung dar. **c** Das koronare T_1-gewichtete MRT-Bild zeigt die signalreiche, teils inhomogene intramuskuläre Raumforderung (*Pfeile*). **d** MRT in axialer Schichtung

Neurinom, Neurofibrom, Neurom

Neurinome treten besonders im Verlauf des N. vagus, des N. glossopharyngeus oder des Halssympathikus auf (Abb. 5.27 a–d). Histologisch sind die von den Schwann-Zellen der Nervenscheiden ausgehenden Tumoren pallisadenartig angeordnet, wobei sich auch regressive Veränderungen zeigen [207]. Aufgrund sonographischer Kriterien können diese seltenen Tumoren von Lymphknoten nicht eindeutig differenziert werden. Sonographisch zeigen sich solitäre, glatt begrenzte, rundlich bis ovale Raumforderungen von wechselnder Echogenität. Die geringe Perfusion ermöglicht auch nach Gabe von Signalverstärkern in der Duplexsonographie zumindest eine Abgrenzung gegenüber dem Paragangliom [342].

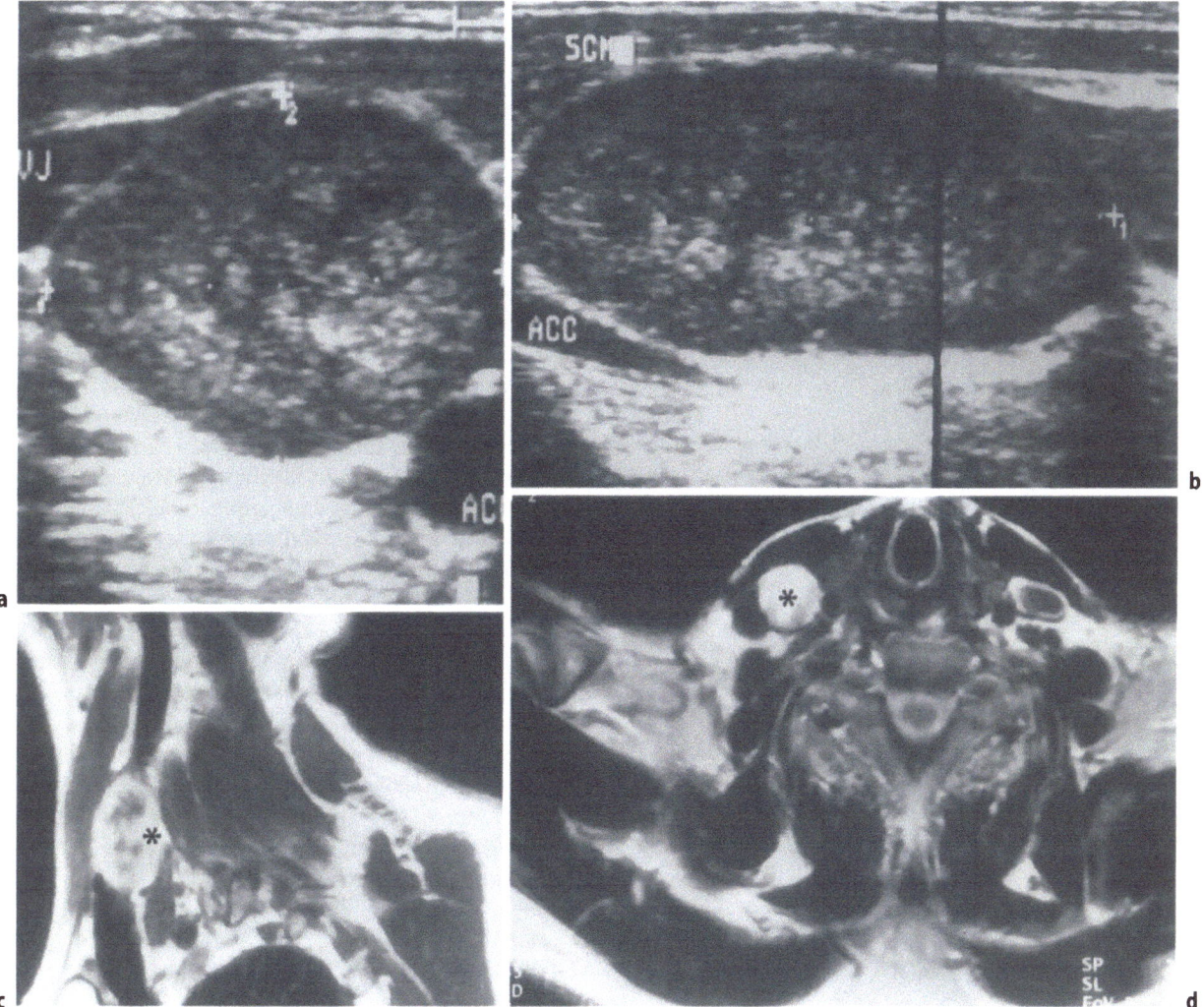

Abb. 5.27 a–d. Mediojugulär rechts lokalisiertes Neurinom des N. vagus. **a, b** Homogener, gut abgrenzbarer Tumor in der B-Sonographie. **c, d** Die T_1-gewichtete MRT zeigt den kontrastmittelanreichernden Tumor (*Stern*) in der Gefäß-Nerven-Scheide mit glatter Begrenzung von der A. carotis communis und V. jugularis interna (*MSCM* M. sternocleidomastoideus, *VJI* V. jugularis interna, *ACC* A. carotis communis)

Zystische Raumforderungen

Zysten kommen in der Halsregion häufig vor und sind differenzialdiagnostisch von Lymphknoten, insbesondere aber von nekrotischen Lymphknotenmetastasen abzugrenzen. Sonographisch zeigen Zysten überwiegend ein uniformes Bild. Sie sind typischerweise echoarm bis echoleer, von runder bis ovalärer Form, glatt begrenzt und zeigen eine dorsale Schallverstärkung. Im Gegensatz zu soliden Tumoren und Lymphknoten sind sie sonopalpatorisch verformbar. Die Binnentextur der Zysten ist allerdings nicht immer echoleer, häufig lassen sich feine diffuse Binnenechos nachweisen. Diese spiegeln am ehesten Eiweißpräzipitate oder Detritus innerhalb der Zysten wider [130]. Bei der Sonopalpation zeigt sich eine typische Sedimentierung. In diesen Fällen sollte zum sicheren Ausschluss einer Perfusion ergänzend eine farbkodierte Dopplersonographie durchgeführt werden. Infizierte Halszysten weisen solide echoreiche Bezirke neben echoarmen Arealen auf, sodass in diesen Fällen eine differenzialdiagnostische Abgrenzung ge-

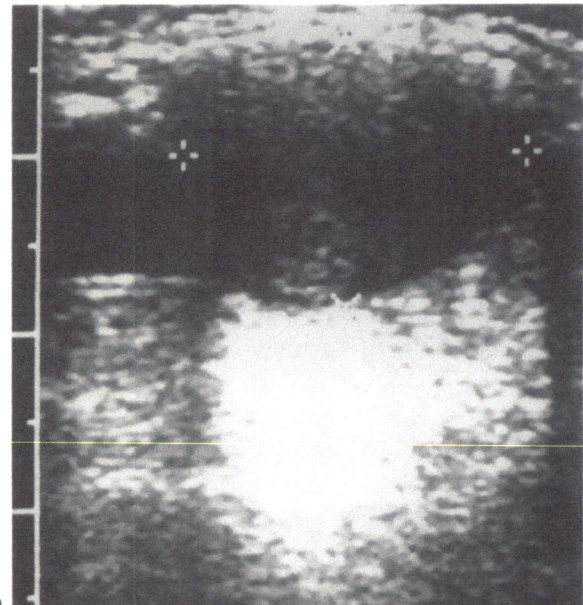

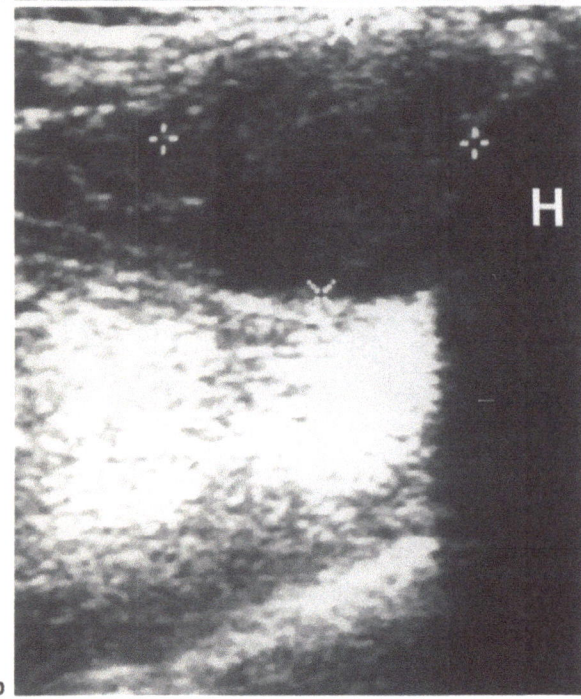

Abb. 5.28 a, b. Sonographisches Bild einer medianen Halszyste. **a** Querschnitt mit Darstellung der echoarmen Raumforderung mit dorsaler Schallverstärkung. **b** Im Längsschnitt zeigt sich die enge Lagebeziehung zum Zungenbein (*H* Hyoid)

genüber einem primären Halsabszess, einer abszedierenden Lymphadenitis oder einer nekrotisch zerfallenden Lymphknotenmetastase anhand sonographischer Kriterien nicht möglich ist.

Mediane Halszyste

Die mediane Halszyste ist ein Rest des nicht vollständig zurückgebildeten Ductus thyreoglossus. Es sind prall-elastische Vorwölbungen, die in der Mittellinie auf Höhe des Zungenbeines lokalisiert sind. Supra- bzw. subhyoidale Lokalisationen sind möglich. Beim Schlucken bewegt sich die Zyste auf und ab [300]. Die Diagnose lässt sich überwiegend aufgrund des klinischen Bildes stellen. Dennoch muss zur Ausdehnungsbestimmung, aber auch zur Sicherstellung, dass neben der Halszyste noch funktionstüchtiges Schilddrüsengewebe vorhanden ist, ein bildgebender Nachweis derselben durchgeführt werden.

Sonographisch stellt sich die mediane Halszyste als scharf begrenzte, rundlich bis ovale, echoarme Raumforderung mit dorsaler Schallverstärkung dar. Sie ist meist oberhalb des Schildknorpels lokalisiert und zeigt typischerweise eine unmittelbare Lagebeziehung zum Zungenbein (Abb. 5.28 a,b). Die Indikation zur Feinnadelpunktion sollte bei klarem klinischen Bild zurückhaltend gestellt werden, da aus der Punktion nicht selten Infektionen resultieren können [91].

Laterale Halszyste

Ursächlich für die Entwicklung lateraler Halszysten sind Störungen der Umbildungsvorgänge an der 2. oder 3. Kiemenfurche und Schlundtasche. Verbleibende Teile des Sinus cervicalis führen bei obliterierter äußerer Öffnung zur Zystenbildung. Laterale Halszysten werden zu unterschiedlichen Zeitpunkten klinisch manifest. Typischerweise sind sie als prall-elastische, nur langsam an Größe zunehmende Raumforderung am Vorderrand des M. sternocleidomastoideus lokalisiert. Bei Sekundärinfektionen kann es zu einer erheblichen Größenzunahme kommen. In seltenen Fällen haben sie einen Fistelgang zur Haut oder zur Tonsille [24]. Durch Sekretverhalt und rezidivierende Entzündungen können zystische Raumforderungen am Fistelmund von lateralen Halszysten entstehen. Diese liegen dann häufig direkt unter der Haut am Vorderrand des M. sternocleidomastoideus.

Sonographisch stellen sich laterale Halszysten als echoarme, rundlich bis ovale, glatt begrenzte Raumforderungen mit feinen Binnenechos und dorsaler Schallverstärkung dar (Abb. 5.29). Häufig sind in der Umgebung der Zyste kleine Lymphknoten erkennbar. Bei entsprechender Größe kann wie bei großen Lymphknotenmetastasen eine Kompression der V. jugularis interna vorliegen.

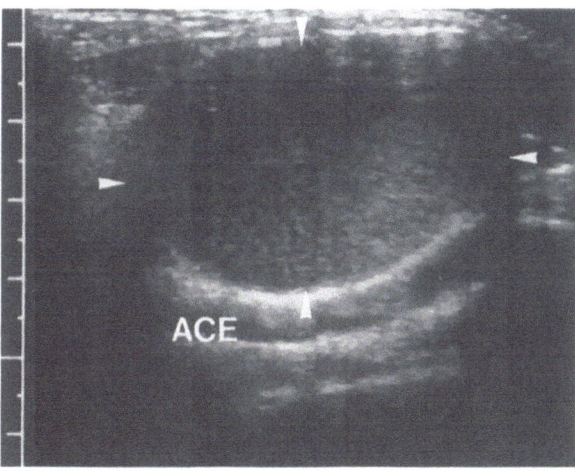

Abb. 5.29. Große laterale Halszyste rechts im Längsschnitt mit echoreichen Binnenreflexen (*ACE* A. carotis externa)

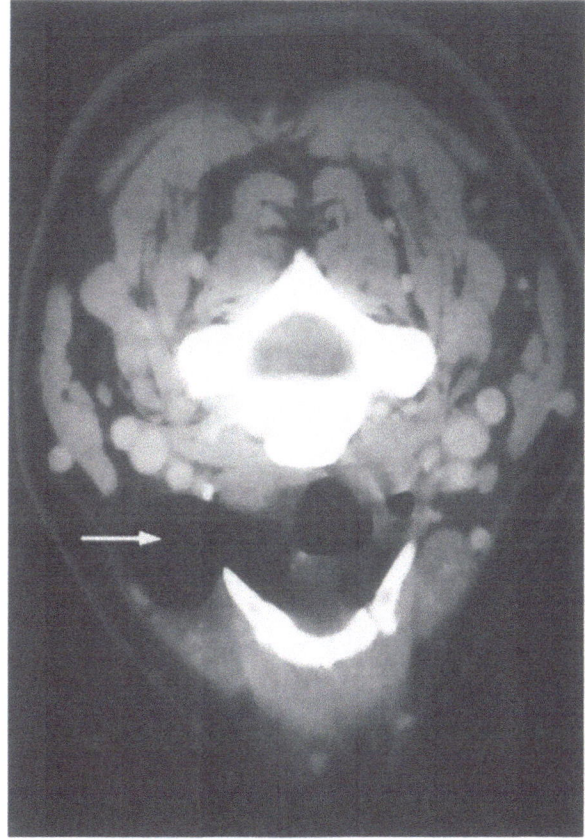

Abb. 5.30. CT einer linksseitigen Laryngozele (*Pfeile*)

Laryngozele

Laryngozelen sind ein- oder doppelseitige sackartige Ausstülpungen der endolaryngealen Schleimhaut des Sinus Morgagni. Entsprechend ihrer Ausdehnungsrichtung unterscheidet man innere, äußere und kombinierte Laryngozelen. Als pathogenetische Faktoren sind eine mangelhafte Rückbildung des embryonalen Sacculus laryngis, ein erhöhter intralaryngealer Druck, eine übermäßige Schlaffheit der Weichteile sowie auch Traumen zu nennen. Äußere Laryngozelen treten als schmerzlose, weiche oder prall-elastische Raumforderung durch die Membrana thyreohyoidea seitlich zwischen Zungenbein und oberen Schildknorpelrand durch. Bei einem Valsalva-Manöver kann die Vorwölbung deutlicher hervortreten.

Die Zysten können sowohl mit Flüssigkeit als auch mit Luft gefüllt sein. Häufig werden sie erst bei Infektionen bemerkt. Durch Schleimeinlagerung und nachfolgender Entzündung kann klinisch das Bild einer infizierten medianen oder lateralen Halszyste entstehen. In Abhängigkeit von der Größe treten neben der äußerlich sichtbaren Raumforderung Globusgefühl und Dysphagie oder Heiserkeit bis hin zum Stridor auf.

Die Diagnose kann ergänzend zur typischen Symptomatik anhand des Ultraschallbefundes leicht gestellt werden. Ergänzend sollte eine Dünnschicht-CT durchgeführt werden (Abb. 5.30), da mit dieser Technik das knöchern-knorpelige Kehlkopfskelett am besten zur Darstellung kommt [319].

Epidermoidzysten

Epidermoidzysten sind subepidermale zystische Tumoren [258]. Sie sind mit einem orthokeratotisch verhornenden Plattenepithel ausgekleidet und enthalten geschichtete Hornlamellen. Etwa ein Viertel der Epidermoidzysten sind im Mundbodenbereich lokalisiert [361]. Eine submental lokalisierte Epidermoidzyste kann klinisch als prall-elastische Schwellung im Bereich des vorderen Mundbodens imponieren, sodass neben einer Lymphknotenschwellung differenzialdiagnostisch auch eine Ranula in Erwägung gezogen werden muss [200].

Sonographisch imponieren derartige Raumforderungen als zystisch abgekapselt mit zentral soliden kugelförmigen Anteilen ohne Vaskularisierungszeichen in der Duplexsonographie. Neben den soliden kugelförmigen Anteilen zeigen sich auch Areale von einem flüssigkeitsäquivalenten echoleeren sonographischen Aspekt (Abb. 5.31 a–d). Da gerade submental die differenzialdiagnostischen Möglichkeiten vielfältig sind und Klinik und Bildgebung nicht immer eindeutig auf eine epidermoide Zyste hinweisen, ist zur weiteren differenzialdiagnostischen Abklärung eine Feinnadelaspiration empfehlenswert [361].

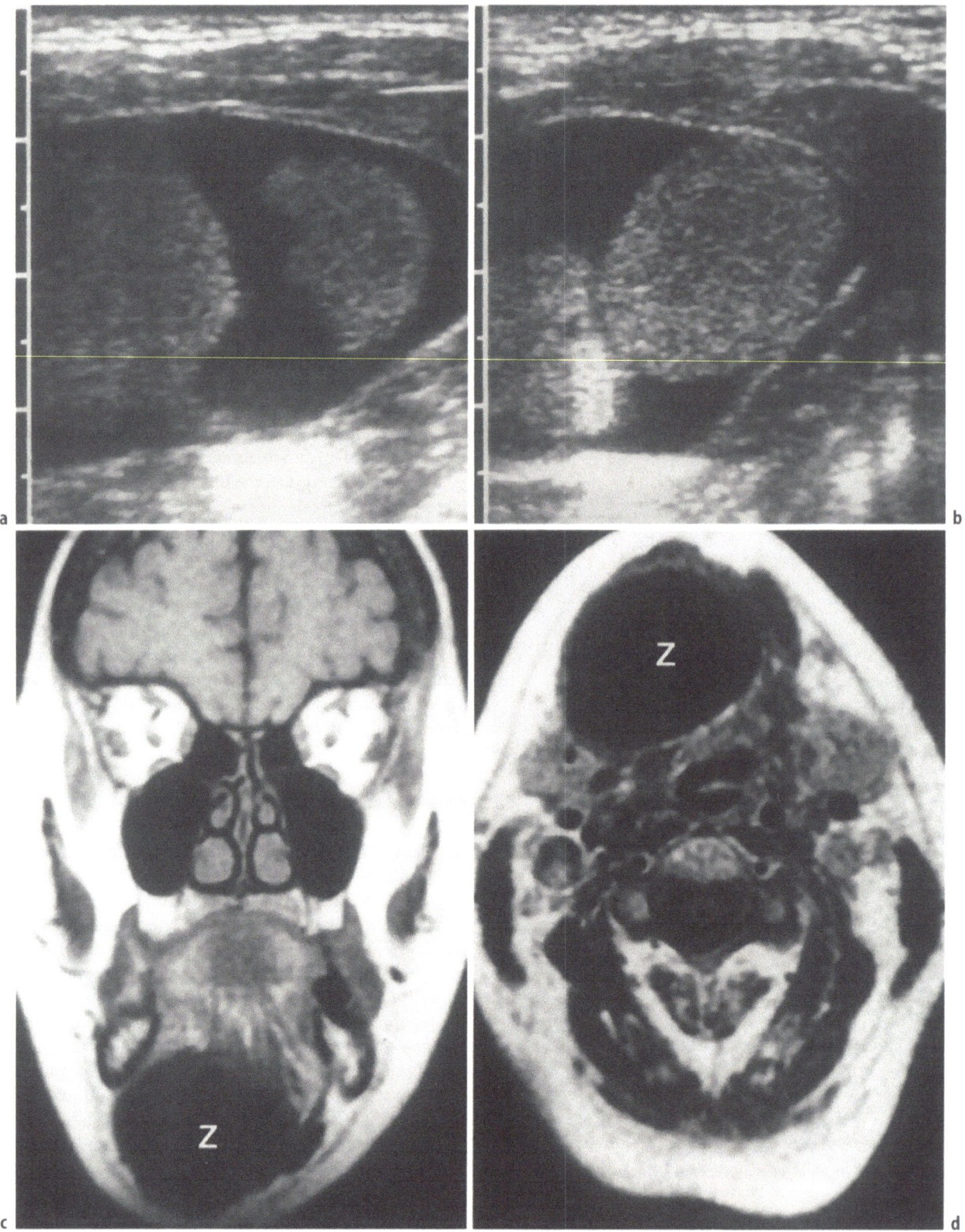

Abb. 5.31a, b. Sonographie einer submandibulär lokalisierten Dermoidzyte. Die echoleere zystisch gekapselte Raumforderung zeigt zentral solide kugelige Anteile von homogener echodichter Textur. **c, d** Koronares und axiales MRT einer submentalen Dermoidzyste. In den T_1-gewichteten Bildern stellt sich die Zyste (Z) signalarm und glatt berandet dar

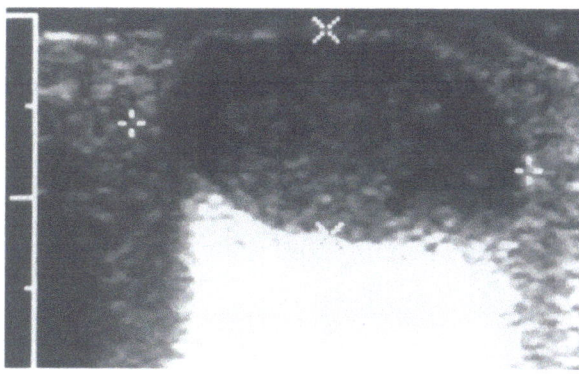

Abb. 5.32. Oberflächlich gelegenes Atherom mit typischer dorsaler Schallverstärkung in der Sonographie

Dermoide

Die zu den epidermalen Zysten gehörenden Dermoide sind keine echten Gewebsneubildungen. Es handelt sich um eingekapseltes Gewebe mit ektodermaler Dominanz. Infolgedessen enthalten Dermoide unterschiedliche Anhängsel wie Haarfollikel, Talk, Schweiß und Speicheldrüsen und sind mit einer kleisterartigen Masse ausgefüllt [228]. Die Tumoren sind meist subkutan gelegen und gut verschieblich. Sonographisch stellen sie sich als echoarme bis echoleere Raumforderungen dar. Sie sind glatt begrenzt und von rundlicher bis ovalärer Form. Je nach Flüssigkeitsanteil zeigt sich eine dorsale Schallverstärkung (Abb. 5.32). Eine Echogenitätszunahme bei gleichzeitiger Abnahme der scharfen Abgrenzbarkeit liegt bei zunehmender Entzündung vor. Eine Beziehung zu Blutgefäßen oder zu den tiefen Halsstrukturen besteht in der Regel nicht.

Speicheldrüsentumoren

In der Gl. parotis befinden sich Lymphknoten, die als Drainagestation der Oberkiefer-, Wangen- und Ohrregion sowie der Kopfhaut dienen. Die intraglandulär gelegenen Lymphknoten kommen in der B-Bild-Sonographie normalerweise nicht zur Darstellung [207]. Die Ultraschalluntersuchung gilt als das derzeit sensitivste bildgebende Verfahren in der Erkennung von Speicheldrüsenveränderungen [342]. Dennoch ist vom sonographischen Aspekt her eine Differenzierung zwischen reaktiver Lymphadenitis, malignen Lymphomen oder intraglandulären Metastasen nicht möglich [130]. Bei sonographisch unauffälligem Drüsenparenchym stellen sich intraglandulär gelegene Lymphknoten als echoarme Raumforderungen ohne wesentliche dorsale Schallverstärkung dar. Auch die Abgrenzung gegenüber soliden Speicheldrüsentumoren ist anhand sonographischer Kriterien nicht sicher möglich (Abb. 5.33a–d).

Bei der akuten und chronischen Sialadenitis kommen sonographisch neben einer diffusen Volumenzunahme mit Vergrößerung des Drüsenparenchyms zahlreiche umschriebene echoarme Raumforderungen zur Darstellung, die einerseits zystischen Gangektasien, andererseits aber auch vergrößerten intraglandulär gelegenen Lymphknoten entsprechen können. Das sonographische Erscheinungsbild wird von Dauer und Ausmaß der Entzündung bestimmt. Die epitheloidzellige Sialadenitis (Heerfordt-Syndrom) ist sonographisch gekennzeichnet durch eine echoreiche Binnenstruktur, die durchsetzt ist von zahlreichen vergrößerten Lymphknoten entsprechenden echoarmen Arealen [130].

Innerhalb des Drüsenparenchyms gelegene Einschmelzungszonen als Zeichen einer abszedierenden Entzündung erscheinen sonographisch echoarm bis echofrei mit einem echoreichen, unscharf begrenzten Randwall und einer deutlichen dorsalen Schallverstärkung. Grobschollige Echos im Zentrum dieser Einschmelzungsherde können nekrotischen Gewebsanteilen entsprechen. Die Abgrenzung gegenüber nekrotischen Lymphknotenmetastasen oder einem primären Malignom der Gl. parotis ist in diesen Fällen besonders schwierig.

Speicheldrüsenzysten zeichnen sich ebenso wie gutartige Speicheldrüsentumoren durch eine scharfe Abgrenzbarkeit gegenüber dem umgebenden Speicheldrüsengewebe aus. Pleomorphe Adenome weisen ein homogenes, echoarmes Schallmuster auf. Gelegentlich zeigen sich jedoch auch inhomogene Strukturen mit soliden und teils zystischen Anteilen. Eine dorsale Schallverstärkung ist die Regel [130]. Zystadenolymphome können sonographisch auch homogen und echoarm erscheinen. Aufgrund des zum Teil hohen zystischen Anteils kommen auch echofreie Areale zur Darstellung. Die dorsale Schallverstärkung ist meist stärker ausgeprägt als beim pleomorphen Adenom. Sonographische Zeichen für ein malignes Wachstum innerhalb der großen Speicheldrüsen sind die unscharfe Randbegrenzung sowie eine inhomogene Echostruktur. Wenn der Tumor an knöcherne Strukturen heranreicht oder nach medial in tiefere Drüsenanteile wächst, ist immer eine weitergehende bildgebende Diagnostik mit CT oder MRT erforderlich. Bezüglich metastatischem Befall oder primärem Malignom der Speicheldrüsen ist keine Differenzierung mit den bildgebenden Verfahren möglich.

Es sollte daher zur weiteren Abklärung von Raumforderungen der großen Speicheldrüsen immer eine Feinnadelaspirationszytologie durchgeführt werden [265]. Bei zytologisch nicht eindeutigem Befund kann die Gewinnung einer Histologie durch Grobnadelpunktion unter sonographischer Kontrolle erfolgen. Das zytologische bzw. histologische Ergebnis führt ggf. zu einer Erweiterung der präoperativen Diagnostik (Szintigraphie, CT, MRT, Panendoskopie) bzw. beeinflusst ganz wesentlich die operative Strategie [351].

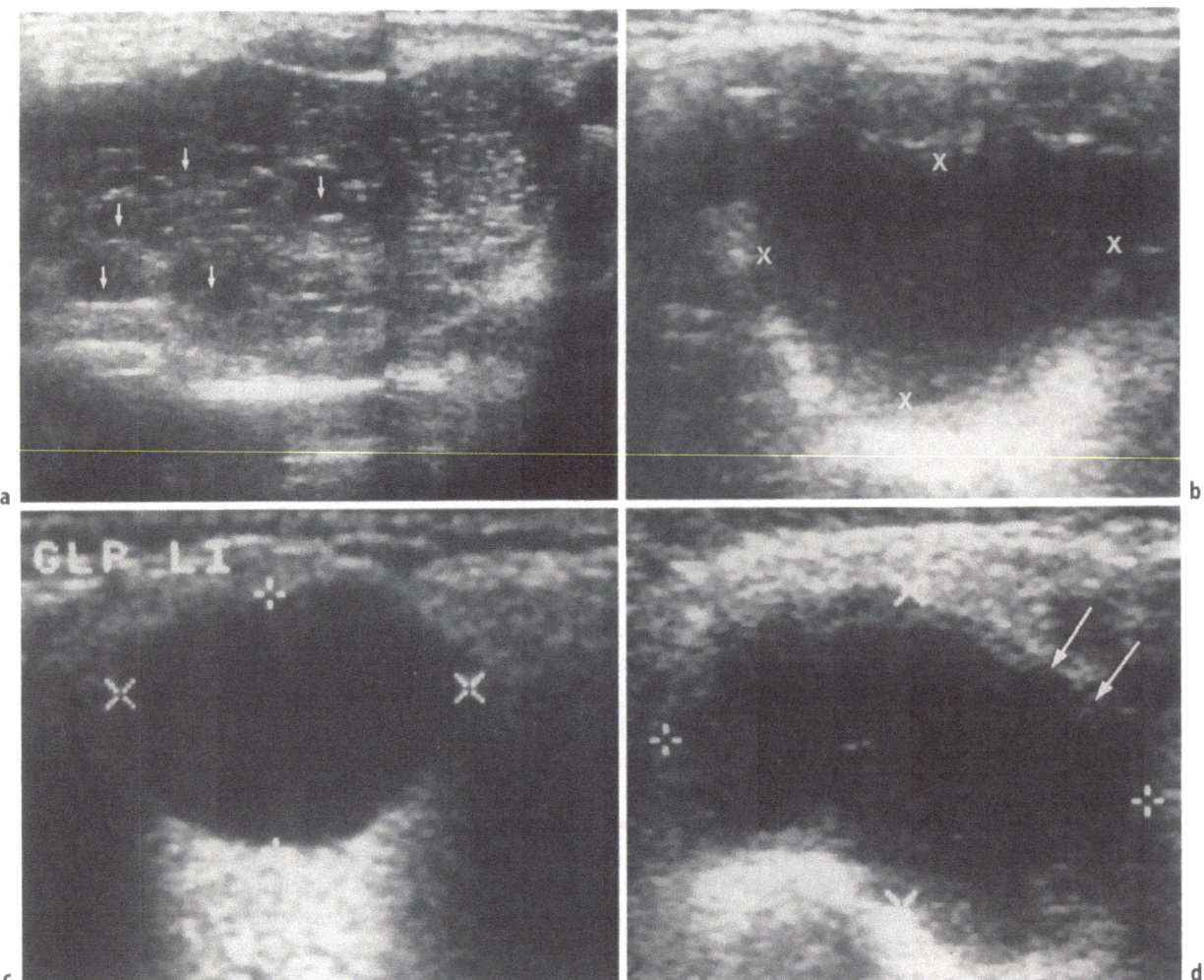

Abb. 5.33 a–d. Raumforderungen der Gl. parotis. **a** Morbus Sjögren mit vergrößertem und inhomogenem Drüsenparenchym und echoarmen intraglandulären Raumforderungen (*Pfeile*). **b** Gut abgrenzbares homogenes pleomorphes Adenom. **c** Echoleere Retentionszyste mit dorsaler Schallverstärkung. **d** Malignom mit beginnender Drüseninfiltration (*Pfeile*)

5.3.5 Sonographisch kontrollierte Nadelpunktion

Zur Verbesserung der Aussagekraft bei der Beurteilung zervikaler Raumforderungen wurde in den letzten Jahren die Sonographie zunehmend mit einer Punktionszytologie kombiniert. Nach Untersuchungen von Mann et al. [213] konnten mit Hilfe der Feinnadelpunktion (FNP) in 90 % der Fälle eine richtige Dignitätsdiagnose und in 66 % eine korrekte Artdiagnose gestellt werden. Durch zusätzliche Kombination mit einem Stanzzylinder erhöhten sich die Werte auf 92 bzw. 76 %. Der Nutzen der sonographisch-kontrollierten FNP wurde auch in anderen Untersuchungen für unterschiedliche Tumorentitäten bestätigt [14, 212, 262].

Die Nadelpunktion ist eine einfache diagnostische Methode. Sie ist rasch verfügbar und kostengünstig, ambulant durchführbar, für den Patienten wenig belastend und kann im Bedarfsfall leicht wiederholt werden [339]. Der Vorteil der sonographisch-kontrollierten FNP gegenüber der palpationsgesteuerten Punktion liegt darin, dass die Raumforderung sicher unter Sicht punktiert werden kann. Dies ist vor allem dann bedeutsam, wenn Raumforderungen klein und in tieferen Halsschichten lokalisiert sind und palpatorisch nicht erfasst werden können [342]. Lymphknoten von einer Größe von 3–4 mm im Durchmesser oder sehr nahe an den Gefäßen liegende Lymphome können gezielt punktiert werden [271]. Des Weiteren lässt sich differenzieren, ob das Zellaspirat aus einem soliden oder aus einem zystischen Anteil des Lymphknotens gewonnen wird, was insbesondere bei nekrotischen Lymphknotenmetastasen von großer diagnostischer Bedeutung sein kann.

Sonographisch gezielte Punktionen können sowohl zur diagnostischen Materialgewinnung (zytopathologische, mikrobiologische oder molekularbiologische Untersuchung) als auch zu therapeutischen Zwecken, d.h.

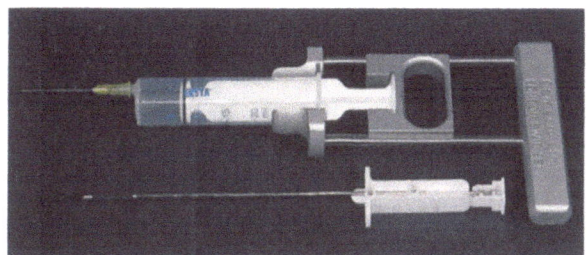

Abb. 5.34. Handstück mit eingespannter Spritze und Nadel zur Feinnadelaspiration sowie Punktionskanüle (Sterican, B. Braun, Melsungen, Deutschland) für die Grobnadelbiopsie

zur Drainage von Zysten und Abszessen, durchgeführt werden. Grundsätzlich unterscheidet man zwischen einer Feinnadelpunktion (Aspirationsbiopsie, Feinnadelaspirationsbiopsie/FNA) und einer Grobnadelpunktion. Bei der Grobnadelpunktion wird ein Gewebezylinder gewonnen, der ausreichend für eine histologische Untersuchung ist, während bei der Feinnadelpunktion Zellen aus dem Gewebsverband gelöst werden, die anschließend nur einer zytologischen Diagnostik zugänglich sind.

Zur Feinnadelpunktion verwendet man eine 20-ml-Einwegspritze, die in einen Pistolengriff eingespannt wird, um bei einer einhändigen Aspiration einen hohen Sog zu ermöglichen, sowie dünne Nadeln der Stärken 22–23 Charr mit einem Außendurchmesser von 0,7–0,8 mm (Abb. 5.34). Bei dieser Nadelstärke kann in der Regel auf eine Lokalanästhesie verzichtet werden. Nach Hautdesinfektion und Desinfektion des Ultraschallkopfes wird die zu punktierende Raumforderung sonographisch fokussiert und die Kanüle durch die Haut unter sonographischer Kontrolle bis zum Zielpunkt eingestochen. Infolge des hohen Impedanzunterschiedes zwischen metallischer Nadel und Gewebe ist die Kanüle im Ultraschallbild leicht abzugrenzen. Ist die Nadel sicher im Zielobjekt platziert, so erfolgt die Aspiration durch Herstellen eines Unterdruckes im Spritzenkolben (Abb. 5.35 a–f). Durch den Sog und die fächerförmige Vor- und Zurückbewegung der Nadel werden bei der Feinnadelpunktion Zellen bzw. Zellgruppen aus dem Gewebeverband gelöst [130]. Nach Beendigung der Materialgewinnung wird das Vakuum aufgehoben solange sich die Kanüle noch in der Raumforderung befindet. Hierdurch wird das theoretisch denkbare Einsaugen von gelösten Zellen in den Stichkanal vermieden. Anschließend wird die Kanüle herausgezogen. Das Aspirat wird nun auf einem Objektträger ausgespritzt und gleichmäßig ausgestrichen. Der Objektträger wird anschließend in Alkohol eingelegt, fixiert und später getrocknet.

Die sonographisch kontrollierte Punktion ist grundsätzlich mit jedem Schallkopf möglich. Nach unserer Erfahrung sind spezielle Punktionsschallköpfe oder kom-

merziell erhältliche Aufsätze zur Durchführung der ultraschallgesteuerten Punktion nicht erforderlich. Derartige Zusatzteile schränken die Möglichkeiten des Untersuchers zum Teil ein, da aufgrund der Fixierung der Punktionskanüle eine fächerförmige Aspiration nicht ausreichend möglich ist.

Bei der Grobnadelbiopsie werden spezielle Punktionskanülen (z. B. Tru-Cut-System: 11,4 cm lang, 14 Charr Durchmesser) verwendet (vgl. Abb. 5.35). Die Punktion muss grundsätzlich unter sterilen Bedingungen durchgeführt werden. Eine Lokalanästhesie ist erforderlich. Vor dem Einführen der Punktionskanüle sollte eine Stichinzision mit einem Skalpell erfolgen, da sonst ein Hautstückchen mit ausgestanzt wird. Der gewonnene Gewebezylinder wird in Formalin fixiert und nach Paraffineinbettung histologisch aufgearbeitet.

Das Ergebnis der Feinnadelpunktion hängt ganz wesentlich von der Art und Menge der Materialgewinnung, aber auch von der Erfahrung des die Gewebeproben beurteilenden Pathologen ab [14, 165, 212]. Eine zentrale Fehlerquelle stellt die falsche Auswahl des zu punktierenden Lymphknotens dar, die in der Regel auf Größe und Morphologie des Lymphknotens sowie des Metastasierungsverhaltens des Primärtumors basiert. Ähnlich einer Probebiopsie repräsentiert die Zytologie nur einen Teil der Raumforderung, aus der die Zellentnahme erfolgt ist. So resultieren falsch-negative Ergebnisse aus der Punktion von nicht mit Tumorzellen infiltrierten Lymphknotenarealen, der Punktion von liquiden Anteilen oder des geringen Anteils von Tumorzellen im Aspirat [271, 317]. Die genannten Schwierigkeiten treten insbesondere dann auf, wenn suffizientes Zellmaterial aus kleinen (<5 mm) oder nekrotisch zerfallenen Lymphknoten gewonnen werden soll. Zudem erschwert die Aspiration von Blut die zytologische Beurteilung [165, 265].

Die diagnostische Aussagekraft der Feinnadelpunktion beschränkt sich häufig auf die Unterscheidung zwischen maligne und benigne. Für die Planung des weiteren Vorgehens, diagnostisch wie auch therapeutisch, ist diese Aussage in den meisten Fällen jedoch ausreichend. Zur Differenzierung maligner Lymphome ist die Zytologie als unzureichend anzusehen, da die Beurteilung der Histoarchitektur eines ganzen Lymphknotens entscheidende differenzialdiagnostische Bedeutung hat. Methodische Grenzen bestehen auch bei mesenchymalen Neoplasien und zystischen sowie zentralen nekrotischen Tumoren [130]. Problematisch ist auch die Bewertung von negativen und insbesondere von unspezifischen Ergebnissen. Bei klinisch fortbestehendem Verdacht auf Malignität sollte in diesen Fällen die Punktion wiederholt oder eine histologische Abklärung erfolgen.

Die Komplikationsrate der Fein- und Grobnadelpunktion ist gering [351]. Durch die sonographische Kontrolle kann die versehentliche Punktion von größeren Gefäßen mit nachfolgender Hämatomausbildung in

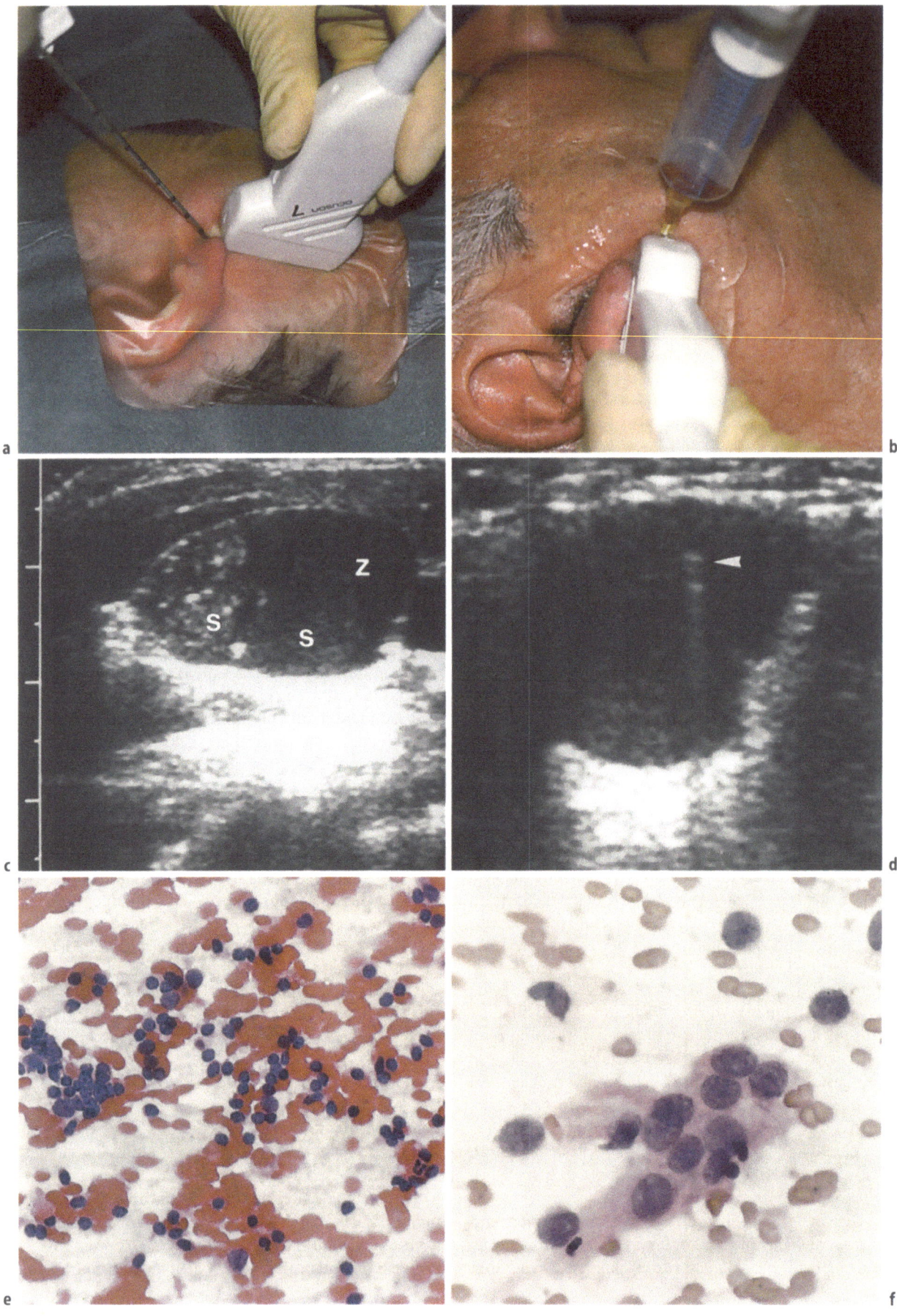

◄ Abb. 5.35. a Einstechen der Grobnadel unter sonographischer Kontrolle. b Sonographisch gesteuerte Feinnadelaspiration einer parotidealen Raumforderung. c Lymphknotenmetastase mit zystischen (z) und soliden (s) Tumoranteilen. d Sonographisches Bild bei in den Lymphknoten eingestochener Nadel (*Pfeil*). e Ausstrichpräparat eines Lymphknotenaspirates bei reaktiver Lymphadenitis. Neben Blutanteilen zeigen sich reichlich Lymphozyten. f Zellausstrich mit Nachweis von malignen Zellen wie bei einer Metastase eines Plattenepithelkarzinoms

der Regel vermieden werden. Besondere Vorsicht ist allerdings bei Gerinnungsstörungen oder medikamentöser Antikoagulation geboten [130]. Infektionen sind selten, sodass eine prophylaktische Antibiotikagabe nicht erforderlich ist. Ausnahmen stellen Halszysten dar, die sich nach Punktion entzünden können [130]. Das Risiko, dass durch die Punktion von malignen Raumforderungen Implantationsmetastasen im Stichkanal entstehen, wird als äußerst gering angesehen [84, 165, 237]. Die vereinzelten Literaturberichte hierüber beziehen sich jedoch vor allem auf die Verwendung dicker Nadeln [130]. Die Exzision des Stichkanals bei bestätigtem Malignom, wie sie von Iro et al. [136] empfohlen wird, erachten wir nicht für zwingend erforderlich.

Die Indikation zur Feinnadelpunktion sollte prinzipiell großzügig gestellt werden, da sich hierdurch die diagnostische Trefferquote deutlich steigern lässt [207]. Da kleine Lymphknoten hinsichtlich ihrer Dignität mit Hilfe der Sonographie alleine nicht sicher beurteilt werden können und die farbkodierte Duplexsonographie bei kleinen Lymphknoten nicht hilfreich ist [310], kommt in diesen Fällen der sonographisch-gesteuerten Feinnadelpunktion eine besondere Bedeutung zu. Dabei ist die Auswahl der hinsichtlich einer potenziellen Metastasierung am meisten verdächtigen Lymphknoten zur Feinnadelpunktion essenziell. Die unabdingbare Voraussetzung hierzu ist, dass der Untersucher Kenntnis von der Lokalisation des Primärtumors hat und zudem die bevorzugten Metastasierungswege dieses Tumors kennt [344].

Etwa 40 % der Halslymphknotenmetastasen sind kleiner als 10 mm im Durchmesser [6, 81]. Van den Brekel [327] empfiehlt daher, dass Lymphknoten ab einer Größe von 4 mm in den Regionen I, III, IV, V und VI sowie Lymphknoten ab einer Größe von 5–6 mm in der Region II punktiert werden sollten. Im Rahmen der posttherapeutischen Nachsorgeuntersuchungen ist nicht nur die absolute Größe, sondern auch das Wachstumsverhalten im Verlauf zu berücksichtigen. Voraussetzung ist allerdings eine sehr genaue und reproduzierbare Dokumentation.

Die Sensitivität für die sonographisch-kontrollierte Feinnadelpunktion für den klinischen No-Hals wird in der Literatur zwischen 44–73 % angegeben [12, 253, 293, 311]. Da falsch-negative Ergebnisse sehr selten sind, wird

die Spezifität mit bis zu 100 % angegeben [58, 319]. Durch weitere Optimierung der Untersuchungstechniken, beispielsweise molekularbiologische Beurteilung des Zellaspirates mittels RT-PCR oder verbesserte Detektion des Sentinel-Lymphknotens mittels szintigraphischer Techniken (s. Kap. 11) kann die Sensitivität möglicherweise gesteigert werden [122, 163]. So konnten Colnot et al. [58] mittels Lymphszintigraphie auch kleinere Lymphknotenmetastasen identifizieren, die aufgrund sonomorphologischer Kriterien nicht für eine Punktion ausgewählt worden wären.

5.3.6 Technische Weiterentwicklungen der Sonographie

Farbkodierte Duplexsonographie

Die physikalische Grundlage für die Dopplersonographie liegt in der Frequenzverschiebung der von zellulären Blutbestandteilen reflektierten Schallwellen. Die Erythrozyten bewegen sich mit unterschiedlichen Blutflussgeschwindigkeiten auf den Schallkopf zu bzw. von ihm weg. Die von den Erythrozyten gestreuten und zum Schallkopf zurückkehrenden Echosignale erfahren gegenüber der Frequenz des Sendesignals eine geringfügige Frequenzverschiebung, die von der Größe und der Richtung der Flussgeschwindigkeit abhängt. Die Größe der Frequenzverschiebung (Dopplerfrequenz oder Dopplershift) ist ein direktes Maß für die Flussgeschwindigkeit. Die Dopplerfrequenz wird für die klinische Untersuchung und Identifizierung von Blutgefäßen bzw. deren Beurteilung hinsichtlich pathologischer Befunde zugrunde gelegt. Es werden prinzipiell zwei Dopplerverfahren zur Messung der Blutflussgeschwindigkeiten unterschieden. In den meisten Fällen ist der so genannte „Continous-wave(cw)-Doppler" zur Diagnostik extrakranieller Gefäßstenosen und Verschlüsse ausreichend. Mit Hilfe der gepulsten Dopplersonographie (pw-Doppler) ist es möglich, Flussgeschwindigkeiten ortsselektiv zu messen [130].

Bei der Duplexsonographie handelt es sich um eine Kombination der herkömmlichen B-mode-Sonographie mit einem zusätzlichen pw-Doppler. Während beim spektralen pw-Doppler der zeitliche Verlauf der Geschwindigkeitsverteilung an einem vorgewählten Messsort gemessen wird, analysiert das Farbdopplerverfahren die Flussgeschwindigkeit an einer Vielzahl von Messsorten, die über ein gewähltes Messfenster verteilt sind. Das Ergebnis ist die räumliche Verteilung der mittleren Geschwindigkeit und seiner Richtung im durchströmten Gefäß. Es entsteht die simultane zweidimensionale Darstellung des Schnittbildes mit Einblendung des „Dopplerfensters" über das B-mode-Bild [134].

Mittels der farbkodierten Duplexsonographie lassen sich in bis zu 80 % der vergrößerten Lymphknotengefäße darstellen [263, 306]. Es können in Abhängigkeit von den Untersuchungsbedingungen Gefäße mit einem Durchmesser von bis zu 1 mm detektiert werden [143]. Verschiedene Untersuchungen weisen darauf hin, dass das Vaskularisationsmuster von Lymphknoten als zusätzliches Kriterium für die Unterscheidung benigne und maligne herangezogen werden kann [273, 348].

Pathophysiologische Grundlage einer vermehrten Vaskularisation maligner Tumoren und Metastasen ist die Induktion der Angioneogenese im Rahmen der Tumorneogenese [103, 124]. Mittels der farbkodierten Duplexsonographie kann die im Vergleich zu benignen Lymphknotenvergrößerungen veränderte Vaskularisation dargestellt werden [135]. Es werden zur Bewertung Größe, Abstände und Verlaufsrichtung der im Lymphknotenstroma darstellbaren Blutgefäße, ihr Verteilungsmuster im Knoten sowie die maximalen systolischen und minimalen diastolischen Flussgeschwindigkeiten sowie der Pulsatilitätsindex herangezogen [348]. Um möglichst vollständig die intranodale Vaskularisation zu erfassen, sollte die Messempfindlichkeit für niedrige Blutflussgeschwindigkeiten individuell angepasst werden [72].

Westhofen et al. [355] beschreiben vier Typen der Lymphknotenvaskularisation:

1. Lymphknoten mit kapselnaher Vaskularisation außerhalb des Lymphknotenstromas,
2. Lymphknoten mit fächerförmig vom Lymphknotenhilus ausgehenden Gefäßen,
3. Lymphknoten mit solitären oder konglomeratartigen intranodalen Gefäßen von ungeordneter Verlaufsrichtung,
4. Lymphknoten mit solitären oder konglomeratartigen intranodalen Gefäßen von ungeordneter Verlaufsrichtung.

Bei der chronisch-entzündlichen Lymphadenitis (Abb. 5.36) bleibt die Vaskularisation entsprechend der normalen Lymphknotenanatomie auf den Hilusbereich beschränkt (hiläres Vaskularisationsmuster). Die arteriellen Gefäße verlaufen vom Hilus des Lymphknotens fächerförmig in das Stroma auf den Kortex zu [285]. Bei hochakuter Lymphadenitis zeigte sich eine deutliche Vermehrung der perinodalen Gefäßzeichnung. Pathophysiologisch führt die durch die Entzündung induzierte Ausschüttung von Zytokinen zur Weitstellung der Lymphknotengefäße [251].

Der Befund eines heterogenen Vaskularisationsmusters mit randständigen und irregulär verlaufenden Gefäßen (ausprägte Vaskularisation im Lymphknotenstroma und avaskularisierte Regionen) erscheint als typisch für das Vorliegen einer Lymphknotenmetastase. Dies ist einerseits durch die tumorbedingte Gefäßneubildung und andererseits durch die Verdrängung regulärer Gefäße bedingt. Die zum Teil knäuelartig gewundenen und enger als 5 mm benachbart liegenden Gefäße innerhalb des Lymphknotenstromas sind als zuverlässiger Parameter für malignes Wachstum zu werten. Sie sind im Verhältnis zur Größe des Lymphknotens kaliberstark und daher gut darstellbar [263, 264, 306]. Der fehlende Nachweis entsprechender Gefäße darf jedoch nicht als Ausschlusskriterium für malignes Wachstum angesehen werden, da bis zu 20 % der Lymphknotenmetastasen keine intranodalen Gefäße aufweisen [348, 362].

Leuwer et al. [196, 197] konnten eine Korrelation zwischen der Anzahl der atypischen Gefäße im Lymphknoten und dem histologischen Grading sehen. Mit Abnahme der Differenzierung ist als Ausdruck der Zunahme der Angioneogenese eine vermehrte Gefäßdarstellung festzustellen. Lymphknotenmetastasen zeigen tendenziell einen erhöhten Widerstands- oder Pulsatilitätsindex (Pourcelot-Index), jedoch variieren die Größenangaben in der Literatur zum Teil erheblich [134, 263, 283, 306]. Im Gegensatz dazu konnten Benzel et al. [24] keine Unterschiede der Pulsatilität nachweisen.

Bei malignen Lymphomen kommen unregelmäßig gestaltete intranodale Gefäßkonvolute zur Darstellung [285]. Der Morbus Hodgkin zeigt eine vermehrte Gefäßdarstellung sowohl im Hilus- als auch Stromabereich. Dieses korreliert mit der diffusen Infiltration und der damit verbundenen Angioneogenese.

Bezüglich der Lymphknotendifferenzierung wird die Sensitivität mit 79 %, die Spezifität sogar mit 100 % angegeben [263, 306, 348]. Jedoch wird die Korrelation verschiedener Vaskularisationsmuster mit der Dignität auch sehr kritisch diskutiert [25, 362]. Ein wesentlicher Kritikpunkt ist die unzureichende Detektion von kleinen Gefäßen, was sich insbesondere bei der Beurteilung kleiner Lymphknoten negativ auswirkt. Zudem lassen sich bei ca. 20 % intranodal keine Gefäße darstellen, sodass die Methode als nicht ausreichend sensitiv bezeichnet werden muss.

Die Einbeziehung der farbkodierten Duplexsonographie in den sonographischen Untersuchungsablauf ist sicher sinnvoll. So kann beim Nachweis einer Binnen-

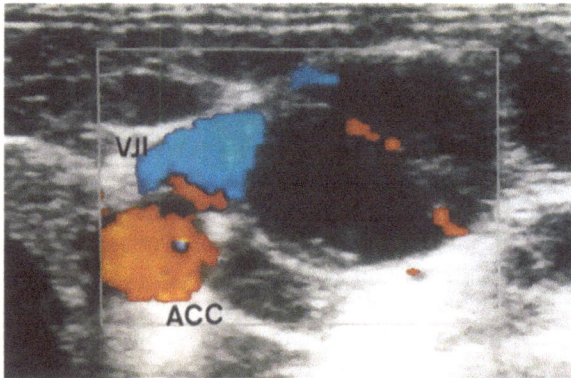

Abb. 5.36. Benigner Lymphknoten in der farbkodierten Duplexsonographie. Es zeigt sich das typische hiläre Perfusuionsmuster (*VJI* V. jugularis interna, *ACC* A. carotis communis)

vaskularisation eine Zyste ausgeschlossen werden. Eine aufgrund des sonographischen Bildes gelegentlich gegebene Verwechslung von Gefäßen mit Lymphknoten, Bindegewebsstrukturen oder Muskelgewebe kann mit Hilfe der Farbdopplersonographie sicher vermieden werden. Wichtig ist auch die sichere und nichtinvasive Darstellung und Beurteilung des Gefäßstatus der Patienten mit Kopf-Hals-Malignomen vor der Durchführung von Tumorresektionen und plastischer Defektdeckung mit mikrovaskulär-anastomosierten Transplantaten. Thrombosen, Stenosen und Anomalien im Gefäßverlauf können farbdopplersonographisch leicht darstellt werden.

Die Bedeutung der farbkodierten Duplexsonographie bei der Differenzialdiagnose der Lymphknotenerkrankungen, insbesondere der Unterscheidung der reaktiven Lymphadenitis von Halslymphknotenmetastasen ist noch nicht abschließend geklärt. Die anfängliche Hoffnung, über die Evaluierung der Lymphknotenperfusion und Etablierung krankheitstypischer Perfusionsparameter zu einer erheblichen Steigerung der Sensitivität zu gelangen, hat sich nicht erfüllt [134]. Möglicherweise kann durch Einführung der nachfolgend erläuterten Kontrastverstärker eine Erhöhung der Treffsicherheit erreicht werden.

Signalverstärker

Trotz der fortgeschrittenen Gerätetechnik lassen sich mit der Farbduplexsonographie Gefäße mit einem kleinen Durchmesser und geringem Flow sowie Gefäße in oberflächenfernen Raumforderungen häufig nicht detektieren [251]. In vielen Fällen können in Halslymphknoten mit der Duplexsonographie keine Gefäße dargestellt werden. Dies gilt insbesondere für kleinere Lymphknoten [143]. Es sind aber gerade die kleinen Lymphknoten, die hinsichtlich ihrer Dignität besonders schwer zu beurteilen sind, weshalb die Darstellung und Beurteilung des Gefäßmusters von besonderem Interesse ist.

Durch den Einsatz eines so genannten Signalverstärkers kann das Farbduplexsignal entsprechend verstärkt werden. Physikalische Grundlage von Ultraschallkontrastmitteln ist, dass sie mikroskopisch kleine Gasblasen bilden, an denen sich die Ultraschallwellen streuen. Die intravasalen Mikrogasblasen führen zu Inhomogenitäten, an denen durch Impedanzsprünge Rückstreueffekte auftreten. Weiterhin werden die gekapselten Gasblasen durch die Ultraschallwellen zu Schwingungen angeregt und führen so zu einer Steigerung der Kontrasteffekte [261, 342].

Die üblicherweise für die farbkodierte Duplexsonographie verwandten Kontrastverstärker (Ultraschallkontrastmittel) sind biologisch inerte Substanzen. Levovist® besteht aus palmitinsäurestabilisierten (0,1 %) Galactosemikropartikeln (99,9 %), Echovist® aus dem Monosaccharid Galaktose. Nach Suspension in Wasser entstehen kleinste adhärente Luftbläschen (<3–8 µm) als aktive Bestandteile, die das Farbduplexsignal um bis zu 25 dB anheben können [185].

Levovist® wird 2 min nach Herstellung einer frischen Suspension intravenös (Konzentration 300 mg/ml) injiziert. Es hat sich bewährt, vom Gesamtvolumen die erste Hälfte als Bolus zu geben und die zweite Hälfte langsam nachzuinjizieren, sobald ein deutlicher Signalanstieg sichtbar wird [143]. Die Pulsrepititionsfrequenz ist während der Signalverstärkung so einzustellen, dass neben kleinen auch großkalibrige Gefäße sicher dargestellt werden können. Dies kann zu einem vermehrten Auftreten des so genannten „Aliasing-Phänomens" (negativer Farbumschlag aufgrund verschiedener Flussgeschwindigkeiten) führen. Der Untersuchungsvorgang sollte videographisch dokumentiert werden, da die Signalverstärkung nur ca. fünf Minuten anhält.

Es gibt in der Literatur bisher nur wenige Untersuchungen mit geringen Fallzahlen [134, 143, 250, 251, 259, 342]. Insgesamt kommt es nach Signalverstärkergabe zu einer deutlichen Zunahme der Gefäßdarstellung. Die oben beschriebenen Perfusionsmuster für entzündliche Lymphknotenschwellungen und maligne Veränderungen treten deutlicher hervor, wenngleich bei Lymphknoten mit einem Durchmesser kleiner 10 mm keine eindeutige Verbesserung festzustellen war. Möglicherweise ist die Gabe eines Signalverstärkers hilfreich bei der oft schwierigen Abgrenzung einer postoperativen Narbe (sehr geringe Vaskularisation) von einem Tumor- bzw. Lymphknotenrezidiv [41, 143].

Inwieweit der Einsatz von Signalverstärkern zu einer Erhöhung der Spezifität der farbkodierten Duplexsonographie in der Diagnostik von zervikalen Lymphknotenvergrößerungen führt, ist derzeit noch unklar und muss durch entsprechende Untersuchungen mit größeren Fallzahlen belegt werden. Es muss an dieser Stelle jedoch auch erwähnt werden, dass die Kosten für die Signalverstärker sehr hoch sind und ihr Einsatz bei nur geringem diagnostischem Zugewinn als kritisch beurteilt werden muss.

Digitale sonographische Verfahren

Dreidimensionale Sonographie

Die konventionelle B-Sonographie ist ein zweidimensionales Untersuchungsverfahren. Bisher konnten sonographisch nur zur Körperoberfläche senkrecht stehende Ebenen dargestellt werden. Bei der dreidimensionalen Ultraschalldarstellung wird aus den Informationen vieler Einzelschnittbilder ein dreidimensionales Bild zusammengesetzt. Die dreidimensionale Darstellung eines untersuchten Volumens erfordert die vom Computer erstellte Rekonstruktion aus lückenlosen, regelhaften 2D-

Datensätzen gleicher Abstände. Die durchschnittliche Schichtdicke beträgt ca. 0,3 mm. Die dargestellten Bilder können in allen Ebenen gedreht und Einzelstrukturen vergrößert werden. Eine echte „Real-time-Darstellung" eines dreidimensionalen Bildes ist heute noch nicht möglich. Eine dreidimensionale Volumenberechnung gelingt dagegen und kann zum verbesserten Einblick in die Struktur von Raumforderungen beitragen.

Die klinischen Erfahrungen mit der 3D-Sonographie im Kopf-Hals-Bereich sind gering [157]. Hierbei zeigte sich eine identische Sensitivität und Spezifität hinsichtlich der präoperativen Erkennung von Halslymphknotenmetastasen im Vergleich zur B-Sonographie. Nützlich erwies sich das Verfahren zur Erkennung fraglicher Gefäßinfiltrationen der A. carotis [162, 342]. Die 3D-Sonographie könnte auch zur Verbesserung der Sensitivität der ultraschallgeführten Feinnadelaspirationszytologie beitragen [130].

Panoramabildverfahren

Die konventionelle B-Sonographie gestattet nur die Darstellung eines bestimmten Bildausschnittes. Panoramabildverfahren ermöglichen die Erzeugung von Ultraschallbildern mit einem gegenüber der normalen Schallkopfapparatur erweiterten Bildfeld. Durch die rechnergestützte Zusammensetzung vieler einzelner Bilder zu Panoramabildern können beispielsweise große Organe oder Raumforderungen ähnlich der CT oder der MRT besser erfasst und auch anatomische Zusammenhänge dargestellt werden. Das Verfahren wurde auch als *extended field of view* bezeichnet und als *SieScape* (Siemens, Erlangen) in die Klinik eingeführt. Für die Bildaufnahme wird der Schallkopf in einer Ebene entlang der Körperoberfläche geführt. Die hierdurch gewonnenen Einzelbilder werden mittels eines Computers zu einem Panoramabild zusammengesetzt [342]. Durch die übersichtliche weiträumige Darstellungsweise der Panoramabildverfahren können große Organe oder ausgedehnte pathologische Befunde mit den Nachbarstrukturen komplett abgebildet werden, was die topographische Orientierung erleichtert. Dies bietet sich u.a. bei der Untersuchung von Tumoren im gesamten Kopf-Hals-Bereich an, aber auch bei größeren entzündlichen Prozessen [130, 142]. Eine weitere Möglichkeit der Darstellung besteht darin, dass durch die beidseitige Erfassung von paarig angelegten Organen auffällige Befunde im Seitenvergleich leichter erkannt werden können. Die neuesten Versionen von Panoramabildverfahren nutzen bereits zusätzlich die Farbdopplertechnik (Color SieScape, Siemens, Erlangen) zur Bilddarstellung.

Mit Hilfe der Panoramabildtechnik ist die B-Bild-Sonographie durchaus mit den etablierten Schnittbildtechniken wie der CT oder der MRT vergleichbar. Darüber hinaus ist die Sonographie deutlich kostengünstiger, schneller durchführbar und die Patienten werden keiner Strahlenexposition ausgesetzt. Weiterhin bietet die Sonographie den Vorteil, in der Wahl der Schnittrichtung sehr viel flexibler als andere bildgebende Methoden zu sein. Die Grenzen des neuen Verfahrens werden bei stark unregelmäßig gekrümmter Hautoberfläche (z.B. stark vorspringende Halslymphknotenmetastasen) oder sehr unruhigen Patienten erreicht, weil es dann zu Mehrlagenartefakten kommen kann, die eine exakte Befunderhebung einschränken [130].

Tissue Harmonic Imaging

„Tissue Harmonic Imaging" verwendet die Nichtlinearität des im Gewebe erzeugten Schalls und ermöglicht eine Korrektur der defokussierenden, phasenverschobenen Effekte [130]. Die neue Technologie (Ultraschallsystem Elegra, Siemens, Erlangen) ermöglicht eine verbesserte räumliche Auflösung und Kontrastierung des Gewebes in größeren Gewebstiefen. Das konventionelle B-Bild kann dadurch insbesondere bei adipösen Patienten, aber auch bei Lymphödemen oder veränderter Anantomie nach chirurgischen Eingriffen optimiert werden. Grundlage ist die Aussendung von aufeinander folgenden, invertierten Ultraschallimpulsen, sodass sich die rücklaufenden Signale der Sendepulse und der linearen Echos gegenseitig aufheben. Die erzielten Bilder erscheinen klarer und schärfer [112]. Jecker et al. [149] konnten dieses neue Verfahren an 50 Patienten anwenden. Im Vergleich zum konventionellen B-Bild wurde bei der Beurteilung zervikaler Lymphknoten die Lymphknotenkapsel und die Lymphknotenbinnenstruktur besser dargestellt.

Das „Contrast Harmonic Imaging" ermöglicht die Darstellung kleinster Gefäße in der Farbduplexsonographie, ohne dass diese von Bewegungsartefakten oder von großkalibrigen Nachbargefäßen überstrahlt werden. Erste Ergebnisse mit dieser Technik sind ermutigend [1].

SonoCT Real-Time Comound Imaging

Beim „SonoCT Real-Time Compound Imaging" werden neben der senkrechten Schallaussendung vom Schallkopf zusätzliche Schallimpulse ausgesendet und empfangen. Über die digitale Verarbeitung der erhaltenen Signale mit einer sehr großen Rechnerkapazität wird in Echtzeit ein Bild zusammengesetzt, das aus den Einzelbildern verschiedener Einschallwinkel erstellt und aufsummiert („compound technique") wird [307]. Bildauflösung und Bildqualität sollen mit dieser Technik im Vergleich zum herkömmlichen B-Bild verbessert werden. Klinische Erfahrungen für den Kopf-Hals-Bereich liegen derzeit noch nicht vor.

Seit Einführung der CT und MRT in die klinische Routinediagnostik werden beide Verfahren zunehmend zur Abklärung von zervikalen Lymphknotenschwellungen und Raumforderungen eingesetzt. Neben differenzialdiagnostischen Überlegungen werden CT und MRT vor allem zur genaueren Lage- und Ausdehnungsbestimmung zervikaler Raumforderungen in Ergänzung zur Palpation durchgeführt [230]. Wichtige Fragestellungen auch bei primär gutartigen Erkrankungen sind die Abgrenzbarkeit bzw. die Infiltration von Nachbarstrukturen sowie die hieraus resultierende Beurteilung einer chirurgischen Resektabilität.

Da die genannten bildgebenden Verfahren die Palpation hinsichtlich der Sensitivität deutlich übertreffen, werden sie zunehmend auch im Rahmen der Staging-Untersuchungen bei Kopf-Hals-Malignomen eingesetzt. So erhalten ca. 80 % aller Patienten mit Kopf-Hals-Malignomen eine CT oder MRT. Die CT/MRT ermöglicht neben der genaueren Beschreibung des Primärtumors im gleichen Untersuchungsgang auch Informationen zum Halslymphknotenstatus. Insbesondere tiefer lokalisierte Lymphknotenmetastasen, wie beispielsweise die einer Palpation nicht zugänglichen retropharyngealen Lymphknoten, können auf diese Weise erfasst werden [277].

Die CT wird zur Zeit von vielen Klinikern zur Halsdiagnostik bevorzugt. Sie ist in der Regel besser verfügbar, unabhängig von Bewegungsartefakten und für den Kopf-Hals-Chirurgen nicht selten auch leichter zu interpretieren. Weiterhin ist die CT bei Patienten indiziert, die an einer Klaustrophobie leiden oder die Kontraindikationen (z. B. Herzschrittmacher, metallische Implantate) für eine kernspintomographische Untersuchung aufweisen [310].

Die CT wird überwiegend zur Beurteilung von Larynx- und Oropharynxkarzinomen eingesetzt, wohingegen sich die MRT besser zur Darstellung des Mundbodens, der Zunge und des Zungengrundes eignet [154]. Für die Abklärung möglicher Halslymphknotenmetastasen ist festzustellen, dass das bildgebende Verfahren, welches für die Beurteilung des Primärtumors verwendet wird, auch zum Staging des Halses herangezogen wird [56, 277, 321].

5.4.1 Computertomographie

Die computertomographischen Untersuchungen des Halses erfolgen routinemäßig in axialer Schichtung von der Schädelbasis bis zum Jugulum mit einer maximalen Schichtdicke von 5 mm. In Abhängigkeit von speziellen Fragestellungen sollte die „region of interest" mit dün-

neren Schichten (1–3 mm) untersucht werden. Es werden Nativ- und Kontrastmitteluntersuchungen durchgeführt. Das jodhaltige Kontrastmittel wird intravenös als kontinuierliche Infusion (100 ml Kontrastmittel mit 2 ml/s) appliziert, um einen ausreichenden und gleichmäßigen Kontrast zu erzielen. Der Patient sollte während des Aufnahmevorganges nicht schlucken und atmen. Aufgrund der nur sehr geringen Untersuchungsdauer können Schluck- und Bewegungsartefakte weitgehend vermieden werden. Die Spiral-CT ermöglicht besonders kurze Untersuchungszeiten. Es besteht zudem die Möglichkeit, frei wählbare Schnittdicken zu berechnen [226, 310].

Die CT ist zur Beurteilung einer möglichen Knocheninfiltration das Verfahren der Wahl. Jedoch wird die Beurteilung durch Knochenaufhärtungsartefakte oder durch Artefakte von metallhaltigen Zahnfüllungen, die trotz einer gekippten Schichtführung in Höhe der Mundhöhle nicht vermieden werden können, teilweise eingeschränkt. Neuere Software ermöglicht die dreidimensionale Nachberechnung der Datensätze mit der Möglichkeit, neben einer Darstellung in verschiedenen rekonstruierten Ebenen, den Befund in einer virtuellen Sichtweise zu zeigen.

Die wichtigsten computertomographischen Kriterien zur Darstellung benigner und maligner Halslymphknotenvergrößerungen sind in Tabelle 5.5 zusammengefasst. Normale Lymphknoten stellen sich in der CT als gut abgrenzbare, meist länglich-ovale Raumforderungen dar. Sie weisen eine homogene Dichte mit muskeläquivalenten und gegenüber Gefäßen gering hypodensen Werten auf. Von den rundlichen Gefäßanschnitten lassen sie sich erst nach der intravenösen Kontrastmittelgabe deutlich unterscheiden. Der Nachweis von Lymphknoten gelingt mit neueren CT-Geräten ab einer Größe von 5 mm, hängt jedoch ganz wesentlich von der gewählten Schichtdicke ab. Der Durchmesser benigner Lymphknoten beträgt meist weniger als 10 mm, wobei aufgrund rezidivierender peritonsillärer Infekte die Lymphknoten der Region II größer sind als die der weiter kaudal lokalisierten Lymphknoten.

Die Dichtewerte nach intravenöser Kontrastmittelgabe liegen bei entzündlichen Erkrankungen und auch bei malignen Lymphomen höher als bei Metastasen. Maligne Lymphome sind zumeist scharf abgrenzbar, von homogener Dichte und ohne peripheres Rand-Enhancement nach Kontrastmittelapplikation. Bei Lymphknotenmetastasen kommt es frühzeitig zum Auftreten einer zentralen Nekrose, die sich im Computertomogramm als hypodenses Areal abbildet. Zentrale Nekrose und hyperdenser Randsaum stellen jedoch nur unspezifische Kriterien dar, da diese auch bei entzündlichen Lymphknotenerkrankungen mit anschließender Nekrose oder Abszedierung auftreten können. Kolliquationsnekrosen können wasseräquivalente Dichtewerte erreichen, sodass ein zystisches Bild entsteht.

Tabelle 5.5. Computertomographische Kriterien zur Charakterisierung zervikaler Lymphknoten

	Benigne Lymphknoten	Lymphknotenmetastasen
Lokalisation		Gruppierung von mehr als drei Lymphknoten im lokoregionären Lymphabflussgebiet des Primärtumors
Form	Oval	Rundlich
Abgrenzbarkeit	Gut abgrenzbar	Teilweise unscharfe Begrenzung mit Obliteration des umgebenden Fettgewebes
Größe	< 10 mm	> 10 mm
Dichteverhalten nach Kontrastmittelapplikation	Homogenes Dichtemuster mit starkem und schnellem Enhancement	Hypodense Areale infolge einer zentralen Nekrose; Kontrastmittel-Enhancement im Randsaum

5.4.2 Magnetresonanztomographie

Im Gegensatz zur CT ist die MRT aufgrund des hohen Gewebekontrastes besser zur Darstellung von Weichgewebe geeignet [156]. Für die Untersuchung der Kopf-Hals-Region verwendet man eine zirkulär polarisierte Kopfspule oder eine entsprechend positionierte Helmholtz-Sonderspule [38]. Die Aufnahmen sollten mit einer Matrix von 256×256 Bildpunkten und einem „field of view" von 250 mm vorgenommen werden. Zur Erfassung kleiner Halslymphknoten ist eine Schichtdicke von 3–5 mm vorteilhaft. Insbesondere in den klinisch am interessantesten Regionen, meist Region II und III, ist dieses Vorgehen erforderlich [310]. Die Untersuchungen sollten stets in zwei Ebenen durchgeführt werden.

Zur Orientierung und Definition des Untersuchungsvolumens wird zu Beginn ein T_1-gewichteter Scan (5 mm Schichtdicke) in sagittaler Schichtführung gefahren. Es folgt dann eine T_1-gewichtete Untersuchung ohne Kontrastmittel in axialer Schichtung von der Schädelbasis bis zur Klavikula. T_1-gewichtete Aufnahmen ermöglichen die beste anatomische Auflösung aufgrund des guten Verhältnisses von Signal und Störfaktoren (Bewegungsartefakte durch Schlucken, Gefäßpulsationen, Atmung). Anschließend werden insbesondere zur Darstellung des Primärtumors T_2-gewichtete axiale Aufnahmen erstellt. T_2-gewichtete Aufnahmen ermöglichen eine bessere Differenzierung von Tumorgewebe und benachbartem gesunden Gewebe oder entzündlichen Veränderungen. In Abhängigkeit vom Primärtumor sind möglicherweise auch andere Aufnahmetechniken und Schichtführungen (sagittal und coronar) sinnvoll.

Die Kontrastmittelgabe von Gadolinium-DTPA (Gd-DTPA) ist zur Darstellung der Tumornekrose innerhalb der Lymphknoten und auch zur besseren Abgrenzung des Primärtumors hilfreich. Die intravenöse Kontrastmittelapplikation erfolgt in einer Dosierung von 0,1 mmol/kg Körpergewicht. Fettsupprimierende Aufnahmetechniken können alternativ zusätzlich verwandt werden. Da auch der gesunde Lymphknoten Kontrast-mittel speichert, besteht bei ausschließlicher Kontrastmittelanwendung im T_1-Bild die Gefahr einer Lymphknotenmaskierung im perinodalen Fettgewebe. Zum verbesserten Nachweis von Lymphknoten sollte daher eine Kombination mit fettsignalunterdrückenden (spektral vorgesättigten) Messsequenzen erfolgen.

Die wichtigsten Befunde zur Beurteilung zervikaler Lymphknoten in der MRT sind in Tabelle 5.6 zusammengefasst. Lymphknoten haben eine kurze T_1-Relaxationszeit und weisen somit ein isodenses, dem Muskelgewebe vergleichbares Bild auf. Sie unterscheiden sich in dieser Wichtung vom signalreichen Fettgewebe. In den stark T_1-betonten IE-Sequenzen haben Lymphknoten ein reduziertes Signal und sind vom signalfreien Fett (gewünschte Fettsuppression) und den signalarmen Muskeln gut zu differenzieren. Ein maximaler Kontrast zwischen Lymphknoten (signalerhöht) und Muskelgewebe (signalarm) zeigt sich in den T_2-betonten Aufnahmen.

Von den Gefäßen, bei denen aufgrund des intravasalen Blutflusses kein Signal vorliegt, können Lymphknoten leicht abgegrenzt werden. Nach Kontrastmittelgabe kommt es typischerweise zu einer Signalanhebung im benignen Lymphknoten. Im Gegensatz dazu führt die fehlende Perfusion nekrotischer Tumoranteile nach Gd-DTPA-Gabe zu einem Enhancement-Defizit. Die Infiltration von Nachbargewebe, insbesondere von Muskulatur kommt nach Kontrastmittelgabe im T_1-betonten Bild besser zur Darstellung [205].

Eine weitere Gewebsdifferenzierung ergibt sich möglicherweise durch die so genannte Relaxometrie, d.h. der Bestimmung der T_1- bzw. T_2-Zeit [332]. Die Relaxationszeiten werden vom unterschiedlichen Protonen- bzw. Wassergehalt des Gewebes bestimmt. Akute Entzündungen wie auch ein malignes Wachstum gehen mit einem Ödem einher. Der erhöhte Wasser- bzw. Protonengehalt führt dann zu einer Verlängerung der T_1- und T_2-Relaxationszeit. Dabei scheint die T_2-Relaxationszeit weniger spezifisch als die T_1-Zeit zu sein [34]. Im Bild zeigt sich eine zentrale Masse mittlerer Signalintensität

Tabelle 5.6. MRT-Befunde bei Lymphknotenvergrößerungen unterschiedlicher Dignität

	Normaler LK	Benigne LK-Hyperplasie	Malignes Lymphom	LK-Metastasen
Größe	3–5 mm	<20 mm	Multiple LK unterschiedlicher Größe	>10 mm
Morphologie	Glatt begrenzt	Glatt begrenzt	Glatt begrenzt	Zum Teil irreguläre Berandung
SE-T1, TSE-T1, GE-T1	Isointenses Signal	Isointenses Signal	Isointenses Signal	Isointenses Signal (in nekrotischen Arealen Signal gemindert)
TIR	Gemindertes Signal	Gemindertes Signal	Gemindertes Signal	Gemindertes Signal bzw Signalauslöschung in nekrotischen Arealen
T1-Gd-DTPA/ ggf. mit Fettunterdrückung	KM-Aufnahme mit Signalerhöhung	KM-Aufnahme mit Signalerhöhung	KM-Aufnahme mit Signalerhöhung	Starke, randbetonte KM-Aufnahme mit Signalerhöhung; in nekrotischen Arealen gemindertes Signal
SE-T2, TSE-T2, ggf. mit Fettunterdrückung, GE-T2	Hyperintenses Signal	Hyperintenses Signal	Hyperintenses Signal	Hyperintenses Signal mit Verstärkung der Signalintensität in nekrotischen Arealen

Die Intensitätsbeurteilung bezieht sich auf Muskelgewebe.
LK Lymphknoten, *KM* Kontrastmittel, *SE* Spinecho, *TIR* Turbo Inversion Recovery, *GE* Gradientenecho, *TSE* Turbo Spin Echo.

mit peripher dunklem, ähnlich den Gefäßen signalarmem Randsaum. Eine zentrale Nekrose, wie sie typischerweise bei Lymphknotenmetastasen vorliegt, führt zu einer Verlängerung der T_1- und T_2-Relaxation, d. h. sie ist signalgemindert im T_1- und signalerhöht im T_2-betonten Bild. Maligne Lymphome zeigen bereits bei kurzen T_1-gewichteten Sequenzen eine höhere Signalintensität entsprechend einer kurzen T_1-Relaxation.

Eine verbesserte Differenzierung zwischen benignen und malignen Halslymphknoten soll durch die MR-Lymphographie ermöglicht werden. Bei dieser Technik werden kleinste Eisenoxidpartikel als Kontrastmittel appliziert. Die Eisenoxidpartikel werden in den Makrophagen des retikuloendothelialen Systems des Lymphknotensinus aufgenommen und führen zu einem Signalverlust sowohl in den T_1- als auch in den T_2-gewichteten Sequenzen. Lymphknotenmetastasen haben den Mechanismus der Phagozytose verloren, sodass die Eisenoxidanreicherung fehlt und es zu keiner Reduktion der Signalintensität kommt [121, 203].

Die MR-Lymphographie hat sich im Tierexperiment als sehr Erfolg versprechend gezeigt [8]. Bei den bisher nur an wenigen Patienten durchgeführten Untersuchungen wird das ferrromagnetische Kontrastmittel (Sinerem oder Combidex) gekoppelt an niedermolekulares Dextran in einer Dosierung von 2,6 mg Fe/kg KG intravenös appliziert. 14–36 Stunden nach Kontrastmittelapplikation erfolgt die *Superparamagnetic Iron Oxi-*

de(SPIO)-MRT. Die Ergebnisse mit dieser Technik zeigten eine verbesserte Unterscheidung zwischen malignem und benignem Gewebe [10, 109, 203, 231, 331]. Jedoch ließen sich Lymphknoten, die für eine Detektion im Standard-MRT zu klein sind, auch mit dem SPIO-MRT nicht besser detektieren. Besonders nachteilig ist, dass eine zweite MRT-Untersuchung nach Kontrastmittelgabe nötigt ist, was diese Untersuchungstechnik teuer und zeitaufwändig macht [121, 231].

5.4.3 CT/MRT bei gutartigen zervikalen Raumforderungen

Bei klinisch eindeutigem Verdacht auf eine entzündliche oder benigne Erkrankung ist die Indikation zu aufwändigen Untersuchungsverfahren wie CT und MRT grundsätzlich zurückhaltend zu stellen, zumal mit der B-mode-Sonographie ein jederzeit anwendbares und für den Patienten wenig belastendes Verfahren zur Verfügung steht. Dennoch kann insbesondere bei größeren zervikalen Raumforderungen zur besseren Darstellung der Ausdehnung und der Lagebeziehung zu angrenzenden Strukturen eine CT oder MRT sinnvoll sein.

Reaktiv vergrößerte Halslymphknoten (Abb. 5.37) zeigen in der CT und MRT idealerweise eine bessere Kontrastmittelaufnahme als tumorös verändertes Gewebe. Leider wird diese unterschiedliche Kontrastdar-

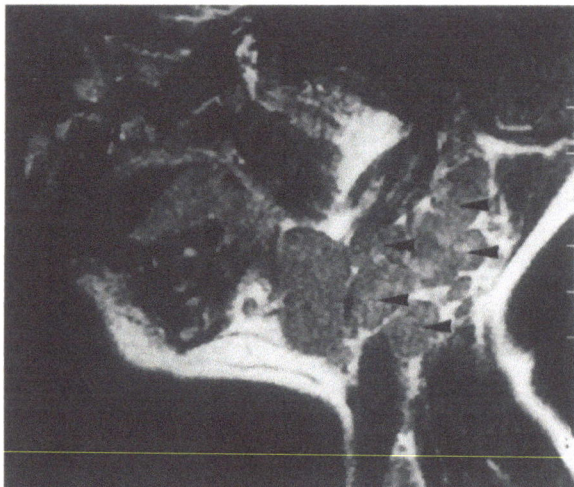

Abb. 5.37. MRT in parasagittaler Schnittführung. In der Nativaufnahme kommen multiple gruppierte, signalreiche Lymphknoten (*Pfeile*) zur Darstellung

stellung mit den zur Zeit vorhandenen Techniken nicht immer erreicht, insbesondere wenn es sich um kleinere Lymphknoten handelt. Darüber hinaus kann durch eine Fettdegeneration, wie sie häufig nach Entzündungen oder Strahlentherapie beobachtet wird, eine Abszedierung sowie spontane Nekrosen im Lymphknoten eine verminderte Kontrastmittelaufnahme bedingt sein, die dann das Bild metastasenassoziierter Nekrosen vortäuscht [275, 309].

Bilaterale Lymphknotenvergrößerungen ohne Nekrosenachweis sind häufig bei viralen Infekten gegeben. Eine Abgrenzung gegenüber malignen Lymphomen ist anhand der Bildgebung nicht oder nur sehr begrenzt möglich (Abb. 5.38 a,b). Bei einer solitären Lymphknotenschwellung mit homogener Kontrastmittelaufnahme in der CT oder MRT sollte differenzialdiagnostisch an einen Morbus Castleman gedacht werden [169]. Die Art der Kontrastmittelanreicherung bei der Tuberkulose hingegen ist unspezifisch. Gelegentlich lassen sich in der CT oder in konventionellen Röntgenaufnahmen Verkalkungen nachweisen (Abb. 5.39 a,b, 5.40 a,b).

Bei entzündlichen Lymphknotenerkrankungen ist eine CT immer dann indiziert, wenn klinisch der Verdacht auf eine phlegmonöse Ausbreitung oder Abszedierung besteht (Abb. 5.41 a–e). Im Gegensatz zur Sonographie kann mit der CT eine Ausbreitung in tiefere Halsschichten bis ins Mediastinum beurteilt werden.

Zystische Raumforderungen sind typischerweise mit Flüssigkeit verschiedenen Proteingehaltes gefüllt und zeigen in der CT eine geringe Dichte im Zentrum und eine Kontrastmittelanreicherung im Randbereich (Abb. 5.42 a–d). In der T_2-Wichtung der MRT zeichnen sich zystische Formationen durch eine hohe Signalintensität aus. Differenzialdiagnostisch muss jedoch immer berücksichtigt werden, dass nekrotische Lymphknoten-

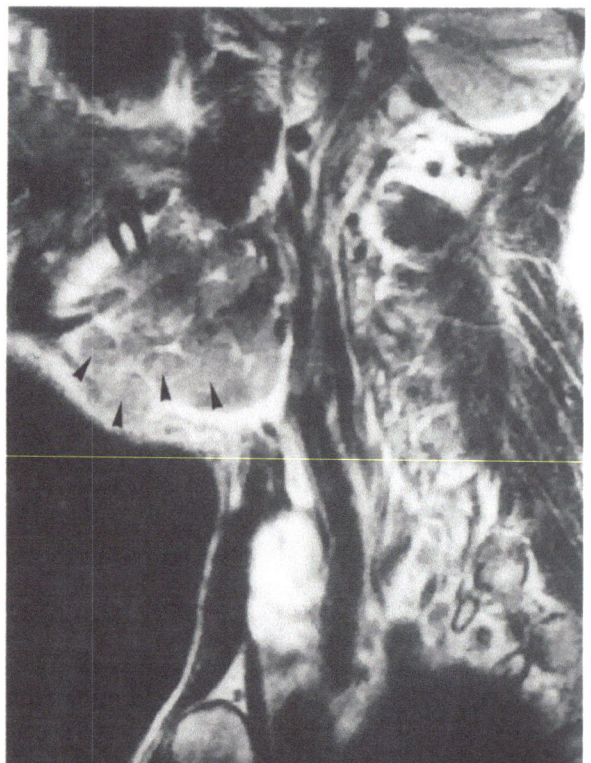

a

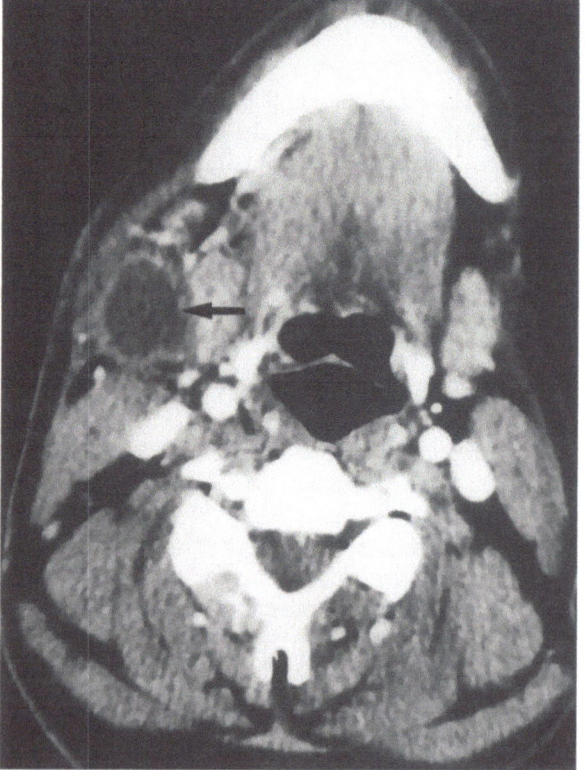

b

Abb. 5.38. a MRT parasagittal mit Kontrastmittel. Man erkennt submandibulär multiple Lymphknoten (*Pfeile*) entsprechend einem Rezidiv eines Non-Hodgkin Lymphoms. **b** Submandibulär rechts lokalisiertes Non-Hodgkin Lymphom. In der CT mit Kontrastmittel kommt ein einschmelzender Lymphknoten (*Pfeile*) zur Darstellung

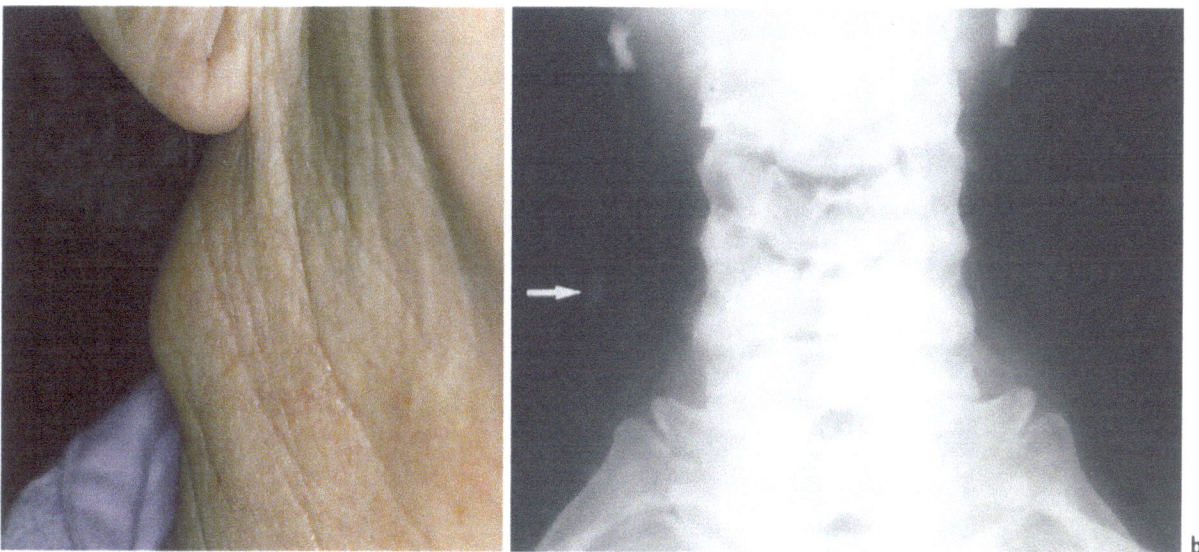

Abb. 5.39. a Aspekt einer Halslymphknotentuberkulose rechts. **b** Nachweis einer Verkalkung (*Pfeil*) in der konventionellen a.p.-Röntgenaufnahme

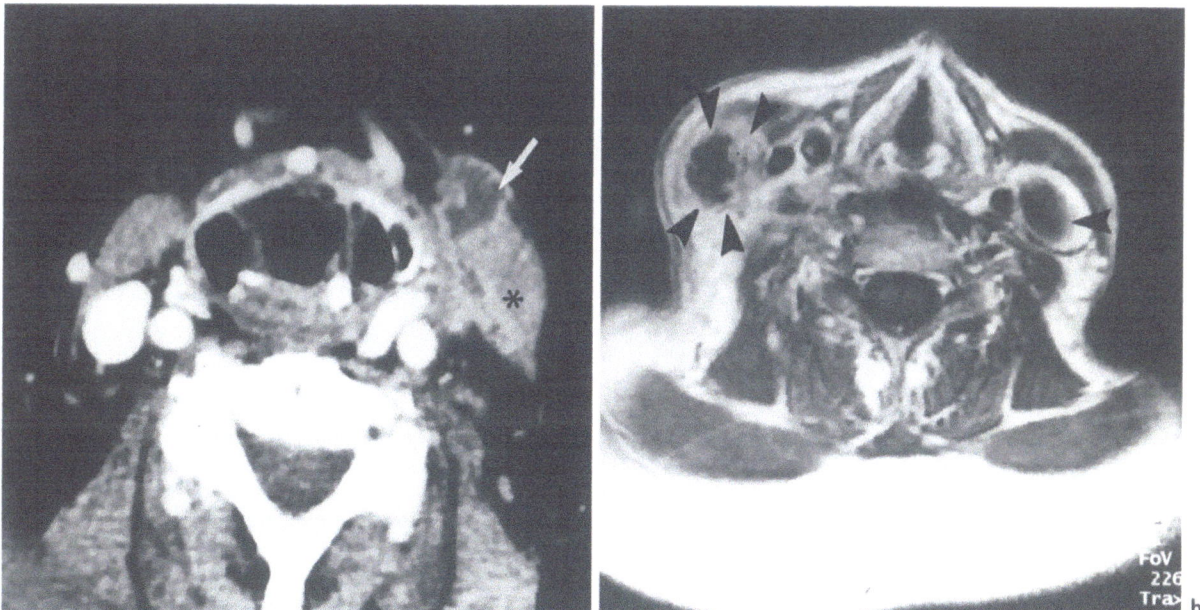

Abb. 5.40 a, b. Halslymphknotentuberkulose. **a** Computertomographische Aufnahme eines irregulär konfigurierten, einschmelzenden Lymphknotens (*Pfeil*) ventral des M. sternocleidomastoideus, der entzündlich aufgetrieben ist. **b** T$_1$-gewichte-tes MRT mit Gd-DTPA bei bilateraler Halslymphknotentuberkulose (*Pfeile*) mit Beteiligung des M. sternocleidomastoideus der rechtes Seite und beginnender entzündlicher Infiltration des subkutanen Fettgewebes

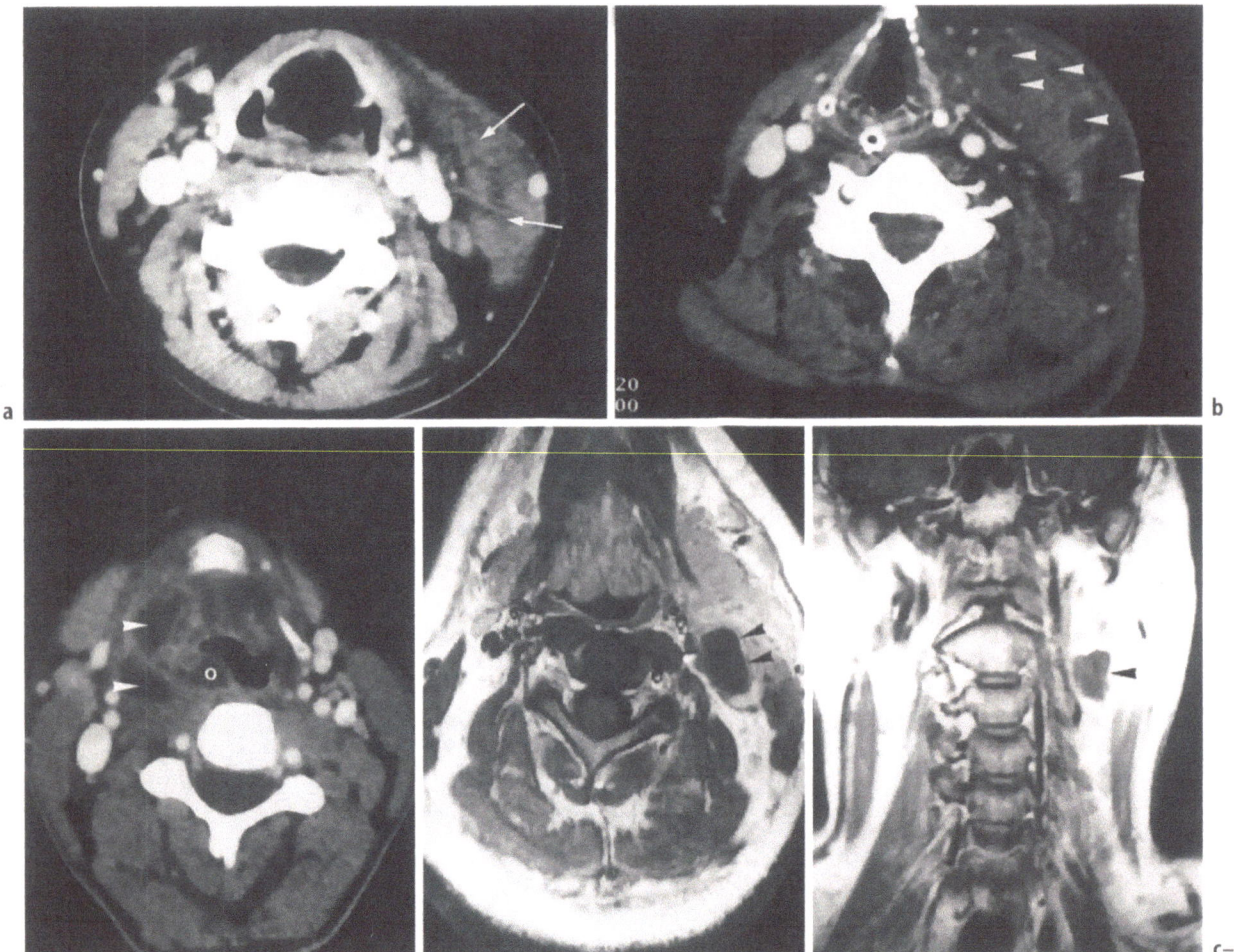

metastasen von Schilddrüsen- oder Plattenepithelkarzinomen der oberen Luft- und Speisewege sich ebenfalls zystisch darstellen können [319]. Dermoidzysten, die in der Kopf-Hals-Region gehäuft vorkommen, zeichnen sich in der MRT ebenso durch eine hohe Signalintensität in der T_1- und in der T2-Wichtung aus wie eine Ranula, die sich durch den Musculus mylohyoideus in die submentale Halsregion vorwölben kann.

Abb. 5.41. a Diffuse phlegmonöse Entzündung der linken Halsseite mit Auftreibung des M. sternocleidomastoideus (*Pfeile*) in der CT mit Kontrastmittel. **b** Nachweis eines ausgedehnten Halsabszesses mit der CT. Es zeigen sich multipe, hypodense, freiem Eiter entsprechende Areale (*Pfeile*), die den M. sternocleidomastoideus durchsetzen. **c** Rechtsseitiger parapharyngealer Abszess ausgehend von einer eitrigen Tonsillitis. Nach Kontrastmittelgabe stellen sich in der CT homogene, hypodense Areale (*Pfeile*) mit zirkulärem Kontrastmittel-Enhancement, die zu einer Vorwölbung des Oropharynx (*o*) geführt haben. Die niedrige Dichte entspricht dem liquiden Inhalt des Abszesses. **d** T_1-gewichtetes MRT mit Nachweis eines tiefen Halsabszesses infolge eines einschmelzenden Lymphknotenes (*Pfeile*) bei akuter Toxoplasmoseinfektion. **e** T_1-gewichtetes MRT in koronarer Schnittführung

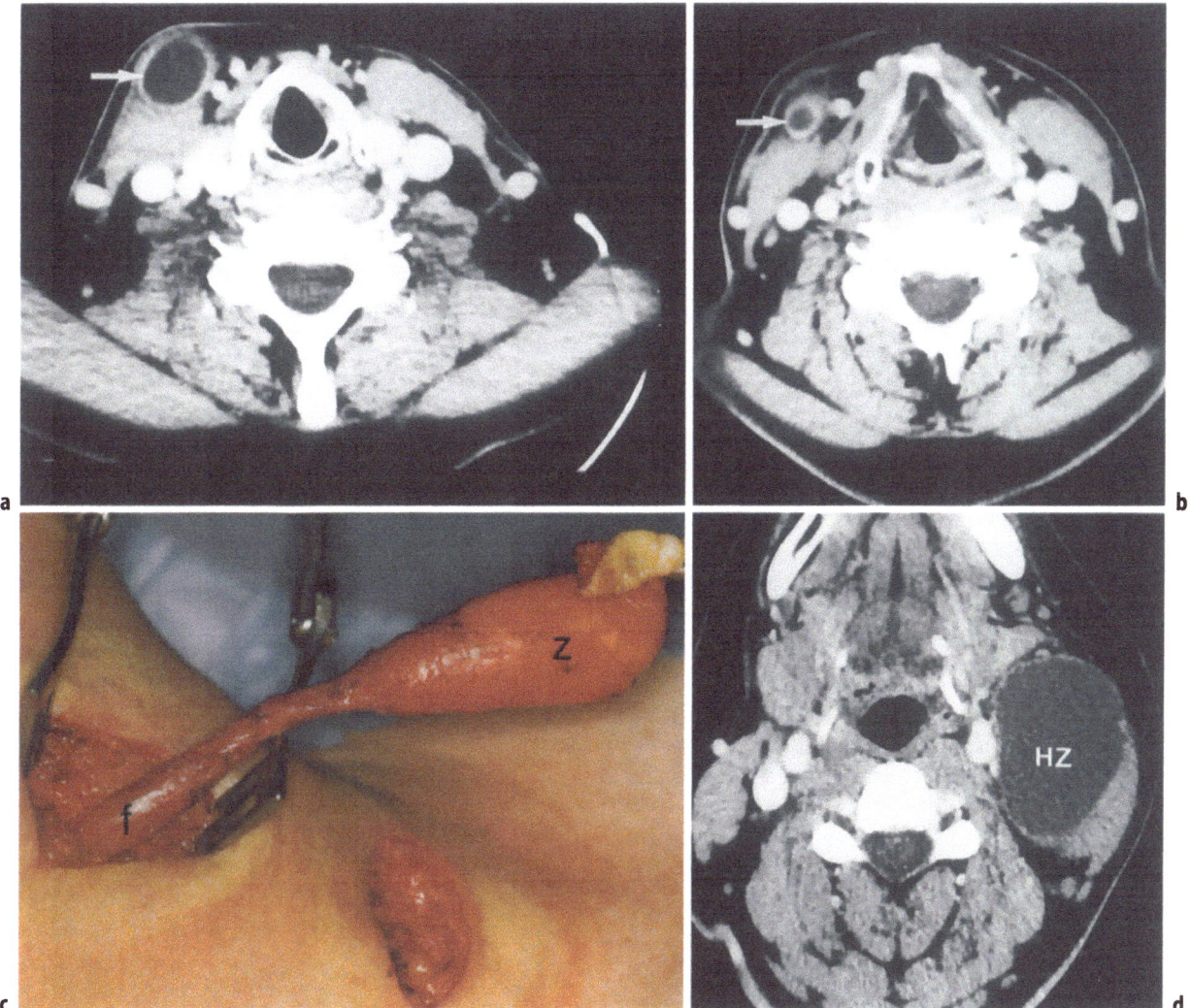

Abb. 5.42 a–d. Computertomographische Darstellung einer lateralen Halsfistel rechts. **a** Man erkennt ein starkes Kontrastmittel-Enhancement der Zystenwandung (*Pfeil*) als Ausdruck einer akuten Entzündung. Der M. sternocleidomastoideus ist entzündlich verdickt. **b** Weiter kranial stellt sich der entzündlich verdickte Fistelgang (*Pfeil*) dar. **c** Intraoperativer Situs mit kaudaler zystischer Auftreibung (*z*) und kranialem Fistelgang (*f*). **d** Axiales CT einer lateralen Halszyste. Auf Höhe des Zungenbeins zeigt sich lateral der großen Halsgefäße die mit Flüssigkeit gefüllte laterale Halszyste (*HZ*)

5.4.4 CT/MRT bei Lymphknotenmetastasen

Die Genauigkeit verschiedener bildgebender Verfahren zur Detektion von Halslymphknotenmetastasen bei Karzinomen der oberen Luft- und Speisewege war in den letzten Jahren Gegenstand vieler klinischer Untersuchungen [47, 77, 136, 187, 223, 268, 280, 287, 350]. Dabei variierten die Angaben zur Sensitivität und Spezifität von CT, MRT, Sonographie und sonographisch gestützter Feinnadelpunktion in der Literatur ganz erheblich (vgl. Tabelle 5.3). Obwohl keines der zur Zeit verfügbaren bildgebenden Verfahren in der Lage ist, kleinste, im Lymphknoten lokalisierte Tumorareale zu erkennen, scheint die Sonographie die höchste Genauigkeit zu haben. CT und MRT zeigen im Wesentlichen eine vergleichbare Treffergenauigkeit [95, 116, 120, 187, 202].

Aus klinischer Sicht ist die Zuverlässigkeit bei der Beurteilung des palpatorischen N0-Halses am wichtigsten, da dadurch das therapeutische Konzept maßgeblich beeinflusst wird [12, 85, 94, 131, 253, 259, 286].

Tabelle 5.7. Sensitivität und Spezifität verschiedener bildgebender Verfahren beim N0- und N+-Hals. (Mod. nach van den Brekel et al. [324])

	Sensitivität [%]			Spezifität [%]		
	Gesamt	**N+**	**N0**	**Gesamt**	**N+**	**N0**
Palpation	67	100	0	73	0	100
CT	83	100	49	70	47	78
MRT	82	94	55	81	63	88
Sono	75	92	42	75	58	81
Sono + FNP	90	100	73	100	100	100

N0-Hals (n = 88) 36 positiv, 52 negativ.
N+-Hals (n = 92) 73 positiv, 19 negativ.

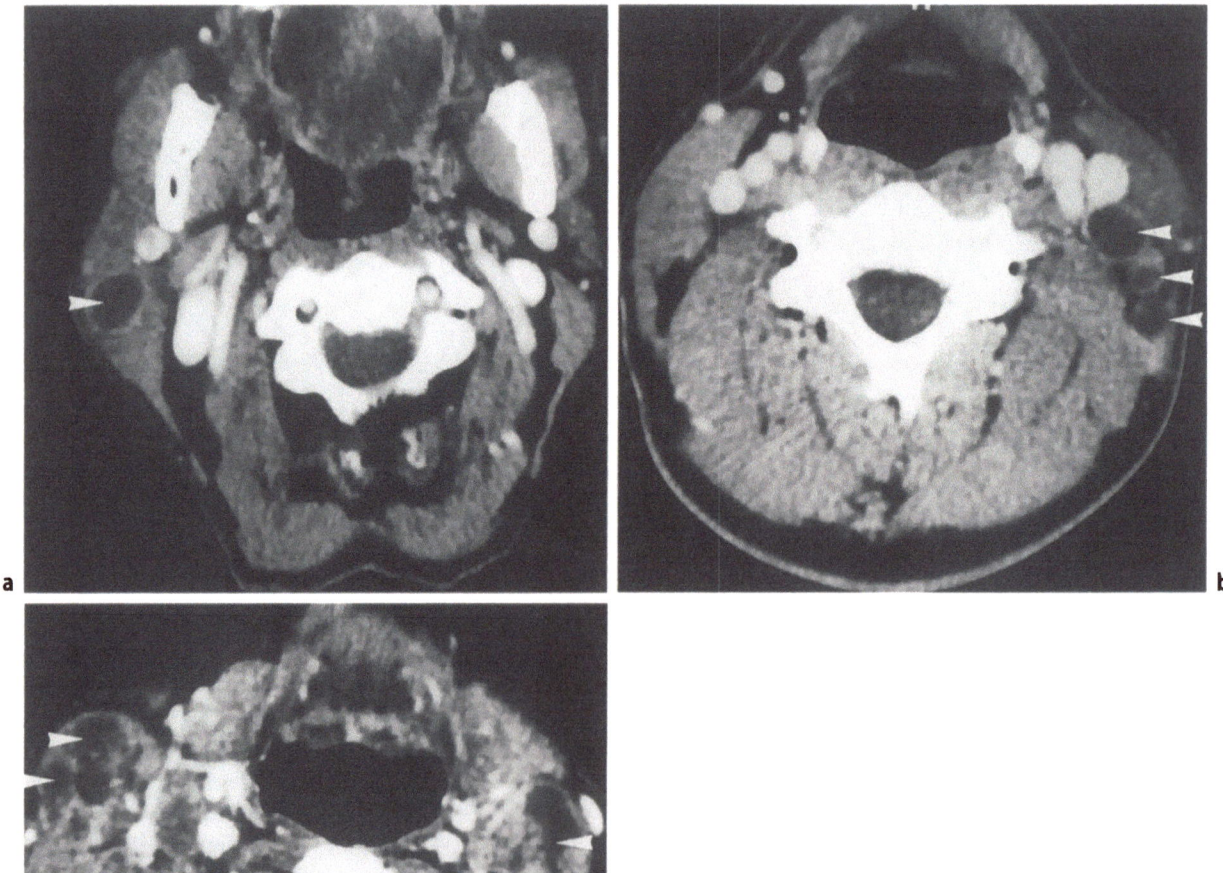

Abb. 5.43 a–c. Halslymphknotenmetastasen in der CT. Die Lymphknoten weisen eine randständige Kontrastmittelanreicherung bei zentraler Nekrotisierung (*Pfeile*) auf. **a** Solitäre Lymphknotenmetastase. **b** Multiple kleinere Lymphknotenmetastasen. **c** Ausgeprägte bilaterale Lymphknotenmetastasierung

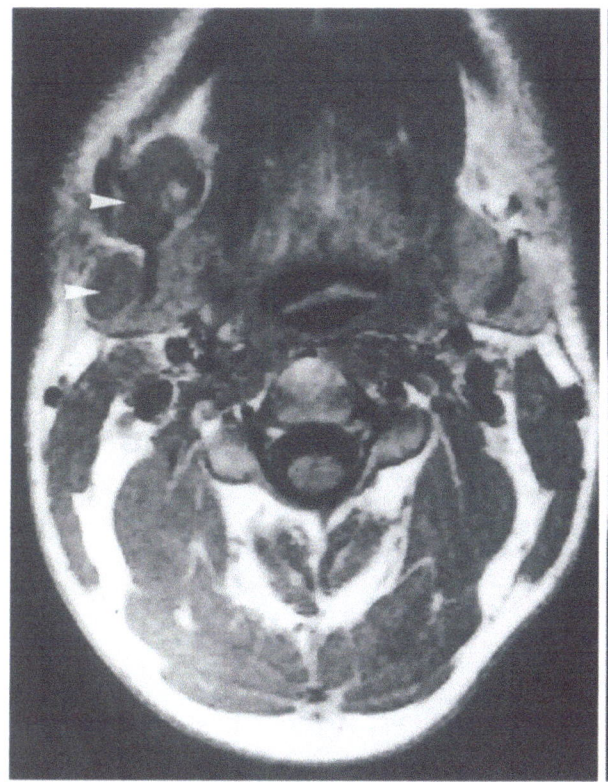
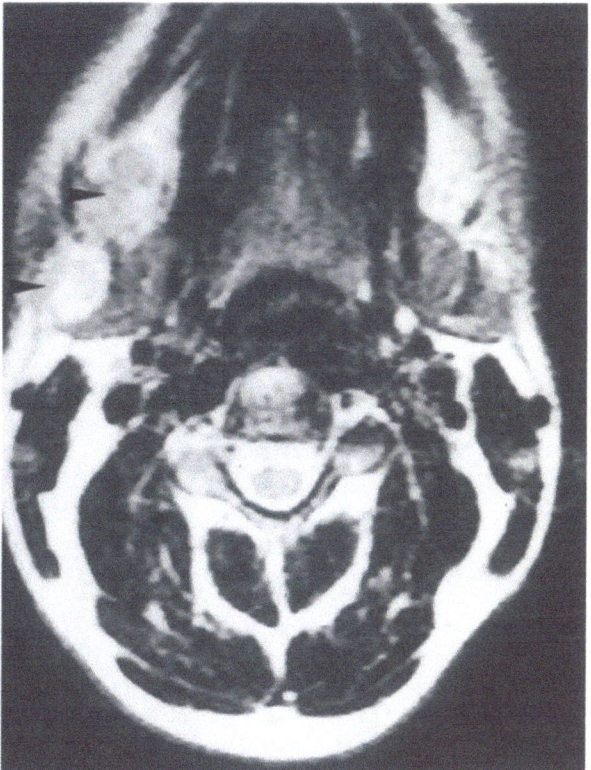

a   b

Die Vergleichbarkeit der verschiedenen bildgebenden Verfahren zur Evaluierung des No-Halses ist schwierig, da unterschiedliche Größenkriterien, eine unterschiedliche Inzidenz von okkulten Metastasen oder die individuell verschiedene Untersuchererfahrung die Ergebnisse beeinflussen [317]. In Tabelle 5.7 ist dargestellt, dass die Rate an falsch-negativen Ergebnissen am höchsten beim klinischen No-Hals ist, wohingegen sich die Mehrzahl der falsch-positiven Ergebnisse beim N+Hals ergeben. Als Konsequenz aus den unterschiedlichen Literaturdaten werden die therapeutischen Entscheidungen bei einem klinischen No-Hals nicht alleine auf die in der CT oder MRT erhobenen Untersuchungsbefunde gestützt. Es lassen sich sowohl mit der CT als auch mit der MRT zwar 40–60 % der okkulten Metastasen detektieren, allerdings bei einer hohen Rate von falsch-positiven Lymphknoten [310].

Die Genauigkeit der CT und MRT zur Beurteilung von zervikalen Lymphknoten hängt ganz wesentlich von den Kriterien ab, die für Lymphknotenmetastasen gewählt werden [76, 275, 318]. Charakteristische Merkmale für zervikale Lymphknotenmetastasen sind eine Größe von mehr als 10 mm im Durchmesser, eine rundliche Form, die Anordnung in Gruppen und der Nachweis von nicht-kontrastmittelaufnehmenden Arealen innerhalb des Lymphknotens, die durch Tumornekrose, Tumorkeratinisierung oder zystische Areale innerhalb des Tumors verursacht werden (vgl. Abb. 5.42, Abb. 5.43 a–c, 5.44 a, b, 5.45 a–d).

Abb. 5.44 a, b. Submandibulär lokalisierte Lymphknotenmetastasen. In der MRT stellen sich die gut abgrenzbaren Lymphknoten (*Pfeile*) signalarm dar. **a** T1-gewichtetes Bild. **b** T$_2$-gewichtete Aufnahme

Nekrose ist aus Sicht des Radiologen definiert als geminderte und irreguläre Kontrastmittelaufnahme. Nur in sehr seltenen Fällen reichert das tumorinfiltrierte Lymphknotengewebe mehr Kontrastmittel an als ein reaktiv veränderter Lymphknoten [310]. Der Nachweis nekrotischer Areale ist ein sehr zuverlässiges Kriterium für das Vorliegen einer Lymphknotenmetastase, jedoch gelingt der Nachweis in kleinen Lymphknoten nur extrem selten oder gar nicht [62, 76].

Chong et al. [50], Friedman et al. [101] und Yousem et al. [364] erachten die CT als besser geeignet zur Erfassung nekrotischer Areale in Lymphknoten als die MRT. Es ist jedoch einschränkend zu bemerken, dass Friedman et al. [101] kein Kontrastmittel angewendet haben, was zur optimalen Darstellung von Nekrosen unabdingbare Voraussetzung ist [51, 125, 275, 309]. Auch im sonographischen Bild können gelegentlich verschiedenartige Binnenechos mit NekroseArealen und Tumorinfiltration korreliert werden [2, 184, 281, 325, 326]. Diese Inhomogenitäten lassen sich in kleinen Lymphknoten nur extrem selten darstellen und sind daher als zusätzliches Kriterium in der Beurteilung des No-Halses nicht geeignet.

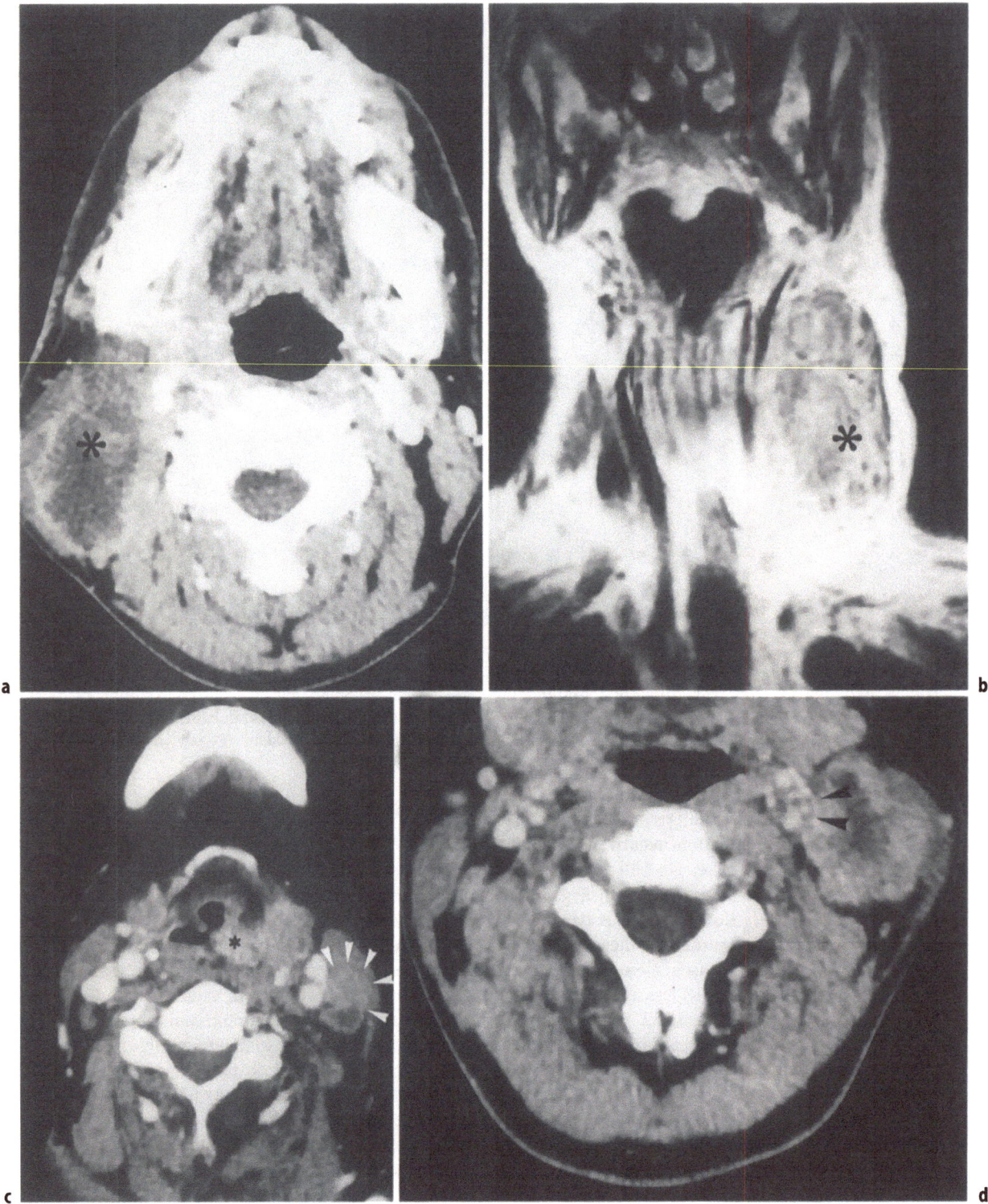

Abb. 5.45 a–d. Lymphknotenmetastasen mit Nachweis eines kapselüberschreitenden Wachstums. **a** Axiale CT mit Kontrastmittel mit Darstellung einer inhomogenen, zentral nekrotischen, schlecht abgrenzbaren Metastase (*Stern*). **b** Koronare T_1-gewichtete MRT bei einer von der Schädelbasis bis zur Klavikula reichenden Lymphknotenmetastase (*Stern*). **c** CT mit Kontrastmittel mit Nachweis einer Infiltration des M. sternocleidomastoideus (*Pfeile*) durch eine Lymphknotenmetastase bei Hypopharynxkarzinom (*Stern*). **d** CT mit Darstellung einer N3-Metastase mit Infiltration der V. jugularis interna (*Pfeile*)

Tabelle 5.8. Sensitivität und Spezifität verschiedener Lymphknotengrößen bezogen auf den minimalen axialen Durchmesser. (Mod. nach van den Brekel et al. [324])

Größe	Sensitivität [%]		Spezifität [%]	
	N+	N0	N+	N0
≥5 mm	97	86	21	44
≥6 mm	96	78	21	58
≥7 mm	96	58	42	75
≥8 mm	92	42	58	81
≥9 mm	90	28	68	92
≥10 mm	86	17	74	96
≥11 mm	81	8	95	98

Der minimale axialer Durchmesser in der Region II ist 1 mm größer.

Tabelle 5.9. Zusammenstellung der Größenkriterien für Lymphknotenmetastasen. (Mod. nach van den Brekel et al. [324])

Literatur	Größenangabe
Mancuso et al. 1983 [212]	15 mm in allen LK-Regionen
Close et al. 1989 [53]	30 mm bei ovalärer Form; 10 mm bei runder Form
Stern et al. 1990 [293]	15 mm in allen LK-Regionen
Hillsamer et al. 1990 [127]	15 mm in allen LK-Regionen
Som 1992 [282]	15 mm in LK-Region I und II, sonst 10 mm
Vasallo et al. 1992 [332]	Longitudinaler Durchmeser/minimalem axialen Durchmesser <2
Friedmann et al. 1993 [102]	10 mm in allen Regionen
Van den Brekel et al. 1993 [324]	Minimaler axialer Durchmesser 11 mm in LK-Region II, sonst 10 mm
Bruneton et al. 1994 [41]	8 mm maximaler axialer Durchmesser; longitudinaler Durchmesser/minimalem axialen Durchmesser <1,5
Steinkamp et al. 1994 [290]	8 mm maximaler axialer Durchmesser; longitudinaler Durchmesser/minimalem axialen Durchmesser <2
Tachimori et al. 1994 [299]	5 mm minimaler Durchmesser; longitudinaler Durchmesser/minimalem axialen Durchmesser <2

LK Lymphknoten.

Da die unregelmäßige Kontrastmittelaufnahme in kleinen Lymphknotenmetastasen häufig nicht nachweisbar ist, sind Form und Größe der Lymphknoten bei der Beurteilung des palpatorischen N0-Halses von besonderer Bedeutung. Im Allgemeinen lässt sich sagen, dass eine rundliche Form als mehr verdächtig angesehen werden muss als eine ovale oder flache Form [284, 315]. Die Größe der Lymphknotenmetastasen variiert entsprechend der Lymphknotenregionen. Da kleine metastatische Areale innerhalb eines Lymphknotens nicht zwangsläufig zu einer Vergrößerung des Lymphknotens führen, ist es schwierig, optimale Kriterien hinsichtlich der Größe zu definieren [321].

Die für das Kriterium „Metastase" zugrunde gelegte Größe stellt einen Kompromiss zwischen Sensitivität auf der einen und Spezifität auf der anderen Seite dar. So bedeutet die Festlegung eines kleinen „Cut-off-Wertes" eine hohe Sensitivität bei gleichzeitig abnehmender Spezifität und umgekehrt. Ist das Ergebnis der bildgebenden Untersuchung beim palpatorischen N0-Hals für die Entscheidung Neck dissection oder Abwarten maßgeblich, ist es trotz der hohen Anzahl von falsch-positiven Ergebnissen sinnvoll, wenn ein sehr sensitives Verfahren gewählt wurde [310].

Bei der Beurteilung der Größenkriterien ist es wichtig festzustellen, von welchem Patientenkollektiv die Daten gewonnen wurden. Die überwiegende Zahl der Literaturdaten zu den Lymphknotengrößen basiert auf Studien, bei denen Patienten mit einem positiven Halslymphknotenstatus einbezogen waren. Van den Brekel et al. [317] konnten aber zeigen, dass die Sensitivität für eine vorgegebene Lymphknotengröße beim klinischen N0-Hals geringer ist als beim N⁺Hals (Tabelle 5.8). Zudem schwanken die Größenangaben für Lymphknotenmetastasen in den Literaturangaben erheblich und liegen zwischen 5 und 30 mm [311]. Darüber hinaus wird in Abhängigkeit von den Lymphknotenregionen noch eine Größenabstufung vorgenommen (Tabelle 5.9).

In vier Studien wurden die Kriterien zur Beurteilung der Lymphknotengröße mit dem Ergebnis der histopathologischen Untersuchung nach erfolgter Neck dissection korreliert. Friedman et al. [101] untersuchten den maximalen axialen Durchmesser und legten einen Cutoff-Wert von 10 mm fest. Don et al. [74] konnten zeigen, dass bei 68 von 102 (67 %) Lymphknotenmetastasen ein longitudinaler Durchmesser von weniger als 10 mm vorlag. Van den Brekel et al. [326] kamen zu der Feststellung, dass der minimale axiale Durchmesser ein besseres Kriterium darstellt als der üblicherweise verwendete maximale axiale oder der longitudinale Durchmesser. Für den minimalen axialen Durchmesser fanden die genannten Autoren, dass 71 % der untersuchten Lymphknoten kleiner als 10 mm waren, während es bei Zugrundelegung des longitudinalen Durchmessers nur in 33 % der Fall war. Aus diesen Ergebnissen lässt sich feststellen, dass das Größenkriterium von 10 mm die Mehrheit der zervikalen Lymphknotenmetastasen nicht berücksichtigt.

Darüber hinaus konnten van den Brekel et al. [328] in einer 1998 publizierten Studie zeigen, dass es zudem erforderlich ist, unterschiedliche Größenkriterien in den verschiedenen Halsregionen anzuwenden. So konnten die Autoren anhand sonographischer Untersuchungen zeigen, dass für den palpatorischen N0-Hals in der Lymphknotenregion II eine Größe von 7 mm optimal ist, wohingegen in den übrigen Halsregionen Lymphknoten mit einem minimalen Durchmesser von 6 mm als metastasenverdächtig eingestuft werden sollten. Die bisher zugrunde gelegte Größe von 10 mm ist zu hoch gewählt.

Einige Autoren ziehen zur weiteren Charakterisierung den Quotienten aus dem maximalen und minimalen axialen Durchmesser heran. Ist der Quotient 1, wie bei runden Lymphknoten, so wird er als metastasenverdächtig angesehen. Auch der Quotient aus maximalem axialen und longitudinalen Durchmesser kann in die Beurteilung einbezogen werden. Ist der Quotient größer als 2, so liegen in über 80 % reaktive Lymphknoten vor [42, 284].

Ein weiteres Kriterium für das Vorliegen einer Lymphknotenmetastase stellt der Nachweis eines kapselüberschreitenden Wachstums mit Infiltration von Nachbarstrukturen dar (vgl. Abb. 5.45). Extranodales Wachstum ist in der CT/MRT durch eine irreguläre Lymphknotenbegrenzung und das Fehlen von feinen Fettschichten charakterisiert [54, 275, 356].

Die Wertigkeit von CT und MRT für die Erkennung einer Kapselruptur wird in der Literatur unterschiedlich bewertet. Nach Untersuchungen von Yousem et al. [363] weist die CT zur Beurteilung der Kapselruptur eine Genauigkeit von 90 % auf, wohingegen in der MRT eine Genauigkeit von 78 % erzielt werden konnte. Carvalho et al. [46] konnten zur Detektierung des extranodalen Tumorwachstums in der CT eine Sensitivität von 63 % und eine Spezifität von 60 % feststellen. Demgegenüber soll aufgrund des günstigen Weichteilkontrastes im MRT ein die Lymphknotenkapsel überschreitendes Wachstum besser nachweisbar sein. Diese Angaben beziehen sich allerdings auf größere Lymphknotenmetastasen mit Infiltration der großen Gefäße oder des M. sternocleidomastoideus [180, 241, 358]. Van den Brekel et al. [327] halten das kapselüberschreitende Wachstum für kein zuverlässiges Kriterium, da der Nachweis einer Kapselruptur primär eine histologische Diagnose darstellt, die insbesondere bei kleinen Lymphknoten mit CT und MRT nicht zuverlässig detektiert werden kann.

Som et al. [281] stellten für die Beurteilung und Dokumentation von zervikalen Lymphknotenmetastasen anatomische Schnittbildkriterien für CT und MRT auf, wobei die klinisch gebräuchlichen Lymphknotenklassifikationen der American Academy of Otolaryngology, Head and Neck Surgery [262] und des American Joint Committee on Cancer [6] berücksichtigt wurden (Tabelle 5.10). Voraussetzung für eine derartige Klassifikation ist eine standardisierte Untersuchungstechnik. So sollte die CT in axialer Schnittführung mit Kontrastmittel, in kontinuierlichen 3-mm-Schichten von der Schädelbasis bis zum Manubrium sterni oder in der Spiral-CT-Technik mit rekonstruierten 2- bis 3-mm-Schichten durchgeführt werden. Die Schichtdicke in der MRT sollte weniger als 5 mm betragen. Ziel dieser radiologischen Lymphknotenklassifikation ist eine genauere und vor allem reproduzierbarere Dokumentation der Lymphknotenmetastasen. Diese gewinnt vor dem Hintergrund von randomisierten Multizenterstudien zunehmend an Bedeutung, da die Befunde unabhängig vom jeweiligen Untersucher erhoben und ausgewertet werden können (Abb. 5.46 a–d).

Bei 9–50 % der Patienten mit einem Oro- oder Hypopharynxkarzinom treten retropharyngeale Lymphknotenmetastasen auf [114, 213]. Retropharyngeale und auch paratracheale Lymphknotenmetastasen sind bei Diagnosestellung gewöhnlich sehr klein (< 15 mm) und lassen sich klinisch nur sehr schwer erfassen. Aufgrund der Lokalisation können diese Metastasen auch mit der B-Sonographie nicht oder nur sehr unsicher dargestellt werden, weshalb eine CT oder MRT indiziert ist (Abb. 5.47). Das Auftreten von retropharyngealen oder

Tabelle 5.10. Lymphknotenklassifikation basierend auf radiologisch-anatomische Kriterien. (Nach Som et al. [283])

Level I	LK oberhalb des Zungenbeins, unterhalb des M. mylohyoideus und vor dem Hinterrand der GSM
Level IA	LK zwischen den medialen Grenzen der Muskelbäuche des M. digastricus, oberhalb des Zungenbeins und unterhalb des M. mylohyoideus
Level IB	LK lateral des Level IA und vor dem Hinterrand der GSM
Level II	LK von der Schädelbasis bis auf Höhe des Zungenbeins gelegen; sie liegen dorsal der GSM und vor dem Hinterrand des MSCM
Level IIA	Um die VJI herum gruppierte LK (falls die LK posterior lokalisiert sind, sind diese nicht von der Vene zu trennen)
Level IIB	Hinter der VJI gelegene LK (getrennt durch einen feines Fettgewebe)
Level III	LK zwischen dem Unterrand des Zungenbeins und dem Unterrand des Ringknorpels. Sie liegen vor dem Hinterrand des MSCM
Level IV	LK zwischen dem Unterrand des Ringknorpels und dem Schlüsselbein. Die LK liegen vor einer gedachten Linie zwischen Hinterrand des MSCM und der hinteren seitlichen Begrenzung des M. scalenus anterior. Die LK liegen lateral der ACC
Level V	LK von der Schädelbasis bis zur Klavikula gelegen. Die LK liegen hinter einer gedachten Linie zwischen Hinterrand des MSCM und der hinteren seitlichen Begrenzung des M. scalenus anterior. Sie liegen vor dem Vorderrand des M. trapezius
Level VA	Oberes Level V: LK von der Schädelbasis bis zum Unterrand des Ringknorpels
Level VB	Unteres Level V: LK vom Unterrand des Ringknorpels bis zur Klavikula
Level VI	LK zwischen der ACC vom Unterrand des Zungenbeins bis zum Beginn des Sternums
Level VII	LK zwischen der ACC unterhalb der Oberkante des Sternums und der V. anonyma
Supraklavikuläre LK	LK unterhalb der Klavikula und lateral der ACC gelegen; oberhalb und medial der Rippen
Retropharyngeale LK	LK 2 cm von der Schädelbasis und medial der ACI gelegen

LK Lymphknoten, *MSCM* M. sternocleidomastoideus, *GSM* Gl. submandibularis, *VJI* V. jugularis interna, *ACC* A. carotis interna.

paratrachealen Metastasen führt zu einer deutlichen Verschlechterung der Prognose, weshalb deren frühzeitige Detektion hinsichtlich der Festlegung des therapeutischen Vorgehens, Ausweitung der Neck dissection oder Einbeziehung in das Bestrahlungsfeld von besonderer Bedeutung ist [311].

Es haben sich nur sehr wenige Studien mit dem Nachweis dieser Lymphknotenmetastasen auseinandergesetzt. Der Stellenwert von CT und MRT wird in der Literatur unterschiedlich beurteilt. So konnten Morrissey et al. [231] für die CT eine Sensitivität von 50 % und einen positiven Vorhersagewert von 33 % feststellen. Besteht in der CT kein Metastasenverdacht, so liegt die Sensitivität bei 70 %, der Vorhersagewert bei 82 % [231]. Demgegenüber sahen Olmi et al. [240] die MRT der CT bei der Detektion von retropharyngealen Lymphknoten überlegen. Chandawarker et al. [49] konnten für paratracheale Lymphknotenmetastasen zeigen, dass diese sich besser mit der CT oder der Endosonographie darstellen lassen als mit der MRT.

Die Ergebnisse der CT und MRT in der Früherkennung von Lymphknotenrezidiven sind enttäuschend, da eine Unterscheidung zwischen Tumorgewebe und Narbe bzw. Ödem zu ungenau ist [12]. Lymphknotenmeta-

stasen erfahren durch eine Radio-Chemo-Therapie eine zentrale Nekrotisierung oder werden narbig umgewandelt. Beide Folgezustände stellen sich beispielsweise in der MRT in den T_2-betonten Aufnahmen signalreich dar. Eine Kontrastmittelaufnahme vier bis sechs Monate nach Therapie kann auf ein Rezidivgeschehen hinweisen [71]. Bei der radiologischen Verlaufskontrolle ist die vergleichende Befundung mit Voraufnahmen wichtig. Deshalb sollten frühestens einige Wochen nach Abklingen der akuten posttherapeutischen Gewebereaktionen erste Kontrolluntersuchungen vorgenommen werden. Es hat sich bewährt, einen Zeitraum von drei bis vier Monaten nach Beendigung der Primärtherapie für die Durchführung einer Kontroll-CT/MRT abzuwarten.

Weder CT noch MRT können reaktiv vergrößerte Lymphknoten sicher von Metastasen unterscheiden [311]. Die wichtigsten radiologischen Kriterien sind in der Tabelle 5.11 zusammengefasst. Morphologische Kriterien wie z. B. die Aufweitung der Randstruktur [325] oder die Beschreibung kleiner Tumorareale innerhalb der Lymphknoten werden an Bedeutung gewinnen, wenn die Kontrastmitteltechnik und die Auflösung der bildgebenden Verfahren weiter entwickelt wird [310]. Die neueren MRT-Techniken ermöglichen eine bessere

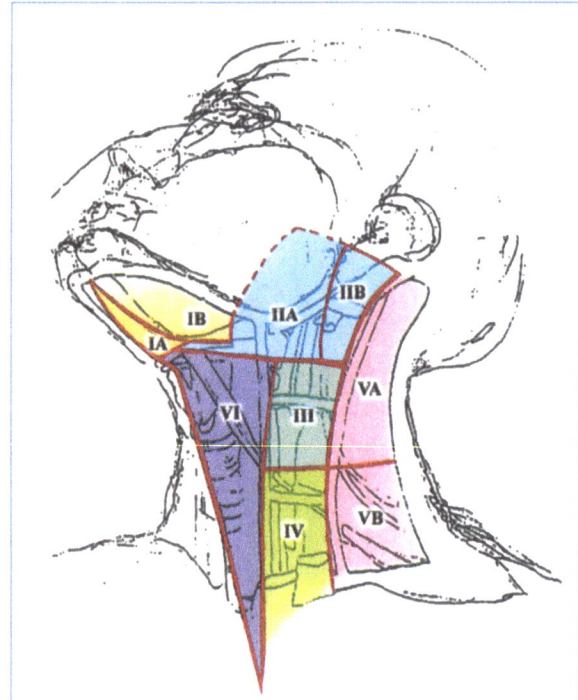

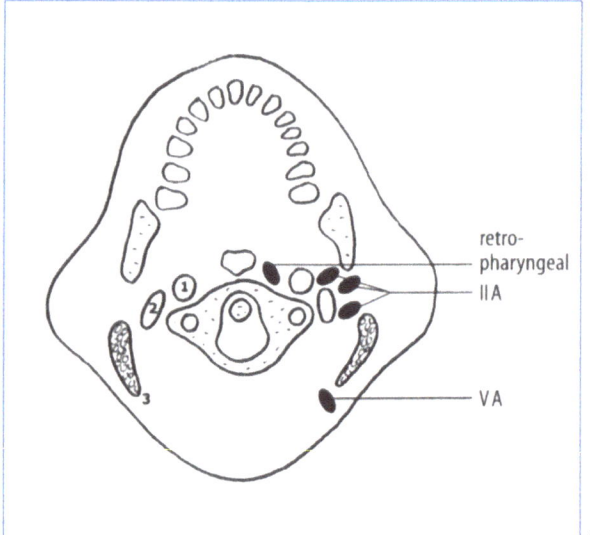

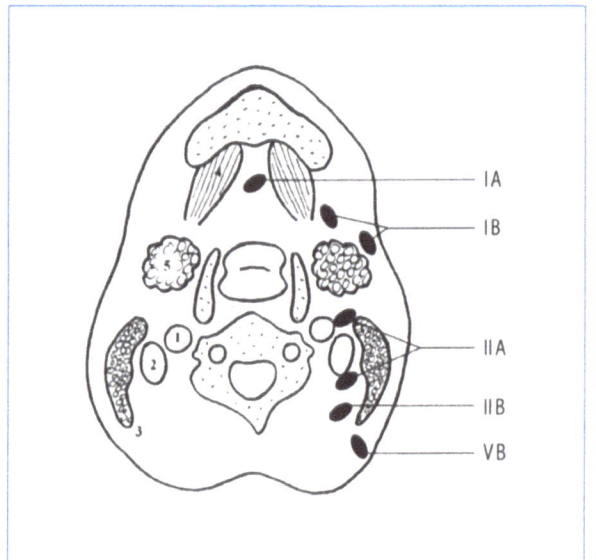

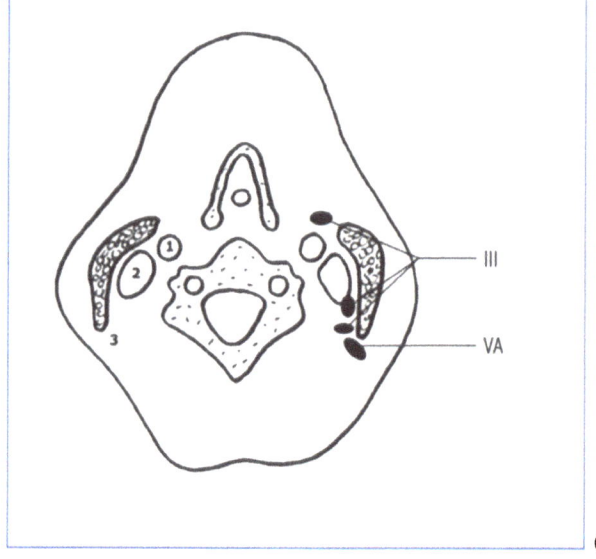

Abb. 5.46. a Seitliche Halsansicht mit schematischer Darstellung der Lymphknotenregionen nach den von Som et al. [283] für die CT und MRT erstellen Schnittbildkriterien. **b** Schema eines axialen Schnittbildes des Halses auf Höhe C2. Die Lymphknoten der Region II A liegen vor, seitlich und hinter der V. jugularis interna. Die retropharyngealen Lymphknoten sind medial der A. carotis interna lokalisiert (*1* A. carotis interna, *2* V. jugularis interna, *3* M. sternocleidomastoideus). **c** Schemazeichnung eines horizontalen Schnittbildes des Halses auf Höhe des Unterkiefers. Lymphknoten der Region I A liegen zwischen der medialen Muskelbäuche des M. digastricus, Lymphknoten der Region I B lateral und ventral der Gl. submandibularis. Die Lymphknoten der Region II A sind anterior, lateral oder medial der V. jugularis interna lokalisiert. Lymphknoten der Region II B liegen dorsal der V. jugularis interna und haben keinen Kontakt zur Vene (*1* A. carotis interna, *2* V. jugularis interna, *3* M. sternocleidomastoideus, *4* M. digastricus, *5* Gl. submandibularis). **d** Schemazeichnung eines axialen Schnittbildes des Halses unmittelbar unterhalb des Zungenbeinkörpers. Es stellt sich ventral das Larynxskelett dar. Die Lymphknoten der Region III sind ventral und lateral der A. carotis communis und V. jugularis interna lokalisiert, liegen aber vor der Hinterkante des M. sternocleidomastoideus. Die Lymphknoten der Region VA liegen dorsal der Hinterkante des M. sternocleidomastoideus (*1* A. carotis communis, *2* V. jugularis interna, *3* M. sternocleidomastoideus)

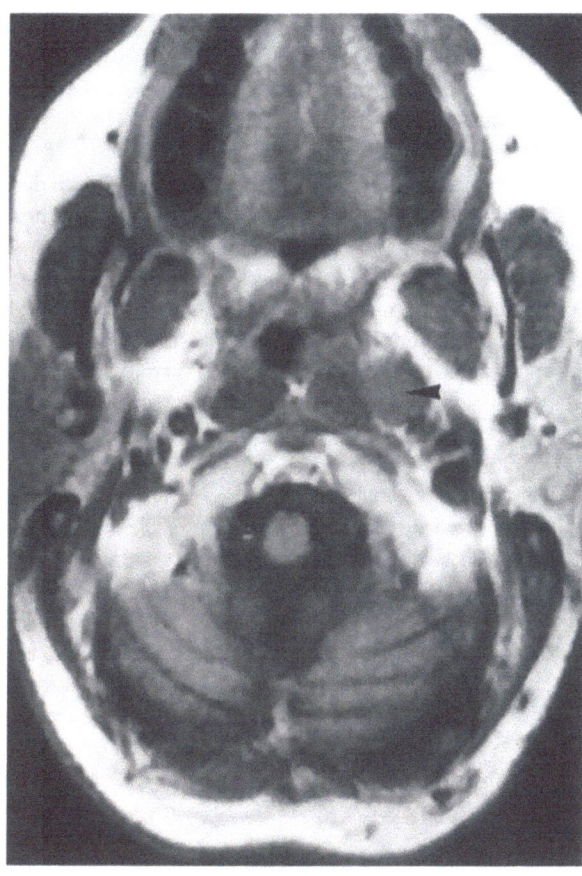

Abb. 5.47. Darstellung eines parapharyngealen Lymphknotens (*Pfeil*) in der axialen T_1-gewichteten MRT nach Kontrastmittelgabe

Tabelle 5.11. CT/MRT-Kriterien zur Detektion von Lymphknotenmetastasen

Form	Rundlich
Gruppierung	Mehrere Lymphknoten in der ersten drainierenden Lymphknotenregion
Größe	Abhängig von der Lymphknotenregion Region II: < 11 mm Region III–V: < 10 mm
KM-Verhalten	Keine/irreguläre KM-Aufnahme aufgrund der Nekrose im Lymphknoten
Abgrenzbarkeit	Kapselüberschreitendes Wachstum, Infiltration von Nachbarstrukturen

KM Kontrastmittel.

Kontrastierung, eine Fettsuppression und haben eine schnellere Aufnahmetechnik, wodurch Bewegungsartefakte reduziert werden können [19, 43, 48, 100, 191, 234, 357]. Bisher ergab sich hieraus jedoch keine Verbesserung der diagnostischen Aussagekraft [310]. 3D-CT-Rekonsruktionen können für die exakte Lokalisationsbestimmung und Radiotherapieplanung von Kopf-Hals-Tumoren nützlich sein, bezüglich der Diagnitätsbewertung von zervikalen Lymphknoten haben sie keinen Vorteil gebracht [93].

5.5 Lymphszintigraphie

Der Einsatz nuklearmedizinischer Techniken zur bildgebenden Darstellung maligner Prozesse im Kopf-Hals-Bereich bedeutet eine wesentliche Ergänzung der konventionelle Methoden. Insbesondere bei vorbehandelten Patienten mit klinischem Verdacht auf das Vorliegen eines Lokalrezidivs und/oder einer Halslymphknotenmetastasierung ist die alleinige Beurteilung anhand morphologischer Veränderungen nicht immer aussagekräftig.

Die szintigraphische Differenzierung von malignem und benignem Wachstum beruht im Wesentlichen auf drei Mechanismen [28]:

- auf spezifischen Stoffwechselleistungen des nachzuweisenden Tumorgewebes (z. B. Radiojodaufnahme der Metastase eines differenzierten Schilddrüsenkarzinoms),
- auf bestimmten Oberflächeneigenschaften der Tumorzelle, die mit radioaktiv markierten Antikörpern nachgewiesen werden können (anti-225.28-S-Antikörper beim malignen Melanom) und
- auf einem malignitätsspezifischen Anreicherungs- bzw. Speicherverhalten für bestimmte radioaktive Tracer-Substanzen (z. B. persistierende Aufnahme von Thallium in malignem Gewebe).

5.5.1 Dynamische Lymphabflussszintigraphie

Die Lymphszintigraphie ist für das maligne Melanom und Mammakarzinom ein seit mehreren Jahren etabliertes Diagnostikverfahren zur Darstellung des Lymphabflusses einschließlich des „Sentinel Node" [163, 172]. Im Gegensatz zur Lymphangiographie ist keine chirurgische Präparation von Lymphgefäßen erforderlich. Für die Lymphszintigraphie wird üblicherweise [99m]Technetium(^{99m}Tc)-markiertes Nanokolloid eingesetzt. [99m]Tc weist aufgrund seiner mittleren Partikelgröße von 10–20 nm eine optimale Tracer-Kinetik auf [26]. Die durch die Untersuchung bedingte Strahlenbelastung ist für den Patienten gering.

Auch im Kopf-Hals-Bereich wurde die Lymphszintigraphie zur präoperativen Darstellung des Lymphabflusses aus Karzinomen eingesetzt [119, 266, 296]. Die Detektion von Lymphknotenmetastasen ist dabei von untergeordneter Bedeutung, da mit der B-Sonographie ein wesentlich aussagekräftigeres und deutlich weniger aufwändiges Verfahren für das Routine-Staging zur Verfügung steht. Die Zielsetzung der Lymphszintigraphie bei Plattenepithelkarzinomen der Kopf-Hals-Region ist vielmehr die Darstellung der Lymphabflussrichtungen, um weitere Informationen bezüglich der Festlegung des Ausmaßes der Neck dissection zu gewinnen [164].

Der Lymphabfluss erfolgt in Abhängigkeit von der Lokalisation des Primärtumors bevorzugt in bestimmte Halsregionen [344]. So kann mit der Lymphszintigraphie überprüft werden, ob die Metastasierung tatsächlich auf die vorherrschende Lymphabflussrichtung beschränkt ist, oder ob auch andere Lymphknotenregionen und die kontralaterale Seite mit in das Behandlungskonzept einzubeziehen sind. Dies ist von besonderem Interesse beim klinischen N0-Hals, da sich hier die selektive Neck dissection lediglich auf die Halsregionen mit einer bevorzugten Metastasierungshäufigkeit beschränken würde. Des Weiteren kann bei fortgeschrittener ipsilateraler Metastasierung und damit potenziell erschöpfter Lymphtransportkapazität abgeklärt werden, ob ein kontralateraler Lymphabfluss vorliegt.

Voraussetzung für derartige diagnostische Aussagen ist allerdings, dass eine exakte Zuordnung des Lymphabflusses (Tracer-Akkumulation) zu den Halslymphknotenregionen möglich ist. Unter den verschiedenen Methoden zur Darstellung der Schädel- und Halsumrisse (so genanntes „anatomical landmarking") hat sich die Doppel-Tracer-Technik als am besten geeignet erwiesen. Hierbei werden zur Darstellung des Lymphabflusses 100 MBq ^{99m}Tc-Kolloid peritumoral injiziert. Nach Blockade der Schilddrüse mit 30–40 Tropfen Perchlorat erfolgt 20 Minuten später zur Darstellung des Hintergrundes die Injektion von 50 Mbq ^{99m}Tc-Pertechnetat [39, 163]. Es folgen planare Aufnahmen 30 Minuten, vier bis sechs Stunden und 24 Stunden nach Injektion mittels einer Großfeldgammakamera.

Die Ergebnisse der Lymphszintigraphie zeigten in bis zu 70 % eine gute Darstellbarkeit eines ipsilateralen und/oder kontralateralen Lymphabflusses mit anatomischer Zuordnung zu den Halslymphknotenregionen (vgl. Abb. 5.49 a, b). Es konnte wiederholt ein aberranter Lymphabfluss abgebildet werden, d. h. bei einseitiger Tumorlokalisation zeigte sich auch ein kontralateraler Lymphabflusses mit nachfolgend histologisch bestätigten Metastasennachweis. Höft et al. [130] konnten bei fünf von neun Patienten mit einem N0-Hals einen Abfluss in eine okkulte Metastase darstellen.

Bei ca. 30 % der untersuchten Patienten war allerdings kein Lymphabfluss nachweisbar. Die Autoren führen dies auf einen reduzierten Lymphabfluss durch die intraoperative Gewebekompression durch die Endoskopierohre zurück [163]. Weitere mögliche Ursachen sind ein durch tumorös infiltrierte Lymphknoten sistierender Lymphabfluss sowie posttherapeutisch veränderte oder vollständig fehlende Lymphbahnen [80]. Auch muss an dieser Stelle darauf hingewiesen werden, dass das Radiopharmakon von Lymphknoten, die zu einem wesentlichen Teil von einer Metastase befallen sind und ggf. eine Kapselruptur aufweisen, nicht oder nur sehr gering aufgenommen wird [119, 345]. Ein weiterer Nachteil der dynamischen Lymphszintigraphie ist, dass diese aufgrund der Applikation des Radiopharmakons nur bei Tumorlokalisationen im Bereich der Mundhöhle und des Oropharynx ohne zusätzliche Narkoseverfahren möglich ist.

Die bisherigen Erfahrungen zusammenfassend kann festgestellt werden, dass die Lymphszintigraphie in der Doppel-Tracer-Technik eine exakte Zuordnung eines dargestellten Lymphabflusses zu den anatomischen Strukturen der Kopf-Hals-Region ermöglicht und somit in der präoperativen Diagnostik ergänzend zu anderen bildgebenden Verfahren hilfreich eingesetzt werden kann. Die gute Reproduzierbarkeit der Lymphszintigraphie ermöglicht auch den Einsatz bei der Verlaufskontrolle [163, 266]. Zur primären Detektion von zervikalen Lymphknotenmetastasen ist sie allerdings nicht geeignet.

5.5.2 Thallium-201-Szintigraphie

Ein weiteres funktionelles Verfahren stellt die Thallium-201-Szintigraphie (^{201}Tl-SPECT) dar. Thalliumchlorid wurde ursprünglich zur szintigraphischen Messung der Myokardperfusion verwendet, jedoch reichert es sich auch vermehrt in malignem Gewebe an. Als Anreicherungsmechanismus wird eine vermehrte Aufnahme des Kaliumanalogons Thallium über den Furosemidhemmbaren Kalium-Kotransport der Tumorzelle diskutiert, jedoch ist der genaue Mechanismus der Akkumulation in Tumorgewebe noch nicht geklärt. ^{201}Tl-SPECT wurde bisher zur Darstellung verschiedener Malignome eingesetzt [61, 239], für den Kopf-Hals-Bereich liegen jedoch nur sehr wenige, zum Teil widersprüchliche Ergebnisse vor [82, 302].

So wurde die ^{201}Tl-SPECT mit gutem Erfolg zur Therapiekontrolle des Nasopharynxkarzinoms eingesetzt [171, 301]. Gregor et al. [111] und Valdes-Olmos et al. [315] führten die ^{201}Tl-SPECT zur Darstellung des Primärtumors und der Halslymphknotenmetastasen ein. Die Autoren beschrieben mit der ^{201}Tl-SPECT für den Primärtumor eine höhere Nachweisrate als mit der CT oder MRT. Für den Nachweis von zervikalen Lymphknotenmetastasen zeigte sich eine geringere Sensitivität als für CT und MRT (86 % ^{201}Tl-SPECT gegenüber 97 % CT/MRT), jedoch lag die Spezifität deutlich höher (90 % ^{201}Tl-SPECT gegenüber 30 % CT/MRT).

Im Gegensatz beschrieben andere Untersuchungen [96, 225] eine schlechtere Nachweisbarkeit von kleineren Tumoren als in der CT. Auch die Darstellung palpabler Halslymphknotenmetastasen war der CT deutlich unterlegen. Begründet wurde die schlechtere Thallium-Affinität der Lymphknotenmetastasen auf die reduzierte Vaskularisation und häufig vorhandene Nekrotisierung.

Die bisherigen Ergebnisse zusammenfassend lässt sich feststellen, dass die ^{201}Tl-SPECT als ergänzendes bildgebendes Verfahren zur Darstellung von Karzinomen der oberen Luft- und Speisewege geeignet ist. Es ergeben sich jedoch hinsichtlich der Darstellung des Primärtumors keine Vorteile gegenüber CT und MRT. Zum Staging zervikaler Lymphknotenmetastasen ist die ^{201}Tl-SPECT nicht geeignet. Der mögliche Einsatz dieses Verfahrens könnte in der Verlaufkontrolle nach erfolgter Primärtherapie zur frühzeitigen Erfassung möglicher Tumorresiduen oder -rezidive liegen [96].

5.5.3 Sentinel-Lymphonodektomie

Das „Sentinel-node(SN)-Konzept" ist ein aktueller Diagnostikansatz, der vor allem beim malignen Melanom und beim Mammakarzinom zur Anwendung kommt. Das Prinzip des „lymphatic mapping" basiert auf der Annahme, dass ein primär lymphogen metastasierendes Malignom zunächst zum ersten (sog. Sentinel- oder Wächter-)Lymphknoten im regionären Lymphabflussgebiet drainiert und von diesem ausgehend die weitere lymphogene Metastasierung erfolgt.

Technik und derzeitiger Stellenwert der Sentinel-Lymphonodektomie im Kopf-Hals-Bereich werden im Kap. 11 ausführlich erörtert.

5.5.4 Radioimmunszintigraphie

Eine innovative Technik zur selektiven Markierung von Tumorzellen, insbesondere zur Erkennung von Lymphknotenmetastasen, stellt die Radioimmunszintigraphie (RIS) mit monoklonalen Antikörpern (mAk) dar. Bei der RIS werden gegen tumorspezifische oder tumorassoziierte Antigene gerichtete monoklonale Antikörper verwendet, die mit einem Radionuklid gekoppelt sind. Durch die Strahlung des Radionuklids kann das Tumorgewebe anschließend visualisiert werden [242, 324]. Üblicherweise verwendet man ^{99m}Tc, welches sich aufgrund seiner geringen Halbwertszeit besonders eignet [327].

Die Genauigkeit der RIS wird durch das Zielantigen (Spezifität, inhomogene Expression) ebenso beeinflusst wie durch den verwendeten Antikörper selbst. Ein intakter Antikörper ist ein großes Immunglobulinmolekül mit einem Molekulargewicht von 150.000. Derart große Moleküle können nur bedingt in den Tumor eindringen. Zudem ist die Verweildauer im Blut lang, wodurch ein geringes Verhältnis zwischen Tumor und Normalgewebe resultiert. Aus diesem Grund werden für die Radioimmunmarkierung auch Antikörperfragmente eingesetzt. Weitere die RIS beeinflussende Faktoren sind die histologische Tumorzusammensetzung, die Tumorvaskularisation und zuletzt die antikörperadaptierte Szinigraphietechnik [141].

Zur Durchführung der RIS werden 1–50 mg eines für die Detektion von Plattenepithelkarzinomen geeigneten monoklonalen Antikörpers gekoppelt mit 740 MBq ^{99m}Tc als 5-minütige Kurzinfusion appliziert. Nach einer, sechs und 24 Stunden werden Radioimmunszintigramme angefertigt. Neben planaren und seitlichen Aufnahmen werden häufig auch *Single-Photon-Emissionscomputer-tomographie(SPECT)-Bilder* erstellt. Spätaufnahmen sind meist Ganzkörperaufnahmen. Durch axiale, koronare und sagittale Schnittbilder kann eine tumorbedingte Aktivität besser von einer Antikörperaufnahme in Normalgewebe und Blutgefäßen abgegrenzt werden [65, 323].

Die RIS wird zur Detektion eines okkulten Primärtumors, zur weiteren Abklärung nicht eindeutiger MRT- oder CT-Befunde und zur Erfassung von Tumorresiduen oder -rezidiven nach erfolgter Primärtherapie eingesetzt [324]. Bisher sind drei monoklonale Antikörper zur Diagnostik maligner Tumoren behördlich zugelassen [363]. Verschiedene andere monoklonale Antikörper befinden sich in Phase-II- und -III-Studien. Die kommerziell erhältlichen monoklonalen Antikörper wurden überwiegend zur Verlaufkontrolle bei kolorektalen Karzinomen und beim kleinzelligen Lungenkarzinom sowie zur Erfassung von Lebermetastasen eingesetzt. Die Ergebnisse der RIS waren denen der konventionellen bildgebenden Verfahren (CT oder MRT) meist gleichwertig oder sogar überlegen [40, 57, 75, 222, 291].

Für Malignome der Kopf-Hals-Region liegen deutlich weniger Erfahrungen vor. Dies ist vor allem dadurch begründet, dass die Erstellung von spezifischen monoklonalen Antikörpern gegen Plattenepithelkarzinome der oberen Luft- und Speisewege sich weit schwieriger und langwieriger gestaltet als es bei anderen Malignomen der Fall ist [92,102]. Bisher sind ca. 30 monoklonale Antikörper gegen Plattenepithelkarzinome der Kopf-Hals-Region beschrieben worden [324]. Allerdings wurden aufgrund des hohen zeitlichen und finanziellen Aufwandes für die Herstellung sowie wegen möglicher ernster Nebenwirkungen nur wenige der genannten Antikörper auch klinisch eingesetzt (Tabelle 5.12).

Über die derzeit wahrscheinlich größte Erfahrung mit der RIS für den Kopf-Hals-Bereich verfügt die Arbeitsgruppe um van Dogen und Snow aus Amsterdam. Im Rahmen einer prospektiven klinischen Studie wurde 49 Patienten mit einem histologisch gesicherten Plattenepithelkarzinom der oberen Luft- und Speisewege den monoklonalen Antikörpern E48 IgG (24 Patienten) oder E48 F(ab')₂-Fragment (15 Patienten) oder U36 IgG

Tabelle 5.12. Monoklonale Antikörper zur Detektion von Pattenepithelkarzinomen. (Mod. nach van Dongen et al. [324])

Antikörper	Patienten [n]	Patienten mit HLK-Metastasen [n]	Literatur
Anti-CEA	5	3	Tranter et al. 1984 [312]
	13	6	Kairemo et al. 1990 a [159]
	29	1	Kairemo et al. 1990 b [158]
	7	3	Timon et al. 1991 [306]
	20	18	De Rossi et al. 1997 [66 a]
Anti-EGFR	11	3	Soo et al. 1987 [285]
mAk 225/anti-EGFR	19	18	Divgi et al. 1991 [72]
MAk 174H.64	21	18	Baum et al. 1993 [19]
	10	1	Heissler et al. 1994 [122]
	40	6	Adamietz et al. 1996 []
mAk SK-25	1	1	De Bree et al. 1994 a [64]
mAk 323/A3/anti-Ep-CAM	3	0	De Bree et al. 1994 b [65]
mAk K928	6	6	De Bree et al. 1994 a [64]
mAk E48	32	25	De Bree et al. 1994 b [65]
mAk U36/anti-CD44v6	10	9	De Bree et al. 1997 [66]
MAk BIWA 1	12		Stroomer et al. 2000 [297]

HLK Halslymphknoten.

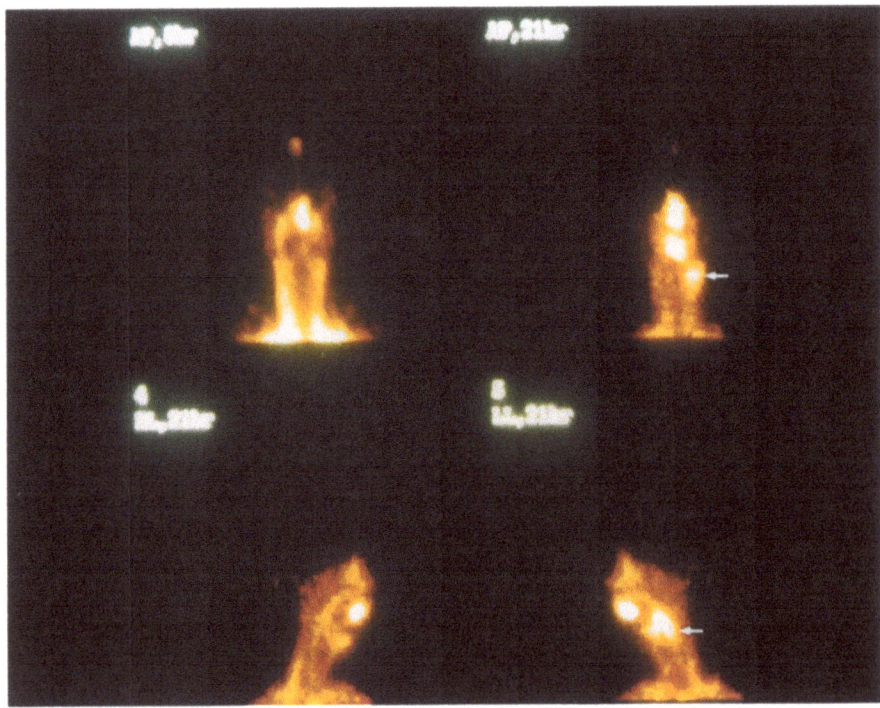

Abb. 5.48. Planare Aufnahmen bei einem Patienten mit einem Mundbodenkarzinom 21 Stunden nach Applikation von ^{99m}TC-Mab E48 F(ab´)$_2$. Es zeigt sich ein Tracer-uptake im Bereich des Primärtumors im Mundboden und in den Lymphknotenmeta-stasen rechts zervikal (*Pfeile*). (Für die Überlassung der Abbildung danken wir Herrn Dr. GAMS van Dongen, Dept. of Oto-rhinolaryngology, Head and Neck Surgery, Free University Hospital Amsterdam, Niederlande)

(10 Patienten) appliziert und nachfolgend zur Detektion möglicher Halslymphknotenmetastasen eine Immunszintigraphie durchgeführt. Zum Vergleich wurde bei allen Patienten der Halslymphknotenstatus mittels Palpation, CT und MRT erhoben. Nach durchgeführter Neck dissection erfolgte aufgrund der histologischen Aufarbeitung der markierten Lymphknoten die vergleichende Analyse der genannten Verfahren. Der Primärtumor konnte bei allen Patienten immunszintigraphisch abgebildet werden (Abb. 5.48). Bei 66 operierten Halsseiten und 318 untersuchten Lymphknotenregionen zeigte sich für die RIS bezüglich der Lymphknotenregionen eine Sensitivität von 55 % und hinsichtlich bezüglich der Halsseiten von 69 % [66, 324]. 35 Lymphknotenregionen und 16 Halsseiten wurden als falsch-negativ angesehen. Die Treffsicherheit der RIS betrug bezüglich der Lymphknotenregionen 87 % und im Hinblick auf die Halsseiten 72 %. Im Vergleich hierzu betrug die Trefferquote bei Palpation, CT und MRT 87, 86 und 88 % für die Lymphknotenregionen sowie 82, 82 und 77 % bezogen auf die untersuchten Halsseiten. Die falsch-negativen bewerteten Lymphknoten waren Mikrometastasen mit geringem Tumorzellanteil, Lymphknoten mit einem Durchmesser kleiner als 20 mm oder sie wiesen große Anteile von nekrotischem Zellmaterial, Keratin oder Fibrin auf [66]. Des Weiteren wird die Aussagemöglichkeit aufgrund des begrenzten räumlichen Auflösungsvermögens eingeschränkt.

Ähnliche Ergebnisse bei einer allerdings deutlich geringeren Patientenzahl zeigten die Untersuchungen von Baum u. Mann [19], Heissler et al. [122] und De Rossi et al. [66 a]. Aufgrund der geringen Patientenzahl, der verschiedenen Antikörper sowie differierender Szintigraphieparameter ist eine Vergleichbarkeit der Literaturdaten nur bedingt möglich [66].

Die Ergebnisse der verschiedenen Untersuchungen zusammenfassend konnte gezeigt werden, dass zur Erfassung von Halslymphknotenmetastasen die RIS mit ^{99m}Tc-gekoppelten E48 IgG, E48 F(ab')$_2$, oder U36 IgG der Palpation, CT oder MRT hinsichtlich Sensitivität und Spezifität vergleichbar ist. Aufgrund der hohen Rate an falsch-negativen Ergebnissen ist die RIS zur Zeit nicht als adäquates Verfahren zur Diagnostik von Halslymphknotenmetastasen geeignet [66, 324].

Interessant für zukünftige Entwicklungen ist die Frage, ob mit der RIS eine frühzeitige Erfassung von kleinen Metastasen und von Mikrometastasen möglich ist und dadurch bei Patienten mit einem N0-Hals das Therapiekonzept beeinflusst werden kann. Hierzu ist sicherlich die Entwicklung spezifischerer Antikörper oder kleinerer mAK-Fragmente erforderlich, sodass die Mitreaktion anderer Tumorentitäten oder des gesunden Schleimhautepithels reduziert wird.

Da sich bei der RIS primär keine anatomischen Strukturen abbilden, ist die Fusion mit CT- und MRT-Bildern anzustreben. Auch die Kombination der mono-

klonalen Antikörper mit der PET-Technik scheint sinnvoll. Hierzu müssen die monoklonalen Antikörper mit Positronen-emittierenden Radionukliden gekoppelt werden. Von den verschiedenen Radionukliden scheint aufgrund der zum monoklonalen Antikörper passenden Halbwertszeit ^{89}Zr am besten geeignet [214, 215]. Erste tierexperimentelle Untersuchungen mit ^{89}Zr-gekoppelten monoklonalen Antikörpern weisen positive Ergebnisse auf [324].

Ein völlig neuer therapeutischer Ansatz der RIS ergibt sich aus der Kombination des monoklonalen Antikörpers mit einem Radionuklid zur Radioimmuntherapie (RIT). Die RIT könnte als adjuvante Therapie oder bei schon erfolgter externer Strahlentherapie durchgeführt werden. Erste Phase-I-Studien wurden bereits mit Erfolg versprechenden Resultaten durchgeführt [59, 66, 98, 328].

5.6 Positronenemissionstomographie

Die Positronenemissionstomographie (PET) ist ein nichtinvasives Verfahren zur Erfassung von biochemischen Prozessen im Gewebe. Die PET erlaubt dadurch im Gegensatz zur morphologischen Bildgebung (wie CT/MRT) eine bildliche Darstellung der Funktion von Organen und Geweben. In der PET werden Radiopharmaka mit so genannten Positronenstrahlern markiert. Dies sind außerordentlich kurzlebige Nuklide der in organischer Materie vorkommenden Elemente. Die gebräuchlisten sind:

- ^{15}O ($t_{1/2}$: 2 min),
- ^{13}N ($t_{1/2}$: 10 min),
- ^{11}C ($t_{1/2}$: 20 min)

und als Ersatz für Wasserstoff
- ^{18}F ($t_{1/2}$: 110 min).

Mit diesen PET-Nukliden können im Prinzip alle organische Verbindungen radioaktiv markiert und somit deren Stoffwechselwege direkt untersucht werden. Die PET-Nuklide zerfallen dabei unter Aussendung von zwei hochenergetischen Photonen (511 keV), die in nahezu entgegengesetzter Richtung emittiert werden. Diese koinzidente Strahlung kann von einer Vielzahl ringförmig angeordneter Detektoren gemessen und nach aufwändigen Rekonstruktionsalgorithmen in Schnittbilder umgerechnet werden [195]. Der grundsätzliche Vorteil der PET ist dabei, dass die zu untersuchenden biochemischen Parameter gemäß dem Tracer-Prinzip (also ohne die Stoffwechselwege selbst zu beeinflussen) in vivo in absoluten Maßzahlen angegeben werden können. So können z.B. die Durchblutung des Gehirns in ml/min/100 g Gewebe oder die Glukoseutilisation von Tumoren in μmol/min/100 g Gewebe bestimmt werden.

Bezüglich des räumlichen und zeitlichen Auflösungsvermögens ist die PET konventionellen nuklearmedizinischen Messverfahren überlegen [248]. Moderne PET-Scanner ermöglichen ein räumliches Auflösungsvermögen von weniger als 5 mm, eine dreidimensionale Bilddarstellung und, insbesondere bei der Verwendung des „langlebigen" [18]F, die Akquisition des gesamten Körpers in einem Untersuchungsgang [69]. Durch die Bildfusion von MRT und/oder CT mit den Bildern der PET können morphologische und metabolische Informationen integriert werden. Dies erlaubt die einfachere Zuordnung der Stoffwechselbilder zu bekannten Raumforderungen [333] und erhöht dadurch deren Akzeptanz. Die Untersuchungsdauer richtet sich nach dem genutzten PET-Nuklid, beträgt jedoch inklusive „Einwirkzeit" in der Regel etwa zwei Stunden.

In der klinischen Routine wird die PET überwiegend (80 %) bei onkologischen Fragestellungen eingesetzt. Neurologische und kardiologische Fragestellungen decken zu etwa gleichen Teilen die verbleibenden Anforderungen ab. Der breite Einsatz der PET bei onkologischen Fragestellungen ist im biologischen Verhalten von Tumoren selbst begründet. Bereits 1926 beschrieb Warburg [342], dass sich Tumoren von normalen Geweben vor allem durch ihren massiv gesteigerten Glukosestoffwechsel unterscheiden, da sie ihren erhöhten Energiebedarf bei häufig ungenügender Vaskularisation (und damit einem mangelnden Sauerstoffangebot) nur durch eine massiv gesteigerte anaerobe Glykolyse decken können. Diese gesteigerte Glukoseaufnahme von malignen Tumorzellen konnte auch von anderen Autoren bestätigt werden [90, 340]. Bei Hirntumoren ist sogar eine Korrelation von Glukoseaufnahme und Tumordifferenzierungsgrad nachgewiesen worden [3].

Das heute am häufigsten verwandte PET-Radiopharmakon, das Glukoseanalogon 2-^{18}F-Deoxyglukose (FDG), wurde bereits 1977 von Sokoloff in die Nuklearmedizin eingeführt [60, 249, 254]. FDG wird dabei analog zu Glukose vor allem über den Glukosetransporter 1 in maligne transformierte Zellen aufgenommen und dort von der Hexokinase zum FDG-6-P verstoffwechselt. FDG-6-P ist jedoch weder ein Substrat für die weitere Verstoffwechslung durch die Glukose-6-P-Isomerase noch für die Glukose-6-P-Phosphatase und wird daher in den Zellen angereichert [235, 238]. Mit FDG kann somit direkt der erste Schritt der Glykolyse quantitativ bestimmt werden.

Aufgrund des allgemein gesteigerten Stoffwechsels in malignen Zellen kommen als weitere Tracer für die PET auch radioaktiv markierte Aminosäuren in Betracht [33, 36, 53, 270]. Die für nuklearmedizinische Untersuchungen am besten geeignete Aminosäure ist ^{11}C-Methionin [33, 52]. Nachteilig für die Anwendung der ^{11}C-Methionin-PET ist, dass der intrazelluläre Transport von ^{11}C-Methionin unspezifisch ist und die Verstoffwechselung bereits während der Untersuchung erfolgt [132].

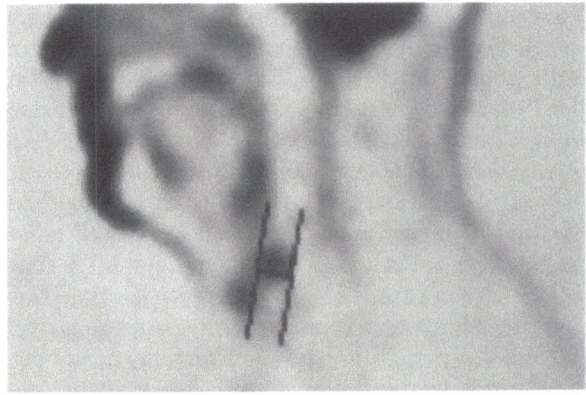
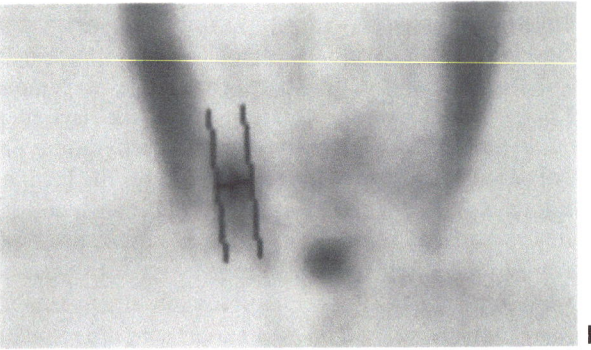

Abb. 5.49 a, b. Kopf-Hals-Aufnahmen eines 47-jährigen Patienten mit einem kleinen retrokrikoidal lokalisierten Karzinom. In der seitlichen (a) und der ventralen Aufnahme (b) kommen sowohl der Primärtumor (*Pfeil*) als auch die solitäre Lymphknotenmetastase (*eingerahmt in Linien*) zur Darstellung

Die FDG-PET wurde klinisch am häufigsten zur *Darstellung des Primärtumors* eingesetzt [16, 73, 246, 352], da Tumoren die FDG im Vergleich zu gesundem Gewebe deutlich stärker aufnehmen (Abb. 5.49 a,b). Bei fortgeschrittenen Karzinomen der Kopf-Hals-Region konnten Sensitivitäten von bis zu 100 % erzielt werden [110, 111, 192, 217, 218, 221, 247, 248]. Kleinere Tumoren mit einem Durchmesser von weniger als 1 cm werden jedoch deutlich weniger zuverlässig detektiert [105].

In vergleichenden Untersuchungen mit der CT oder MRT konnte ein inspektorisch oder endoskopisch bekannter Primärtumor in bis zu 97 % mit der FDG-PET dargestellt werden, wohingegen sich dieser mit der MRT nur in 77 % abbilden ließ [16, 49, 73, 137, 245, 246]. Hinsichtlich der Zuverlässigkeit bei der Erkennung eines Primärtumors im Bereich der oberen Luft- und Speisewege wird die FDG-PET von einigen Autoren daher der CT oder MRT gleichgesetzt [210, 352, 353].

Aufgrund der überwiegend sehr ermutigenden Ergebnisse wurde die FDG-PET in der letzten Zeit auch zur *Detektion eines okkulten Primärtumors* bei Patienten mit manifesten zervikalen Lymphknotenmetastasen eingesetzt [30, 37, 149]. Beim so genannten CUP-Syndrom („Cancer-of-unknown-primary-Syndrom") tre-

Tabelle 5.13. Sensitivität und Spezifität der PET bei der Detektion von Halslymphknotenmetastasen – histologische Aufarbeitung der positiven Lymphknoten nach erfolgter Neck dissection. (Mod. nach Lindholm et al. [200])

	Patientenzahl (untersuchte Lymphknoten)	PET	CT/MRT
Bailet et al. 1992 [15]	8 (203)	Sensitivität 71% Spezifität 98%	Sensitivität 59% Spezifität 98%
Jabour et al. 1993 [143]	9 (256)	Sensitivität 74% Spezifität 99%	Sensitivität 71% Spezifität 98%
Braams et al. 1995 [34]	12 (199)	Sensitivität 91% Spezifität 88%	Sensitivität 36% Spezifität 94%
Laubenbacher et al. 1995 [189]	17 (521)	Sensitivität 90% Spezifität 96%	Sensitivität 78% Spezifität 71%
Benchaou et al. 1996 [22]	48 (468)	Sensitivität 72% Spezifität 99%	Sensitivität 67% Spezifität 97%
Myers et al. 1998 [236]	14	Sensitivität 78% Spezifität 100%	Sensitivität 57% Spezifität 90%
Kau et al. 1999 [162]	70	Sensitivität 87% Spezifität 94%	Sensitivität 88% Spezifität 40%
DiMartino et al. 2000 [70]	40	Sensitivität 82% Spezifität 87%	Sensitivität 82% Spezifität 94%

ten als erstes Symptom der malignen Erkrankung Halslymphknotenmetastasen auf. Es handelt sich histologisch überwiegend um Metastasen eines Plattenepithel- oder eines undifferenzierten Karzinoms [64]. Trotz aufwändiger Diagnostik einschließlich CT, MRT und vor allem einer Panendoskopie mit Tonsillektomie, laserchirurgischer Zungengrundresektion und Gewebeprobeentnahme aus dem Nasopharynx kann der Primärtumor bei 5–12% der Patienten mit Halslymphknotenmetastasen nicht gefunden werden [64, 139, 288, 334].

In verschiedenen Untersuchungen konnte mit Hilfe der FDG-PET bei Patienten mit einem CUP-Syndrom in 30–50% ein Primärtumor detektiert werden. Je nach Untersuchung lagen die Werte für die Sensitivität und Spezifität zwischen 50 und 74% bzw. 83 und 100% [11, 30, 31, 37, 105, 246, 260, 353]. Aufgrund dieser hohen Detektionsrate scheint die FDG-PET im Rahmen der Diagnostik bei CUP-Syndrom indiziert. Zudem ermöglicht die FDG-PET die simultane Darstellung aller Körperregionen, was besonders beim CUP-Syndrom von Nutzem ist, da bis zu 40% der okkulten Primärtumoren außerhalb der Kopf-Hals-Region lokalisiert sind [30, 147].

Untersuchungen zum Stellenwert der *PET bei der Lymphknotendiagnostik* liegen nur in geringer Anzahl vor [72, 166, 229]. Da Lymphknotenmetastasen einen gesteigerten Stoffwechsel aufweisen, der durch die PET erfasst und dargestellt werden kann, ist das Ziel der PET die verbesserte Unterscheidung zwischen benignen und malignen Halslymphknotenvergrößerungen, insbesondere beim klinischen No-Hals [229].

Die Ergebnisse mehrerer bisherigen Untersuchungen sind in Tabelle 5.13 zusammengefasst. Die PET weist bei der Detektion der Halslymphknotenmetastasen eine

ähnliche Trefferquote auf wie CT oder MRT. Die Sensitivität wurde zwischen 71 und 90% angegeben, die Spezifität variierte je nach Untersuchung von 77–100%. Darüber hinaus konnte in einigen Studien gezeigt werden, dass die PET Lymphknotenmetastasen als maligne charakterisieren kann, die mit der CT oder MRT als negativ eingestuft waren [36, 229]. Dennoch wird – bis auf wenige Einzelfälle – der diagnostischen Zugewinn der PET bezüglich der Darstellung von metastatischen Halslymphknoten als nicht ausreichend bewertet [30].

Chirurgische Interventionen aber auch eine alleinige Strahlentherapie können zu einer deutlichen Veränderung der anatomischen Gegebenheiten in der Kopf-Hals-Region führen. Es ist daher in der posttherapeutisch angefertigten CT und/oder MRT häufig nicht ausreichend sicher zu unterscheiden, ob ein Tumorresiduum/-rezidiv oder nur eine therapiebedingte Narbe, Fibrosierung oder Nekrose ohne vitales Tumorgewebe vorliegt [195]. Im Gegensatz hierzu scheint die PET gut für die *Verlaufkontrolle* geeignet. Es zeigte sich eine deutliche Reduktion der FDG-Aufnahme unter Therapie, während sich bei einem schlecht ansprechenden Tumor eine unveränderte oder ansteigende FDG-Aufnahme fand [27, 106, 111, 175, 176, 193, 218].

Die Effektivität der FDG-PET zur *Detektion postoperativer Rezidive* konnte in mehreren Untersuchungen belegt werden [17, 181, 210, 220, 246]. Es zeigte sich im Vergleich zu CT/MRT eine deutlich höhere Sensitivität und Spezifität [9, 352]. Die PET sollte daher ergänzend dann eingesetzt werden, wenn Unklarheiten in der Interpretation der CT/MRT-Befunde bestehen oder wenn sich ein klinisch bestehender Rezidivverdacht zytologisch oder histologisch nicht eindeutig bestätigen lässt

[9]. In diesen Fällen kann durch die FDG-PET der Ort einer erneuten Gewebeprobeentnahme besser eingegrenzt werden [195].

Im Gegensatz zur prätherapeutischen Diagnostik scheint die PET auch bei der *posttherapeutischen Beurteilung des Halslymphknotenstatus* gewisse Vorteile zu haben. Die Sensitivität zur Erfassung von Rezidiv- oder Residuallymphknotenmetastasen wird mit über 90 % angegeben [88, 160, 211, 236]. Da ein Teil der Patienten mit einem lokoregionären Rezidiv bereits Fernmetastasen aufweisen, können diese mit der Ganzkörper-PET oftmals zuverlässig erfasst werden. Dieses ist hinsichtlich des weiteren diagnostischen und therapeutischen Vorgehens von großer Bedeutung [201].

Bei der Interpretation der FDG-PET ist grundsätzlich ihre eingeschränkte Spezifität zu berücksichtigen [289]. So findet sich neben einer kräftigen Anreicherung von FDG bei vielen malignen Tumoren auch eine erhöhte FDG-Aufnahme bei diversen benignen Prozessen, wenn aufgrund pathophysiologischer Umstände vermehrt Glukose utilisiert wird. Dies ist insbesondere bei allen Arten von entzündlichen Erkrankungen der Fall. Kubota et al. [182] konnten zeigen, dass vor allem Leukozyten einen hohen Glukoseverbrauch aufweisen und daher FDG aufnehmen. So ist eine fokal verstärkte FDG-Anreicherung bei Abszessen, Osteomyelitis oder reaktiv vergrößerten Lymphknoten eher die Regel als die Ausnahme. Auch wurde bei granulomatösen Entzündungen, wie der Tuberkulose oder der Sarkoidose eine massiv gesteigerte FDG-Aufnahme beobachtet [210]. Hier kann die FDG-PET nur im Kontext aller anderen zur Verfügung stehenden klinischen Informationen (erhöhte Leukozyten, BSG, CRP, Tine-Test etc.) korrekt interpretiert werden. In der Literatur sind jedoch zahlreiche weitere Beispiele für problematische Differenzialdiagnosen beschrieben [49, 193, 245]. Hinzu kommt, dass gerade im HNO-Bereich auch eine (patho-)physiologische FDG-Anreicherung in den großen Speicheldrüsen und vor allem im lymphatischen Gewebe des Waldeyer-Rachenringes bekannt ist [83,170]. Dies ist umso ausgeprägter, je jünger die Patienten sind und umso kürzer entzündliche Infekte zurückliegen. Dennoch scheinen falschpositive Ergebnisse durch reaktiv vergrößerte Lymphknoten häufiger in CT- oder MRT-Untersuchungen vorzuliegen [182, 352]. Auch ist eine FDG-Anreicherung in der Halsmuskulatur außerordentlich variabel und kann die Befundintrepretation enorm erschweren, insbesondere wenn bei muskulär verspannten Patienten die Malignität kleiner suspekter Lymphknoten die klinische Fragestellung ist [83,170]. Eine ergänzende morphologische Bildgebung sowie die Kenntnisse zur Klinik sind daher für eine korrekte Interpretation der PET unabbedingbar [195]. Auch eine Hyperglykämie oder ein manifester Diabetes mellitus können zu einer deutlich gestiegenen FDG-Anreicherung schon im gesunden Gewebe führen und damit die Abgrenzung von Primärtumor und Lymphknotenmetastasen erschweren [194]. Die FDG-PET wird daher grundsätzlich am nüchternen Patienten (vier bis sechs Stunden keine Nahrungsaufnahme) und bei einer Blutglukosekonzentration unter 130 mg/dl durchgeführt [216, 219].

Aufgrund dieser Randbedingungen muss die Indikation zur FDG-PET gerade bei der Anwendung in der HNO sehr sorgfältig gestellt und die Ergebnisse vor dem Hintergrund aller klinischer Informationen interpretiert werden. Trotz entsprechender prädiagnostischer Patientenselektion wurde in der Literatur über 10–15 % falsch-positive Befunde berichtet [73, 88, 182]. Die Autoren führen dies vor allem auf anamnestisch nicht bekannte Entzündungen zurück. Zur Vermeidung dieser Störeinflüsse wurden in verschiedenen Untersuchungen anstelle von FDG Methionin- und Tyrosinanaloga eingesetzt. Es ließ sich hierdurch zwar eine Erhöhung der Spezifität erzielen, jedoch bei gleichzeitiger Abnahme der Sensitivität [36,192, 221].

Bei der Interpretation der posttherapeutischen PET ist zu berücksichtigen, dass entzündliche Gewebeveränderungen im Bereich der Primärtumorregion, akute Ödeme, Mukositis sowie reaktive Lymphknotenschwellungen zu einer FDG-Aufnahme und damit zu einem falsch-positiven PET-Ergebnis führen können. Es hat sich daher bewährt, die FDG-PET frühestens vier Monate nach Therapiebeendigung durchzuführen [106]. In wenigen Zentren wird die PET bereits als Standardverfahrung im Follow-up nach erfolgter Strahlentherapie eingesetzt [211].

Zusammenfassend ist die PET mit dem Glukoseanalogon FDG ein funktionelles Verfahren zur Darstellung eines erhöhten Glukosestoffwechsels. Klinisch kann sie daher zur Detektion des Primärtumors und dessen Halslymphknotenmetastasen eingesetzt werden [232]. Der Stellenwert der PET liegt heute sicherlich in der verbesserten Detektion eines okkulten Primärtumors beim CUP-Syndrom sowie in der posttherapeutischen Beurteilung eines Tumor- oder Lymphknotenrezidivs. Aufgrund des unzureichenden räumlichen Auflösungsvermögens, der fehlenden Informationen zu anatomischen Nachbarstrukturen und nicht zuletzt der hohen Kosten ist die PET derzeit im präoperativen Tumor- bzw. Lymphknoten-Staging den konventionellen bildgebenden Verfahren einschließlich der sonographisch gesteuerten Punktionszytologie deutlich unterlegen [73, 195]. Neue Indikationen für die PET ergeben sich möglicherweise aus der Kombination mit der Radioimmunszintigraphie.

5.7 Lymphographie

Die zervikale Lymphographie ist ein radiologisch-angiographisches Verfahren. Gegenüber der Lymphszintigraphie zeichnet sich die Lymphographie durch die Fähigkeit zur röntgenographischen Darstellung von Lymphknoten und Lymphbahnen aus [22]. Bei der Lymphographie unterscheidet man eine direkte von einer indirekten Technik.

Bei der von Kinmonth [168] beschriebenen *direkten Lymphographie* wird von einer kleinen Inzision aus ein Lymphgefäß aufgesucht und angeschlungen. Das Gefäß wird anschließend mit einer feinen Kanüle punktiert und die Tusche oder das Röntgenkontrastmittel direkt in die Lymphbahn abgegeben. Die Röntgenuntersuchung kann in jeder Injektionsphase erfolgen. Sie wird in der Regel sofort nach der Injektion des Kontrastmittels (Füllungsphase) sowie 24 und 48 Stunden nach derselben (Speicherphase) vorgenommen. Nachteilig an dieser Methode war zunächst die Verwendung eines wasserlöslichen Kontrastmittels, da dieses nur zu einem geringen Teil von den Lymphknoten aufgenommen wurde. In den folgenden Jahren wurden zunehmend iodierte Öle als Kontrastmittel eingesetzt [343]. Diese führen im Gegensatz zu den wasserlöslichen Substanzen zu einer guten Darstellung der Lymphgefäße sowie der Lymphknotenstationen. Mit der direkten Lymphographie lassen sich Lymphkollektoren und -stämme sehr gut darstellen. Das im Lymphabflussbereich lokalisierte initiale Lymphgefäß wird dagegen nur unzureichend erfasst [44], was vor allem auf Lymphgefäßklappen zurückzuführen ist, die eine retrograde Anfüllung initialer Lymphgefäße weitgehend verhindern. Dieses Defizit wird durch die indirekte Lymphographie ausgeglichen.

Bei der *indirekten Lymphographie* wird die lymphgängige Substanz, z. B. Tusche, intrakutan injiziert, wodurch ein Anstieg des interstitiellen Drucks bewirkt wird [21]. Übertrifft dieser den endovaskulären Druck, wird die endotheliale Endigung türflügelartig in das Gefäßlumen gedrückt. Über die auseinander gewichenen interendothelialen Zellkontakte fließt die im Interstitium befindliche Tusche in das Lymphgefäß. Die für die Lymphbildung notwendige Interaktion von interstitiellem und endovaskulärem Druck ist eingehend analysiert und beschrieben [183].

Unter den indirekten Lymphographieverfahren ist die auf Gerota [104] zurückgehende Farbstoffinjektionsmethode am verbreitetsten. Neben verschiedenen Farbstoffen werden weitere Injektionsmedien zur Darstellung der nicht gefüllten und nicht sichtbaren initialen Lymphgefäße verwendet. Der Stellenwert der indirekten Injektionsmethode wird allerdings auch kritisch bewertet. So können die injizierten Partikel durch Eindringen in artifizielle Gewebsspalten Lymphbahnen vortäuschen [150]. Diese artifiziellen Spalträume werden durch mechanische Scheerkräfte der Injektionsnadel und der

injizierten Flüssigkeit verursacht [257]. Ebenso können bei der Tuscheinjektion versehentlich Blutkapillaren und kleine Blutgefäße gefüllt werden [204]. Aber auch bei korrekt ausgeführten Injektionen können ins Lymphgefäßsystem aufgenommene Farbstoffe die Lymphbahn durch interendotheliale Öffnungen verlassen und gefäßimitierende Extravasate bilden. Die indirekte Lymphographie ermöglicht weiterhin eine häufig nur unzureichende Füllung des initialen Lymphgefäßsystems. Hieraus kann eine eingeschränkte Darstellung des Lymphgefäßnetzes resultieren [153].

Trotz der genannten Fehlerquellen kann die mit Farbstoffen durchgeführte indirekte Lymphographie durchaus einen festen Platz bei der Untersuchung eines organbezogenen Lymphgefäßsystems einnehmen. Ihre Befunde sollen Hinweise für die Verteilung und Ausrichtung von Lymphgefäßen geben. Die Richtung des Lymphabflusses darf aber nicht überbewertet werden, da initiale Lymphsinus keine richtungsweisenden Klappen haben und damit Strömungsumkehrungen möglich sind. Die Richtung des Lymphabflusses kann besser mit der Fluoreszenzmikrolymphographie [32] und mit der indirekten Lymphographie unter Verwendung der direkt vergrößernden Mikrofokus-Röntgenmethode [240] bestimmt werden. Bei der Lymphangioadenographie wird ein Lymphknoten aufgesucht und das Kontrastmittel direkt in diesen eingespritzt.

Die Halslymphographie stellt überwiegend die Abschnitte des tiefen seitlichen zervikalen Lymphsystems dar. In den Füllungsphasen wird vor allem der vaskuläre Anteil des Lymphsystems dargestellt. In der Speicherphase bilden sich nach Abfluss des Kontrastmittels aus den Lymphgefäßen nur noch die Lymphknoten ab [138].

Indikation zur Halslymphographie können sein [22]:
- die Abklärung von Lymphknotenmetastasen,
- die Festlegung des Umfanges eines operativen Eingriffs, besonders die Indikation zur Neck dissection bei Patienten mit Mittellinientumoren, sowie
- die Verlaufskontrolle nach Chemo- oder Radio-Chemo-Therapie.

Beurteilt werden das Lymphangiogramm (Lymphblockade mit Kollateralbahnen und Verdrängung von Nachbargefäßen) und das Lymphadenogramm (Lymphknotengröße, randständige, solitäre oder multiple Füllungsdefekte). Zur Beurteilung der Lymphogramme ist das Wissen um die typischen normlen und pathologischen Kontrastbilder erforderlich. Variationen in der Lymphknotenform und Altersveränderungen sind von pathologisch bedingten morphologischen Veränderungen abzugrenzen. Aus heutiger Sicht jedoch kann festgestellt werden, dass der zervikalen Lymphographie praktisch keinerlei Bedeutung mehr zukommt. Dennoch sollen nachfolgend einige wesentliche Befunde der Lymphographie besprochen werden.

Eine benigne Lymphadenitis imponiert als Lymphknotenvergrößerung. Das lymphographische Bild zeigt gegenüber dem Normalbefund eine Vergröberung der Speicherstruktur. Lymphknotenmetastasen hingegen stellen sich als normal große oder vergrößerte Lymphknoten mit Füllungsdefekten in den Randsinus oder zentralen Abschnitten dar. Vollständige Infiltrationen treten erst bei fortgeschrittenem Metastasierungsprozess auf. Die Abbildung von Umgehungskreisläufen, lymphovenösen Anastomosen sowie Füllungsdefekte mit Ausfall einer Lymphknotengruppe sind häufig [86, 87].

Die Komplikationsrate der Lymphographie ist sehr gering. Bei der zervikalen Lymphographie treten Komplikationen aufgrund der geringen Kontrastmittelmenge praktisch nicht auf. Insbesondere embolische Erscheinungen in der Lunge sind bisher noch nicht beobachtet worden. Hauptsächlich wegen der schwierigen chirurgischen Präparation und des damit verbundenen hohen technischen sowie zeitlichen Aufwandes konnte sich die direkte Lymphographie als Routinemethode zur Darstellung des zervikalen Lymphsystems nicht durchsetzen [174, 227, 304]. Neuere Ergebnisse mit der indirekten subepidermalen bzw. subkutanen Applikation wasserlöslicher Kontrastmittel erschienen vielversprechend [227], konnten allerdings die nichtinvasiven Untersuchungsverfahren weder ersetzen noch ergänzen. Aus diesen Gründen wurde die Lymphographie weitgehend durch die Sonographie, CT und MRT abgelöst.

5.8 Lymphknotenbiopsie

5.8.1 Lymphknotenexstirpation

Die Lymphknotenexstirpation mit anschließender histologischer Untersuchung ist das sicherste diagnostische Verfahren zur Beurteilung zervikaler Lymphknotenvergrößerungen. Die Indikation zur Lymphknotenexstirpation als invasive Methode der Lymphknotendiagnostik sollte streng gestellt werden. Bildgebende Verfahren einschließlich der Aspirationszytologie gehen einer operativen Lymphknotenentferung immer voraus. Dennoch muss an dieser Stelle auch darauf hingewiesen werden, dass die Operation in der Hand eines in der Halschirurgie erfahrenen HNO-Arztes als unproblematisch anzusehen ist. Das Risiko, bei der Operation Nerven und Gefäße zu verletzen, wird ganz wesentlich von der Lokalisation und der Abgrenzbarkeit gegenüber Nachbarstrukturen beeinflusst.

Die Indikation zur diagnostischen Halslymphknotenexstirpation ist nach vorangegangener bildgebender Diagnostik einschließlich der Feinnadelaspirationszytologie bei folgenden Fällen zu stellen:

- bei klinisch und/oder zytologischem Verdacht auf ein malignes Lymphom zur histologischen Klassifizierung,

- bei jedem zytologisch zweifelhaften Befund zum sicheren Ausschluss eines malignen Geschehens,
- bei großen persistierenden Lymphknoten zur Dignitätsbestimmung,
- bei persistierenden Lymphknotenvergrößerungen bei Kindern, da in der Regel eine Feinnadel- und/oder Grobnadelbiopsie problematisch und nicht ohne weiteres wiederholbar ist,
- zum Ausschluss einer lymphogenen Metastasierung bei Patienten mit Malignomen, die nicht im Kopf-Hals-Bereich lokalisiert sind; so ist bei Metastasen von Malignomen der Mamma und des Urogenitaltraktes die histologische Bestimmung einer evtl. gegebenen Hormonrezeptorpositivität für die nachfolgende Therapieplanung von erheblicher Bedeutung,
- bei klinisch dringendem Verdacht auf eine spezifische Lymphknotenerkrankung, wie beispielsweise Tuberkulose oder Sarkoidose, zur Gewebegewinnung für eine weiterführenden Diagnostik (Histologie, molekularbiologische Diagnostik, Tierversuch),
- bei Verdacht auf ein CUP-Syndrom mit zervikaler Metastasierung; hier sollte allerdings intraoperativ eine Schnellschnittdiagnostik durchgeführt werden, um bei histologischer Bestätigung den Eingriff im Sinne einer modifiziert radikalen Neck dissection fortzuführen,
- bei Verdacht auf Halslymphknotenrezidiv nach erfolgter chirurgischer und/oder Strahlentherapie aus diagnostischer und evtl. auch therapeutischer Intention,
- bei Inoperabilität zur Gewebegewinnung für die histologische Untersuchung,
- gelegentlich aus psychologischer Intention zum Ausschluss einer malignen Erkrankung, da die Ungewissheit für den Patienten und insbesondere bei Kindern für die Eltern zum Teil ganz erheblich ist.

Die Schnittführung bei der Halslymphknotenexstirpation richtet sich nach den Hautspannungslinien. Bei klinischem Metastasenverdacht und Bestätigung in der Schnellschnittuntersuchung kann der Schnitt zur Neck dissection erweitert werden. Die Exstirpation eines Lymphknotens sollte immer vollständig, d. h. mit intakter Kapsel und ggf. angrenzendem Fettgewebe erfolgen. Hierdurch wird einerseits das Risiko möglicher metastatischer Absiedelungen gering gehalten und andererseits kann der Pathologe hinsichtlich eines kapselüberschreitenden Wachstums suffizient Stellung nehmen. Eine Teilexzision sollte auch deshalb vermieden werden, da sich postoperativ perisistierende Fisteln ausbilden können und sich zudem bei Biopsie einer Lymphknotenmetastase durch nachfolgende Infiltration der Haut und Veränderung der Metastasierungsrichtung die Prognose des Patienten eindeutig verschlechtert. Eine Teilexzision ist daher bei Metastasenverdacht als obsolet anzusehen. Eine Ausnahme ist beispielsweise dann gegeben, wenn es sich um große, nicht komplett resezierte Metastasen handelt, bei denen eine nähere Typisierung mittels Zytologie oder Stanzbiopsie nicht gelang. Hier kann es erforderlich werden, einen größeren Gewebeteil histologisch zu untersuchen.

5.8.2 Präskalenische Lymphknotenbiopsie (Daniels-Biopsie)

Die von Daniels [62] beschriebene Biopsie nichtpalpabler Lymphknoten aus dem Trigonum omoclaviculare berücksichtigt, dass sich Krankheiten im Bereich des großen Venenwinkels zwischen V. jugularis interna und V. subclavia morphologisch manifestieren können. Die präskalenischen Lymphknoten des Trigonum omoclaviculare filtern orthograd den Lymphstrom des Ductus thoracicus. Dabei erhalten die Lymphknoten der rechten Supraklavikulargrube Zufluss aus dem linken Lungenoberlappen und der rechten Lunge, während die Lymphknoten des linken Trigonums Zustromstationen für den gesamten Organismus darstellen.

Die Gewebeentnahme kann durch einen parallel zur Klavikula geführten Schnitt erfolgen. Dabei wird das Fettgewebe der supraklavikulären Region in toto exstirpiert und anschließend histologisch untersucht. Das Ergebnis der Daniels-Biopsie wird durch Sitz, Stadium und Art der Erkrankung beeinflusst. Nach einer Auswertung von Becker u. Herberhold [21] manifestieren sich Systemerkrankungen deutlich häufiger als organbezogene Krankheitsbilder. Bei den Karzinomen dominieren undifferenzierte Formen.

Durch die modernen bildgebenden Verfahren und zytologischen Untersuchungsmethoden hat die Daniels-Biopsie für die Diagnostik thorakaler und mediastinaler Erkrankungen ihre Bedeutung weitgehend verloren.

5.8.3 Mediastinoskopie

Von Carlens [45] wurde 1959 die Exploration des zervikalen Mediastinums zur Mediastinoskopie mit einem speziellen Instrumentarium erweitert. Über einen Hautschnitt im Jugulum werden über ein Rohrendoskop bis zur Tracheabifurkation die prä- und paratrachealen, die oberen und unteren tracheobronchialen sowie die mediastinalen Lymphknoten erreicht. Die Mediastinoskopie kann zur differenzialdiagnostischen Abklärung und Beurteilung der Operabilität von mediastinalen Tumoren und Metastasen eingesetzt werden. Allerdings wird sie aufgrund der hohen Aussagekraft von CT und MRT heute nur noch extrem selten durchgeführt und sollte dann in der Hand eines erfahrenen Untersuchers, meist eines Thoraxchirurgen, liegen.

Literatur

1. Ahuja A, Ying M, King W, Metreweli C (1997) A practical approach to ultrasound of cervical lymph nodes. J Laryngol Otol 111: 245–256
2. Alavi JB, Alavi A, Chawluk J, Kushner M, Powe J, Wickey W, Reivich M (1988) Positron emission tomography in patients with glioma. A predictor of prognosis. Cancer 62: 1074–1078
3. Alex JC, Krag ND (1996) The gamma-probe-guided resection of radiolabeled primary lymph nodes. Surg Oncol Clin North Am 5: 33–41
4. Alex JC, Sasaki CT, Krag DN, Wenig B, Pyle P (2000) Sentinel lymph node radiolocalazition in head and neck squamous cell carcinoma. Laryngoscope 110: 198–203
5. Alvi A, Johnson JT (1996) Extracapsular spread in the clinically negative neck (N0): Implications and outcome. Otolaryngol Head Neck Surg 114: 65–70
6. American Joint Committee on Cancer (AJCC) (1997) Flemming ID, Cooper JS, Henson DE et al. (eds) Manual for staging of cancer, 5th edn. Lippincott-Raven, Philadelphia
7. Anzai Y, Blackwell KE, Hirschowitz SL et al. (1994) Initial clinical experience with dextran-coated superparamagnetic iron oxide for detection of lymph node metastases in patients with head and neck cancer. Radiology 192: 709–715
8. Anzai Y, Carroll WR, Quint DJ, Bradford CR, Minoshima S, Wolf GT, Wahl RL (1996) Recurrence of head and neck cancer after surgery or irradiation: Prospective comparison of 2-deoxy-2-[F-18] fluoro-D-glucose PET and MR imaging diagnoses. Radiology 200: 135–141
9. Anzai Y, Prince MR (1997) Iron oxide-enhanced MR lymphography: The evaluation of cervical lymph node metastases in head and neck cancer. J Magn Reson Imaging 7: 75–81
10. Assar AOS, Fischbein NJ, Caputo GR et al. (1999) Metastatic haed and neck cancer: Role and usefullness of FDG PET in locating occult primary tumors. Radiology 210: 177–181
11. Atula TS, Varpula MJ, Kurki TJ, Klemi PJ, Grenman R (1997) Assessment of cervical lymph node status in head and neck cancer patients: Palpation, computed tomography and low field magnetic resonance imaging compared with ultrasound-guided fine-needle aspiration cytology. Eur J Radiol 25: 152–161
12. Baatenburg de Jong RJ, Rongen RJ, Lameris JS, Harthoorn M, Verwoerd CD, Knegt P (1989) Metastatic neck disease. Palpation vs ultrasound examination. Arch Otolaryngol Head Neck Surg 115: 689–690
13. Baatenburg de Jong RJ, Rongen RJ, Verwoerd CD, van Overhagen H, Lameris JS, Knegt P (1991) Ultrasound-guided fine-needle aspiration biopsy of neck nodes. Arch Otolaryngol Head Neck Surg 117: 402–404
14. Baeck CH, Kim SI, Ko YH, Chu KC (2000) Polymerase chain reaction detection of mycobacterium tuberculosis from fine-needle aspirate for the diagnosis of cervical tuberculous lymphadenitis. Laryngoscope 110: 210–211
15. Bailet JW, Abemayor E, Jabour BA, Hawkins RA, Ho C, Ward PH (1992) Positron emission tomography: A new, precise imaging modality for detection of primary head and neck tumors and assessment of cervical adenopathy. Laryngoscope 102: 281–288
16. Bailet JW, Sercarz JA, Abemayor E, Anzai Y, Lufkin RB, Hoh CK (1995) The use of positron emission tomography for early detection of recurrent head and neck squamous cell carcinoma in postradiotherapy patients. Laryngoscope 105: 135–139

17. Baker LL, Dillon WP, Hieshima GB, Dowd CF, Frieden IJ (1993) Hemangiomas and vascular malformations of the head and neck: MR characterization. Am J Neuroradiol 14: 307–314

18. Barakos JA (1994) Advances in magnetic resonance imaging of the head and neck. Top Magn Reson Imaging 6: 155–165

19. Baum RP, Adams S, Kiefer J et al. (1993) A novel technetium-99m labeled monoclonal antibody (174H. 64) for staging head and neck cancer by immuno-SPECT. Acta Oncol 32: 747–751

20. Beck Chl, Mann W (1980) The inner laryngeal lymphatics. Acta Otolaryngol 89: 265–270

21. Becker W, Herberhold C (1978) Klinik der Krankheiten des zervikalen Lymphsystems. In: Berendes J, Link R, Zöllner F (Hrsg) Hals-Nasen-Ohren-Heilkunde in Praxis und Klinik, Bd 3: Mund-Rachen-Speiseröhre-Tropenkrankheiten, 2. Aufl. Thieme, Stuttgart, S 14.1–14.96

22. Benchaou M, Lehmann W, Slosman DO, Becker M, Lemoine R, Rufenacht D, Donath A (1996) The role of FDG-PET in the preoperative assessment of N-staging in head and neck cancer. Acta Otolaryngol 116: 332–335

23. Benson MT, Dalen K, Mancuso AA, Kerr HH, Cacciarelli AA, Matee MF (1992) Congenital abnormalities of the branchial apparatus: Embryology and pathologic anatomy. Radiographics 12: 943–960

24. Benzel W, Zenk J, Winter M, Iro H (1996) Farbdopplersonographische Untersuchungen von benignen und malignen Halslymphknoten. HNO 44: 888–671

25. Bergquest LS, Strand E, Perrson BRR (1983) Particle size and biokinetics of interstitial lymphoscintigraphic agents. Semin Nucl Med 13: 9–13

26. Berlangieri SU, Brizel DM, Scher RL et al. (1994) Pilot study of positron emission tomography in patients with advanced head and neck cancer receiving radiotherapy and chemotherapy. Head Neck 16: 340–346

27. Biersack HJ (1992) Szintigraphische Darstellung von Halslymphknoten-Metastasen. In: Naumann HH, Helms J, Herberhold C, Kastenbauer E (Hrsg) Oto-Rhino-Laryngologie in Klinik und Praxis, Bd 3: Hals. Thieme, Stuttgart New York, S 180–184

28. Billmire DF, Grosfeld JL (1986) Teratomas in childhood: Analysis of 142 cases. J Pediat Surg 21: 548–552

29. Bohuslavizki KH, Klutmann S, Sonnemann U et al. (1999) F-18-FDG-PET zur Detektion des okkulten Primärtumors bei Patienten mit Lymphknotenmetastasen der Halsregion. Laryngorhinootologie 78: 445–449

30. Bohuslavizki KH, Klutmann S, Kroger S et al. (2000) FDG PET detection of unknown primary tumors. J Nucl Med 41: 816–822

31. Bollinger A, Jäger K, Sgier F, Seglias L (1981) Fluorescence microlymphography. Circulation 64: 1195–1200

32. Bonadonna RC, Saccomani MP, Cobelli C, DeFronzo RA (1993) Effect of insulin on system A amino acid transport in human skeletal muscle. J Clin Invest 91: 514–521

33. Bottomley PA, Hardy CJ, Argersinger RE, Mooreb A (1987) A review of 1 H nuclear magnetic resonance relaxation in pathology: Are T1 and T2 diagnostic? Med Phys 14: 1–37

34. Braams JW, Pruim J, Freling JMF et al. (1995) Detection of lymph node metastases of squamous-cell cancer of the head and neck with FDG-PET and MRI. J Nucl Med 36: 211–216

35. Braams JW, Pruim J, Nikkels PGJ, Roodenburg JLN, Vaalburg W, Vermey A (1996) Nodal spread of squamous cell carcinoma of the oral cavity detected with PET-Tyrosine, MRI and CT. J Nucl Med 37: 897–901

36. Braams JW, Pruim J, Kole AC, Nikkels PG, Vaalburg W, Vermey A, Roodenburg JL (1997) Detection of unknown primary head and neck tumors by positron emission tomography. Int J Oral Maxillofac Surg 26: 112–115

37. Braitinger S, Pahnke J (1995) MR-Atlas der HNO-Anatomie. Schattauer, Stuttgart New York

38. Brandt D, Dünne AA, Gotthardt M, Welcke U, Joseph K, Werner JA (1999) Bestimmung des Lymphabflusses und des Sentinel Lymph Node bei Patienten mit Kopf-Hals-Tumoren. In: Lippert BM, Rathcke IO, Werner JA (Hrsg) Lymphologie gegen Ende des 20. Jahrhunderts. Shaker, Aachen, S 272–275

39. Breitz HB, Sullivan K, Nelp WB (1993) Imanging lung cancer with radiolabeled antibodies. Semin Nucl Med 23: 127–132

40. Brown JM, Chaloupka J, Taylor KJ, Quedens-Case C, Alderman J, Greener Y (1999) Contrast-enhanced ultrasound for guidance of local tumor ablation. Ultrasound Med Biol 25: 1213–1219

41. Bruneton JN, Balu-Maestro C, Marcy PY, Melia P, Mourou MY (1994) Very high frequency (13 MHz) ultrasonographic examination of the normal neck: Detection of normal lymph nodes and thyroid nodules. J Ultrasound Med 13: 87–90

42. Bruning R, Heuck A, Naegele M, Seelos K, Vahlensieck M, Reiser M (1994) Fat-suppressing STIR sequences with and without contrast media in the MRT of ENT tumors. Rofo Fortschr Geb Rontgenstr Neuen Bildgeb Verfahr 160: 412–416

43. Burgdorf WH, Mukai K, Rosai J (1981) Immunohistochemical identification of Factor VIII-related antigen in endothelial cells of cutaneous lesions of alleged vascular nature. Am J Clin Pathol 75: 167–171

44. Capua A, Osti MF, Scattoni Padovan F, Sarra R, Sbarbati S, Anselmo AP, Maurizi Endici R (1995) Assessment of residual mediastinal tumor in patients with Hodgkin's lymphoma using computered tomography, magnetic resonance and 67 Ga scintigraphy. Radiol Med 90: 797–803

45. Carlens E (1959) Mediastinoscopy: A method for inspection and tissue biopsy in the superior mediastinum. Dis Chest 36: 343–349

46. Carvalho P, Baldwin D, Carter R, Parsons C (1991) Accuracy of CT in detecting squamous carcinoma metastases in cervical lymph nodes. Clin Radiol 44: 79–81

47. Castelijns JA, van den Brekel MW (1993) Magnetic resonance imaging evaluation of extracranial head and neck tumors. Magn Reson Q 9: 113–128

48. Chaiken L, Rege S, Hoh C et al. (1993) Positron emission tomography with fluorodeoxyglucose to evaluate tumor response and control after radiation therapy. Int J Radiat Oncol Biol Phys 27: 455–464

49. Chandawarkar RY, Kakegawa T, Fujita H, Yamana H, Hayabuthi N (1996) Comparative analysis of imaging modalities in the preoperative assessment of nodal metastasis in esophageal cancer [see comments]. J Surg Oncol 61: 214–217

50. Chong VF, Fan YF, Khoo JB (1996) MRI features of cervical nodal necrosis in metastatic disease. Clin Radiol 51: 103–109

51. Christensen HN Kilberg MS (1987) Amino acid transport across the plasma membrane: Role of regulation in interorgan flows. Physiol Rev 67: 10–46

52. Christensen HN (1990) Role of amino acid transport and countertransport in nutrition and metabolism. Physiol Rev 70: 43–77

53. Close LG, Merkel M, Vuitch MF, Reisch J, Schaefer SD (1989) Computed tomographic evaluation of regional lymph node involvement in cancer of the oral cavity and oropharynx. Head Neck 11: 309–317

54. Cochran AJ, Wen DR, Morton DL (1998) Occult tumor cells in the lymph nodes of patients with pathological stage l malignant melanoma: An immunohistochemical study. Am J Surg Pathol 12: 612–618

55. Cohnen M, Mödder U (2000) Radiologische Diagnostik von Kopf-Hals-Tumoren. Klinische Onkologie 1: 5–10

56. Collier BD, Abdel-Nabi H, Doerr RJ et al. (1992) Immunoscintigraphy performed with In-111-labeled CYT-103 in the management of colorectal cancer. Radiology 185: 179–186

57. Colnot DR, Nieuwenhuis EJC, van den Brekel MWM, Pijpers R, Brakenhoff RH, Snow GB, Castelijns JA (2000) Ultrasound-guided fine needle aspiration of sentinel lymph nodes for improved staging in patients with head and neck squamous cell carcinoma – initial experience. Recent Results Cancer Res 157: 206–217

58. Colnot DR, Quak JJ, Roos JCet al. (2000) Phase I therapy study of [186]Re-labeled chimeric monoclonal antibody U36 in patients with squamous cell carcinoma of the head and neck. J Nucl Med 41: 1999–2010

59. Conti PS, Lilien DL, Hawley K, Keppler J, Grafton ST, Bading JR (1996) PET and [18F]-FDG in oncology: a clinical update. Nucl Med Biol 23: 717–735

60. Cox PH, Belfer HJ, van der Pompe WB (1976) Thallium 201 chloride uptake in tumours, a possible complication in heart scintigraphy. Br J Radiol 49: 767–768

61. Curtin HD, Ishwaran H, Manucuso AA, Dalley BW, Caudry DJ, McNeil BJ (1998) Comparison of CT and MR imanging in staging of neck metastases. Radiology 207: 123–130

62. Daniels AC (1949) A method of biopsy useful in diagnosing certain intrathoracic diseases. Dis Chest 16: 360–363

63. De Braud F, Heilbrun LK, Ahmend K et al. (1989) Metastatic squamous cell carcinoma of an unknown primary localized to the neck. Advantages of an aggressive treatment. Cancer 64: 510–515

64. De Bree R, Ross JC, Quak JJ, den Hollander W, Snow GB, van Dongen GAMS (1994) Clinical screening of monoclonal antibodies 323/A3, cSF-25, and K928 for suitability of targeting tumors in the upper-aerodigestive and respiratory tract. Nucl Med Commun 15: 613–627

65. De Bree R, Ross JC, Quak JJ et al. (1994) Clinical imaging of head and neck cancer with technetium-99m-labeled monoclonal antibody E48 IgG or F(ab)₂. J Nucl Med 35: 775–783

66. De Bree R, Ross JC, Quak JJ, den Hollander W, Snow GB, van Dongen GAMS (1997) Radioimmunoscintigraphy with ^{99m}Tc-labeled monoclonal antibody U36 and its biodistribution in patients with head and neck cancer. Clin Cancer Res 1: 591–598

66 a. De Rossi G, Maurizi M, Almadori G, Di Giuda D, Paludetti G, Cadoni G, Ottaviani F, Galli J (1994) The contribution od immunoscintigraphy to the diagnosis of head and neck tumors. Nucl Med Commun 18: 10–16

67. DeGrado TR, Turkington TG, Williams JJ, Stearns CW, Hoffman JM, Coleman RE (1994) Performance characteristics of a whole-body PET scanner. J Nucl Med 35: 1398–1406

68. Dias Da Silva A, O'Donnell S, Gillespie D, Goff J, Shriver C, Rich N (2000) Malignant carotid body tumor: a case report. J Vasc Surg 32: 821–823

69. Dillon WP, Harnsberger HR (1991) The impact of radiologic imaging on staging of cancer of the head and neck. Semin Oncol 18: 64–79

70. DiMartino E, Nowak B, Krombach GA et al. (2000) Ergebnisse der prätherapeutischen Lymphknotendiagnostik bei Kopf-Hals-Tumoren. Laryngorhinootologie 79: 201–206

71. DiMartino E, Nowak B, Hassan HA, Hausmann R, Adam G, Büll U, Westhofen M (2000) Diagnosis and Staging of head and neck cancer. Arch Otolaryngol Head Neck Surg 126: 1457–1461

72. Divgi C, Welt S, Kris M et al. (1991) Phase I and imaging trial of Indium-111-labeled anti-epidermal growth factor receptor monoclonal antibody 225 in patients with squamous cell lung carcinoma. J Natl Cancer Inst 83: 97–104

73. Dominquez JM, Wolff BG, Nelson H, Forstrom LA, Mullan BP (1996) ^{111}In-CYT-103 scanning in recurrent colorectal cancer – does it affect standard management? Dis Colon Rectum 39: 514–519

74. Don DM, Anzai Y, Lufkin RB, Fu YS, Calcaterra TC (1995) Evaluation of cervical lymph node metastases in squamous cell carcinoma of the head and neck. Laryngoscope 105: 669–674

75. Dooms GC, Hricak H, Crooks LE, Higgins CB (1984) Magnetic resonance imaging of the lymph nodes: Comparison with CT. Radiology 153: 719–728

76. Dünne AA, Lauer A, Brandt D, Lippert BM, Wiesemann N, Joseph K, Werner JA (1999) Stellenwert der intraoperativen Lymphonodektomie beim Plattenepithelkarzinom im Kopf-Hals-Bereich. In: Lippert BM, Rathcke IO, Werner JA (Hrsg) Lymphologie gegen Ende des 20. Jahrhunderts. Shaker, Aachen, S 207–218

77. Dünne AA, Kim-Berger HS, Zimmermann S, Moll R, Lippert BM, Werner JA (im Druck) Atypical mycobacterial tuberculosis – a diagnostic and therapeutic dilemma? Case reports and review of the literature. Int J Pediatr Otorhinolaryngol

78. Ege GN (1996) Lymphoscintigraphy in oncology. In: Henkin RE, Boles MA, Dillehay GL, Halama JR, Karesh SM, Wagner RH, Zimmer AM (eds) Nuclear medicine. Mosby, St Louis, pp 1504–1523

79. Eichhorn T, Schroeder HG, Glanz H, Schwerk WB (1987) Histologisch kontrollierter Vergleich von Palpation und Sonographie bei der Diagnose von Halslymphknotenmetastasen. Laryngorhinootologie 66: 266–274

80. El-Gazzar AH, Sahweil A, Abdel-Dayem HM et al. (1988) Experience with thallium-201 imaging in head and neck cancer. Clin Nucl Med 13: 286–290

81. Engel H, Steinert H, Buck A, Berthold T, Huch K, Boni RA, von Schulthess GK (1996) Whole-body PET: Physiological and artifactual fluorodeoxyglucose accumulations. J Nucl Med 37: 441–446

82. Engzell U, Esposti PL, Rubio C, Sigurdson A, Jajicek J (1971) Investigation on tumour spread in connection with aspiration biopsy. Acta Radiol 10: 385–398

83. Feinmesser R, Freeman JL, Noyek AM, Birt D, Gullane P, Mullen JB (1990) MRI and neck metastases: A clinical, radiological, pathological correlative study. J Otolaryngol 19: 136–140

93. Fish U (1964) Cervical lymphography in cases of laryngopharyngeal carcinoma. J Laryngol Otol 122: 712–726

94. Fisch U (1966) Lymphographische Untersuchungen über das zervikale Lymphsystem. Karger, Basel

95. Fischbein NJ, Aassar OS, Caputo GR et al. (1998) Clinical utility of positron emission tomography with 18 F-fluorordeoxyglucose in detecting residual/recurrent squamous cell carcinoma of the head and neck. Am J Neuroradiol 19: 1189–1196

96. Fizzera G, Peterson BA, Bayrd ED, Goldman A (1985) A systemic lymphoproliferative disorder with morphologic features of Castleman's disease: Clinical findings and clinicopathologic correlations in 15 patients. J Clin Oncol 3: 1202–1216

97. Flier JS, Mueckler MM, Usher P, Lodish HF (1987) Elevated levels of glucose transport and transporter messenger RNA are induced by ras or src oncogenes. Science 235: 1492–1495

98. Folb O, Harris I (1994) Ultrasound of neck cysts. Clin Radiol 49: 360

99. Folz BJ, Görögh T, Lippert,BM, Werner JA (2000) Monoclonal antibodies against squamous cell carcinoma of the upper aerodigestive mucous membranes. Otolaryngol Head Neck Surg 122: 124–128

100. Franca C, Levin-Plotnik D, Sehgal V, Chen GT, Ramsey RG (2000) Use of three-dimensional spiral computed tomography imaging for staging and surgical planning of head and neck cancer. J Digit Imaging 13: 24–32

101. Friedman M, Mafee MF, Pacella BL Jr, Strorigl TL, Dew LL, Toriumi DM (1990) Rationale for elective Neck dissection in 1990. Laryngoscope 100: 54–59

102. Friedman M, Roberts N, Kirshenbaum GL, Colombo J (1993) Nodal size of metastatic squamous cell carcinoma of the neck. Laryngoscope 103: 854–856

103. Gapany M, Grund FM (2000) Thallium-201 Imaging for upper aerodigestive tract cancer. In: Mukherji SK, Castelijins (eds) Modern head and neck imaging. In: Baert AL, Heuck FHW, Youker JE (eds) Medical radiology – diagnostic imaging and radiation oncology. Springer, Berlin Heidelberg New York Tokyo, pp 107–110

104. Gerota D (1896) Zur Technik der Lymphgefäßinjektion. Anat Anz 12: 216–224

105. Gerretsen M, Visser GWM, van Walsum M, Meijer CJLM, Snoe GB, van Dongen GAMS (1993) Rhenium-186-labeled monoclonal antibody E48 IgG mediated therapy of human head and neck squamous cell carcinoma xenografts. Cancer Res 53: 3524–3529

106. Gerrits CJ, van Overhagen H, van Lom K, Adriaansen HJ, Lowenberg B (1994) Ultrasound examination of pathological cervical lymph nodes in patients with non-Hodgkin's lymphoma and Hodgkin's disease. Br J Haematol 88: 626–628

107. Gillams AR, Fuleihan N, Grillone G, Carter AP (1996) Magnetization transfer contrast MR in lesions of the head and neck. Am J Neuroradiol l17: 355–360

108. Gooding GA (1993) Malignant carotid invasion: Sonographic diagnosis. ORL J Otorhinolaryngol Relat Spec 55: 263–272

109. Görögh T, Lippert BM, Paulsen JI, Folz BJ, Gottschlich S, Sabzeghabari M, Werner JA (1996) Monoklonale Antikörper gegen Plattenepithelkarzinome der oberen Luft- und Speisewege. Laryngorhinootologie 75: 677–681

110. Gosgrove D (1996) Ultrasound contrast enhancement of tumors. Clin Radiol 51: 44–49

111. Gregor RT, Valdes-Olmos R, Koops W, Balm AJ, Hilgers FJ, Hoefnagel CA (1996) Preliminary experience with thallous chloride T1 201-labeled single-photon emission computed tomography scanning in head and neck cancer. Arch Otolaryngol Head Neck Surg 122: 509–514

112. Greven KM, Williams DW, Keyes JW Jr et al. (1994 a) Distinguishing tumor recurrence from irradiation sequelae with positron emission tomography in patients treated for larynx cancer. Int J Radiat Oncol Biol Phys 29: 841–845

113. Greven KM, Williams DW, Keyes JW Jr et al. (1994 b) Positron emission tomography of patients with head and neck carcinoma before and after high dose irradiation. Cancer 74: 1355–1359

114. Grevers G, Vogl T, Reiterer A (1991) Diagnostisches Vorgehen bei Erkrankungen des Spatium parapharyngeum. Laryngorhinootologie 70: 296–301

115. Gritzmann N, Grasl MC, Helmer M, Steiner E (1990) Invasion of the carotid artery and jugular vein by lymph node metastases: Detection with sonography. AJR Am J Roentgenol 154: 411–414

116. Guimaraes R, Clement O, Bittoun J, Carnot F, Frija G (1994) MR lymphography with supraparamagnetic iron nanoparticles in rats: Pathologic basis for contrast enhancement. Am J Radiol 162: 201–207

117. Haberkorn U, Strauss LG, Reisser C et al. (1991) Glucose uptake, perfusion, and cell proliferation in head and neck tumors: Relation of positron emission tomography to flow cytometry [see comments]. J Nucl Med 32: 1548–1555

118. Haberkorn U, Strauss LG, Dimitrakopoulou A et al. (1993) Fluorodeoxyglucose imaging of advanced head and neck cancer after chemotherapy. J Nucl Med 34: 12–17

119. Haerten R, Lowery C, Becker G, Gebel M, Rosenthal S, Sauerbrei E (1999) „Ensemble Tissue Harmonic Imaging" Technologie und klinischer Nutzen. Electromedica 67: 56–62

120. Hagen R (1993) Einfluss Routine gewordener Stagingmethoden auf Diagnostik und Therapie von Kopf-Hals-Malignomen. HNO 41: A12–A16

121. Hasegawa Y, Matsuura H (1994) Retropharyngeal node dissection in cancer of the oropharynx and hypopharynx. Head Neck 16: 173–180

122. Heissler E, Grünert B, Barzen G, Fritsche L, Hell B, Felix R, Bier J (1994) Radioimmunoscintigraphy of squamous cell carcinoma in the head and neck region. Int J Oral Maxillofac Surg 23: 149–152

123. Heppt W, Haels J, Lenarz T, Mende U, Gademann G (1989) Nachweis zur Beurteilung von Halslymphknotenmetastasen bei Kopf-Hals-Tumoren; ein Methodenvergleich. Laryngorhinootologie 68: 327–332

124. Heppt W, Lenarz T, Gademann G, Fritz P, Guckel F, Born IA (1989) Nachweis von Muskelvenen und Arterieninfiltrationen zervikaler Lymphknoten. Laryngorhinootologie 68: 327–332

125. Herberhold C (1992) Lymphknotenbiopsie; Danielssche Biopsie (präskalenische Lymphknotenbiopsie). In: Naumann HH, Helms J, Herberhold C, Kastenbauer E (Hrsg) Oto-Rhino-Laryngologie in Klinik und Praxis, Bd 3: Hals. Thieme, Stuttgart New York, S 192–193

126. Hildmann H, Kosberg RD, Tiedjen KU (1987) Lymphszintigraphische Untersuchungen der regionalen Lymphwege bei Patienten mit Kopf-Hals-Tumoren. HNO 35: 31–33

127. Hillsamer PJ, Schuller DE, McGhee RB Jr, Chakeres D, Young DC (1990) Improving diagnostic accuracy of cervical metastases with computed tomography and magnetic resonance imaging [see comments]. Arch Otolaryngol Head Neck Surg 116: 1297–1301

128. Hoffmann HT, Quets J, Toshiaki T et al. (2000) Functional magnetic resonance imaging using iron oxide particles in characterizing head and neck adenopathy. Laryngoscope 110: 1425–1430

129. Hofmann S, Remy W, Borelli S Jr, von Reis A, Weidinger S (1996) Detection of tyrosinase mRNA using reverse transcription/polymerase chain reaction with fine needle punctures of melanoma metastases. Hautarzt 47: 197–199

130. Höft S, Maune S, Klutmann S, Bohuslavizki KH, Brenner W, Werner JA (1990) Die Möglichkeiten der Lymphabflussszintigraphie zum Nachweis von Metastasen im Kopf-Hals-Bereich. In: Lippert BM, Rathcke IO, Werner JA (Hrsg) Lymphologie gegen Ende des 20. Jahrhunderts. Shaker, Aachen, S 183–186

131. Hsieh CY, Wu CC, Chen TM et al. (1995) Clinical significance of intratumoral blood flow in cervical carcinoma assessed by color Doppler ultrasound. Cancer 75: 2518–2522

132. Hudgins PA (1994) Contrast enhancement in head and neck imaging. Neuroimaging Clin N Am 4: 101–115

133. Huland H (1998) Welchen Stellenwert hat die radikale Prostatektomie beim lymphknotenpositiven Prostatakarzinom? Urologe 37: 138–140

134. Iida S, Shirasuna K, Kongo K, Matsuya T (1995) Amputation neuroma following radical neck dissection – report of 3 cases. J Osaka Univ Dent Sch 35: 1–4

135. International Union Against Cancer, Sobin LH, Wittekind Ch (eds) (1997) TNM classification of malignant tumors, 5th edn. Wiley-Liss, New York

136. Iro H, Benzel W, Zenk J (1995) Ultraschalldiagnostik im Kopf-Hals-Bereich. Walter de Gruyter, Berlin

137. Iro H, Uttenweiler V, Zenk J (2000) Kopf-Hals-Sonographie. Springer, Berlin Heidelberg New York Tokyo

138. Ishii J, Amagasa T, Tachibana T, Shinozuka K, Shioda S (1991) US and CT evaluation of cervical lymph node metastasis from oral cancer. J Craniomaxillofac Surg 19: 123–127

139. Ishiwata K, Kubota K, Murakami M, Kubota R, Sasaki T, Ishii S, Senda M (1993) Re-evaluation of amino acid PET studies: Can the protein synthesis rates in brain and tumor tissues be measured in vivo? J Nucl Med 34: 1936–1943

140. Issing PR, Ohmayer T, Schönermark MP, Dillo W, Lenarz T (1995) Jugularvenenthrombose als sonographischer Zufallsbefund bei Tumorpatienten. HNO 43: 672–675

141. Issing PR (1999) Möglichkeiten und Grenzen der Dopplersonographie im Kopf-Hals-Bereich. HNO 47: 6–13

142. Issing PR, Kettling T, Stöver T, Heermann R, Lenarz T (1999) Farbdoppler-sonographische Diagnostik von Halslymphknoten. In: Lippert BM, Rathcke IO, Werner JA (Hrsg) Lymphologie gegen Ende des 20. Jahrhunderts. Shaker, Aachen, S 66–72

143. Jabour, BA, Lufkin RB, Layfield LJ, Hanafee WN (1990) Magnetic resonance imaging of metastatic cervical adenopathy. Top Magn Reson Imaging 2: 69–75

144. Jabour BA, Choi Y, Hoh CK et al. (1993) Extracranial head and neck: PET imaging with 2-[F-18]fluoro-2-deoxy-D-glucose and MR imaging correlation. Radiology 186: 27–35

145. Jackson L, Wallace S, Farb SN, Parke WW, Toy F (1963) Cervical lymphangiography. Laryngoscope 73: 926–930

146. Jacobs CD, Pinto HA (1992) Head and neck cancer with occult primary tumor. N Engl J Med 326: 58–59

147. Jäckel MC, Witt O, Eber SW, Eiffert H, Laskawi R (1999) Die postoperative antibiotische Therapie von zervikalen Lymphadenitiden durch nichttuberkulöse, atypische Mykobakterien. Laryngorhinootologie 78: 450–454

148. Jain RK (1990) Vascular and interstitial barriers to delivery of therapeutic agents in tumors. Cancer Metastasis Rev 9: 253–266

149. Jecker P, Engelcke JC, Rickert D, Westhofen M (1998) Topographische Darstellung der Kopf- und Halsweichteile durch ein neues Schnittbildverfahren in der Ultraschalldiagnostik. Laryngorhinootologie 77: 547–550

150. Jecker P, Engelke JC, Westhofen M (1998) Über die Einsatzmöglichkeit eines Signalverstärkers für die Duplexsonographie in der Hals-Nasen-Ohrenheilkunde. Laryngorhinootologie 77: 289–293

151. Jecker P, Maurer J, Mann WJ (2001) Verbesserte Orts- und Kontrastauflösung in der Ultraschalldiagnostik durch Nutzung Harmonischer Frequenzen. Laryngorhinootologie 80: 203–208

152. John DG, Anaes FC, Williams SR et al. (1993) Palpation compared with ultrasound in the assessment of malignant cervical lymph nodes. J Laryngol Otol 107: 821–823

153. Jones KR, Lodge-Rigal RD, Reddick RL, Tudor GE, Shockley WW (1992) Prognostic factors in the recurrence of stage I and II squamous cell cancer of the oral cavity. Arch Otolaryngol Head Neck Surg 118: 483–485

154. Jones AS, Cook JA, Phillips DE, Roland NR (1993) Squamous carcinoma presenting as an enlarged lymph node. Cancer 72: 1756–1761

155. Jones AS, Roland NJ, Field JK, Phillips DE (1994) The level of cervical lymph node metastases: Their prognostic relevance and relationship with head and neck squamous carcinoma primary sites. Clin Otolaryngol 19: 63–69

156. Jungehülsing M, Scheidhauer K, Damm M, Eckel HE (2000) 2[F]-fluoro-2-deoxy-D-glucose positron emission tomography is a sensitive tool for the detection of occult pimary cancer (carcinoma of unknown primary syndrome) with head and neck lymph node manifestation. Otolaryngol Head Neck Surg 123: 294–301

157. Kaiserling H, Soostmeyer T (1939) Die Bedeutung des Nierenlymphgefäßsystems für die Nierenfunktion. Wien Klin Wochenschr 52: 1113–1116

158. Kairemo KJA, Hopsu EVM (1990) Imaging of pharyngeal and laryngeal carcinomas with Indium-111-labeled monoclonal anti-CEA-antibodies. Laryngoscope 100: 1077–1082

159. Kairemo KJA, Hopsu EVM (1990) Imaging of tumours in the parotid region with Indium-111-labeled monoclonal antibody reacting with carcinoembryonic antigen. Acta Oncol 29: 539–543

160. Kato S (1990) Enzyme-histochemical identification of lymphatic vessels by light and backscattered image scanning electron microscopy. Stein-Technol 65: 131–137

161. Katsounakis J, Remy H, Vuong T, Gelinas M, Tabah R (1995) Impact of magnetic resonance imaging and computed tomography on the staging of laryngeal cancer. Eur Arch Otorhinolaryngol 252: 206–208

162. Kau RJ, Alexiou CH, Laubenbacher C, Werner M, Schwaiger M, Arnold W (1999) Lymph node detection of head and neck squamous cell carcinomas by positron emission tomography with 18 F-fluorodeoxyglucose in a routine clinical setting. Arch Otolaryngol Head Neck Surg 125: 1322–1328

163. Kau RJ, Alexiou C, Stimmer H, Arnold W (2000) Diagnostic procedures for detection of lymph node metastases in cancer of the larynx. ORL J Otorhinolaryngol Relat Spec 62: 199–203

164. Keberle M, Jenett M, Scharfenberger M, Hahn D (2000) 3-D-power-Doppler-Ultraschall: Neu Möglichkeiten in der

Diagnostik und Bilddokumentation am Beispiel von Zungengrundtumoren. Laryngorhinootologie 79: 197–200

165. Kennedy T (1989) Cystic hygroma-lymphangioma: A rare and still unclear entity. Laryngoscope 99: 1–10

166. Kessler L (1989) Fehlbildungen in der Otorhinolaryngologie. Springer, Berlin Heidelberg New York Toyko

167. Keyes Jr JW, Watson Jr NE, Williams DW, Greven KM, McGuirt WF (1997) FDG PET in head and neck cancer. Am J Roentgenol 169: 1663–1669

168. Kinmonth JB (1952) Lymphangiography in man, method of outlining lymphatic trunks at operation. Clin Sci 11: 13–17

169. Klimek L, Schreiber J, Amedee RG, Mann W (1998) Three-dimensional ultrasound evaluation in the head and neck. Otolaryngol Head Neck Surg 118: 267–271

170. Klutmann S, Bohuslavizki KH, Höft S et al. (1997) Lymphszintigraphie in der Doppeltracertechnik bei Karzinomen im Kopf-Hals-Bereich. Laryngorhinootologie 76: 740–744

171. Klutmann S, Bohuslavizki KH, Brenner W et al. (1990) Lymphoscintigraphy in tumors of the head and neck using double tracer technique. J Nucl Med 40: 776–782

172. Knappe M, Louw M, Gregor TR (2000) Ultrasonography-guided fine-needle aspiration for the assessment of cervical metastases. Arch Otolaryngol Head Neck Surg 126: 1091–1096

173. Kobori O, Kirihara Y, Kosaka N, Hara T (1999) Positron emission tomography of esophageal carcinoma using (11)C-choline and (18)F-fluorodeoxyglucose: A novel method of preoperative lymph node staging. Cancer 86: 1638–1648

174. Koch T, Vollrath M, Berger T, Reimer P, Milbradt H, Heintz P (1990) Die Diagnostik des Glomus-Caroticum-Tumors durch bildgebende Verfahren. HNO 38: 148–153

175. Koch WN, Choti MA, Civelek C, Eisele DW, Saunders JR (1998) Gamma probe directed biopsy of the SN in oral cell carcinoma. Arch Otolaryngol 124: 790–793

176. Kopper DP, Tiwari RM, van der Valk P (1994) Castleman's disease as a uncommon cause of a neck mass. Eur Arch Otorhinolaryngol 251: 370–372

177. Kostakoglu L, Wong JC, Barrington SF, Cronin BF, Dynes AM, Maisey MN (1996) Speech-related visualization of laryngeal muscles with fluorine-18-FDG. J Nucl Med 37: 1771–1773

178. Kostakoglu L, Uysal U, Ozyar E et al. (1997) Monitoring response to therapy with thallium-201 and technetium-99m-sestamibi SPECT in nasopharyngeal carcinoma. J Nucl Med 38: 1009–1014

179. Krag DN, Meijer SJ, Weaver DL et al. (1995) Minimal-access surgery for staging of malignant melanoma. Arch Surg 130: 654–660

180. Krag DN, Weaver D, Ashikaga T et al. (1998) The sentinel node in breast cancer. A multicenter validation study. N Engl J Med 339: 941–946

181. Krisch A, Ebert G, Kessler L (1972) Erfahrungen mit der tiefen direkten zervikalen Lymphographie. Monatsschr Ohrenheilkunde 106: 157–168

182. Kubota K, Matsuzawa T, Takahashi T et al. (1989) Rapid and sensitive response of carbon-11-L-methionine tumor uptake to irradiation. J Nucl Med 30: 2012–2016

183. Kubota R, Yamada S, Kubota K, Ishiwata DW, Tamahashi N, Ido T (1992) Intratum oral distribution of fluorine 18 fluorodeoxyglucose in vivo: High accumulation in macrophages and granulation tissues studied by microautoradiography. J Nucl Med 33: 1972–1980

184. Kuiper DH, Papp JP (1969) Supraclavicular adenopathy demonstrated by the Valsalva maneuver. N Engl J Med 280: 1007–1008

185. Külkens C, Lippert BM, Folz BJ, Quetz JU, Werner JA (1999) Sonographische Aspekte zum Lymphangiom. In: Lippert BM, Rathcke IO, Werner JA (Hrsg) Lymphologie gegen Ende des 20. Jahrhunderts. Shaker, Aachen, S 82–84

186. Külkens C, Lippert BM, Folz BJ, Werner JA (1999) Die Sonographie des Lymphangioms im Kopf-Halsbereich. Ultraschall Med 20: 128–129

187. Langman AW, Kaplan MJ, Dillon WP, Gooding GA (1989) Radiologic assessment of tumor and the carotid artery: Correlation of magnetic resonance imaging, ultrasound and computed tomography with surgical findings. Head Neck 11: 443–449

188. Lapela M, Grenman R, Kurki T et al. (1995) Head and neck cancer: Detection of recurrence with PET and 2-[F-18]fluoro-2-deoxy-D-glucose. Radiology 197: 205–211

189. Laubenbacher C, Saumweber D, Wagner-Maslau C et al. (1995) Comparison of Fluorine-18-Fluoro-deoxyglucose PET, MRI and endoscopy for staging head and neck squamous-cell carcinomas. J Nucl Med 36: 1747–1757

190. Leak LV (1984) Pathophysiology and pathology of the lymphatic system. In: Abramson DI, Dobrin PB (eds) Blood vessels and lymphatics in organ system. Academic Press, Orlando, p 164

191. Lee N, Inoue K, Yamamoto R, Kinoshita H (1992) Patterns of internal echoes in lymph nodes in the diagnosis of lung cancer metastasis. World J Surg 16: 986–993

192. Leen E, McArdle CS (1996) Ultrasound contrast agents in liver imaging. Clin Radiol 51: 35–39

193. Lenci G, Gartenschlager M (1996) Aktuelle Aspekte der Halslymphknotentuberkulose. Pneumonologie 50: 462–468

194. Lenz M, Kersting-Sommerhoff B, Groß M (1993) Diagnosis and treatment of the No neck in carcinomas of the upper aerodigestive tract: Current status of diagnostic procedures. Eur Arch Otorhinolaryngol 250: 432–438

195. Leskinen-Kallio S, Nagren K, Lehikoinen P, Ruotsalainen U, Teras M, Joensuu H (1992) Carbon-11-methionine and PET is an effective method to image head and neck cancer. J Nucl Med 33: 691–695

196. Leuwer R, Westhofen M, Henke RP (1996) Was leistet die farbcodierte Duplexsonographie in der Diagnostik von Kopf-Hals-Tumoren? Laryngorhinootologie 75: 95–99

197. Leuwer RM, Westhofen M, Schade G (1997) Color duplex echography in head and neck cancer. Am J Otolaryngol 18: 254–257

198. Lewin JS, Curtin HD, Ross JS, Weissman JL, Obuchowski NA, Tkach JA (1994) Fast spin-echo imaging of the neck: Comparison with conventional spin-echo, utility of fat suppression, and evaluation of tissue contrast characteristics. Am J Neuroradiol 15: 1351–1357

199. Lindholm P, Leskinen-Kallio S, Minn S (1993) Comparison of fluorine-18-fluorodeoxyglucose and carbon-11-methionine in head and neck cancer. J Nucl Med 34: 1936–1943

200. Lindholm P, Leskinen-Kallio S, Grenman R et al. (1995) Evaluation of response to radiotherapy in head and neck cancer by positron emission tomography and [11C]methionine. Int J Radiat Oncol Biol Phys 32: 787–794

201. Lindholm P, Leskinen S, Lapela M (1998) Carbon-11-methionine uptake in squamous cell head and neck cancer. J Nucl Med 39: 1393–1397

202. Lindholm P, Lapela M, Leskinen S, Minn H (2000) PET scanning of head and neck cancer. In: Mukherji SK, Castelijins (eds) Modern head and neck imaging. In: Baert AL, Heuck FHW, Youker JE (eds) Medical radiology – diagnostic imaging and radiation oncology. Springer, Berlin Heidelberg New York Tokyo, pp 87–105

203. Lippert BM, Werner JA, Rudert H (1991) Tuberkulosemanifestationen in der Otorhinolaryngologie – eine auch heute noch wichtige Differentialdiagnose. In: Schlenter WW (Hrsg) HNO aktuell. Schnetztor, Konstanz, S 147–148

204. Lippert BM, Külkens C (1999) Möglichkeiten und Grenzen der sonographischen Lymphknotendiagnostik. In: Lippert BM, Rathcke IO, Werner JA (Hrsg) Lymphologie gegen Ende des 20. Jahrhunderts. Shaker, Aachen, S 54–59

205. Lippert BM, Werner JA (im Druck) Klinische und endoskopische Verfahren. In: Schilcher RB (Hrsg) Maligne Rezidive im Kopf-Halsbereich. Schattauer, Stuttgart New York

206. Lippert BM, Eggers S, Schlüter E, Rudert H, Werner JA (im Druck) Lipoma of the larynx. Report of 2 cases and review of the literature. J Otolaryngol

207. Lohaus M, Hansmann J, Witzel A, Flecjtenmacher C, Mende U, Reißer Ch (1999) Ungewöhnlicher sonographischer Befund einer Epidermoidzyste. HNO 47: 737–740

208. Lonneux M, Lawson G, Ide C, Bausart R, Remacle M, Pauwels S (2000) Positron Emission Tomography with fluorodeoxyglucose for suspected head and neck recurrence in the symptomatic patient. Laryngoscope 110: 1493–1497

209. Lydiatt DD, Markin RS, Williams SM, Davis LF, Yonkers AJ (1989) Computed tomography and magnetic resonance imaging of cervical metastasis. Otolaryngol Head Neck Surg 101: 422–425

210. Mack MG, Boes W, Balzer O, Peterson I, Lammert I, Vogl TJ (1999) Iron-oxide enhanced MR-Lymphography of lymphnodes in ENT cancer. Radiology 213: 277

211. Magnus G (1922) Die Darstellung der Lymphwurzeln in menschlichen und tierischen Geweben, ihr Verhalten in serösen Häuten, ihre Bedeutung für deren Pathologie. Dtsch Z Chir 175: 147–178

212. Mancuso AA, Harnsberger HR, Muraki AS, Stevens, MH (1983) Computed tomography of cervical and retropharyngeal lymph nodes: Normal anatomy, variants of normal, and applications in staging head and neck cancer. Part II: pathology. Radiology 148: 715–723

213. Mann W, Beck A, Schreiber J, Maurer J, Amedee J, Gluckmann J (1994) Ultrasonography for evaluation of the carotid artery in head and neck cancer. Laryngoscope 104: 885–888

214. Mann W, Welkoborsky H-J, Maurer J (1997) Kompendium Ultraschall im Kopf-Hals-Bereich. Thieme, Stuttgart New York

215. Martinez-Gimeno C, Rodriguez EM, Vila CN, Varela, CL (1995) Squamous cell carcinoma of the oral cavity: A clinicopathologic scoring system for evaluating risk of cervical lymph node metastasis. Laryngoscope 105: 728–733

216. Maurer J, Welkoborsky HJ, Mann W (1997) Neuste Entwicklungen in der Ultraschalldiagnostik: Sonographische Untersuchungen zur Beurteilung von Tumoren mit möglicher Gefäßbeteiligung, von Gesichtsweichteilen und knöchernen Strukturen des Gesichtes. In: Theissing J (Hrsg) Verhandlungsbericht der Deutschen Gesellschaft für Hals-Nasen-Ohren-Heilkunde, Kopf- und Halschirurgie 1997. Springer, Berlin Heidelberg New York Tokyo, S 237–248

217. McGuirt WF, Williams III DW, Keyes JW, Greven KM, Watson NE, Geisinger KR, Cappellari JO (1995) A comparative diagnostic study of head and neck nodal metastases using positron emission tomography. Laryngoscope 105: 373–375

218. McGuirt WF, Greven K, Williams D, Keyes Jr JW, Watson N, Capellari JO, Geisinger KR (1998) PET scanning in head and neck oncology: A review. Head Neck 20: 208–215

219. McIvor NP, Freeman JL, Salem S, Elden L, Noyek AM, Bedard YC (1994) Ultrasonography and ultrasound-guided fine-needle aspiration biopsy of head and neck lesions: a surgical perspective. Laryngoscope 104: 669–674

220. McLaughlin MP, Mendenhall WM, Mancuso AA et al. (1995) Retropharyngeal adenopathy as a predictor of outcome in squamous cell carcinoma of the head and neck. Head Neck 17: 190–198

221. Meijs WE, Herscheid JDM, Haisma HJ et al. (1994) Production of highly pure no-carrier-added zirconium-89 for the labelling of antibodies with a positron emitter. Appl Radiat Isot 45: 1143–1147

222. Meijs WE, Haisma HJ, Klok RP et al. (1997) Zirconium 88/89 labeled monoclonal antibodies: Distrubution in tumor-bearing nude mice. J Nucl Med 38: 112–118

223. Mellanen P, Minn H, Grenman R, Harkonen P (1994) Expression of glucose transporters in head-and-neck tumors. Int J Cancer 56: 622–629

224. Minn H, Joensuu H, Ahonen A, Klemi P (1988) Fluorodeoxyglucose imaging: A method to assess the proliferative activity of human cancer in vivo. Comparison with DNA flow cytometry in head and neck tumors. Cancer 61: 1776–1781

225. Minn H, Paul R, Ahonen A (1988) Evaluation of treatment response to radiotherapy in head and neck cancer with fluorine-18 fluorodeoxyglucose. J Nucl Med 29: 1521–1525

226. Minn H, Aitasalo K, Happonen RP (1993) Detection of cancer recurrence in irradiated mandible using positron emission tomography. Eur Arch Otorhinolaryngol 250: 312–315

227. Minn H, Leskinen-Kallio S, Lindholm P, Bergman J, Ruotsalainen U, Teras M, Haaparanta M (1993) [18F]fluorodeoxyglucose uptake in tumors: Kinetic vs. steady-state methods with reference to plasma insulin. J Comput Assist Tomogr 17: 115–123

228. Minn H, Lapela M, Klemi PJ et al. (1997) Prediction of survival with fluorine-18-fluoro-deoxyglucose and PET in head and neck cancer. J Nucl Med 38: 1907–1911

229. Moffat FL Jr, Pinsky CM, Hammershaimb L, Petrelli NJ, Patt YZ, Whaley FS, Goldenberg DM (1996) Clinical utility of external radioimmunoscintigraphy with the IMMU-4-technetium-99m Fab'antibody fragment in patients undergoing surgery for carcinoma of the colon and rectum: Results of a pivotal, phase III trial. The Immunomedics Study Group. J Clin Oncol 14: 2295–2305

230. Moreau P, Goffart Y, Collignon J (1990) Computed tomography of metastatic cervical lymph nodes. A clinical, computed tomographic, pathologic correlative study. Arch Otolaryngol Head Neck Surg 116: 1190–1193

231. Morrissey DD, Talbot M, Cohen JI, Wax MK, Andersen PE (2000) Accuracy of computed tomography in determining the presence or absence of metastatic retropharyngeal adenopathy. Arch Otolaryngol Head Neck Surg 126: 1478–1481

232. Mukherji SK, Drane WE, Tart RP, Landau S, Mancuso AA (1994) Comparison of thallium-201 and F-18 FDG SPECT

uptake in squamous cell carcinoma of the head and neck. AJNR Am J Neuroradiol 15: 1837–1842

233. Mukherji SK, Castillo M, Huda W, Suojanen J, Kubilis P, Tart RP, Dhillon G (1995) Comparison of dynamic and spiral CT for imaging the glottic larynx. J Comput Assist Tomogr 19: 899–904

234. Müller RP, Wenzel-Hora BI, Addicks HW (1985) Erste Mitteilungen über die indirekte Lymphographie mit Iotasul im Kopf-Halsbereich. Fortschr Röntgenstr 142: 218–221

235. Myer CM (1991) Congenital neck masses. In: Paparella MM, Shumrick DA, Gluckman JL, Meyerhoff WL (eds) Otolaryngology, 3rd edn. vol III. Saunders, Philadelphia, pp 44–85

236. Myers LL, Wax MK, Nabi H, Simpson GT, Lamonica D (1998) Positron emission tomography in the evaluation of the No neck. Laryngoscope 108: 232–236

237. Nicolas V, Bücheler E (1992) Lymphographie, bildgebende Verfahren, MRI, CT. In: Naumann HH, Helms J, Herberhold C, Kastenbauer E (Hrsg) Oto-Rhino-Laryngologie in Klinik und Praxis, Bd 3: Hals. Thieme, Stuttgart New York, S 184–192

238. Nguyen BC, Stanford, Thompson BH et al. (1999) Multicenter clinical trial of ultrasmall superparamagnetic iron oxide in the evaluation of mediastinal lymph nodes in patients with primary lung carcinoma. J Magn Reson Imaging 10: 468–473

239. Nowak B, Di Martino E, Janicke S et al. (1999) Diagnostic evaluation of malignant head and neck cancer by F-18-FDG PET compared to CT/MRI. Nuklearmedizin 38: 312–318

240. Olmi P, Fallai C, Colagrande S, Giannardi G (1995) Staging and follow-up of nasopharyngeal carcinoma: Magnetic resonance imaging versus computerized tomography. Int J Radiat Oncol Biol Phys 32: 795–800

241. Panush D, Fulbright R, Sze G, Smith RC, Constable RT (1993) Inversion-recovery fast spin-echo MR imaging: Efficacy in the evaluation of head and neck lesions. Radiology 187: 421–426

242. Paul R, Johannsson R, Kellokumpu-Lethinen PL (1985) Tumor localisation with 18F-2-fluoro-2-deoxy-D-Glucose: Comparative autoradiography, glucose-6-phosphatase histo-chemistry, and histology of renally implanted sarcoma of the rat. Res Exp Med 185: 87–94

243. Paulus P, Sambon A, Vivegnis D et al. (1998) 18 FDG-PET for the assessment of primary head and neck tumors: Clinical, computed tomography, and histopathological correlation in 38 patients. Laryngoscope 108: 1578–1583

244. Peters BR, Schnadig VJ, Quinn FB et al. (1989) Inter-observer variability in the interpretation of fine-needle aspiration biopsy of head and neck masses. Arch Otolaryngol Head Neck Surg 115: 1438–1442

245. Plant RL (1998) Image analysis of benign and malignant neck masses. Ann Otol Rhinol Laryngol 107: 689–696

246. Podoloff DA, Kim EE, Haynie TP (1992) SPECT in the evaluation of cancer patients: Not quo vadis; rather, ibi fere summus. Radiology 183: 305–317

247. Poulsen Nautrup B, Berens von Rautenfeld D, Buchholz T, Koch R (1990) Intranodale Feinstrukturanalyse bei der indirekten Lymphographie mit Hilfe der direktvergrößernden Mikrofokus-Röntgenmethode. In: Baumeister RGH (Hrsg) Lymphologica. Jahresband 1990, Medicon, München, S 34

248. Pradeep VM, Padmanabhan V, Sen P, Ramachandran K, Sasidharan K, Krishnamoorthy S, Nair MK (1991) Sonographic evaluation of operability of malignant cervical lymph nodes. Am J Clin Oncol 14: 438–441

249. Quak J, van Dongen G (1994) Perspectives of monoclonal antibodies for detection and treatment of head and neck tumours. Eur Arch Otorhinolaryngol 251: 1–5

250. Quetz JU, Rohr S, Hoffmann P, Wustrow J, Mertens J (1991) Die B-Bild-Sonographie beim Lymphknotenstaging im Kopf-Hals-Bereich. Ein Vergleich mit der Palpation, Computer- und Magnetresonanztomographie. HNO 39: 61–63

251. Quetz JU, Bosse M, Sperlich D, Heißenberg M (1998) Sonography for detection of late lymph node metastases in the head and neck region: An effective method of follow-up screening? Br J Cancer 77: 15

252. Rege SD, Chaiken L, Hoh CK et al. (1993) Change induced by radiation therapy in FDG uptake in normal and malignant structures of the head and neck: Quantitation with PET. Radiology 189: 807–812

253. Rege S, Maass A, Chaiken L et al. (1994) Use of positron emission tomography with fluorodeoxyglucose in patients with extracranial head and neck cancers. Cancer 73: 3047–3058

254. Reisser C, Haberkorn U, Strauss LG (1992) Diagnosis of energy metabolism in ENT tumors – a PET study. HNO 40: 225–231

255. Reisser C, Haberkorn U, Strauss L G (1993) The relevance of positron emission tomography for the diagnosis and treatment of head and neck tumors. J Otolaryngol 22: 231–238

256. Reivich M, Kuhl D, Wolf A et al. (1977) Measurement of local cerebral glucose metabolism in man with 18F-2-fluoro-2-deoxy-d-glucose. Acta Neurol Scand Suppl 64: 190–191

257. Rickert D, Jecker P, Engelke JC, Ernst E, Westhofen M (1998) Signalverstärkung in der Farbduplexsonographie: Validität in der Differentialdiagnose primärer Malignome des Kopf-Halsbereiches und cervicaler Lymphknotenschwellungen. HNO 46: 389

258. Rickert D, Jecker P, Westhofen M (1999) Duplexsonographisch detektiertes Gefäßverteilungsmuster in zervikalen Lymphknoten: Ein Beitrag zur verbesserten Differentialdiagnose. In: Lippert BM, Rathcke IO, Werner JA (Hrsg) Lymphologie gegen Ende des 20. Jahrhunderts. Shaker, Aachen, S 61–65

259. Ridder GJ, Eglinger CF, Sander A, Technau-Ihling K (2000) Der Halsabszess als Primärmanifestation von Kopf- und Halskarzinomen – Konsequenzen für das diagnostische Handeln. Laryngorhinootologie 79: 604–608

260. Righi PD, Kopecky KK, Caldemeyer KS, Ball VA, Weisberger EC, Radpour S (1997) Comparison of ultrasound-fine needle aspiration and computed tomography in patients undergoing elective neck dissection. Head Neck 19: 604–610

261. Rigo P, Paulus P, Kaschten BJ et al. (1996) Oncological applications of positron emission tomography with fluorine-18 fluorodeoxyglucose. Eur J Nucl Med 23: 1641–1674

262. Robbins KT, Medina JE, Wolfe GT, Levine PA, Sessions RB, Pruet CW (1991) Standardizing neck dissection terminology. Arch Otolaryngol 117: 601–605

263. Ross MR, Schomer DF, Chappell P, Enzmann DR (1994) MR imaging of head and neck tumors: Comparison of T1-weighted contrast-enhanced fat-suppressed images with conventional T2-weighted and fast spin-echo T2-weighted images. Am J Radiol 162: 173–178

264. Sapin M, Satjukowa G (1976) Die gegenwärtigen Methoden der Erforschung des Lymphgefäßsystems. Anat Embryol (Berl) 149: 113–122

265. Sau P, Graham JH, Helwig EB (1995) Proliferating epithelial cysts. Clinicopathological analysis of 96 cases. J Cutan Pathol 22: 394–406

266. Schade G (2001) Erfahrungen mit der Anwendung ds Ultraschall-Kontrastverstärkers Levovist® bei der Differenzierung zervikaler Lymphome mittels farbcodierter Duplexsonographie. Laryngorhinootologie 80: 209–213

267. Schipper JH, Schrader M, Arweiler D, Muller S, Sciuk J (1996) Positron emission tomography for primary tumor detection in lymph node metastases with unknown primary tumor. HNO 44: 254–257

268. Schlief R, Bauer A (1996) Ultraschallkontrastmittel. Radiologe 36: 51–57

269. Schoengen A, Binder T, Faiss S, Weber L, Zeelen U (1993) Fine needle aspiration cytology of metastatic malignant melanoma. Improvement of results with ultrasound control. Hautarzt 44: 703–707

270. Schreiber J, Mann W, Lieb W (1993) Farbduplexsonographische Messung der zervikalen Lymphknotenperfusion: Ein Beitrag zur Diagnostik der zervikalen Metastasierung. Laryngorhinootologie 72: 187–192

271. Schröder RJ, Maurer J, Hidajat N et al. (1998) Signal-enhanced colour-coded duplex sonography of reactively and metastatically enlarged lymph nodes. Rofo Fortschr Geb Rongtenstr Neuen Bildgeb Verfahr 168: 444–450

272. Schröder U, Eckel HE, Rasche V, Arnold G, Ortmann M, Stennert E (2000) Wertigkeit der Feinnadelpunktionszytologie bei Neoplasien der Glandula parotis. HNO 48: 421–429

273. Schwab W, Scheer KE, zum Winkel K (1965) Die Szintigraphie des zervikalen Lymphsystems nach radikaler Lymphknotenausräumung. Laryngorhinootol 44: 326–330

274. Shah JP, Strong E, Spiro RH, Vikram B (1981) Neck dissection: Current status and future possibilities. Clin Bull 11: 25–33

275. Shingaki S, Suzuki I, Nakajima T, Hayashi T, Nakayama H, Nakamura M (1995) Computed tomographic evaluation of lymph node metastasis in head and neck carcinomas. J Craniomaxillofac Surg 23: 233–237

276. Shoaib T, Soutar DS, Prosser JE et al. (1999) A suggested method for sentinel node biopsy in squamous cell carcinoma of the head and neck. Head Neck 21: 728–733

277. Shotwell MA, Kilberg MS, Oxender DL (1983) The regulation of neutral amino acid transport in mammalian cells. Biochim Biophys Acta 737: 267–284

278. Siegert R, Schrader B, Baretton G (1990) Die ultraschallgeführte Feinnadelpunktion pathologischer Raumforderungen im Kopf-Hals-Bereich. HNO 38: 287–291

279. Snow GB, Annyas AA, van Slooten EA, Bartelink H, Hart AA (1982) Prognostic factors of neck node metastasis. Clin Otolaryngol 7: 185–192

280. Sohn C, Stolz W, Nuber B, Hesse A, Hornung B, Wallwiener D, Bastert G (1991) Verbesserungen der 3-D-Ultraschalldarstellung. Bildgebung 58: 116–120

281. Som PM (1987) Lymph nodes of the neck. Radiology 165: 593–600

282. Som PM (1992) Detection of metastasis in cervical lymph nodes: CT and MR criteria and differential diagnosis. AJR Am J Roentgenol 158: 961–969

283. Som PM, Curtin HD, Mancuso AA (1999) An imaging-based classification for the cervical lymph nodes designed as a

adjunct to recent clinically based nodal classifications. Arch Otolaryngol Head Neck Surg 125: 388–396

284. Som PM, Curtin HD, Mancuso AA (2000) The new imaging-based classification for describing the location of lymph nodes in the neck with particular regard to cervical lymph nodes in relation to cancer of the larynx. ORL J Otorhinolaryngol Relat Spec 62: 186–198

285. Soo KC, Ward M, Roberts KR et al. (1987) Radioimmunoscintigraphy of squamous carcinomas of the head and neck. Head Neck Surg 9: 349–352

286. Spiro RH, Morgan GJ, Strong EW, Shah JP (1996) Supraomohyoid neck dissection. Am J Surg 172: 650–653

287. Steinkamp HJ, Zwicker C, Langer M, Mathe F, Uhrmeister P (1991) Cervical lymphnode metastasis: Significance of computerized tomography and palpation: A histologically controlled comparison. Rofo Fortschr Geb Rontgenstr Neuen Bildgeb Verfahr 155: 305–311

288. Steinkamp HJ, Knobber D, Hosten N, Felix R. Spiral CT (1993 a) differential diagnosis of cervical swelling. Initial clinical results. Laryngorhinootologie 72: 361–367

289. Steinkamp HJ, Knobber D, Schedel H, Maurer J, Felix R (1993 b) Palpation und Sonographie in der Nachsorge von Kopf-Hals-Patienten: Vergleich sonographischer Dignitätsparameter. Laryngorhinootologie 72: 431–438

290. Steinkamp HJ, Maurer J, Cornehl M, Knobber D, Hettwer H, Felix R (1994) Recurrent cervical lymphadenopathy: Differential diagnosis with color-duplex sonography. Eur Arch Otorhinolaryngol 251: 404–409

291. Steinkamp HJ, Cornehl M, Hosten N, Pegios W, Vogl T, Felix R (1995) Cervical lymphadenopathy: Ratio of long- to short-axis diameter as a predictor of malignancy. Br J Radiol 68: 266–270

292. Steinkamp HJ, Mueffelmann M, Böck JC, Thiel T, Kenzel P, Felix R (1998) Differential diagnosis of lymph node lesions: A seminquantitative approach with colour Doppler ultrasound. Br J Radiol 71: 828–833

293. Stern WB, Silver CE, Zeifer BA, Persky MS, Heller KS (1990) Computed tomography of the clinically negative neck [see comments]. Head Neck 12: 109–113

294. Stevens MH, Harnsberger HR, Mancuso AA, Davis RK, Johnson LP, Parkin JL (1985) Computed tomography of cervical lymph nodes. Staging and management of head and neck cancer. Arch Otolaryngol 111: 735–739

295. Strasnick B, Moore DM, Abemayor E, Juillard G, Fu YS (1990) Occult primary tumors. Arch Otolaryngol 116: 173–176

296. Strauss LG (1996) Fluorine-18 deoxyglucose and false-positive results: a major problem in the diagnostics of oncological patients. Eur J Nucl Med 23: 1409–1415

297. Stroomer JW, Roos JC, Sproll M et al. (2000) Saftey and biodistribution of 99mTechnetium-labeled anti-CD44v6 monoclonal antibody BIWA 1 in head and neck cancer patients. Clin Cancer Res 6: 3046–3055

298. Surwit EA, Childers JM, Krag DN, Katterhagen JG, Galliuon HH, Waggoner S, Mann WJ (1993) Clinical assessment of 111-In-CYT-103 immunoscintigraphy in ovarian cancer. Gynecol Oncol 48: 285–292

299. Tachimori Y, Kato H, Watanabe H, Yamaguchi H (1994) Neck ultrasonography for thoracic esophageal carcinoma. Ann Thorac Surg 57: 1180–1183

300. Takes RP, Knegt P, Manni JJ et al. (1996) Regional metastasis in head and neck squamous cell carcinoma: Revised

value of US with US-guided FNAB [see comments]. Radiology 198: 819–823

301. Tarng DC, Su WJ, Huang TP (1998) PCR diagnosis on formalin-fixed, paraffin-embedded tissues with acid fast stain and culture negativity in chronic dialysis patients of cervico-mediastinal tuberculous lymphadenitis. Nephrol Dialys Transplant 13: 1543–1546

302. Teichmann L (1861) Das Saugadersystem vom anatomischen Standpunkte. Engelmann, Leipzig

303. Terui S, Terauchi T, Ebihara S et al. (1992) Lymphoscintigraphy of head-and-neck cancer. Angiology 43: 925–932

304. Tesoro-Tess JD, Balzarini L, Ceglia E, Petrillo R, Santora A, Musumeci R (1991) Magnetic resonance imaging in the initial staging of Hodgkin's disease and non-Hodgkin' lymphoma. Eur J Radiol 12: 81–90

305. Teymoortash A, Lippert BM, Ramaswamy A, Bien S, Werner JA (im Druck) Der interessante Fall Nr. ?? Laryngorhinootologie

306. Timon CI, McShane D, Hamilton D, Walsh MA (1991) Head and neck cancer localization with Indium labeled carcioembryonic antigen: A pilot project. J Otolaryngol 20: 283–287

307. Todd NW (1993) Common congenital anomalies of the neck: Embryology and surgical anatomy. Surg Clin North Am 73: 599–610

308. Togawa T, Yui N, Kinoshita F, Shimada F, Omura K, Takemiya S (1993) Visualization of nasopharyngeal carcinoma with Tl-201 chloride and a three-head rotating gamma camera SPECT system. Ann Nucl Med 7: 105–113

309. Tomura N, Hirano H, Watanabe O, Hirano Y, Kato K, Sasaki K, Watarai J (2000) Comparison of thallium-201 and gallium-67 imaging in evaluation of head and neck cancer. J Comput Assist Tomogr 24: 454–460

310. Toriyabe Y, Nishimura T, Kita S, Saito Y, Miyokawa N (1997) Differentiation between benign and metastatic cervical lymph nodes with ultrasound. Clin Radiol 52: 927–932

311. Traissac L (1983) Halslymphographie. In: Lüning M, Wiljasalo M, Weissleder H (Hrsg) Lymphographie bei malignen Tumoren, 2. Aufl. Thieme, Stuttgart, S 11–17

312. Tranter RMD, Frairwheather DS, Bradwell AR, Dykes PW, Watson-James S, Chandler S (1984) The detection of squamous cell tumours of the head and neck using radio-labelled antibodies. J Laryngol Otol 98: 71–74

313. Tschammler A, Gunzler U, Reinhart E, Höhmann D, Feller AC, Müller W, Lackner K (1991) Dignitätsbeurteilung vergrößerter Lymphknoten durch qualitative und semi-qualitative Auswertung der Lymphknotenperfusion mit farbkodierter Dopplersono-graphie. Rofo Fortschr Geb Rontgenstr Neuen Bildgeb Verfahr 154: 414–418

314. Tuma J, Stransky K, Tercanli S, Schwarzenbach HR, Nemecek S (2000) SonoCT: Die ersten Erfahrungen in der Mammadiagnostik. Ultraschall Med 21: 53

315. Valdes-Olmos RA, Balm AJ, Hilgers FJ et al. (1997) Thallium-201 SPECT in the diagnosis of head and neck cancer. J Nucl Med 38: 873–879

316. Van den Brekel MW (1996) US-guided fine-needle aspiration cytology of neck nodes in patients with No disease [letter; comment]. Radiology 201: 580–581

317. Van den Brekel MWM (2000) Lymph node metastases: CT and MRI. Eur J Radiol 33: 230–238

318. Van den Brekel MWM, Castelijns JA (1999) Radiologic evaluation of neck metastases: The Otolatyngologist's perspective. Semin Ultrasound CT MR 20: 162–174

320. Van den Brekel MWM, Castelijns JA (2000) Imaging von lymph nodes in the neck. Semin Roentgenol 35: 42–53

321. Van den Brekel MW, Castelijns JA, Stel HV et al. (1990 a) Detection and characterization of metastatic cervical adenopathy by MR imaging: Comparison of different MR techniques. J Comput Assist Tomogr 14: 581–589

322. Van den Brekel MW, Stel HV, Castelijns JA et al. (1990) Cervical lymph node metastasis: Assessment of radiologic criteria. Radiology 177: 379–384

323. Van den Brekel MW, Castelijns JA, Stel HV, Luth WJ, Valk J, van der Waal I, Snow GB (1991) Occult metastatic neck disease: Detection with US and US-guided fine-needle aspiration cytology. Radiology 180: 457–461

324. Van den Brekel MW, Castelijns JA, Stel HV, Golding RP, Meyer CJ, Snow GB (1993) Modern imaging techniques and ultrasound-guided aspiration cytology for the assessment of neck node metastases: A prospective comparative study. Eur Arch Otorhinolaryngol 250: 11–17

325. Van den Brekel MWM, Castelijns JA, Snow GB (1994) Detection of lymph node metastases in the neck: Radiologic criteria. Radiology 192: 617–618

326. Van den Brekel MW, Castelijns J A, Snow GB (1996) Imaging of cervical lymphadenopathy. Neuroimaging Clin North Am 6: 417–434

327. Van den Brekel MWM, van der Waal I, Meyer CJLM, Freeman JL, Castelijns JA, Snow GB (1996) The incidence of micrometastases in neck dissection specimens obtained from elective neck dissections. Laryngoscope 106: 987–991

328. Van den Brekel MW, Castelijns JA, Snow GB (1998) The size of lymph nodes in the neck on sonograms as a radiologic criterion for metastasis: How reliable is it? [see comments]. Am J Neuroradiol 19: 695–700

329. Van den Brekel MWM, Reitsma LC, Leemans CR, Smeele LE, van der Waal I, Snow GB (1999) Patient outcome of a wait and see policy for the No neck using ultrasound guided cytology during follow-up. Arch Otolaryngol Head Neck Surg 125: 153–156

330. Van Dongen GAMS, Leverstein H, Roos JC et al. (1992) Radioimmunoscintigraphy of head and nech cancer using 99mTc-labled monoclonal antibody E48 F(ab')2. Cancer Res 52: 2569–2574

331. Van Dongen GAMS, De Bree R, Roos JC, Quak JJ, Snow GB (2000) The value of radioimmunoscintigraphy for detection of lymph node metastases in head and neck cancer patients. In: Mukherji SK, Castelijins (eds) Modern head and neck imaging. In: Baert AL, Heuck FHW, Youker JE (eds) Medical radiology – diagnostic imaging and radiation oncology. Springer, Berlin Heidelberg New York Tokyo, pp 87–105

332. Vassallo P, Wernecke K, Roos N, Peters PE (1992) Differentiation of benign from malignant superficial lymphadenopathy: The role of high-resolution US. Radiology 183: 215–220

333. Vassallo P, Edel G, Roos N, Naguib A, Peters PE (1993) In-vitro high-resolution ultrasonography of benign and malignant lymph nodes. A sonographic-pathologic correlation. Invest Radiol 28: 698–705

334. Verbruggen AM (1990) Radiopharmaceuticals: State of the art. Eur J Nucl Med 17: 346–364

335. Visser G, Gerretsen M, Herscheid J, Snow GB, van Dongen GAMS (1993) Labeling of monoclonal antibodies with 186Re using the MAG 3 chelate for radioimmunotherapy of cancer: A technical protocol. J Nucl Med 34: 1953–1963

336. Vogl TJ, Balzer J, Grevers G (1992) Die Magnetresonanztomographie bei Fragestellungen in der HNO-Heilkunde. Laryngorhinootologie 71: 439–452

337. Vogl TJ, Balzer J, Mack M, Steger W (1998) Radiologische Differentialdiagnostik in der Kopf-Hals-Region. Thieme, Stuttgart New York

338. Wagner S (1994) Benign lymph node hyperplasia and lymph node metastases in rabitts: Animal models for magnetic resonance lymphography. Invest Radiol 29: 364– 371

339. Wagner-Manslau C, Bauer R, Flierdt E van den, Lukas P, Clasen B, Häßler A, Pabst HW (1990) Wertigkeit der SE, IE und GE Sequenzen bei Tumoren im Kopf-Hals-Bereich. RoFo Fortschr Geb Rontgenstr Neuen Bildgeb Verfahr 153: 154–160

340. Wahl RL, Quint LE, Cieslak RD, Aisen AM, Koeppe RA, Meyer CR (1993) „Anatometabolic" tumor imaging: fusion of FDG PET with CT or MRI to localize foci of increased activity. J Nucl Med 34: 1190–1197

341. Wang RC, Goepfert H, Barber AE, Wolf P (1990) Unknown primary squamous cell carcinoma metastatic to the neck. Arch Otolaryngol 116: 1388–1393

342. Warburg O, Wind F, Negelein E (1926) Über den Stoffwechsel der Tumoren im Körper. Klin Wochenschr 5: 829–832

343. Watkinson JC, Johnston D, Jones N, Coady M, Laws D, Allen S, Hibbert J (1990) The reliability of palpation in the assessment of tumours. Clin Otolaryngol 104: 783–789

344. Watkinson JC, Todd CE, Paskin L, Rankin S, Palmer T, Shaheen OH, Clarke SE (1991) Metastatic carcinoma in the neck: A clinical, radiological, scintigraphic and pathological study. Clin Otolaryngol 16: 187–192

345. Weber G, Cantero A (1954) Glucose-6-phosphatase activity in normal, precancerous, and neoplastic tissues. Cancer Res 14: 105–108

346. Weerda H, Gehrking E (2000) Die (sonographisch kontrollierte) Feinnadel-punktionszytologie im Kopf-Halsbereich. HNO 48: 419–420

347. Weinhouse S (1976) The Warburg hypothesis fifty years later. Z Krebsforsch Klin Onkol Cancer Res Clin Oncol 87: 115–126

348. Weiss MH, Harrison LB, Isaacs RS (1994) Use of decision analysis in planning a management strategy for the stage No neck. Arch Otolaryngol Head Neck Surg 120: 699–702

349. Welkoborsky HJ, Maurer J, Klimek L, Mann W (1997) Neueste Entwicklungen in der Ultraschalldiagnostik: Neue technische Entwicklungen, Ultraschalluntersuchung der Weichteilstrukturen des Halses. In: Theissing J (Hrsg) Verhandlungsbericht der Deutschen Gesellschaft für Hals-Nasen-Ohren-Heilkunde, Kopf- und Halschirurgie 1997. Springer, Berlin Heidelberg New York Tokyo, S 219–236

350. Werner JA (1995) Untersuchungen zum Lymphgefäßsystem der oberen Luft- und Speisewege. Shaker, Aachen

351. Werner JA (1997) Aktueller Stand der Versorgung des Lymphabflusses maligner Kopf-Hals-Tumoren. In: Theissing J (Hrsg) Verhandlungsbericht der Deutschen Gesellschaft für Hals-Nasen-Ohren-Heilkunde, Kopf- und Halschirurgie 1997. Springer, Berlin Heidelberg New York Tokoy, S 47–85

352. Werner JA, Dünne AA, Brandt D et al. (1999) Untersuchungen zum Stellenwert der Sentinel Lymphonodektomie bei Karzinomen des Pharynx und Larynx. Laryngorhinootologie 78: 663–670

353. Werner JA, Bien S, Dünne AA, Rochels R, Seyberth H, Lippert BM (2002) Fortgeschrittene extrakranielle Hämangiome und vaskuläre Malformationen. Dtsch Aerztebl 99: A188–193

354. Werner JA, Dünne AA, Lippert BM (im Druck) Indikationen zur Halsoperation bei nicht nachweisbaren Lymphknotenmetastasen. Teil II: Neck dissection beim klinischen No-Hals. HNO

355. Westhofen M, Reichel C, Nadjmi D (1994) Die farbkodierte Duplexsonographie der Halslymphknoten. Otorhinolaryngologica Nova 4: 285–291

356. Williams RG, Douglas-Jones T (1995) Mycobacterium marches back. J Laryngol Otol 109: 5–13

357. Wilson GR, McLean NR, Chippindale A, Campbell RS, Soames JV, Reed MF (1994) The role of MRI scanning in the diagnosis of cervical lymphadenopathy. Br J Plast Surg 47: 175–179

358. Wong DSY, LI GKH (2000) The role of fine-needle aspiration cytology in the management of parotid tumors: A critical clinical appraisal. Head Neck 22: 469–473

359. Wong WL, Chevretton EB, McGurk M et al. (1997) A prospective study of PET-FDG imaging for the assessment of head and neck squamous cell carcinoma. Clin Otolaryngol 22: 209–214

360. Wong WL, Hussain K, Chevretton E, Hawkes DJ, Baddeley H, Maisey M, McGurk M (1996) Validation and clinical application of computer-combined computed tomography and positron emission tomography with 2-[18F]fluoro-2-deoxy-D-glucose head and neck images. Am J Surg 172: 628–632

361. Wustrow TPU (1992) Allgemeine diagnostische Verfahren am Hals. In: Naumann HH, Helms J, Herberhold C, Kastenbauer E (Hrsg) Oto-Rhino-Laryngologie in Klinik und Praxis, Bd: 3 Hals. Thieme, Stuttgart New York, S 15–20

362. Yokoyama J, Shiga K, Saijo S, Matumoto K (1999) Rapid diagnosis of cervical tuberculous lymphadenitis by application of DANN probe. Otolaryngol Head Neck Surg 121: 501–504

363. Yousem DM, Som PM, Hackney DB, Schwaibold F, Hendrix RA (1992) Central nodal necrosis and extracapsular neoplastic spread in cervical lymph nodes: MR imaging versus CT. Radiology 182: 753–759

364. Yousem DM, Hurst RW (1994) MR of cervical lymph nodes: Comparison of fast spin-echo and conventional spin-echo T2 W scans. Clin Radiol 49: 670–675

365. Yousem DM, Hatabu H, Hurst RW et al. (1995) Carotid artery invasion by head and neck masses: Prediction with MR imaging. Radiology 195: 715–720

366. Yucel T, Saatci I, Sennaroglu L, Cekirge S, Aydingoz U, Kaya S (1997) MR imaging in squamous cell carcinoma of the head and neck with no palpable lymph nodes. Acta Radiol 38: 810–814

367. Yuen APW, Wie WI, Wong SHW (1996) Critical appraisal of watchful waiting policy on the management of No neck of advanced laryngeal carcinoma. Arch Otolaryngol Head Neck Surg 122: 742–745

368. Zeltser R, Odont D, Milhem I, Azaz B, Hasson O (2000) Dermoid cysts of floor of the mouth: report of four cases. Am J Otolaryngol 21: 55–60

369. Zenk J, Iro H (1997) Dopplersonographischie und farbkodierte Duplexsonographie im Kopf-Hals-Bereich. In: Ganz H, Iro H (Hrsg) HNO Praxis Heute. Springer, Berlin Heidelberg New York Tokyo, S 35–64

370. Zuckier RJ, DeNardo GL (1997) Trials and tribulations: Oncological antibody imaging comes to the fore. Semin Nucl Med 27: 10–29

Prozess der lymphogenen Metastasierung

J. A. Werner

6.1 Mechanismen

Die manifeste Metastase ist das Ergebnis eines hochselektiven Prozesses, bei dem sich eine kleine Subpopulation metastatischer Zellen des Primärtumors durchgesetzt hat [4]. Diese metastatische Subpopulation innerhalb des Primärtumors kann frühzeitig auch dessen Wachstum beeinflussen.

Die Bildung metastatischer Absiedlungen muss als kontinuierlicher Prozess aufgefasst werden, der mit dem Primärtumorwachstum beginnt und in der darauf folgenden Zeit fortschreitet. Das Metastasierungspotenzial vergleichbar ausgedehnter Karzinome kann dabei deutlich differieren. Hier ist von einem unterschiedlichen individuellen Aggressionsverhalten auszugehen, das u.a. mit dem histologischen Differenzierungstyp korreliert. Es gibt eindeutige Hinweise darauf, dass die Tumorzelldissemination kurz nach dem Beginn der Vaskularisation des Primärtumors beginnt. So nimmt man an, dass die meisten Metastasen von Mammakarzinomen bereits initiiert werden, wenn der Primärtumor weniger als $0,125\ cm^3$ misst [2, 19]. Es ist weiterhin davon auszugehen, dass in einem malignen Tumor unterschiedlich aggressive Subpopulationen mit einem differierenden Metastasierungspotenzial vorhanden sind. Die ersten experimentellen Untersuchungen zur so genannten metastatischen Heterogenität wurden von Fidler u. Kripke [9] unternommen.

Neugebildete Tumorgefäße weisen häufig Schädigungszeichen auf. Sie können leicht von Primärtumorzellen infiltriert werden [8, 23]. Das Eindringen von Tumorzellen in das venöse System kann in Form von Einzelzellformationen oder im Sinne von größeren Zellansammlungen erfolgen. Unter diesen Zellverbänden weisen wiederum nur einige Zellen einen metastasierenden Phänotyp auf, was bedeutet, dass nur wenige Zellen überhaupt in der Lage sind, Metastasen zu bilden. Rasch wachsende Tumoren entsenden Tausende bis Millionen von Zellen pro Tag in den Zirkulationsvorgang [23]. Weniger als 0,01 % dieser zirkulierenden Tumorzellen sind in der Lage, metastatische Kolonien zu initiieren.

Primärtumoren besitzen kein intaktes Lymphgefäßnetz. Aus diesem Grunde kann davon ausgegangen werden, dass die einzige Kommunikation von Tumorzellen und Lymphgefäßen an der Tumorinvasionsfront, d.h. in der Peripherie des Tumorgewebes erfolgt. Hier können die Tumorzellen in die Lymphbahnen eindringen und auf diesem Wege zu den regionären Lymphknoten vordringen. Innerhalb von 10–60 Minuten nach dem initialen Eintritt der Tumorzellen in den Lymphknoten kann ein nennenswerter Anteil der Tumorzellen die afferenten Lymphgefäße erreichen. Diesen Zellen ist es möglich, über die zahlreichen lymphohämatogenen Verbindungen in den regionären oder systemischen venösen Abfluss zu gelangen.

Von den in das Gefäßsystem eingetretenen Tumorzellen handelt es sich etwa in 80 % um Einzelzellen, die an der Endotheloberfläche oder an der subendothelialen Basalmembran anheften. Seltener sind Tumorzellkomplexe, welche u.a. mit Leukozyten oder Fibrin Verbindungen eingehen. Die zwischen dem Endothel und der Basalmembran lokalisierten Tumorzellen verweilen in dieser Position zwischen acht und 24 Stunden. Es folgt eine lokale Auflösung der Basalmembran mit nachfolgendem Durchtritt der Tumorzellen durch diese Basalmembran mittels so genannter Pseudopodien [24]. Die Tumorzellen verweilen im arteriellen Abschnitt für zwei bis drei Wochen. Diese intraarteriellen Tumorzellen sind in der Lage, zu proliferieren und sich zu Kolonien zu verbreiten. Mit zunehmendem Koloniewachstum werden die Tumorzellen von einer endothelialen Oberfläche umgeben, die noch über keine Basalmembran verfügt. Erst wenn die Tumorkolonie die Arteriole komplett ausfüllt und es zur mechanischen Zerstörung des Endothels kommt, durchwandert die Tumorzellpopulation die Basalmembran und die elastische Wandung der Arteriole, um schließlich eine extravaskuläre Position einzunehmen [21].

Zur Beschreibung des Ablaufes biochemischer Vorgänge während der Tumorzellinvasion der Extrazellularmatrix wird vielfach eine so genannnte Dreischritthypothese propagiert [23].

- Den ersten Schritt bildet die Tumorzellanhaftung an die Matrix. Hierfür verantwortlich sind u. a. spezifische Glykoproteine wie Laminin und Fibronektin.
- Der zweite Schritt ist die lokale Degradation der Matrix durch tumorzellassoziierte Proteasen. Derartige Proteasen sind in der Lage, anheftende Proteine und Strukturkollagene der Matrix abzubauen.
- Als dritter Schritt folgt die Tumorzellbewegung in die durch Proteolysen veränderte Matrix. Die Ausrichtung dieser Tumorzellenbewegung wird am ehesten durch chemotaktische Faktoren bestimmt.

Unter den verschiedenen, für die Adhäsion von Tumorzellen in Frage kommenden Zelloberflächenrezeptoren sind zu nennen das Laminin, weiterhin als Integrine bezeichnete Glykoproteine mit einer gewissen Affinität zu verschiedenen Adhäsionsproteinen und nicht zuletzt die Gruppe der Cadherine, welche für den kalziumabhängigen Prozess der Zell-Zell-Adhäsion verantwortlich sind.

Unter den Enzymen, die unmittelbar am Metastasierungsprozess beteiligt sind, nimmt die Gruppe der Matrixmetalloproteinasen eine zentrale Stellung ein. Sie sind unmittelbar an Abbauvorgängen von Bestandteilen der Extrazellulärmatrix und der Basalmembran beteiligt. Es sind aber nicht nur die Metalloproteinasen, die den Metastasierungsvorgang beeinflussen. Es ist auch das Gleichgewicht oder die Imbalance zwischen Metalloproteinasen und den natürlich inhibierenden Proteinen, die vom angrenzenden gesunden Gewebe, aber auch vom Tumor selbst gebildet werden können. Derartige natürliche, die Proteinasen inhibierenden Proteine sind die *Tissue Inhibitors of Metalloproteinases (TIMPs)* oder die *Plasminogenaktivatorinhibitoren (PAIs)*.

Der schon 1949 von Gersh u. Catchpole [13] geäußerte Gedanke, dass die Invasivität maligner Neoplasien an die Lyse von Kollagen gebunden ist, wurde 1970 von Taylor et al. [42] konkretisiert, indem sie eine kollagenolytische Enzymaktivität sowohl in epithelialen als auch in mesenchymalen Malignomen nachwiesen.

Bei der Invasion müssen die neoplastischen Zellen Makromoleküle der *extrazellulären Matrix (ECM)* und der Basalmembranen wie Kollagen, Laminin und Proteoglykane zersetzen, sich an die Proteine der ECM binden, wieder ablösen und Lücken der ECM durchwandern. Diese proteolytische Aktivität wird ihnen hauptsächlich durch die Familie der zinkbindenden *Matrixmetalloproteinasen (MMPs)* ermöglicht. Sie besitzen die besondere Fähigkeit, sämtliche extrazelluläre Matrixkomponenten einschließlich des fibrillären Kollagens zu zersetzen. MMPs besitzen weiterhin eine physiologische Bedeutung während der Embryogenese, des Gewebewachstums und der Wundheilung [3] sowie bei verschiedenen Erkrankungen wie Leberzirrhose [22], Osteoarthritis [38], rheumatische Arthritis oder dem systemischer Lupus erythematodes [43].

In Malignomen werden verschiedene MMPs von Tumorzellen, besonders aus der invasiven Front, von Fibroblasten des umgebenden Stromas oder von beiden sezerniert. Es sind derzeit 19 MMPs bekannt, die nach strukturellen Gesichtspunkten fünf Untergruppen (Kollagenasen, Gelatinasen, Stromelysine/stromelysinähnliche MMPs, membrangebundene MMPs und neue MMPs) zugeordnet werden (Tabelle 6.1).

Zur Familie der MMPs zählt man weiterhin vier zuvor bereits angesprochene Enzyme (TIMP). TIMPs fungieren als negative Regulatoren des Abbauprozesses der extrazellulären Matrix. Sie hemmen einerseits die MMPs durch Ausbildung fester nichtkovalenter Bindungen an deren aktives Zentrum. Zum anderen spricht man TIMP-1 eine Funktion als wachstumsstimulierenden Faktor normaler und maligner Zellen zu [17]. Neben diesen nativen Inhibitoren wurden zahlreiche synthetische entwickelt. Beide Gruppen ermöglichen die Prävention von Wachstum und Streuung experimenteller Tumoren, was möglicherweise eine therapeutischer Bedeutung hat [3].

Der Angioneogenese kommt eine Schlüsselstellung zu Beginn und auch am Ende des metastatischen Prozesses zu. Schließlich kann auch eine Metastase von sich aus weitere Metastasen bilden. Der Vorgang der Angiogenese kann durch Tumoren selbst induziert werden. So darf die Angiogenese nicht als unvorhergesehenes Ereignis, sondern vielmehr als das Ergebnis der Kaskade eines Prozesses angesehen werden, der von den Endothelzellen kleinster Blutgefäße seinen Ausgang nimmt. Diese Endothelzellen werden durch bestimmte Faktoren stimuliert, die endotheliale Basalmembran abzubauen, ins perivaskuläre Stroma zu wandern und dort eine kapilläre Aussprossung zu induzieren [1]. Einwandernde Endothelzellen produzieren Typ-IV-Kollagen und andere Mitglieder der Matrixmetalloproteinasenfamilie. Vor diesem Hintergrund erscheint es nicht verwunderlich, dass spezifische Inhibitoren der Typ-IV-Kollagenase und andere, generelle Inhibitoren von Metalloproteinasen Endothelzellen direkt an der Invasion der extrazellulären Matrix hemmen können [26, 27]. Selbstverständlich können diese Inhibitoren gleichermaßen auch eine Tumorzellinvasion hemmen [25, 44].

Neben Prozessen, die die Motilität von Zellen, die Proteolyse und auch das Wachstum beeinflussen, spielt weiterhin die genetische Instabilität und ebenso die zelluläre Kommunikation eine wichtige Rolle im Metastasierungsprozess.

Die beschriebene Metastasierungskaskade trifft in weiten Teilen auch für das Plattenepithelkarzinom der oberen Luft- und Speisewege zu. Die Tumorzellen penetrieren darüber hinaus die Wandung der initialen Lymphgefäße, die gekennzeichnet ist durch eine fehlende oder nur diskontinuierlich ausgebildete Basallamina. Sie gelangen mit dem Lymphfluss in den subkapsulären Sinus der Lymphknoten, wo sie häufig aus letztlich nicht

Tabelle 6.1. Zusammenstellung relevanter Matrixmetalloproteinasen (MMPs), deren Inhibtoren (TIMPs), ihrer Substrate und Besonderheiten

Gruppe	MMP	Enzym	Bekannte Substrate und Besonderheiten
Kollagenasen	MMP-1	Interstitielle Kollagenase-I	Kollagen (Typ I, II, III, VII, VIII und X); Gelatin; Aggrecan; Versican; PLP („proteoglycan link protein"); Casein; α_1PI („α_1-proteinase inhibitor"); α_2M (α_2-Makroglobulin); PZP („pregnancy zone protein"); Ovostatin; Nidogen; MBP („myelin base protein"); proTNF; L-Selectin; MMP-2; MMP-9
	MMP-8	Neutrophile Kollagenase	Kollagen (Typ I, II, III, V, VII, VIII und X); Gelatin; Aggrecan; α_1PI, α_2-Antiplasmin; Fibronectin
	MMP-13	Kollagenase-III	Kollagen (Typ I, II, III und IV); Gelatin; PAI2; Aggrecan; Perlecan; Tenascin
	MMP-18	Xenophus-Kollagenase	Kollagen (Typ I, IV, V, VII, VIII, X, XI und XIV); Gelatin; Elastin; Fibronectin; Aggrecan; Versican; PLP; MBP
Gelatinasen	MMP-2	Gelatinase A	β-Amyloid$_{1-40}$; β-Amyloid$_{1-20}$; APP 695; proTNF; α_1PI; MMP-9; MMP-13; Osteonectin
	MMP-9	Gelatinase B	Kollagen (Typ IV, V, VII, X und XIV); Gelatin; Elastin; Aggrecan; Versican, PLP, Fibronectin, Nidogen; α_1PI; MBP; proTNF; Osteonectin
Stromelysine	MMP-3	Stromelysin-1	Kollagen (Typ III, IV, IX und X); Gelatin; Aggrecan; Versican; Perlecan; PLP; Fibronectin; Laminin; Elastin; Casein; Fibrinogen-Antithrombin-III; α_2M; Ovostatin; α_1PI; MBP; proTNF; MMP-1; MMP-7; MMP-8; MMP-9; MMP-13
	MMP-10	Stromelysin-2	Kollagen (Typ III, IV und V); Gelatin; Casein; Aggrecan; Elastin; PLP; Fibronectin; MMP-1; MMP-8
	MMP-11	Stromelysin-3	α_1PI; möglicherweise IGFBP-1 („insulin-like growth factor-binding protein-1")
Stromelysin-ähnliche MMPs	MMP-7	Matrilysin/ PUMP-1	Kollagen (Typ IV und X); Gelatin; Aggrecan; PLP; Fibronectin; Laminin; Entactin; Elastin; Casein; Transferrin; MBP; α_1PI; proTNF; MMP-1; MMP-2; MMP-9
	MMP-12	Makrophagen-Metalloelastase	Kollagen (Typ IV); Gelatin; Elastin; α_1PI; Fibronectin; Vitronectin; Entactin; Fibrinogen; Fibrin; Plasminogen; Laminin; MBP; proTNF
	MMP-26	Matrilysinähnliche Proteinase/ Matrixin/ Endometase	Gelatin; β-Casein; Gelatin-I; α_1PI; hydrolysiert Substrate von Matrixin und proTNFα-converting-enzyme; inaktiviert Serpine; reagiert mit Zytokinen
Neue MMPs	MMP-19		Kollagen (Typ IV); Laminin; Nidogen; Fibronectin; Gelatin-I
	MMP-20	Enamelysin	Amelogenin
Membrangebundene MMPs	MMP-14	MT-MMP-1	Kollagen (Typ I, II und III); Gelatin; Casein; Elastin; Fibronectin; Laminin; Vitronectin; Aggrecan; Dermatan; MMP-2; MMP-13; proTNF
	MMP-15	MT-MMP-2	MMP-2; Gelatin; Fibronectin; Tenascin; Nidogen; Laminin; Kollagen (Typ I)
	MMP-16	MT-MMP-3	MMP-2
	MMP-17	MT-MMP-4	Fibrinogen; Fibrin; katalysiert Substrat des proTNFα-converting-enzyme; Gelatin; setzt pro TNFα u. a. durch Hydrolyse von Glutathion-S-Transferase-proTNFα frei; aktiviert proMMP-2
	MMP-24	MT-MMP-5	Aktiviert proMMP-2
	MMP-25	MT-MMP-6/ Leukolysin	
TIMPs		TIMP-1	Alle MMPs außer MMP-14, -19; bindet proMMP-9
		TIMP-2	Alle MMPs; bindet proMMP-2
		TIMP-3	Alle MMPs; bindet proMMP-2 und -9
		TIMP-4	MMP-1, -2, -3, -7, -9; bindet proMMP-2

geklärten Gründen verbleiben und mit der Formation einer Kolonie an dieser Stelle beginnen [4]. So scheinen die Metastasen von Plattenepithelkarzinomen zunächst vielfach im subkapsulären Sinus zu wachsen, wohingegen andere Malignome, wie z. B. Melanome, eine sinusoidale Verteilung der Invasion im Lymphknoten zeigen.

Die zuvor erläuterten Abläufe des Metastasierungsprozesses zusammenfassend kann ergänzend festgestellt werden, dass der Prozess der lymphogenen Metastasierung an bestimmte Tumorzellcharakteristika und an bestimmte Eigenschaften, die vom Lymphknoten gestellt werden müssen, gebunden ist [31].

- Tumorzellen müssen in der Lage sein,
  - an den endothelialen Stellen des Zielorgans zu haften,
  - eine adäquate Antwort auf chemotaktische Signale von den Zellen des Zielorgans zu geben,
  - die subendotheliale Matrix des Zielorgans zu invadieren und zu zerstören,
  - dem immunologischen Überwachungssystem des Zielorgans zu entgehen und
  - auf lokale Wachstumssignale des Zielorgans zu reagieren.
- Zu den für die Initiierung des lymphogenen Metastasierungsprozesses erforderlichen Eigenschaften des Lymphknotens zählt das Vorhandensein geeigneter Endothelzellen, einer passenden Matrix sowie passenden parakrinen Motilitäts- und Wachstumsfaktoren.

Zum Beginn der Krebserkrankung scheint die Filter- und Barrierefunktion des Lymphknotens noch ausreichend intakt zu sein, um das Fortschreiten der Erkrankung aufzuhalten. Auch wenn Tumorzellen gelegentlich einen Lymphknoten überspringen und sich erst in dem folgenden Lymphknoten einnisten, ist der erste Lymphknoten in der Regel die Lokalisation der initialen metastatischen Kolonie. Diese Erkenntnis war die Grundvoraussetzung zur Evaluierung der sog. Sentinel-Lymphonodektomie (s. Kap. 11).

Wird der Lymphknoten zunehmend durch den metastatischen Tumor eingenommen, kann die Barrierefunktion nicht mehr aufrechterhalten werden. Es resultiert das lymphogene Fortschreiten der Erkrankung. In diesem Fall vermag der metastasendurchsetzte Lymphknoten selbst als Fokus für den weiteren Progress der Krebserkrankung zu dienen. Die dann folgende Ausbreitung kann über Lymphbahnen, über lymphovenöse Anastomosen, über den Blutstrom oder auch über eine direkte Infiltration der V. jugularis interna oder anderer großer venöser Gefäße erfolgen. Die beschriebene Metastasierungskaskade beim Plattenepithelkarzinom unterscheidet sich wahrscheinlich von dem lymphogenen Metastasierungsvorgang anderer Tumorentitäten, wie z. B. dem malignen Melanom.

Tumorzellen eines malignen Melanoms bilden in unmittelbarer Nähe von initialen Lymphgefäßen Zytoplasmaausläufer in Richtung auf den subendothelialen Faserfilz aus und durchdringen diesen. Anschließend schiebt sich dieser Zellausläufer zwischen Endothel und subendothelialen Faserfilz und bildet seinerseits so genannte Pseudopodien, die auf das Endothel hin ausgerichtet sind. Kommt es zu einem direkten Kontakt zwischen der Melanom- und der Endothelzelle, verschmelzen diese in diesem Bereich punktförmig miteinander, sodass eine filamentöse Brücke entsteht. Durch die nachfolgende Zerstörung der Endothelzelle gelangt die Melanomzelle durch die auf diese Weise entstandene Öffnung auf direktem Weg in das Lymphgefäß. Die noch erhaltenen Endotheljunktionen in unmittelbarer Nachbarschaft der Einbruchstelle sowie intraluminale Endothelfragmente weisen in diesem Zusammenhang auf ein gezielt destruktives Einwanderungsverhalten der Melanomzellen hin. Es handelt sich dabei typischer Weise um einzelne Melanomzellen, die aktiv in ein zentral gelegenes initiales Lymphgefäß invadieren [6, 32].

Es konnte eine eindeutige Bevorzugung der initialen Lymphgefäße beim Invasionsverhalten der Melanomzellen beobachtet werden. Auf der Suche nach einer Erklärung für dieses Phänomen wurde gezeigt, dass Melanomzellen bevorzugt an die extrazelluläre Matrix von Endothelzellen binden und hier vor allem an das Fibronektin. So könnte die bei Lymphgefäßen im Gegensatz zu Blutgefäßen relativ gut zugängliche extrazelluläre Matrix des Gefäßendothels eine mögliche Ursache für die bevorzugte Invasion von Melanomzellen in Lymphgefäße sein. Die direkte Aktivität der Melanomzellen gegenüber dem Faserfilz lässt vermuten, dass hier Moleküle vorhanden sind, die unmittelbar auf die Zellen wirken. Insgesamt muss von einer Eigenbeweglichkeit der Melanomzellen im Sinne eines Gleitens entlang der Gefäßwand ausgegangen werden [20, 34].

Es stellt sich hinsichtlich der Funktion des Lymphknotens im Rahmen der Entstehung von Lymphknotenmetastasen die Frage, ob der Lymphknoten lediglich passiv als Filter wirkt oder in der Lage ist, an der Metastasenentstehung selbst immunologisch aktiv mitzuwirken. In diesem Zusammenhang wiesen Schuller u. Haller [40] darauf hin, dass, wenn der Lymphknoten selbst einer Metastasenentwicklung entgegenwirken kann, die Bedeutung selektiver Neck-dissection-Formen angehoben würde. In einem solchen Falle wäre zu diskutieren, ob nicht nur die metastasenbefallenen Lymphknotengruppen entfernt werden sollten, um immunologisch aktive Lymphknotengruppen zu erhalten.

Die Entwicklung neuer Therapieansätze zur Behandlung von Plattenepithelkarzinomen im Kopf-Hals-Bereich setzt die genaue Kenntnis der Mechanismen der Tumorprogression und der hiermit einhergehenden lymphogenen Metastasierung voraus. Die Induktion eines Plattenepithelkarzinoms im Bereich der oberen Luft- und Speisewege ist im Tiermodell mit verschiedenen Verfahren möglich. Zum einen können spontan entstehende Plattenepithelkarzinome beispielsweise vom Ohr oder Auge des Rindes verwendet werden [5, 45]. Die Standardisierung eines solchen Tiermodells gestaltet sich jedoch sehr schwierig. Weiterhin können Plattenepithelkarzinome durch die Applikation von Karzinogenen in der Ratte oder der Maus induziert werden [30]. Die sich hierbei entwickelnden Karzinome wachsen jedoch im Gegensatz zu humanen Plattenepithelkarzinomen nicht immer invasiv und sind durch eine geringe lymphogene Metastasierungstendenz charakterisiert. Schließlich können Plattenepithelkarzinome durch Inokulation transplantierbarer Tumorzellen induziert werden [2, 44, 45].

Aus der Literatur sind umfassende Untersuchungen zum Lymphgefäßsystem [48] und zur Topographie der Lymphknoten [28] bei der Ratte bekannt. Nichtsdestotrotz ist der Einsatz dieses Tiermodells nur zur Erarbeitung des Wachstumsverhaltens von Plattenepithelkarzinomen sinnvoll. Da die aus implantierten Zelllinien hervorgehenden Plattenepithelkarzinome überwiegend hämatogen metastasieren [44, 45], ist dieses Tiermodell für die Untersuchung des lymphogenen Metastasierungsverhaltens sowie dessen therapeutische Behandlung nicht geeignet.

Demgegenüber zeichnet sich das VX2-Karzinom beim weißen Neuseeland-Kaninchen („New Zealand white rabbit") durch eine lymphogene Metastasierung aus. Das VX2-Karzinom – auch unter der Bezeichnung *Shope virus papilloma* bekannt – ist ein ausschließlich bei Kaninchen auftretender Tumor. Es stammt von einem virusinduzierten Hautpapillom [39], das sich später aufgrund einer spontanen Transformation zu einem hochmalignen anaplastischen und insbesondere lymphogen metastasierenden Plattenepithelkarzinom weiterentwickelte [35].

Seitdem 1952 erstmals die Unabhängigkeit des VX2-Karzinoms vom Virus beschrieben wurde [36], gilt das VX2-Karzinom als frei von viralen Charakteristika. Es behielt jedoch seine leichte Übertragbarkeit [11]. Entscheidende histologische Eigenschaften entsprechen denen von Plattenepithelkarzinomen des Menschen. Hierzu gehören neben der Tendenz, in die regionären Lymphknoten zu metastasieren, der geringe Differenzierungsgrad ohne Keratinisierung, die Infiltration in umliegende Strukturen und die Ausbildung von Ulzerationen ab einer gewissen Tumorgröße [27].

Kidd u. Rous [18] zeigten im Jahr 1940, dass man dieses Karzinom in der Skelettmuskulatur von Kaninchen züchten kann. Die gewonnenen Tumorzellen lassen sich als Zellsuspension subkutan transplantieren, wodurch die Tumorlokalisation kontrollierbar ist.

Das praktische Vorgehen umfasst die Tötung der Tiere nach 14–21 Tagen sowie die Entnahme des zuvor im Bereich der Oberschenkelmuskulatur induzierten Tumors. Unter permanenter Kühlung erfolgt die Herstellung der Vitalzellsuspeniosn binnen eineinhalb Stunden. Hinsichtlich der Konzentration der inokulierten Zellen differieren die Angaben zwischen 1×10^6 und 5×10^7/ml VX2-Karzinomzellen [30].

Die ersten Berichte über eine erfolgreiche In-vitro-Kultivierung von VX2-Karzinomzellen gehen auf Shah u. Dickson [37] aus dem Jahre 1978 zurück. Leider zeigte sich, dass die in-vitro-kultivierten Zellen kein Tumorwachstum induzieren konnten und nach drei Wochen in der Zellkultur abstarben. Vier Jahre später gelang Easty u. Easty [8] die Entwicklung einer In-vitro-Zellkultur, die nach Reimplantation ein Tumorwachstum aufwies, jedoch durch eine deutlich weniger aggressive Wachstumstendenz als humane Plattenepithelkarzinome charakterisiert war und hinsichtlich der lymphogenen Metastasierungstendenz unsicher blieb. Aus diesem Grunde bevorzugen die meisten Autoren das vorgenannte Verfahren der Vitalzellsuspensionsgewinnung durch intramuskuläre In-vivo-Reimplantation zur Induktion eines VX2-Karzinoms.

Seit den 60er Jahren wurden umfangreiche experimentelle Untersuchungen zum VX2-Karzinom durchgeführt. Besonderes Interesse galt hierbei den verschiedenen Mechanismen der Karzinogenese mit besonderem Augenmerk auf die Angiogenese, Dissemination und Immunmodulation. Weiterhin wurden verschiedene therapeutische Behandlungskonzepte wie eine antiangiogenetische oder intraarterielle Chemotherapie hinsichtlich ihrer Wirksamkeit gegenüber dem Primärtumor untersucht [17, 21, 25, 26, 41, 44, 45]. Weiterhin wurde anhand von Lymphknotenmetastasen intramuskulär in die Hinterläufe von Himalaya-Kaninchen implantierter VX2-Karzinome die Fragestellung bearbeitet, welches Kontrastmittel eine Differenzierung von tumorfreien und tumorbefallenen Lymphknoten im MRT ermöglicht [47].

Zur der Lokalisation von lymphogen induzierten Metastasen des VX2-Karzinoms im Kopf-Hals-Bereich beim weißen Neuseeland-Kaninchen erfolgten bisher keine Untersuchungen. Die detaillierteste Untersuchung zur Lokalisation regionärer Lymphknotenmetastasen beim Ösophaguskarzinom liegt für Hauskaninchen vor [27]. Andere Arbeiten beschäftigen sich mit der Wirkung von Strahlentherapie und Chemotherapie auf lym-

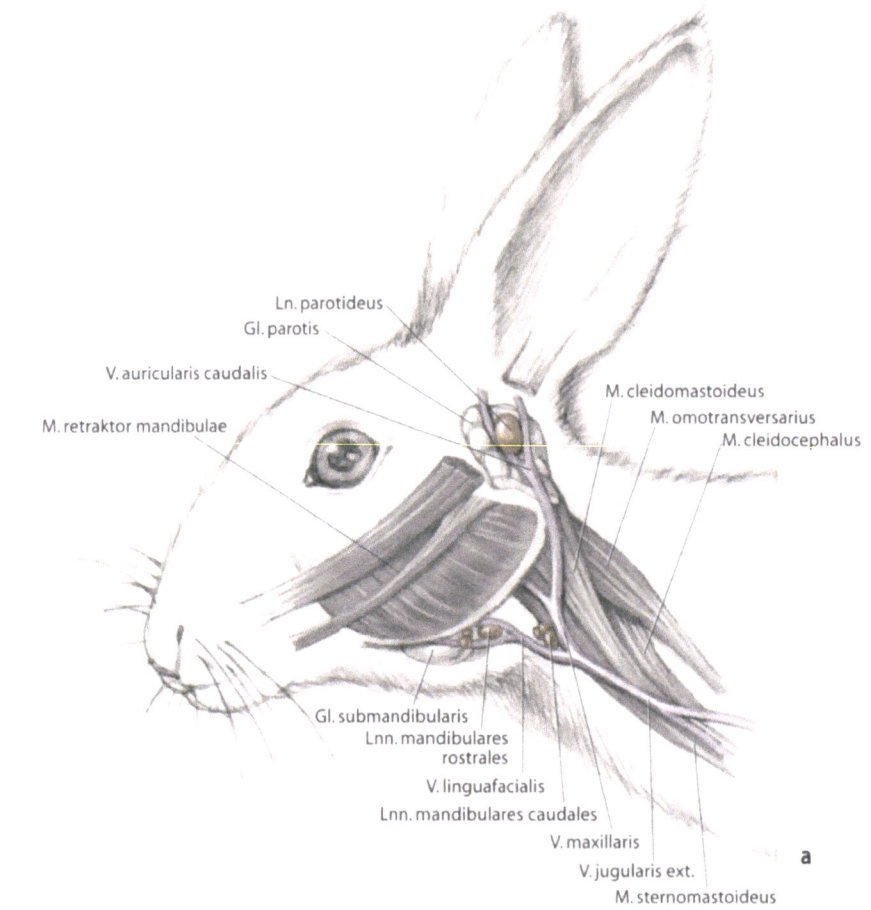

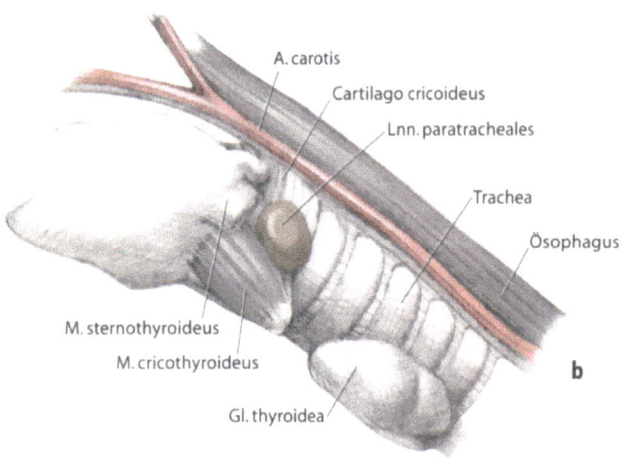

Abb. 6.1 a, b. Topographie der zervikalen Lymphknoten beim weißen Neuseeland-Kaninchen. a Oberflächliche Lymphknoten-gruppen. b Tiefe paratracheale Lymphknoten

phogen metastasierte VX2-Karzinome des Appendix und des Ösophagus bei Hauskaninchen [41].

Grundlage für experimentelle Arbeiten zum lymphogenen Metastasierungsverhalten von VX2-Karzinomen bei Neuseeland-Kaninchen ist die genaue Kenntnis der speziellen topographischen Anatomie der zervikalen Lymphknoten. Bei der nach unserer Kenntnis detailliertesten Darstellung der Anatomie des Kaninchens im Atlas von Popesko et al. [33] sind die Lnn. parotidei, die Lnn. submandibulares rostrales und caudales eingezeichnet. Ihre topographische Beziehung sowie Anzahl, Form und Größe blieben bisher unerwähnt.

In eigenen Untersuchungen [7] konnte nachgewiesen werden, dass Neuseeland-Kaninchen reproduzierbar 12–18 zervikale Lymphknoten aufweisen. Die Anzahl der zervikalen Lymphknoten des Neuseeland-Kaninchens ist demnach vergleichbar mit der Anzahl der Lymphknoten, die für die weiße Ratte und den syrischen Goldhamsters beschrieben worden sind [28]. Bei der weißen Ratte wurde daraufhingewiesen, dass die Anzahl der 10–18 zervikalen Lymphknoten je nach Alter der Tiere stark variiert. Dieser mit zunehmendem Alter fortschreitende Schwund des Lymphgewebes wurde generell bei Tieren beobachtet [14]. Durch die Auswahl adulter Kaninchen gleichen Alters kann man in geplanten Tierexperimenten von weitgehend gleichen Ausgangsbedingungen ausgehen.

In Übereinstimmung mit der weißen Ratte und dem syrischen Goldhamster [28] imponieren die zervikalen Lymphknoten auch beim Neuseelandkaninchen groß und klinisch nachweisbar. Entsprechend eigener Untersuchungsergebnisse existieren beim Neuseeland-Kaninchen drei chirurgisch leicht zugängliche Lymphknotengruppen (Abb. 6.1a). Nach Präparation eines Hautlappens stellen sich die *Lnn. mandibulares caudales* zwischen oberflächlichem und tiefem Blatt der Fascia cervicalis in der Aufzweigung der V. jugularis externa in die V. maxillaris und die V. linguofacialis liegend dar. Ihre Entfernung ist problemlos nach Eröffnung des oberflächlichen Blattes der zervikalen Faszie möglich. Diese Lymphknotengruppe umfasst drei linsenförmige, Champagner-farbene Lymphknoten von etwa 2–3 mm Größe. Die *Lnn. mandibulares rostrales* sind am dorsalen Pol der Gl. submandibularis unterhalb der Abzweigung der V. submentalis von der V. linguofacialis zwischen dem M. digastricus und dem M. retractor mandibulae lokalisiert. Um diese Lymphknotengruppe chirurgisch zu entfernen, muss zunächst das oberflächliche Blatt der Fascia cervicalis eröffnet werden. Unterhalb der sich dann darstellenden Gefäßgabel liegen ein bis drei rundlichen, Champagner-farbenen und etwa 1,5–5 mm großen Lnn. mandibulares rostrales. Der *Ln. parotideus* liegt direkt unterhalb der Fascia parotidea in der Gl. parotis dorsal der V. auricularis caudalis. Er kann nach Ablösung der Fascia parotidea problemlos unter palpatorischer Kontrolle aus der ihn umgebenden

Gl. parotis exstirpiert werden. Der Ln. parotideus ist ein etwa 10 mm großer, annähernd ovaler Lymphknoten mit gelappter Oberfläche.

Die *Lnn. paratracheales* sind demgegenüber aufgrund ihrer Lage chirurgisch sehr viel schwerer zugänglich (Abb. 6.1b). Sie liegen lateral des Ringknorpels in der ihn umgebenden Faszie auf der Unterseite des M. sternothyroideus. Um diese Lymphknotengruppen chirurgisch zu entfernen, muss zunächst der Larynx und die Trachea durch Lateralisation des M. omotransversarius, des M. cleidomastoideus und des M. cleidocephalus dargestellt werden. Nach Ablösen der prälaryngealen Faszie stellen sich benachbart dem M. cricothyroideus unterhalb des M. sternothyroideus die Lnn. paratracheales dar. Hierbei handelt es sich um ein bis zwei Champagner-farbene, rundlich bis ovaläre Lymphknoten vom 2–3 mm Größe.

Übereinstimmend mit dem histologischen Bild humaner Lymphknoten sind die Lymphknoten des Neuseeland-Kaninchens von einer Bindegewebskapsel umschlossen. Peripher sieht man eine große Anzahl dicht gedrängter Lymphfollikel, selten finden sie sich auch zentral. Überwiegend handelt es sich dabei um Sekundärfollikel mit einem humanen Lymphknoten entsprechenden konzentrisch geschichteten Aufbau. Hierbei stellt sich das Zentrum heller dar als der umgebende Lymphozytenwall, der sich an der dem Zentrum näheren Seite zusätzlich verdichtet und halbmondförmig verbreitert. Der Nachweis von Lymphe in zentral liegenden Hohlräumen weist möglicherweise auf die Ausbildung bevorzugter Strömungsstraßen der Lymphe ohne scharfe Abgrenzung entsprechend humaner Sinus hin.

Die zuvor beschriebenen morphologischen Übereinstimmungen humaner Lymphknoten mit den zervikalen Lymphknoten beim weißen Neuseeland-Kaninchen ermutigen weiterhin zu der Annahme, dass sich das VX2-Karzinom beim Neuseeland-Kaninchen als valides Tiermodell zur Untersuchung der Mechanismen der lymphogenen Metastasierung und ihrer therapeutischen Behandlung eignet.

Die vorgenannte, der humanen Lymphknotenverteilung ähnliche Topographie der zervikalen Lymphknoten bei Neuseeland-Kaninchen lässt möglicherweise Rückschlüsse auf die Metastasierungrichtung und die Lokalisation des erstdrainierenden Lymphknotens eines Primärtumors zu. So weisen durchgeführte lymphographische Untersuchungen daraufhin, dass es durchaus wahrscheinlich ist, dass die Karzinome der Mundhöhle und des Oropharynx in die Lnn. submandibulares rostrales und caudales und diejenigen der Ohrmuschel zunächst in den Ln. parotideus und nachfolgend in die Lnn. mandibulares caudales metastasieren. Nach Injektion von Farbstofflösung (Patentblau) im Bereich der Ohrmuschel kann durch Verfolgung des bläulich gefärbten drainierenden Lymphgefäßes eine reproduzierbare Farbstoffanreicherung mit Blaufärbung des erstdrai-

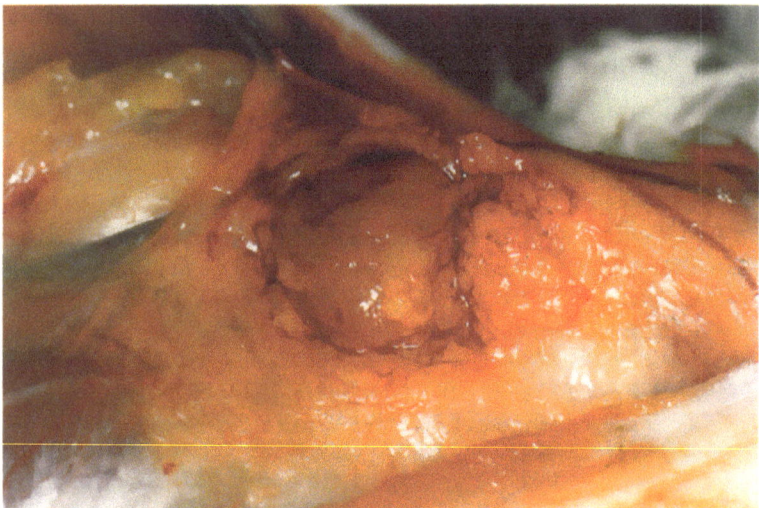

Abb. 6.2. Im Ln. parotideus lokalisierte Metastase eines im Bereich der Ohrmuschel induzierten VX2-Karzinoms

nierenden parotidealen Lymphknotens nachgewiesen werden. Korrespondierend zu diesen Befunden wird nach Induktion eines VX2-Karzinoms an der Ohrmuschel von Neuseeland-Kaninchen die erste Lymphknotenmetastase im parotidealen Lymphknoten gefunden (Abb. 6.2). In Übereinstimmung mit Berichten aus der Literatur [44, 45], können erste Tumorzellabsiedlungen nach acht Tagen im erstdrainierenden Lymphknoten gefunden werden. Etwa 90 % der Tiere weisen nach 21 Tagen histologisch ausgedehnte Lymphknotenmetastasen auf, teilweise mit Tumorzellemboli im korrespondierenden Lymphgefäß.

Literatur

1. Ausprunk DH, Folkman J (1977) Migration and proliferation of endothelial cells in performed and newly formed blood vessels during angiogenesis. Microvasc Res 14: 53–65
2. Bauer W, Igot J-P, Le Gal Y (1980) Chronologie du cancer mammaire utilisant un modele de croissance de Fompretx. Ann Anat Pathol (Paris) 25: 39
3. Brown PD (1997) Matrix metalloproteinase inhibitors in the treatment of cancer. Med Oncol 14: 1–10
4. Carr I (1983) Lymphatic metastasis. Cancer Metastasis Rev 2: 307–317
5. Den Otter W, Hill FWG, Klein WR et al. (1993) Low doses of interleukin-2 can cure large bovine ocular squamous cell carcinoma. Anticancer Res 13: 2453–2456
6. Deutsch A, Lubach D, Nissen S (1992) Untersuchung über die Invasion von Tumorzellen des malignen Melanoms in die dermalen Lymph- und Blutgefäße. In: Berens von Rautenfeld D, Weissleder H (Hrsg) Lymphologica. Kagerer, Bonn, S 122–125
7. Dünne AA, Plehn S, Schulz S, Levermann A, Ramaswamy A, Lippert BM, Werner JA (im Druck) Lymph node topography in New Zealand white rabbits. Lab Animals
8. Easty DM, Easty GC (1982) Establishment of an in vitro cell line frim the rabbit VX2 carcinoma. Virchows Arch B (Cell Pathol) 39: 333–337
9. Fidler IJ, Kripke ML (1977) Metastasis results from pre-existing variant cells within a malignant tumor. Science 197: 893
10. Furcht LT (1986) Critical factors controlling angiogenesis: Cell products, cell matrix, and growth factors. Lab Invest [Editorial] 55: 505
11. Galasko CS, Haynes DW (1976) Survival of VX2 carcinoma cells in vitro. Eur J Cancer 12: 1025–1026
12. Ganzer U, Donath K, Schmelzle R (1992) Geschwülste der inneren Nase, der Nasennebenhöhlen, des Ober- und Unterkiefers. In: Naumann HH, Helms J, Herberhold C, Kastenbauer E (Hrsg) Oto-Rhino-Laryngologie in Klinik und Praxis, Bd 2. Thieme, Stuttgart, S 312–359
13. Gersh I, Catchpole HR (1949) The organization of ground substance and basement membrane and its significance in tissue injury, disease and growth. Am J Anat 85: 457
14. Grau H (1972) Vergleichende Anatomie des Lymphgefäßsystems. In: Altmann HW, Büchner F, Cottier H et al. (Hrsg) Handbuch der Allgemeinen Pathologie. Springer, Berlin Heidelberg New York, S 39–88
15. Hyakawa T, Yamashita K, Tanzawa K, Uchijima E, Iwata K (1992) Growth-promoting activity of tissue inhibitor of metalloproteinases-1 (TIMP-1) for a wide range of cells. A possible new growth factor in serum. FEBS Lett 298: 2–32
16. Heenan PJ, Cole JM, Spagnolo DV (1990) Primary cutaneous neuroendocrine carcinoma (merkel cell tumor): An adnexal epithelial neoplasm. Am J Dermatopathol 12: 7–16
17. Karanfilian RG, Rosh F, Murphy T (1983) Regional vs systemic effect cis-dichlorodiammine platinum (II) on squamous cell carcinoma in rats. Am Surg 49: 116–119
18. Kidd JG, Rous P (1940) Transplantable rabbit carcinoma originating in a virus-induced papillomaand containing the virus in masked or altered form. J Exp Med 71: 813
19. Koscielny S, Tubiana M, Valleron A-J (1985) A stimulation model of the natural history of breast cancer. Br J Cancer 52: 515
20. Kramer RH, Gonzalez R, Nicolson GL (1980) Metastatic tumor cells adhere preferentially to the extracellular matrix

underlying vascular endothelial cells. Int J Cancer 26: 639–645

21. Lapis K, Paku S, Liotta LA (1988) Endothelialization of embolized tumor cells during metastasis formation. Clin Exp Metastasis 6: 73

22. Lichtinghagen R, Breitenstein K, Arndt B, Kühbacher T, Böker KHW (1998) Comparison of matrix metalloproteinase expression in normal and cirrhotic human liver. Virchows Arch A 432: 153–158

23. Liotta L, Kleinerman J, Saidel G (1974) Quantitative relationship of intravascular tumor cells, tumor vessels and pulmonary metastases following tumor implantation. Cancer Res 34: 997–1004

24. Liotta LA, Stetler-Stevenson WG (1993) Principles of molecular cell biology of cancer: Cancer metastasis. In: DeVita VT, Hellmann S, Rosenberg SA (eds) Cancer. Principles and practice of oncology, 4th edn. Lippincott, Philadelphia, pp 134–149

25. Mignatti P, Robbins E, Rifkin D (1986) Tumor invasion through the human amniotic membrane: Requirement for a proteinase cascade. Cell 47: 487–498

26. Mignatti P, Tsuboi R, Robbins E, Rifkin D (1989) In vitro angiogenesis on the human amniotic membrane: Requirement for basic fibroblast growth factor-induced proteinases. J Cell Biol 108: 671–682

27. Mine H, Nakamura T (1983) Mode of lymph node metastases in esophageal cancer induced in rabbits with Vx2 carcinoma. Jpn J Surg 13: 236–245

28. Miotti R (1965) Die Lymphknoten und Lymphgefäße der weißen Ratte (Rattus norvegicus Berkenhout, Epimys norvegicus). Acta Anat 62: 489–527

29. Moses MA, Sudhalter J, Langer R (1990) Identification of an inhibitor of neovascularization from cartilage. Science 248: 1408–1410

30. Nauta JM, Roodenburg JLN, Nikkels PGJ, Witjes MJH, Vermey A (1995) Comparison of epithelial dysplasia – the 4NQO rat palate model versus human oral mucosa. Int J Oral Maxillofac Surg 24: 53–58

31. Nicolson GL (1994) Tumor microenvironment: Paracrine and autocrine growth mechanisms and metastatis to specific sites. Front Radiat Ther Oncol 28: 11–24

32. Platschek H, Lubach D, Deutsch A, Nissen S (1990) Transmissionsmikroskopische Untersuchungen über das Verhalten von Lymph- und Blutgefäßen in Melanomexzitaten. In: Baumeister RGH (Hrsg) Lymphologica. Medikon, München, S 96–97

33. Popesko P, Rajtova V, Horak J (1992) A colour atlas of the anatomy of small laboratory animals, vol 1. Wolfe, London

34. Repesh LA, Fitzgerald TJ (1980) Interactions of tumor cells with intact capillaries: A modell for intravasation. Clin Exp Metastasis 2: 139–150

35. Rous P, Beard JW (1935) Progression to carcinoma of virus-induced rabbit papillomas (Shope). J Exp Med 62: 523

36. Rous P, Kidd JG, Smith WE (1952) Experiments on cause of rabbit carcinomas derived from virus-induced papillomas. Loss by VX2 carcinoma of power to immunize hosts against papilloma virus. J Exp Med 96: 159

37. Shah SA, Dickson JA (1978) Preservation of enzymatically prepared rabbit VX2 tumor cells in vitro. Eur J Cancer 14: 447–448

38. Shlopov BS, Lie WR, Mainardi CL, Cole AA, Chubinskaya S, Hasty KA (1997) Osteoarthritic lesions. Arthritis Rheum 40: 2065–2074

39. Shope RE, Hurst EW (1933) Infectious papillomatosis of rabbits with note on histopathology. J Exp Med 58: 607

40. Schuller DE, Haller JR (1994) Mechanisms of lymphatic metastasis. In: Shockley WW, Pillsbury III HC (eds) The neck. Diagnosis and surgery. Mosby, St. Louis, pp 67–72

41. Tanigawa N, Satomura K, Hikasa Y, Hashida M, Muranishi S, Sezaki H (1980) Surgical chemotherapy against lymph node metastases: An experimental study. Surgery 87: 147–152

42. Taylor C, Levy BM, Simpson JW (1970) Collagenolytic activity of sarcoma tissues in culture. Nature 228: 366–367

43. Thorgeirsson UP, Liotta LA, Kalebic T (1982) Effect of natural protease inhibitors and a chemoattractant on tumor cell invasion in vitro. J Natl Cancer Inst 69: 1049

44. Toker C (1972) Trabecular carcinoma of the skin. Arch Dermatol 105: 107

45. Van Es RJJ, Franssen O, Dullens HFJ, Bernsen MR, Bosman F, Hennik WE, Slootweg PJ (1999) The VX carcinoma in the rabbit auricle as an experimental model for intra-arterial embolization of head and neck squamous cell carcinoma with dextran hydrogel microspheres. Lab Animals 33: 175–184

46. Van Es RJJ (2001) The rabbit VX2 auricle carcinoma. An animal model for development of new locoregional treatment strategies against squamous cell carcinoma of the head and neck. Utrecht, Zuidam & Uithof, pp 1–140

47. Wagner S (1994) Benign lymph node hyperplasia and lymph node metastases in rabbits. Animal models for magnetic resonance lymphography. Invest Radiol 29: 364–371

48. Werner JA (1995) Untersuchungen zum Lymphgefäßsystem der oberen Luft- und Speisewege. Shaker, Aachen

49. Zucker S, Hymowitz M, Conner C et al. (1999) Measurement of matrix metalloproteinases and tissue inhibitors of metalloproteinases in blood and tissues. Clinical and experimental applications. Ann N Y Acad Sci 878: 212–227

Richtung und Ausmaß der lymphogenen Metastasierung

J. A. Werner

Richtung und Ausmaß des Lymphabflusses und der damit verbundenen lymphogenen Metastasierung werden u. a. beeinflusst durch

- Tumorwachstum,
- begleitende Entzündungen,
- chirurgische Maßnahmen,
- Strahlentherapie.

Der Einfluss dieser Faktoren wird auch beim *Metastasierungsprozess in kontralaterale Halslymphknoten* deutlich, für die Ossof und Sisson [24] drei Mechanismen verantwortlich machen:

- Der erste Ausbreitungsweg erfolgt über zur Gegenseite kreuzende afferente Lymphgefäße. Dieses gilt vor allem, wenn die ipsilateralen Lymphgefäße unterbrochen sind [15].
- Eine zweite Möglichkeit der kontralateralen Metastasierung betrifft Areale, die keine Mittellinientrennung (u. a. Nasenrachen, Zungengrund) aufweisen.
- Ein dritter Ausbreitungsweg erfolgt über eine retrograde Metastasierung entlang kreuzender efferenter Lymphgefäße, wie es beispielsweise im Falle eines ausgedehnten regionären Lymphknotenbefalls beobachtet werden kann.

Ein weiteres Beispiel für veränderte Lymphabflussrichtungen und damit verbundene Lymphknotenmetastasen an unüblichen Lokalisationen ist die Metastasenentwicklung an der Basis eines myokutanen Lappenstiels nach vorausgegangener Karzinomexstirpation aus der Mundhöhle oder dem Pharynx. Bei solchen Fällen kann die lymphogene Metastasierung durch den myokutanen Lappen in Regionen erfolgen, in denen Metastasen üblicherweise fehlen [43].

Untersuchungen zur Richtung und Häufigkeit der lymphogenen Metastasierung sind mit einer Vielzahl möglicher Fehlerquellen behaftet. Bei einem nicht unerheblichen Teil der sich dieser Thematik widmenden Arbeiten finden sich nur unzureichende Angaben zur Methodik. So fehlen häufig Mitteilungen darüber, ob die Beschreibung der Metastasenlokalisation nur auf Palpation, auf bildgebender Diagnostik oder auf einer histologischen Auswertung des Neck-dissection-Präparates

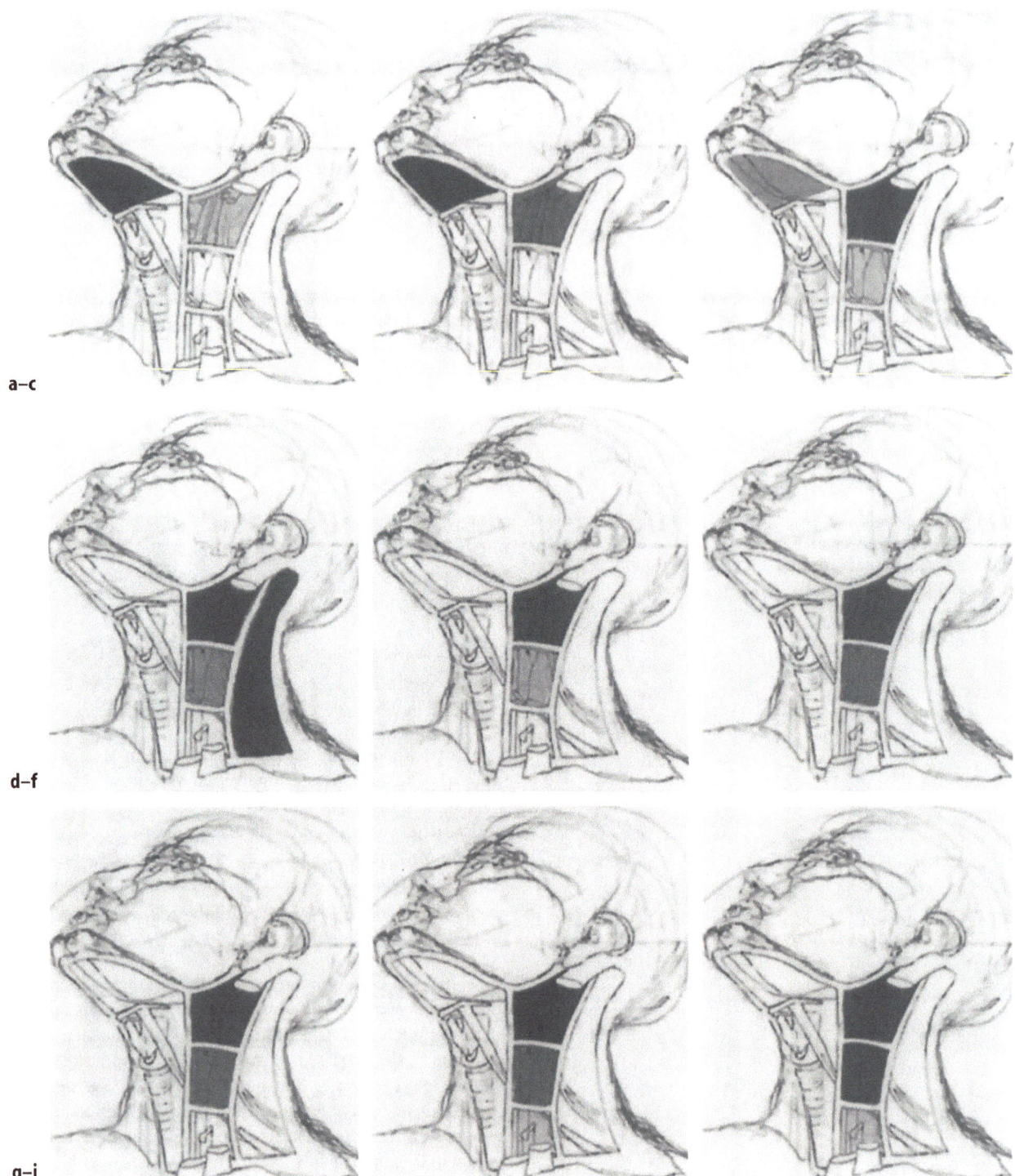

a–c

d–f

g–i

Abb. 7.1 a–i. Schematische Darstellung zur vorwiegenden Metastasierungsrichtung der Plattenepithelkarzinome der oberen Luft- und Speisewege. Diese Abbildung veranschaulicht das initiale lymphogene Metastasierungsverhalten von Karzinomen unterschiedlicher Lokalisation, ermittelt an einer umfangreichen Literaturrecherche. Es handelt sich also nicht um eine Darstellung der Gesamtmetastasierungsfrequenz. **a** Unterlippe, **b** Mundboden, **c** vordere Zweidrittel der Zunge, **d** Nasopharynx, **e** Tonsilla palatina, **f** Zungengrund, **g** Supraglottis, **h** Glottis, **i** Sinus piriformis. Die Wahrscheinlichkeit initial betroffener Regionen steigt mit dem Grad der Schwärzung. (Aus [43a])

Tabelle 7.1. Metastasierungsfrequenz von Plattenepithelkarzinomen im Kopf-Hals-Bereich

Primärtumor-lokalisation	Okkulte Metastasierung [%]	Metastasie-rungsrate [%]	Bilaterale Metastasierung [%]
Nasopharynx	28–50	48–90	25–50
Unterlippe	3–10	7–37	10–25
Gingiva	17–22	18–52	9–15
Bukkoalveolarkomplex	7–25	9–43	7–13
Mundboden	10–31	30–65	8–12
Orale Zunge	20–36	34–75	10–15
Retromolares Dreieck	10–30	32–45	6–12
Weicher Gaumen	22–30	30–68	20–32
Tonsillen	25–32	58–76	7–22
Zungengrund	22–38	50–85	20–50
Sinus piriformis	30–50	52–87	8–15
Supraglottis	16–43	31–70	20–32
Glottis	0,5–12	0,5–39	7–16

gründete. Ebenso darf eine genaue Angabe zur Lokalisation des Primärtumors nicht fehlen.

Soll die bevorzugte Richtung der lymphogenen Metastasierung in Abhängigkeit des Primärtumorsitzes untersucht werden, ist dieses am sinnvollsten beim sonographischen No-Hals (ohne Vorbehandlung) vorzunehmen, der anschließend mit einer ein- oder beidseitigen, hinsichtlich der ausgeräumten Regionen exakt definierten Neck dissection behandelt wird. Die selektive Neck dissection ist für die Beantwortung der genannten Fragestellungen von geringerer Aussagekraft als eine radikale Neck dissection oder eine modifiziert radikale Neck dissection. Dieses ist auch aufgrund der vielzitierten Arbeit von Byers et al. [2] anzunehmen, bei welcher die Metastasierungsrichtung teilweise auf der Grundlage selektiver Neck dissection ermittelt wurde.

Untersuchungen, die die genannten Anforderungen erfüllen, sind selten, was die bekannte Problematik retrospektiver Analysen verdeutlicht. Dennoch können aus der Zusammenstellung großer Statistiken, wie sie z. B. Ganzer [9] bei einer Auswertung von mehr als 7.000 Fällen aus dem Schrifttum vorgenommen hat, gewisse Gesetzmäßigkeiten abgeleitet werden.

Aus der Literatur und dem eigenen Patientengut ermittelte Ergebnisse sind in Tabelle 7.1 und in Abb. 7.1 a–i (schematische Darstellung der vorwiegenden Metastasierungsrichtungen) zusammengefasst. Nachfolgend wird auf eine erneute Aufzählung dieser Einzelwerte verzichtet. Vielmehr sollen spezielle Aspekte verschiedener Tumorlokalisationen diskutiert werden.

7.1 Plattenepithelkarzinome des oberen Aerodigestivtraktes

7.1.1 Nasenhaupt- und Nasennebenhöhlen

Karzinome der *Nasenhaupthöhle* und der *Nasennebenhöhlen* machen einen Anteil von nur etwa 5 % aller Malignome des Kopf-Hals-Bereiches aus [1, 41]. Sie metastasieren initial am häufigsten in

- Lymphknoten der Region I,
- parotideale und retropharyngeale Lymphknoten,
- Lymphknoten der Region II.

Plattenepithelkarzinome bilden mit ca. 60 % die größte Gruppe der sinunasalen Karzinome. Die mit etwa 10 % zweitgrößte Gruppe der anaplastischen Karzinome unterscheidet sich vom Plattenepithelkarzinom durch eine wesentlich frühere lymphogene Metastasierung [8].

Die *lymphogene Metastasierungsrate* von *Plattenepithelkarzinomen der Nasenhöhle* wird mit etwa 10 % angegeben [38, 44]. Sie steigt [1] bei der Infiltration von

- Columella,
- Nasenboden,
- Oberlippe.

Die im Rahmen einer Literaturauswertung [9] ermittelte augenfällige Diskrepanz bezüglich des Metastasierungsrisikos bei Nasenhaupt- und Nasennebenhöhlenkarzinomen mit Extremwerten von 13–89 % erklären

Ganzer et al. vor allem damit, dass einerseits kleine Geschwülste wegen des in diesem Organbereich nur spärlich ausgebildeten Lymphgefäßnetzes selten zu regionalen Absiedlungen führen, andererseits aber gerade die Karzinome der Nasennebenhöhlen überwiegend erst dann diagnostiziert werden, wenn sie weit fortgeschritten sind und die Organgrenzen bereits überschritten haben.

7.1.2 Lippen und Mundhöhle

Lippenkarzinome betreffen in 95% die Unterlippe mit einer insgesamt geringen lymphogenen Metastasierungsfrequenz. Die Oberlippe ist nur in 5% der Fälle betroffen.

Da sich bei 50% der Oberlippenkarzinome im Krankheitsverlauf Lymphknotenmetastasen entwickeln, ist das Vorhandensein okkulter Metastasen in den Therapieplan des Oberlippenkarzinoms einzubeziehen [32].

Nach dem Lippenkarzinom sind die Plattenepithelkarzinome der mobilen vorderen zwei Drittel der Zunge die häufigsten Mundhöhlenkarzinome. 75% aller Zungenkarzinome kommen in diesem Abschnitt vor.

- Die Lymphe der Mundhöhle fließt vor allem in ihrem vorderen Abschnitt vorwiegend zu den Lymphknoten der Region I.
- Aus der Oberlippe wird die Lymphe zusätzlich auch in die Lnn. parotidei drainiert.
- Vom Zungenrand und hinteren Mundboden fließt die Lymphe auch in die Region II.

Ein überwiegend in der Mundhöhle, aber u. a. auch im Kehlkopf [10] vorkommender Tumor ist das *verruköse Karzinom* (so genannter Ackerman-Tumor). Verruköse Karzinome metastasieren außerordentlich selten [37], wobei verschiedene Autoren davon ausgehen, dass weder regionäre Lymphknotenmetastasen noch Fernmetastasen auftreten [16, 37]. Eine elektive Neck dissection erscheint bei dieser Tumorentität unangemessen.

Ein für die *Zungenkarzinome* möglicherweise vernachlässigter Aspekt bezieht sich auf die Metastasierung in *linguale Lymphknoten* [25], die in eine laterale und in eine mediane Gruppe unterteilt werden können [29]. Ozeki et al. [25] konnten bei Zungenkarzinomen drei Fälle mit Metastasen in den lingualen Lymphknoten feststellen (eine Metastase in der medianen und zwei Metastasen in der lateralen Gruppe). Die Möglichkeit der Metastasierung in linguale Lymphknoten veranlasste die genannten Autoren, auf die Notwendigkeit der Enbloc-Resektion hinzuweisen, da die oberhalb des M. omohyoideus lokalisierten lingualen Lymphknoten nicht im Rahmen einer klassischen Neck dissection ausgeräumt werden.

Bei der Ausräumung einer metastatisch befallenen Region I sollte diskutiert werden, ob das Platysma in das Resektionspräparat einbezogen wird [17]. So stehen die Lnn. submandibulares medii, die häufiger paramandibulär als submandibulär liegen, im engen Zusammenhang mit dem Platysma. Zudem liegen die Lnn. cervicales superficiales gelegentlich zwischen den Fasern des Platysma. Der behandelnde Chirurg muss sich dieser Problematik bewusst sein.

7.1.3 Epipharynx

Die physiologische Lymphdrainage des *Nasenrachens* erfolgt vom *Nasendach* zunächst in dorsolateraler, dann in dorsolaterokaudaler Richtung [13]. Es gibt weiterhin einen parallel zur hinteren Mittellinie gerichteten Lymphabfluss, der mit den Befunden Rouviére's [29] vereinbar ist, wonach die Lymphe vom Dach und von der Nasenrachenhinterwand über 8–12 Kollektoren parallel zur hinteren Mittellinie abfließt. Die Kollektoren ziehen zu den retropharyngealen Lymphknoten sowie zu den Lymphknoten der Regionen II und V. Hierzu entsprechend metastasieren Nasenrachenkarzinome vorwiegend in die letzgenannten Lymphknoten.

Häufiger noch als das Plattenepithelkarzinom ist das lymphoepitheliale Karzinom des Nasenrachens mit einem außerordentlich frühen und nahezu regelmäßigen Befall der regionalen Lymphknoten verbunden [39]. So sind Halslymphknotenmetastasen in vielen Fällen das Erstsymptom eines lymphoepithelialen Nasenrachenkarzinoms (so genannter Schmincke-Regaud-Tumor).

7.1.4 Oropharynx

Der Lymphabfluss der Tonsilla palatina und des Zungengrundes erfolgt weit überwiegend direkt zu den Lymphknoten der Region II [31], vereinzelt aber auch über Kollektoren, die zu den retropharyngealen Lymphknoten und zu den Lymphknoten der Region III drainieren.

Als spezieller Aspekt zur lymphogenen Metastasierung von Oropharynxkarzinomen ist auf den wiederholt zu beobachtenden, vielfach aber auch okkulten Primärtumorsitz bei *zystisch regressiv veränderten Halslymphknotenmetastasen* hinzuweisen, die nicht selten als so genanntes branchiogenes Karzinom („Karzinom in einer lateralen Halszyste") beschrieben werden. Die bei einer solchen Diagnosestellung zu fordernde intensive Primärtumorsuche (s. Kap. 13) hat bereits am eigenen Patientengut durch eine regelmäßig ausgeführte laserchirurgische Resektion der Zungengrundtonsille in mehreren Fällen die Diagnose eines so genannten branchiogenen Karzinoms in diejenige eines mikroskopisch kleinen Zungengrundkarzinoms mit zystisch zerfalle-

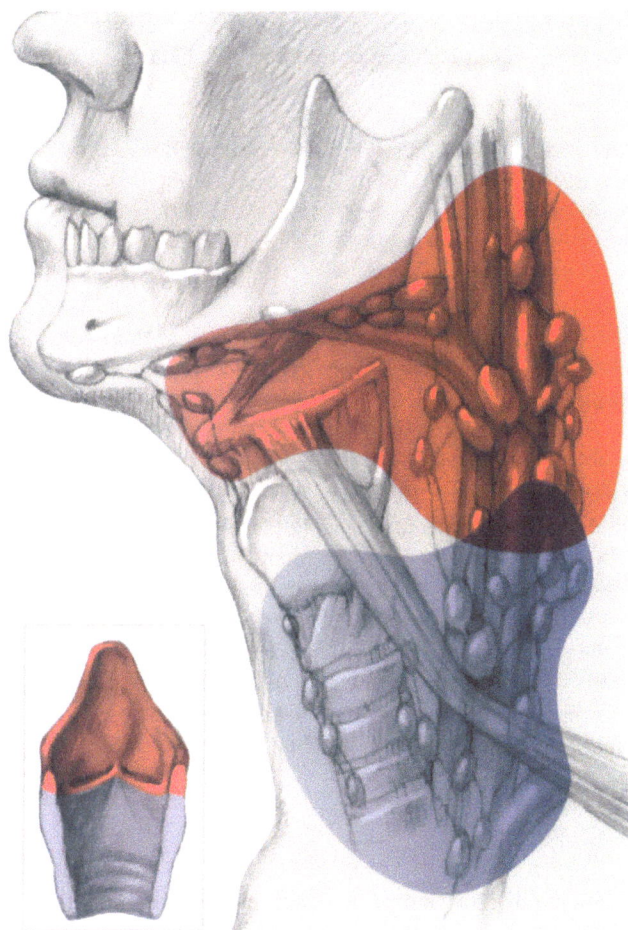

Abb. 7.2. Vorwiegende Lymphabflussrichtungen aus der supraglottischen und glottischen (*rot*) sowie subglottischen (*blau*) Region in die vor allem tiefen jugulären Lymphknoten

ner Halslymphknotenmetastase ändern können (s. Kap. 14).

7.1.5 Hypopharynx und zervikaler Ösophagusabschnitt

Aus dem *Hypopharynx* fließt die Lymphe weit überwiegend über Kollektoren zu Lymphknoten der Regionen II und III. Direkte Verbindungen zur Region I konnten nicht nachgewiesen werden. Kollektorverläufe zur Region IV gehören zur Ausnahme.

Der Lymphabfluss der *Rachenhinterwand* erfolgt in aller Regel zunächst in die retropharyngealen Lymphknoten, deren Lymphe über Kollektoren an die Lymphknoten der Regionen II und III weitergeleitet wird. So erklärt sich auch die mit über 40 % angegebene hohe Metastasierungsrate des Rachenhinterwandkarzinoms in retropharyngeale Lymphknoten [22].

7.1.6 Larynx und Trachea

Die heute noch gültigen Beschreibungen zum Lymphabfluss des Kehlkopfes gehen zu einem großen Teil auf die Untersuchungen von Most und De Santi [18–20] zurück.

Die Lymphe der *supraglottischen* und *größtenteils auch der glottischen Region* fließt gemeinsam mit der Lymphe des *kranialen Hypopharynxabschnittes* vorwiegend zu den Lymphknoten der Regionen II und III (Abb. 7.2).

Aus dem *subglottischen* Raum wird die Lymphe nach ventral durch das Lig. conicum und nach dorsal durch das Lig. cricotracheale geleitet. Die subglottische Lymphe fließt ab zu den

- Lymphknoten der Region III,
- Lymphknoten der Region VI.

Das Vorhandensein eines in der Region VI lokalisierten *prälaryngealen Lymphknotens* (so genannter Delphi-Lymphknoten) ist an das Lebensalter gebunden. Während dieser Lymphknoten bei Kindern bis zum 10. Lebensjahr regelmäßig nachgewiesen werden kann, ist er bei Erwachsenen zwischen dem 40. und 75. Lebensjahr nur noch in der Hälfte aller untersuchten Fälle vorhanden.

Der *prälaryngeale Lymphknoten* erhält seinen Zufluss aus der Region

- des Petiolus,
- der vorderen Kommissur,
- der Subglottis.

Die Metastasierungsrichtung der *Larynxkarzinome* entspricht in den meisten Fällen dem zuvor beschriebenen Lymphabfluss in die Regionen II und III.

Zur Metastasierungsfrequenz des Larynxkarzinoms soll vor allem darauf hingewiesen werden, dass extralaryngeal wachsende Karzinome wesentlich häufiger lymphogen metastasieren als endolaryngeale Karzinome [33, 42]. In diesem Zusammenhang ist von Interesse, dass sich die Lymphbahnen entwicklungsgeschichtlich vorwiegend an den Pharyngealbögen ausrichten. Im Falle einer Tumorinvasion in angrenzende parapharyngeale Räume, z. B. beim Durchbruch eines Kehlkopfkarzinoms nach ventral, sind Lymphknotenmetastasen in vollkommen untypischen Regionen zu erwarten.

7.1.7 Haut

Plattenepithelkarzinome der Haut machen einen Anteil von etwa 20% der malignen kutanen Neoplasien aus, wobei die Mehrzahl der Tumoren an der Haut des Kopfes auftritt. Karzinome der sonnenexponierten Haut führen in etwa 5% zu Lymphknotenmetastasen.

Plattenepithelkarzinome der Gesichtshaut metastasieren bevorzugt in die im Bereich der Gl. parotis lokalisierten Lymphknoten [23]. Im Bereich des Hinterkopfes lokalisierte Plattenepithelkarzinome metastasieren vorwiegend in die Regionen II und V.

Eine Sonderstellung nehmen Plattenepithelkarzinome der Ohrmuschel ein, für die Lymphknotenmetastasen in bis zu 11% beschrieben sind [29]. Metastasen von Ohrmuschelkarzinomen finden sich gehäuft präaurikulär in den parotidealen Lymphknoten (vor allem bei

Sitz des Primärtumors im ventralen Ohrmuschelanteil) und in den Lymphknoten der Region II. Eine initiale Metastasierung in okzipitale Lymphknoten wird selten beobachtet.

7.2 Malignes Melanom

Maligne Melanome können auf der Haut, im Bereich des Auges oder der Schleimhäute vorkommen. Nach einer umfassenden Analyse von Chang et al. [3] korreliert die Überlebensrate unmittelbar mit dem Manifestationsort (Tabelle 7.2). Weiterhin ist mit einer unterschiedlichen Metastasierungsrichtung in Abhängigkeit vom Melanomtyp auszugehen (Abb. 7.3). Die Metastasierungsfrequenz maligner Melanome der Schleimhaut des oberen Aerodigestivtraktes wird zwischen 20 und 25% angegeben [6, 34]. Melanome der Schleimhaut metastasieren sowohl in zervikale als auch in axiale, inguinale oder mediastinale Lymphknoten. Demgegenüber metastasieren 90% der Aderhautmelanome in die Leber, wohingegen pulmonale Filiae bei dieser Lokalisation nur in 20% und ein Lymphknotenbefall nur in 6% der Fälle beobachtet werden. Die lymphogene Metastasierungsfrequenz maligner Melanome der Haut mit einer höheren Tumordicke (> 4 mm) wird mit Werten zwischen 19 und 32% angegeben. Bei malignen Melanomen intermediärer Tumordicke (1,5–3,99 mm) beträgt die Inzidenz von Lymphknotenmetastasen etwa 7% [11].

Basierend auf umfangreichen Untersuchungen zum so genannten Sentinel-node-Konzept (s. auch Kap. 11) liegen mittlerweile fundiertere Kenntnisse zur Hauptmetastasierungsrichtung im Bereich der Haut lokalisierter maligner Melanome vor [26]. Melanome im Bereich vor einer gedachten koronaren präaurikulär verlaufenden Linie vom Scheitel bis auf die vorderen Halsweichteile metastasieren vor allem in die Gl. parotis und die Regionen I–III (Abb. 7.4). Wohingegen Melanome, die zwischen einer prä- und postaurikulär verlaufenden, koronaren Linie liegen, sowohl in die Gl. parotis als auch in die Regionen I–V metastasieren. Melanome hinter einer gedachten postaurikulär verlaufenden koronaren Linie metastasieren hauptsächlich in die Regio-

Tabelle 7.2. Metastasierungsfrequenz und Überlebensrate maligner Melanome in Abhängigkeit vom Manifestationsort

Melanomtyp	Anteil [%]	Fünfjahresüberlebensrate [%]
Malignes Melanom der Haut	91,2	80,8
Aderhautmelanom	5,2	74,6
Melanom bei unklarem Primarius	2,2	29,1
Schleimhautmelanom	1,3	25,0

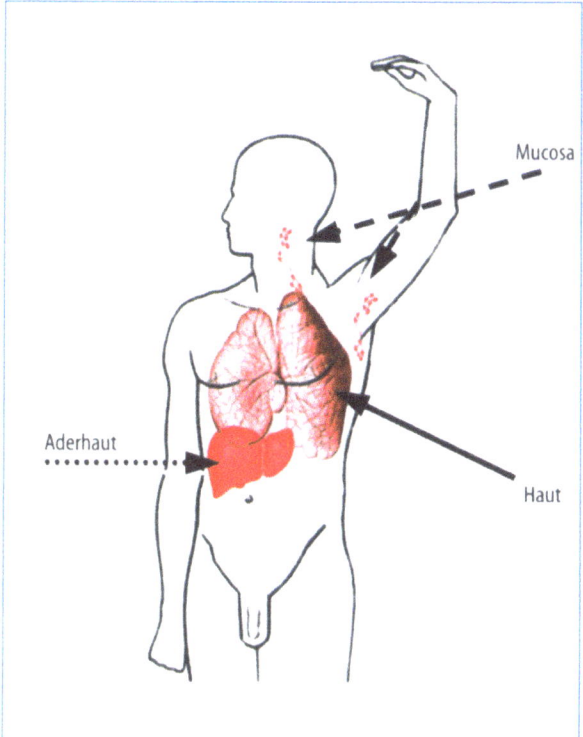

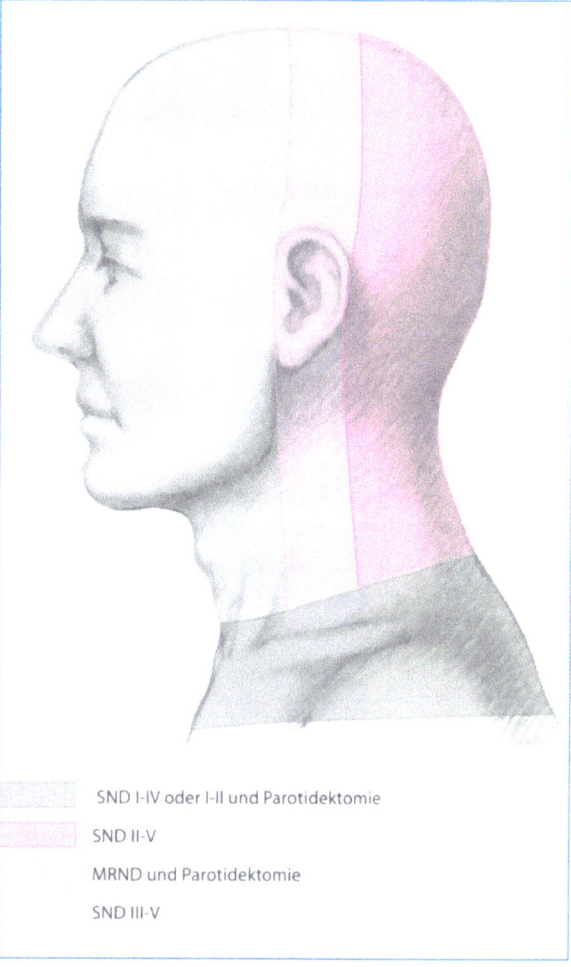

SND I-IV oder I-II und Parotidektomie

SND II-V

MRND und Parotidektomie

SND III-V

Abb. 7.3. Hauptmetastasierungsrichtung maligner Melanome in Abhängigkeit von der Primärtumorlokalisation. Melanome der Schleimhaut metastasieren in zervikale, axiale, inguinale oder mediastinale Lymphknoten. Demgegenüber metastasieren Aderhautmelanome primär in die Leber und Melanome der Haut gehäuft in die Lunge

Abb. 7.4. Lokalisationsabhängige lymphogene Metastasierung maligner Melanome im Kopf-Hals-Bereich mit sich hieraus ergebender Indikation zur selektiven Ausräumung bestimmter Halslymphknotenregionen. (Nach Pathak et al. [26])

nen II–V sowie in okzipital lokalisierte Lymphknoten. Vereinzelt können jedoch auch bei diesen Patienten Lymphknotenmetatsasen im Bereich der Region I nachgewiesen werden.

7.3 Merkelzellkarzinom

Die Merkelzellen gehören zum so genannten APUD-System („amine precursor uptake and decarboxylation system") und leiten die Tastempfindungen an den dermalen Nervenendigungen weiter. Das sich von ihnen ableitende Merkelzellkarzinom ist ein seltener und sehr aggressiver, endokriner Tumor der Haut, der erstmals im Jahre 1972 durch Toker [40] beschrieben wurde. Etwa 50 % der Merkelzellkarzinome manifestieren sich im Kopf-Hals-Bereich, bevorzugt in den sonnenexponierten Arealen [12, 27]. Der rotviolette, subkutan lokalsierte, knötchenförmige Tumor zeigt ein mittleres Manifestationsalter von 79 Jahren. Die Fünfjahresüberlebensrate liegt bei durchschnittlich 60 %. Histopathologisch werden ein trabekulärer von einem intermediären und dieser von einem kleinzelligen Typ unterschieden. Merkelzellkarzinome neigen zu einer frühen lymphogenen

Metastasierung in die regionären Halslymphknoten, die stets einer Fernmetastasierung vorausgeht. In 50–100 % der Fälle liegen histologisch nachweisbare Mikrometastasen bei klinisch unauffälligem Halslymphknotenstatus vor [28].

7.4 Speicheldrüsenkarzinome

Speicheldrüsenkarzinome haben einen Anteil von etwa 7 % an allen malignen epithelialen Kopf-Hals-Tumoren mit einer Inzidenz von ca. einem Fall pro 100.000 Einwohner/Jahr [21]. Spiro [36] berichtete über die bisher größte Serie von Speicheldrüsentumoren bei 2.807 Patienten. Hierbei wurde offensichtlich, dass die höchste lymphogene Metastasierungsfrequenz bei Primärtumorlokalisation in der Gl. submandibularis feststellbar war, wohingegen sich diejenige bei Primärtumorlokali-

Tabelle 7.3. Okkulte Metastasierung von Karzinomen der Gl. parotis

	Okkulte Metastasen [%]
Azinuszellkarzinom	10
Adenoid-zystisches Karzinom	10
Karzinom im pleomorphen Adenom	21
Adenokarzinom	35
Mukoepidermoidkarzinom (mittelgradig differenziert)	25
Mukoepidermoidkarzinom (niedrig differenziert)	44
Plattenepithelkarzinom	40

Tabelle 7.4. Lymphogene Metastasierungsrate verschiedener Speicheldrüsenkarzinome

Tumorentität	Lymphogene Metastasierung [%]
Azinuszellkarzinom	8–19
Mukoepidermoidkarzinom (niedrig differenziert)	60
Adenoid-zystisches Karzinom (Gl. parotis)	10
Adenoid-zystisches Karzinom (Gl. submandibularis)	34
Polimorphes Low-grade-Adenokarzinom	10
Epithelial-myoepitheliales Karzinom	17–25
Basalzelladenokarzinom	10
Papilläres Zystadenokarzinom	30
Onkozytäres Karzinom	40–60
Speichelgangkarzinom	60–80
Myoepitheliales Karzinom	10–20
Karzinom im pleomorphen Adenom	55
Plattenepithelkarzinom	20–58
Undifferenzierte Karzinome	40–50
Karzinom im Zystadenolymphom	30

sation in den kleinen Speicheldrüsen nicht von derjenigen in der Gl. parotis unterschied.

Die Häufigkeit regionärer Lymphknotenmetastasen von Speicheldrüsenkarzinomen wird mit Werten zwischen 20 und 72% angegeben [9, 35], wobei deren Inzidenz unmittelbar an den histologischen Typ der jeweiligen Speicheldrüsenneoplasie gebunden ist (Tabelle 7.3, 7.4).

Ganzer [9] wies im Hinblick auf die lymphogene Metastasierung bei Speicheldrüsenkarzinomen darauf hin, dass unbedingt zwischen einer echten metastatischen Absiedlung und einem Tumorwachstum per continuitatem unterschieden werden muss. Dieses gilt vor allem für das *adenoidzystische Karzinom*, bei dem oftmals eine Infiltration der Lymphknoten durch den Tumor beobachtet werden kann, wobei eine echte lymphogene Metastasierung nur selten vorkommt. Wenn sie aber auftritt, verschlechtert sich die Prognose noch weiter. Zum adenoidzystischen Karzinom darf weiterhin der Hinweis auf eine erhöhte hämatogene Metastasierungsneigung mit Werten von bis zu 40% [4] nicht fehlen.

Schließlich soll auf eine gewisse Sonderstellung des Plattenepithelkarzinoms vor allem der Gl. parotis hingewiesen werden. So muss bei einer solchen Diagnosestellung zunächst immer ausgeschlossen werden, dass dieses Karzinom nicht von einer intra- oder periglandulären Lymphknotenmetastase ausgegangen ist, was in den weitaus meisten Fällen angenommen werden muss. Vor diesem Hintergrund erklären sich auch die erheblich variierenden Angaben zur Metastasierungsfrequenz und zu einer mit bis zu 70 % angegebenen Rate okkulter Metastasen des Plattenepithelkarzinoms der Gl. parotis.

Lymphknotenmetastasen von *primären Parotiskarzinomen* finden sich initial überwiegend in den parotidealen Lymphknoten und weiterhin in der Region II. Karzinome der *Gl. submandibularis* metastasieren lymphogen initial in die Regionen I und II. Karzinome der *kleinen Speicheldrüsen* metastasieren in identischer Richtung wie die an entsprechender Stelle auftretenden Plattenepithelkarzinome.

7.5 Schilddrüsenkarzinome

Die Lymphe der Schilddrüse wird unterhalb der Capsula fibrosa entlang der drainierenden Venen der Schilddrüse in die Nodi lymphatici cervicales profundi superficiales, in die Nodi lymphatici submandibularis und in die Nodi lymphatici jugulogastrici dorsal des M. digastricus sowie in die Nodi lymphatici cervicalis profundi inferiores, die dorsal der V. jugularis interna ventral dem M. calenus anterior und den Plexusfasern aufsitzen, drainiert.

Für den lymphogenen Metastasierungsprozess von Schilddrüsenkarzinomen ist von besonderer Bedeutung, dass die Lymphabflussgebiete der beiden Schilddrüsenlappen nicht streng seitengetrennt sind. Vielmehr besteht ein verzweigtes Netz lymphatischer Querverbindungen, über die die prälaryngealen und prätrachealen Lymphknoten kommunizieren. Des Weiteren sind Verbindungen zu retropharyngeal und im Bereich des oberen Mediastinums lokalisierten Lymphknoten bekannt [14, 24].

Chirurgische Lymphknoteneinteilung. Im Gegensatz zu der von den nordamerikanischen Kopf-Hals-Chirurgen verwendeten Einteilung der zervikalen Lymphknoten in sechs Regionen orientiert sich die Klassifikation der Allgemeinchirurgen an dem Verlauf der Kopf-Hals-Gefäße. Hierbei werden die einzelne Lymphknotenregionen in so genannte Kompartments unterteilt (Abb. 7.5). Dementsprechend wird

- ein zentrales Kompartment (K1) von
- einem rechten zervikolateralen Kompartment (K2) und
- einem linken zervikolateralen Kompartment (K3) sowie von
- einem mediastinalen Kompartment (K4)

unterschieden [5].

- *Zentrales Kompartment*: Das zentrale Kompartiment (K1) umfasst die Lymphknotengruppen beidseits medial der Gefäßnervenscheide vom Zungenbein bis

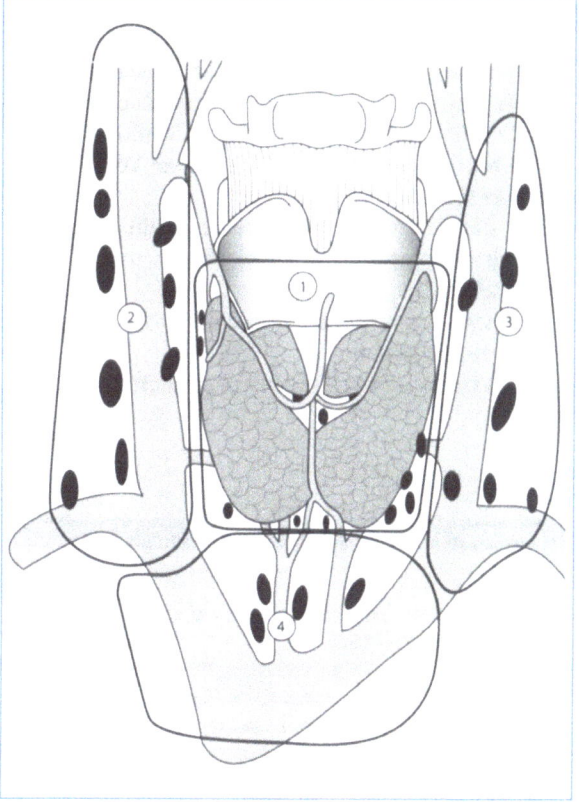

Abb. 7.5. Im Rahmen der Schilddrüsenchirurgie verbreitet vertretene Kompartmenteinteilung der zervikalen Lymphknoten. Es wird ein zentrales Kompartment (K1) von einem rechten (K2) und einem linken (K3) zervikolateralen Kompartment von einem mediastinalen Kompartment (K4) unterschieden

zur V. brachiocephalica sinistra bzw. V. subclavia dextra. Innerhalb des zentralen Kompartments (K1) unterscheidet man ein linkes zentrales Kompartment (K1b) von einem rechten zentralen Kompartment (K1a). Die Begrenzung zwischen dem linken und rechten zentralen Kompartment stellt die Luftröhre dar.

- *Zervikolaterales Kompartment*: Hier unterscheidet man ein rechtes zervikolaterales Kompartment (K2) von einem linken zervikolateralen Kompartment (K3) welches jeweils lateral der Nerven-Gefäß-Scheide bis zum Vorderrand des M. trapezius lokalisiert ist.
- *Mediastinales Kompartment*: Dieses Kompartiment umfasst die kaudal der V. brachiocephalica sinistra bzw. der V. subclavia dextra lokalisierten Lymphknotengruppen.

In bis zu 40 % aller Fälle sind Metastasen das erste Symptom eines Schilddrüsenmalignoms, wobei die Schilddrüsenkarzinome ein in Abhängigkeit von der jeweiligen Tumorentität unterschiedliches Metastasierungsverhalten zeigen.

- Die Metastasierungsfrequenz von *papillären* Schilddrüsenkarzinomen wird mit etwa 50 % angegeben, wobei die Werte in der Literatur zwischen 25 und 84 % schwanken. Nach einer Untersuchung von Frazell u. Foote [7] ist beim papillären Schilddrüsenkarzinom in etwa 61 % der Fälle mit dem Vorliegen okkulter Metastasen zu rechnen.
- Für das *follikuläre* Schilddrüsenkarzinom ist eine Metastasierungsfrequenz zwischen 2 und 15 % beschrieben,
- für das *undifferenzierte (anaplastische)* Karzinom von etwa 30 % und
- für das *medulläre* Schilddrüsenkarzinom von ca. 70 % [28].

Literatur

1. Barnes EL (1985) Surgical pathology of the head and neck, vol 1. Dekker, New York
2. Byers RM, Wolf PF, Ballantyne AJ (1988) Rationale for elective modified neck dissection. Head Neck 10: 160–167
3. Chang AE, Karnell LH, Menck HR (1998) The National Cancer Data Base report on cutaneous and noncutaneous melanoma: A summary of 84,836 cases from the past decade. The American College of Surgeons Commission on Cancer and the American Cancer Society. Cancer 83: 1664–1678
4. Conley J, Dingmann DL (1974) Adenoid cystic carcinoma in the head and neck (cylindroma). Arch Otolaryngol Head Neck Surg 100: 81–90
5. Dralle H, Damm I, Scheumann GF, Kotzerke J, Kupsch E, Geerlings H, Pichlmayer R (1994) Compartment-oriented mikrodesection of regional lymph nodes in: Medullary thyroid carcinoma. Surg Today 24: 112–121
6. Einhorn LE, Burgess M, Vallejos C et al. (1974) Prognostic correlations and response to treatment in advanced metastatic melanoma. Cancer Res 34: 1995–2004
7. Frazell EL, Foote FW (1955) Papillary thyroid carcinoma. Pathological findings in cases with and without clinical evidence of cervical node involvement. Cancer 8: 1165–1166
8. Ganzer U, Donath K, Schmelzle R (1992) Geschwülste der inneren Nase, der Nasennebenhöhlen, des Ober- und Unterkiefers. In: Naumann HH, Helms J, Herberhold C, Kastenbauer E (Hrsg) Oto-Rhino-Laryngologie in Klinik und Praxis, Bd 2. Thieme, Stuttgart, S 312–359
9. Ganzer U (1992) Das Metastasierungsverhalten von Kopf-Halskarzinomen. In: Vinzenz K, Waclawiczek HW (Hrsg) Chirurgische Therapie von Kopf-Hals-Karzinomen. Springer, Wien, S 129–134
10. Glanz H, Kleinsasser O (1978) Verrukköse Akanthose (verruköses Karzinom) des Larynx. Laryngorhinootologie 57: 835–843
11. Hansson J, Ringborg U, Lagerlöf B et al. (1995) Elective lymph node dissection in stage I cutaneous malignant melanoma of the head and neck. A report from the Swedish Melanoma Study Group. Melanoma Res 4: 407–411
12. Heenan PJ, Cole JM, Spagnolo DV (1990) Primary cutaneous neuroendocrine carcinoma (merkel cell tumor): An adnexal epithelial neoplasm. Am J Dermatopathol 12: 7–16
13. Jung H (1974) Intravitale Lymphabflussuntersuchungen vom Nasenrachendach beim Menschen. Laryngorhinootologie 53: 769–773
14. Lanz T von, Wachsmuth W (1955) Die Schilddrüse. In: Lanz T von, Wachsmuth W (Hrsg) Praktische Anatomie, Bd I/2. Springer, Berlin Göttingen Heidelberg
15. Larson DL, Lewis SR, Rapperport AS, Coers CR, Blocker TG (1965) Lymphatics of the mouth and neck. Am J Surg 110: 625–630
16. Lee RJ (1988) Verrucous carcinoma of the larynx. Otolaryngol Head Neck Surg 98: 593–595
17. Lentrodt J (1992) Indikation und Technik der radikalen Neck dissection. In: Vinzenz K, Waclawiczek HW (Hrsg) Chirurgische Therapie von Kopf-Hals-Karzinomen. Springer, Wien, S 135–141
18. Most A (1899) Über die Lymphgefäße und Lymphdrüsen des Kehlkopfes. Anat Anz 15: 387–393
19. Most A (1900) Ueber den Lymphgefäßapparat von Kehlkopf und Trachea und seine Beziehungen zur Verbreitung krankhafter Prozesse. Dtsch Z Chir 57: 199–230
20. Most A (1901) Über den Lymphapparat von Nase und Rachen. Arch Anat Physiol S 75–94
21. National Cancer Institute, Biometry Branch (1974) The Third National Cancer Survey. Advanced three year report, 1969–1971. National Cancer Institute, Bethesda
22. Nicolson GL (1994) Tumor microenvironment: Paracrine and autocrine growth mechanisms and metastatis to specific sites. Front Radiat Ther Oncol 28: 11–24
23. O'Brien CJ, Malka VB, Mijailovic M (1993) Evaluation of 242 consecutive parotidectomies performed for benign and malignant disease. Aust N Z J Surg 63:870–877
24. Ossof RH, Sission GA (1981) Lymphatics of the floor of the mouth and neck: Anatomical studies related to contralateral drainage pathways. Laryngoscope 91: 1847–1850
25. Ozeki S, Tashiro H, Okamoto M, Matsushima T (1985) Metastasis to the lingual lymph node in carcinoma of the tongue. J Maxillofac Surg 13: 277–281
26. Pathak I, O'Brien C, Peterson-Schaeffer K et al. (2001) Do nodal metastases from cutaneous melanoma of the head and neck follow a clinically predictable pattern? Head Neck 23: 785–790
27. Petrasch S (1998) Management hämatologischer Systemerkrankungen und seltener Tumorentitäten bei Manifestation im Mund-Kiefer-Gesichtsbereich. Mund Kiefer Gesichts Chir 2: 172–180
28. Röher, HD (1997) Die Schilddrüse. In: Siewert JR (Hrsg) Chirurgie, 6. Aufl. Springer, Berlin Heidelberg New York Tokyo, S 1–202
29. Rouviére H (1932) Anatomie des lymphatiques de l'homme. Masson, Paris
30. Rowe DE, Carroll RJ, Day CL (1992) Prognostic factors for local recurrence, metastasis, and survival rates in squamous cell carcinoma of the skin, ear, and lip. Implications for treatment modality selection. J Am Acad Dermatol 26: 976–990
31. Rudert H (1992) Maligne Tumoren der Lippen, der Mundhöhle und des Oropharynx. In: Naumann HH, Helms J, Herberhold C, Kastenbauer E (Hrsg) Oto-Rhino-Laryngologie in Klinik und Praxis, Bd 2. Thieme, Stuttgart, S 648–668
32. Rudert H (1983) Tumoren des Oropharynx. In: Naumann HH, Helms J, Herberhold C, Kastenbauer E (Hrsg) Oto-Rhino-Laryngologie in Klinik und Praxis, Bd 4/2. Thieme, Stuttgart, S 10.1–10.115

33. Shah JP, Tollefsen HR (1974) Epidermoid carcinoma of the supraglottic larynx. Am J Surg 128: 494–499

34. Shah JP, Huvos AG, Strong EW (1977) Mucosal melanomas of the head and neck. Am J Surg 134: 531–535

35. Spiro RH, Huvos AG, Strong EW (1975) Cancer of the parotid gland: A clinicopathologic study of 288 primary cases. Am J Surg 130: 452–459

36. Spiro RH (1986) Salivary neoplasms: Overview of a 35 year experience with 2,807 patients. Head Neck Surg 8: 177–184

37. Schrader M, Laberke HG, Jahnke K (1987) Lymphknotenmetastasen beim verrukösen Karzinom (Ackermann-Tumor). HNO 35: 27–30

38. Stern SJ, Hanna E (1996) Cancer of the nasal cavity and paranasal sinuses. In: Myers EN, Suen JY (eds) Cancer of the head and neck, 3rd edn. Saunders, Philadelphia, pp 205–233

39. Thiel HJ, Rettinger G (1986) Der heutige Stand der Erkennung und Behandlung maligner Nasen- und Nasennebenhöhlen-Tumoren. 1. Teil: Pathologie, Diagnostik und Stadieneinteilung der Nasen- und Nebenhöhlentumoren. HNO 34: 91–95

40. Toker C (1972) Trabecular carcinoma of the skin. Arch Dermatol 105: 107

41. Ilberg C v, Kleinmann H, Arnold W (1976) Das Schmincke-Karzinom des Nasopharynx. Laryngorhinootologie 55: 420–428

42. Ilberg C v, Arnold W (1972) Halslymphknotenbeteiligung beim Larynxkarzinom. Laryngorhinootologie 51: 258–282

43. Werner JA (1995) Untersuchungen zum Lymphgefäßsystem der oberen Luft- und Speisewege. Shaker, Aachen

43a. Werner JA (1997) Aktueller Stand der Versorgung des Lymphabflusses maligner Kopf-Hals-Tumoren. Eur Arch Otorhinolaryngol Suppl I: 47–85

44. Wustrow J, Rudert H, Diercks M, Beigel A (1989) Plattenepithelkarzinome und undifferenzierte Karzinome der inneren Nase und der Nasennebenhöhlen. Strahlenther Onkol 165: 468–473

Chirurgie von Lymphknotenmetastasen im Kopf-Hals-Bereich

J. A. Werner

8.1 Entwicklung und Klassifikation chirurgischer Eingriffe zur Therapie zervikofazialer Lymphknotenmetastasen

8.1.1 Geschichtlicher Hintergrund

Warren berichtete im Jahre 1847 über den Versuch einer chirurgischen Krebsentfernung aus dem Hals [124]. Die erste detailliertere Operationstechnik wurde 33 Jahre später von Kocher (Abb. 8.1) beschrieben, der die Ausräumung von Lymphknoten aus dem submandibulären Dreieck im Sinne eines Zuganges zur operativen Behandlung des Zungenkarzinoms darstellte [54]. 1885 beschrieb Butlin (Abb. 8.2) im Rahmen der Resektion von

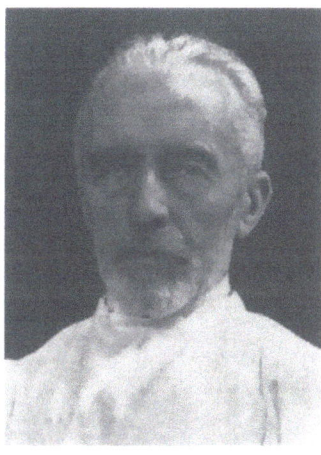

Abb. 8.1. Theodor Kocher (1841–1917). Der erste Chirurg, der für seine Arbeiten zur Schilddrüse mit dem Nobelpreis ausgezeichnet wurde. (Aus [100 a])

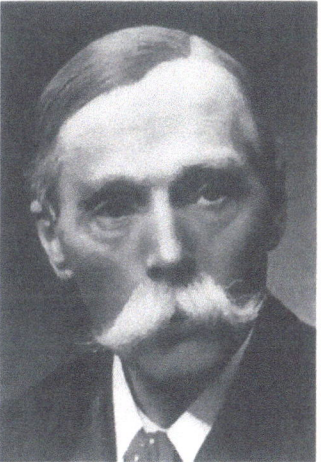

Abb. 8.2. Henry T. Butlin (1845–1912). In seinem 1885 herausgegebenen Lehrbuch beschreibt der Autor die Entfernung zervikaler Lymphknoten im Zuge der Resektion von Karzinomen der Zunge. (Aus [100 a])

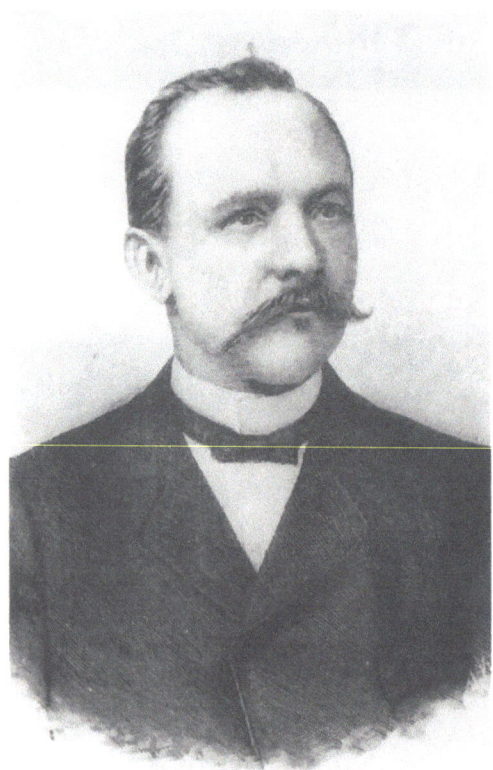

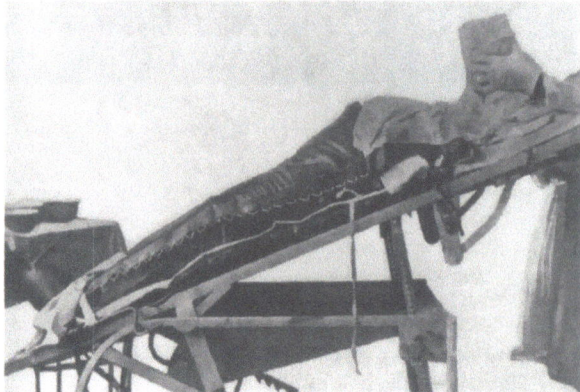

Abb. 8.5. Criles speziell für Operationen der Schilddrüse und des Halses angefertigter pneumatischer Anzug zur Verhinderung eines hypovolämischen Schocks. (Aus [100 a])

Abb. 8.3. Franciszek Jawdynski. Polnischer Chirurg, Erstbeschreiber einer später als „radikale Neck dissection" bekannten Operationstechnik. (Das Foto wurde freundlicherweise von Prof.Dr. E. Towpik, Zentrum für Onkologie, Warschau, Polen, zur Verfügung gestellt)

Zungenkarzinomen die Entfernung der zervikalen Halslymphknoten. In einem Lehrbuch mit dem Titel *„Modern Surgery"*, welches im Jahre 1887 erschien, wird die Entfernung der zervikalen Halslymphknoten als Bestandteil der chirurgischen Therapie des Epidermoidkarzinoms im Kopf-Hals-Bereich mitgeteilt [125]. Es folgten Darstellungen zu Lymphknotenausräumungen mit Resektion der V. jugularis interna durch Volkmann [120] sowie zu kombinierten radikalen Resektionen von V. jugularis interna und A. carotis durch Langenbeck, wobei die beiden mit der letzten Methode behandelten Patienten postoperativ verstarben [87].

Im Jahre 1888 führte der polnische Chirurg Franciszek Jawdynski (Abb. 8.3) eine Operation durch [45], die ähnlich angelegt war wie die 18 Jahre später von Crile (Abb. 8.4, 8.5) als Neck dissection beschriebene Technik [23]. Jawdynski berichtete über vier Fälle einer ausgedehnten radikalen En-bloc-Resektion [114]. Bedingt durch deren Veröffentlichung in einer polnischen Zeitschrift wurde diesem Beitrag kaum Aufmerksamkeit beigemessen, weswegen diese Beschreibung einer Operationstechnik weitgehend unbekannt blieb.

Jacob Da Silva Solis-Cohen wies 1901 [108] auf die Notwendigkeit einer Halslymphknotenausräumung im Rahmen einer Laryngektomie unabhängig vom lymphogenen Metastasierungsstatus hin.

Radikale Neck dissection (RND). Der entscheidende Fortschritt zur Behandlung der metastatisch besiedelten Halslymphknoten erfolgte durch George Washington Crile, der im Jahre 1906 die radikale Neck dissection beschrieb [23], basierend auf seiner Erfahrung mit 132 Operationen. Crile benannte die Operation Neck dissection (ND) und verwendete bereits den Terminus *comprehensive*.

Die Notwendigkeit einer Entfernung des N. accessorius wurde 1933 erneut von Balir u. Brown hingewiesen [11].

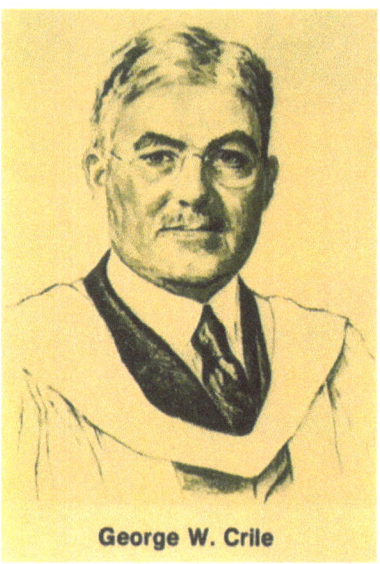

George W. Crile

Abb. 8.4. George Washington Crile (1864–1943). Erstbeschreiber der so genannten „radikalen Neck dissection" in der englischsprachigen Literatur, die den entscheidenden Fortschritt in der Behandlung der metastatisch besiedelten Halslymphknoten brachte

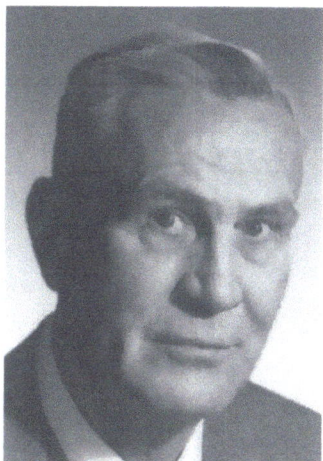

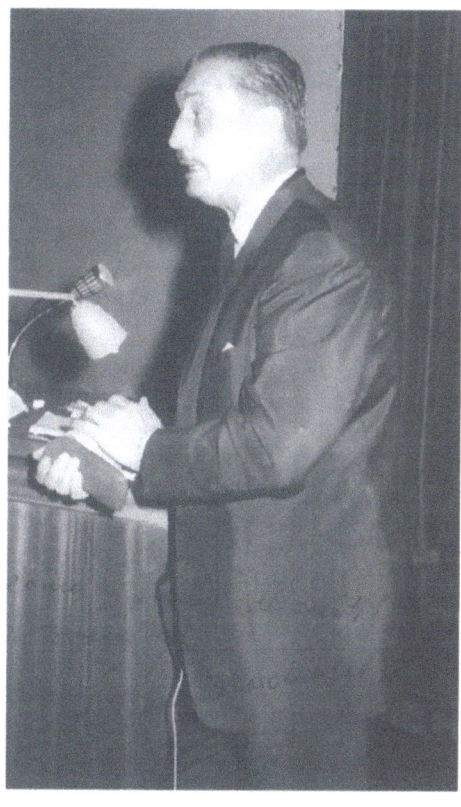

Abb. 8.6. Hayes Martin (1892–1977). Amerikanischer Chirurg, der durch seine Arbeiten zur Verbreitung der von Crile 1906 beschriebenen Form der Halslymphknotenausräumung beitrug. (Aus [100 a])

Abb. 8.7. Osvaldo Suaréz. Erstbeschreiber der später als „funktionelle Neck dissection" bekannten Operationstechnik, einer Form der Halslymphknotenausräumung, die sich ganz wesentlich an der Faszieneinteilung des Halses orientiert. (Das Foto wurde freundlicherweise von Prof.Dr. J. Gavilán, Hospital „La Paz", Madrid, Spanien, zur Verfügung gestellt) ▶

Im Jahre 1926 beschrieben Bartlett u. Callander [7] weniger radikale Formen der Neck dissection mit Erhalt des N. accessorius, der V. jugularis interna, des M. sternocleidomastoideus, des Platysma, des M. stylohyoideus und des M. digastricus. Dargent [24] war es, der 1945 als Erster die bilaterale Neck dissection als eine kurative Behandlungsform von Karzinomen der oberen Luft- und Speisewege angab, mit dem Vorschlag, zumindest eine V. jugularis interna zu erhalten.

Nachdem in den 40er und 50er Jahren wieder vermehrt die klassische radikale Neck dissection ausgeübt wurde und die Arbeiten des zum damaligen Zeitpunkt sehr einflussreichen Martin (Abb. 8.6) die Bedeutung der radikalen Neck dissection unterstrichen [68], wurde in den 60er Jahren das Prinzip der modifiziert radikalen Neck dissection publik. Dieser Fortschritt in der Beschreibung einer modifizierten Neck-dissection-Technik geht auf Suárez (Abb. 8.7) zurück, der im Jahre 1963 die so genannte funktionelle Neck dissection beschrieb, die ganz wesentlich auf der faszialen Kompartmentbildung des Halses beruht [34, 110]. Die Idee von Suárez basierte auf der *small dissection*, wie sie bereits 1944 von Silvestre-Begnis publiziert wurde [103]. Die Grundlage hierfür bildeten anatomische Arbeiten von Truffert [116] und Pernkopf [84] sowie die Erfahrungen südamerikanischer Chirurgen wie Del Dol u. Agra [26] sowie des polnischen Chirurgen Miodonski [78].

Der Begriff *funktionell* wurde von Befürwortern der radikalen Neck dissection vielfach dahingehend miss-

verstanden, dass diese Neck-dissection-Form nicht ausreichend aggressiv gegen die lymphogene Metastasierung einsetzbar sei, wohingegen Suárez schon frühzeitig darauf hinwies, dass dem Patienten ein Maximum an Funktion erhalten werden solle, ohne die Prognose zu verschlechtern. So formulierte Suárez bereits im Jahre 1962, dass das Ausmaß der Halslymphknotenausräumung radikal gegen das Karzinom zu richten sei, nicht aber gegen den Hals [110]. Der Umstand, dass die Erstbeschreibung der funktionellen Neck dissection vielfach mit Ettore Bocca [13, 14] und nicht mit Suárez in Verbindung gebracht wird, hängt primär damit zusammen, dass Suárez seine Erfahrungen in der spanischsprachigen Literatur publiziert hat, allerdings fünf Jahre vor der ersten Arbeit von Bocca [12].

Die klassische Technik der funktionellen Neck dissection wird von Anhängern dieser Chirurgie auch heute noch durchgeführt [85]. Die Befürworter der funktionellen Neck dissection beschreiben diese Form als ein im Vergleich zu der selektiven Neck dissection sicheres Verfahren bei einer kaum erhöhten Morbilität. Die Gegner der funktionellen Neck dissection weisen u. a. darauf hin, dass mit deren Durchführung beim N0-Hals – je nach Region – verschiedene Halslymphknoten übertherapiert werden [125, 126].

Die nur begrenzte Ausräumung bestimmter Halslymphknotenregionen geht ganz wesentlich auf die Untersuchungen von Lindberg [63] und Skolnik [105] zurück. So bildete die Identifikation von in Abhängigkeit des Primärtumorsitzes besonders häufig metastatisch befallenen Lymphknotengruppen die Grundlage zur Durchführung der selektiven Neck dissection, die wiederum vor allem mit Ballantyne in Verbindung zu bringen ist [6, 17, 38].

Neben den Begriffen der radikalen Neck dissection und der funktionellen Neck dissection gibt es in der Zwischenzeit eine Vielzahl unterschiedlicher Termini und Operationsstrategien, die bis in die Gegenwart zu Verwirrungen führen (s. folgende Übersicht). Diese große Variabilität der Neck-dissection-Terminologie ist eine der wesentlichen Ursachen für die nicht mögliche Vergleichbarkeit von Angaben zur lymphogenen Metastasierungsrichtung und -frequenz sowie zu Behandlungsergebnissen. Vor diesem Hintergrund ist es von vordringlichem Interesse, die Nomenklatur der Neck dissection zu vereinheitlichen, nicht zuletzt, um die Literaturmitteilungen auch zur Beantwortung wissenschaftlicher Fragestellungen nutzen zu können [122].

Übersicht zur Vielfalt der Neck-dissection-Terminologie. (Mod. nach Wustrow [128])

- Ausgedehnte radikale Neck dissection
- erweiterte radikale Neck dissection
- radikale Neck dissection
- totale Neck dissection
- modifiziert radikale Neck dissection
- Nerv/Muskel/Venen erhaltende radikale Neck dissection
- Nerv/Muskel erhaltende radikale Neck dissection
- Nerv erhaltende Neck dissection
- Nerv erhaltende radikale Neck dissection
- erhaltende Neck dissection
- modifizierte Neck dissection
- funktionelle Neck dissection
- Bocca-Neck-dissection
- Suárez-Neck-dissection
- konservative Neck dissection
- systematische Neck dissection
- prinzipielle Neck dissection
- prophylaktische Neck dissection
- elektive Neck dissection
- präventive Neck dissection
- kurative Neck dissection
- selektive Neck dissection
- supraomohyoidale Neck dissection
- laterale Neck dissection
- anterolaterale Neck dissection
- posterolaterale Neck dissection
- radikale posterolaterale Neck dissection
- erweiterte selektive Neck dissection
- limitert selektive Neck dissection

- Lymphknotendissektion des submentalen Dreiecks
- Lymphknoten-dissection des submandibulären Dreiecks
- obere laterale Lymphknotendissektion
- suprahyoidale Neck dissection
- infrahyoidale Neck dissection
- retropharyngeale Lymphknotendissektion
- parapharyngeale Lymphknotendissektion
- paratracheale Lymphknotendissektion
- subokzipitale Lymphknotendissektion
- interjuguläre Lymphknotendissektion
- vordere Neck dissection
- vordere Kompartment-dissection
- vordere/hintere Neck dissection
- hintere Neck dissection
- obere Neck dissection
- untere Neck dissection
- regionäre Lymphknotendissektion
- „Gefäßscheidenrevision"
- subokzipitale Lymphknotendissektion
- retropharyngeale und parapharyngeale Lymphknotendissektion

8.1.2 Klassifikation der Neck dissection

Zum besseren Verständnis um die Klassifikation der Neck dissection soll diese nachfolgend entsprechend ihrer zeitlichen Entwicklung vor allem über die beiden letzten Jahrzehnte dargestellt werden. Hierbei wird es um die Klassifikation und auch Nomenklatur der selektiven Neck dissection gehen, deren klinische Bedeutung künftig ohne jeden Zweifel steigen wird. Wurde die selektive Neck dissection in der Vergangenheit vorwiegend als Staging-Verfahren eingesetzt, so ist es jetzt schon absehbar, dass die alternativ mögliche therapeutische Funktion der selektiven Neck dissection in der Zukunft immer mehr an Bedeutung gewinnen wird.

Klassifikation der Neck dissection nach Shah 1981

Eine in der Literatur vielfach nicht ausreichend gewürdigte Arbeit zur Neck dissection ist die Mitteilung von Shah und Mitarbeitern aus dem Jahre 1981 [100]. So favourisierten die genannten Autoren die Durchführung einer radikalen Neck dissection wie sie initial von George Crile beschrieben wurde. Im Falle einer elektiven Neck dissection hingegen rieten Shah und Mitarbeiter zur Durchführung einer so genannten modifiziert radikalen Neck dissection mit Schonung des N. accessorius. Aufgrund des Metastasierungsverhaltens z. B. von im Bereich der Mundhöhle lokalisierten Karzinomen

Tabelle 8.1. Klassifikation der Neck dissection. (Nach Robbins [91])

Art der Neck dissection			Ausgeräumte LK-Regionen	Erhaltene Strukturen
Komplette Neck-Dissection	Radikal		I–V	
	Modifiziert radikal	Typ I	I–V	NXI
	Modifiziert radikal	Typ II	I–V	NXI, VJI
	Modifiziert radikal	Typ III	I–V	NXI, VJI, MS
Selektive Neck dissection	Supraomohyoidal		I–III	NXI, VJI, MS
	Anterolateral		I–IV	NXI, VJI, MS
	Lateral		II–IV	NXI, VJI, MS
	Posterolateral		II–V	NXI, VJI, MS
Sonderformen im Sinne einer begrenzten selektiven Neck dissection	Anteriore Ausräumung		VI	NXI, VJI, MS
	Submental		I	NXI, VJI, MS
	Suprahyoidal		I–II	NXI, VJI, MS
	Limitiert lateral		II–III	NXI, VJI, MS

LK Lymphknoten, *NXI* N. accessorius, *VJI* V. jugularis interna, *MS* M. sternocleidomastoideus.

geben die Autoren jedoch zu bedenken, dass im Falle eines klinischen No-Halses bei diesen Patienten das Konzept der selektiven Ausräumung der Hauptmetastasierungsregionen I–III im Sinne eines Staging-Verfahrens durchaus eine Bedeutung zukommt. Eine abwartende Strategie, die unmittelbar an die Compliance des Patienten, an eine große Erfahrung der betreuenden Ärzte und an regelmäßige Kontrolluntersuchungen in kurzen Intervallen gebunden ist, sollte nach Meinung der Autoren nur Ausnahmefällen vorbehalten bleiben. Mit dieser Ausführung waren die Grundzüge der selektiven Neck dissection dargelegt.

Klassifikation der American Academy of Otolaryngology – Head and Neck Surgery (1991)

Als heutzutage international weitgehend anerkannt gelten die Formulierungen radikale Neck dissection, modifiziert radikale Neck dissection (Synonym: funktionelle Neck dissection) sowie selektive Neck dissection (Tabelle 8.1).

- Die *klassische radikale Neck dissection (RND)* ist das Standardverfahren zur Ausräumung der Halslymphknotenregionen I–V mit gleichzeitiger Entfernung des M. sternocleidomastoideus, der V. jugularis interna und des N. accessorius.
- Die *modifiziert radikale Neck dissection (MRND)* wird ebenfalls zur Ausräumung der Regionen I–V durchgeführt, allerdings unter Erhalt einer oder mehrerer nichtlymphatischer Strukturen (N. accessorius, V. jugularis interna und M. sternocleidomastoideus). In Abhängigkeit von der Anzahl der erhaltenen Strukturen unterschied man eine MRND Typ

I–III. Hierbei wurde unter der MRND Typ I die Ausräumung der Regionen I–V unter Erhalt des N. accessorius verstanden. Die MRND Typ II umfasst die Ausräumung der Regionen I–V unter Erhalt des N. accessorius und der V. jugularis interna, wohingegen unter einer MRND Typ III eine Ausräumung der Regionen I–V verstanden wurde, unter Erhalt von N. accessorius, V. jugularis interna und M. sternocleidomastoideus.

- Bei der *selektiven Neck dissection (SND)* werden eine oder mehrere Lymphknotengruppen belassen, die bei der modifiziert radikalen Neck dissection ausgeräumt werden. Die am häufigsten durchgeführten selektiven Neck-dissection-Formen wurden nach dieser Klassifikation bezeichnet als supraomohyoidale Neck dissection (Ausräumung der Regionen I–III), als laterale Neck dissection (Region II–IV) und als anterolaterale Neck dissection (Region I–IV). Als weitere Formen galten die anteriore Neck dissection (Region VI) sowie die posterolaterale Neck dissection (Region II–V).

Klassifikation der American Academy of Otolaryngology – Head and Neck Surgery (2000)

Mit der aktuellen, im Jahre 2000 publizierten Klassifikation zur Neck dissection [94] hat sich die Grundstruktur der Neck-dissection-Formen nicht verändert (Tabelle 8.2, 8.3). Es wird unverändert unterschieden zwischen radialer Neck dissection, erweiterter radikaler Neck dissection, modifiziert radikaler Neck dissection und selektiver Neck dissection [125, 126].

Unter radikaler Neck dissection (RND) ist auch nach der aktuellen Klassifikation die klassische Ausräumung

Tabelle 8.2. Aktualisierte Klassifikation der Neck dissection. (Nach Robbins [94])

Art der Neck dissection		Ausgeräumte LK-Regionen	Erhaltene Strukturen
Komplette Neck-Dissection	Radikal	I–V	
	Modifiziert radikal	I–V	NXI
	Modifiziert radikal	I–V	NXI, VJI
	Modifiziert radikal	I–V	NXI, VJI, MS
Selektive Neck dissection	SND (I–III)		NXI, VJI, MS
	SND (I–IV)		NXI, VJI, MS
	SND (II–IV)		NXI, VJI, MS
	SND (II–V)		NXI, VJI, MS
Sonderformen im Sinne einer begrenzten selektiven	SND (VI)		NXI, VJI, MS
	SND (I)		NXI, VJI, MS
Neck dissection	SND (I–II)		NXI, VJI, MS
	SND (II–III)		NXI, VJI, MS

LK Lymphknoten, *NXI* N. accessorius, *VJI* V. jugularis interna, *MS* M. sternocleidomastoideus, *SND* selektive Neck dissection.

Tabelle 8.3. Gegenüberstellung der alten (1991) und aktualisierten Klassifikation (2000). (Nach Robbins [91, 94])

Neck dissection Terminologie 1991 [91]	Neck dissection Terminologie 2000 [94]
Radikale Neck dissection	Radikale Neck dissection
Fehlt	Erweiterte radikale Neck dissection
Modifiziert radikale Neck dissection Typ I	Modifiziert radikale Neck dissection mit Erhalt des N. accessorius
Modifiziert radikale Neck dissection Typ II	Modifiziert radikale Neck dissection mit Erhalt des N. accessorius und der V. jugularis interna
Modifiziert radikale Neck dissection Typ III	Modifiziert radikale Neck dissection mit Erhalt des N. accessorius, der V. jugularis interna und des M. sternocleidomastoideus
Supraomohyoidale Neck dissection	Selektive Neck dissection (I–III)
Laterale Neck dissection	Selektive Neck dissection (II–IV)
Anterolaterale Neck dissection	Selektive Neck dissection (I–IV)
Posterolaterale Neck dissection	Selektive Neck dissection (II–V)
Ausräumung des vorderen Kompartments	Selektive Neck dissection (VI)

der Halslymphknoten der Regionen I–V sowie des N. accessorius, der V. jugularis interna und des M. sternocleidomastoideus zu verstehen. Die subokzipitalen Lymphknoten, die periparotidealen Lymphknoten mit Ausnahme der infraparotideal lokalisierten Lymphknoten im hinteren Anteil des submandibulären Dreiecks, die Wangenlymphknoten, die retropharyngealen Lymphknoten und die Lymphknoten des so genannten vorderen Kompartments werden *nicht* in das Operationspräparat einbezogen.

Von einer erweiterten radikalen Neck dissection (ERND) wird gesprochen bei Ausräumung einer oder mehrerer zusätzlicher Lymphknotengruppen und/oder nichtlymphatischer Strukturen wie z. B. der A. carotis, des N. hypoglossus, des N. vagus oder der paravertebralen Muskulatur.

Bei der modifiziert radikalen Neck dissection (MRND) werden unverändert die Lymphknotenregionen I–V ausgeräumt und eine oder mehrere nichtlymphatische Strukturen geschont. Die künftig empfohlene Beschreibung der durchgeführten Form einer modifiziert radikalen Neck dissection wird nicht mehr in MRND Typ I, Typ II und Typ III unterschieden. Es sollte vielmehr gesprochen werden von einer MRND mit Erhalt von z. B. N. accesssorius und M. sternocleidomastoideus.

Die selektive Neck dissection (SND) wurde in der vorgenannten Klassifikation von 1991 [91] in supraomohyoidale, anterolaterale, laterale und posterolaterale Neck dissection unterschieden. In der aktuellen, überarbeiteten Fassung wurde diese dahingehend verändert, dass als Operationsbezeichnungen nicht mehr von einer supraomohyoidalen Neck dissection gesprochen wird, sondern von einer SND (I–III). Gleiches gilt für die ehemals anterolaterale Neck dissection, jetzt SND (I–IV), für die laterale Neck dissection, jetzt SND (II–IV), und für die posterolaterale Neck dissection, jetzt SND (II–V). Die bei Schilddrüsenkarzinomen zur Anwendung kommende Form einer selektiven Neck dissection kann einer SND (VI) entsprechen. Ist die Metastasierung hingegen auch in kaudaler Richtung fortgeschritten, d. h. kaudal der Oberkante des Sternums, wird die Ausräumung des oberen Mediastinums gekennzeichnet als SND (VI, obere mediastinale Lymphknoten). Ist die Metastasierung in Richtung der Region V fortgeschritten, wird die Neck dissection bezeichnet als z. B. SND (II–VI). Hinsichtlich der Neck dissection beim Schilddrüsenkarzinom ist an dieser Stelle auch auf die von den Allgemeinchirurgen verwendete Nomenklatur mit Kompartmenteinteilung zu verweisen (s. Kap. 7.5)

Nach der aktuellen amerikanischen Klassifikation [94] ist zur Ausräumung der Region I definiert, dass die Gl. submandibularis regelmäßig in das Neck-dissection-Präparat einzubeziehen ist, wenn die Lymphknoten des submandibulären Raumes ausgeräumt werden. Eine besondere Aufmerksamkeit ist dabei auf die perivaskulären submandibulären Lymphknoten zu richten, die bei Karzinomen des vorderen Mundhöhlenabschnittes und des Mundbodens der häufigste Sitz von Metastasen sind [34].

Radikale Neck dissection

Bei der radikalen Neck dissection werden alle ipsilateralen Lymphknotengruppen der Regionen I–V ausgeräumt, zusätzlich erfolgt die Resektion der V. jugularis interna, des M. sternocleidomastoideus und des N. accessorius. *Nicht entfernt* werden

- subokzipitale Lymphknoten,
- parotideale Lymphknoten (Ausnahme infraparotideal),
- bukkale Lymphknoten,
- retropharyngeale Lymphknoten,
- paratracheale Lymphknoten.

Der Chirurg muss sich also auch bei einer RND vergegenwärtigen, dass keineswegs das gesamte lymphknotenhaltige Gewebe auf der operierten Halsseite entfernt

wird. Dieses wurde auch durch szintigraphische Untersuchungen belegt, bei denen nach radikaler Ausräumung der Halsweichteile bei einem Teil der Patienten Restlymphbahnen festgestellt wurden.

Die zunehmend zurückhaltende Indikationsstellung zur RND erklärt sich vor allem durch die mit einer RND einhergehende hohe Morbiditätsrate und durch die eingeschränkte Möglichkeit einer bilateralen RND. Als wesentliche Beeinträchtigung nach einer RND muss die eingeschränkte Schultermobilität und der Schulterschmerz aufgrund der Durchtrennung des N. accessorius erwähnt werden. Zur Vermeidung dieser Problematik beschrieben Jones und Stell (siehe [126]) eine Technik, bei welcher die motorischen Äste aus dem Plexus cervicalis C3/C4 zum M. trapezius geschont werden. Mit dieser Technik soll eine bessere Schulterfunktion zu erreichen sein. Ist eine bilaterale RND nicht vermeidbar, sollte diese, wenn irgend möglich, zweizeitig mit einem Abstand zwischen beiden operativen Eingriffen von etwa vier Wochen erfolgen [72]. Aber auch eine derartige Vorgehensweise kann die zum Teil erhebliche Morbidität des Patienten nur eingeschränkt reduzieren.

Modifiziert radikale Neck dissection, funktionelle Neck dissection

Bei der MRND werden die Regionen I–V unter Erhalt von N. accessorius und/oder V. jugularis interna und/oder M. sternocleidomastoideus ausgeräumt. Diese erstmals von Suaréz [110, 111] beschriebene und als funktionelle Neck dissection bezeichnete Technik ist keinesfalls eine simple Modifikation der radikalen Neck dissection, da es sich bei der funktionellen Neck dissection um eine Operation handelt, die auf spezifischen anatomischen Konzepten hinsichtlich der Beziehungen zwischen den lymphatischen Strukturen und dem Fasziensystem des Halses basiert.

Zur möglichen onkologischen Bedeutung der Schonung des N. accessorius führten Mann et al. [65] eine retrospektive Untersuchung an 256 Patienten durch. Hiernach hat die Schonung des N. accessorius keinen Einfluss auf die Rezidivhäufigkeit und auf die Prognose, vorausgesetzt, die Schonung des Nerven war ohne ersichtliche Einschränkung der Radikalität möglich und der Patient wurde postoperativ einer Strahlentherapie unterzogen.

Der auf Suarez zurückgehende Terminus *funktionelle Neck dissection* beschreibt in seiner ursprünglichen und immer noch korrekten Bedeutung eine Ausräumung der Regionen I–V, wobei Bocca [13] bei seiner ursprünglichen Beschreibung für das Larynxkarzinom die Regionen II–V nannte. Die Besonderheit der funktionellen Neck dissection ist darin zu sehen, dass sich die Operation definitionsgemäß am zervikalen Fasziensystem orientiert. Diese Technik kann gleichermaßen für die

MRND verstanden und auch praktiziert werden, wobei das der Behandlungsphilosophie zugrundeliegende operative Konzept primär mit dem Begriff der funktionellen Neck dissection verbunden bleibt. Der Streit um den besseren Terminus *modifiziert radikale Neck dissection* oder *funktionelle Neck dissection* sollte der Vergangenheit angehören, sofern vorausgesetzt werden kann, dass die Bedeutung des jeweiligen Begriffes bekannt ist.

Anders verhält es sich mit der Abgrenzung von funktioneller und selektiver Neck dissection. An dieser Stelle soll keineswegs eine Grundsatzdiskussion zwischen den beiden genannten Neck-dissection-Formen geführt werden. Der Sachverhalt verdeutlicht aber die Schwierigkeit um die Vereinheitlichung von Technik und Nomenklatur der Neck dissection. Während die Anhänger der funktionellen Neck dissection – bedingt durch das auf der Grundlage des Fasziensystems standardisierte chirurgische Vorgehen – keine Notwendigkeit zur Unterscheidung zwischen den einzelnen Regionen sehen, gründet das Behandlungskonzept der selektiven Neck dissection unmittelbar auf der Unterteilung in die verschiedenen Halslymphknotenregionen. Diese muss allerdings ein- und nicht zweideutig sein, d.h. es dürfen keine nennenswerten Unterschiede zum Ausmaß einer einzigen Region vorhanden sein, wie es noch bei der Nomenklatur von 1991 der Fall war [91], als das Ausmaß der Region II zwischen Schädelbasis und Zungenbein bzw. zwischen Schädelbasis und Karotisbifurkation deutlich variieren konnte. Zwischenzeitlich wurden neue Regionsgrenzen festgelegt, die eine begrenzte operative Halslymphknotenausräumung eher standardisieren können.

Die Zukunft wird zeigen, ob sich die Anhänger der funktionellen Neck dissection beim No-Hals zur Durchführung weniger ausgedehnter Lymphknotenausräumungen entschließen können. Dies gilt vor allem vor dem Hintergrund kritischer Anmerkungen hinsichtlich einer möglichen Übertherapie metastatisch mit hoher Sicherheit nicht befallener Regionen. So stellt sich beispielsweise die Frage, ob bei einem klinischen T2No-Karzinom des vorderen Mundbodens oder der mobilen Zunge Ausräumungen auch der Regionen IV und V durchgeführt werden sollen, von Regionen also, die im Metastasierungsprozess mit höchster Wahrscheinlichkeit nachgeschaltet sein werden [125].

Selektive Neck dissection

Die Untersuchungen von Lindberg [62] und Skolnik [105] bildeten eine Grundlage für die SND. Unter den in der Zwischenzeit beschriebenen verschiedenen Formen einer SND können als verbreitet gelten die

- SND (I–III),
- SND (I–IV),
- SND (II–IV),
- SND (II–V),
- SND (VI; Synonym: Dissektion des vorderen Kompartments).

Die Befürworter der SND weisen auf eine im Vergleich zur modifiziert radikalen Neck dissection verminderte Morbidität hin und zum anderen auf die Vorstellung, dass vom Karzinom noch nicht befallene, immunologisch funktionierende Lymphknoten einer weiteren metastatischen Dissemination der Tumorerkrankung entgegenstehen könnten [98].

SND (I–III). Die SND (I-III) ist eine verbreitete Neck-dissection-Form zur Behandlung des Lymphabflusses beim Karzinom der vorderen Mundhöhle. Während Banerjee u. Alun-Jones [5] forderten, dass bei einer supraomohyoidalen Neck dissection immer Schnellschnitte erfolgen sollten, um diesen Eingriff ggf. in eine radikale Neck dissection zu überführen, lehnte Medina [76] bereits die intraoperative Schnellschnittuntersuchung bei der SND (I-III) ab. Er empfahl stattdessen, bei vergrößerten Lymphknoten die Dissection auf die Region IV auszudehnen und im Sinne einer SND (I-IV) fortzuführen, eine Methode, die auch seitens des Autors befürwortet wird.

Rassekh et al. [86] gingen ebenfalls der Frage nach, inwieweit ein intraoperatives Staging des No-Halses durch Inspektion und/oder Palpation die Genauigkeit hinsichtlich der Vorhersehbarkeit von Metastasen beeinflussen kann. Sie konnten zeigen, dass die intraoperative Inspektion und/oder Palpation alleine keine höhere Aussagekraft hat als das klinische Staging-Verfahren. Ganz im Gegenteil werde zum Teil eher überinterpretiert, weswegen gelegentlich unnötige chirurgische Erweiterungen erfolgen.

Demgegenüber kann eine intraoperative Schnellschnittdiagnostik wie sie von Manni u. van den Hoogen [66] beschrieben wurde, eine höhere Aussagekraft erzielen. Manni (persönliche Mitteilung) schickt das gesamte, sorgfältig aufgespannte Neck-dissection-Präparat zur Schnellschnittuntersuchung und überlässt dem Pathologen die Auswahl der zu untersuchenden Lymphknoten. Beim Metastasennachweis wird die SND zur modifiziert radikalen Neck dissection erweitert. Manni weist aber darauf hin, dass in vielen Fällen keine weiteren Metastasen gefunden werden. Ein derartiges, unzweifelhaft gutes Konzept setzt eine funktionierende Logistik zwischen Chirurg und Pathologen voraus, die aus verschiedenen Gründen keineswegs an allen Institutionen vorhanden ist.

SND (I–IV). Diese Form der Neck dissection umfasst die Ausräumung der Regionen I–IV. Natürlich wird immer wieder hinterfragt, warum nicht auch die Region IV in die SND (I-III) einbezogen wird, zumal der operative

Mehraufwand gering erscheint. Einer solchen Vorstellung steht zum einen ein Konzept der limitierten Ausräumung an sich entgegen sowie die vor allem linksseitig bestehende Komplikationsmöglichkeit einer Chylusfistel.

SND (II–IV). Die SND (II–IV) wird auch als interjuguläre Dissektion oder anteriore juguläre Dissektion bezeichnet. Diese Form der Neck dissection wird vielfach bei Oropharynx- und Hypopharynxkarzinomen sowie bei Larynxkarzinomen, zum Teil auch bilateral, durchgeführt.

SND (II–V). Die SND (II–V) wurde zuerst von Rochlin [90] beschrieben. Sie beinhaltet die systematische Entfernung der Lymphknoten der kraniodorsalen Halsregion. Eine solche Neck-dissection-Form kommt vielfach beim malignen Melanom des Hinterkopfes zur Anwendung. Nicht selten wird es dann erforderlich, auch die nachfolgend ausgeführten Lymphknotengruppen zu entfernen. So sind die postaurikulären und subokzipitalen Lymphknoten vor allem von onkologischer Bedeutung bei malignen Tumoren

* der Kopfhaut,
* des postaurikulären Areals,
* der subokzipitalen Region des Nackens und
* in seltenen Fällen bei Karzinomen der oberen Luft- und Speisewege.

Zur Operationstechnik soll der Hinweis nicht fehlen, dass bei dieser Form der Neck dissection die Dicke des hinteren Hautlappens von ganz entscheidender Bedeutung sein kann. So stellt ein zu dicker Lappen, der die oberflächlichen subokzipitalen Lymphknoten beinhaltet, den Erfolg der Operation in Frage, wohingegen ein zu dünner Lappen zur Nekrose neigt. Dieses ist bei der Präparation zu berücksichtigen [122].

Limitierte selektive Neck dissection

Suprahyoidale Neck dissection. Die so genannte suprahyoidale Neck dissection umfasst die
* Lymphknoten der Region I,
* subdigastrischen Lymphknoten (so genannte Küttner-Lymphknotengruppe),
* Lymphknoten des kranialen Trigonum caroticum [28].

Diese Form der Neck dissection ist für die Behandlung des Lymphabflusses bei Plattenepithelkarzinomen der oberen Luft- und Speisewege nicht ausreichend validiert [17, 76]. So wurden beispielsweise in 29,1% der Fälle lokoregionäre Rezidive bei Patienten mit einem Mundhöhlenkarzinom und einem No-Hals nach erfolgter su-

prahyoidaler Neck dissection mit En-bloc-Tumorresektion im Vergleich zu 0 und 3,5% regionärer Rezidive nach einer modifiziert radikalen Neck dissection oder radikalen Neck dissection mit En-bloc-Tumorresektion beobachtet [48].

Dissektion der Regionen II und III. Diese von der Arbeitsgruppe um Steiner [3] favorisierte Neck dissection ist von der genannten Gruppe vielfach in das Behandlungskonzept von Karzinomen der oberen Luft- und Speisewege eingeschlossen. Die Zielsetzung ist dabei keinesfalls immer diagnostisch, die SND (II, III) wird von der Gruppe um Steiner auch therapeutisch eingesetzt. Selbstverständlich muss der Wert eines solchen Vorgehens künftig durch breit angelegte Studien evaluiert werden.

Dissektion des anterioren Raumes. Die Dissektion des anterioren Raumes (Region VI), teilweise auch als vordere Kompartment Neck dissection oder als anteriore Neck dissection bezeichnet, ist die am häufigsten beim Schilddrüsenkarzinom zur Anwendung kommende Dissektionsform.

Transsternale mediastinale Lymphknotenausräumung. Abschließend soll auf eine spezielle Form der limitierten selektiven Neck dissection hingewiesen werden. So kann das lymphknotenhaltige Gewebe des oberen Mediastinums z. B. bei so genannten Rezidiven am Tracheostoma im Sinne einer transsternalen mediastinalen Lymphknotenausräumung entfernt werden [70, 105].

Diese Behandlung ist kontraindiziert, wenn große Gefäße des Mediastinums mit befallen sind oder eine über diesen Bereich hinausgehende Fernmetastasierung vorliegt.

Die Überlebensrate nach transsternaler mediastinaler Dissektion ist weiterhin gering. Dennoch kann eine solche Behandlungsmaßnahme in verschiedenen Fällen aus palliativer Intention akzeptiert werden. Der transsternalen mediastinalen Lymphknotenausräumung geht in vielen Fällen eine Mediastinoskopie voraus, um die notwendigen Informationen zur chirurgischen Resektabilität zu erhalten [121]. Der Stellenwert einer solchen Mediastinoskopie wird wahrscheinlich durch die moderne Bildgebung gemindert (s. Kap. 5).

8.2 Chirurgische Technik der Neck dissection

8.2.1 Operationsvorbereitung, prä- und perioperative Maßnahmen

Die Durchführung einer Neck dissection setzt die Beachtung verschiedener, zum Teil auch individuell festzulegender prä- und perioperativer Maßnahmen voraus, die nachfolgend dargestellt werden.

Aspekte zur Frage der präoperativen Halslymphknotenbiopsie

Der Einfluss einer Halslymphknotenbiopsie vor definitiver chirurgischer Behandlung des Lymphabflusses wird kontrovers diskutiert. So stellten McGuirt u. McCabe [72] fest, dass das Risiko eines Wundrezidivs bei Patienten, die eine Halslymphknotenbiopsie vor der definitiven Chirurgie erhielten, erhöht war (20 vs. 13%). Ebenso erhöht war das Risiko regionaler Rezidivmetastasen (33 vs. 20%) und Fernmetastasen (40 vs. 25%). Die erhöhte Rate an Fernmetastasen war von statistisch signifikantem Ausmaß.

Andere Autoren [44] konnten keine entsprechende negative Auswirkung bei zuvor durchgeführter Lymphknotenbiopsie beobachten. Es ist aber unbestritten, dass keineswegs nur ein Teil der Lymphknotenmetastase entfernt werden darf. In diesem Zusammenhang muss auch an die Bedeutung der präoperativen zytologischen Diagnostik erinnert werden, auf deren Grundlage eine Entscheidung zur Lymphknotenexstirpation mit intraoperativer Schnellschnittdiagnostik und möglicher resultierender Erweiterung des Eingriffs in eine Neck dissection ausgeführt werden kann. Vor diesem Hintergrund sollte die diagnostische Halslymphknotenexstirpation speziellen Fällen vorbehalten bleiben.

Diagnostik vor therapeutischem Karotisverschluss

Bei der chirurgischen Behandlung von Metastasen mit möglicher Infiltration der A. carotis kann ein therapeutischer Karotisverschluss erforderlich sein. Zur präoperativen Beurteilung der kollateralen Hirndurchblutung hat sich eine multimodale Testung als mögliche Methode zur Abschätzung des hämodynamischen Risikos eines Schlaganfalls vor permanentem A.-carotis-interna-Verschluss erwiesen [50]. Es muss aber darauf hingewiesen werden, dass eine letztes Restrisiko präoperativ grundsätzlich nicht ausgeschlossen werden kann. Ebenso kann das Risiko von Thromboembolien präoperativ nicht zuverlässig abgeklärt werden.

Die erwähnte Diagnostik beinhaltet eine Überprüfung der

- kortikalen Funktion (EEG),
- Hirnperfusion (SPECT),
- hämodynamischen Effekte

in Ruhe sowie unter endovaskulärer Ballonokklusion der A. carotis interna mit Evaluierung der zerebrovaskulären Reservekapazität.

Bei dem Nachweis einer eingeschränkten Hirnperfusion, die das Infarktrisiko als deutlich erhöht ansehen lässt, kann das von Schobel et al. [97] beschriebene Vorgehen zur präoperativen Karotisokklusion erwogen werden. Hierbei wird die A. carotis communis in einer ersten Sitzung unter Lokalanästhesie mit einer Ligatur supraklavikulär gedrosselt, bis die Pulswelle distal der Drosselungsstelle eben nicht mehr tastbar ist. Nach 1–2 Wochen wird die A. communis komplett mit Seide ligiert.

Zeitpunkt der Neck dissection im Rahmen laserchirurgischer Behandlunsgskonzepte

Das klassische Prinzip der En-bloc-Resektion von Karzinomen und regionären Lymphknoten wurde nicht zuletzt durch das laserchirurgische Behandlungskonzept der Karzinome des oberen Aerodigestivtraktes in Frage gestellt. In diesem Zusammenhang stellt sich auch die Frage nach dem geeigneten Zeitpunkt der operativen Behandlung des Lymphabflussgebietes nach zuvor erfolgter Laserresektion des Primärtumors.

Zum Zeitpunkt der Neck dissection stellte Steiner [107] die Hypothese auf, dass eine zeitlich versetzte Neck dissection dadurch begründet sein könnte, dass Tumorzellen, die sich während der Primärtumoroperation in den Lymphbahnen aufhalten, die Möglichkeit erhalten, in die entsprechenden regionären Lymphknoten zu gelangen, die mit der Neck dissection erfasst werden. Steiner bevorzugt die Neck dissection z. B. nach vier bis acht Tagen, wenn der definitive Histologiebefund der Primärtumorresektion vorliegt. So kann die Neck dissection, falls erforderlich, simultan mit einer lokalen Nachresektion erfolgen oder erst nach vier bis sechs Wochen (beim No-Hals) simultan mit einer mikrolaryngoskopischen, laserbioptischen Bestandsaufnahme durchgeführt werden. Letzteres hält Steiner bei Patienten für angezeigt, bei denen sehr ausgedehnte Teilresektionen durchgeführt werden. Wir nehmen die Neck dissection ebenfalls etwa eine Woche nach der laserchirurgischen Primärtumorbehandlung vor, um auch die Zeitspanne bis zur eventuellen postoperativen Strahlentherapie nicht zu sehr zu verlängern.

Überlegungen zur zeitlich versetzten diskontinuierlichen Neck dissection wurden ebenfalls von Leemans (siehe [124]) angestellt. Er verglich die Behandlungsergebnisse von Patienten mit einem vorderen Mundhöhlenkarzinom, die einer transoralen Tumorexzision mit nachfolgender diskontinuierlicher Neck dissection unterzogen wurden, mit Patienten, die mit einer so genannten En-bloc-Behandlung versehen wurden. Hierbei zeigte sich, dass die diskontinuierliche Neck-dissection-Gruppe in einem deutlich höheren Ausmaß Halsmetastasenrezidive aufwies (19%) als die En-bloc-Gruppe (5,3%). Das zweizeitige Vorgehen könnte dazu beitragen, dass Tumoremboli die zervikalen Lymphknoten zwei bis drei Wochen nach der Neck dissection erreichen, eine Zeitspanne, die auch von anderen Autoren befürwortet wird [37, 58].

Einfluss des Patientenalters auf die Indikationsstellung zur Neck dissection

Unter den verschiedenen Gesichtspunkten, um eine möglichst komplikationsarme Indikationsstellung zur Neck dissection kann auch dem Lebensalter des Patienten eine Bedeutung zukommen, sofern bestimmte Risikofaktoren zusammentreffen [113]. Inwieweit das Alter allerdings bereits als eigenständiger Faktor an sich bedeutsam ist, wird nachfolgend diskutiert.

Das Zusammentreffen einer Zunahme der malignomassoziierten Inzidenz und der Mortalität im fortgeschrittenen Lebensalter mit einer steigenden Anzahl an alten Menschen in den meisten Ländern der Welt stellt eine komplexe klinische Problematik dar [20]. Dies betrifft besonders die Therapie dieser Patienten, was sich entscheidend auf deren Prognose auswirkt. Die Prognose von Patienten mit Karzinomen des oberen Aerodigestivtraktes wird maßgeblich bestimmt von der Lokalisation des Karzinoms, von der Tumorausdehnung und ganz besonders von Maß der lymphogenen Metastasierung. Bei geriatrischen Patienten wird die Prognose zusätzlich durch altersbedingte Faktoren beeinflusst. So sind pulmonale, kardiovaskuläre, renale, nervale und endokrine Funktionen durch den Alterungsprozess reduziert [106]. Zudem können ältere Patienten extreme Belastungen schwerer bewältigen, Therapiekomplikationen werden schlechter toleriert und sind nicht selten letal.

Unter den verschiedenen Behandlungsstrategien stellt die chirurgische Behandlung von Primärtumor und dessen Lymphabfluss bei Karzinomen im Kopf-Hals-Bereich das wichstigste Therapiekonzept dar, das häufig mit einer Radio-(Chemo-)Therapie kombiniert wird [119]. Die Therapieplanung wird bei älteren Patienten oftmals durch das fortgeschrittene Lebensalter eingeschränkt [39]. So ist das fortgeschrittene Lebensalter an sich bereits häufig assoziiert mit unvollständiger Diagnostik und milden Therapieformen [32, 123]. Aufgrund der häufig vorhandenen Komorbiditäten oder der Überzeugung, dass eine Standardtherapie von dieser Patientengruppe nicht toleriert würde, werden Patienten im fortgeschrittenen Alter nicht selten von einer potenziell kurativen Therapieform ausgeschlossen.

Der Terminus *hohes Lebensalter* wird in der Literatur nicht einheitlich definiert. Es werden häufig Patienten nach Vollendung des 75. Lebensjahres als *alte Patienten* bezeichnet. Die Gruppe der Patienten im fortgeschrittenen Lebensalter wird in der Geriatrie in so genannte jüngere (zwischen 65. und 74. Lebensjahr), ältere (zwischen 75. und 84. Lebensjahr) und älteste (über 85. Lebensjahr) Patienten eingeteilt [51].

Trotz Häufigkeit und klinischer Relevanz ist insgesamt wenig über Wirkung und Verträglichkeit einer Neck dissection bei Patienten jenseits des 65. Lebensjahres mit Karzinomen im Kopf-Hals-Bereich bekannt. Di-

es gilt besonders für lokal fortgeschrittene Karzinome des oberen Aerodigestivtraktes mit ausgedehnter lymphogener Metastasierung, die häufig Gegenstand kontroverser Diskussionen sind. In vielen Untersuchungen wird diese Altersgruppe kaum berücksichtigt. Vor dem genannten Hintergrund sollen nachfolgend bisherige Therapiekonzepte und Ergebnisse für die genannte Patientengruppe dargestellt und diskutiert werden.

Epidemiologie. Der Anteil an über 65 Jahre alten Menschen in der Bevölkerung steigt [130]. Das Risiko einer bösartigen Tumorerkrankung ist bei dieser Altersgruppe am größten [21, 118]. Die Häufigkeit maligner Tumoren steigt fast exponentiell nach dem 40. Lebensjahr. Etwa 50 % aller Malignome entstehen nach dem 65. Lebensjahr, ungefähr ein Drittel im 70. Lebensjahr oder im noch höheren Alter. Vor dem Hintergrund der Altersverteilung verwundert es nicht, dass auch die meisten tumorbedingten Todesfälle Patienten in einem Alter von mehr als 65 Jahren betreffen [29, 61, 130].

Karzinome der oberen Luft- und Speisewege machen einen Anteil von ca. 5 % aller Erstmanifestationen maligner Tumoren aus. Ihre Inzidenz wird in der Bundesrepublik Deutschland auf ca. 15.000 Neuerkrankungen jährlich geschätzt [9]. Plattenepithelkarzinome des oberen Aerodigestivtraktes entstehen am häufigsten im 5. und 6. Lebensjahrzehnt. Weniger als 20 % dieser Karzinome kommen nach dem 75. Lebensjahr vor [53]. Tabakrauch und Alkohol sind die Hauptrisikofaktoren für die Karzinogenese im Kopf- und Halsbereich [119]. Dementsprechend leiden zahlreiche Patienten unter ausgeprägten Folgeerkrankungen eines jahrzehntelangen Tabak- oder Alkoholabusus wie z. B. chronische Emphysembronchitis, Cor pulmonale, koronare Herzkrankheit, Leberzirrhose, alkoholische Kardiomyopathie und Enzephalopathie. Eine nicht zu vernachlässigende Anzahl der geriatrischen Patienten sind allerdings anamnestisch keinem Tabakrauch und Alkohol ausgesetzt [60, 82]. Bei diesen Patienten gelten die altersbedingte Akkumulation von Spontanmutationen, eine Abnahme der Effektivität der DNS-Reparatur sowie eine reduzierte Immunabwehr als die wichtigsten ätiologischen Faktoren. Dies äußert sich in einer reduzierten p53-Mutationsrate in dieser Altersgruppe, während Tabakrauch in anderen Altersgruppen die p53-Mutationsrate signifikant erhöht [15, 53].

Diagnostik. Die mit Einsetzen der Symptomatik einhergehende Bemühung um eine rasche Herbeiführung der Diagnose eines malignen Prozesses fehlt nicht selten beim geriatrischen Patienten. Hierfür ursächlich ist oftmals die abwartende Haltung des Patienten selbst. Aber auch die diagnostische Intention des betreuenden Arztes muss als ein durchaus ernst zu nehmender Faktor gewertet werden. Die in diesem Zusammenhang vorgebrachten Argumente beziehen sich meist auf das hohe

Lebensalter, auf eine altersabhängige Immunschwäche und auf die vergleichsweise geringere Lebenserwartung dieser Patienten [74]. Aufgrund internistischer Erkrankungen, insbesonders kardiovaskulärer und pulmonaler Genese, Sorgen um eine operationsassoziierte Mortalität und postoperativen Komplikationen wird von dem behandelnden Arzt für ältere, an einem malignen Tumor erkrankten Patienten nicht selten eine unvollständige Diagnostik und eine milde palliative Therapie empfohlen [95]. Ganz im Gegenteil zu einer solchen Haltung ist auch bei Patienten im hohen Lebensalter aus prognostischer Sicht vor Behandlungsplanung ein vollständiges Staging obligatorisch [77]. Auf routinemäßig durchgeführte Panendoskopien zum Tumor-Staging und Aussschluss von Zweitkarzinomen, die in 7–10 % synchron vorkommen [51], sollte nicht aufgrund des Lebensalters verzichtet werden. Die Diskussion um grundsätzliche Aspekte zum Sinn und Unsinn der kompletten Panendoskopien bei bestimmten Tumorlokalisationen wird an dieser Stelle nicht geführt. In einigen Arbeiten konnte gezeigt werden, dass sich mit zunehmendem Alter die Häufigkeit der Mehrfachkarzinome erhöht [18, 53]. Es darf nicht unerwähnt bleiben, dass bestimmte Formen der Tumordiagnostik natürlich durch altersbedingte körperliche Einschränkungen beeinflusst werden können. So kann z. B. eine kernspintomographische Untersuchung aufgrund einer künstlichen Hüftprothese oder einem Herzschrittmacher unmöglich werden. Als möglicher Ausblick soll weiterhin auf den gegenwärtig noch nicht endgültig einzuschätzenden Stellenwert der Positronenemissionstomographie mit 18-Fluorodeoxyglucose in der prätherapeutischen Diagnostik von Kopf- und Halskarzinomen verwiesen werden [1, 83]. Aufgrund hoher Sensitivität und diagnostischer Genauigkeit kann diese Untersuchung bei strenger, altersunabhängiger Indikationsstellung auch bei Patienten im fortgeschrittenen Lebensalter eine hilfreiche Maßnahme darstellen.

Therapie und Komplikationen. Der Verzicht auf eine kurativ ausgerichtete Behandlung der Tumorerkrankung im hohen Lebensalter verlängert vielfach das Leiden dieser Patienten, ihre Hospitalisierung und erhöht weiterhin die damit verbundenen Kosten der meist langzeitigen palliativen Therapie. Ebenso begünstigt eine nicht zeitgerecht eingeleitete Therapie die regionäre Metastasierung, welche die Prognose dieser Patienten erheblich verschlechtert [124]. Schließlich geht das progressive Tumorwachstum im Bereich der oberen Luft- und Speisewege einher mit zunehmender Dysphagie und Dyspnoe, mit Schmerzen und einem erhöhten Risiko für tumorbedingte Blutungen. Bei progredienter Verschlechterung des Allgemeinzustandes nimmt die Gefahr an Infektionen und kardiopulmonalen Komplikationen zu. So ist eine adäquate und potenziell kurativ ausgerichtete Tumortherapie auch in dieser Altersgruppe von großer Bedeutung.

Für ältere Patienten mit Karzinomen mit fortgeschrittener lymphogener Metastasierung kann durchaus eine umfangreiche Therapie mit kurativer Intention in Betracht kommen, obwohl einige Autoren einer ausgedehnten chirurgischen Therapie ablehnend gegenüber stehen und das Alter als einen wichtigen prognostischen Faktor betrachten [2, 43, 55]. Von verschiedenen Arbeitgruppen wurde die Prognose dieser Patienten nach einer umfangreichen chirurgischen Therapie wie Laryngektomie, Laryngopharyngektomie, Defektdeckung mit verschiedenen Lappenplastiken, Neck dissection, zum Teil ergänzt mit einer zusätzlichen Strahlentherapie untersucht [4, 41, 46, 102]. Hierbei konnte keine signifikante Erhöhung der Mortalität bei gleichzeitiger akzeptabler Inzidenz an Komplikationen festgestellt werden. Hinsichtlich der Häufigkeit postoperativer Komplikationen wurde bei Patienten jenseits des 70. Lebensjahres, bei denen eine Defektdeckung mit myokutanen Lappen vorgenommen wurde, kein statistisch signifikanter Unterschied nachgewiesen [16, 103]. Auch hatte die Länge der Operation keinen Einfluss auf die Komplikationrate bei dieser Altergruppe. Dieser Faktor ist insofern von Bedeutung, da bei der Therapieplanung dieser Patientengruppe vielfach auf komplexe rekonstruktive chirurgische Techniken verzichtet wird, um die perioperative Komplikationsrate durch die Verkürzung der Operationslänge zu minimieren. Die Komplikationsrate der Patienten nach einer mikrovaskulären freien Gewebetransplantation im hohen Lebensalter wurde vergleichbar mit dem ähnlichen jüngeren Patientenkollektiv eingeschätzt [99].

Die Inzidenz der postoperativen Komplikationen bei Patienten mit einem Karzinom des oberen Aerodigestivtraktes ist in allen Altersgruppen relativ ähnlich, wohingehend die Art der jeweiligen Komplikation eine Abhängigkeit vom Alter zeigt. Während ältere Patienten hauptsächlich an pulmonalen und kardiovaskulären Komplikationen erkranken, kommt es bei jüngeren Patienten häufiger zu Komplikationen im Bereich des operativen Zuganges [8, 19]. Eine Korrelation zwischen bekannten Vorerkrankungen und postoperativen Komplikationen konnte für die Gruppe älterer Patienten nicht sicher nachgewiesen werden. So wurde beschrieben, dass kardiovaskuläre und pulmonale Komplikationen nicht häufiger bei Patienten mit anamnestisch bekannten kardiopulmonalen Erkrankungen auftreten [41]. Bei den zuvor zitierten Untersuchungen bestand weiterhin kein Anhalt für eine erhöhte postoperative Komplikationsrate nach präoperativer Strahlentherapie. Während in einigen Untersuchungen Wundkomplikationen häufig bei bereits bestrahlten Patienten vorkamen [49], bestand in anderen Arbeiten kein Zusammenhang zwischen Wundkomplikationen und präoperativer Bestrahlung in der untersuchten Altersgruppe [10, 73].

Besonders bei malignen Erkrankungen des Kopf- und Halsbereiches dürfte das hohe Lebensalter per se keine Kontraindikation für eine adäquate chirurgische Therapie darstellen [92]. Oft kann eine effektive und zeitgerechte Behandlung zu einer höheren Lebenserwartung und besserer Lebensqualität führen. Fortschritte in chirurgischen und anästhesiologischen Techniken sowie zunehmende Verbesserungen beim intra- und postoperativen Monitoring ermöglichen eine Optimierung der operativen Behandlung bei alten Patienten. Um eine effektive und gut tolerable Therapie bei den geriatrischen Patienten durchführen zu können, soll nach einem sorgfältigen präoperativen Staging eine entsprechende Vorbereitung hinsichtlich weiterer, vor allem kardialer und pulmonaler Erkrankungen erfolgen [58]. Aus den genannten Gründen ist eine individuelle internistische und anästhesiologische Abklärung hinsichtlich einer möglichen Verbesserung der Narkosefähigkeit zu empfehlen [79, 115]. Präoperativ soll eine kardiopulmonale Stabilisierung erfolgen und ggf. eine Optimierung des Ernährungszustandes angestrebt werden. Weiterhin ist ein besonderes Augenmerk auf die prä-, intra- und postoperative Überwachung dieser Patienten zu legen.

Besonderheiten der Anästhesie beim geriatrischen Patienten. Die Fortschritte in der Anästhesie und der postoperativen Intensivmedizin haben wesentlich dazu beigetragen, dass heutzutage immer größere operative Eingriffe bei immer älteren Patienten erfolgreich durchgeführt werden können. Wenngleich kein systematisch erhobenes Datenmaterial zur anästhesiebedingten Morbidität oder Mortalität des älteren Patienten speziell bei Tumoreingriffen mit hiermit einhergehender Neck dissection in der Hals-Nasen-Ohren-Heilkunde vorliegen, so haben die allgemeinen Erfahrungen für die perioperative Betreuung geriatrischer Patienten sicherlich auch Gültigkeit für diese Indikationen. So ist selbst bei großen kardiochirurgischen Eingriffen an der Herz-Lungen-Maschine (Koronarchirurgie, Aortenklappenersatz) die perioperative Mortalität nicht mit dem Lebensalter, sondern vielmehr mit dem Schweregrad der kardialen Erkrankung bzw. mit schweren Begleiterkrankungen (z. B. dialysepflichtige Niereninsuffizienz) assoziiert.

Naturgemäß sind jedoch Begleiterkrankungen wie z. B. Arteriosklerose, Lungenemphysem, Malnutrition und Diabetes Typ II im hohen Lebensalter häufiger. Dies trifft insbesondere auch auf das onkologische Patientengut der Hals-Nasen-Ohren-Heilkunde zu. Bei alten Rauchern findet sich nahezu regelhaft eine chronische obstruktive Lungenerkrankung, deren klinische Relevanz jedoch durch einfache Belastungstests wie Treppensteigen mit sich evtl. anschließender kapillärer Blutgasanalyse oder einfache, am Patientenbett durchführbare orientierende Lungenfunktionsuntersuchungen überprüft werden kann. Gar nicht selten sind neben Nikotin- und Alkoholabusus auch Patienten mit einer

dann schwerwiegenden Benzodiazepinabususproblematik zu finden. Die daraus resultierende postoperative Entzugssymptomatik kann ebenfalls zur erhöhten perioperativen Mortalität beitragen.

Änderungen von Muskel und Fettmasse und der verminderte Stoffwechsel haben zudem Auswirkungen auf die Thermoregulation. So fällt bei älteren Patienten die Körpertemperatur vor allem bei länger dauernden Eingriffen oft stärker ab, sofern nicht eine effiziente Wärmeprotektion zum Einsatz kommt. Auch ist eine besonders schonende Lagerung erforderlich, um Druckschäden bei dem im Alter reduzierten Weichteilpolster zu vermeiden.

Die kardiovaskulären Reserven des geriatrischen Patienten sind eingeschränkt. Neben einer verminderten Sympathikusaktivität ist auch die Kompensationsreaktion des autonomen Nervensystems auf Belastung und Volumenverluste beeinträchtigt. Die Toleranz gegenüber erniedrigter Zahl der Sauerstoffträger (Hb-Wert) ist reduziert, weswegen sich die Indikation zur Transfusion früher als bei jüngeren Patienten ergibt.

Der verminderte Atemantrieb des alten Menschen auf Hyperkapnie und/oder Hypoxie wird durch Anästhetika oder Sedativa verstärkt, entsprechend ist die Gefahr einer respiratorischen Insuffizienz besonders in der frühen postoperativen Phase erhöht. Diese Problematik ist durch die Einführung kurzwirksamer und damit gut steuerbarer intravenöser (Propofol, Remifentanil) und volatiler (Sevoflurane, Desflurane) Anästhetika wesentlich gemindert worden.

Bei den modernen ebenso wie bei den herkömmlichen Anästhetika müssen allerdings die physiologisch altersbedingten Veränderungen berücksichtigt werden, die eine Dosisreduktion im Vergleich zum jüngeren Patienten bedingen. Hierzu gehören z. B. ein verringertes Verteilungsvolumen, eine herabgesetzte hepatische und renale Clearance sowie die höhere Empfindlichkeit des zentralen und peripheren Nervensystems gegenüber Anästhetika und Muskelrelaxantien. Relativ uniform ist der Bedarf an Anästhetika beim 80-jährigen Patienten im Mittel um etwa 30 % geringer als beim 20-jährigen Patienten.

Wie auch bei jüngeren Patienten ist der präoperative Zustand des älteren Patienten deutlich mit der perioperativen Morbidität korreliert. Üblicherweise wird hierfür die ASA-Klassifikation (American Society of Anesthesiologists) herangezogen. Während beim 70-jährigen Patienten der ASA-Klasse-1 oder -2 die Wahrscheinlichkeit gravierender präoperativer Komplikationen im Bereich des Altersdurchschnitts liegt, ist sie für Patienten der ASA-Klasse-3 um ein Drittel erhöht, für Patienten der ASA-Klasse-4 verdoppelt.

Verbesserte präoperative Vorbereitung (z. B. Atemgymnastik), die Entwicklung moderner Anästhetika, die weitgehend organabhängig ausgeschieden werden sowie das verbesserte perioperative Monitoring (Relaxometrie, Pulsoximetrie) haben wesentlich dazu beitragen können, dass das perioperative Risiko beim alten Patienten per se nicht nennenswert erhöht ist. Werden die Besonderheiten des hohen Lebensalters berücksichtigt, so kann die Indikation für Operationen und Anästhesie weitgehend unabhängig vom Alter des Patienten gestellt werden. Für die anästhesiologische Risikobeurteilung ist in erster Linie der Schweregrad von Begleiterkrankungen entscheidend.

Prognose. Nach Gegenüberstellung und Vergleich der Ergebnisse operativer Eingriffe in Intubationsnarkose weist die Hals-, Nasen- und Ohrenheilkunde eine insgesamt geringere perioperative Mortalität in dieser Altersgruppe auf als nach elektiven operativen Eingriffen in anderen Körperregionen [104, 121]. Nach tumorchirurgischen Eingriffen im genannten Fachgebiet können die Patienten schneller ihre präoperative Mobilität erreichen. Eine große Flüßigkeitsverschiebung ist in der Regel nicht zu erwarten. Weiterhin sind diese Operationen im Vergleich zu den Operationen in anderen Körperarealen mit einer eher geringeren Infektionsrate assoziiert. Aufgrund intakter gastrointestinaler Absorptionsmechanismen ist eine postoperative Ernährung ggf. durch Magensonde oder PEG-Sonde durchführbar. Im Falle einer Tracheotomie ist eine tracheopulmonale Pflege möglich.

Zwischenzeitlich konnte gezeigt werden, dass Patienten mit einem Karzinom im Bereich der oberen Luft- und Speisewege, die sich jenseits des 75. Lebensjahres befinden, nach einer kurativen Behandlung eine signifikant geringere Mortalität und Komplikationsrate haben als Patienten ohne eine kurative Therapie [57]. Die Dreijahresüberlebensrate der beiden Gruppen betrug in einer vergleichenden Untersuchung 77 gegenüber nur 18 % [42]. Die in einer Literaturrechere ermittelte 30-Tage-Mortalitätsrate bei Hals-Nasen-Ohren-Operationen in Intubationsnarkose beträgt bei älteren Patienten im Mittel um 6 %. Bis zu 50 % der Todesursachen dieser Patienten beziehen sich auf pulmonale Komplikationen. Die Haupttodesursache ist häufig nicht mit Karzinomen oder Therapiekomplikationen in Verbindung zu bringen [19].

Schlussfolgerung. Der derzeitige Wissenstand um die Bestimmung von Mortalität und Morbidität von an einem Karzinom im Bereich der oberen Luft- und Speisewege erkrankten Patienten im fortgeschrittenen Lebensalter kann dahingehend zusammengefasst werden, dass die für eine derartige Analyse notwendigen Voraussetzungen in den meisten bisherigen Untersuchungen nicht ausreichend erfüllt ist. So fehlen oftmals Daten zur Komorbidität der Patienten. Es sind Studien erforderlich, die ein vergleichbares jüngeres Patientenkollektiv mit Karzinomen in gleicher Lokalisation und mit identischer Staging-Untersuchung, Therapieform, Begleiter-

krankung und Risikofaktoren als Kontrollgruppe untersucht [63]. Die bisherigen Ergebnisse lassen trotz ihrer Mängel den Schluss zu, dass eine individuelle und adäquate Therapie bei geriatrischen Patienten mit Karzinomen der oberen Luft- und Speisewege bei sorgfältiger, in Kooperation mit dem Anästhesisten vorgenommener Indikationsstellung zu befriedigenden Behandlungsergebnissen führen kann.

Infektionsprophylaxe

Die Fortschritte in der Behandlung von Malignomen mit ausgedehnter lymphogener Metastasierung wurden nicht zuletzt auch durch verbesserte anästhesiologische Techniken, die Möglichkeiten einer Bluttransfusion sowie durch die der Entwicklung von Breitspektrumantibiotika ermöglicht. Vor diesem Hintergrund sollen nachfolgend einige Aspekte zur Frage der perioperativen Antibiotikaprophylaxe diskutiert werden.

Das Risiko einer postoperativen Wundinfektion wird unmittelbar durch die Art des Eingriffs bestimmt. Generell wird zwischen aseptischen und septischen Wunden unterschieden.

Als „aseptisch" werden Wunden bezeichnet, die unter permanent sterilen Kautelen ohne vorausgehende Infektion durch den Chirurgen verursacht werden und am Ende der Operation direkt verschlossen werden, ohne dass in der Folge eine bakterielle Kontamination erfolgt. Zu den aus dem Gebiet der Hals-Nasen-Ohren-Heilkunde zu nennenden aseptischen Eingriffen gehören beispielsweise die Exstirpation einer blanden Halszyste oder eine Lymphknotenbiopsie. Die unter den vorgenannten Umständen zu erwartende Rate an postoperativen Wundinfektionen ist mit Werten unter 5 % anzunehmen. Eine perioperative Antibiotikaprophylaxe ist in aller Regel in diesen Fällen nicht indiziert [40].

Demgegenüber werden als „septisch" nicht nur traumatisch und/oder präoperativ infizierte, sondern auch chirurgisch verursachte Wunden bezeichnet, bei denen es zur Eröffnung der pharygealen Schleimhaut durch hier vorgenommene tumorchirurgische Operationen kommt. Diese birgt die große Gefahr einer bakteriellen Kontamination der Halsweichteile mit Keimen aus dem oberen Aerodigestivtrakt in sich. Die hierbei zu erwartende Rate an postoperativen Wundinfektionen wird mit Werten zwischen 24 und 85 % angegeben [40].

Vor diesem Hintergrund konnte zum Wert der prophylaktischen Antibiotikagabe bei der onkologischen Kopf-Hals-Chirurgie in mehreren klinischen Untersuchungen nachgewiesen werden, dass eine prophylaktische Antibiotikagabe die postoperative Wundinfektionsrate im Gegensatz zur Placebogruppe deutlich reduzieren konnte [96].

Die Pathogenese der postoperativen Wundinfektion erklärt sich in der Regel durch Kontamination mit Speichelsekreten und mit Sekreten der oberen Luft- und Speisewege während der Chirurgie oder im postoperativen Verlauf [112]. Es besteht eine positive Korrelation zwischen dem Auftreten einer Wundinfektion und der Durchführung einer bilateralen oder auch einseitig radikalen Neck dissection, einer Laryngektomie und einer zuvor durchgeführten Tracheotomie oder Radio-Chemo-Therapie. Weiterhin haben verschiedene Komorbiditätsfaktoren wie ein vorbestehender Diabetes mellitus oder eine initiale Infektion unmittelbaren Einfluss auf die Rate an postoperativ zu erwartenden Wundinfektionen.

Das hierbei häufig nachgewiesene Keimspektrum umfasst neben Staphylococcus aureus und epidermidis, α-hämolysierende Streptokokken und insbesondere gramnegative Keime. Unter diesen sind vor allem Klebsiellen, Proteus mirabilis und Pseudomonas aeroginosa sowie Escherichia coli, Enterokokken und Enterobacter spezies zu nennen. Zur Verhinderung einer Infektion mit den vorgenannten Keimen hat sich die Gabe von Cephalosporinen der zweiten Generation (z.B. Cefuroxim) bewährt, die sich durch ein breites Wirkungsspektrum gegenüber grampositiven und gramnegativen Mikroorganismen auszeichnen, verbunden mit einer besonderen ß-Laktamase-Stabilität [36]. Aufgrund der teilweise zu beobachtenden Wirksamkeitslücken im Bereich der Enterobacteriaceae (Klebsiellen, Proteus, E. coli) ist bei der Eröffnung des Pharynx aus mikrobiologischer Sicht die Kombination des vorgenannten Cephalosporins mit Metronidazol (Clont) sinnvoll [36].

Bereits Mitte der 90er Jahre konnte in prospektiv randomisierten Studien zur antimikrobiologischen Prophylaxe bei der onkologischen Kopf-Hals-Chirurgie gezeigt werden, dass eine sieben- oder auch dreitägige antibiotische Prophylaxe die Infektionsrate gegenüber einer perioperativen Antibiotikagabe (Clindamycin-Cefonicid, Cefotaxim) nicht senken konnte [81, 88, 89]. Dies wurde in einer kürzlich veröffentlichten prospektiv randomisierten Untersuchung erneut bestätigt [22]. Hierbei darf der Hinweis nicht fehlen, dass die Effektivität der perioperativen, eintägigen Antibiotikaprophylaxe unmittelbar an die Pharmakokinetik des intravenös gegebenen Antibiotikums gebunden ist. So sollte die intravenöse Applikation eines Cephalosporins und/oder Metronidazol 30 Minuten vor Beginn der Operation erfolgen, um zum Zeitpunkt der Pharynxeröffnung, d.h. während des größten Keimeintrages, einen bezüglich der in diesem Zusammenhang nachgewiesenen Keimarten wirksamen Serum- und Gewebespiegel zu erreichen [14, 36, 109]. Der für eine normale Stoffwechsellage anzunehmende durchschnittliche Wirksamkeitsspiegel besteht über etwa drei Stunden, sodass bei länger dauernden Eingriffen eine erneute Gabe des Antibiotikums notwendig wird [27].

Die u. a. auch für urologische, gynäkologische, herz- und abdominalchirurgische Eingriffe nachgewiesene fehlende Wirksamkeit einer intravenösen Antibiotikatherapie über einen länger als 24 Stunden hinausgehenden Zeitraum [81], ist aus Sicht des Autors für Eingriffe, bei denen es zur Eröffnung des Pharynx kommt, zu relativieren. In diesen Fällen kann in Übereinstimmung mit der Literatur [36] aus der klinischen Erfahrung eine drei- bis fünftägige kombinierte Antibiotikagabe eines Cephalosporins der zweiten Generation mit Metronidazol sinnvoll sein.

Es darf an dieser Stelle der kritische Hinweis nicht fehlen, dass die perioperative Antibiotikagabe den Chirurgen nicht von der Notwendigkeit entbindet, intraoperativ das umgebende Gewebe so wenig wie möglich zu traumatisieren, um eine Devitalisierung und hiermit häufig einhergehende bakterielle Superinfektion zu vermeiden. Weiterhin sollte eine Gewebeischämie durch zu fest gezogene Hautfäden vermieden werden. Die intraoperativ platzierten Redon-Drainagen sollten einen optimalen Abfluss von Serum und Blut gewährleisten. Die kontrovers diskutierte Möglichkeit einer aszendierenden Infektion über die Drainagen sollte nach Meinung der Autoren nicht dazu führen, dass diese zu früh entfernt werden. In Übereinstimmung mit der Literatur empfiehlt sich die Entfernung zwischen dem 3. bis 5. postoperativen Tag, wenn die über 24 Stunden abließende Menge an Wundsekret unter 30 ml liegt [40].

Erste Hinweise auf eine beginnende postoperative Wundinfektion können Fieber, eine Leukozytose und/oder eine zervikale Rötung im Wundbereich geben. Diese Anzeichen sind jedoch kritisch anhand ihrer klinischen Entwicklung zu beurteilen, da sie keinesfalls spezifisch zu werten sind. So tritt beispielsweise eine Hautrötung und -induration häufig auch infolge einer Traumatisierung des Gewebes mit Unterbrechung der venösen Drainage und des zervikalen Lymphabflusses auf. Ebenso gehört eine moderate Leukozytose mit Werten von bis zu 13.000/µl infolge einer Demargination weißer Blutzellen zum normalen postoperativen Verlauf, die keiner Intervention bedarf [40].

Im Falle einer manifesten postoperativen Wundinfektion sollte aus der infizierten Wunde gewonnenes Abstrichmaterial gezielt mikrobiologisch untersucht und die Patienten dem Antibiogramm entsprechend antibiotisch behandelt werden. Purulente Weichteilinfektionen müssen zusätzlich immer entlastet und ggf. mit einer aseptischen Lösung (z.B. Betaisodona-Lösung) mehrfach täglich über einen Zeitraum von mehreren Tagen gespült werden. Der in aller Regel mit einer postoperativen Wundinfektion im Bereich der Halsweichteile einhergehende Defekt entsteht durch eine infektionsbedingte Thrombophlebitis, die im Falle einer Persistenz der Infektion zur Ausbildung ausgedehnter pharyngokutaner Fisteln führen kann. Bei adäquater Therapie hingegen kommt es zur sekundären Wundheilung durch Granulationsbildung [40].

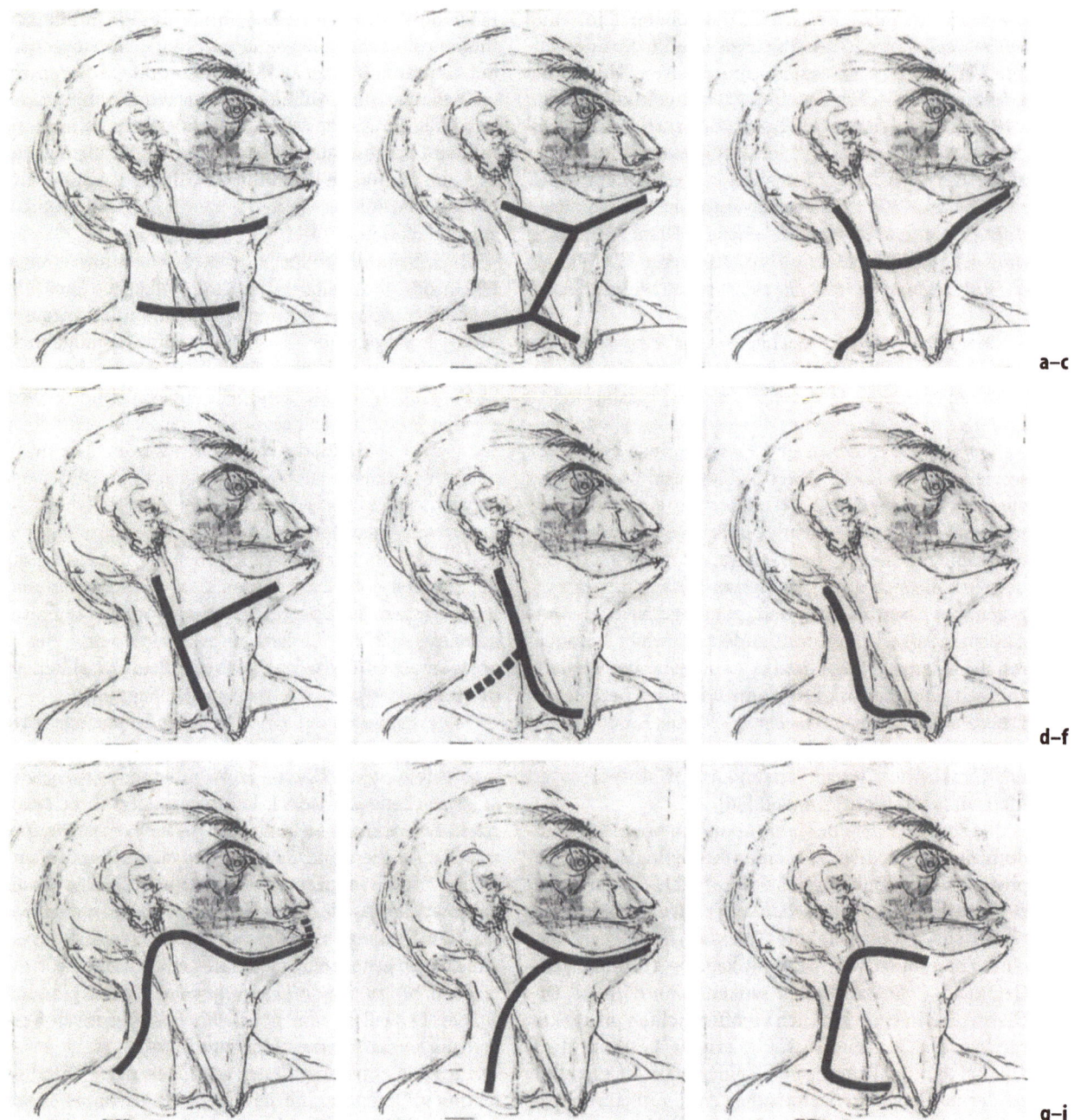

a–c

d–f

g–i

8.2.2 Operative Zugänge

Es gibt eine Vielzahl verschiedener Schnittführungen zur Neck dissection. Ein Teil dieser Inzisionen ist in Abb. 8.8 a–o zusammengestellt. Diese Zusammenstellung erhebt keinen Anspruch auf Vollständigkeit. Die Auswahl der Inzisionsformen richtete sich u. a. nach dem Grad ihrer Verbreitung aber auch nach individuellen Besonderheiten.

So sind bei der Schnittführung verschiedene Faktoren zu berücksichtigen wie

- Nekroseneigung der abgelösten Hautabschnitte,
- geplantes Ausmaß der Tumoroperation,
- primäre Defektdeckung bei der Notwendigkeit größerer Hautresektionen,
- Blutversorgung der gebildeten Hautlappen,
- Übersicht im gesamten Operationsfeld,
- zusätzliche Durchführung einer Tracheotomie,
- mögliche Exzision vorbestehender Narben,
- möglichst keine Hautinzision über Schleimhautinzisionen,
- Möglichkeit zur Erweiterung des Schnittes, falls zusätzliche Halslymphknotenregionen ausgeräumt werden müssen.

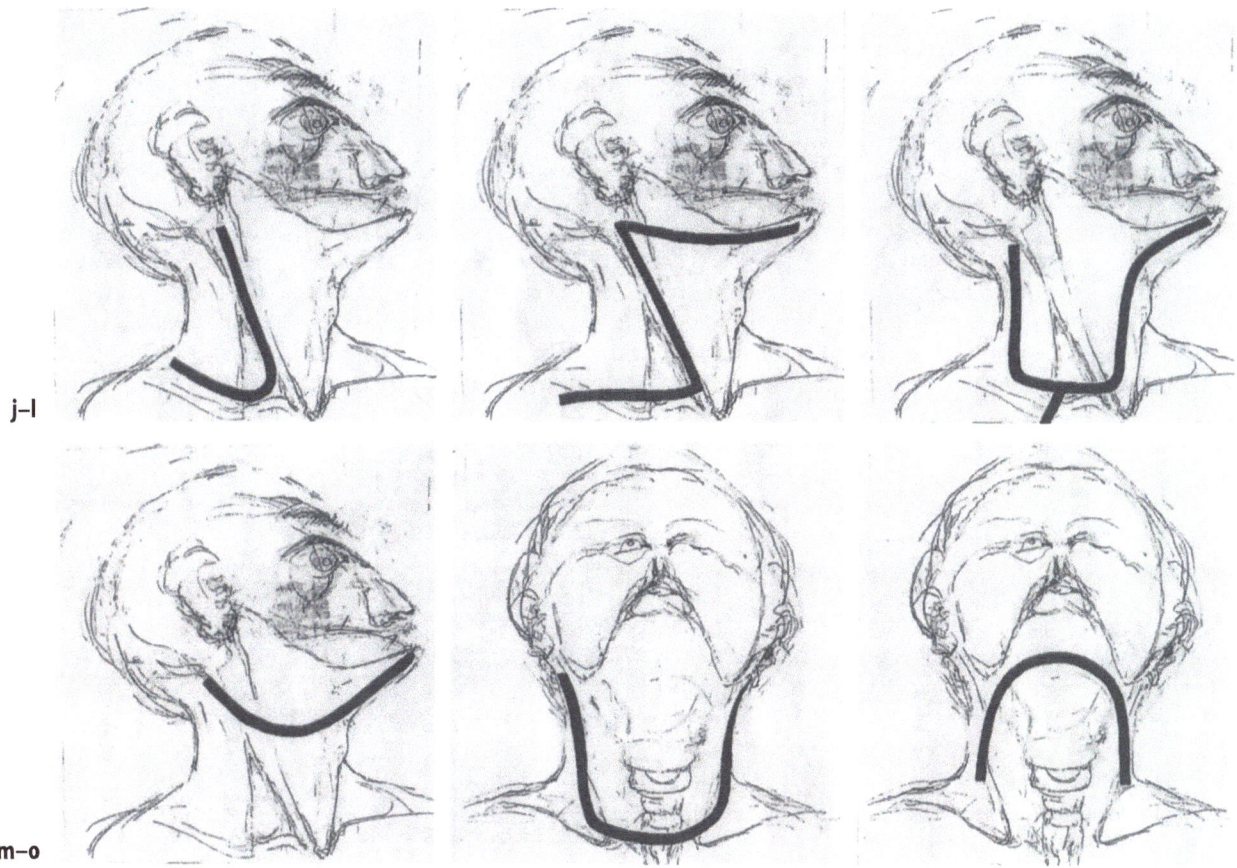

j–l

m–o

Abb. 8.8 a–o. Inzisionsformen zur Durchführung einer Neck dissection. **a** Inzision nach MacFee; **b** Schnittführung nach Martin; **c** so genannte 3/4-H-Inzision nach Hetter; **d** Inzision nach De Quervain, modifiziert nach Roux-Berger; **e** Inzision nach Lahey; **f** modifizierte so genannte „hockey stick incision"; **g** invertierte so genannte „hockey stick incision"; **h** Schobinger-Inzision; **i** Dietzel-Schnitt; **j** Inzision nach De Quervain; **k** Z-Inzision; **l** Inzision nach Latyshevsky; **m, n** U-Inzisionen (Schürzenlappen); **o** invertierte U-Inzision. (Aus [124])

Die Schnittführung auf und entlang der A. carotis begünstigt das Ereignis einer Karotisruptur bei Wundheilungsstörung. Dieses gilt ganz besonders bei Verwendung aufeinander treffender Schnitte, die ein erhöhtes Risiko für Wundheilungsstörungen mit sich bringen.

Nachfolgend sollen verbreitete Inzisionsformen erörtert werden.

Y-Inzisionen. Die einzelne Y-Inzision [24] und die doppelte Y-Inzision [70] waren lange Zeit die wahrscheinlich am häufigsten eingesetzten Inzisionen zur Durchführung der radikalen Neck dissection [26]. Der Nachteil beider Inzisionsformen ist das erhöhte Risiko einer Wundheilungsstörung durch das zuvor erwähnte Aufeinandertreffen von Schnitten. Eine dann mögliche, tief-

greifende Nekrose könnte die breite Exposition der A. carotis nach sich ziehen, verbunden mit einer erhöhten Gefahr der Karotisruptur.

MacFee-Inzision. Die so genannte MacFee-Inzision ist wahrscheinlich diejenige mit der besten Heilungstendenz, da diese Inzision die Blutversorgung des Halses berücksichtigt [70]. Sie führt zu meist sehr guten ästhetischen Ergebnissen, sofern die Schnittführungen entsprechend der Hautspannungslinien, am besten in präformierte Hautfalten, gelegt werden. Des Weiteren schützt diese Inzisionsform ausgezeichnet die A. carotis. Das operative Vorgehen über die MacFee-Inzision ist jedoch bei Patienten mit kurzem Hals erschwert. Darüber hinaus ist auch die Exposition des Operationsfeldes vielfach beeinträchtigt, weswegen eine intensive Retraktion durch den Assistenten gefordert ist. Die MacFee-Inzision wird für Patienten mit einer peripheren Gefäßerkrankung oder für Patienten, die zuvor eine Strahlentherapie erhalten hatten, befürwortet [67].

Hockeyschläger-Inzision. Die so genannte invertierte *„hockey stick incision"* wird von Robbins [92] zur modifiziert radikalen Neck dissection oder zur selektiven Neck dissection für die Behandlung von Halslymphknotenmetastasen bei Karzinomen der Mundhöhle und des

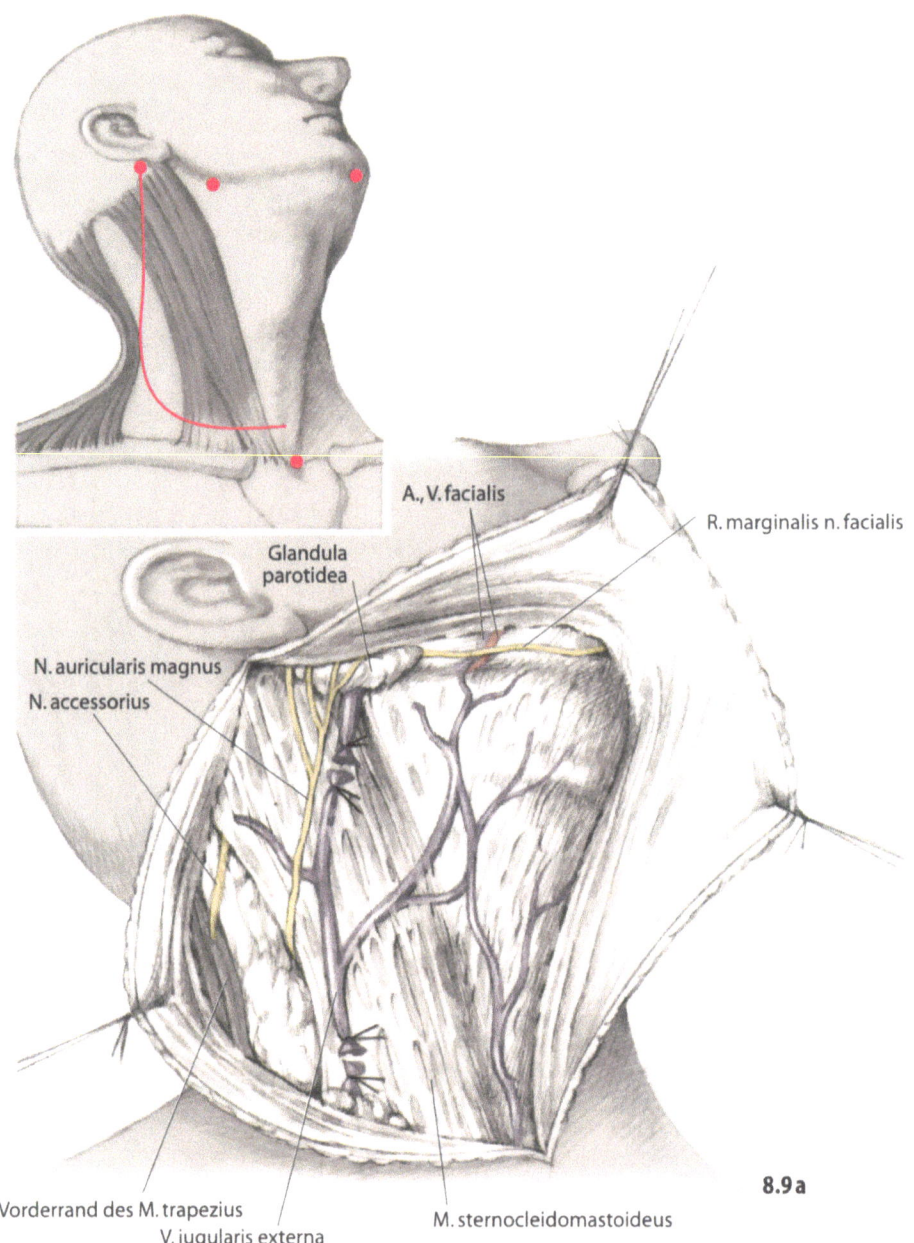

A., V. facialis

R. marginalis n. facialis

Glandula parotidea

N. auricularis magnus

N. accessorius

Vorderrand des M. trapezius

V. jugularis externa

M. sternocleidomastoideus

8.9 a

Oropharynx empfohlen, für deren Behandlung eine Unterlippendurchtrennung notwendig ist.

Schürzenlappen. Der Schürzenlappen ist die geeignetste Inzisionsform, wenn eine Neck dissection kombiniert wird mit einer totalen oder partiellen Laryngektomie [121]. Zur Durchführung der posterolateralen Neck dissection gaben De Langen u. Vermey [25] eine spezielle Inzisionstechnik an.

Modifizierter Schürzenlappen. Ein modifizierter Schürzenlappenschnitt hat sich zur Entfernung der Halslymphknoten beim Mundhöhlenkarzinom bewährt [92].

Der von uns bevorzugte bogenförmige Hautschnitt von der Mastoidspitze entlang der Vorderkante des M. trapezius, der dann etwa zwei Querfinger oberhalb der Klavikula nach vorne bis zur Mitte des Halses verläuft (ähnlich der im amerikanischen Schrifttum als Hockey stick incision bezeichneten Schnittführung), ist geeignet zur Durchführung einer modifiziert radikalen Neck dissection oder – mit dann weiter kranial in einer Halshautfalte verlaufender horizontaler Schnittführung- einer selektiven Neck dissection.

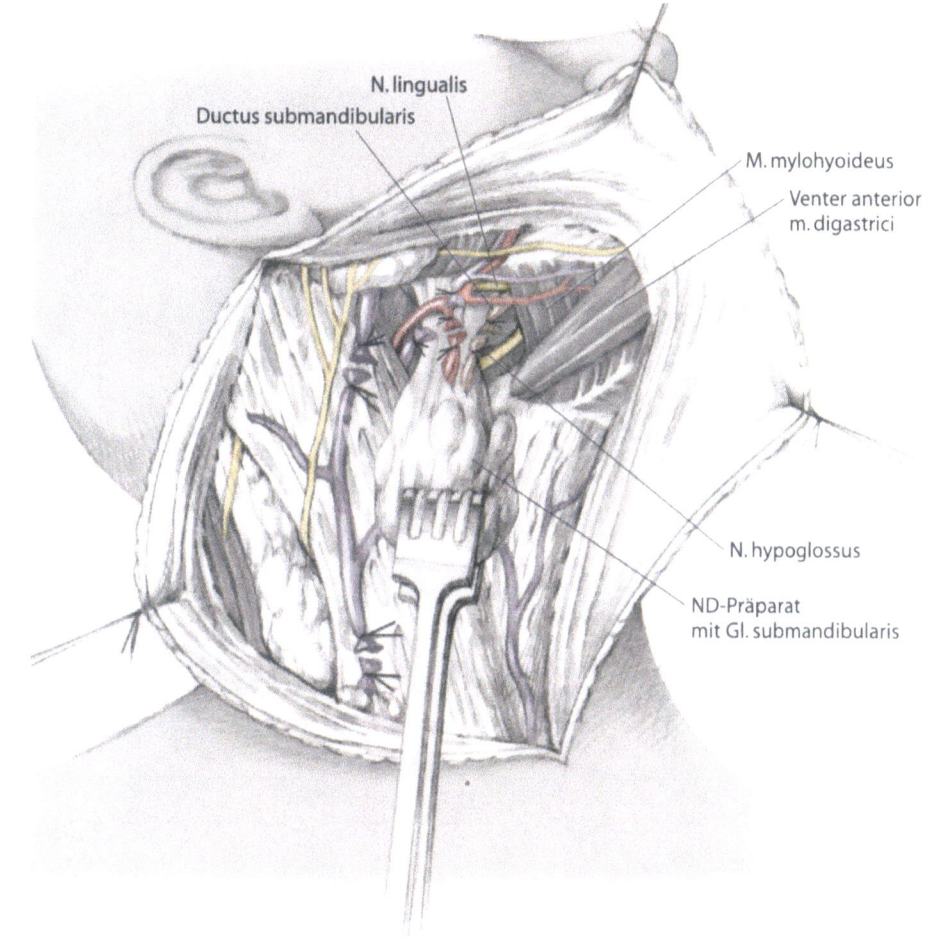

N. lingualis
Ductus submandibularis
M. mylohyoideus
Venter anterior m. digastrici
N. hypoglossus
ND-Präparat mit Gl. submandibularis

8.9 b

Abb. 8.9 a–d. Abfolge der operativen Schritte einer radikalen Neck dissection

8.2.3 Radikale Neck dissection

Die einzelnen Abläufe der radikalen Neck dissection sind schematisch in Abb. 8.9 a–d dargestellt.

Hautschnitt. Bewährt hat sich die farbliche Markierung von anatomischen Landmarken wie Kieferwinkel, Sternumoberkante und Mastoidspitze. Nach Einzeichnung der vorgesehenen Inzision folgt der bogenförmige Hautschnitt von der Mastoidspitze entlang der Vorderkante des M. trapezius bis etwa zwei Querfinger oberhalb der Klavikula, der nach vorne bis fast zur Mittellinie des Halses verläuft. Demgegenüber wird eine Mac-Fee-Inzision durchgeführt, wenn beispielsweise ein Pectoralis-major-Lappen zur Defektdeckung geplant ist.

Präparation des Hautlappens. Der erste Schritt nach der Hautinzision ist die Präparation des unter Spannung ge-

haltenen Hautlappens in der Regel unter Mitnahme des Platysmas, da dieses die Blutversorgung des Hautlappens gewährleistet. Die Präparation des Hautlappens kann je nach Schule mit der Schere, dem Skalpell oder dem elektrischen Messer erfolgen. Der Hautlappen wird üblicherweise zunächst in ventrokaudaler und anschließend in dorsokaudaler Richtung präpariert. Bei der radikalen Neck dissection wird die V. jugularis externa anschließend durchtrennt. Die Ligatur dieses Gefäßes kann mit einem resorbierbaren Faden (z. B. Vicryl) der Stärke 2/o oder o/o erfolgen, wenngleich wir hierfür nichtresorbierbares Material bevorzugen. Die Ligatur der V. jugularis interna erfolgt je nach Gefäßstärke immer mit einem *nichtresobierbaren* Faden (z. B. Mersilene) der Stärke 2/o oder o/o.

Die Technik zur Ligatur der V. jugularis interna soll bereits an dieser Stelle beschrieben werden, obgleich die einzelnen operativen Schritte bei der Schilderung des operativen Ablaufes nochmals angesprochen werden. Grund hierfür ist die immense Bedeutung einer korrekten Ligatur der V. jugularis. Wir gehen dabei so vor, dass die V. jugularis interna an ihrem kaudalen Ansatz zur Klavikula hin mit zwei Klemmen, nach kranial zu mit einer Klemme versehen wird. Zwischen dieser und der

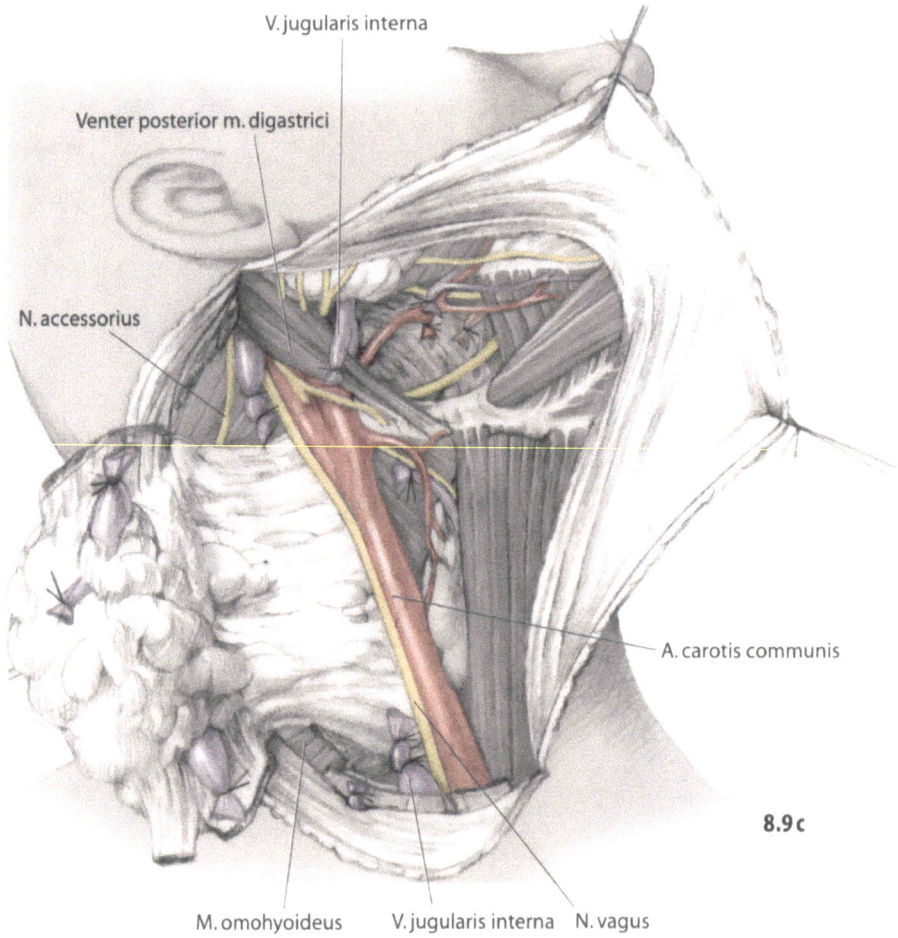

V. jugularis interna

Venter posterior m. digastrici

N. accessorius

A. carotis communis

8.9 c

M. omohyoideus   V. jugularis interna   N. vagus

mittleren Klemme wird das Gefäß mit der Schere durchtrennt. Es folgt die Ligatur mit nichtresorbierbarem Faden zwischen der mittleren und der kaudal lokalisierten Klemme unter langsamer Öffnung der mittleren. Jetzt wird der Faden mit der ledigen Nadel durch den Gefäßstumpf gezogen und der Knoten auf diese Weise gesichert. Nach zusätzlicher kaudal der kaudalen Klemme lokalisierter Ligatur werden beide Fäden nach Entfernung der letztgenannten Klemme miteinander verknotet und damit nochmals gesichert. Das Prinzip der kranialen Gefäßdurchtrennung ist vergleichbar, nur mit dem Unterschied, dass die Durchtrennung des Gefäßes zwischen der mittleren und kaudalen Klemme erfolgt. Zur supraklavikulären Gefäßabsetzung soll noch Erwähnung finden, dass der am Neck-dissection-Präparat befindliche und noch mit einer Gefäßklemme gesicherte Stumpf der V. jugularis interna auch unterbunden und mit der ledigen Nadel gesichert wird, da es ansonsten zum Abrutschen der Klemme mit resultierender, den operativen Fortgang beeinträchtigender Blutung kommen kann.

Der N. auricularis magnus wird nach bipolarer Koagulation durchtrennt. Die Koagulation des distalen Endes des N. auricularis magnus erfolgt zur Vermeidung

eines Neurinoms. Der Hautlappen wird bis an den unteren Parotispol und den Unterkieferrand präpariert. Hierbei wird sorgfältig auf die Schonung des R. marginalis des N. facialis und der A. facialis geachtet. Der Hautlappen kann mit zwei oder drei sukutan fixierten Haltefäden über eine Klemme an der sterilen Abdeckung fixiert werden. Nun schließt sich die Präparation nach kaudal an. Hierbei wird die oberflächliche Faszie des posterioren Dreiecks eröffnet, sodass sich das lymphknotenhaltige Fettgewebe darstellt. Bei diesem Präparationsschritt ist nicht selten oberflächlich verlaufender N. accessorius erkennbar. Der kaudale Hautlappen sollte etwa 1 cm über den Rand des M. trapezius herübergehen.

Präparation der Region I und der Gl. submandibularis. Die Präparation erfolgt entlang des Unterkieferastes. Hierbei ist peinlichst auf die Vermeidung einer akzidentellen Verletzung des R. marginalis des N. facialis zu achten. Dieser überkreuzt in der Regel die A. und V. facialis etwa in Höhe des Unterrandes der Mandibula. Der Nervenast sollte hier dargestellt und über eine kurze Strecke nach dorsal verfolgt werden, um ihn sicher aus dem Operationsfeld nach kranial mobilisieren zu können. Im Regel-

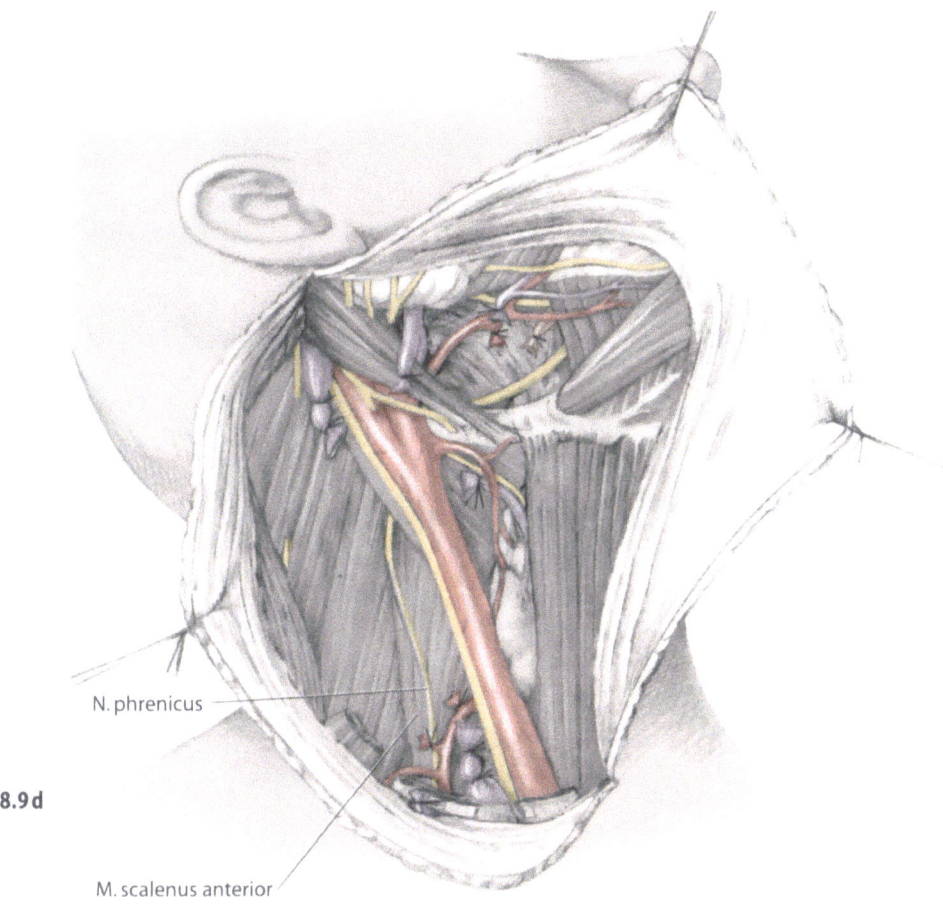

N. phrenicus

8.9 d

M. scalenus anterior

fall wird die V. facialis ligiert. Durch Anheben der Zwischensehne des M. digastricus wird der N. hypoglossus sichtbar, dessen Verlauf nach kranial verfolgt wird. Der zur Ansa cervicalis ziehende R. descendens n. hypoglossi wird später auf Höhe der Kreuzung mit den beiden Karotiden ligiert. Die Präparation erfolgt weiter entlang des Unterkiefers bis zum submentalen Ansatz des vorderen Digastrikusbauches. Das Weichteilgewebe zwischen dem vorderen Bauch des M. digastricus und dem Unterkiefer wird mobilisiert, wobei die Präparation submental über den ventralen Bauch des M. digastricus hinaus bis zur Raphe in der Mittellinie des M. myohyoideus erfolgt. Von ventral erfolgt nun die Präparation grundsätzlich auf dem M. mylohyoideus bis zu seinem freien dorsalen Rand. Hierzu wird die Gl. submandibularis schrittweise nach dorsal mobilisiert. Bei der Präparation sind der N. lingualis und der Ausführungsgang der Gl. submandibularis zu identifizieren. Der Wharton-Gang wird mit einem nichtresorbierbaren Faden (z. B. Mersilene) der Stärke 2/0 nach seiner Durchtrennung ligiert. Kleine Äste aus der A. facialis, die die Drüse versorgen, werden ebenfalls unterbunden. Bei der weiteren Präparation des Drüsengewebes mit dem angrenzenden Fettgewebe von ventral nach dorsal ist erneut auf die Scho-

nung des N. hypoglossus zu achten. Dieser verläuft parallel und unterhalb der Zwischensehne des M. digastricus und hinter dem Wharton-Gang auf dem M. hyoglossus. Nun wird die Gl. submandibularis mit dem umgebenden lymphknotenhaltigen Weichteilgewebe von der A. facialis abgelöst und am Neck-dissection-Präparat nach kaudal präpariert.

Präparation der Regionen II–IV. Der M. sternocleidomastoideus wird auf dem Mastoidfortsatz mit dem Elektromesser abgesetzt. Hierzu wird der Muskel im genannten Areal unterminiert, um ungewollte Schädigungen der vom Muskel überdeckten Strukturen zu vermeiden. Gestaltet sich dieses schwierig, wird der Muskel von außen nach innen schrittweise elektrochirurgisch durchtrennt bis alle Faserbündel gelöst sind. Nach kompletter Durchtrennung des M. sternocleidomastoides wird dieser nach lateral geschlagen und gibt so den Blick auf die Region II frei. Hierbei dient der hintere Bauch des M. digastricus zur Orientierung als kraniale Begrenzung. Zur Freilegung der V. jugularis muss der hintere Bauch des M. digastricus etwas angehoben werden. Vor der Unterbindung der V. jugularis ist diese sorgfältig von dem umgebenden Weichteilgewebe zu befreien. Hierbei

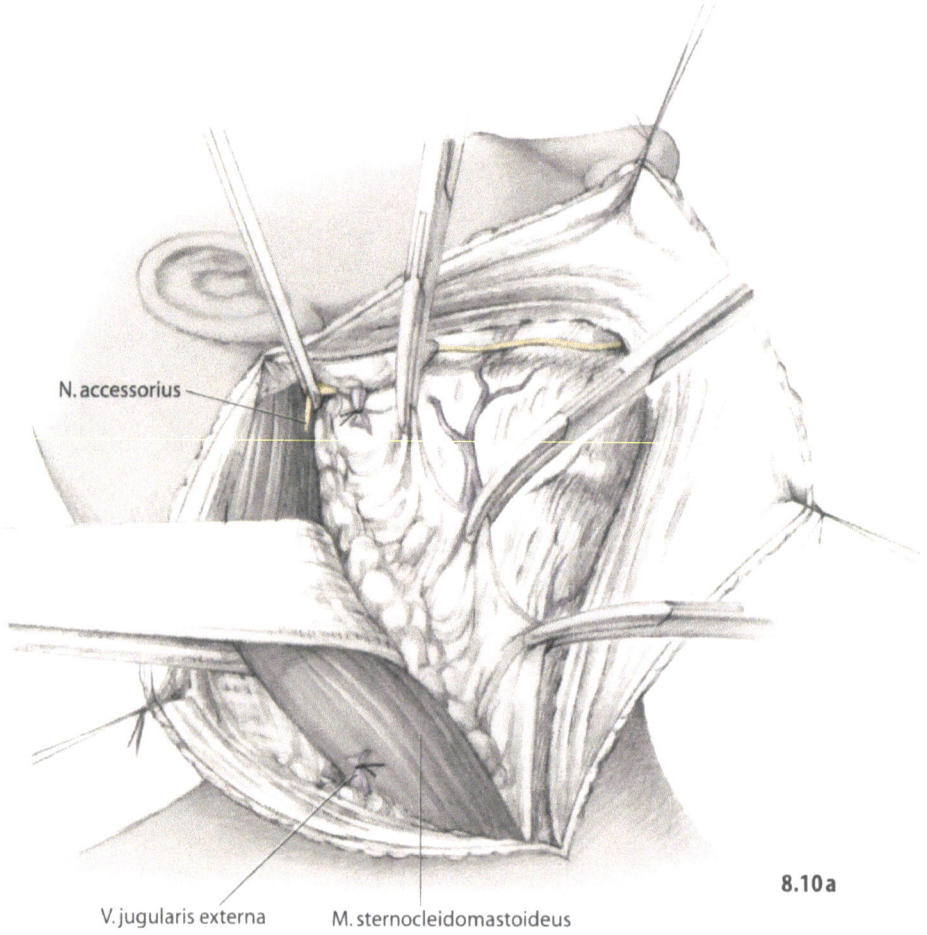

N. accessorius

V. jugularis externa   M. sternocleidomastoideus

8.10 a

ist auf die Identifizierung des N. accessorius und des N. vagus im Bereich ihres Austrittes aus dem Foramen jugulare in Bereich der Schädelbasis zu achten. Ihre Ligatur erfolgt am kranialen Absetzungsstumpf, wie bereits zuvor beschrieben, immer zweifach mit einem nichtresorbierbaren Faden (z. B. Mersilene) der Stärke 2/0 oder 0/0. Diese beiden Ligaturen werden, um ein Abrutschen zu vermeiden, miteinander verknotet. Abschließend erfolgt die Fixierung des kranialen Gefäßstumpfes mit einer ledigen Nadel auf der tiefen Halsfaszie oder am hinteren Bauch des M. digastricus. Der kaudale Stumpf wird ligiert. Der N. accessorius, der häufig einem kleinen Ast aus der A. occipitalis folgt, wird jetzt ebenfalls ligiert und zur Vermeidung eines Neurinoms an seinem proximalen Ende koaguliert. Das die Vene umgebende lymphknotenhaltige Fettgewebe der Region II bis IV wird nach kaudal von der A. carotis und ihren Ästen abgelöst. M. sternocleidomastoideus sowie M. omohyoideus werden an ihren sternalen und klavikulären Ansätzen durchtrennt und zum Neck-dissection-Präparat hinzugeschlagen. Die V. jugularis wird etwa 1 cm oberhalb der Klavikula analog dem oben genannten Vorgehen abgesetzt, zweifach ligiert und fixiert.

Hierbei ist darauf zu achten, dass der N. vagus nicht akzidentell beschädigt wird. Insbesondere linksseitig ist die Mündung des Ductus thoracicus in die V. jugularis interna komplett zu unterbinden und auf aberrierende, ebenfalls zu ligierende Lymphstämme zu achten.

Präparation der Region V. Die Region V wird in der Regel parallel mit der Region II–IV von kranial nach kaudal als En-bloc-Resektat entwickelt. Die Präparation erfolgt auf der tiefen Halsfaszie. Hierbei werden die Hautäste des Plexus cervicalis durchtrennt und koaguliert. Da durch die Eröffnung des tiefen Blattes der Halsfaszie der N. phrenicus ungeschützt auf dem M. scalenus verläuft, muss peinlich auf dessen Schonung geachtet werden. Das En-bloc-Präparat wird zur Vermeidung einer Chylusfistel sowie Blutungen aus Ästen der A. transversa colli über Klemmen am Trapeziusvorderrand abgesetzt. Der N. accessorius wird ebenfalls am kaudodorsalen Resektionsrand koaguliert und abgesetzt.

Wundverschluss. Nach dem Absetzen des en bloc entnommenen Neck-dissection-Präparates erfolgt die Spülung der Wunde mit angewärmter Ringer-Lösung. Über

Venter posterior m. digastrici

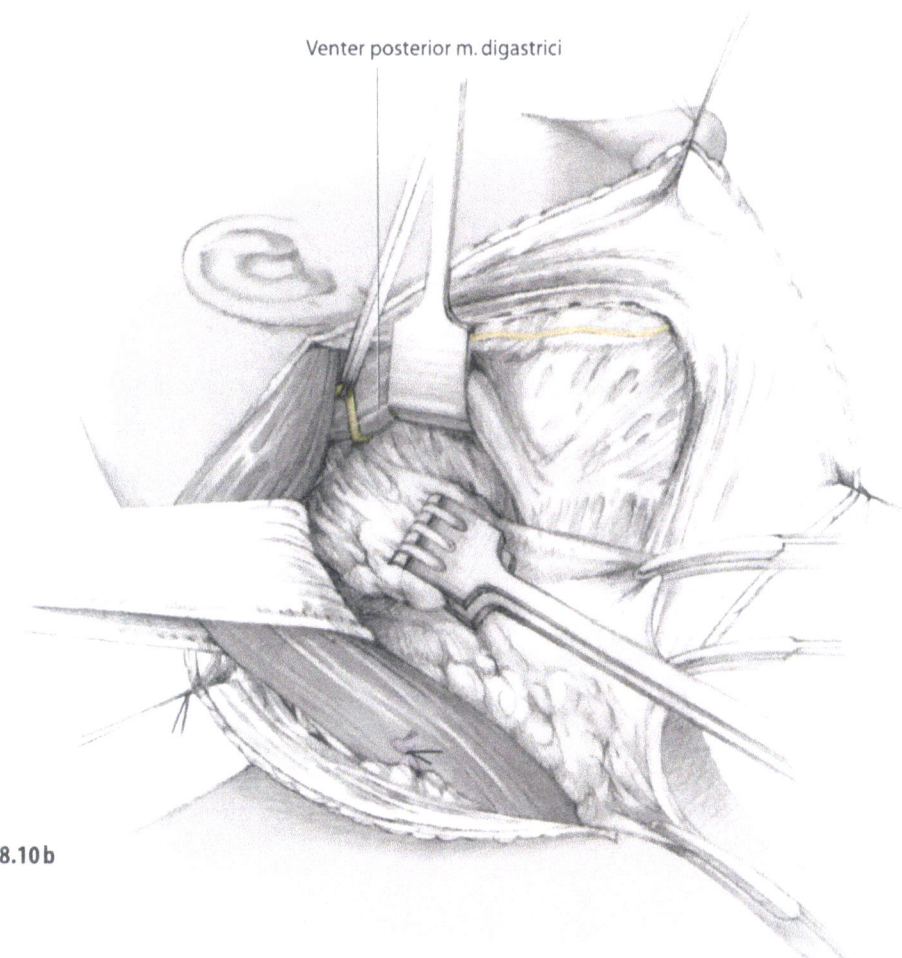

8.10 b

Abb. 8.10 a–d. Abfolge der operativen Schritte einer modifiziert radikalen Neck dissection

eine kutane Stichinzision wird eine Saugdrainage eingelegt. Der Drainageschlauch wird mittels einer 3/0-Vicrylnaht an seinem Austritt kutan fixiert. Der subkutane Wundverschluss erfolgt im Bereich des Platysma mittels 2/0- oder 3/0-Vicryl. Die Hautränder werden mit einer 3/0- oder auch 4/0-Naht (z. B. Seralon) adaptiert.

8.2.4 Modifiziert radikale (funktionelle) Neck dissection

Die einzelnen Abläufe der modifiziert radikalen Neck dissection sind schematisch in Abb. 8.10 a–d dargestellt.

Die Präparation des Hautlappens und viele andere operative Schritte erfolgen entsprechend der zuvor beschriebenen Vorgehensweise bei der radikalen Neck dissection. Nachfolgend sollen einige speziellere Aspekte

herausgestellt werden, die für die modifiziert radikale Neck dissection von Bedeutung sind.

Präparation der Faszie des M. sternocleidomastoideus. Die Faszie des M. sternocleidomastoideus wird in das Neck-dissection-Präparat einbezogen. Ihre Präparation beginnt am Hinterrand des Muskels in anteriorer Richtung und umfasst den gesamten Muskelkörper. Sie wird in der Regel scharf mit dem Skalpell oder einer Schere durchgeführt.

Darstellung des N. accessorius. In der Regel tritt der N. accessorius von ventrokraniomedial nach dorsokaudolateral durch den kranialen Anteil des M. sternocleidomastoideus. Die Darstellung des N. accessorius gelingt zumeist durch stumpfes Spreizen des den Nerven bedeckenden Fettgewebes mit einer Schere an der medialen Seite im Bereich des kranialen Drittels des M. sternocleidomastoideus nach seiner vorsichtigen Medialisierung und Anhebung mit Hilfe eines stumpfen Hakens. Der Nerv kann ebenso, insbesondere bei Vorliegen von großen Metastasen, an seinem Austritt kaudal des Foramen jugulare lateral der V. jugularis interna auf-

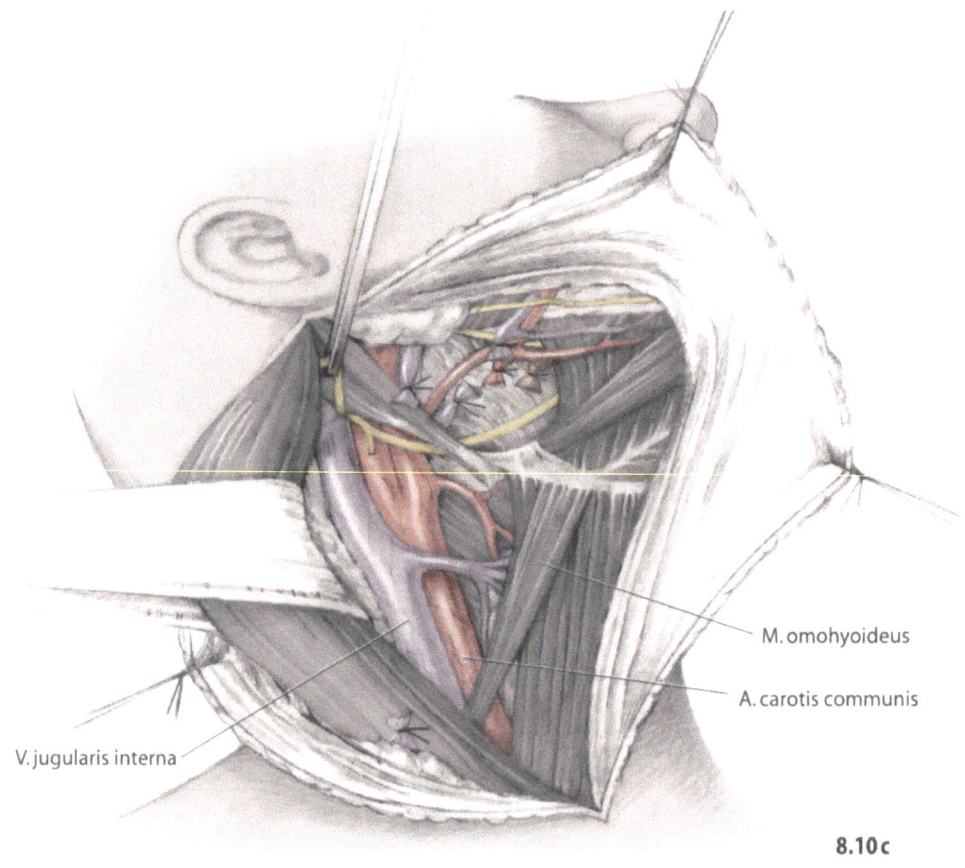

M. omohyoideus

A. carotis communis

V. jugularis interna

8.10 c

gesucht werden. Ist der Nerv als solcher identifiziert, wird das umgebende Fettgewebe vorsichtig präpariert, bis dieser zwischen Schädelbasis und M. sternocleidomastoideus isoliert ist, mit Hilfe eines weichen Zügels (z. B. ete-loop) markiert und vorsichtig gehalten werden kann. Bei Verwendung der weichen Zügel darf der Hinweis nicht fehlen, dass diese natürlich auch die Gefahr in sich bergen, versehentlich einen starken Zug auf die primär zu schonende Struktur auszuüben. Nach Darstellung des N. accessorius kann der M. sternocleidomastoideus auch kaudal des Nervenaustrittes vollständig von dem an seiner Unterseite lokalisierten lymphknotenhaltigen Fettgewebes abgelöst und z. B. mit einer umschlingenden Kompresse, die mit einer Klemme gehalten wird, angehoben werden.

Präparation des Recessus submuscularis. Nach Identifikation des N. accessorius beginnt die Entfernung des lymphknotenhaltigen Fettgewebes im Bereich des Recessus submuscularis, dem kranialen Anteil der Region II, die durch den Verlauf des Nerven in die Regionen IIA und IIB unterteilt ist. Zur vollständigen Entfernung des lymphknotenhaltigen Fettgewebes des Recessus submuscularis muss der M. sternocleidomastoideus

möglichst weit nach kraniolateral gehalten werden. Zusätzlich wird der Situs durch einen Haken, der den dorsalen Bauch des M. digastricus und den Unterkieferast nach kranial mobilisiert, frei dargestellt. Das unter dem Ansatz des M. sternocleidomastoideus lokalisierte Fettgewebe wird von der Schädelbasis abgesetzt und so weit nach kaudal mobilisiert, bis es vollständig unter dem N. accessorius hindurch nach kaudal verlagert werden kann. Voraussetzung hierfür ist die Durchtrennung des Weichteilgewebes an der Grenze zwischen Region IIA und IIB. Im Rahmen der weiteren Präparation nach kaudal müssen die am Hinterrand des M. sternocleidomastoideus identifizierbaren kutanen Äste des Plexus cervicalis in der Mehrzahl der Fälle durchtrennt und die Nervenendigungen koaguliert werden.

Die Präparation der Region I und der Gl. submandibularis erfolgt in der zur radikalen Neck dissection vorbeschriebenen Art und Weise.

Präparation der Gefäßscheide sowie der Regionen II–IV. Die Lateralisation des M. sternocleidomastoideus erlaubt die Präparation der Gefäßscheide und Ablösung des sie umgebenden lymphknotenhaltigen Fettgewebes von kranial nach kaudal. Hierbei sollte eine Präparation

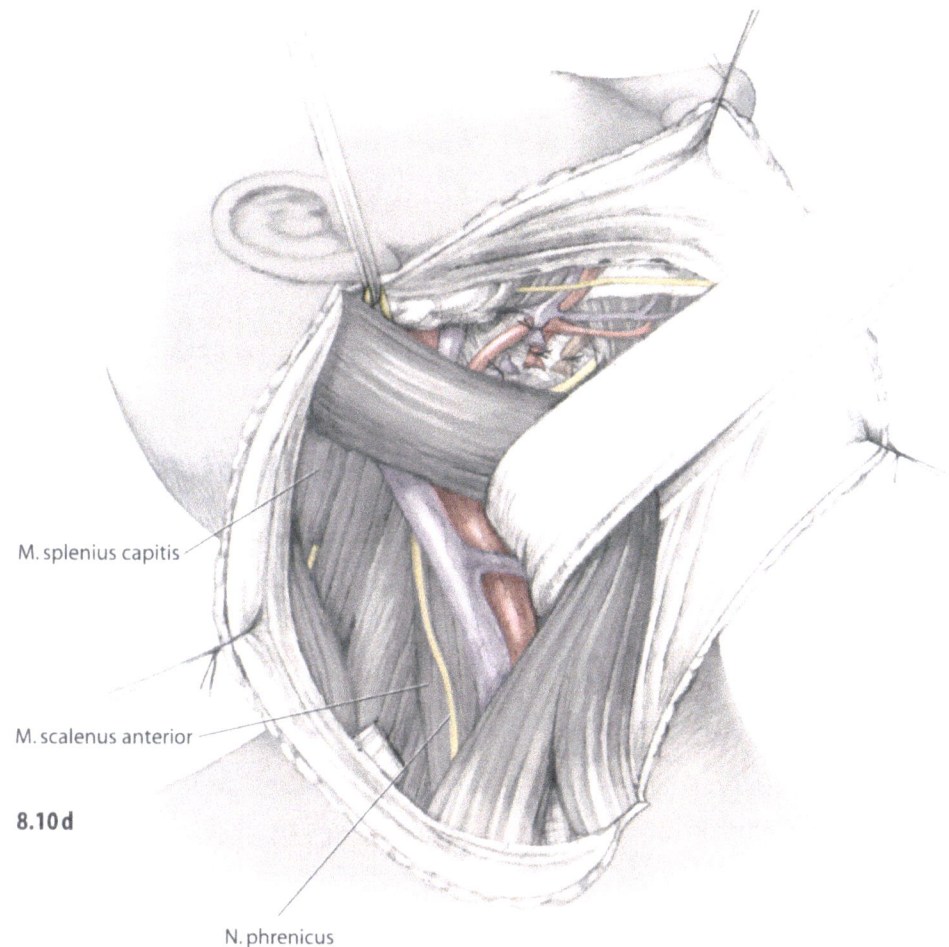

M. splenius capitis

M. scalenus anterior

8.10 d

N. phrenicus

hinter der Gefäßscheide vermieden werden, um den Truncus sympathicus zu schonen. Der M. omohyoideus, der die Regionen III und IV voneinander trennt, kann am unteren Ansatz am Schlüsselbein abgesetzt und reseziert in das Neck-dissection-Präparat aufgenommen werden. Am kaudalen Absetzungsrand ist darauf zu achten, dass zur Vermeidung einer Chylusfistel das lymphknotenhaltige Fettgewebe der Region V über Klemmen mit anschließender Ligatur en bloc abgesetzt wird.

Präparation der Region V. Entlang des bereits kraniomedial isolierten N. accessorius erfolgt zunächst dessen vollständige Darstellung im Bereich des posterioren Dreiecks. Hierzu kann der Nerv durch den Muskel weiterverfolgt oder im posterioren Dreieck erneut aufgesucht werden. Daraufhin wird das lymphknotenhaltigen Gewebe in Richtung Vorderrand des M. trapezius vom M. splenius capitis und M. scalenus medius abgelöst. Am dorsalen Resektionsrand der Region V erfolgt analog zum kaudalen Rand der Region IV das Absetzen des lymphknotenhaltigen Fettgewebes über Klemmen und Ligaturen. Durch die im Rahmen der Präparation der Region V verbundene Eröffnung des dorsalen Blattes der Faszie des posterioren Dreiecks ist die Verletzung

der Äste des Plexus brachialis, des N. phrenicus, der auf dem M. scalenus verläuft, und der A. transversa colli möglich.

Der Wundverschluss erfolgt in vorbeschriebener Weise.

8.2.5 Selektive Neck dissection

Das chirurgische Vorgehen unterscheidet sich bei der selektiven Neck dissection dadurch, dass je nach Typ der gewählten Neck-dissection-Form nur bestimmte Halslymphknotenregionen ausgeräumt werden. Der M. sternocleidomastoideus, die V. jugularis interna und der N. accessorius bleiben bei dieser Form der Neck dissection erhalten. Eine dementsprechende Modifikation der Schnittführung bietet sich an. Käme es dennoch zur Resektion beispielsweise des N. accessorius (artifiziell), würde der Eingriff beschrieben als selektive Neck dissection (Regionsangabe) mit Resektion des N.XI.

Selektive Neck dissection (I–III)

Die Schnittführung bei der SND (I–III) wird im Sinne der amerikanischen Hockeyschläger-Inzision unterschiedlicher Ausdehnung vollzogen. Die Präparation des Hautlappens und des Recessus submuscularis mit Darstellung des N. accessorius erfolgt in vorbeschriebener Art und Weise. Nach Mobilisation des lymphknotenhaltigen Fettgewebes unter dem N. accessorius hindurch nach kaudal und durch lateralen Zug des M. sternocleidomastoideus erfolgt die weitere Präparation bis an die Grenzen der Region IV. Hierbei müssen die bereits zuvor genannten Punkte zur Vermeidung einer akzidentellen Verletzung nervaler Strukturen berücksichtigt werden. Das chirurgische Vorgehen zur Präparation der Region I unterscheidet sich bei den selektiven Neck-dissection-Formen grundsätzlich nicht von dem der radikalen oder modifiziert radikalen Neck dissection. Der Wundverschluss erfolgt wie zuvor bei der radikalen Neck dissection beschrieben.

Selektive Neck dissection (II–IV)

Die Schnittführung bei der SND (II–IV) erfolgt in der Regel von der Mastoidspitze entlang der Hinterkante des M. sternocleidomastoideus bis 2 cm oberhalb des Jugulum. Die Präparation des Hautlappens und des Recessus submuscularis mit Darstellung des N. accessorius erfolgt wie bei der modifiziert radikalen Neck dissection. Die Mobilisation des M. sternocleidmastoideus ermöglicht die weitere Präparation der Regionen II–IV unter Erhalt der V. jugularis interna und Schonung nervaler Strukturen. Der die Regionen III und IV voneinander abgrenzende M. omohyoideus kann erhalten bleiben. Kommt es doch zu dessen Entfernung, erfolgt dies in der Regel ohne Einbußen an Funktionalität. Der Wundverschluss erfolgt entsprechend des bei der radikalen Neck dissection beschriebenen Vorgehens.

Selektive Neck dissection (I–IV)

Die Schnittführung der SND (I–IV) entspricht derjenigen der modifiziert radikalen Neck dissection. Hautlappen und Recessus submuscularis mit Darstellung des N. accessorius werden ebenfalls wie bei der modifiziert radikalen Neck dissection präpariert. Die weitere Präparation der Regionen I–IV entspricht dem zuvor beschriebenen Vorgehen bei der SND (II–IV) und SND (I–III). Der Wundverschluss erfolgt entsprechend des bei der radikalen Neck dissection beschriebenen Vorgehens.

Selektive Neck dissection (II–V)

Auch die Schnittführung der SND (II–V), die Präparation des Hautlappen und des Recessus submuscularis mit Darstellung des N. accessorius sowie der Region V erfolgt wie bei der modifiziert radikalen Neck dissection, wobei peinlichst auf die Schonung des N. accessorius geachtet werden muss. Die weitere Präparation der Regionen II–IV entspricht dem zuvor beschriebenen Vorgehen bei der SND (II–IV). Der Wundverschluss erfolgt entsprechend des bei der radikalen Neck disssection beschriebenen Vorgehens.

Literatur

1. Aassar OS, Fischbein NJ, Caputo GR et al. (1999) Metastatic head and neck cancer: Role and usefulness of FDG PET in locating occult primary tumors. Radiology 10: 177–181
2. Alajmo E, Fini-Storchi O, Agostini V, Polli G (1985) Conservation surgery for cancer of the larynx in the elderly. Laryngoscope 95: 203–205
3. Ambrosch P, Kron M, Pradier O, Steiner W (2001) Efficacy of selective Neck dissection: A review of 503 cases of elective and therapeutic treatment of the neck in squamous cell carcinoma of the upper aerodigestive tract. Otolaryngol Head Neck Surg 124: 180–187
4. Ampil FL, Mills GM, Stucker FJ, Burton GV, Nathan CO (2001) Radical combined treatment of locally extensive head and neck cancer in the elderly. Am J Otolaryngol 22: 65–69
5. Banerjee AR, Alun-Jones T (1995) Neck dissection. Clin Otolaryngol 20: 286–290
6. Ballantyne AJ (1985) Neck dissection for cancer. Curr Probl Cancer 9: 1–34
7. Bartlett EI, Callander CL (1926) Neck dissections. Surg Clin North Am 6: 481–505
8. Barzan L, Veronesi A, Caruso G et al. (1990) Head and neck cancer and ageing: A retrospective study in 438 patients. J Laryngol Otol 104: 634–640
9. Becker N, Wahrendorf J (1998) Krebsatlas der Bundesrepublik Deutschland 1981–1990. Springer, Berlin Heidelberg New York Toyko
10. Bengtson BP, Schusterman MA, Baldwin BJ et al. (1993) Influence of prior radiotherapy on the development of postoperative complications and success of free tissue transfers in head and neck cancer reconstruction. Am J Surg 166: 326–330
11. Balir VP, Brown JB (1933) The treatment of the cancerous or potentially cancerous cervical lymph nodes. Ann Surg 98: 650
12. Bocca E, Pignataro O (1976) A conservation technique in radical neck dissection. Ann Otol Rhinol Laryngol 76: 975–87
13. Bocca E, Pignataro O, Sasaki CT (1980) Functional neck dissection. A description of operative technique. Arch Otolaryngol 106: 524–527
14. Bocca E, Pignataro O, Oldini C, Cappa C (1984) Functional neck dissection: An evaluation and review of 843 cases. Laryngoscope 94: 942–945
15. Brennan JA, Boyle JO, Koch WM et al. (1995) Association between cigarette smoking and mutation of the p53 gene in squamous-cell carcinoma of the head and neck. N Engl J Med 332: 712–717

16. Bridger AG, O'Brien CJ, Lee KK (1994) Advanced patient age should not preclude the use of free-flap reconstruction for head and neck cancer. Am J Surg 168: 425–428

17. Byers RM, Wolf PF, Ballantyne AJ (1988) Rationale for elective modified neck dissection. Head Neck Surg 10: 160–167

18. Carr RJ, Langdon JD (1989) Multiple primaries in mouth cancer – the price of success. Br J Oral Maxillofac Surg 27: 394–399

19. Clayman GL, Eicher SA, Sicard MW, Razmpa E, Goepfert H (1998) Surgical outcomes in head and neck cancer patients 80 years of age and older. Head Neck 20: 216–223

20. Coebergh JW (1996) Significant trends in cancer in the elderly. Eur J Cancer 32: 569–571

21. Cohen HJ (1994) Biology of aging as related to cancer. Cancer 74: 2092–2100

22. Coskun H, Erisen L, Basut O (2000) Factors affecting wound infection rates in head and neck surgery. Otolaryngol Head Neck Surg 123: 328–333

23. Crile GW (1906) Excision of cancer of the head and neck with a special reference to the plan of dissection based upon one hundred thirty-two operations. JAMA 47: 1780–1786

24. Dargent M, Papillon J (1945) Les sequelles motrices de l'evidement ganglionnaire du cou. Lyon Chir 40: 718–731

25. de Langen ZJ, Vermey A (1988) Posterolateral neck dissection. Head Neck 10: 252–256

26. Del Dol JA, Agra A (1947) Cancer of the larynx: Laryngectomy with systemic extirpation of connective tissue and cervical lymph nodes as a routine procedure. Trans Am Acad Ophthalmol Otolaryngol 51: 653–655

27. Engemann R (1993) Possibilities for the use of 2nd generation cephalosporins in perioperative antibiotic prophylaxis. Infection 21: 17–20

28. Engleder R, Fries R (1992) Zur chirurgischenTherapie der Halslymphknoten-Metastasen bei Mundhöhlenkarzinomen. In: Vinzenz K, Waclawiczek HW (Hrsg) Chirurgische Therapie von Kopf-Hals-Karzinomen. Springer, Wien, S 143–154

29. Exton-Smith AN (1982) Epidemiological studies in the elderly: Methodological considerations. Am J Clin Nutr 35: 1273–1279

30. Federspiel P (1983) Pharmakokinetische Untersuchungen mit Cefmenoxim. FAC 2–2. Forschr Antimikr Antineoplast Chemother Futuramed, München

31. Freeland AP, Rogers JH (1975) The vascular supply of the cervical skin with references to incision planning. Laryngoscope 85: 714–725

32. Fentiman IS, Tirelli U, Monfardini S, Schneider M, Festen J, Cognetti F, Aapro MS (1990) Cancer in the elderly: Why so badly treated? Lancet 335: 1020–1022

33. Gavilán C, Blanco A, Suaréz C (1972) El vaciamiento funcional-radical cervicoganglionar. Anatomia quirurgica. Tecnica y resultados. Acta Otorhinolaryngol Ibero Am 23: 703–817

34. Gavilán J, Gavilán C, Herranz J (1992) Functional neck dissection: Three decades of controversy. Ann Otol Rhinol Laryngol 101: 339–341

35. Gavilán J, Gavilán C, Herranz J (1994) The neck in supraglottic cancer. In: Smee R, Bridger GP (eds) Laryngeal cancer. Elsevier, Amsterdam, pp 576–581

36. Geyer G, Borneff M, Hartmetz G (1987) Perioperative Prophylaxe mit Cefuroxim und Metronidazol bei Patienten mit Kopf-Hals-Tumoren. HNO 35: 355–359

37. Gluckman JL, Myer CM, Aseff JN, Donegan JO (1983) Rehabilitation following radical neck dissection. Laryngoscope 93: 1083–1085

38. Goepfert H, Jesse RH, Ballantyne AJ (1980) Posterolateral neck dissection. Arch Otolaryngol 106: 618–620

39. Goodwin JS, Hunt WC, Samet JM (1993) Determinants of cancer therapy in elderly patients. Cancer 72: 594–601

40. Grandis JR, Johnson JT (1996) The use of antibiotics in head and neck surgery. In: Myers EN, Suen JY (eds) Cancer of the head and neck, 3rd edn. Saunders, Philadelphia, pp 97–104

41. Harries M, Lund VJ (1989) Head and neck surgery in the elderly: A maturing problem. J Laryngol Otol 103: 306–309

42. Hirano M, Mori K (1998) Management of cancer in the elderly: Therapeutic dilemmas. Otolaryngol Head Neck Surg 118: 110–114

43. Huygen PL, van den Broek P, Kazem I (1980) Age and mortality in laryngeal cancer. Clin Otolaryngol 5: 129–137

44. Jackson SR, Stell PM (1991) Second radical neck dissection. Clin Otolaryngol 16: 52–58

45. Jawdynski F (1888) I. Przypadek raka pierwotnego szyi. T. z. raka skrzelowego volkmann'a. Wyciecie nowotworu wraz z rezekcyja tetnicy szyjowej wspolnej i zyly szyjowej wewnetrznej. Wyzdrowienie. Gaz Lek 28: 530–535

46. John AC, Vaughan ED (1980) Laryngeal resection in patients of seventy years and over. J Laryngol Otol 94: 629–635

47. Johnson JT, Rabuzzi DD, Tucker HM (1977) Composite resection in the elderly: A well-tolerated procedure. Laryngoscope 87: 1509–1515

48. Johnson JT, Leipzig B, Cummings CW (1982) Management of T1 carcinoma of the anterior aspect of the tongue. Head Neck 4: 209–212

49. Jun MY, Strong EW, Saltzman EI, Gerold FP (1983) Head and neck cancer in the elderly. Head Neck Surg 5: 376–382

50. Keller E, Ries F, Gruhnwald F et al. (1995) Multimodaler Karotisokklusionstest zur Bestimmung des Infarktrisikos vor therapeutischem Karotis-interna-Verschluss. Laryngorhinootologie 74: 307–311

51. Kennedy BJ (1988) Aging and cancer. J Clin Oncol 6: 1903–1911

52. Kleinsasser O (1983) Bösartige Geschwülste des Kehlkopfes und des Hypopharynx. In: Berendes J, Link R, Zöllner F (Hrsg) Hals-Nasen-Ohrenheilkunde in Praxis und Klinik, Bd 4. Thieme, Stuttgart, S 12.11–12.13

53. Koch WM, Patel H, Brennan J, Boyle JO, Sidransky D (1995) Squamous cell carcinoma of the head and neck in the elderly. Arch Otolaryngol Head Neck Surg 121: 262–265

54. Kocher (1880) Ueber Radicalheilung des Krebses. Dtsch Z Chir 13: 134–166

55. Kowalski LP, Franco EL, de Andrade Sobrinho J, Oliveira BV, Pontes PL (1991) Prognostic factors in laryngeal cancer patients submitted to surgical treatment. J Surg Oncol 48: 87–95

56. Kowalski LP, Alcantara PS, Magrin J, Parise Junior O (1994) A case-control study on complications and survival in elderly patients undergoing major head and neck surgery. Am J Surg 168: 485–490

57. Kusaba R, Sakamoto K, Mori K, Umeno T, Nakashima T (2001) Laboratory data and treatment outcomes of head and neck tumor patients in the elderly. Auris Nasus Larynx 28: 161–168

58. Lampe HB, Lampe KM, Skillings J (1986) Head and neck cancer in the elderly. J Otolaryngol 15: 235–238

59. Lefebvre JL, Buisset E, Van JT, Delobelle-Deroide A, Caty A (1994) Lymph nodes as prognostic factors in pharyngolarynx SCC. In: Smee R, Bridger GP (eds) Laryngeal cancer. Elsevier, Amsterdam, pp 589–592

60. Leon X, Quer M, Agudelo D, Lopez-Pousa A, De Juan M, Diez S, Burgues J (1998) Influence of age on laryngeal carcinoma. Ann Otol Rhinol Laryngol 107: 164–169

61. Levi F, La Vecchia C, Lucchini F, Negri E (1996) Worldwide trends in cancer mortality in the elderly, 1955–1992. Eur J Cancer 32: 652–672

62. Lindberg R (1972) Distribution of cervical lymph node metastasis from squamous cell carcinoma of the upper respiratory and digestive tracts. Cancer 29: 1446–1449

63. Linn BS, Linn MW, Wallen N (1982) Evaluation of results of surgical procedures in the elderly. Ann Surg 195: 90–96

64. Loewy A, Hutter DJ (1966) Head and neck surgery in patients past 70. Arch Otolaryngol 84: 77–80

65. Mann W, Wolfensberger M, Fuller U, Beck C (1991) Radikale versus modifizierte Halsausräumung. Kanzerologische und funktionelle Gesichtspunkte. Laryngorhinootologie 70: 32–35

66. Manni JJ, van den Hoogen FJA (1991) Supraomohyoid neck dissection with frozen section biopsy as a staging procedure in the clinically node-negative neck in carcinoma of the oral cavity. Am J Surg 162: 373–376

67. Maran AGD, Amin M, Wilson JA (1989) Radical neck dissection: A 19-year experience. J Laryngol Otol 103: 760–764

68. Martin H, Del Valle B, Ehrlich H, Cahan WG (1951) Neck dissection. Cancer 4: 441–499

69. Martin H, Rasmussen LH, Perras C (1955) Head and neck surgery in patients of the older age group. Cancer 8: 707–711

70. Maves MD (1996) Transsternal mediastinal node dissection. In: Bailey BJ, Calhoun KH, Coffey AR, Neely JG (eds) Atlas of head and neck surgery – otolaryngology. Lippincott, Philadelphia, pp 154–157

71. McGuirt WF, Loevy S, McCabe BF, Krause CJ (1977) The risks of major head and neck surgery in the aged population. Laryngoscope 87: 1378–1382

72. McGuirt WF, McCabe BF (1980) Bilateral radical neck dissections. Arch Otolaryngol Head Neck Surg 106: 427–429

73. McGuirt WF, Davis SP III (1995) Demographic portrayal and outcome analysis of head and neck cancer surgery in the elderly. Arch Otolaryngol Head Neck Surg 121: 150–154

74. McKenna RJ (1994) Clinical aspects of cancer in the elderly. Treatment decisions, treatment choices, and follow-up. Cancer 74: 2107–2117

75. Medina JE (1989) A rational classification of neck dissections. Otolaryngol Head Neck Surg 100: 169–176

76. Medina JE (1996) Radical neck dissection. Supraomohyoid neck dissection. Modified radical neck dissection. Posterolateral neck dissection. In: Bailey BJ, Calhoun KH, Coffey AR, Neely JG (eds) Atlas of head and neck surgery – otolaryngology. Lippincott, Philadelphia, pp 140–153, 162–163

77. Metges JP, Eschwege F, de Crevoisier R, Lusinchi A, Bourhis J, Wibault P (2000) Radiotherapy in head and neck cancer in the elderly: A challenge. Crit Rev Oncol Hematol 34: 195–203

78. Miodonski J (1954) Leczenie raka krtani. Czesc III. Otolaryngol Pol 8: 93–102

79. Moorthy SS, Radpour S (1999) Management of anesthesia in geriatric patients undergoing head and neck surgery. Ear Nose Throat J 78: 496–498

80. Morgan RF, Hirata RM, Jaques DA, Hoopes JE (1982) Head and neck surgery in the aged. Am J Surg 144: 449–451

81. Mustafa E, Tahsin A (1993) Cefotaxime prophylaxis in major non-contaminated head and neck surgery: One-day vs. seven-day therapy. J Laryngol Otol 107: 30–32

82. Nelson JF, Ship II (1971) Intraoral carcinoma: Predisposing factors and their frequency of incidence as related to age at onset. J Am Dent Assoc 82: 564–568

83. Paulus P, Sambon A, Vivegnis D et al. (1998) 18FDG-PET for the assessment of primary head and neck tumors: Clinical, computed tomography, and histopathological correlation in 38 patients. Laryngoscope 108: 1578–1583

84. Pernkopf FE (1952) Topographische Anatomie des Menschen, Bd 3. Hals. Urban & Schwarzenburg, Wien, S 88–118

85. Prim MP, de Diego JI, Fernandez-Zubillaga A, Garcia-Raya P, Madero R, Gavilan J (2000) Patency and flow of the internal jugular vein after functional neck dissection. Laryngoscope 110: 47–50

86. Rassekh CH, Johnson JT, Myers EN (1995) Accuracy of intraoperative staging of the N0 neck in squamous cell carcinoma. Laryngoscope 105: 1334–1336

87. Regnault F (1887) Die malignen Tumoren der Gefäßscheide. Arch Klin Chir 35: 50

88. Righi M, Manfredi R, Farneti G, Pasquini E, Cenacchi V (1996) Short-term versus long-term antimicrobial prophylaxis in oncologic head and neck surgery. Head Neck 18: 399–404

89. Righi M, Manfredi R, Farneti G, Pasquini E, Cenacchi V (1996) Short-term versus long-term antimicrobial prophylaxis in oncologic head and neck surgery. Head Neck 18: 399–404

90. Rochlin DB (1962) Posterolateral neck dissection for malignant neoplasms. Surg Gynecol Obstet 115: 369–373

91. Robbins KT, Medina JE, Wolfe GT, Levine PA, Sessions RB, Pruet CW (1991) Standardizing neck dissection terminology. Official report of the Academy's Committee for Head and Neck Surgery and Oncology. Arch Otolaryngol Head Neck Surg 117: 601–605

92. Robbins KT (1994) Neck dissection: Classification and incisions. In: Schockley WW, Pillsbury III HC (eds) The neck. Diagnosis and surgery. Mosby, St. Louis, pp 381–391

93. Robinson DS (1994) Head and neck considerations in the elderly patient. Surg Clin North Am 74: 431–439

94. Robbins KT, Denys D and the Committee for Neck Dissection Classification, American Head and Neck Society (2000) The American head and neck society's revised classification for neck dissection. In: Johnson JT, Shaha AR (eds) Proceedings of the 5th International Conference in Head and Neck Cancer. Omnipress, Madison, pp 365–370

95. Samet J, Hunt WC, Key C, Humble CG, Goodwin JS (1986) Choice of cancer therapy varies with age of patient. JAMA 255: 3385–3390

96. Schobel G, Hollmann K, Millesi W (1992) Prophylactic antibiotics in oral, pharyngeal, and laryngeal surgery for cancer: A double-blind study. Laryngoscope 83: 1992–1998

97. Schobel G, Hollmann K, Millesi W (1992) Über das Risiko der Mitresektion der A. carotis communis bzw. interna bei der Exstirpation von Tumoren im maxillo-facialen Bereich. In: Vinzenz K, Waclawiczek HW (Hrsg) Chirurgische Therapie von Kopf-Hals-Karzinomen. Springer, Wien, S 269–282

98. Schuller DE, Haller JR (1994) Mechanisms of lymphatic metastasis. In: Shockley WW, Pillsbury III HC (eds) The neck. Diagnosis and surgery. Mosby, St. Louis, pp 67–72

99. Shaari CM, Buchbinder D, Costantino PD, Lawson W, Biller HF, Urken ML (1998) Complications of microvascular head and neck surgery in the elderly. Arch Otolaryngol Head Neck Surg 124: 407–411

100. Shah JP, Strong E, Spiro RH, Vikram B (1981) Surgical grand rounds. Neck dissection: Current status and future possibilities. Clin Bull 11: 25–33

100a. Shedd DP (1999) Historical landmarks in head and neck cancer surgery. American Head and Neck Society, Pittsburgh/PA

101. Shestak KC, Jones NF, Wu W, Johnson JT, Myers EN (1992) Effect of advanced age and medical disease on the outcome of microvascular reconstruction for head and neck defects. Head Neck 14: 14–18

102. Singh B, Cordeiro PG, Santamaria E, Shaha AR, Pfister DG, Shah JP (1999) Factors associated with complications in microvascular reconstruction of head and neck defects. Plast Reconstr Surg 103: 403–411

103. Silvestre-Begnis C (1944) Consideraciones sobre el problema del tratamiento quirdrgico de los ganglios en los conceres de la laringe. Acta II Congreso Sudamericano ORL. Monteviedo, Uruguay

104. Sisson GA, Straehley CJ, Johnson NE (1962) Mediastinal dissection for recurrent cancer after laryngectomy. Laryngoscope 73: 1069–1074

105. Skolnik EM, Yee KF, Friedman M, Golden TA (1976) The posterior triangle in radical neck surgery. Arch Otolaryngol Head Neck Surg 102: 1–4

106. Stein M, Herberhold C, Walther EK, Langenberg S (2000) Einfluss von Begleiterkrankungen auf die Prognose von Plattenepithelkarzinomen im Kopf-Hals-Bereich. Laryngorhinootologie 79: 345–349

107. Steiner W (1994) Therapie des Hypopharynxkarzinoms. Teil III: Das Konzept der minimal invasiven Therapie von Karzinomen des oberen Aerodigestivtrakts unter besonderer Berücksichtigung des Hypopharynxkarzinoms und der transoralen Lasermikrochirurgie. HNO 42: 104–112

108. Solis-Cohen J (1901) The surgical treatment of laryngeal cancer. Trans Am Laryngol Assoc 22: 75–87

109. Sous H, Hirsch I (1982) Experimental analyses assessing the bacterial activity of Cefmenoxime. 3rd Mediterranian Congress of Chemotherapy, Dubrovnik, Abstr No 190

110. Suárez O (1962) Le probleme chirurgical du cancer du larynx. Ann Otolaryngol 79: 22–34

111. Suárez O (1963) El problema de las metástasis linfáticas y alejadas del cáncer de laringe e hipofaringe. Rev Otorrhinolaryngol 23: 83–99

112. Tabet JC, Johnson JT (1990) Wound infection in head and neck surgery: Prophylaxis, etiology and management. J Otolaryngol 19: 197–200

113. Teymoortash A, Wulf H, Werner JA (im Druck) Chirurgie von Karzinomen der oberen Luft- und Speisewege bei Patienten im fortgeschrittenen Lebensalter. Laryngorhinootologie

114. Towpik E (1990) Centennial of the first description of the en bloc Neck dissection. Plast Reconstr Surg 85: 468–470

115. Trott JA, David DJ, Edwards RM (1982) Experience with surgery for head and neck cancer in a geriatric population. Aust N Z J Surg 52: 149–153

116. Truffert P (1922) Le cou: Anatomie topographique. Les aponevroses, les loges. Arnette, Paris

117. Tucker HM (1977) Conservation laryngeal surgery in the elderly patient. Laryngoscope 87: 1995–1999

118. Vercelli M, Parodi S, Serraino D (1998) Overall cancer incidence and mortality trends among elderly and adult Europeans. Crit Rev Oncol Hematol 27: 87–96

119. Vokes EE, Weichselbaum RR, Lippman SM, Hong WK (1993) Head and neck cancer. N Engl J Med 328: 184–194

120. Volkman R (1882) Das tiefe branchiogene Halskarzinom. Zentralbl Chir 9: 49–55

121. Wax MK, Garnett JD, Graeber G (1995) Thorascopic staging of stomal recurrence. Head Neck 17: 409–413

122. Weissler MC (1994) Technique of radical neck dissection. In: Shockley WW, Pillsbury III HC (eds) The neck. Diagnosis and surgery. Mosby, St. Louis, pp 573–588

123. Wetle T (1987) Age as a risk factor for inadequate treatment. JAMA 258: 516

124. Werner JA (1997) Aktueller Stand der Versorgung des Lymphabflusses maligner Kopf-Hals-Tumoren. Eur Arch Otrhinolaryngol Suppl I: 47–85

125. Werner JA (2001) Historischer Abriss zur Nomenklatur der Halslymphknoten als Grundlage für die Klassifikation der Neck dissection. Laryngorhinootologie 80: 400–409

126. Werner JA, Dünne AA, Lippert BM (2001) Die Neck dissection im Wandel der Zeit. Onkologe 7: 522–532

127. Williams RG, Murtagh GP (1973) Mortality in surgery for head and neck cancer. J Laryngol Otol 87: 431–440

128. Wustrow TP (1989) Zur Nomenklatur der verschiedenen Formen der Neck dissection. Laryngorhinootologie 68: 529–530

129. Wynder EL, Covey LS, Mabuchi K, Mushinski M (1976) Environmental factors in cancer of the larynx: A second look. Cancer 38: 1591–1601

130. Yancik R, Ries LG (1991) Cancer in the aged. An epidemiologic perspective on treatment issues. Cancer 68: 2502–2510

131. Ziffren SE, Hartford CE (1972) Comparative mortality for various surgical operations in older versus younger age groups. J Am Geriatr Soc 20: 485–489

Komplikationen der Neck dissection

J. A. Werner

9.1 Allgemeines

Bei einer radikalen Neck dissection (RND) ist mit einer Todesrate von etwa 1 % zu rechnen [46]. Bei simultaner bilateraler radikaler Neck dissection beträgt die Operationsmortalität 10 %, wohingegen sie bei der zweizeitigen radikalen Neck dissection auf 3,2 % reduziert ist (Tabelle 9.1, 9.2) und mit weniger Komplikationen einhergeht [42, 48].

Zur Reduktion operativ bedingter Komplikationen bei der Neck dissection sollten verschiedene Vorkehrungen getroffen werden. Es steht außer Frage, dass die Komplikationsrate unmittelbar an die Indikationsstellung gebunden ist. So ist beispielsweise bekannt, dass eine vorausgegangene Strahlentherapie mit einer erhöhten Rate an postoperativen Wundheilungsstörungen einhergeht. Das bereits präoperativ ausgebildete Bewusstsein um derartige Folgen bahnt eine besondere Aufmerksamkeit um eine sorgfältige Wundkontrolle und frühzeitige Pflege eventueller Wunddeshiszenz. Nicht nur exogene Faktoren, auch endogene wie z. B. ein bestehender Diabetes mellitus, gehen mit einem gesteigerten Risiko für postoperative Wundheilungsstörungen einher. Derartige Kenntnisse sind in die Behandlungsplanung einzubeziehen. Damit verbundene Problemsituationen können nicht vermieden, in ihrem Ausmaß teilweise jedoch günstig beeinflusst werden. Schließlich trägt auch ein frühzeitiger Hinweis im Patientengespräch zur Konsolidierung des Arzt-Patienten-Verhältnisses bei.

Neben den allgemeinen Anmerkungen soll an dieser Stelle auch auf eine Reihe allgemeiner Hinweise eingegangen werden, mit denen ungewollte Schädigungen anatomischer Strukturen vielfach vermieden werden können. Hierzu gehört die sorgfältige Identifikation des vielfach oberflächlich verlaufenden N. accessorius und das Vermeiden einer übertriebenen Retraktion dieses Nerves während der Präparation des M. sternocleidomastoideus im mittleren und oberen Abschnitt. Weiterhin gilt es, den marginalen Ast des N. facialis bei der Ausräumung der Region I zu schonen, die Nervenversorgung des M. levator scapulae zu erhalten und die Hautäste des Plexus cervicalis zu ligieren oder zu koagulieren, um die Gefahr einer Neurombildung zu reduzieren. Ebenso sollte der Truncus sympathicus geschont

Tabelle 9.1. Postoperative Komplikationen nach simultaner und nichtsimultaner bilateraler radikaler Neck dissection. (Nach [48])

Komplikation	Patienten	
	Simultan	Nichtsimultan
Gesamtanzahl an Patienten	61 (100%)	63 (100%)
Gesichtsödem und Schwellung	39 (64%)	19 (30%)
Wundinfektion	39 (64%)	9 (14%)
Orokutane Fistel	22 (36%)	4 (6%)
Ruptur der A. carotis	7 (11%)	0 (0%)
Pulmonale Infektion	10 (16%)	0 (0%)
Zyanose	5 (8%)	0 (0%)
Lappennekrose	3 (4,9%)	0 (0%)
Mortalität	6 (10%)	2 (3,2%)

Tabelle 9.2. Komplikationen nach bilateraler und unilateraler radikaler Neck dissection. (Nach [40])

Komplikation	Erste Neck dissection (606 Patienten)	Zweite Neck dissection (91 Patienten)
Große chirurgische Komplikationen		
Tod	2,8%	0,0%
Ruptur der A. carotis	1,3%	1,1%
Fistelbildung	19,2%	19,0%
Kleine chirurgische Komplikationen		
Wundinfektion, Nahtdehiszenz, Nekrose	25%	18,7%
Lappenablösung	5,8%	7,7%
Andere		3,3%

und aus diesem Grunde die Präparation hinter der A. carotis vermieden werden. Es hat sich bewährt, bei der Ausräumung der Regionen IV und V vor der Durchtrennung des lymphknotenhaltigen Fettgewebes Klemmen zu setzen und anschließend Ligaturen durchzuführen, um eine Chylusfistel zu vermeiden. Die Hautnaht sollte vor allem bei simultaner Eröffnung von Mundhöhle oder Pharynx nicht fortlaufend durchgeführt werden.

Zur eigenen Qualitätskontrolle, aber auch zur optimierten postoperativen Kontrolle sowie zur frühzeitigen Rehabilitation hat sich ein eigens entwickelter Dokumentationsbogen bewährt, der zum Ende der Neck dissection vom Operateur auszufüllen ist (Abb. 9.1).

9.2 Präoperatives Aufklärungsgespräch

Die nachfolgend ausführlich erörterten möglichen Komplikationen sollten in einem offenen und ausführlichen präoperativen Aufklärungsgespräch mit dem Patienten besprochen werden. Hierbei sollte darauf geachtet werden, dass dem Patienten angesichts der teilweise schwerwiegenden Komplikationen ausführlich Auskunft über die Wahrscheinlichkeit des Auftretens sowie die Möglichkeiten ihrer Beherrschung gegeben werden. Aus diesem Grunde sollte die Aufklärung über eine Neck dissection von einem erfahrenen Ärzt durchgeführt werden. Eine Checkliste über die in einem solchen Gespräch zu nennenden Komplikationen sind in Abb. 9.2 zusammengefasst.

Dokumentationsbogen zur Neck dissection
Universitäts-HNO Klinik, Marburg
(Direktor: Univ.-Prof. Dr. J.A. Werner)

N. accessorius   Darstellung   ja ☐   ☐ intakt
☐ starke Retraktion/Beschädigung mgl.
☐ durchtrennt

R. marginalis N. facialis   Darstellung   ja ☐   ☐ intakt
☐ starke Retraktion/Beschädigung mgl.
☐ durchtrennt

N. hypoglossus   Darstellung   ja ☐   ☐ intakt
☐ starke Retraktion/Beschädigung mgl.
☐ durchtrennt

N. vagus   Darstellung   ja ☐   ☐ intakt
☐ starke Retraktion/Beschädigung mgl.
☐ durchtrennt

N. phrenicus   Darstellung   ja ☐   ☐ intakt
☐ starke Retraktion/Beschädigung mgl.
☐ durchtrennt

Plexus cervicalis   Ligatur der Hautäste   ☐
Koagulation der Hautäste   ☐

Vena jugularis interna   erhalten   ☐
intraoperative Eröffnung, Naht   ☐
Resektion   ☐

Truncus sympathicus   keine Präparation hinter A. carotis   ☐
partielle Präparation hinter A. carotis   ☐

Ductus lymphaticus   intraoperative Eröffnung   ☐   Ligatur ☐
Fibrinkleber ☐
Umstechung ☐

makroskopisch unauffällig   ☐

_____
Operateur/-in

Abb. 9.1. Dokumentationsbogen zur postoperativen Dokumentation nach Neck dissection

Checkliste für die Aufklärung über eine Neck dissection

Universitäts-HNO Klinik, Marburg
(Direktor: Univ.-Prof. Dr. J.A. Werner)

- kosmetisch und/oder funktionell beeinträchtigende Narbenbildung in Abhängigkeit von der Schnittführung
- Bewegungseinschränkung und Kontrakturen durch Narbenzüge
- Gefühlsstörungen in der schnittführungsbenachbarten Region einschließlich des Ohres
- Wundheilungsstörungen und Fistelbildung
- Spontan auftretende Frakturen des Schlüsselbeins Monate oder auch Jahre nach der Operation

- Intraoperative Blutung durch Verletzung der großen Halsgefäße sowie postoperative Nachblutung oder postoperative Ruptur der Halsschlagader nach schwerer Wundheilungsstörung
- Schlaganfall
- Unterbindung bzw. Resektion der V. jugularis interna mit postoperativ auftretendem Lymphödem, bei beidseitiger Resektion/Unterbindung deutlich ausgeprägter, Gefahr der Erblindung
- Endokranieller Druckanstieg insbesondere nach beidseitiger Unterbindung der V. jugularis interna mit resultierenden Hirnödem
- Thrombose der V. jugularis interna

- Verletzung/Resektion des N. accessorius mit Armheberschwäche, so genanntes Schulterarmsyndrom
- Verletzung/Resektion des R. marginalis des N. facialis mit hängendem Mundwinkel
- Verletzung/Resektion des N. hypoglossus mit Zungenbeweglichkeitsstörungen
- Verletzung/Resektion des N. phrenicus mit Zwerchfellhochstand, Atembeschwerden; erhebliche chronische Atemstörung bei beidseitiger Schädigung
- Verletzung/Resektion des N. recurrens mit Heiserkeit bei einseitiger Verletzung und Luftnot bei beidseitiger Verletzung
- Verletzung/Resektion des Truncus sympathicus mit Ausbildung eines so genannten zurückgesunkener Augapfel)
- Verletzung/Resektion des N. vagus mit gastrointenstinalen Beschwerden

- Chylusfistel durch Verletzung des Ductus thoracicus (besonders linksseitig) mit Notwendigkeit der konservativen Behandlung, bei Persistenz ggfs. Reoperation und Verschluß der Fistel
- Chylothorax bei Verletzung des rechten Ductus lymphaticus mit Ausbildung eines Chylothorax (Lympheintritt in den Brustkorb), der evtl. durch eine Eröffnung des Brustkobs (Thorakotomie) behandelt werden muß
- Postoperativ auftretendes Lymphödem, welches nach 72-96h häufig sein Maximum erreicht und nach etwa 7-10 Tagen mit der Rückbildung beginnt. Das Lymphödem kann aber, unter anderem auch nach Strahlentherapie, viele Monate persistieren

Abb. 9.2. Checkliste zur Aufklärung über eine Neck dissection

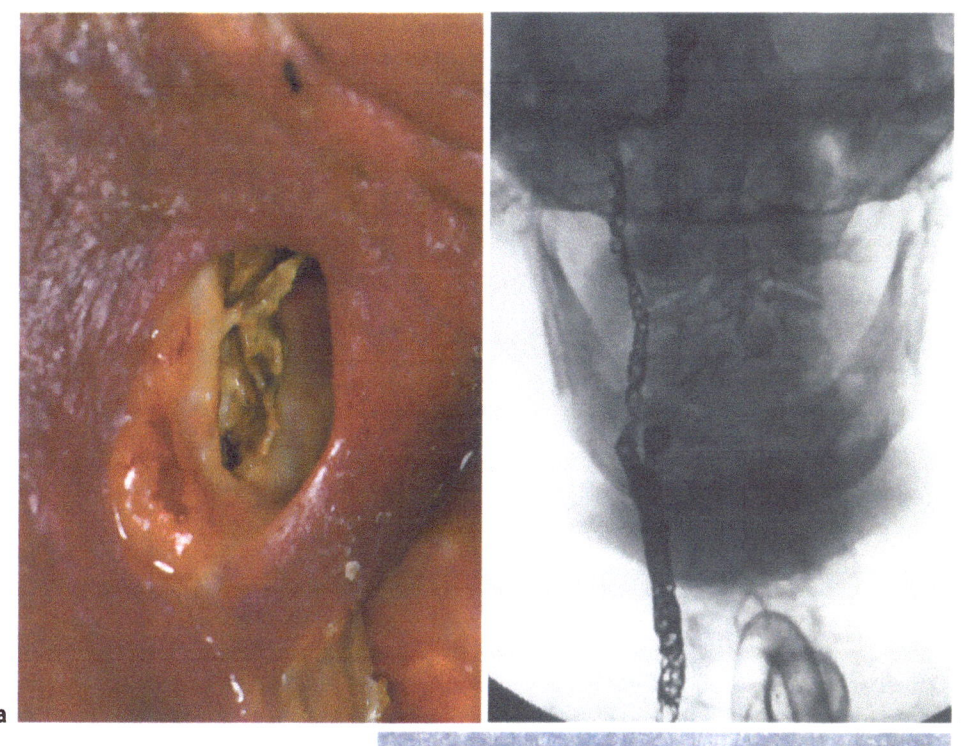

a   b

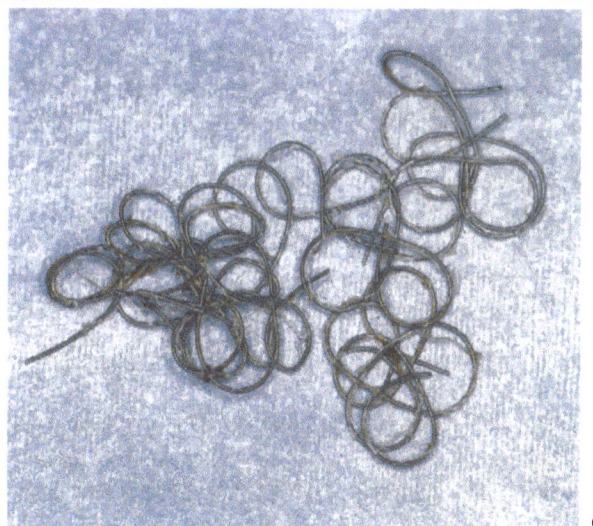

c

Abb. 9.3. a Ausgeprägte Wundheilungsstörung mit drei Pharynxfisteln bei Zustand nach Laryngektomie, Neck dissection und postoperativer Radio-Chemo-Therapie. b Embolisation der freiliegenden A. carotis interna mit Platindraht (c), alternativ wäre auch eine Ballonokklusion in Frage gekommen. (Aufnahme b Prof. Dr. S. Bien, Neuroradiologie, Marburg)

9.3 Wundheilungsstörungen

Bezogen auf alle großen halschirurgischen Eingriffe beträgt die Inzidenz zur Ausbildung einer Fistel etwa 13 % [7]. Eine präoperative Strahlentherapie erhöht das Risiko einer Wundheilungsstörung ganz erheblich (Abb. 9.3 a–c), zum Teil auf 5fach gesteigerte Werte [28, 38]. Hierzu gehört eine erhöhte Vulnerabilität der Gefäße beim Präparieren, eine verlangsamte Hämostase infolge einer herabgesetzten Gefäßkontraktion, ein erhöhtes Risiko für lokale Infektionen und Wunddehiszenzen. Aus diesem Grunde wird vielfach die Ansicht vertreten [2],

sich – wann immer möglich – für eine postoperative statt präoperative Strahlentherapie zu entscheiden.

Die Inzidenz von oropharyngokutanen Fisteln ist nach einer ausschließlichen radikalen Neck dissection sehr gering. Bei gleichzeitig durchgeführter Resektion von oralen Karzinomen steigt sie auf 6 %, bei gleichzeitig erfolgter Laryngektomie auf Werte bis fast 40 % [31].

Tabelle 9.3. Behandlung intraoperativ auftretender Komplikationen bei der Durchführung einer Neck dissection

Empfohlene Maßnahme	
Drohende Komplikation	
Schädigung des Truncus sympathicus	Vermeidung einer Präparation hinter der A. carotis
Schädigung des Plexus brachialis	Identifikation der tiefen Halsfaszie
Chylusfistel	Großzügige Unterbindung des lymphknotenhaltigen Fettgewebes der Regionen IV und V
Eingetretene Komplikation	
Verletzung der V. subclavia	Resektion des medialen Klavikuladrittels
Unterbindung der A. carotis	Postoperativ niedrig dosierte Heparingabe
Eröffnung einer großen Vene	Unmittelbare Kompression
	Trendelenburg-Position
	Überdruckbeatmung
Verletzung des N. accessorius:	Erhalt der motorischen Fasern C2–C4

9.4 Blutgefäßsystem

Unter den das Blutgefäßsystem betreffenden Komplikationen soll nachfolgend auf die intraoperative Verletzung großer Blutgefäße, auf die Thrombose der V. jugularis interna und auf die postoperativ auftretende Ruptur der A. carotis eingegangen werden.

Bei einer nichtelektiven Ligatur der A. carotis besteht eine 50 %ige Inzidenz eines Apoplexes und ein 38 %iges Mortalitätsrisiko. Die Gefahr eines Schlaganfalls beträgt demgegenüber bei einer elektiven Karotisligatur 23 % und das Mortalitätsrisiko 17 % [35]. Nach durchgeführter Unterbindung der A. carotis sollte etwa 48 Stunden postoperativ eine Low-dose-Heparingabe angeschlossen werden (Tabelle 9.3). Hierdurch kann einer Embolie, ausgehend von einem distal lokalisierten Thrombus, vorgebeugt werden [41].

Intraoperative Verletzung großer Gefäße. Die Verletzung größerer venöser Gefäße kann zu einer Luftembolie führen [36]. Dem Mechanismus der Luftembolie liegt der negative Druck zugrunde, der den Eintritt der Luft in die Vene ermöglicht. Bei der akzidentellen Eröffnung eines großen venösen Gefäßes sollte das eröffnete Areal sofort komprimiert werden und der Patient in die Trendelenburg-Position gebracht bzw. mit Überdruck beatmet werden bis die Perforation identifiziert und schließlich versorgt werden kann. Auf jeden Fall ist der Anästhesist unverzüglich über diese Situation zu informieren. Zur Behandlung intravaskulär vorhandener Luft kann der Patient auf die linke Seite rotiert und die dann in den rechten Vorhof gelangte Luft über den zentralen Venenkatheter entfernt werden [46]. Es wurde auch über eine venöse Luftembolie nach Entfernung der Halsdrainagen berichtet. Um ein solches Ereignis zu vermeiden, kann für die Dauer von 24 Stunden nach Entfernung der Drainagen ein Druckverband auf das entsprechende Halsareal gelegt werden [47]. Bei einer operativen Verletzung

der V. subclavia oder anderer Gefäße unterhalb der Klavikula sollte der Chirurg nicht zögern, das mediale Drittel der Klavikula zu resezieren, um einen besseren Zugang für die Versorgung zu haben. Hier darf der Hinweis nicht fehlen, dass nicht alle Operationssäle über ein Instrumentarium (z. B. Rippenschere, N. Bethune 340 mm, Aesculap FB 878R, Tuttlingen, Deutschland) verfügen, mit dem das mittlere Drittel der Klavikula rasch entfernt werden kann.

Thromben der Vena jugularis interna. Die Gefahr der Ausbildung einer Thrombose der V. jugularis interna wird vermindert, wenn die Intima des Gefäßes intraoperativ möglichst wenig mechanisch geschädigt wird. Weiterhin kann es bei Ligaturen abgehender Äste zu Aussackungen kommen, in denen Thromben entstehen können. Die chirurgische Entfernung der Adventitia führt zur Devaskularisierung der Gefäßwandung mit einem ansteigenden Risiko transmuraler Gefäßverletzungen. Schließlich ist darauf zu achten, dass die Venenoberfläche während des Operationsvorganges nicht eintrocknet [16].

Postoperative Ruptur der Arteria carotis. Eine postoperative Ruptur der A. carotis tritt bei etwa 3–7 % aller Patienten auf, bei denen eine radikale Neck dissection in Verbindung mit einer Resektion eines Larynx-, Pharynx- oder Mundhöhlenkarzinoms durchgeführt wurde [15, 47, 60]. Dieses dramatische Ereignis wird beobachtet, wenn es zur Thrombose der Vasa vasorum gekommen ist, die begünstigt wird durch Austrocknung, durch eine chirurgische Entfernung des umgebenden Gewebes, durch Speichelexposition oder durch eine Strahlentherapie. Es gibt selten Karotisrupturen ohne vorausgegangene Wundheilungsstörung. Bei einer ausgedehnten Wundheilungsstörung, bei der die A. carotis exponiert ist, ist es notwendig, dieses Areal mit Haut oder mit einem myokutanen Lappen so früh wie möglich zu

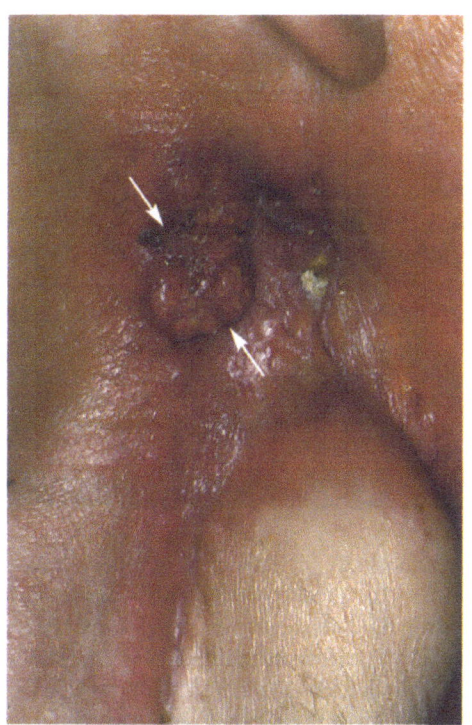

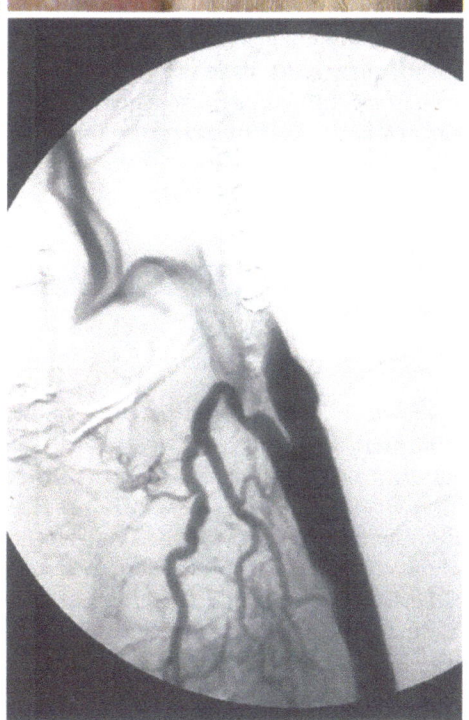

decken [39]. Hierzu passend fielen auch die Ergebnisse einer Analyse von Maran et al. [38] aus. So erlitten 17 von 394 Patienten, die eine radikale Neck dissection erhielten, eine Ruptur der A. carotis. Die Ruptur endete in allen Fällen letal. 15 dieser 17 Patienten hatten eine Wundinfektion (82,2 %), verglichen mit einer Wundinfektionsrate von nur 10,3 % bei den Patienten ohne Karotisruptur. Dieser Unterschied ist statistisch signifikant. 14 der 17 Patienten hatten präoperativ eine Strahlentherapie erhalten, 7 der 17 Patienten hatten zum Zeitpunkt der Karotisruptur ein Lymphknotenrezidiv. Bei drohender postoperativer Karotisruptur ist an eine Gefäßokklusion zu denken (Abb. 9.4a,b).

9.5 Nervenläsionen

Nervenläsionen sind die häufigsten, zu funktionellen Beeinträchtigungen führenden Komplikationen der Neck dissection.

Nervus accessorius. Die Durchtrennung des N. accessorius zieht vielfach das zuerst von Nahum et al. [44] beschriebene so genannte *Schultersyndrom* nach sich (Abb. 9.5), das nach einer radikalen Neck dissection bei bis zu 60 % der Patienten auftritt [33]. Shone u. Yardley [51] zeigten bei einer Nachuntersuchung von 46 Patienten, die sich einer radikalen Neck dissection unterzogen hatten, dass 46 % dieser Patienten infolge ihrer Schulterprobleme ihre Arbeit aufgeben mussten. 30 % klagten über mäßigen oder schweren Schmerz im Schulterbereich.

Zur Kompensation bzw. Vorbeugung dieser Problematik wurden verschiedene Techniken empfohlen, wie die Transplantation des M. levator scapulae und die Fixation der Skapula durch eine Faszienschlinge [14] sowie die primäre Reanastomosierung der Nervenstümpfe durch ein freies Nerventransplantat [26]. Weitz und Mitarb. [59] beschrieben eine Technik zum Erhalt der M.-trapezius-Funktion bei der radikalen Neck dissection, welche die doppelte Innervation des genannten Mus-

Abb. 9.4. a Nach außen durchbrechende Lympnknotenmetastasen bei Zustand nach initialem Bronchialkarzinom und Oropharynxkarzinom mit bilateraler lymphogener Metastasierung und Defektdeckung mit Pectoralis-major-Lappen und freiliegender A. carotis interna. **b** Embolisierte A. carotis interna zur Vermeidung einer Karotisarrosionsblutung in der Angiographie. (Aufnahmen Prof.Dr. S. Bien, Neuroradiologie, Marburg)

Abb. 9.5. Schulterarmsyndrom mit Unfähigkeit, den Arm über 90° zu heben infolge einer beidseitigen Neck dissection (radikale und modifiziert radikale Neck dissection) ▶

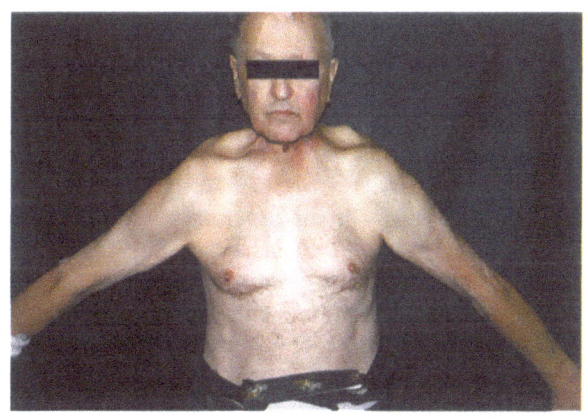

kels vom N. accessorius und von motorischen Fasern aus C2–C4 berücksichtigt.

Die wichtigste Therapie scheint aber in der intensiven physikalischen Behandlung zu liegen [7]. Bei der Diskussion um die Resektion oder den Erhalt des N. accessorius ist zu beachten, dass der Nervenerhalt nicht immer eine ungestörte postoperative Schulterfunktion garantiert [33]. So können auch nach sorgfältiger Schonung und Präparation des N. accessorius bis zu etwa 60 % der Patienten trotz Erhalt des Nerven eine entsprechende Schultersymptomatik aufweisen [5, 37]. Die Schonung dieses Nerven ermöglicht aber in den weitaus meisten Fällen einen deutlich geringeren Kraftverlust der Schulter als nach Nervdurchtrennung [4].

Korrespondierend zu den Erfahrungen des intraoperativen Neuro-Monitorings des N. facialis im Rahmen von lateralen Parotidektomien oder Exstirpationen der Gl. submandibularis, arbeiten verschiedene Arbeitsgruppen an der Entwicklung einer intraoperativen Elektromyographie für den N. accessorius [18, 50]. Hierbei gilt es zunächst, die physikalischen Grundlagen des Stimulations- und Impulsableitungsverfahrens zu definieren sowie den Stellenwert der intraoperativen Elektromyographie im Hinblick auf die postoperativ zu erwartende Paraylse zu erarbeiten [18].

Nervus hypoglossus. Die selten zu beobachtende beidseitige Durchtrennung des N. hypoglossus ist eine schwerwiegende Komplikation, die zum Teil die Anlage einer PEG-(perkutane endoskopische Gastrostomie-)Sonde und in schweren Fällen einer chronischen Aspiration sogar die Durchführung einer Laryngektomie erforderlich macht [47].

Plexus brachialis. Bei der Neck dissection kann es zur Schädigung des Plexus brachialis kommen. Um eine solche Verletzung zu vermeiden, muss man, bevor das supraklavikuläre Fettgewebe abgeklemmt wird, die Ebene der tiefen Halsfaszie medial des Plexus brachialis identifizieren.

Truncus sympathicus. Die Gefahr, den Truncus sympathicus mit resultierender Ausbildung eines Horner-Syndroms zu schädigen, steigt, wenn hinter der A. carotis präpariert wird. Das klassische Horner-Syndrom umfasst eine Ptosis, Miosis und einen Enophthalmus.

Nervus phrenicus. Eine iatrogene Verletzung des N. phrenicus tritt in etwa 8 % der Neck dissections auf [12], wobei eine beidseitige Phrenikusparese zu schwerwiegenden respiratorischen Problemen führt. Zur Vermeidung einer Schädigung des N. phrenicus oder der motorischen Äste des M. levator scapulae sollten diese Nerven mit zumindest 1 cm Abstand verlagert werden, wo sie zwischen M. scalenus anterior und medius austreten. In Anbetracht des nicht unerheblichen Verletzungsrisikos

der genannten Nerven soll die Forderung von ÁWengen und Donald [2] Erwähnung finden. Danach sollte bei jedem Patienten, bei dem eine Neck dissection durchgeführt wird, postoperativ eine Röntgenaufnahme des Thorax erfolgen, um eine Paralyse des N. phrenicus, aber auch einen Pneumothorax oder eine Atelektase nachzuweisen. Aus Gründen der Strahlenexposition, aber auch der Kostenerzeugung ist unserer Ansicht nach eine klinische Untersuchung mit Auskultation und Perkussion nach durchgeführter Neck dissection geeignet, um die Verdachtsdiagnose einer Läsion des N. phrenicus zu stellen und dann ggf. die röntgenologische Diagnostik einzuleiten.

9.6 Vasovagaler Reflex

Durch Manipulation der in der Wand des Bulbus caroticus lokalisierten Druckrezeptoren während einer Neck dissection kann eine Bradykardie, eine Hypotension und/oder eine Herzarrhythmie ausgelöst werden. Babin u. Panje [3] ermittelten die Inzidenz der vasovagalen Reflexaktivität bei 76 radikalen Neck dissections mit ca. 10 %. Eine topische Anwendung von 2 %iger Lidocain-Lösung ist keine adäquate Prophylaxe zur Vermeidung des vasovagalen Reflexes während der radikalen Neck dissection. Manipulationen an Druckrezeptoren des Bulbus caroticus haben schon zum Tode des Patienten geführt [25].

9.7 Chylusfistel und Chylothorax

9.7.1 Chylusfistel

Die Anatomie des terminalen Anteils des Ductus thoracicus weist eine große Varabilität auf. Greenfield u. Gottlieb [22] zeigten in ihrer Untersuchung, dass der Ductus thoracicus in etwa 50 % als einzelner Stamm an der lateralen Seite des Venenwinkels aus V. jugularis interna und V. subclavia in das venöse System drainiert. In etwa einem Drittel der Fälle hingegen mündet er direkt in die V. subclavia. Kinnaert [28] wies darauf hin, dass nur in 13 % der Fälle ein isolierter Lymphstamm vorliegt, wohingegen in 66 % multiple Lymphstämme existieren, die in einem gemeinsamen terminalen Endstamm in das venöse System münden, während in 21 % der Fälle multiple Lymphstämme jeweils separat in das venöse System drainieren.

Der Ductus thoracicus tritt aus der oberen Thoraxapertur hinter der A. carotis communis und der linken A. subclavia in die Halsweichteile. In seinem zervikalen Verlauf bildet er einen Bogen (Abb. 9.6), indem er zwischen dem M. scalenus anterior und der V. jugularis interna auf der tiefen Halsfaszie liegend, unter der der N. phrenicus liegt, vor dem Truncus thyrocervicalis bo-

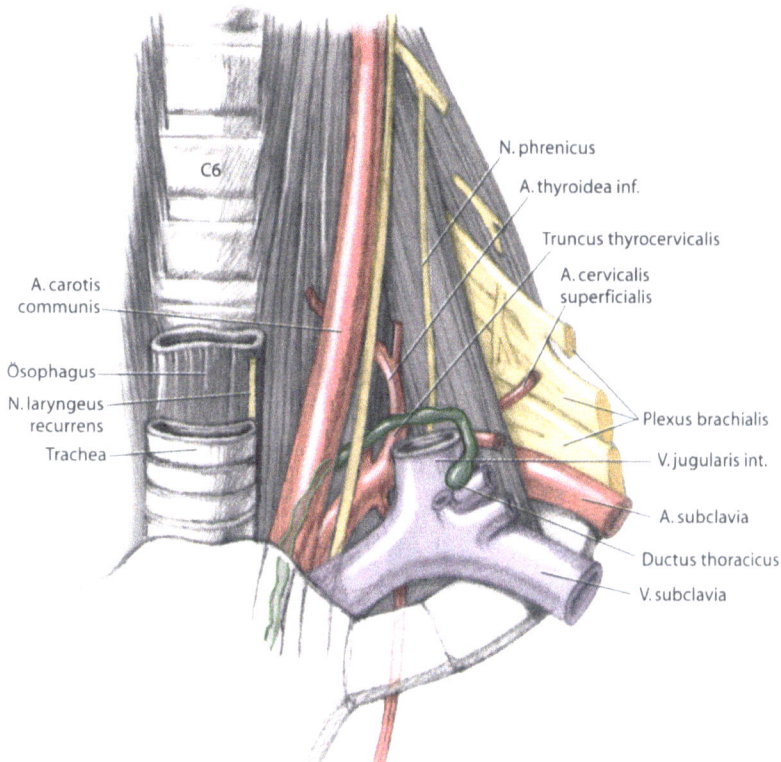

A. carotis
communis

Ösophagus

N. laryngeus
recurrens

Trachea

C6

N. phrenicus

A. thyroidea inf.

Truncus thyrocervicalis

A. cervicalis
superficialis

Plexus brachialis

V. jugularis int.

A. subclavia

Ductus thoracicus

V. subclavia

Abb. 9.6. Schematisierte Darstellung des zervikalen Verlaufes des Ductus thoracicus

genförmig in Richtung des linken Venenwinkels zieht [21, 45]. Als Faustregel gilt, dass der Ductus thoracicus etwa 2 cm oberhalb des Venenwinkels in das venöse System mündet. Dementsprechend ist der vorgenannte bogenförmige Verauf des Ductus etwa 3–5 cm oberhalb der Klavikula anzunehmen [45].

Das Risiko einer Chylusfistel nach radikaler Neck dissection beträgt etwa 1–2,5 %. Betroffen ist vorwiegend die linke Seite (75–92 %) [11]. Es ist bekannt, dass eine präoperative Strahlentherapie das Risiko einer Chylusfistel noch weiter erhöht [30]. Die Akkumulation von Chylus kann zur Abhebung des Hautlappens mit nachfolgender Nekrose und ggf. orokutaner Fistelbildung sowie Freiliegen der A. carotis mit Gefahr der postoperativen Ruptur der A. carotis führen [45].

Es empfiehlt sich bei der Ausräumung der Regionen IV und V, das lymphknotenhaltige Fettgewebe vor der Durchtrennung großzügig zu unterbinden, um auf diese Weise eine Chylusfistel zu vermeiden [41]. Diese Maßnahme kann auch im Falle einer intraoperativ akzidentell auftretenden Chylusfistel indiziert sein. Bei einer solchen Situation sollte zunächst jedoch besser versucht werden, den Lymphstammdefekt gezielt aufzusuchen und zu unterbinden. Nach einer derartigen Versorgung soll das Areal sorgfältig inspiziert werden, um einen

dennoch fortbestehenden Lymphaustritt zu beobachten. Gleiches gilt zum Ende des operativen Eingriffes. Der Wundverschluss darf erst erfolgen, wenn die Chylusfistel sicher verschlossen ist.

Dennoch gibt es immer wieder Fälle, bei denen ein Lymphaustritt unerkannt persistiert oder bei denen die Chylusfistel überhaupt erst nach unauffälligem intraoperativen Verlauf als solche identifiziert wird.

Das optimale Behandlungskonzept einer Chylusfistel wird seit der Erstbeschreibung einer akzidentellen Verletzung des Ductus thoracicus im Jahre 1875 [1] kontrovers diskutiert. Während viele Chirurgen Anfang des 19. Jahrhunderts davon ausgingen, dass eine Ligatur des Ductus thoracicus nicht mit dem Leben vereinbar sei, schloss Stuart [53] im Jahre 1907 aus dem Verlauf von 14 Patienten, bei denen der Autor zur Behandlung einer Chylusfistel eine Ligatur durchgeführt hatte, dass zur Behandlung von akzidentellen und postoperativ auftretenden Chylusfisteln, die sich durch eine initial durchgeführte Kompressionsbehandlung nicht beherrschen lassen, eine Ligatur des Ductus thoracicus indiziert sei. In den darauf folgenden Jahren konnte in verschiedenen Untersuchungen gezeigt werden, dass es nach Ligatur des Ductus thoracicus zur einer Kollateralbildung kommt, die eine Rezirkulation der Lymphe in das venöse System sicherstellt [45]. Daraufhin wurde bis in die 70er Jahre von mehreren Autoren die operative Ligatur des Ductus thoracicus mit Abdeckung beispielsweie durch einen Rotationslappen aus dem M. scalenus ante-

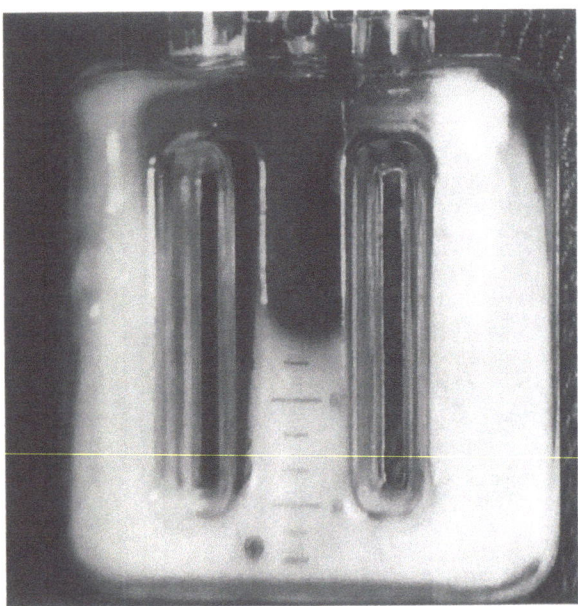

Abb. 9.7. Redon-Flasche mit typischem milchigen Chylus

rior als Therapie der Wahl bei der Behandlung einer postoperativ auftretenden Chylusfistel empfohlen [17, 43]. Erst in den darauf folgenden Jahren wiesen einige Autoren darauf hin, dass eine operative Intervention nur den Fällen vorbehalten bleiben sollte, bei denen mit konservativen Kompressionsmaßnahmen kein spontaner Verschluss der Chylusfistel erzielt werden konnte [9, 45].

Mit Hilfe einer gezielten konservativen Therapie ist heutzutage in den meisten Fällen eine erfolgreiche Therapie einer postoperativen Chylusfistel möglich. Voraussetzungen hierfür sind das genaue Monitoring von Chylusmenge (Abb. 9.7) und Blutbild, Röntgenaufnahmen des Thorax, die Erhebung des Urinstatus, der Leberfunktion, der Elekrolyte und der Serumproteine einschließlich des Serumalbumins. Auf diese Weise sind wenig produktive Fisteln durchaus konservativ behandelbar, indem die Chylusproduktion durch Ernährung mit mittellangkettigen Triglyzeriden reduziert wird. Eine ausschließlich parenterale Ernährung erscheint auch aus Kostengründen nicht mehr sinnvoll.

Konservative Behandlungsmaßnahmen bei Chylusfisteln sollten auf höchstens 30 Tage limitiert werden, um die planmäßige postoperative Strahlentherapie in einem angemessenen zeitlichen Rahmen beginnen zu können. Patienten mit einer therapieresistenten Hypoalbuminämie oder Patienten, bei denen die Chylusfistel mehr als 600 ml über 24 Stunden produziert, sollten einer chirurgischen Revision zugeführt werden [11].

Es darf an dieser Stelle der Hinweis nicht fehlen, dass alternativ zur chirurgischen Exploration eine Sklerosierungsbehandlung mit Doxycyclin erfolgreich zur Be-

handlung einer postoperativen Chylusfistel eingesetzt wurde. Hierbei macht man sich den Umstand zunutze, dass es durch einen lokal inflammatorischen Prozess zur Verklebung des offenen Ductus thoracicus mit dem umliegenden Gewebe und daraus resultierend zum Verschluss der Chylusfistel kommt. Aufgrund der hierbei möglichen paralytischen Irritationen benachbarter nervaler Strukturen, wie beispielsweise dem N. phrenicus, sowie der im Falle eines Therapieversagens deutlich erschwerten Exponierbarkeit des dann konventionellchirurgisch zu ligierenden Ductus thoracicus, wird diese Form der Behandlung einer postoperativen Chylusfistel kontrovers diskutiert [45].

9.7.2 Chylothorax

Eine Verletzung des rechten Ductus lymphaticus kann zur Entwicklung eines bilateralen Chylothorax führen [47]. So liegt der Ductus thoracicus auf der rechten Seite intrathorakal und inferior zur A. subclavia, welche in der Regel vor einer derartigen Verletzung des Ductus thoracius bei einer radikalen Neck dissection schützt. Der Chylothorax ist eine schwere Komplikation mit zwei kritischen Situationen, dem kardiorespiratorischen Effekt und dem metabolischen Effekt.

Der *kardiorespiratorische Effekt* lässt sich durch eine mechanische Alteration erklären. Die Akkumulation der Flüssigkeiten führt zu einer Lungenkompression mit resultierender Reduktion der Vitalkapazität und einer Verlagerung des Mediastinums mit einem so genannten „kinking" der großen Gefäße. Zu den *metabolischen Effekten* gehört der Verlust an Lymphe mit resultierendem Verlust von Elektrolyten, Kalzium, Proteinen, Fett, fettlöslichen Vitaminen und zirkulierenden Lymphozyten [24].

Die Therapie eines bilateralen Chylothorax liegt in wiederholten Thorakozentesen, einer fettarmen Diät und evtl. in der intravenösen Gabe von Flüssigkeit und Elektrolyten. Die Ligatur des Ductus thoracicus sollte nur konservativ nicht zugänglichen Fällen vorbehalten bleiben [6].

9.8 Endokranieller Druckanstieg

Der endokranielle Druckanstieg ist eine gut dokumentierte Komplikation der bilateralen radikalen Neck dissection, die nicht nur bei der simultanen beidseitigen Operation beobachtet werden kann, sondern auch bei einer zweizeitigen radikalen Neck dissection [57] und schließlich sogar bei unilateraler Neck dissection [13].

Die bilaterale Unterbindung der V. jugularis interna führt zu einer unmittelbaren, drastischen Zunahme des venösen Abflusses vorwiegend über den Plexus vertebralis, der die anfallende Blutmenge nicht sofort ableiten kann. Der innere Anteil des Plexus vertebralis füllt den Raum zwischen Dura und knöchernem Kanal aus, wohingegen der äußere Anteil des venösen Plexus tief im Bereich der Muskeln des Nackens und des Rückens, kommunizierend mit den thorakalen und abdominellen Venen, gelegen ist. Zusätzlich zur direkten Kommunikation zwischen dem inneren und dem äußeren Anteil des Plexus vertebralis kommuniziert das intrakranielle und extrakranielle System über die Vv. emissariae und Diploevenen weiterhin über die Venen der Orbita und der im Bereich der Foramina der Schädelbasis lokalisierten Venen.

Der resultierende endokranielle Druckanstieg erreicht die höchsten Werte etwa 30 min nach der auf Klavikulahöhe erfolgten Ligatur der V. jugularis interna [57]. Die offenbar resultierende Erhöhung des hirnarteriellen Einflusswiderstandes beim verminderten venösen Abfluss könnte bei Patienten mit bereits ausgeschöpfter Perfusionsreserve postoperative neurologische Symptome erklären [60]. Beim Eintritt von Zeichen eines erhöhten Hirndruckes, wie beispielsweise steigender Blutdruck und sinkende Herzfrequenz, halten Jackson u. Stell [29] die intravenöse Gabe von Mannitol für angezeigt.

Postoperativ anhaltende Kopfschmerzen und Übelkeit sollten selbst nach einseitig durchgeführter radikaler Neck dissection an einen endokraniellen Druckanstieg denken lassen. Auch die Entwicklung von Tinnitus kann auf einen endokraniellen Druckanstieg hinweisen [34].

Es sind zumindest neun Fälle eines intrakraniellen Druckanstiegs nach unilateraler Neck dissection beschrieben worden [5]. Acht dieser neun Patienten wurden auf der rechten Seite operiert. In diesem Zusammenhang ist es interessant zu erwähnen, dass in anatomischen Studien gezeigt werden konnte, dass das rechte Foramen jugulare und der rechte Sinus sigmoideus in der Mehrzahl der Fälle größer ausfallen als auf der linken Seite [32].

9.9 Visusminderung und Erblindung

Der Visusverlust nach radikaler Neck dissection ist eine seltene, sehr schwerwiegende Komplikation, die zumeist nach einer bilateralen radikalen Neck dissection auftritt. Zur Häufigkeit führten Marks et al. [39] eine Literaturrecherche durch, nach der es zu vier Erblindungen bei 935 Fällen einer bilateralen radikalen Neck dissection kam. Zwei dieser Erblindungen sind nach zweizeitiger, zwei nach simultaner radikaler Neck dissection aufgetreten. Als Risikofaktor für das Auftreten einer Visusminderung bis hin zur Erblindung gilt eine intraoperative Hypotension mit der daraus resultierenden Gefahr eines Okzipitallappeninfarktes [39]. Die Vv. ophthalmicae werden als wichtige Komponente des Kollate-

ralkreislaufes angesehen. Diese Venen sind gewiss miteinbezogen, da diese Patienten in der Regel schwere Gesichtsödeme und eine Zyanose aufweisen. Durch die veränderten Druckverhältnisse können auch die Aa. ophthalmicae schlechter perfundiert werden.

Eine Visusminderung nach radikaler Neck dissection muss nicht permanent sein. So berichteten Jackson u. Stell [29] über einen Patienten, bei dem eine zweizeitige kontralaterale radikale Neck dissection durchgeführt wurde. Dieser Patient erlitt schwere postoperative Lymphödeme und einen nahezu vollständigen Visusverlust nach der Operation, der sich allerdings innerhalb von zwei Wochen zu einem Normalvisus zurückbildete.

Beim Auftreten einer Visusminderung, die nicht auf ein Makulaödem zurückzuführen ist, sollte eine chirurgische Dekompression des N. opticus durchgeführt werden [8]. Im Falle eines intrakraniellen Druckanstiegs und Visusverlust nach einseitiger radikaler Neck dissection kann eine subtemporale Dekompression zu einer partiellen Visuserholung führen.

Schließlich soll auf die Kasuistik eines 51-jährigen Mannes hingewiesen werden, der nach einer zweizeitigen bilateralen radikalen Neck dissection (neun Monate zwischen beiden Operationen) ein bilaterales Papillenödem entwickelte. Eine Visusminderung war nicht nachweisbar. Das Papillenödem bildete sich innerhalb von dreieinhalb Monaten komplett zurück [13].

9.10 Lymphödem

Das Lymphödem ist Folge einer Insuffizienz des Lymphgefäßsystems. Es können eine primäre und eine sekundäre Form unterschieden werden.

- Das *primäre Lymphödem* entwickelt sich auf der Grundlage von Lymphgefäßmalformationen wie Aplasie, Hypo- oder Hyperplasie [49].
- Das *sekundäre Lymphödem* beruht demgegenüber auf einer mechanischen Einwirkung oder auf einer Erkrankung, woraus nachfolgend ein Lymphödem resultiert. Hierzu gehören Traumen, Entzündungsvorgänge und Tumorinfiltrationen.

Das Ausmaß der Lymphödembildung im Kopf-Hals-Bereich wird zu einem erheblichen Anteil vom erhaltenen venösen Kollateralkreislauf bestimmt. Im Kopf-Hals-Bereich finden sich zahlreiche Gefäßkollateralen zwischen den klappenlosen Niederdrucksystemen, die einen Rückfluss erlauben [34].

Die im postoperativen Verlauf einer Neck dissection hinreichend bekannten Lymphödeme entstehen durch Lymphgefäßunterbrechungen oder durch Lymphstasen, die nach Lymphknotenausräumungen auftreten. Diese Lymphödeme werden häufig durch die zusätzlich erfolgte Strahlentherapie verstärkt, da die Lymphgefäße hierbei einer besonderen Belastung durch vermehrte Resorption und Transportfunktion ausgesetzt werden, zumal einerseits vermehrt Zelldetritus und aus dem Verband gelöste Zellen anfallen und andererseits der Lymphstrom infolge eines durch Blutkapillarschädigung verursachten, gesteigerten interstitiellen Flüssigkeits- und Proteingehaltes verstärkt werden muss. Beim Überschreiten der lymphogenen Transportkapazität kommt es zur Ausbildung eines interstitiellen Ödems. Nach einer Strahlentherapie fehlt ein Teil der für die Öffnung interendothelialer Junktionen wichtigen Verankerungsfilamente [36], wodurch die zur Entlastung des interstitiellen Druckanstiegs notwendige Interaktion zwischen Gefäßwand und umgebendem Gewebe nachhaltig gestört wird. Hieraus kann ein sekundäres Lymphödem resultieren.

Das häufig auftretende Gesichtsödem (Abb. 9.8) erreicht vielfach ein Maximum nach 72–96 Stunden [36], bis es nach etwa 7–10 Tagen mit der Rückbildung beginnt. Die nach einer beidseitigen, auch zweizeitig ausgeführten Neck dissection beobachteten Lymphödeme [35] von Pharynx und Supraglottis können zu einer respiratorischen Obstruktion führen, die in manchen Fällen eine temporäre Tracheotomie erforderlich macht. Bei Durchführung einer simultanen bilateralen radikalen Neck dissection mit Entfernung beider Vv. jugulares internae wird aus diesem Grunde vielfach eine protektive Tracheotomie empfohlen [40, 57]. Mit Einführung der endolaryngealen CO_2-Laserchirurgie liegt eine Methode vor, die durch Exzision voluminöser Schleimhautanteile eine Tracheotomie vielfach vermeiden kann.

Ebenso können verschiedene *Rekonstruktionsverfahren der V. jugularis interna* im Falle einer simultanen, bilateralen radikalen Neck dissection die mit der Resektion beider Vv. jugulares internae einhergehenden Komplikationen reduzieren [27]. In Abhängigkeit von dem Sitz der Lymphknotenmetastasen sowie des verwendeten Veneninterponats werden drei unterschiedliche Typen der V.-jugularis-interna-Rekonstruktion unterschieden.

- Der so genannte Typ A kommt im Falle kranio- und mediojugulär lokalisierter Lymphknotenmetastasen sowie einer ausreichend langen V. jugularis externa zur Anwendung. Hierbei wird die V. jugularis externa im Bereich der Gl. parotis abgesetzt und mit dem kranialen Absetzungsstumpf der V. jugularis interna direkt End-zu-End anastomisiert.
- Steht die V. jugularis externa nicht zur Verfügung erfolgt eine Seit-zu-End-Anastomisierung im Sinne einer Typ-B-Rekonstruktion mittels V.-saphena-magna-Veneninterponat zwischen oberem und unterem Absetzungsstumpf der V. jugularis interna.
- Im Falle kaudojugulär lokalisierter Lymphknotenmetastasen wird im Sinne einer Typ-C-Rekonstruktion die V. saphena magna mit dem kranialen Absetzungsstumpf der V. jugularis interna und dem kaudalen Absetzungsstumpf der V. jugularis externa direkt End-zu-End anastomisiert.

Bei allen drei Rekonstruktionsformen wird zur Verhinderung einer Thrombosierung vor der Gefäßanastomisierung eine systemische Heparinisierung mit 1000 IU/kg Körpergewicht begonnen. Die Durchgängigkeit des Veneninterponats sollte postoperativ mittels Duplexsonographie überprüft werden.

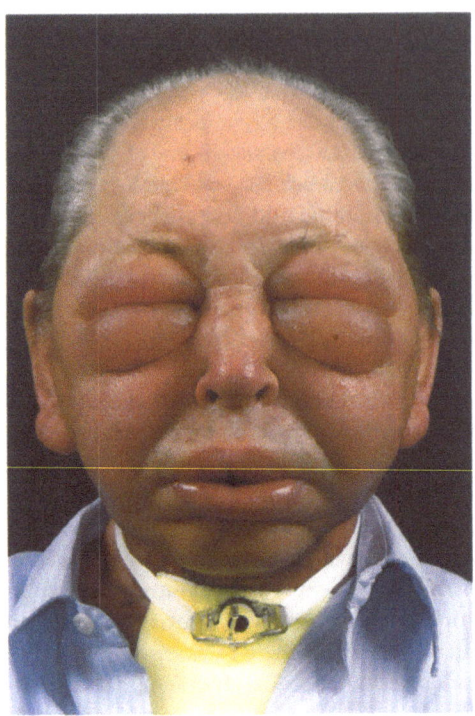

Abb. 9.8. Ausgeprägtes Lymphödem nach beidseitiger Neck dissection und postoperativer Radio-Chemo-Therapie

9.11 Klavikulafraktur und -pseudotumor, Narbenzüge und Kontrakturen

Nach erfolgter radikaler Neck dissection können wiederholt sternoklavikuläre Abnormalitäten auftreten [20], bei denen es sich in vielen Fällen um Subluxationen in unterschiedliche Richtungen bis hin zur torquierungsähnlichen Rotation der Klavikula handelt. Bei Abwesenheit des M. sternocleidomastoideus fehlt der kranial ausgerichtete Zug, wodurch es nachfolgend zu einem vertikalen Zug nach kaudal kommt, hervorgerufen durch den M. subclavius, den M. pectoralis major und durch den M. deltoideus [10]. Diese veränderte biomechanische Situation bedingt die angeführten Umbauvorgänge im Sternoklavikularbereich maßgeblich.

Postoperativ auftretende spontane Klavikulafrakturen (Abb. 9.9), die zum Teil sogar eine Klavikulektomie

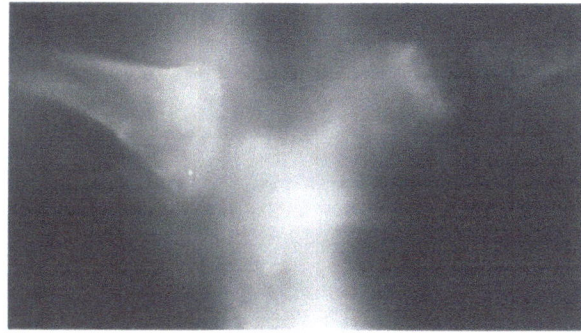

Abb. 9.9. Spontane Klavikulafraktur nach Neck dissection und postoperativer Radio-Chemo-Therapie

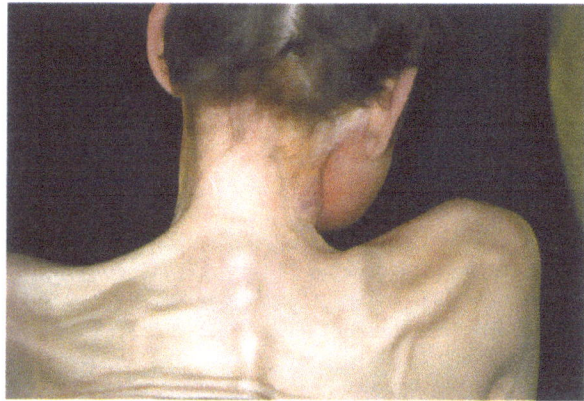

Abb. 9.10. Ausgeprägte Schulterkontraktur nach Klavikulafraktur und Ausbildung massiver Narbenzüge infolge einer radikalen Neck dissection

erforderlich machen, können auf radiogene Schädigungen der feinen Gefäße [54] oder auf eine chirurgische Devaskularisation der Klavikula mit einer daraus resultierenden aseptischen Knochennekrose [55] zurückzuführen sein. Entstehendes Narbengewebe kann als Pseudotumor erscheinen. Ebenso bekannt sind bizarre Exostosen der Klavikula. Vereinzelt kommt es nach eingetretener Klavikulafraktur und gleichzeitiger Ausbildung schwerwiegender Narbenzüge zu teilweise ausgeprägten Kontrakturen im Bereich des Schultergürtels mit resultierender erheblicher funktioneller Beeinträchtigung. Die Bildung von Narbenzügen und Kontrakturen nach erfolgter Neck dissection (Abb. 9.10) erzeugt zum einen ästhetische aber vor allem auch funktionelle Probleme. Entsprechend der Hautspannungslinien ausgeführte Hautinzisionen können derartige Narbenzüge vielfach vermeiden.

Schließlich wurde auch die Entwicklung einer Myositis ossificans als Folge der radikalen Neck dissection hingewiesen. Eine chirurgische Korrektur derselben sollte frühestens nach sechs Monaten erfolgen, um ausreichend Zeit für eine „Reifung" dieses Prozesses zu geben.

9.12 Postoperative Überwachung

Die postoperative Überwachung von Patienten, bei denen eine ein- oder beidseitige Neck dissection vorgenommen wurde, unterscheidet sich primär nicht von derjenigen nach anderen größeren tumorchirurgischen Eingriffen. Dennoch gibt es klinische Hinweise auf drohende Komplikationen, die frühzeitig erkannt werden müssen. Hierzu gehört die postoperativ auftretende Blutdrucksteigerung mit gleichzeitig einsetzender Abnahme der Herzfrequenz als möglicher Hinweis auf ein relevantes Hirnödem nach radikaler Neck dissection. Weiterhin können Übelkeit und einsetzende Kopfschmerzen Zeichen eines beginnenden endokranialen Druckanstiegs sein. Hinweise auf einen so genannten vasovagalen Reflex können ein Herzfrequenzabfall, Herzrhythmusstörungen sowie ein relevanter Blutdruckabfall sein. Weiterhin zu nennen sind postoperative Blutungen, die zur Anschwellung und ggf. Blaufärbung der Halsweichteile und zu Schmerzen und Spannungsgefühl sowie zu einem erhöhten Blutfluss über die Redon-Drainage führen können. Blutdruckabfall und Tachykardie treten im Falle stärkerer Blutungen hinzu, die eine sofortige operative Revision und Bereitstellung von Blutkonserven erfordern. Das Anschwellen der Halsweichteile kann ebenfalls im Falle einer postoperativ auftretenden Chylusfistel mit Schmerzen und Spannungsgefühl einhergehen, wobei ein Blutdruckabfall oder eine Affektion der Herzfrequenz in aller Regel nicht zu beobachten ist.

Literatur

1. Allen DP, Briggs CE (1901) Wounds of the thoracic duct occuring in the neck: Report of 2 cases. Resume of 17 cases. Am Med 14: 401–404
2. ÀWengen DF, Donald PJ (1994) Complications of radical neck dissection. In: Shockley WW, Pillsbury III HC (eds) The neck. Diagnosis and surgery. Mosby, St. Louis, pp 483–509
3. Babin RW, Panje WR (1980) The incidence of vasovagal reflex activity during radical neck dissection. Laryngoscope 90: 1321–1323
4. Berghaus A, Holtmann S, von Scheel J, Tausch-Treml R, Herter M (1988) Zur Frage der Schonung des N. accessorius bei der Neck dissection. HNO 36: 68–73
5. Blessing R, Mann W, Beck C (1986) Wie sinnvoll ist der Erhalt des N. accessorius bei der Halsausräumung? Laryngorhinootologie 65: 403–405
6. Bocca E, Pignataro O, Oldini C, Cappa C (1984) Functional neck dissection: An evaluation and review of 843 cases. Laryngoscope 94: 942–945
7. Brown H, Burns S, Kaiser CW (1988) The spinal accessory nerve plexus, the trapezius muscle, and shoulder stabilization after radical neck cancer surgery. Ann Surg 208: 654–661

8. Corbett JJ, Thompson S (1989) The rational management of idiopathic intracranial hypertension. Arch Neurol 46: 1049–1051

9. Crumley RL, Smith JD (1976) Postoperative chylous fistula prevention and management. Laryngoscope 86: 804–813

10. Cummings CW, First R (1975) Stress facture of clavicle after a radical neck dissection. Plast Reconstruct Surg 55: 366–367

11. de Gier HHW, Balm AJM, Bruning PF, Gregor RT, Hilgers FJM (1996) Systematic approach to the treatment of chylous leakage after neck dissection. Head Neck 18: 347–351

12. de Jong AA, Mann JJ (1991) Phrenic nerve paralysis following neck dissection. Eur Arch Otorhinolaryngol 248: 132–134

13. de Vries WAEJ, Balm AJM, Tiwari RM (1986) Intracranial hypertension following neck dissection. J Laryngol Otol 100: 1427–1431

14. Dewar FP, Harris RI (1960) Restoration of function of the shoulder following paralysis of the trapezius by fascial sling fixation and transplantation of the levator scapulae. Ann Surg 132: 1111

15. Docherty JG, Carter R, Sheldon CD, Falconer JS, Bainbridge LC, Robertson AG, Soutar DS (1993) Relative effect of surgery and radiotherapy on the internal jugular vein following functional neck dissection. Head Neck 15: 553–556

16. Fisher CB, Mattox DE, Zinreich JS (1988) Patency of the internal jugular vein after functional neck dissection. Laryngoscope 98: 923–927

17. Fitz-Hugh GS, Cowgill R (1970) Chylous fistula – complication of neck dissection. Arch Otolaryngol 91: 543–547

18. Fuchs M, Mehnert S, Stumpf R, Keiner S, Bootz F (2001) Intraoperative monitoring of spinal accessory nerve in neck-sugery. In: Lippert BM, Werner JA (eds) Metastases in head and neck cancer. Tectum, Marburg, pp 307–312

19. Gluckman JL, Myer CM, Aseff JN, Donegan JO (1983) Rehabilitation following radical neck dissection. Laryngoscope 93: 1083–1085

20. Gorman JB, Stone RT, Keats TE (1971) Changes in the sternoclavicular joint following radical neck dissection. Am J Roentgenol 3: 584–587

21. Gregor RT (2000) Management of chyle fistulization in association with neck dissection. Otolaryngol Head Neck Surg 122: 434–439

22. Greenfield J, Gottlieb MI (1956) Variation in the terminal portion of the human thoracic duct. Arch Surg 73: 955–959

23. Hansson J, Ringborg U, Lagerlöf B et al. (1995) Elective lymph node dissection in stage I cutaneous malignant melanoma of the head and neck. A report from the Swedish Melanoma Study Group. Melanoma Res 4: 407–411

24. Har-El G, Segal K, Sidi J (1985) Bilateral chylothorax complicating radical neck dissection: Report of a case with no current external chylus leakage. Head Neck Surg 7: 2252–2253

25. Harlowe HD (1942) Carotid sinus syndrome and sudden death during surgical procedure of the neck. Dis Eye Ear Nose Throat 2: 188–190

26. Harris RI, Dickey JR (1965) Nerve grafting to restore function of trapezius muscle after radical neck dissection. Ann Otol Rhinol Laryngol 74: 880

27. Katsuno S, Ishiyama T, Nezu K, Usami S (2000) Three types of internal jugular vein reconstruction in bilateral radical neck dissection. Laryngoscope 110: 1578–1580

28. Kinnaert P (1973) Anatomical variations of the cervical portion of the thoracic duct in man. J Anat 1973: 45–52

29. Jackson SR, Stell PM (1991) Second radical neck dissection. Clin Otolaryngol 16: 52–58

30. Kassel RN, Havas TE, Gullane PJ (1987) The use of topical tetracycline in the management of persistent chylous fistulae. J Otolaryngol 16: 174–178

31. Lavelle RJ, Maw RA (1972) The aetiology of postlaryngectomy pharyngocutaneous fistulae. J Laryngol Otol 86: 785–793

32. Lefebvre JL, Coche-Dequeant B, Van JT, Buisset E, Adenis A (1990) Cervical lymph nodes from an unknown primary tumor in 190 patients. Am J Surg 160: 443–446

33. Leipzig B, Suen JY, English JL, Barnes J, Hooper H (1983) Functional evaluation of the spinal accessory nerve after neck dissection. Am J Surg 146: 526–530

34. Lindberg R (1972) Distribution of cervical lymph node metastasis from squamous cell carcinoma of the upper respiratory and digestive tracts. Cancer 29: 1446–1449

35. Lor J JM (1988) An atlas of head and neck surgery. Saunders, Philadelphia

36. Mann W, Beck C, Freudenberg N, Leupe M (1981) Der Bestrahlungseffekt auf die Lymphkapillaren des Kehlkopfes. HNO 29: 381–387

37. Mann W, Wolfensberger M, Füller U, Beck C (1991) Radikale versus modifizierte Halsausräumung. Kanzerologische und funktionelle Gesichtspunkte. Laryngorhinootologie 70: 32–35

38. Maran AGD, Amin M, Wilson JA (1989) Radical neck dissection: A 19-year experience. J Laryngol Otol 103: 760–764

39. Marks SC, Jaques DA, Hirata RM, Saunders JR (1990) Blindness following bilateral radical neck dissection. Head Neck 12: 342–345

40. McGuirt WF, McCabe BF (1980) Bilateral radical neck dissections. Arch Otolaryngol Head Neck Surg 106: 427–429

41. Medina JE (1996) Radical neck dissection. Supraomohyoid neck dissection. Modified radical neck dissection. Posterolateral neck dissection. In: Bailey BJ, Calhoun KH, Coffey AR, Neely JG (eds) Atlas of head and neck surgery – otolaryngology. Lippincott, Philadelphia, pp 140–153, 162–163

42. Million RR, Cassisi NJ (1994) Management of head and neck cancer. Lippincott, Philadelphia, p 130

43. Myers EN, Dinerman WS (1975) Management of chylous fistulas. Laryngoscope 85: 835–840

44. Nahum AM, Mullall YW, Marmor L (1961) A syndrome resulting from radical neck dissection. Arch Otolaryngol Head Neck Surg 74: 424–428

45. Nussenbaum B, Liu JH, Sinard RJ (2000) Systemic management of chyle fistula: The southwestern experience and review of the literature. Otolaryngol Head Neck Surg 122: 31–38

46. Ogura JH, Piller HF, Wette R (1971) Elective neck dissection for pharyngeal and laryngeal cancers: An evaluation. Ann Otol Rhinol Laryngol 80: 646–651

47. Prim MP, de Diego JI, Fernandez-Zubillaga A, Garcia-Raya P, Madero R, Gavilan J (2000) Patency and flow of the internal jugular vein after functional neck dissection. Laryngoscope 110: 47–50

48. Razack MS, Baffi R, Sako K (1981) Bilateral radical neck dissection. Cancer 47: 197–199

49. Regnault F (1887) Die malignen Tumoren der Gefäßscheide. Arch Klin Chir 35: 50

50. Romstock J, Strauss C, Fahlbusch R (2000) Continuous electromyography monitoring of motor cranial nerves during cerebellopontine angle surgery. J Neurosurg 93: 586–593

51. Shone GR, Yardley MPJ (1991) An audit into the incidence of handicaps after unilateral radical neck dissection. J Laryngol Otol 105: 760–762

52. Spiro JD, Spiro RH, Strong EW (1990) The mangagement of chyle fistula. Laryngoscope 100: 771–774

53. Stuart WJ (1907) Operative injury of the thoracic duct in the neck. Edinburgh Med J 22: 301–317

54. Suárez O (1963) El problema de las metástasis linfáticas y alejadas del cáncer de laringe e hipofaringe. Rev Otorrhinolaryngol 23: 83–99

55. Temesvari A, Vandor F (1945) Über die Komplikationen nach cervikalen Dissectionoperationen. Chirurg 25: 437–442

56. Thawley SE (1980) Chylous fistula prevention and management. Laryngoscope 90: 522–525

57. Weiss KL, Wax MK, Haydon RC, Kaufman HH, Hurst MK (1993) Intracranial pressure changes during bilateral radical neck dissections. Head Neck 15: 546–552

58. Weissler MC (1994) Technique of radical neck dissection. In: Shockley WW, Pillsbury III HC (eds) The neck. Diagnosis and surgery. Mosby, St. Louis, pp 573–588

59. Weitz JW, Weitz SL, McElhinney AJ (1982) A technique for preservation of spinnal accessory nerve function in radical neck dissection. Head Neck Surg 5: 75–78

60. Werner C, Pau HW, Kessler G, Koch U (1990) Veränderungen der Blutflußgeschwindigkeit in den basalen Hirnarterien nach Neck dissection. Laryngorhinootologie 69: 538–542

61. Zohar Y, Strauss M, Sabo R, Sadov R, Sabo G, Lehman J (1995) Internal jugular vein patency after functional neck dissection: Venous duplex imaging. Ann Otol Rhinol Laryngol 104: 532–536

Konzept der chirurgischen Behandlung des Lymphabflusses bei malignen Tumoren des Kopf-Hals-Bereiches

J. A. Werner

10.1 Die Neck dissection im Behandlungskonzept maligner Kopf-Hals-Tumoren

In diesem Kapitel sollen gegenwärtig zur Anwendung kommende operative Behandlungskonzepte des Lymphabflusses bei malignen Kopf-Hals-Tumoren diskutiert werden. Die zu dieser Thematik vorliegende Vielzahl gegensätzlicher Literaturmitteilungen drückt die Uneinheitlichkeit der operativen Behandlungsstrategien bei zuvor genannter Indikation aus. Diese Problematik erklärt sich nicht zuletzt durch zahlreiche, mittlerweile mehr oder weniger anerkannte Varianten der Neck dissection, die in der Zwischenzeit um zusätzliche, so genannte limitierte selektive Neck-dissection-Formen (z. B. isolierte Ausräumung der Regionen II und III beim Pharynxkarzinom beim No- oder auch N+-Hals) ergänzt wurden. Eben dieses breite Behandlungsspektrum macht es zum gegenwärtigen Zeitpunkt sehr schwierig, einen allgemein gültigen Vorschlag zur Therapie des Lymphabflusses bei Kopf-Hals-Malignomen zu erarbeiten. So gilt es zunächst, nach onkologischen Gesichtspunkten anerkannte Behandlungsvorschläge zur operativen Therapie des No-Halses, des N+-Halses sowie von Lymphknotenmetastasen bei unbekanntem Primärtumor zu erfassen und auf deren Grundlage eine Diskussion mit den erwähnten, im Behandlungsausmaß reduzierten chirurgischen Konzepten zu führen.

Zielsetzung der Neck dissection. Vor der eigentlichen Diskussion um mögliche Behandlungskonzepte beim No-Hals müssen die beiden grundsätzlich verschiedenen Zielsetzungen einer Neck dissection angesprochen werden.

- Zum einen kann die Neck dissection mit dem Ziel eines *operativen Staging-Verfahrens* erfolgen. Dieses Konzept, für das häufig selektive Neck-dissection-Formen zur Anwendung kommen, sieht eine postoperative Strahlentherapie beim Nachweis einer lymphogenen Metastasierung vor. Seltener erfolgt die anschließende Ausräumung von beim primären Eingriff noch nicht operierten Halslymphknotenregionen.

- Zum anderen kann die Neck dissection mit *kurativer Intention* durchgeführt werden. Bei dieser Zielsetzung erfolgt in der Regel eine modifiziert radikale Neck dissection, mit welcher der Chirurg eine definitive Behandlung des zervikalen Lymphabflusses anstrebt. Gegenwärtig mehren sich Mitteilungen, dass auch selektive Neck-dissection-Formen für diese Zielsetzung geeignet sind.

Bei allen nachfolgenden Überlegungen zum Indikationsspektrum und zur Form einer Neck dissection muss man sich zunächst vergegenwärtigen, welche der beiden genannten Zielsetzungen mit der Neck dissection verfolgt werden soll. Bevor der Stellenwert der einzelnen Neck-dissection-Formen diskutiert wird, sind Überlegungen zur Behandlung des No-Halses und zur Indikation einer elektiven Neck dissection anzustellen.

10.1.1 Klinischer N0-Hals bei Plattenepithelkarzinomen der oberen Luft- und Speisewege

Die Bezeichnung eines klinischen No-Halses entspricht aus heutiger Sicht dem palpatorisch, im Grunde aber auch sonographisch (oder mit anderer bildgebender Diagnostik wie CT/MRT) untersuchten unauffälligen Halslymphknotenstatus, bei dem sich also keinerlei Hinweise auf das Vorliegen zervikofazialer Lymphknotenmetastasen finden. Eine derartige Situation darf jedoch nich darüber hinwegtäuschen, dass in etwa 30 % solcher Fälle trotzdem Halslymphknotenmetastasen vorliegen, eine Situation, die als subklinischer Lymphknotenbefall bezeichnet wird. Die Wahrscheinlichkeit des Vorliegens okkulter Metastasen steigt dabei mit der Präsenz bestimmter Faktoren wie z. B. Infiltrationstiefe oder Lymphangiosis carcinomatosa.

Die elektive Behandlung des so genannten subklinischen Lymphknotenbefalls kann gleichermaßen chirurgisch oder strahlentherapeutisch erfolgen. In der Regel erklärt sich die Wahl der Behandlungsstrategie mit der Therapie des Primärtumors. Wie für die Chirurgie, so gibt es zwischenzeitlich auch für die Strahlentherapie Hinweise auf deren Effektivität bei elektiver Anwendung. Da die Behandlungsergebnisse einer elektiven Strahlentherapie mit denjenigen einer elektiven Neck dissection durchaus vergleichbar scheinen [3, 34] sollte die Wahl des für die Behandlung des Lymphabflusses in Frage kommenden Verfahrens vor allem auch an die Behandlung des Primärtumors gebunden werden.

Die Rezidivrate, d.h. so genannte Spätmetastasen nach vorausgegangener elektiver Strahlentherapie, wird in der Literatur mit Werten von unter 5 % angegeben, wobei eine derartige Kontrollrate ohne Angaben zur Lokalisation und Ausdehnung des Primärtumors nicht unwidersprochen bleibt. Gegner einer primären Strahlentherapie verweisen u. a. auf den möglichen systemischen Effekt auf das Immunsystem. Weiterhin ist nach der Strahlentherapie gelegentlich eine zum Teil ausgeprägte Fibrose zu beobachten, die wiederum die Beurteilbarkeit hinsichtlich des Auftretens von Rezidivmetastasen einschränken kann. Ein nicht zu vernachlässigendes Argument gegen die elektive Strahlentherapie besteht in der dadurch deutlich eingeschränkten Behandlungsmöglichkeit eventueller Zweitkarzinome, die sich bei 10–40 % der Patienten metachron entwickeln [49].

Die mögliche, momentan sicherlich noch nicht endgültig zu beurteilende Effektivität der Strahlentherapie wird nachfolgend nicht weiter diskutiert, da die Kontroversen um den Nutzen der Chirurgie des No-Halses an sich schon erheblich sind und durch eine zusätzliche Diskusssion zum Stellenwert der Strahlentherapie verwässert würden. Hinzu kommt die Problematik, dass entsprechende Behandlungserfolge oder -misserfolge nach chirurgischer Halslymphknotenbehandlung mit einer deutlich höheren Wahrscheinlichkeit auf den tatsächlich vorhandenen Lymphknotenstatus zu beziehen sind als es nach alleiniger Strahlentherapie der Fall ist, bei der sich der vermutete Metastasierungsgrad nur auf eine klinische und bildgebende Diagnostik beziehen kann.

Wie bereits einführend erwähnt, steht im Zentrum der Diskussion um den Stellenwert der elektiven Neck dissection beim klinischen No-Hals die Frage nach dem Vorliegen klinisch okkulter Lymphknotenmetastasen, deren Inzidenz mit Werten zwischen 12 und über 50 % bei einem Median von 33 % angenommen wird [2, 54] und ganz erheblich von der Lokalisation des Primärtumors abhängt. So wird die Indikationsstellung zu einer elektiven Neck dissection von zahlreichen Autoren befürwortet, wenn mit einer Wahrscheinlichkeit okkulter Lymphknotenmetastasen von 20 % oder mehr ausgegangen werden kann. Diese immer wieder zitierte Prozentangabe ist aus heutiger Sicht kritisch zu hinterfragen, da sie auf Befunderhebungen zurückgeht, die auf der Ära der Palpation basieren.

Die Festlegung der jeweiligen Metastasierungswahrscheinlichkeit, d.h. eines individuellen Risikos, ist an verschiedene Faktoren gebunden. Vor diesem Hintergrund ist es verständlich, dass viele Arbeitsgruppen damit befasst sind, Risikofaktoren zu identifizieren, die mit einer möglichst hohen Aussagekraft auf das Fehlen oder Vorhandensein okkulter Metastasen schließen lassen. Zwischenzeitlich gibt es eine Vielzahl histologischer und molekularbiologischer Faktoren, deren möglicher Einfluss auf den lymphogenen Metastasierungsprozess untersucht wurde. So konnte, wie bereits zuvor erwähnt, mittlerweile u. a. gezeigt werden, dass die Tumorinfiltrationstiefe mit der Metastasierungsfrequenz zu korrelieren scheint. Darüber hinaus gibt es diverse weitere in Frage kommende Risikofaktoren, zu denen Untersuchungen allerdings an meist nur kleinen und zum Teil sehr inhomogenen Patientenkollektiven vorgenommen wurden. Aus diesem Grunde fällt es momentan schwer, definierte molekulare Faktoren für den klinischen Routineeinsatz zu empfehlen. Kaum von der Hand zu weisen erscheint jedoch der unmittelbare Zusammenhang zwischen Lymphgefäß- und hier vor allem Lymphkollektordichte im Primärtumorbereich mit dem Ausmaß der resultierenden lymphogenen Metastasierung [60].

Es wurde bereits darauf hingewiesen, dass die Behandlung vorhandener Halslymphknotenmetastasen viel weniger kontrovers diskutiert wird als die Behandlung des No-Halses oder der klinisch negativen kontralateralen Lymphknoten. So soll nachfolgend versucht werden, ein Konzept zur Indikation einer operativen Intervention beim klinisch vermuteten No-Hals zu entwickeln.

Wird der Primärtumor transzervikal dargestellt und entfernt, gibt es kaum überzeugende Argumente, die dabei passierten regionären Lymphknotenstationen nicht im Sinne einer selektiven Neck dissection auszuräumen, da deren Morbidität als gering einzustufen ist. Exemplarisch für eine Ausnahme dieser Strategie ist das T1-Stimmlippenkarzinom zu nennen, das z. B. im Sinne einer frontolateralen Teilresektion entfernt wird. Ähnliches wird in der Literatur zum T2-Stimmlippenkarzinom gefordert. Fortgeschrittene T2-Stimmlippenkarzinome, ein niedriger Differenzierungsgrad des Karzinoms sowie eine Lymphangiosis carcinomatosa können jedoch im Einzelfall zur Durchführung einer selektiven Neck dissection (Regionen II–III, evtl. auch IV) Anlass geben; dies gilt auch bei dem mit einem klinischen No-Hals einhergehenden T2-Glottiskarzinom. Hier ist aus gegenwärtiger Sicht der individuelle Eindruck des Patienten und die Erfahrung des Operateurs für die entsprechende Entscheidung ausschlaggebend.

Eine weitere, in der Literatur hinsichtlich der Notwendigkeit einer Lymphknotenausräumung umstrittene Primätumorlokalisation ist das Unterlippenkarzinom begrenzten Ausmaßes. So wird die lymphogene Metastasierungsfrequenz beim T1-Unterlippenkarzinom mit Werten um 4–15 % angegeben. Vor dem Hintergrund der damit verbundenen geringen Wahrscheinlichkeit einer okkulten Metastasierung beim vermuteten No-Hals kann eine abwartende Strategie nach Primärtumorentfernung befürwortet werden. Handelt es sich um ein T2-Unterlippenkarzinom, steigt die Metastasierungswahrscheinlichkeit auf Werte um 16–35 %, was wiederum für eine elektive Halslymphknotenausräumung im Sinne einer selektiven Neck dissection (z. B. Regionen I–III) spricht. Die Ausräumung der Region III ist dabei sicherlich kontrovers zu diskutieren. Als erforderlich zu nennen ist hingegen die Ausräumung der Regionen I und II unter gleichzeitiger Entfernung der Unterkieferspeicheldrüse(n).

Alle anderen Primärtumorlokalisationen und Ausdehnungen im Bereich der oberen Luft- und Speisewege können eine selektive Neck dissection rechtfertigen, sofern der Primarius chirurgisch behandelt wird. Das Ausmaß der selektiven Neck dissection richtet sich dabei

Tabelle 10.1. Mögliches Ausmaß der selektiven Neck dissection beim vermuteten N0-Hals bei Plattenepithelkarzinomen der oberen Luft- und Speisewege

Primärtumor	Auszuräumende Regionen
Oberlippe	I–III + parotideale Lymphknoten
Unterlippe	I–III
Mundboden	I–III
Mobile Zunge	I–III
Wange	I–III
Weicher Gaumen	II–IV
Tonsille	II–IV
Zungengrund	II–IV
Pharynxhinterwand	II–V
Supraglottis	II–IV
Glottis	II–IV
Sinus piriformis	II–IV

unmittelbar nach der Tumorlokalisation und hier vor allem auch danach, ob sich das Karzinom streng einseitig befindet, die Mittellinie erreicht oder gar überschreitet. Das von uns vertretene Behandlungskonzept ist in Abb. 10.1 zusammengefasst. Das Ausmaß der selektiven Neck dissection richtet sich dabei maßgeblich nach der Primärtumorlokalisation (Tabelle 10.1).

Bei der Diskussion um die sinnvollste Strategie zum Vorgehen bei einer vermuteten No-Situation des Halses darf auch die Frage um entstehende Kosten nicht unberücksichtigt bleiben. So sollte nicht außer Acht gelassen werden, dass die histologische Aufarbeitung des entnommenen Neck-dissection-Präparates trotz der oben genannten Einschränkungen natürlich ein höheres Maß an Sicherheit zur Beurteilung des wahrscheinlichen Metastasierungsstatus mit sich bringt, was wiederum in der Indikation oder auch in dem Verzicht einer sich postoperativ anschließenden Strahlentherapie Ausdruck finden kann. Auch in diesem Zusammenhang ist die hohe Rate an okkulten Metastasen beim No-Hals von Karzinomen der oberen Luft- und Speisewege (je nach Tumorlokalisation bis zu über 30 %!) in die Diskussion einzubeziehen [61].

Vor dem Hintergrund, dass es zur Chirurgie des No-Halses lediglich sehr wenige und zum Teil zudem auch kritikwürdige prospektiv randomisierte Studien gibt, versteht es sich von selbst, dass an dieser Stelle nur eine mehr oder weniger subjektive Strategie vorgestellt werden kann, die auf Literaturmitteilungen und eigenen Erfahrungen beruht (vgl. Abb. 10.1). Das vorgestellte Konzept berücksichtigt bei der Entscheidungsfindung um eine mögliche elektive Neck dissection die operative

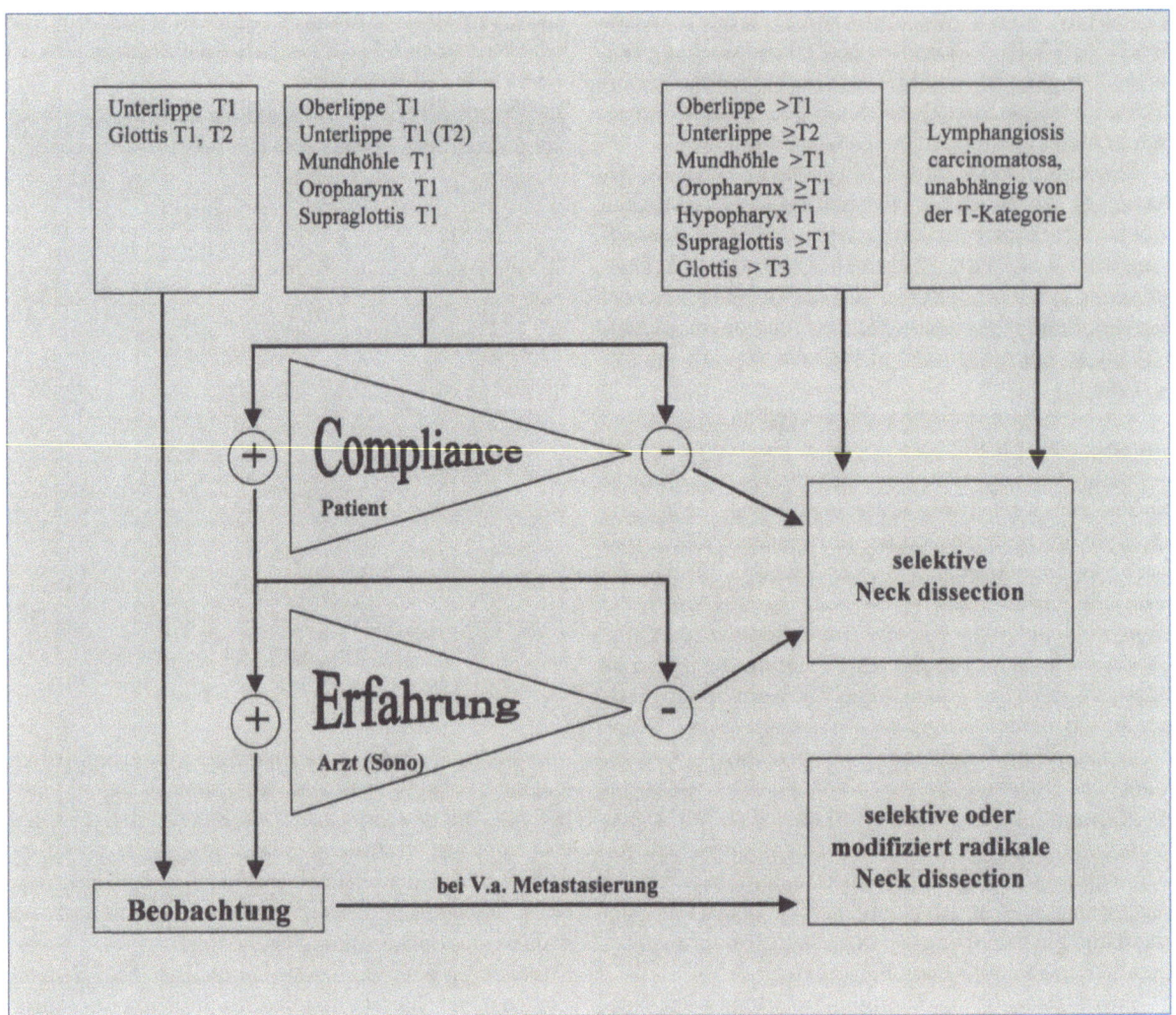

Abb. 10.1. Mögliches Konzept zur Strategie bei chirurgisch behandelten Plattenepithelkarzinomen der oberen Luft- und Speisewege mit vermutetem No-Hals. Das Schema ist im Falle begrenzter Karzinome unmittelbar an die bildgebende Diagnostik gebunden und berücksichtigt dabei die Erfahrung des Untersuchers und die Compliance des Patienten. Es stellt eine Alternative zur vielfach auch heute noch großzügig indizierten modifiziert radikalen Neck dissection beim klinischen No-Hals dar. Die aufgezeigte Strategie ist – wie bei jeder Einschränkung einer radikaleren Behandlungsform – an eine besonders sorgfältige Indikationsstellung gebunden

Therapie des Primärtumors, die grob abzuschätzende Wahrscheinlichkeit einer bereits eingetretenen, noch okkulten lymphogenen Metastasierung und die Rolle des Arztes bei der Überlegung zur möglichen Strategie des so genannten „wait and see" [61].

Die erst kürzlich (Januar 2001) im Rahmen des in Marburg abgehaltenen *International Symposium on Metastases in Head and Neck Cancer* [28] von der Arbeitsgruppe um Prof. Snow (Amsterdam) vorgetragenen Ergebnisse machten einmal mehr deutlich, dass eine verantwortungsvolle, *abwartende Strategie* („wait and see") in der Verlaufskontrolle nach vorangegangener transoraler Tumorentfernung zumindest beim Mundhöhlenkarzinom durchführbar ist. Die Ergebnisdarstellung ließ aber auch erkennen, dass mit diesem Konzept Spätmetastasen natürlich nicht ausgeschlossen werden können, dass der die prä- und postoperative Ultraschalldiagnostik vornehmende Arzt hervorragend ausgebildet sein muss und die Compliance des Patienten hoch zu sein hat. Verspürt der behandelnde Arzt hinsichtlich der beiden letztgenannten Punkte – Compliance des Patienten und Erfahrung des Sonographeurs – Bedenken, ist die berechtigte Frage nach einem nicht besser von Beginn an operativ einzuschlagenden Behandlungskonzept zu stellen, das zumindest als Staging-Verfahren Anwendung finden kann. Der damit verbundenen möglichen Identifikation okkulter Halslymphknotenmetastasen kommt eine wesentliche Bedeutung bei der Entscheidung um weitere Behandlungsmaßnahmen (vor allem Strahlentherapie) zu.

Einer *elektiven Neck dissection* wird entgegengehalten, dass bei einem niedrigen Risiko des Vorliegens okkulter Metastasen ein großer Anteil der Patienten (70–80%) unbegründet operiert wird [14]. Im Rahmen dieser Operation könne es zur Zerstörung eines intakten, als Barriere gegen die Krebserkrankung dienenden Lymphknotensystems kommen. Weiterhin werden gegen eine elektive Neck dissection die erhöhte Morbidität und Mortalität vorgebracht, die allerdings bei Durchführung von selektiven Neck-dissection-Formen gering ist.

Ein Vorteil der elektiven Neck dissection gegenüber der Strahlentherapie ist darin zu sehen, dass die histologische Aufarbeitung des Neck-dissection-Präparates eine wichtige Information zu Therapieentscheidungen und zur Prognose, auch im Sinne einer Staging-Untersuchung, geben kann.

Mit der Indikation zur selektiven Neck dissection wird zwischenzeitlich allerdings nicht nur die Möglichkeit eines optimierten Staging-Verfahrens angestrebt, sondern auch eine unmittelbar therapeutische Zielsetzung. So mehren sich Anzeichen für eine nach selektiver Neck dissection des N0-Halses im Vergleich zur so genannten „Wait-and-see-Haltung" optimiertere Überlebensrate der Patienten. Dies erscheint letztlich nicht verwunderlich, wenn man bedenkt, dass die mittels einer selektiven Neck dissection nachgewiesenen okkulten Metastasen eine Rate von ungefähr 25% ausmachen [53]. Die Bedeutung einer therapeutischen Funktion der selektiven Neck dissection wird durch die Arbeit von Hosal und Mitarbeitern [24] unterstrichen. Die Autoren konnten zeigen, dass eine selektive Neck dissection zur elektiven Behandlung des klinischen N0-Halses geeignet ist, unabhängig von Lokalisation und Ausmaß des Primärtumors im Bereich der oberen Luft- und Speisewege. So führte eine selektive Neck dissection zu einer lokalen Kontrolle bei 97% der N0-Patienten und bei 96% der pN+-Patienten ohne extrakapsuläre Tumorausdehnung. Eine Lymphknotenspätmetastasierungsrate außerhalb der mittels selektiver Neck dissection ausgeräumten Regionen von nur 0,7% (2 von 270) verdeutlicht die Effektivität dieser Behandlungsform.

Vor einem solchen Hintergrund können sich auch die wiederholt mitgeteilten, aus statistischer Sicht nicht signifikanten Unterschiede in den Überlebensraten von Patienten mit einem N0-Hals und solchen mit einem N1-Hals erklären. Bei Interpretation der angesprochenen Ergebnisse muss darauf verwiesen werden, dass die erwähnte geringe Rezidivrate sicherlich zum Teil mit der von den Autoren vorgenommenen Ausführung der selektiven Neck dissection erklärbar ist. So wurden bei den mit einer selektiven Neck dissection behandelten Patienten grundsätzlich die Regionen IIA und IIB ausgeräumt und auch bei Mundhöhlenkarzinomen die Region IV.

Die diskutierten Behandlungsergebnisse verdeutlichen, dass eine derart durchgeführte selektive Neck dis-

section hinsichtlich Staging aber auch therapeutischem Effekt gleichermaßen sicher ist wie eine modifiziert radikale Neck dissection (Region I–V). Die von den Autoren vorgenommene Einschränkung des Neck-dissection-Ausmaßes von einer ursprünglich modifiziert radikalen Neck dissection auf eine jetzt selektive Neck dissection mit Erhalt wenigstens einer Region mag den Befürwortern einer therapeutischen Zielsetzung der elektiven Neck dissection noch zu wenig progressiv erscheinen. Sie verdeutlicht aber, dass es zumindest in Einzelfällen grundsätzlich möglich sein wird, bei einem limitierten N+-Hals auf die gegenwärtig üblicherweise durchgeführte komplette, d.h. im Sinne einer modifiziert radikalen Neck dissection vorzunehmende Halslymphknotenausräumung zu verzichten.

Als deutlich progressiver ist die von der Gruppe um Steiner schon viele Jahre ausgeübte mögliche Einschränkung auch einer klassischen selektiven Neck dissection beim N+-Hals (auch mehr als eine Lymphknotenmetastase) zu nennen. Die für diese Strategie berichteten Ergebnisse scheinen erfolgversprechend [1, 2]. Derartige Mitteilungen einzelner Arbeitsgruppen werden jedoch grundsätzlich nur Denkanstöße geben können. Eine allgemeine Akzeptanz veränderter Behandlungsstrategien kann nur durch prospektiv randomisierte Studien erzielt werden.

Zur Frage der Behandlungsergebnisse nach elektiver oder schließlich therapeutischer Neck dissection bei der initial als N0-Hals gedachten Situation kann gegenwärtig noch keine endgültige Schlussfolgerung gezogen werden. So konnten einige Studien keinen statistischen Unterschied hinsichtlich einer Abnahme der Überlebensrate zwischen therapeutischer und elektiver Neck dissection aufzeigen [54]. Demgegenüber stehen Untersuchungen, nach denen es eine deutliche Verschlechterung der Überlebensrate gab, wenn klinisch manifeste Metastasen erst nach der initialen Behandlung therapiert wurden [9, 15, 52].

Es gibt u.a. zwei randomisierte klinische Studien zum Wert der Neck dissection bei einem N0-Hals von Karzinomen des Mundboden und der mobilen Zunge. In der einen Studie [54] wurden die Patienten nach erfolgter interstitieller Strahlentherapie des Mundbodenoder Zungenkarzinoms in eine Gruppe zur elektiven Neck dissection und in eine zweite Gruppe zur therapeutischen Neck dissection beim Auftreten von Lymphknotenmetastasen randomisiert. In der Gruppe der elektiven radikalen Neck dissection wiesen 49% der Patienten Halslymphknotenmetastasen auf, während 53% der Patienten in der zweiten Gruppe einen N+-Hals entwickelten. Ein signifikanter prognostischer Unterschied war nicht feststellbar. In der zweiten Studie [12] wurden Patienten mit einem T1/2N0-Karzinom der beweglichen Zunge in eine Gruppe mit alleiniger Hemiglossektomie und in eine andere Gruppe mit Hemiglossektomie und elektiver radikaler Neck dissection randomisiert. Bei einem medianen Follow-up von 20 Monaten konnte ebenfalls kein prognostisch signifikanter Unterschied nachgewiesen werden. Die Durchführung ergänzender prospektiver, randomisierter Studien, vor allem auch zu weiteren Primärtumorlokalisationen, ist unumgänglich.

Nachfolgend sollen einige spezielle Situationen zu im Kopf-Hals-Bereich lokalisierten Karzinomen diskutiert werden, mit dem sich der Kliniker immer wieder auseinanderzusetzen hat.

10.1.2 Kontralateraler N0-Hals (klinisch) bei ipsilateralem N⁺-Hals (klinisch) bei Plattenepithelkarzinomen der oberen Luft- und Speisewege

Vordere Mundhöhle

Aufgrund der hohen Lymphgefäßdichte der vorderen Mundhöhle weisen durchschnittlich etwa 30 % der Patienten eine klinisch nachweisbare lymphogene Metastasierung auf. Infolge der hohen Lymphkollektoranzahl der Zunge, muss bei Patienten mit Plattenepithelkarzinomen in diesem Bereich mit einer okkulten Metastasierung bis in mehr als 60 % der Fälle gerechnet werden [22]. Bei nahe der Mittellinie lokalisierten Primärtumoren ist grundsätzlich an das Vorhandensein okkulter kontralateraler Halslymphknotenmetastasen zu denken. Insgesamt werden von allen malignen Tumoren der vorderen Mundhöhle Halslymphknotenmetastasen am häufigsten bei Karzinomen der Zunge beobachtet. So entwickeln 20–50 % der Patienten, auch im Falle kleiner Primärtumoren, im weiteren Krankheitsverlauf Halslymphknotenmetastasen [8]. Die Bedeutung der Halslymphknoten im Gesamtbehandlungskonzept darf deshalb nicht unterschätzt werden.

Da der Therapieerfolg nach einer elektiven Neck dissection über dem einer so genannten Salvage-Behandlung zu liegen scheint [62], sollte im Falle einer bereits eingetretenen ipsilateralen lymphogenen Metastasierung die kontralaterale Halsseite auch bei fehlendem Verdacht auf das Vorliegen einer lymphogenen Metastasierung im Sinne einer SND (I–III) behandelt werden.

Oropharynx

In Abhängigkeit von der Primärtumorlokalisation weisen 44–78 % der Patienten mit Oropharynxkarzinomen bei der Erstvorstellung eine lymphogene Metastasierung auf [54]. Sie treten am häufigsten im Bereich der Region II und in ihrer Frequenz absteigend in den Regionen III und IV auf. Etwa 12 % der Patienten weisen eine lymphogene Metastasierung in die Region I auf.

Aufgrund der hohen Lymphgefäßdichte im Oropharynx muss bei einer Tumorlokalisation und bereits eingetretener ipsilateraler Metastasierung immer mit einer okkulten kontralateralen Metastasierung gerechnet werden. Dies gilt insbesondere, weil eine bereits klinisch nachweisbare Metastasierung in die drainierenden kontralateralen Lymphknoten, z.B. bei Karzinomen der Tonsilla palatina, in bis zu 22 % der Fälle besteht [4]. Aus diesem Grunde ist bei einer ipsilateralen Metastasierung die elektive Behandlung der kontralalateralen Halsseite im Sinne einer SND (I–III) sinnvoll.

Supraglottis

Im Bereich der oberen Luft- und Speisewege weist die Region der Supraglottis eine besonders hohe Lymphkollektordichte, auch mit Mittellinienüberschreitung, auf. Demzufolge muss bei Karzinomen, die in dieser Region lokalisiert sind, mit einer frühzeitigen okkulten lymphogenen Metastasierung auch in die kontralateralen Lymphknoten gerechnet werden. Die Einbeziehung der kontralateralen Halsseite in das chirurgische Behandlungskonzept supraglottischer Larynxkarzinome basiert auf der Beobachtung, dass bei den Patienten, die nach einer erfolgreichen Tumorresektion und ipsilateralen Neck dissection ein Rezidiv im Bereich der Halsweichteile entwickeln, in bis zu mehr als 90 % die kontralaterale Halsseite betroffen ist. Aus diesem Grunde wird bei nachgewiesener ipsilateraler Metastasierung die Durchführung einer elektiven Neck dissection der kontralateralen Halsseite empfohlen, die entsprechend der Drainagerichtung supraglottischer Karzinome im Sinne einer SND (II–IV) durchgeführt werden sollte.

Glottis

Glottisch lokalisierte Karzinome metastasieren erst, wenn der Tumor Anschluss an die Lymphkollektoren im Bereich des M. vocalis bzw. über die Broyles-Sehne nach prälaryngeal gefunden hat. Wenngleich das optimale Behandlungskonzept fortgeschrittener glottischer Karzinome durchaus kontrovers diskutiert wird, stimmen die Autoren darin überein, dass sich die Behandlung des Lymphabflusses nach dem Therapiekonzept des Primärtumors richtet. Im Falle einer chirurgischen Behandlung des Primarius wird bei T3- und T4-Karzinomen des Larynx eine chirurgische Behandlung der ipsilateralen Halsseite entsprechend des klinischen N-Status empfohlen [61].

Entwicklungsgeschichtlich richten sich die Lymphbahnen vorwiegend entlang der Pharyngealbögen aus. Bei Tumorinvasion in angrenzende parapharyngeale Räume, z.B. beim Durchbruch eines Kehlkopfkarzinoms nach ventral, sind demzufolge Lymphknotenmetastasen in vollkommen untypischen, aber auch kontralateralen Regionen zu erwarten. Aus diesem Grunde erscheint im

Falle eines die vordere Kommissur betreffenden Larynxkarzinoms, einer Tumorinfiltration in den Schildknorpel oder einer Infiltration in den präepiglottischen Raum die Durchführung einer kontralateralen Neck dissection im Sinne einer SND (II–IV) erwägenswert.

Hypopharynx

Aufgrund der Lymphkollektordichte im Bereich des Hypopharynx und der damit erhöhten Gefahr einer kontralateralen okkulten Metastasierung sollte die Behandlung des kontralateralen klinischen No-Halses beim Hypopharynxkarzinom die Durchführung einer selektiven Neck dissection als Teil der initialen Behandlung des zervikalen Lymphabflusses beinhalten [13, 49]. In Anlehnung an die Hauptdrainageregionen sollte diese in Form einer SND (II–IV) durchgeführt werden.

In diesem Zusammenhang ist auf die Beobachtung von Johnson et al. [25] zu verweisen, nach der es eine hohe Rate kontralateraler Metastasen bei Patienten gibt, bei denen das Karzinom die mediale Wand des Sinus piriformis infiltriert. Für kaudal lokalisierte Karzinome des Sinus piriformis beschrieb Weissler [58], dass eine Hemithyreoidektomie auf der Tumorseite durchgeführt werden sollte.

10.1.3 Nachgewiesene Halslymphknotenmetastasierung (N⁺-Hals)

N1- und N2-Hals

Bei eingetretener lymphogener Metastasierung stellt sich, wie bereits zuvor erläutert, grundsätzlich die Frage, ob die metastasenaufweisende Halsseite im Sinne einer selektiven Neck dissection oder einer umfassenden, im englischen Schrifttum als „comprehensive neck dissection" bezeichneten Behandlungsform chirurgisch therapiert wird. Das mögliche auch kurative Potenzial der selektiven Neck dissection beim dann zumeist N1-Hals wurde bereits dargelegt. Dennoch darf an dieser Stelle der Hinweis nicht fehlen, dass es gegenwärtig noch keine anerkannte oder anders ausgedrückt auch verbreitete chirurgische Vorgehensweise ist, um eine eingetretende zervikale Metastasierung mit einer selektiven Neck dissection zu behandeln. Dieses Vorgehen wird sich möglicherweise in ferner Zukunft durchsetzen. Es werden bis zur allgemeinen Akzeptanz aber unzweifelhaft noch viele Jahre vergehen. Aus diesem Grund gilt momentan die Durchführung einer modifiziert radikalen Neck dissection, möglichst mit Erhalt aller drei nichtlymphatischen Strukturen, als anerkannteste chirurgische Therapie bei nachgewiesener lymphogener Metastasierung von Plattenepithelkarzinomen der oberen Luft- und Speisewege.

Das dargelegte, gegenwärtig verbreitete Therapiekonzept darf aber keinesfalls darüber hinwegtäuschen, dass es auch heute noch Länder gibt, in denen auch bei einer Halslymphknotenmetastase grundsätzlich eine radikale Neck dissection durchgeführt wird. Bei kontralateraler Metastasierung folgt eine kontralaterale radikale Neck dissection nach einem Intervall von meist vier Wochen. Eine solche Vorgehensweise ist sicherlich nicht mit unterentwickelten Kenntnissen zu erklären, sie beruht auf regionsspezifischen Besonderheiten, u. a. hinsichtlich der Anschlusstherapie und der oft nicht gegebenen Möglichkeit eines Follow-up.

Fixierte Halslymphknotenmetastasen

Die Behandlung fixierter Halslymphknotenmetastasen führt in nur einem kleinen Teil der Fälle zur Heilung. So reduziert sich die endgültige Heilungsrate beim Vorliegen einer fortgeschrittenen Lymphknotenmetastasierung in der Region IV oder V auf weniger als 4 %. In dieser Kenntnis steht beispielsweise bei der Indikation zur chirurgischen Behandlung eines N3-Halses vielfach ein palliativer Aspekt im Vordergrund. Schließlich wirft die chirurgische Behandlung fixierter Halslymphknotenmetastasen spezielle Probleme auf. So ist beispielsweise die Resektion infiltrierter Hautabschnitte häufig keine operationstechnische Schwierigkeit, sondern vielmehr ein onkologisches Problem mit weitstreckiger intra- und subkutaner Tumorausbreitung.

Bei Infiltration der tiefen Halsfaszie und der tiefen Halsmuskulatur durch Lymphknotenmetastasen ist in der Regel keine kurative operative Entfernung mehr möglich. In solchen Fällen kann gelegentlich die Einlage radioaktiver Jodelemente oder die Durchführung einer Brachytherapie (Abb. 10.2 a) angezeigt sein.

Gefäßinfiltration. Die Behandlung von Lymphknotenmetastasen, die die A. carotis communis oder interna infiltriert haben, wirft spezielle diagnostische Fragestellungen auf, die präoperativ geklärt werden müssen (s. Kap. 8.2.2). Ist die Indikation zur Karotisresektion gestellt, muss entschieden werden, ob eine Rekonstruktion oder eine Ligatur der Arterie erfolgen soll.

In Fällen, in denen ein Ballonokklusionstest eine Resektion der A. carotis als wahrscheinlich risikoreich erscheinen lässt, bleibt als Alternative die Karotisligatur nach vorheriger schrittweiser Gefäßokklusion mit nachfolgender Resektion des infiltrierten Karotisanteils. Zur Karotisrekonstruktion kann ein V.-saphena-Bypass mit anschließender Überdeckung durch einen Pectoralis-major-Lappen [32] oder das Einbringen einer Gefäßprothese geeignet sein (Abb. 10.2 b).

Nach einer retrospektiven Analyse von 156 Fällen [26] konnte die Mortalitätsrate nach Karotisligatur signifikant von 15–21 % [26, 30] auf 3,6 % gesenkt werden, wenn

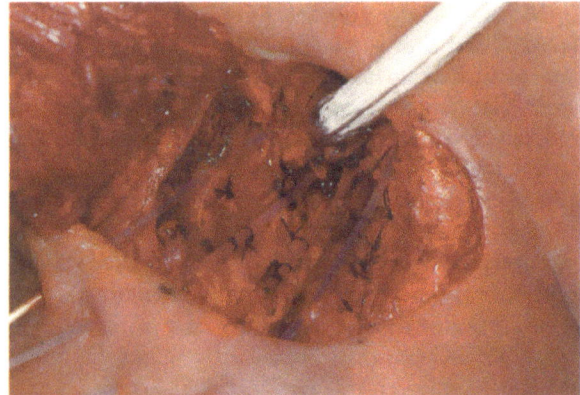

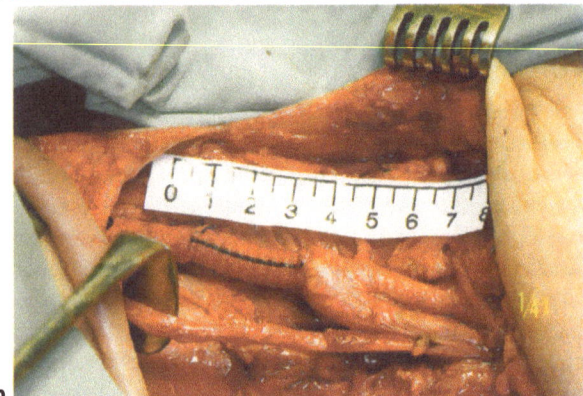

Abb. 10.2 a, b. Behandlungsmöglichkeiten fixierter Halslymphknotenmetastasen. **a** Bei Infiltration der tiefen Halsmuskulatur (*markiertes Feld*) ist eine ergänzende Brachytherapie mit intraoperativ eingelegten Applikatoren (*Pfeile*) möglich. **b** Bei nachgewiesener Karotisinfiltration kann die infiltrierende Lymphknotenmetastase mit Karotisanteil reserziert und das Gefäß mit einer Prothese (*Pfeile*) rekonstruiert werden. Der zum OP-Zeitpunkt 75-jährige Patient lebte nach dem Eingriff mehr als 10 Jahre tumorfrei

eine stufenweise Karotisokklusion über einen Zeitraum von mehr als 13 Tagen vor der Tumorresektion durchgeführt wurde, sodass sich ausreichend Kollateralen bilden konnten.

Neurologische Komplikationen. Bekannte neurologischen Komplikationen [46] nach Karotisligatur sind

- zum Tode führende Enzephalomalazien,
- organische Psychosyndrome,
- persistierende Hemiparesen,
- passagere Herdsymptomatik.

Neck dissection nach primärer Radio-(Chemo-)Therapie

Besonders bei fortgeschrittener Karzinomerkrankung im Bereich der oberen Luft- und Speisewege wird immer wieder die Indikation zur primären Radio-(Chemo-) Therapie gestellt. Nicht selten persistieren prätherapeutisch vorhandene Halslymphknotenmetastasen auch mehr als acht Wochen nach Abschluss der Strahlentherapie. Boysen und Mitarbeiter [5] untersuchten in einer prospektiven Untersuchung über einen Beobachtungszeitraum von fünf Jahren u. a. bei insgesamt 88 Patienten die Ergebnisse einer Kombinationsbehandlung aus primärer Radio-Chemo-Therapie und einer chirurgischen Sanierung des Lymphabflussgebietes vier bis sechs Wochen nach primärer Radio-Chemo-Therapie. Nach primärer Radio-Chemo-Therapie waren bei 26% der Patienten nach Abschluss der Behandlung klinisch keine Lymphknoten mehr palpabel. Histologisch konnte bei 22% dieser Patienten jedoch vitales Tumorgewebe im Neck-dissection-Präparat nachgewiesen werden. Die verbleibenden 74% der Patienten wiesen nach Abschluss der primären Radio-Chemo-Therapie palpable Tumormassen im Bereich der Halsweichteile auf. Histologisch wurde bei 60% dieser Patienten vitales Tumorgewebe gefunden. Der Nachweis vitalen Tumorgewebes nach Abschluss der primären Radio-Chemo-Therapie erwies sich abhängig vom N-Status. Während bei 39% der Patienten mit einem N1- oder N2a-Hals vitale Tumorzellen im Neck-dissection-Präparat nachweisbar waren, wurde dieses in 53% der Fälle bei Vorliegen eines initialen N2b-, N2c- oder N3-Befundes gefunden. Die mit zunehmendem lymphogenen Metastasierungsstatus steigende Rate an persistierendem vitalen Tumorgewebe erklärt die bei diesen Patienten bisher klinisch zu beobachtende schlechte Prognose.

Auf Grundlage der Ergebnisse dieser Untersuchung sollte eine primäre Radio-Chemo-Therapie immer in Kombination mit einer im Anschluss durchgeführten chirurgischen Sanierung des Lymphabflussgebietes geplant werden. Dies unterstreicht die Bedeutung einer engen Kooperation der chirurgisch intervenierenden HNO-Kollegen mit den Kollegen der Strahlentherapie, um das optimale Behandlungskonzept – primäre Radio-Chemo-Therapie gefolgt von Chirurgie vs. initiale Chirurgie gefolgt von postoperativer Radio-Chemo-Therapie – individuell für jeden Patienten festlegen zu können.

Unser Konzept beinhaltet eine je nach Ausgangsbefund ein- oder beidseitige Neck dissection ca. sechs bis acht Wochen nach abgeschlossener Radiatio, sofern die zum letztgenannten Zeitpunkt durchgeführte Kontrollsonographie des Halses Zweifel an einer vollständigen Beseitigung der Lymphknotenmetastasen aufkommen lässt. Der Nutzen dieses Konzeptes ist derzeit noch nicht durch prospektiv angelegte Studien belegt. Aus unserer Sicht sind intensive Untersuchungen zur Häufigkeit klinisch relevanter, persistierender Lymphknotenmetastasen erforderlich, um weitere Klarheit in diese schwierige Fragestellung zu bringen.

Intraarterielle Chemotherapie fortgeschrittener Halslymphknotenmetastasen

Die intraarterielle Chemotherapie gehört nicht zu den allgemein etablierten Methoden zur Behandlung der Kopf- und Halskarzinome. Neue Impulse hat die intraarterielle Chemotherapie u. a. durch die Arbeitsgruppen um Robbins [36, 39, 43] und Regine [35] erhalten, deren mittelfristige onkologische Ergebnisse ermutigend sind. Die von den genannten Autoren vorgestellten Resultate interpretieren die Autoren dahingehend, dass die intraarterielle Chemotherapie mit Cisplatin in Verbindung mit der Strahlentherapie ein langfristiges Überleben ermöglicht.

Die erhöhte Effektivität der intraarteriellen Chemotherapie soll auf einer größeren Konzentration des Zytostatikums im Tumor beruhen, die dabei mindestens 5fach höher als bei der intravenösen Therapieform sein kann und in relativ kurzer Zeit appliziert wird. Voraussetzung für einen solchen Effekt ist jedoch die gezielte selektive Injektion des Zytostatikums in die tumorversorgende Arterie. Durch diese Behandlungsstrategie ist eine 5- bis 10fach höhere Dosierung im Vergleich zur intravenösen Cisplatin-Therapie erreichbar. Dadurch soll eine mögliche Medikamentenresistenz vermieden werden können [51, 57]. Da der Tumor bei dieser Therapieform durch einen angiographisch gelegten Mikrokatheter gezielt behandelt wird, sollen die systemischen Nebenwirkungen geringer als bei der intravenösen Chemotherapie sein. Zusätzlich werden durch die überlappende intravenöse Zufuhr des Cisplatin-Antagonisten Natriumthiosulfat die systemischen Nebenwirkungen neutralisiert. Bei dieser Therapieform ist die zytostatikabedingte Übelkeit geringer, insbesondere wenn die A. maxillaris, und damit die A. meningea media, nicht im Infusionsbereich liegt. Eine antiemetische Therapie wird allgemein empfohlen. Nierenfunktionsstörungen können durch eine entprechende begleitende intravenöse Hydratation suffizient ausgeschlossen werden [38].

In den letzten von Robbins et al. [36, 39, 43] veröffentlichten Arbeiten wird das nachfolgend beschriebene Therapieschema favorisiert. Es werden hohe Dosen von Cisplatin unter gleichzeitiger intravenöser Neutralisierung mit Natriumthiosulfat intraarteriell über Seldinger-Katheter appliziert. Diese wiederholt durchgeführte Behandlung wird von einer begleitend durchgeführten Strahlentherapie ergänzt, die dazu dient, die Gesamtdauer der Therapie abzukürzen und gleichzeitig die Toxizität am Tumor zu erhöhen. Die Radiotherapie des Tumors und seiner Lymphabflusswege erfolgt mit einer Dosis von 1,8–2,0 Gy pro Tag in 35 Fraktionen für sieben bis acht Wochen (Gesamtdosis 68–70 Gy). Die intraarte

rielle Cisplatin-Therapie wird am 1., 8., 15. und 22. Bestrahlungstag durchgeführt. Cisplatin wird über einen Mikrokatheter selektiv in die tumorversorgende Arterie für drei bis fünf Minuten appliziert. Cisplatin ist in 400 ml einer Elektrolytlösung gelöst und wird jeweils in einer Dosierung von 150 mg/m^2 transfundiert. Simultan erfolgt die intravenöse Infusion von 9 g/m^2 Natriumthiosulfat über 30 Minuten, gefolgt von 12 g/m^2 über zwei Stunden. Prätherapeutisch erfolgt eine intravenöse Hydratation mit zwei Liter einer Elektrolytlösung. Posttherapeutisch erfolgt erneut eine intravenöse Hydratation mit einem Liter einer Elektrolytlösung. Bei Patienten mit einem N2- oder N3-Hals wird zwei Monate nach Therapiebeginn eine selektive Neck dissection durchgeführt.

Wir wenden eine selektive intraarterielle Chemotherapie bei Patienten mit einem ausgedehnten Tumorwachstum und lymphogener Metastasierung in gegenwärtig noch rein palliativer Intention und bei dringendem Behandlungswunsch an. Diese Therapie erfolgt bei inoperablen und bereits bestrahlten Karzinomen. Eine künftige Ausweitung der Indikation ist in Anbetracht teilweise sehr beeindruckender Behandlungsergebnisse möglich.

Die Patienten werden für diese Behandlungsform einen Tag vor der Therapie stationär aufgenommen. Vor und nach jeder Behandlung erfolgt eine HNO-ärztliche Untersuchung und eine komplette Blutuntersuchung. Vor jeder Therapie wird ebenfalls eine audiologische Kontrolle durchgeführt. Prätherapeutisch wird 8 mg Zofran, gelöst in 500 ml Ringer-Lösung, und 2,5 g Novalgin, gelöst in gleicher Menge Ringer-Lösung, infundiert. Unmittelbar vor der Therapiebeginn wird 250 mg Solu-Decortin H® injiziert. Die transfemorale Katheterisierung der A. carotis wird unter Lokalanästhesie zur Darstellung der vaskulären Anatomie durchgeführt. Nach angiographischer Darstellung und Platzierung des Mikrokatheters in der tumorversorgenden Arterie erfolgt die Transfusion von Cisplatin. Cisplatin wird in einer Dosierung von 150 mg/m^2 (50 mg gelöst in 100 ml Kochsalzlösung) mit einer Geschwindigkeit von 6 ml/min transfundiert. Simultan erfolgt die intravenöse Infusion von Natriumthiosulfat in einer Dosierung von 9 g/m^2 gelöst in 500 ml Kochsalzlösung. Posttherapeutisch wird die antiemetische Therapie und Hydratation fortgesetzt. Dazu wird 1 mg Zofran® pro Stunde für 24 Stunden, gelöst in 1000 ml Ringer-Lösung, anschließend infundiert. Insgesamt sind maximal vier Behandlungen vorgesehen, die bei der palliativen Strategie alle vier Wochen durchgeführt werden.

Rezidiv am Tracheostoma

Die Behandlung von Patienten, die sich nach vorausgegangener Laryngektomie mit einem so genannten Rezi

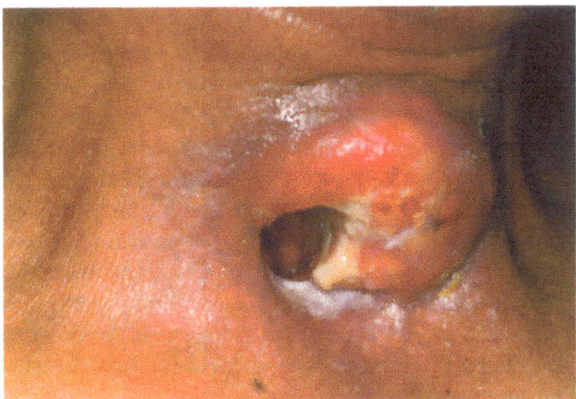

Abb. 10.3. So genanntes Rezidiv am Tracheostoma

div am Tracheostoma (Abb. 10.3) vorstellen, ist nach wie vor eine onkologische Herausforderung. Rezidive am Tracheostoma können nach einer unvollständigen Resektion des Primarius auftreten. Früher war man der Ansicht, dass die lymphogene Metastasierung in mediastinale Lymphknoten ursächlich für das Rezdiv am Tracheostoma verantwortlich sei. Demgegenüber geht man heute davon aus, dass eine initial lymphogene Metastasierung in Lymphgefäße der zervikalen Lymphknoten dem Rezdiv am Tracheostoma ätiologisch zugrunde liegt. Hierbei trägt die Kontinuität der laryngotrachealen Lymphbahnen im Bereich des initialen Lymphsystems zum Verständnis dieser Entstehungshypothese bei [10, 59].

Als weitere Risikofaktoren für die Ausbildung eines Rezidivs am Tracheostoma gelten [11]

- die Durchführung einer Tracheotomie vor einer Laryngektomie,
- eine ausgedehnte subglottische Ausdehnung des Primarius,
- das T-Stadium,
- der Lymphknotenstatus,
- eine erfolglose vorausgegangene chirurgische oder radio-chemo-therapeutische Therapie des Larynxkarzinoms.

Da bei etwa 8 % der Patienten mit einem Rezidiv am Tracheostoma initial eine subglottische Tumorausdehnung vorlag, geht man heute davon aus, dass eine Beteiligung der Subglottis eine der wichtigsten pathogenetischen Ursachen für die Ausbildung eines Rezidivs am Tracheostoma darstellt [27, 63, 64].

Die von Sisson [45] im Jahre 1989 entwickelte Klassifikation des Rezidivs am Tracheostoma hat mittlerweile eine allgemeine Akzeptanz gefunden. Der Autor unterscheidet vier verschiedene Typen:

Typ 1: Lokalisation oberhalb des Stomas ohne Beteilung des Ösophagus, der Trachea und/oder korrespondierender Gefäße,

Typ 2: Lokalisation oberhalb des Stomas mit Beteilung des Ösophagus, der Trachea und/oder korrespondierender Gefäße,

Typ 3: Lokalisation unterhalb des Tracheostomas mit Beteiligung des Ösophagus und der paratrachealen Haut,

Typ 4: Lokalisation unterhalb des Tracheostomas mit Beteiligung anderer Strukturen als Ösophagus und paratracheale Haut.

Um das Ausmaß des Lokalbefundes und die sich hieraus ergebenden Therapieoptionen im Kontext der Gesamtsituation des Patienten (u. a. regionäre Lymphknoten und/oder Fernmetastasen) festlegen zu können, muss pätherapeutisch eine umfassende Diagnostik durchgeführt werden. Diese umfasst:

- Probebiopsie zur histologischen Sicherung des Befundes,
- Tracheoskopie und Ösophagusskopie mit Biopsien,
- CT und/oder MRT von Hals und Thorax.

Ungeachtet der durchgeführten Therapie ist die Prognose von Patienten mit einem Rezidiv am Tracheostoma außerordentlich schlecht. Während nach ausgedehnten chirurgischen Resektionen mit aufwändigen Lappenplastiken eine Zweijahresüberlebensrate von 45 % für Typ 1 und 2 und von 9 % für den Typ 3 und 4 berichtet werden [18], lebte nach 24 Monaten keiner der Patienten mehr, die mit einer Radiatio behandelt wurden [29, 40]. Auch durch die Einbeziehung neuer Therapieansätze wie beispielsweise einer lokal applizierten Cisplatin-Therapie kann nach den Erfahrungen der Autoren die Gesamtprognose der Patienten mit einem Rezidiv am Tracheostoma nicht wesentlich verbessert werden.

Vor diesem Hintergrund kommt der Prävention eines Rezidivs am Tracheostoma eine wesentliche Bedeutung zu. Die nachfolgend aufgeführten Faktoren sollten nach Rubin et al. [42] bei der Behandlung laryngealer und pharyngealer Karzinome berücksichtigt werden, um das Risiko eines Rezidivs am Tracheostoma zumindest zu minimieren:

- keine Tracheotomie vor geplanter Laryngektomie (besser laserchirurgisches Debulking bei Stridor),
- Durchführung einer Hemithyroidektomie im Rahmen einer Laryngektomie,
- Resektion der zervikalen Trachea,
- Resektion der paratrachealen Lymphknoten,
- postoperative Strahlentherapie der trachealen und paratrachealen Lymphknoten.

10.2 Lymphoepitheliales Karzinom

Das lymphoepitheliale Karzinom unterscheidet sich hinsichtlich seiner Metastasierungsrichtung nicht grundsätzlich von den Plattenepithelkarzinomen im Kopf-Hals-Bereich. Es metastasiert jedoch deutlich früher und häufiger lymphogen. Das lymphoepitheliale Karzinom kann im Bereich des gesamten Waldeyer-Rachenringes auftreten, bevorzugt wird es jedoch im Bereich des Nasopharynx beobachtet [7].

Die Tendenz des lymphoepithelialen Karzinoms, umliegende Strukturen zu infiltrieren und insbesondere der häufige Primärsitz im Bereich des Nasopharynx, erschwert in der Regel eine komplette chirurgische Entfernung des Primärtumors. Da das lymphoepitheliale Karzinom gegenüber dem Plattenepithelkarzinom durch eine deutlich höhere Strahlensensibilität gekennzeichnet ist, ist die Therapie der Wahl bei Vorliegen eines lymphoepithelialen Karzinoms im Bereich des Nasopharynx – in aller Regel aber auch der angrenzenden Regionen – die Radiotherapie. Aufgrund der hohen Rate okkulter Lymphknotenmetastasen wird das Lymphabflussgebiet in das Bestrahlungsfeld einbezogen. Dies ist insbesondere im Hinblick auf die Behandlung der retropharyngealen Lymphknoten, die im Falle einer chirurgischen Sanierung des Lymphabflussgebietes nicht miterfasst würden, sinnvoll [62].

Ungeachtet der therapeutischen und prophylaktischen Bestrahlung der Lymphabflussgebiete entwickeln 9–12% der Patienten Rezidive im Bereich der Halslymphknoten [6, 23]. Diese sind häufig assoziiert mit dem Auftreten von Fernmetastasen und Lokalrezidiven. Auf Grundlage pathologischer Untersuchungen, die nach Abschluss der Strahlentherapie eine deutlich höhere Rate an tumorhaltigen Lymphknoten und Kapselrupturen nachwies als erwartet wurde, raten Wei u. Sham [62] deshalb zu einer postradiogen durchgeführten Halslymphknotenausräumung im Sinne einer radikalen Neck dissection. Dieses Vorgehen scheint insbesondere im Falle einer initial ausgedehnten lymphogenen Metastasierung mit einem hohen Tumorvolumen der Lymphknotenmetastasen sinnvoll. Wir führen derartige Neck dissections z. B. sechs bis acht Wochen nach Abschluss der Strahlentherapie durch, um den nachhaltenden Strahlentherapieeffekt weiter abzuwarten.

10.3 Maligne Tumoren der Haut

Beim Plattenepithelkarzinom der Gesichts- oder Halshaut sowie besonders auch der Ohrmuschel sollte grundsätzlich eine sonographische Diagnostik des regionären Lymphabflussgebietes vor der Probebiopsie durchgeführt werden. Handelt es sich um ein T1-Karzinom, sind in aller Regel sonographische Verlaufskon-

Tabelle 10.2. Mögliches Ausmaß der selektiven Neck dissection beim vermuteten N0-Hals bei Plattenepithelkarzinomen der Kopf- und Halshaut

Primärtumor	Auszuräumende Regionen
Stirn	I + II + parotideale Lymphknoten
Nase	I + II + parotideale Lymphknoten
Wange	I + II + parotideale Lymphknoten
Ohrmuschel	II, evtl. V, evtl. parotideale Lymphknoten
Behaarter Kopf (dorsal)	II, V

trollen des Lymphabflussgebietes angezeigt. Karzinome der Kategorie T2 können demgegenüber eine selektive Neck dissection erforderlich machen (vor allem bei Primärtumorlokalisation im Bereich von Wange, Stirn und Ohrmuschel). Der klinisch vermutete N0-Hals bei fortgeschrittenen Plattenepithelkarzinomen der Kopfhaut wird von uns mit einer selektiven Neck dissection behandelt (Tabelle 10.2).

10.3.1 Malignes Melanom

Während der Einfluss des extrakapsulären Melanomwachstums auf die Rate von Rezidivmetastasen in Lymphknoten nicht nachgewiesen werden konnte [33], werden Fernmetastasen beim Melanom bei 81% der Patienten mit einem extranodalen Wachstum festgestellt, eine Zahl, die sich beim Vorliegen multipler Lymphknotenmetastasen mit Kapselruptur auf bis zu 100% der Patienten erhöht [48].

Selektive Neck dissection beim malignen Melanom. Die Indikation zur Durchführung einer selektive Neck dissection beim Melanom ist gegenwärtig keinesfalls unumstritten. In aller Regel ist eine selektive Neck dissection zur Behandlung von Patienten mit Melanomen niedriger Tumordicke (<0,76 mm) *nicht* indiziert und nur in Ausnahmefällen (z. B. ulzerierter Tumor) bei Patienten mit einer Tumordicke zwischen 0,76 und 1,49 mm.

Bei einer Inzidenz von Lymphknotenmetastasen von etwa 7% bei malignen Melanomen intermediärer Tumordicke (1,5–3,99 mm) wird der Wert einer selektiven Neck dissection in der Literatur kontrovers diskutiert. Hier hat sich in den letzten zehn Jahren die so genannte Sentinel-Lymphonodektomie (s. Kap. 11) als minimalinvasives und valides Staging-Verfahren zum Nachweis einer lymphogenen Metastasierung maligner Melanome erwiesen und die routinemäßig durchgeführte elektive Neck dissection in vielen Zentren abgelöst. Die lymphogene Metastasierungsfrequenz maligner Melanome mit einer höheren Tumordicke (>0,4 mm) wird mit Werten von bis zu 50% angegeben. Die Durchführung einer selektiven Neck dissection ist jedoch auch bei dieser Indikation umstritten, da die Prognose der Patienten durch diese Behandlungsmaßnahme nicht verbessert werden kann und die Staging-Funktion voraussichtlich durch die Einführung der Sentinel-Lymphonodektomie abgelöst wird [21].

Schleimhautmelanome. Das Behandlungskonzept von Schleimhautmelanomen der oberen Luft- und Speisewege sieht keine elektive Neck dissection vor. Bei primär niedriger okkulter lymphogener Metastasierungsrate und einer Gesamtrate an Lymphknotenmetastasen zwischen 20 und 25% sollte die chirurgische Therapie des Lymphabflusses auf den N^+-Hals begrenzt bleiben.

Zum Umfang der operativen Intervention ist anzumerken, dass bei Schleimhautmelanomen im Bereich des Gaumens, der Nasenhaupt- und -nebenhöhlen auch auf mögliche Metastasenlokalisationen in den bukkalen und schädelbasisnahen Lymphknoten geachtet werden muss [44].

Der Stellenwert einer Strahlentherapie beim malignen Melanom ist in Kap. 12.8.3 dargelegt.

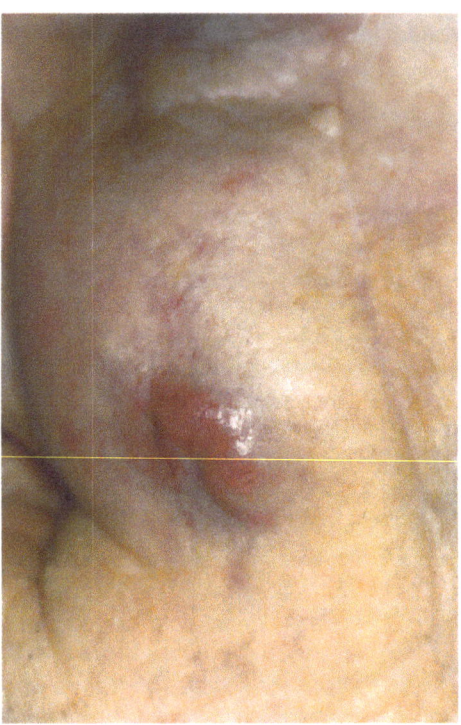

Abb. 10.4. Drittes Rezidiv eines Merkelzellkarzinoms im Bereich der linken Wange einer 82-jährigen Patientin

10.3.2 Merkelzellkarzinom

Zu den seltenen, jedoch sehr aggressiven, endokrinen Tumoren der Haut gehört das Merkelzellkarzinom, von denen sich etwa 50% im Kopf-Hals-Bereich manifestieren (Abb. 10.4). Merkelzellkarzinome neigen zu einer frühen lymphogenen Metastasierung in die regionären Halslymphknoten (Abb. 10.5), die einer Fernmetastasierung stets vorausgeht. In 50–100% der Fälle liegen histologisch nachweisbare Mikrometastasen bei klinisch unauffälligem Halslymphknotenstatus vor. Aufgrund der hohen Rate an histologisch nachweisbaren Mikrometastasen bei zunächst klinisch vermutetem N0-Hals wird die Durchführung einer elektiven Neck dissection eindeutig empfohlen [56]. Diese wird je nach Tumorsitz und Lymphabflussrichtung als entsprechend ausgerichtete selektive Neck dissection vorgenommen, wobei das Ausmaß der selektiven Neck dissection aufgrund der hohen lymphogenen Metastasierungsrate des Merkelzellkarzinoms nicht zu gering gehalten werden sollte. Hierbei könnte der Sentinel-node-Biopsie ähnlich wie beim malignen Melanom die Bedeutung eines präoperativen Staging-Verfahrens zukommen [7, 47]. Es muss jedoch kritisch angemerkt werden, dass der therapeutische Gewinn einer elektiven Neck dissection beim Merkelzellkarzinom gegenwärtig noch unklar ist. Eine Verbesserung der lokalen Kontrolle und Reduktion der Lokalrezidivrate konnte bisher lediglich für eine postoperative Radiatio (s. Kap. 12.8.2) nachgewiesen werden [31].

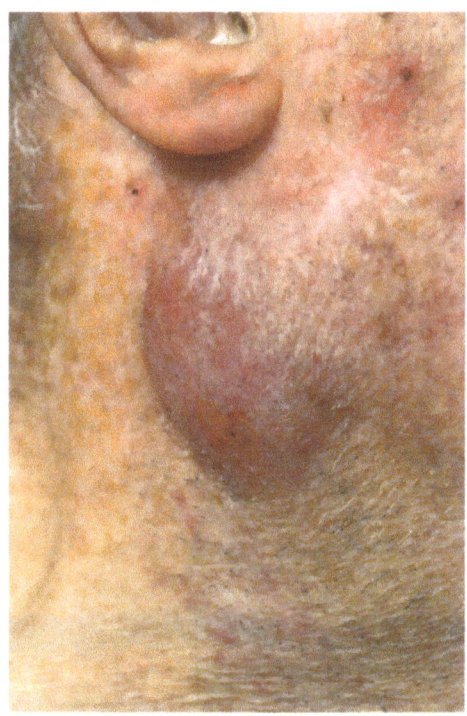

Abb. 10.5. Rasch aufschießende Lymphknotenmetastasen nach 12 Wochen zuvor alio loco reseziertem Merkelzellkarzinom

10.4 Speicheldrüsenkarzinome

Die erste Filterstation von Speicheldrüsenkarzinomen ist intraglandulär (Gl. parotis) bzw. intraregional lokalisiert, weswegen der Lymphabfluss in die operative Karzinombehandlung einzubeziehen ist. Während bei der Gl. parotis die intraglandulären Lymphknoten in der Regel bereits bei der Karzinomchirurgie reseziert werden können, ist dieses bei der keine intraglandulären Lymphknoten enthaltenden Gl. submandibularis zwangsläufig nicht der Fall.

Die Frage nach einer elektiven Neck dissection wird bei Speicheldrüsenkarzinomen maßgeblich vom histologischen Typ der jeweiligen Speicheldrüsenneoplasie bestimmt, da die verschiedenen Karzinomentitäten ein stark differierendes lymphogenes Metastasierungsverhalten aufweisen. Bei klinisch anzunehmendem No-Hals sollte eine selektive Neck dissection bei bestimmten Tumorentitäten erfolgen (s. Abschn. 10.5).

Die vorangestellten Ausführungen zur Indikation einer selektiven Neck dissection beim No-Hals dürfen die notwendige Radikalität zur Tumorentfernung bei anderen, weniger intensiv metastasierenden Tumorentitäten keinesfalls mindern. So sollen Karzinome von großen Speicheldrüsen in der Weise entfernt werden, dass die intra- und unmittelbar periglandulär lokalisierten Lymphknoten bei der Drüsenexstirpation zu entfernen sind. Der Pathologe ist darauf aufmerksam zu machen, dass in solchen Fällen nicht nur der Primarius histologisch aufzuarbeiten ist, sondern gezielt nach Lymphknoten gesucht werden sollte [61].

10.5 Schilddrüsenkarzinome

In bis zu 40 % aller Fälle sind Metastasen das erste Symptom eines Schilddrüsenmalignoms, wobei die Schilddrüsenkarzinome ein in Abhängigkeit von der jeweiligen Tumorentität unterschiedliches Metastasierungsverhalten zeigen. Die Metastasierungsfrequenz von papillären Schilddrüsenkarzinomen wird mit etwa 50 % angegeben, wobei die Werte in der Literatur zwischen 25 und 85 % schwanken. Beim papillären Schilddrüsenkarzinom muss in etwa 60 % der Fälle mit dem Vorliegen okkulter Metastasen gerechnet werden. Für das follikuläre Schilddrüsenkarzinom wird eine Metastasierungsfrequenz zwischen 2 und 15 % angegeben, für das undifferenzierte (anaplastische) Karzinom von etwa 30 % und für das medulläre Schilddrüsenkarzinom von ca. 70 %.

Operative Therapie und Ausmaß der Lymphadenektomie. Im Gegensatz zu der international von den Kopf-Hals-Chirurgen verwendeten Einteilung der zervikalen Lymphknoten in sechs Regionen orientiert sich die Ein-

teilung der Allgemeinchirurgen an dem Verlauf der Kopf-Hals-Gefäße (s. Kap. 7.5).

Die Standardtherapie differenzierter Schilddrüsenkarzinome umfasst bei fehlendem klinischen Hinweis auf eine lymphogene Metastasierung die vollständige Entfernung der Schilddrüse (Thyreoidektomie) mit Entfernung der angrenzenden zentralen Lymphknoten und im Falle Iod-speichernder Karzinome die nachfolgende Radio-Jod-Therapie [20, 41].

In etwa 50 % der Fälle zeigt sich bei ipsilateral klinisch nachweisbaren Lymphknotenmetastasen auch kontralateral eine lymphogene Metastasierung [17]. Aus diesem Grunde sollte im Falle klinisch nachgewiesener Halslymphknotenmetastasen eine so genannte Dreikompartmentlymphadenektomie (K1 bis K3) durchgeführt werden.

Tumoren mit einem Durchmesser von über 5 cm und Tumoren, die die Schilddrüsenkapsel überschreiten, weisen eine deutlich erhöhte lokoregionäre Rezidivrate auf. Aus diesem Grunde wird für diese Karzinome neben der kompletten Thyreoidektomie die Ausräumung des so genannten medialen und lateralen Halskompartments der tumortragenden Seite favorisiert [19].

Ein mediastinaler Lymphknotenbefall ist insgesamt selten, wird jedoch bei Tumoren mit extrathyreoidaler Ausbreitung (T4-Tumoren) beobachtet [17]. Demgegenüber weisen etwa ein Drittel der Patienten mit Rezidiven einen mediastinalen Lymphknotenbefall auf [16].

Für die Entfernung der mediastinalen Lymphknoten ergeben sich verschiedene Indikationen [20]:

- klinisch nachweisbare mediastinale Lymphknotenmetastasen,
- histologischer Nachweis von mehr als drei Lymphknotenmetastasen im so genannten zervikozentralen Kompartment (K1),
- Nachweis von Lymphknotenmetastasen im zervikolateralen Kompartment (K2),
- Nachweis von Lymphknotenmetastasen auf Höhe der V. subclavia rechts bzw. V. brachiocephalica sinistra.

In den zuvor genannten Fällen sollte eine so genannte Vierkompartmentlymphadenektomie (K1 bis K4) durchgeführt werden. Durch ein derartiges Vorgehen kann in etwa 8 % der Fälle kurativ behandelt werden [19]. Im Falle nachgewiesener Fernmetastasen ist das Ausmaß der Halslymphknotenentfernung an die allgemeine Einschätzung der individuellen Krankheitssituation anzupassen.

Technik der Lymphadenektomie. Der zervikale Zugang zur Entfernung der Schilddrüse und operativen Sanierung des zervikozentralen und zervikolateralen Kompartments (K1 bis K3) erfolgt über einen nach kraniolateral erweiterten Kocher-Kragenschnitt.

Die Standardtherapie differenzierter Schilddrüsenkarzinome umfasst bei fehlendem klinischen Hinweis auf eine lymphogene Metastasierung die vollständige Entfernung der Schilddrüse (Thyreoidektomie) mit Entfernung der angrenzenden zentralen Lymphknoten (K1) und im Falle Iod-speichernder Karzinome die nachfolgende Radio-Jod-Therapie. Die Behandlung des zervikalen Lymphabflusses im Falle eines differenzierten Schilddrüsenkarzinoms erfolgt als En-bloc-Resektion. Intraoperativ wird zunächst die Schilddrüse mobilisiert. Hieran schließt sich die Ausräumung des zervikozentralen und zervikolateralen Kompartments an. Im Falle einer mediastinalen Resektion wird diese in der Regel transsternal durchgeführt. Hierbei muss zunächst der Thymus mobilisiert und bis an die Grenzen der mediastinalen Pleura sowie der V. azygos präpariert werden. Im Falle einer bereits präoperativ geplanten Ausräumung des Mediastinums bietet sich die Entfernung der mediastinalen Lymphknoten im Anschluss an die Entfernung der Lymphknoten des zervikozentralen Kompartments en bloc an [20].

Entsprechend der Einteilung amerikanischer Kopf-Hals-Chirurgen [37] ist mit Ausnahme von medullären Schilddrüsenkarzinomen eine radikale oder modifiziert radikale Neck dissection Ausnahmefällen vorbehalten. Die chirurgische Therapie des Lymphabflussgebietes sollte im Falle differenzierter Schilddrüsenkarzinome im Sinne einer SND (II–V) erfolgen. Im Anschluss an eine derartige Therapie muss auf mögliche Rezidive im Bereich retro- und parapharyngeal lokalisierter Lymphknoten geachtet werden.

Zur Bedeutung der Strahlentherapie von Schilddrüsenkarzinomen wird auf die Ausführungen in Kap. 12.10. verwiesen.

Literatur

1. Ambrosch P, Freudenberg L, Kron M, Steiner W (1996) Selective neck dissection in the management of squamous cell carcinoma of the upper digestive tract. Eur Arch Otorhinolaryngol 253: 329–335
2. Ambrosch P, Kron M, Pradier O, Steiner W (2001) Efficacy of selective neck dissection: A review of 503 cases of elective and therapeutic treatment of the neck in squamous cell carcinoma of the upper aerodigestive tract. Otolaryngol Head Neck Surg 124: 180–187
3. Bataini JP (1993) Radiotherapy in N0 head and neck cancer patients. Eur Arch Otorhinolaryngol 250: 442–445
4. Batsakis JQ (1979) Squamous cell carcinomas of the oral cavity and the oropharynx. In: Batsakis JG (ed) Tumors of the head and neck: Clinical and pathological considerations, 2nd edn. Williams & Wilkins, Baltimore, pp 144–176
5. Boysen M, Lovdal O, Natvig K, Tausjo J, Jacobsen AB, Evensen JF (1992) Combined radiotherapy and surgery in the treatment of neck node metastases from squamous cell carcinoma of the head and neck. Acta Oncol 31: 455–460
6. Chen WZ, Zhou DL, Luo KS (1989) Long-term observation after radiotherapy for nasopharyngeal carcinoma (NPC). Int Radiat Oncol Biol Phys 16: 311–314
7. Choe W, Housini I, Mello AM (1995) Lymphoscintigraphy in a case of Merkel cell tumor. Clin Nucl Med 20: 922–924
8. Cunningham MJ, Johnson JT, Myers EN (1986) Cervical lymph node metastasis after local excision of early squamous cell carcinoma of the oral cavity. Am J Surg 152: 361–366
9. DeSanto LW, Magrina C, O'Fallon WM (1990) The „second" side of the neck in supraglottic cancer. Otolaryngol Head Neck Surg 102: 351–361
10. Duenne AA, Werner JA (2000) Functional anatomy of lymphatic vessels under the aspect of tumor invasion. Recent Results Cancer Res 157: 82–89
11. Eckel HE (2001) Peristomal recurrences of laryngeal and hypopharyngeal carcinoma. In: Lippert BM, Werner JA (eds) Metastases in head and neck cancer. Tectum, Marburg, pp 389–394
12. Fakih AR, Rao RS, Borges AM, Patel AR (1989) Elective versus therapeutic neck dissection in early carcinoma of the oral tongue. Am J Surg 158: 309–313
13. Ganzer U, Meyer-Breiting E, Ebbers J, Vosteen KH (1982) Der Einfluss von Tumorgröße, Lymphknotenbefall und Behandlungsart auf die Prognose des Hypopharynxkarzinoms. Laryngorhinootologie 61:622–628
14. Gavilán C, Gavilán J (1989) Five-year results of functional neck dissection for cancer of the larynx. Arch Otolaryngol Head Neck Surg 115: 1193–1196
15. Gavilán J, Gavilán C, Herranz J (1994) The neck in supraglottic cancer. In: Smee R, Bridger GP (eds) Laryngeal cancer. Elsevier, Amsterdam, pp 576–581
16. Gimm O, Dralle H (1997) Reoperation in metastasing medullary thyroid carcinoma: Is tumor stage-oriented approach justified? Surgery 122: 1124–1130
17. Gimm O, Ukkat J, Dralle H (1998) Determinative factors of biochemical cure after primary and reoperative surgery for sporadic medullary thyroid carcinoma. World J Surg 22: 562–567
18. Gluckman JL, Hamaker RC, Schuller DE, Weissler MC, Charles GA (1987) Surgical salvage for stomal recurrence: A multi-institutional experience. Laryngoscope 97: 1025–1029
19. Goretzki P, Simon D, Frilling A (1993) Surgical reintervention for differentiated thyroid cancer. Br J Surg 80: 1009
20. Goretzki P, Dotzenrath C (2000) Differenziertes Schilddrüsenkarzinom. In: Rothmund M (Hrsg) Endokrine Chirurgie. Springer, Berlin Heidelberg New York Tokyo, S 1–202
21. Hauschild A, Lischner S, Christophers E (2000) Surgical and adjuvant drug therapy in head and neck cutaneous melanoma. Laryngorhinootologie 79: 428–433
22. Ho CM, Lam KH, Wei WI (1992) Occult lymph node metastasis in small oral tongue cancers. Head Neck 14: 359–363
23. Hoppe RT, Goffinet DR, Bagshaw MA (1967) Carcinoma of the nasopharynx: Eighteen years' experiences with megavoltage radiation therapy. Cancer 37: 2605–2612
24. Hosal AS, Carrau RL, Johnson JT, Myers EN (2000) Selective neck dissection in the management of the clinically node-negative neck. Laryngoscope 110: 2037–2040
25. Johnson JT, Bacon GW, Myers EN, Wagner RL (1994) Medial versus lateral wall pyriform sinus carcinoma: Implications for management of regional lymphatics. Head Neck 16: 401–405

26. Konno A, Togawa K, Iizuka K (1981) Analysis of factors affecting complication of carotid ligation. Ann Otol Rhinol Laryngol 90: 222–226

27. Leon X, Quer M, Burgues J, Abello P, Vega M, de Andres L (1996) Prevention of stomal recurrence. Head Neck 18: 54–59

28. Lippert BM, Werner JA (2001) Metastases in head and neck cancer. Tectum, Marburg

29. Mantravadi R, Katz AM, Skolnik EM, Becker S, Freehling DJ, Friedman M (1981) Stomal recurrence. A critical analysis of risk factors. Arch Otolaryngol 107: 735–738

30. Moore OS, Karlan M, Sigler L (1969) Factors influencing the safety of carotid ligation. Am J Surg 118: 666–668

31. Morrison WH, Peters LJ, Silva EG, Wendt CD, Ang KK, Goepfert H (1990) The essential role of radiation therapy in securing locoregional control of Merkel cell carcinoma. Int J Radiat Oncol Biol Phys 19: 583–591

32. Netterville JL, Civantos FJ (1994) N3 neck: Optimal therapy. In: Shockley WW, Pillsbury III HC (eds) The neck. Diagnosis and surgery. Mosby, St. Louis, pp 405–411

33. O'Brien CJ, Petersen-Schaefer K, Ruark D, Coates AS, Menzie SJ, Harrison RI (1995) Radical, modified, and selective neck dissection for cutaneous malignant melanoma. Head Neck 17: 232–241

34. Rabuzzi DD, Chung CT, Saagerman RH (1980) Prophylactic neck irradiation. Arch Otolaryngol Head Neck Surg 106: 454–455

35. Regine WF, Patchell RA, Strottmann JM, Meigooni A, Sanders M, Young B (2000) Combined stereotactic split-course fractionated gamma knife radiosurgery and conventional radiation therapy for unfavorable gliomas: A phase I study. J Neurosurg 93: 37–41

36. Robbins KT (1999) Targeted cisplatin chemotherapy for advanced head and neck cancer. In: Eckert A (ed) Intra-arterial chemotherapy in head and neck cancer. Current results and future perspectives. Einhorn, New York, pp 173–182

37. Robbins KT, Woodson GE (1985) Thyroid carcinoma presenting as a parapharyngeal mass. Head Neck Surg 7: 434–436

38. Robbins KT, Storniolo AM, Hryniuk WM, Howell SB (1996) „Decadose" effects of cisplatin on squamous cell carcinoma of the upper aerodigestive tract. II. Clinical studies. Laryngoscope 106: 37–42

39. Robbins KT, Wong FS, Kumar P, Hartsell WF, Vieira F, Mullins B, Niell HB (1999) Efficacy of targeted chemoradiation and planned selective neck dissection to control bulky nodal disease in advanced head and neck cancer. Arch Otolaryngol Head Neck Surg 125: 670–675

40. Rockley TJ, Powell J, Robin PE, Reid AP (1991) Post-laryngectomy stomal recurrence: Tumour implantation or paratracheal lymphatic metastasis? Clin Otolaryngol 16: 43–47

41. Röher HD, Simon D, Sitte J, Goretzki P (1994) Principals of limited or radical surgery for differentiated thyroid cancer. Thyroidology 5: 93

42. Rubin J, Johnson JT, Myers EN (1990) Stomal recurrence after laryngectomy: Interrelated risk factor study. Otolaryngol Head Neck Surg 103: 805–812

43. Samant S, Kumar P, Wan J et al. (1999) Concomitant radiation therapy and targeted cisplatin chemotherapy for the treatment of advanced pyriform sinus carcinoma: Disease control and preservation of organ function. Head Neck 21: 595–601

44. Scherer H (1984) Behandlungsmöglichkeiten des malignen Melanoms des Gaumens, der Nasenhöhle und der Nasennebenhöhlen. Laryngorhinootologie 63: 9–10

45. Sisson GA (1989) Ogura memorial lecture: Mediastinal dissection. Laryngoscope 99: 1262–1266

46. Schobel G, Hollmann K, Millesi W (1992) Über das Risiko der Mitresektion der Arteria carotis communis bzw. interna bei der Exstirpation von Tumoren im maxillo-facialen Bereich. In: Vinzenz K, Waclawiczek HW (Hrsg) Chirurgische Therapie von Kopf-Hals-Karzinomen. Springer, Wien, S 269–282

47. Sian KU, Wagner JDW, Sood R, Park HM, Havlik R, Coleman JJ (1999) Lymphoscitigraphy with sentinel lymph node biopsy in cutaneous merkel cell carcinoma. Ann Plast Surg 42: 679–688

48. Singletary SE, Byers RM, Shallenberger R, McBride CM, Guinee UF (1986) Prognostic factors in patients with regional cervical nodal metastases from cutaneous malignant melanoma. Am Surg 152: 371–375

49. Steiner W (1984) Surgical treatment of the cervical lymph node system in laryngeal carcinoma. In: Wigand ME, Steiner W, Stell PM (eds) Functional partial laryngectomy. Springer, Berlin Heidelberg New York Tokyo, pp 253–264

50. Steiner W, Hommerich CP (1993) Diagnosis and treatment of the N0 neck of carcinomas of the upper aerodigestive tract. Report of an international symposium, Göttingen, Germany, 1992. Eur Arch Otolaryngol 250: 450–456

51. Teicher BA, Holden SA, Kelley MJ et al. (1987) Characterization of a human squamous carcinoma cell line resistant to cis-diamminedichloroplatinum(II). Cancer Res 47: 388–393

52. Teichgraeber JF, Clairmont AA (1984) The incidence of occult metastases for cancer of the oral tongue and floor of the mouth: Treatment rationale. Head Neck 7: 15–21

53. van den Brekel MW, van der Waal I, Meijer CJ, Freeman JL, Castelijns JA, Snow GB (1996) The incidence of micrometastases in neck dissection specimens obtained from elective neck dissections. Laryngoscope 106: 987–991

54. Vandenbrouck C, Sancho-Garnier H, Chassagne D, Saravane D, Cachin Y, Micheau C (1980) Elective versus therapeutic radical neck dissection in epidermoid carcinoma of the oral cavity. Results of a randomized clinical trial. Cancer 46: 386–390

55. Veterans Affairs Laryngeal Cancer Study Group (1991) Induction chemotherapy plus radiation compared with surgery plus radiation in patients with advanced larnygeal cancer. The Department of Veteran Affairs, Laryngeal Cancer Study Group. N Engl J Med 324: 1685–1690

56. Victor NS, Blaine M, Smith JW (1996) Merkel cell cancer: Is prophylactic lymph node dissection indicated? Am Surg 62: 879–882

57. Von Hoff DD, Clark GM, Weiss GR, Marshall MH, Buchok JB, Knight WA 3d, LeMaistre C (1986) Use of in vitro dose response effects to select antineoplastics for high-dose or regional administration regimens. Clin Oncol 4: 1827–1834

58. Weissler MC (1994) Technique of radical neck dissection. In: Shockley WW, Pillsbury III HC (eds) The neck. Diagnosis and surgery. Mosby, St. Louis, pp 573–588

59. Werner JA, Schünke M, Rudert H, Tillmann B (1990) Description and clinical importance of the lymphatics of the vocal fold. Otolaryngol Head Neck Surg 102: 13–19

60. Werner JA, Dünne AA, Lippert, BM (im Druck) Indikationen zur Halsexploration bei nicht nachweisbaren Lymphknotenmetastasen. Teil I. HNO

61. Werner JA, Dünne AA, Lippert, BM (im Druck) Indikationen zur Halsexploration bei nicht nachweisbaren Lymphknotenmetastasen. Teil II. HNO

62. Wei WI, Sham JS (1996) Cancer of the nasopharynx. In: Myers EN, Suen JY (eds) Cancer of the head and neck. Philadelphia, Saunders, pp 277–293

63. Yotakis J, Davris S, Kontozoglou T, Adamopoulos G (1996) Evaluation of risk factors for stomal recurrence after total laryngectomy. Clin Otolaryngol 21: 135–138

64. Zbaren P, Greiner R, Kengelbacher M (1996) Stoma recurrence after laryngectomy: an analysis of risk factors. Otolaryngol Head Neck Surg 114: 569–575

Sentinel-Lymphonodektomie

A.-A. Dünne · J. A. Werner

Das Konzept des so genannten *„sentinel node" (SN)* wurde erstmals 1977 durch Cabanas [4] für das Plattenepithelkarzinom des Penis beschrieben. Es geht davon aus, dass die lymphogene Metastasierung eines malignen Prozesses über einen erstdrainierenden Lymphknoten im Abflussgebiet des Primärtumors, den so genannten Sentinel node (Wächterlymphknoten), ihren Weg nimmt und von diesem ausgehend die weitere lymphogene Metastasierung erfolgt (Abb. 11.1).

Das Vorhandensein eines erstdrainierenden Lymphknotens im Abflussgebiet des Primärtumors lässt im Frühstadium der lymphogenen Metastasierung die erste Metastase in diesem Lymphknoten erwarten.

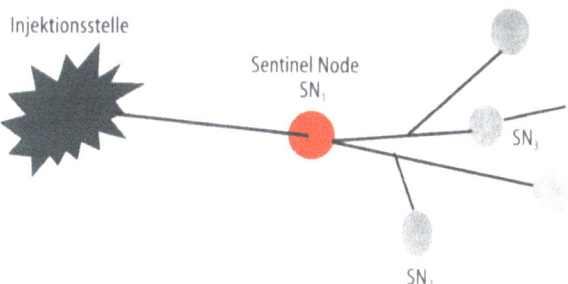

Abb. 11.1. Das Sentinel-node-Konzept geht davon aus, dass die erste metastatische Absiedlung eines Primärtumors im erstdrainierenden Lymphknoten eines Primärtumors zu finden ist. Dieser so genannte Wächterlymphknoten („sentinel node") kann durch einen intra- oder peritumoral injizierten radioaktiven Tracer mittels einer Gamma-Sonde identifiziert werden

Die Darstellung des Sentinel node erfolgt entweder mittels alleiniger Farbstoffinjektion (Blue Dye) oder alleiniger Applikation eines Radiopharmakons (beispielsweise ^{99m}Technetium Nanokolloid), dessen Anreicherung intraoperativ mittels einer Gamma-Sonde nachgewiesen werden kann, oder durch die Kombination beider Verfahren.

11.1.1 Lymphographie mittels Farbstoff

Die *gebräuchlichsten Farbstoffe zur Lymphographie* sind
- Patentblau V und
- Evans-Blau (seltener verwendet).

Patentblau V. Patentblau V (Blue Dye) gehört zu den Triphenylmethanfarbstoffen. Das für die Lymphographie gebräuchliche Patentblau V liegt in gepufferter 2,5%iger wässriger Lösung vor. Patentblau V besitzt bei subkutaner Injektion eine hohe Affinität zum lymphatischen System. Im Blut wird es in geringen Mengen an Plasmaproteine gebunden und wandert mit der α_2-Globulinfraktion [2].

Als Ersatzfarbstoffe werden eingesetzt
- Methylenblau und
- Indigokarmin.

11.1.2 Lymphographie mittels Radiopharmaka

Garzom et al. [10] berichteten 1965 erstmals über den erfolgreichen Einsatz eines kolloidalen ^{99m}Technetium(^{99m}Tc)-Radionuklids zur Lymphszintigraphie.

^{99m}Tc zeichnet sich durch seine kurze Halbwertszeit von nur sechs Stunden mit einer Energie von 140 keV aus. Die geringen Kosten von ^{99m}Tc pro MBq sind ein weiterer Grund für die weite Verbreitung von an ^{99m}Tc gekoppelten Radiopharmaka.

Die Biokinetik der durch Messung der intranodalen Aktivitätsanreicherung gesteuerten Identifikation des Sentinel node hängt maßgeblich von der Partikelgröße des benutzten Radiopharmakons ab [3].

Je höher die Partikelgröße, desto schlechter ist dessen Aufnahme in das Lymphgefäßsystem, umso besser ist jedoch die Anreicherung im Sentinel node.

Für die Lymphszintigraphie werden eine Vielzahl verschiedener Radiopharmaka verwendet. Ein in den *USA* häufig eingesetztes Radiopharmakon ist das gefilterte ^{99m}Tc-Schwefelkolloid mit einer durchschnittlichen Partikelgröße von 38 nm (zu 90% Partikelgrößen unter 50 nm). Es fließt mit einer Halbwertszeit von 10,5 Stunden von der Injektionsstelle ab.

Das in *Europa* am häufigsten verwendete Radiopharmakon ist das ^{99m}Tc-Nanokolloid. Es fließt mit einer Halbwertszeit von vier Stunden aus dem gesunden Gewebe ab [3]. Als weiteres Radiopharmakon wird das ^{99m}Tc-Humanalbumin verwendet. Dieses Radiopharmakon mit einem Molekulargewicht von 60.000 wird mit einer Geschwindigkeit von etwa 10 cm pro Minute im lymphatischen System transportiert und erreicht den Sentinel node nach 1–12 Minuten [19, 20].

Daneben werden weitere Radiopharmaka mit unterschiedlicher Akzeptanz verwendet. Hierzu gehören

- ^{99m}Tc-Albi-Res,
- ^{99m}Tc-Nanocis,
- ^{99m}Tc-Microlite,
- ^{99m}Tc-Antimonschwefelkolloid.

Es fehlen zur Frage, welches der verwendeten Radiopharmaka das Beste sei, repräsentative, vergleichende Untersuchungen an großen Patientenkollektiven. Zu den genannten Radiopharmaka liegen lediglich wenige Untersuchungen mit z.T. widersprüchlichen Ergebnissen vor.

Zum einen wird ein schnelleres Abfluten von ^{99m}Tc-Nanokolloid im Vergleich zu gefiltertem ^{99m}Tc-Schwefelkolloid beschrieben, zum anderen zeigt sich kein relevanter Unterschied zwischen gefiltertem ^{99m}Tc-Schwefelkolloid und ^{99m}Tc-Humanalbumin [3, 11].

Die Größe der Einzelpartikel und der langsame Abstrom von gefiltertem ^{99m}Tc-Schwefelkolloid birgt die Gefahr der Nichtdarstellung des Sentinel node in sich. Die rasche innerlymphatische Transportzeit des ^{99m}Tc-Humanalbumins wiederum ermöglicht das Durchwandern des erstdrainierenden Sentinel node.

Wir bevorzugen die Verwendung von ^{99m}Tc-Nanokolloid, das in geeigneter Weise eine rasche innerlymphatische Transportzeit mit einer langen Verweildauer im Sentinel node verbindet. Dies erlaubt eine erfolgreiche Sentinel-Lymphonodektomie auch noch 24 Stunden post injectionem.

Dosis und Menge. Bezüglich der Minimaldosis des verwendeten Radiopharmakons liegen bisher keine repräsentativen vergleichenden Untersuchungen vor. Die Applikation eines zu großen Volumens führt durch eine unphysiologische Erhöhung des interstitiellen Druckes nicht nur zu einem zusätzlichen Abfluss in ein der Hauptabflussregion benachbartes Nebendrainagegebiet, sondern auch zur Anreicherung des Radiopharmakons in multiplen, für die erstdrainierenden Lymphknotenstationen nicht mehr repräsentativen Lymphknoten. Im Hinblick auf das klassische Gesetz der Lymphologie nach Mascagni, nach dem die Lymphe durchschnittlich acht Lymphknoten passiert, bevor sie wieder ins venöse Blutsystem gelangt, muss es das vordringliche Ziel sein, bei der Sentinel-Lymphonodektomie die Anzahl der Radiopharmakon-speichernden Lymphknoten auf eine möglichst geringe Anzahl von ein bis drei repräsentativen, erstdrainierenden Lymphknoten (SN$_{1-3}$) zu reduzieren [37].

Nach unserer Erfahrung reicht die Applikation einer Dosis von 1,2 mCi ^{99m}Tc-Nanokolloid, das in 0,2–0,35 ml physiologischer Kochsalzlösung gelöst wird, aus, um den Sentinel node erfolgreich bis zu 24 Stunden post injectionem zu identifizieren [8, 34–37].

Bei *Karzinomen der vorderen Mundhöhle und des Oropharynx* wird 1,2 mCi 99mTc-Nanokolloid, das in 0,2 ml physiologischer Kochsalzlösung gelöst, ist in einer Insulinspritze (Plastipak, Becton Dichinson, Madrid, Spanien) aufgezogen und mittels einer 24-Charr-Kanüle von 25 mm Länge (Microlance 3, Becton Dickinson, Drogheda, Irland) in je 0,05 ml an vier Positionen in den Tumorrandwall injiziert.

Bei *Karzinomen der Supraglottis und Glottis* wird 1,2 mCi ^{99m}Tc-Nanokolloid, das in 0,35 ml physiologischer Kochsalzlösung gelöst ist, in einer Insulinspritze (Plastipak, Becton Dichinson, Madrid, Spanien) aufgezogen und mittels einer 23-Charr-Kanüle von 80 mm Länge (Sterican, B. Braun, Melsungen, Germany) in je 0,05 ml an vier Positionen in den Tumorrandwall injiziert.

Intraoperativer Aktivitätsnachweis. Der Nachweis der intranodalen Aktivitätsanreicherung erfolgt intraoperativ mittels einer Gamma-Sonde (Abb. 11.2).

Injektionstechnik. Die Applikation des Radiopharmakons und/oder Farbstoffes kann im Aerodigestivtrakt entweder

- über vier bis sechs Injektionen peritumoral, d.h. in den Randwall des Karzinoms oder
- über eine Injektion intratumoral erfolgen.

Für andere Karzinome (z. B. Mammakarzinom) ist weiterhin eine subdermale Injektionsform beschrieben.

Bisher fehlen vergleichende Untersuchungen zu den genannten Injektionsformen. Wir bevorzugen die peritumorale Injektionsform in den Tumorrandwall unter der Vorstellung, dass die Aufnahme des Radiopharmakons in die initialen Lymphgefäße in diesem Bereich der hochaktiven Wachstumszone des Tumors am besten gewährleistet ist. Bei der intratumoralen Injektionstechnik muss in Erwägung gezogen werden, dass im Zentrum des Tumors mit dem Tumorprogress eine Zerstörung der drainierenden Lymphgefäße einhergeht. Dies stellt einen nicht zu vernachlässigen Unsicherheitsfaktor hinsichtlich des Abtransports des Radiopharmakons dar.

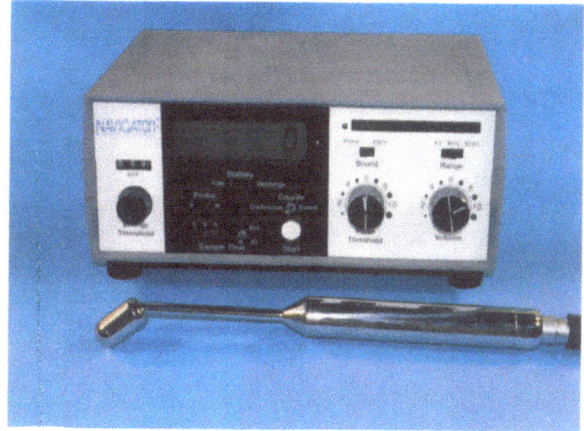

Abb. 11.2. Gamma-Sondensystem zur intraoperativen Identifikation Tracer-akkumulierender Lymphknoten

11.2 Originalverfahren der Sentinel-node-Biopsie

Klassisch, d. h. bei Melanomen und Mammakarzinomen geht man so vor, dass am Tag vor der Operation ein Radiopharmakon intra- oder peritumoral injiziert und der Lymphabfluss in der Lymphabflussszintigraphie dargestellt wird. Am folgenden Tag wird mittels einer Gamma-Sonde transkutan die Lage des Sentinel node identifiziert und dieser direkt über einen kleinen Hautschnitt entnommen.

Bei nachgewiesener Tumorfreiheit des Sentinel node in der Schnellschnittdiagnostik kann im Falle ausreichender klinischer Erfahrung, und die ersten Ergebnisse bei Melanomen und Mammakarzinomen sprechen für eine Eignung des Verfahrens [4, 6, 16, 28, 38], auf eine ausgedehnte Lymphknotenausräumung verzichtet werden. Hierdurch wäre nicht nur eine Reduktion der operationsbedingten Morbidität und eine Erhöhung der individuellen Lebensqualität, sondern auch eine Senkung der Krankenhauskosten möglich.

11.3 Dynamische Lymphszintigraphie und Transkutanmessung

Die prätherapeutisch durchgeführte dynamische Lymphszintigraphie kann im Kopf-Hals-Bereich anhand einer suffizienten intranodalen Anreicherung des Radiopharmakons präoperativ eine adäquate funktionelle Kapazität des lymphatischen Abflussgebietes sowie die lymphatische Hauptabflussrichtung des Primärtumors (ipsi- oder kontralateral) demonstrieren (Abb. 11.3 a,b). Dieses Verfahren ist entgegen anderen Mitteilungen [5, 27] jedoch nicht in jedem Falle geeignet, den Sentinel node auch im Bereich des Lymphabflusses tiefer jugulärer Lymphknoten der Regionen II–IV bereits transkutan sicher zu identifizieren.

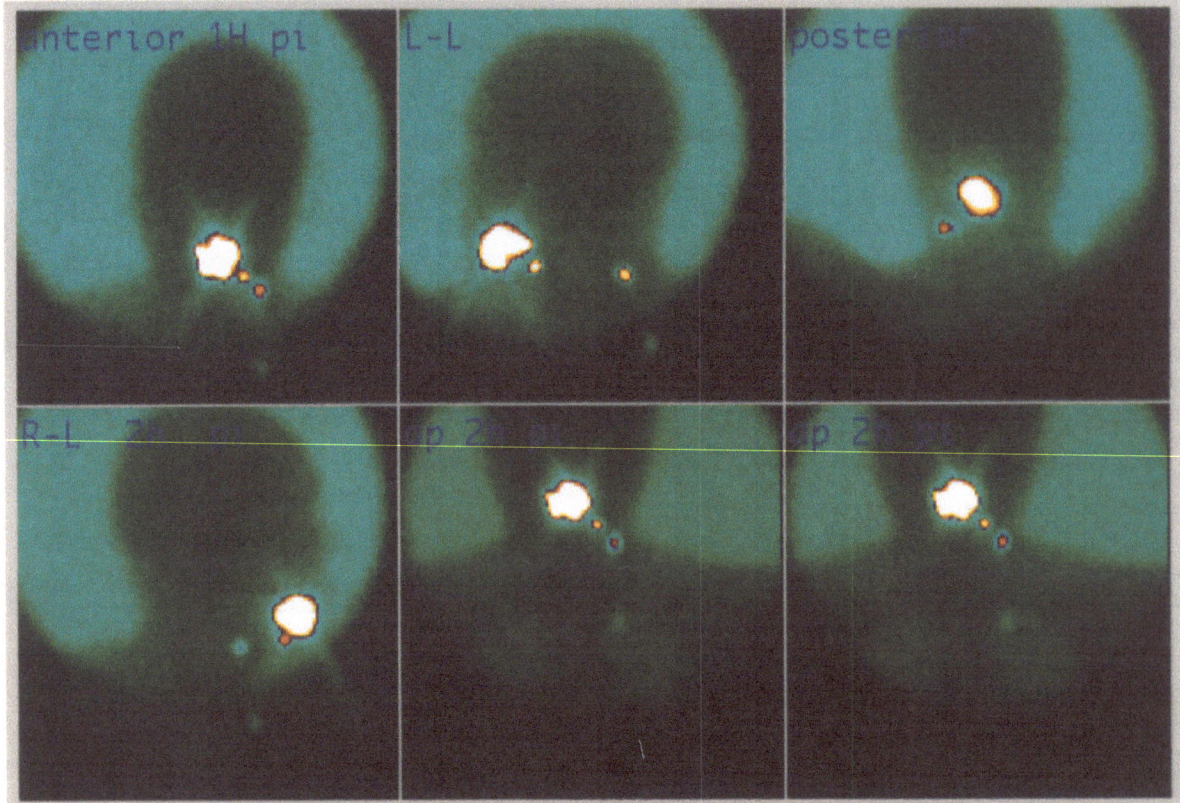

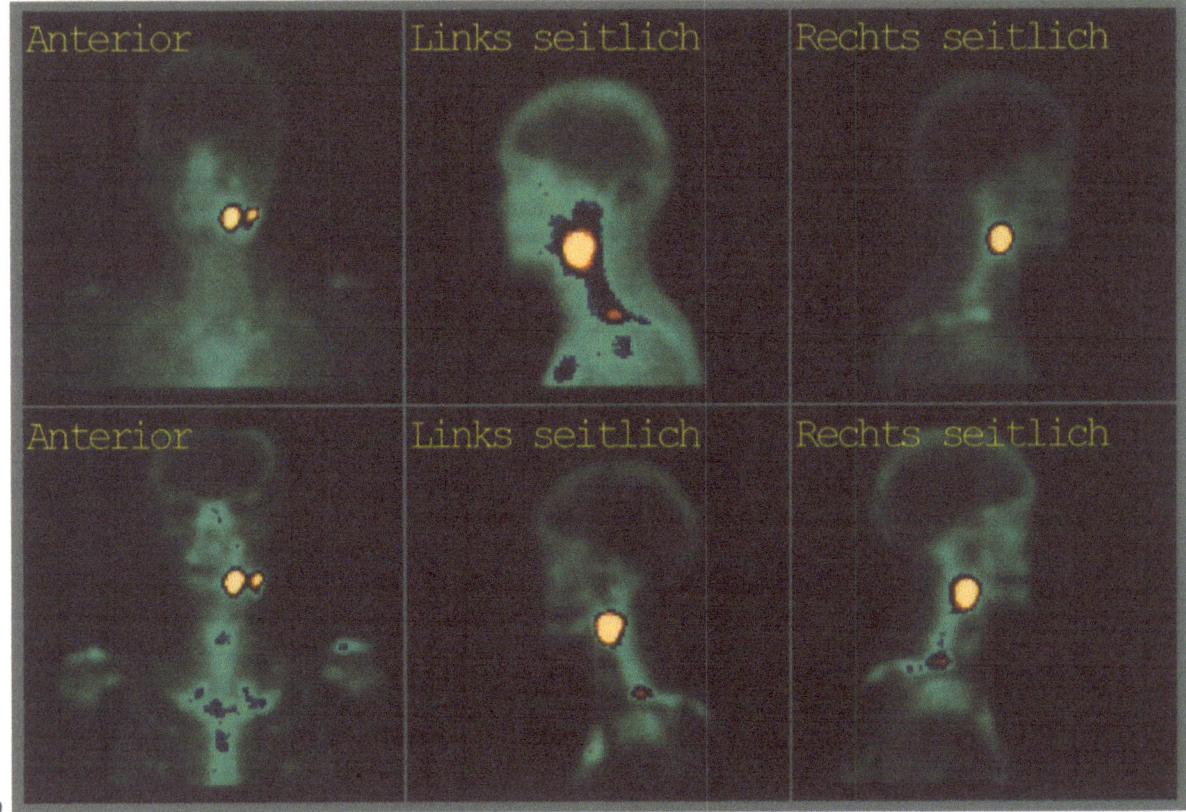

Abb. 11.3 a, b. Darstellung des zervikalen Lymphabflusses in planaren Szintigrammen unter der Doppeldetektorkamera a mit Darstellung der Körpersiluette durch ein hinter dem Kopf platziertes und mit [99m]Technetium beimpftes Phantom und b mit Darstellung der knöchernen Strukturen durch intravenöse Applikation von 8 mCi ^{99m}Tc-HDP

11.4 Intraoperative Tracer-Messung

Basierend auf einer Vorgehensmodifikation der Sentinel-node-Biopsie zu einem rein intraoperativen Nachweisverfahren erscheinen unsere Ergebnisse der am chirurgisch eröffneten Hals durchgeführten, intraoperativen Sentinel-node-Biopsie mit prätherapeutisch fehlender oder im Initialstadium der lymphogenen Metastasierung befindlichen Plattenepithelkarzinomen der oberen Luft- und Speisewege vielversprechend.

Zu Beginn der Operation (Tumorresektion und Neck dissection) erfolgt die peritumorale Tracer-Applikation. Die mittels einer Gamma-Sonde mit 14-mm-Kollimatoröffnung (Navigator Gamma Guidance System, Auto Suture, Tönisvorst, Deutschland) vorgenommene intraoperative Identifikation des Sentinel node erfolgt bei allen Patienten in gleicher Weise. Intraoperative Messungen erfolgen nach vollständiger Präparation des Hautlappens, während der Präparation der Gefäßscheide sowie im Rahmen der Mobilisation des Neck-dissection-Präparates. Im Anschluss an die intraoperativ durchgeführte Identifikation und Markierung bzw. Entnahme des Sentinel node sowie aller geringer anreichernden Lymphknoten erfolgt – bis der Stellenwert der Sentinel-node-Biopsie im Kopf-Hals-Bereich abgeklärt ist – die weitere Präparation und schließlich das Absetzen des je nach Ausdehnung der Neck dissection unterschiedlich umfangreichen Neck-dissection-Präparates. Nach der Entnahme des Neck-dissection-Präparates schließt sich sowohl eine intrazervikale Kontrollmessung zur Abklärung einer möglicherweise verbliebenen Aktivitätsanreicherung an als auch eine nochmalige, extrakorporale Messung des Neck-dissection-Präparates.

Im Kopf-Hals-Bereich sind gewisse Gesetzmäßigkeiten zur bevorzugten Metastasierungsrichtung von Plattenepithelkarzinomen in Abhängigkeit von der Primärtumorlokalisation beschrieben [14, 23, 31, 32]. Die anhand des zuvor beschriebenen Vorgehens ermittelte regionsbezogene Lokalisation der intraoperativ detektierten, jeweils erstdrainierenden Lymphknoten, zeigte eine Übereinstimmung der erhobenen Befunde mit den in der Literatur beschriebenen lokoregionären Hauptmetastasierungsrichtungen [34–37]. Dies legt die Schlussfolgerung nahe, dass es entsprechend dem malignen Melanom und dem Mammakarzinom auch für die unterschiedlich lokalisierten Plattenepithelkarzinome im Kopf-Hals-Bereich einen im Abflussgebiet des Primärtumors lokalisierten Sentinel node gibt.

11.5 Ergebnisse der Sentinel-Lymphonodektomie

11.5.1 Mammakarzinom und andere Tumorentitäten

Die Ergebnisse der seit Anfang der 90er Jahre beim Mammakarzinom an repräsentativen Patientenkollektiven durchgeführten Untersuchungen konnten zeigen, dass die Sentinel-node-Biopsie bei dieser Tumorentität eine erfolgreiche und genaue Methode zur Bestimmung des regionären Lymphknotenstatus zu sein scheint, die sich durch einen hohen Korrelationsgrad des Sentinel node hinsichtlich der histologischen Aufarbeitung des Lymphabflussgebietes auszeichnet [9, 17, 19, 29, 30].

Auf dieser Grundlage wurde 1998 auf der Konsenuskonferenz von St. Gallen (Schweiz) die Sentinel-node-Biopsie als eines der in der klinischen Erprobung befindlichen Staging-Verfahren der Axilla in den Katalog der möglichen Therapieverfahren zur Behandlung des Mammakarzinoms aufgenommen [12].

Ähnlich erfolgreich wird die Sentinel-Lymphonodektomie bei anderen Tumorentitäten, wie beispielsweise dem malignen Melanom, dem Vulva- und Peniskarzinom, erprobt [17].

11.5.2 Plattenepithelkarzinom im Kopf-Hals-Bereich

Für das Plattenepithelkarzinom der oberen Luft- und Speisewege gibt es zum gegenwärtigen Zeitpunkt relativ wenige Originalarbeiten zur Sentinel-Lymphonodektomie [1, 7, 8, 16, 18, 22, 24, 34–37], die eine abschließende Beurteilung zum Stellenwert dieses neuen Diagnostik- und Therapieverfahrens bei dieser Tumorentität nicht zulassen.

Hierbei handelt es sich zunächst um die Einzelfallbeschreibung einer erfolgreichen Identifikation eines Sentinel node mittels einer Gamma-Sonde bei Vorliegen eines die Mittellinie überschreitenden supraglottischen Karzinoms von Alex u. Krag aus dem Jahre 1996 [1].

Auf Grundlage der Untersuchung an insgesamt fünf teilweise vorbehandelten Patienten mit unterschiedlichem Halslymphknotenstatus kamen die Autoren einer anderen Arbeit zu dem Schluss, dass die Sentinel-Lymphonodektomie bestimmten Patienten vorbehalten und insgesamt nur bei Karzinomen im Bereich der Mundhöhle und des Oropharynx durchführbar sei [18].

Anhand der Untersuchung von 16 Patienten mit unterschiedlichem Halslymphknotenstatus zeigten Pitman et al. [22], dass der Farbstoffinjektionsmethode im Kopf-Hals-Bereich zur Darstellung des erstdrainierenden Lymphknotens nur eine untergeordnete Bedeutung zukommt.

In einer weiteren Arbeit zur Sentinel-node-Biopsie mittels Tracer- und Farbstoffapplikation wurde über den Nachweis eines histologisch nicht repräsentativen

Sentinel node in 46,2 % der untersuchten Fälle berichtet [16]. Es muss jedoch kritisch angemerkt werden, dass aus der Veröffentlichung nicht hervorgeht wie der prätherapeutische N-Status festgelegt wurde. So erscheint die Repräsentativität dieser Untersuchung vor dem Hintergrund, dass die Validität des Sentinel-node-Konzeptes im Initialstadium der lymphogenen Metastasierung überprüft werden soll, angesichts eines Patientenkollektivs, das zu über 65 % histologisch eine fortgeschrittene lymphogene Metastasierung aufwies, deutlich eingeschränkt.

Auf der Grundlage der Ergebnisse eigener Untersuchungen an bisher über 100 Patienten [8, 34–37] scheint der Sentinel-node-Biopsie im Kopf-Hals-Bereich ein klinisch relevanter Stellenwert zuzukommen, wenn die Identifikation des Sentinel node nicht transkutan, wie beim Melanom und Mammakarzinom beschrieben, sondern im Anschluss an die Applikation des Radiopharmakons zu Beginn der Operation (Tumorresektion und Neck dissection) intraoperativ am chirurgisch eröffneten Hals erfolgt (Abb. 11.4).

Patienten mit N0-Hals. Bei 39, in einer eigenen Untersuchung erfassten, nicht vorbehandelten Patienten mit klinischem N0-Hals (B-Mode-Sonographie und CT) repräsentierte der intraoperativ identifizierte tumorfreie Sentinel node bei insgesamt 34 Patienten den tatsächlichen lymphogenen Metastasierungsstatus. Besonders interessant war der histologische Nachweis einer isolierten Tumormetastase im intraoperativ identifizierten Sentinel node bei insgesamt sechs Patienten (pN1).

Patienten mit N1-Hals. Bei vier von fünf Patienten mit sonographisch vermutetem N1-Hals enthielt der intraoperativ identifizierte Sentinel node eine isolierte Tumormetastase (pN1). Bei dem verbliebenen Patienten war der 1,5 cm große, runde Sentinel node repräsentativ für das Neck-dissection-Präparat histologisch tumorfrei (pN0).

Diese Ergebnisse ermutigen zu der Annahme, dass der intraoperativen Sentinel-node-Biospie auch bei Plattenepithelkarzinomen im Bereich der oberen Luft- und Speisewege ein Stellenwert beim Nachweis klinisch nicht nachweisbarer Lymphknotenmetastasen zukommt.

Patienten mit fortgeschrittener lymphogener Metastasierung. Der Prozess der intranodalen Phagozytose des Radiopharmakons durch die retikuloendothelialen Zellen ist an eine unbeeinflusste Architektur und ungestörte physiologische Integrität des Lymphknotens gebunden. In Übereinstimmung mit der Literatur [3] zeigen unsere Ergebnisse, dass aus einem fortgeschrittenen intranodalen Tumorwachstum mit kapselüberschreitendem Metastasenwachstum eine deutliche Verminderung der Radiopharmakonaufnahme und -speicherung bis hin zu

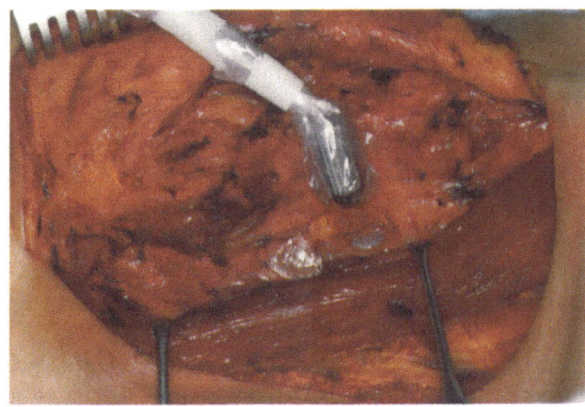

Abb. 11.4. Intraoperative Aktivitätsmessung mittels Gamma-Sonde

einem völligen Verlust der nodalen Speicherkapazität resultiert.

Da aufgrund dessen die Identifikation eines histologisch nicht repräsentativen Sentinel node nicht sicher ausgeschlossen werden kann, sollte bei klinischem Nachweis einer fortgeschrittenen lymphogenen Metastasierung ipsilateral auf eine Sentinel-node-Biopsie verzichtet werden.

Möglicherweise kann der intraoperativen Sentinel-node-Biopsie bei diesen Patienten jedoch eine Bedeutung beim kontralateralen klinischen N0-Hals zukommen.

11.6 Problematik der Sentinel-Lymphonodektomie im Kopf-Hals-Bereich

Der Wert dieses neuen Diagnostik- und Therapieverfahrens ist unmittelbar an die Nachweissicherheit des tatsächlichen Sentinel node gebunden. Dies stellt insbesondere im Kopf-Hals-Bereich bei einer Gesamtanzahl von ungefähr 300 hier lokalisierten Halslymphknoten eine immense Herausforderung an die Nachweistechnik dar.

Streustrahlung. Die Schwierigkeiten bei den Tumoren der oberen Luft- und Speisewege liegen insbesondere in den anatomischen Besonderheiten im Kopf-Hals-Bereich. Hierfür charakteristisch ist das enge räumliche Nebeneinander von Primärtumor und erstdrainierender Lymphknotenstation. Aufgrund dessen ist eine von der Streustrahlung der Primärinjektionsstelle ungestörte Zuordnung der gemessenen Strahlung zu den jeweiligen Einzellymphknoten nicht immer sicher möglich, sodass eine Verfälschung der mittels der Gamma-Sonde gemessenen intranodalen Aktivitätsanreicherung durch die Streustrahlung der Primärinjektionsstelle nicht in allen Fällen sicher ausgeschlossen werden kann [34].

Die Identifikation sehr kleiner und dem Primärtumor unmittelbar benachbart lokalisierter erstdrainierender Lymphknoten ist, wie bereits eingangs erläutert, häufig erst nach Drehung des Neck-dissection-Präparates aus dem Operationssitus heraus möglich.

Einige Autoren [24, 25] schlagen aus diesem Grund die intraoperative Verwendung einer Bleiplatte zur Abschirmung der von der Primärinjektionsstelle ausgehenden Streustrahlung vor. Erfahrungsgemäß können trotz dieses Hilfsmittels aufgrund der besonderen anatomischen Verhältnisse im Kopf-Hals-Bereich Verfälschungen nicht immer sicher vermieden werden.

Die extrakorporale Kontrollmessung der Lymphknoten erscheint vor diesem Hintergrund die sicherste Form des intranodalen Aktivitätsnachweises des Radiopharmakons. Hierfür bieten sich in der Praxis verschiedene Möglichkeiten an. Die intraoperativ mittels der Gamma-Sonde identifizierten Lymphknoten können separat entnommen und extrakorporal erneut mit Hilfe der bereits intraoperativ verwendeten Gamma-Sonde hinsichtlich ihrer Aktivitätsanreicherung untersucht werden. Des Weiteren besteht die Möglichkeit, die entnommen Lymphknoten in einem so genannten Mehrkanalmessplatz (NaJ-Detektor für Gammastrahlenspektroskopie) einer seperaten Kontrollmessung zuzuführen.

Die vergleichende extrakorporale Aktivitätsmessung beider Verfahren (Gamma-Sonde vs. Mehrkanalmessplatz) zeigte in unserem Patientenkollektiv, dass mit Hilfe des Mehrkanalmessplatzes eine genauere Unterscheidung der intranodalen Zerfallsraten möglich ist. Dies bezieht sich sowohl auf die Unterscheidung von Lymphknoten, die mit der Gamma-Sonde eine ähnlich hohe Aktivitätsrate aufwiesen, als auch auf den Nachweis sehr geringer Zerfallsraten insbesondere auch kontralateral anreichernder oder tumordurchsetzter Lymphknoten.

Dies legt die Vermutung nahe, dass durch die extrakorporal durchgeführte Aktivitätsbestimmung Radiopharmakon-anreichernder Lymphknoten in einem Mehrkanalmessplatz die Nachweissicherheit der intraoperativen Sentinel-node-Biopsie deutlich erhöht werden kann [7].

Inwieweit bei der Sentinel-Lymphonodektomie bei Plattenepithelkarzinomen im Kopf-Hals-Bereich generell auf die Verwendung einer Gamma-Sonde zugunsten eines deutlich empfindlicheren und weniger störanfälligen sowie kostengünstigeren Mehrkanalmessplatzes verzichtet werden kann, müssen weiterführende Untersuchungen zeigen.

Injektion und Lymphabflussgebiet. Detailliert untersuchte Dichteunterschiede im regionsbezogenen Verteilungsmuster initialer Lymphgefäße im Kopf-Hals-Bereich [14, 31–33] nehmen unmittelbaren Einfluss auf die Identifikation des erstdrainierenden Lymphknotens. Allein aufgrund des engen räumlichen Nebeneinanders unterschiedlicher Lymphabflussgebiete im Kopf-Hals-Bereich besteht durch die Injektionstechnik an sich die Gefahr, in ein der Hauptabflussregion benachbartes Drainagegebiet zu injizieren. Insofern ist die Qualität der Untersuchung unmittelbar an die Güte der Injektion und damit wiederum an die Erfahrung des Untersuchers gebunden.

Eine intraoperative Injektionstechnik kann in diesem Zusammenhang aufgrund der besseren Übersicht und der fehlenden Eigendynamik des Patienten wesentlich zur Sicherheit der Injektion beitragen [8, 34–37].

In diesem Zusammenhang stellt sich auch die Frage nach dem optimalen Volumen der zu injizierenden Tracer-Substanz. Die Applikation eines zu großen Volumens führt durch eine unphysiologische Erhöhung des interstitiellen Druckes nicht nur zu einem zusätzlichen Abfluss in ein der Hauptabflussregion benachbartes Nebendrainagegebiet, sondern auch zur Anreicherung des Radiopharmakons in multiplen, für die erstdrainierenden Lymphknotenstationen nicht mehr repräsentativen Lymphknoten. Im Hinblick auf das klassische Gesetz der Lymphologie nach Mascagni, nach dem die Lymphe durchschnittlich acht Lymphknoten passiert, bevor sie wieder ins venöse Blutsystem gelangt, muss es das vordringliche Ziel sein, bei der Sentinel-Lymphonodektomie die Anzahl der Radiopharmakon-speichernden Lymphknoten auf eine möglichst geringe Anzahl repräsentativer erstdrainierenden Lymphknoten (SN_{1-3}) zu reduzieren. Die generelle Darstellung und Entnahme allein des höchstanreichernden Lymphknotens (SN_1) erscheint uns angesichts des Verteilungsmusters auch im Hinblick auf eine mögliche Kollateralbildung initialer Lymphgefäße im Kopf-Hals-Bereich [14, 31–33] nicht ausreichend repräsentativ. So kann ein Primärtumor aufgrund seiner Lokalisation in zwei benachbarte Lymphabflussgebiete drainieren und somit mehrere erstdrainierende Lymphknoten besitzen. Wir sind deshalb der Auffassung, dass basierend auf dem dichten Lymphknotensystem im Kopf-Hals-Bereich die Identifikation von zwei bis maximal drei Radiopharmakon-anreichernden Lymphknoten (SN_1, SN_2, SN_3) hilfreich ist, um die Gefahr falsch-negativer Ergebnisse im Falle eines No-Halses zu reduzieren [8, 34–37].

In Übereinstimmung mit anderen Autoren sollte bei der Durchführung der Sentinel-node-Biopsie bevorzugt *^{99m}Tc-Nanokolloid* oder *^{99m}Tc-Antimonsulfat* gegenüber anderen Radiopharmaka *wie ^{99m}Tc-Albumin* oder *^{99m}Tc-Schwefelkolloid* verwendet werden, um sicher zu gehen, dass alle erstdrainierenden Lymphknoten dargestellt werden [26].

11.7 Zusammenfassung

Die letztendliche Bedeutung der Sentinel-Lymphonodektomie ist für Plattenepithelkarzinome der oberen Luft- und Speisewege gegenwärtig noch nicht abzuschätzen. Möglicherweise kann die Sentinel-Lymphonodektomie jedoch dazu beitragen, das Ausmaß der okkulten Metastasierung, das gegenwärtig mit Werten von bis zu 25 % anzunehmen ist [13], durch eine gezielte Untersuchung der erstdrainierenden Lymphknoten (SN$_{1-3}$) exakter zu definieren. Ob die Sentinel-Lymphonodektomie trotz der hohen Anforderungen an die Injektionstechnik dazu geeignet ist, das Ausmaß der selektiven Neck dissection beim vermuteten No-Hals weiter einzuschränken, müssen weiterführende Untersuchungen zeigen. Im Kontext der Bemühungen um ein einheitliches Behandlungskonzept des Lymphabflusses bei Karzinomen der oberen Luft- und Speisewege wird die kritische Analyse der Sentinel-Lymphonodektomie künftig jedoch unzweifelhaft einen festen Platz einnehmen [8, 34–37].

Literatur

1. Alex JC, Krag ND (1996) The gamma-probe-guided resection of radiolabeled primary lymph nodes. Surg Oncol Clin North Am 5: 33–41
2. Barke R (1983) Farbstoffe. In: Wiljasalo M, Weissleder H (Hrsg) Lymphographie bei malignen Tumoren. Thieme, Stuttgart, S 32–33
3. Borgstein PJ, Pijpers R, Comans EF, van Diest PJ, Boom RP, Meijer S (1998) Sentinel lymph node biopsy in breast cancer: Guidelines and pitfalls of lymphoscintigraphy and gamma probe detection. J Am Coll Surg 186: 275–283
4. Cabanas RM (1977) An approach for the treatment of penile carcinoma. Cancer 39: 456–466
5. Colnot, DR, Nieuwenhuis EJC, Castelijns JA, Pijpers R, Brakenhoff RH, Snow GB (1999) Ultrasound guided aspiration of sentinel nodes for improved staging of head and neck cancer patients. Eur J Nucl Med 26: 70
6. Czerniecki BJ, Scheff AM, Callans LS, Spitz FR, Bedrosian I, Conant EF (1999) Immunohistochemistry with pancytokeratins improves the sensitivity of sentinel lymph node biopsy in patients with breast carcinoma. Cancer 85: 1098–1103
7. Dünne AA, Jungclas H, Werner JA (2001) Intraoperative sentinel node biopsy in patients with squamous cell carcinomas of the head and neck – experiences using a well-type NaI detector for gamma ray spectroscopy. Otorhinolaryngol Pol 2: 127–134
8. Dünne AA, Külkens C, Ramaswamy A et al. (2000) Value of sentinel lymphonodectomy in patients with squamous cell carcinoma of the head and neck. Auris Nasus Larynx 28: 339–344
9. Dowlatshahi K, Fan M, Bloom KJ, Spitz D, Patel S, Snider HC (1999) Occult metastases in the sentinel lymph nodes of patients with early stage breast carcinoma: A preliminary study. Cancer 86: 990–996
10. Garzom OL, Palcos MC, Radicella R (1965) Technetium-99m labelled colliod. Int J Appl Radiat Isotopes 16: 613
11. Glass EC, Essner R, Guilano A, Morton DL (1995) Comparative efficiancy of three lymphoscintigraphic agents. J Nucl Med 36: 199
12. Goldhirsch A, Glick JH, Gelber RD, Senn HJ (1998) Meeting highlights: International consensus panel on the treatment of primary breast cancer. J Natl Cancer Inst 90: 1601–1608
13. Hosal AS, Carrau RL, Johnson JT, Myers EN (2000) Selective neck dissection in the management of the clinically node-negative neck. Laryngoscope 110: 2037–2040
14. Hosemann W, Kühnel T, Burchard AK, Werner JA (1998) Histochemical detection of drainage pathways in the middle nasal meatus. Rhinology 36: 50–54
15. Hudack S, McMaster PD (1933) The lymphatic perticipation in human cutaneous phenomena. A study of the minute lymphatics of the living skin. J Exp Med 57: 1–75
16. Jansen L Koops HS, Nieweg OE, Doting E, Kapteijn AE, Balm AJM (2000) Sentinel node biopsy for melanoma in the head and neck region. Head Neck 22: 272–33
17. Keshtgar MRS, Waddington WA, Lakhani SR, Ell PJ (1999) The sentinel node in surgical oncology, 1st edn. Springer, Berlin Heidelberg New York Tokyo, pp 1–193
18. Koch WN, Choti MA, Civelek C, Eisele DW, Saunders JR (1998) Gamma probe directed biopsy of the SN in oral squamous cell carcinoma. Arch Otolaryngol Head Neck Surg 124: 455–459
19. Nathanson SD, Nelson L, Karvelis KC (1996) Rates of flow of technetium-99m-labeled human serum from peripheral injection sites to sentinel lymph nodes. Ann Surg Oncol 3: 329–335
20. Offodile R, Hoh C, Barsky SH, Nelson SD, Elashoff FR, Eilber FR (1998) Minimally invasive breast carcinoma staging using lymphatic mapping with radiolabeled dextran. Cancer 82: 1704–1708
21. Ohtake E, Matsui K, Kobayashi Y, Ono Y (1983) Dynamic lymphoscintigraphy with Tc-99m human serum albumin. Radiat Med 1: 132–136
22. Pitman KT, Johnson JT, Edington H, Barnes L, Day R, Wagner RL, Myers EN (1998) Lymphatic mapping with isosulfan blue dye in squamous cell carcinoma of the head and neck. Arch Otolaryngol Head Neck Surg 124: 790–793
23. Schrenk P, Riger R, Shamiyeh A, Wayand W (2000) Morbidity following sentinel lymph node biopsy versus axillary lymph node dissection for patients with breast carcinoma. Cancer 88: 608–614
24. Shdanov DA (1932) Röntgenologische Untersuchungsmethoden des Lymphgefäßsystems des Menschen und der Tiere. Fortschr Röntgenstr 46: 680
25. Shoaib T, Soutar DS, Prossar JE, Dunaway DJ, Gray HW, McCurrach GM (1999) A suggested method for sentinel node biopsie in squamous cell carcinoma of the head and neck. Head Neck 21: 728–733
26. Uren RF, Thompson JF, Howman-Giles RB (1999) Lymphatic drainage of the skin and breast, 1st edn. Harwood, Singapore, pp 1–179
27. van den Brekel MW, Reitsma LC, Quak JJ, Smeele LE, van der Linden JC, Snow GB, Castelijns JA (1999) Sonographically guided aspiration cytology of neck nodes for selection of treatment and follow-up in patients with No head and neck cancer. AJNR Am J Neuroradiol 20: 1727–1731

28. Veronesi U, Paganelli G, Viale G, Galimberti V, Luini A, Zurrida S (1999) Sentinel lymph node biopsy and axillary dissection in breast cancer: Results in large series. J Natl Cancer Inst 91: 368–373

29. Viale G, Bosari S, Mazzarol G, Galimberti V, Luini A, Veronesi P (1999) Intraoperative examination of axillary sentinel nodes in breast carcinoma patients. Cancer 85: 2433–2438

30. Weaver DL, Krag DN, Ashikaga T, Harlow SP, O'Conell M (2000) Pathologic analysis of sentinel and nonsentinel lymph nodes in breast carcinoma: A multicenter Study. Cancer 88: 1099–1107

31. Werner JA, Schünke M, Rudert H, Tillmann B (1990) Description and clinical importance of lymphatics of the vocal fold. Otolaryngol Head Neck Surg 102: 13–19

32. Werner JA (1995 a) Untersuchungen zum Lymphgefäßsystem von Mundhöhle und Rachen. Laryngorhinootologie 74: 622–628

33. Werner JA (1995 b) Morphologie und Histochemie von Lymphgefäßen der oberen Luft- und Speisewege: Eine klinisch orientierte Untersuchung. Laryngorhinootologie 74: 568–576

34. Werner JA, Dünne AA, Brandt D et al. (1999) Untersuchungen zum Stellenwert der Sentinel Node Biopsie bei Karzinomen des Pharynx und Larynx. Laryngorhinootologie 12: 663–670

35. Werner JA, Dünne AA, Brandt D (2001) Sentinel Lymphonodektomie bei Plattenepithelkarzinomen im Kopf-Hals-Bereich. In: Schlag PM (Hrsg) Sentinel Lymphknoten Biopsie. Ecomed, Landsberg, S 129–139

36. Werner JA, Dünne AA, Ramaswamy A, Brandt D, Külkens C, Moll R, Lippert BM (2002) Das Sentinel Node Konzept bei Plattenepithelkarzinomen der oberen Luft- und Speisewege – eine kritische Analyse an 100 Patienten. Laryngorhinootologie 82: 31–39

37. Werner JA, Dünne AA, Ramaswamy A et al. (im Druck) Number and location of radiolabeled, intraoperatively identified sentinel nodes in 48 head and neck cancer patients with clinically staged N0 and N1 neck. Eur Arch Otol Rhinol Laryngol

38. Yu LL, Flotte TJ, Tanabe KK, Gadd MA, Cosimi AB, Sober AJ (1999) Detection of microscopic melanoma metastases in sentinel lymph nodes. Cancer 86: 617–627

Strahlentherapie des regionären Lymphabflusses bei malignen Tumoren des Kopf-Hals-Bereiches

S. Staar

Die perkutane Strahlentherapie ist neben den unterschiedlichen chirurgischen Ansätzen der zervikalen Lymphknotenausräumung die wichtigste onkologische Modalität in der Behandlung zervikaler Lymphknotenmetastasen. Der Einsatz einer Radiotherapie wird wesentlich durch den Primärtumor, seine Ausdehnung und Lokalisation, Zelltyp und Vorliegen regionärer Lymphknotenmetastasen wie auch Art und Ausmaß der vorangegangenen oder geplanten chirurgischen Intervention bestimmt.

Therapie der ersten Wahl bei operablen Tumoren mit klinisch nachweisbarer lymphogener Metastasierung ist die radikale Resektion mit tumorfreien Normalgewebsgrenzen sowie die ein- oder beidseitige Lymphknotenausräumung des Halses mit anschließender adjuvanter Strahlenbehandlung. Das zu empfehlende therapeutische Vorgehen bei einem klinischen No-Hals wird kontrovers beurteilt. Hier stehen Operation und Radiotherapie als mögliche Optionen zu Verfügung. Die zytostatische Chemotherapie wird überwiegend in Kombination mit einer Strahlenbehandlung eingesetzt, der Stellenwert einer alleinigen Chemotherapie in der Primärbehandlung eines fortgeschrittenen metastasierten Kopf-Hals-Tumors ist fraglich.

12.1 Grundlagen der Strahlentherapie

12.1.1 Strahlenarten, Dosis und Geräte

Die biologische Wirkung ionisierender Strahlen basiert auf einer lokalen Energieabsorption im Gewebe. Man unterscheidet

- direkt ionisierende Strahlen, dies sind schnelle geladene Teilchen wie z. B. Elektronen und Protonen, von den
- indirekt ionisierenden Strahlen, dies sind ungeladene Teilchen hoher Energie wie elektromagnetische Quanten, auch als Photonen definiert, oder Neutronen.

Eine charakteristische Eigenschaft der direkt ionisierenden Strahlen ist ihre definierte Reichweite, die von der kinetischen Energie der Teilchen abhängt. Bei den therapeutisch häufig eingesetzten Elektronen zur Bestrahlung zervikaler Lymphknotenmetastasen mit gleichzeitiger Schonung des strahlensensiblen Halsmarks beträgt die effektive Reichweite in Zentimetern in etwa ein Drittel der Anfangsenergie der Elektronen gemessen in MeV (Mega-Elektronen-Volt).

Die indirekt ionisierenden Photonenstrahlen setzen bei einem primären Wechselwirkungsprozess in der durchstrahlten Materie geladene Teilchen frei, die dann das umliegende Gewebe entlang ihrer Spur ionisieren. Photonenstrahlen haben als elektromagnetische Wellen keine definierte Reichweite. Ein Vorteil der Photonenstrahlen hoher Energie (>1 MeV) ist der deutliche Dosisaufbaueffekt, der das Dosismaximum von der Oberfläche in die Tiefe verlagert und so z. B. zu einer Hautschonung führt. Er beruht auf der bevorzugten Vorwärtsstreuung der sekundären Elektronen, die durch die indirekt ionisierende Wirkung der Photonen aus den Atomen des durchstrahlten Gewebes freigesetzt werden.

Die perkutane oder auch externe Strahlentherapie maligner Tumoren wurde mit der Einführung der Röntgenstrahlen begründet. In der heutigen Tumortherapie dominiert die Hochvolttherapie im MeV-Bereich. Sie ermöglicht, hohe Strahlendosen homogen auch in der Tiefe des Körpers zu applizieren. Es werden Bestrahlungsanlagen mit radioaktiven Quellen wie z. B. das 60-Kobalt-Gerät mit Freisetzung von definierter Gamma-Strahlung (1,17 MeV und 1,33 MeV) von den Beschleunigeranlagen, heute meist Linearbeschleuniger, mit möglichen Energien von 4–25 MeV unterschieden.

In der Medizin interessiert die Strahlenwirkung in den verschiedenen biologischen Geweben. Die Dosisangabe einer Strahlentherapie erfolgt mit der Energiedosis, definiert als die im jeweiligen Gewebe absorbierte Energie der ionisierenden Strahlung pro Masse. Die internationale Einheit ist das Gray (Gy), definiert als 1 Gy = 1 Joule pro Kilogramm.

Eine besondere Form der Strahlentherapie ist die interstitielle Brachytherapie. Sie wird überwiegend in Afterloading-Technik (Nachladeverfahren) mittels Nadeln oder verschiedener Katheter, die in den Tumor vorgeschoben werden und anschließend mit den Strahlenquellen wie dem Beta-Strahler ^{192}Iridium beladen werden, durchgeführt. Es lassen sich so sehr begrenzt sehr hohe Strahlendosen applizieren. Diese Bestrahlungsmethode eignet sich aber nur für kleinere Zielvolumina, die z. B. nicht in Nähe des Ober- oder Unterkieferknochens liegen sollten, da sonst die Gefahr einer Osteoradionekrose besteht. Die interstitielle Radiotherapie kann bei fortgeschrittenen Tumoren in selektierten Fällen als lokale Dosisaufsättigung („boost") oder bei Tumor- und Lymphknotenrezidiven auch nach Vorbestrahlung eingesetzt werden.

Zur Behandlung zervikaler Lymphknotenmetastasen, die häufig in unmittelbarer Nachbarschaft zu den großen Halsgefäßen liegen, ist eine interstitielle Strahlentherapie primär nicht zu empfehlen. Hier sollte perkutan mit einer externen Bestrahlung (4–10 MeV Photonen) die berechnete Dosis homogen auf das Lymphabflussgebiet appliziert werden.

12.1.2 Biologische Prinzipien bei der Tumorbestrahlung

Ziel der Strahlentherapie maligner Tumoren ist die Proliferationshemmung, d. h. der mitosegekoppelte Zelltod. Angriffspunkte sind die Proteine und Nukleinsäuren. Die bedeutsamsten Effekte sind Einzel- und Doppelstrangbrüche. Eine Dosis von 1–2 Gy führt etwa zu 1.000 Einzel- und 40 Doppelstrangbrüchen. Die Wahrscheinlichkeit des Zelltodes korreliert mit der Zahl der Doppelstrangbrüche. Bei Tumoren mit geringer Proliferationsrate basierend auf einer kleinen Wachstumsfraktion ist die Strahlenwirkung erst nach vielen Bestrahlungen erkennbar (z. B. gut differenziertes Larynxkarzinom), während Tumoren mit hoher Proliferationsrate schon nach wenigen Bestrahlungen eine deutliche Regression zeigen (z. B. Lymphome der chronisch-lymphatischen Leukämie). Die lokale Tumorkontrolle hängt von der Höhe der eingestrahlten Dosis ab. Für die Plattenepithelkarzinome im Halsbereich und auch für Lymphknotenmetastasen resultiert auf Basis experimenteller und klinischer Daten bei linearer Darstellung der Beziehung von zu erwartender Tumorkontrolle und eingestrahlter Dosis eine sigmoide Kurve (Abb. 12.1).

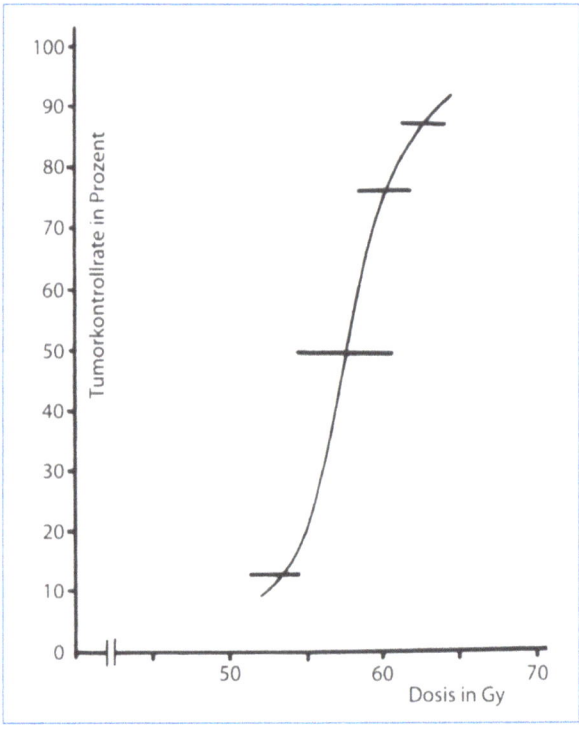

Abb. 12.1. Abhängigkeit der Tumorkontrolle von der Dosis. (Nach Fletcher [32])

Abb. 12.2. Dosisabhängigkeit der zu erwartenden Tumorlokalisation und der zu erwartenden Komplikationen. Die *gestrichelte Linie* entspricht dem therapeutischen Ziel

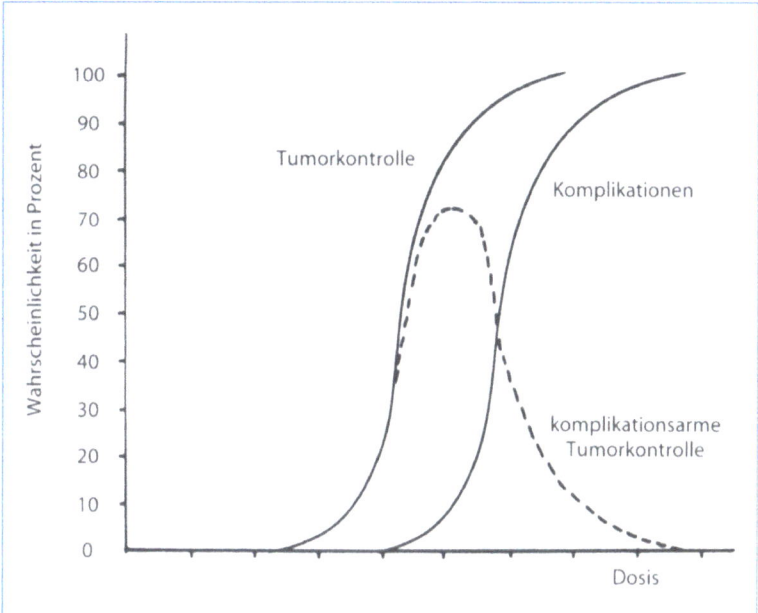

Generell ist bei der kurativen Radiotherapie zu berücksichtigen, dass größere Tumore höhere Dosen zur Devitalisierung benötigen als z. B. Mikrometastasen in Lymphabflussgebieten, die mit einer adjuvanten Strahlentherapie postoperativ sterilisiert werden sollen. Entscheidend ist letztendlich das Nichtauftreten eines Rezidives, das die Vernichtung möglichst aller Tumorzellen verlangt, aber sicherlich auch durch körpereigene Immunvorgänge beeinflusst wird.

Erwünscht ist bei der Strahlentherapie eine Elektivität, die zu Tumorzellproliferationshemmung und Zelltod führt, aber gleichzeitig das gesunde Gewebe nicht letal oder dauerhaft schädigt. Hierzu trägt die Fraktionierung, die Unterteilung der Gesamtdosis in viele Einzelportionen, wesentlich bei. Für früh reagierende Normalgewebe wie Haut, Schleimhäute und Speicheldrüsen sind die applizierte Gesamtdosis und Gesamtbehandlungszeit entscheidende Faktoren, für spät reagierende Gewebe wie Lunge, Rückenmark und Knorpel ist für die Entwicklung von Spätfolgen die Fraktionsgröße entscheidend. Ein Fraktionierungsrhythmus mit Einzeldosen von 1,8–2 Gy und fünf Fraktionen pro Woche hat sich klinisch als günstig erwiesen und wird oft als konventionelle Fraktionierung bezeichnet. Die Wirkung einer Radiotherapie bewegt sich stets zwischen der Szylla der ungenügenden Tumorkontrolle und der Charybdis der Überschreitung der Toleranzgrenzen des Normalgewebes (Abb. 12.2). Ziel ist die komplikationslose Kuration.

12.1.3 Zeitliche Verteilung der Strahlendosis

Die Strahlensensibilität maligner Tumorzellen wird wesentlich bestimmt durch:

- Zellzykluszeit,
- Größe der Wachstumsfraktion,
- Tumorvolumen (Zahl der zu devitalisierenden Zellen),
- Anzahl der hypoxischen Zellen, Fähigkeit zur Reoxygenierung,
- Repopulation,
- Qualität des umgebenden Gewebes (Tumorbetteffekt).

Die Fraktionierung (Aufteilung der Gesamtdosis in zeitlich getrennte Einzeldosen) ermöglicht neben der Erholung des im Bestrahlungsvolumen liegenden Normalgewebes auch die Möglichkeit der Reoxygenierung verbliebener vitaler Tumorzellen (Rezirkulation, Tumorschrumpfung mit Wiedereröffnung verschlossener Gefäße und besserem Anschluss an Sauerstoffdiffusionsbahn). Primär ruhende Tumorzellen können in strahlensensible Zellzyklusphasen eintreten (Redistribution). In den therapiefreien Intervallen können sich nichtdevitalisierte Tumorzellen und Zellen des gesunden Gewebes teilen.

Bei Plattenepithelkarzinomen der Kopf-Hals-Region ist die Repopulierung drei bis vier Wochen nach Strahlentherapiebeginn am größten. Eine lange Gesamtbehandlungszeit reduziert die Wahrscheinlichkeit der lokalen Tumorkontrolle. Geplante Unterbrechungen der Strahlenbehandlung, eine so genannte „Split-course-Technik", sind für diese Tumorentität nicht zu empfehlen. Intensivierungen der Strahlentherapie, die eine Gesamtdosis von 70–74 Gy erlaubt, sind durch Änderung der Fraktionierung oder Verkürzung der Gesamtbehandlungszeit möglich. Zu diesen intensivierten strahlentherapeutischen Behandlungsansätzen gehören die hyperfraktionierte und die akzelerierte wie auch die hyperfraktioniert akzelerierte Radiotherapie und die Kombinationen der sequenziellen und simultanen Radio-Chemo-Therapie.

Die Hyperfraktionierung ist für die fortgeschrittenen Kopf-Hals-Tumoren eine der gegenwärtig meistdiskutierten Alternativen zur konventionellen, einmal täglichen Bestrahlung mit 1,8–2 Gy. Hyperfraktionierung bedeutet, dass im Vergleich zur konventionellen Radiotherapie niedrigere, d.h. Dosen <1,8 Gy pro Fraktion eingestrahlt werden. Gesamtdosis und Gesamtbehandlungszeit bleiben unverändert. Es wird mehr als eine Fraktion pro Tag appliziert und/oder das Wochenende mit in die Bestrahlung einbezogen. Die hyperfraktionierte Strahlenbehandlung wird häufig als zweimal tägliche Strahlenbehandlung mit gleichzeitiger Akzelerierung (Verkürzung der Gesamtbehandlungzeit in Relation zu 70 Gy in sieben Wochen) klinisch eingesetzt.

Bei der akzelerierten Strahlenbehandlung ist die im Mittel pro Tag applizierte Dosis erhöht. Es ist das Ziel einer akzelerierten Bestrahlung, durch eine hohe tägliche Dosis den Einfluss etwaiger Tumorzellproliferation zu limitieren bzw. durch die somit verkürzte Gesamtbehandlungszeit den Tumorzellen möglichst wenig Zeit zur Proliferation zu lassen. Hieraus resultiert auch, dass inaktivierte Zellen akut reagierender Normalgewebe, wie z.B. die Mukosa, verstärkte Akutreaktionen zeigen werden.

Weltweit wurden in den letzten 15 Jahren wohl die meisten publizierten Studien zur hyperfraktionierten Bestrahlung bei den meist schnell proliferierenden Karzinomen der Kopf-Hals-Region durchgeführt. Aktuelle Strahlentherapiestudien bevorzugen eine Akzelerierung, z.B. mit Einsatz des *concomitant boost*. Hierbei wird vormittags die Primärtumorregion und das zugehörige komplette Lymphabflussgebiet bestrahlt. Die zweite tägliche Fraktion, die erst nach einer Erholungszeit von sechs Stunden für das Normalgewebe appliziert werden sollte, schließt dann nur den klinisch nachweisbaren Tumor und die klinisch befallenen Lymphknoten ein.

12.2 Chemotherapeutische Ansätze

Unter Chemotherapie versteht man in der Onkologie eine Tumortherapie mit zytotoxischen Substanzen, die das Wachstum maligner Zellen durch unterschiedliche Mechanismen blockieren (Zytostatika). Maligne und benigne Zellen haben unterschiedlich hohe Zellteilungsraten. Dieser quantitative Unterschied ermöglicht eine effiziente Zellabtötung durch eine medikamentöse, systemische zytostatische Therapie bei gleichzeitig akzeptablen und häufig nur passageren Effekten auf das Normalgewebe (Akut- und Spätreaktionen).

12.2.1 Kombinierte Radio-Chemo-Therapie

Maligne Tumorzellen weisen in den verschiedenen Zellzyklusphasen unterschiedliche Strahlensensibilitäten auf. Zellen in der M-Phase (Mitose) sind für Strahlen am empfindlichsten, aber auch Zellen in der G_2- und frühen S-Phase sind sensibel. Die Strahlensensibilität der Zellen in der späten S-Phase und der frühen G_1-Phase ist gering. Eine Bestrahlung führt zu einer gewissen vorübergehenden Synchronisierung, da vor allem Zellen in den resistenten Phasen überleben und gleichzeitig eine temporäre Blockierung für den Eintritt von Zellen in die strahlensensible M-Phase resultiert. Da die heterogenen Tumorzellen aber unterschiedlich lange Zellzykluszeiten haben, ist diese Synchronisation immer nur partiell.

Es wurde bereits in den 70er Jahren versucht, durch kombinierten Einsatz einer Radiotherapie mit verschiedenen Zytostatika eine bevorzugte Zellabtötung in bestimmten Zyklusphasen zu erreichen. Die meisten Versuche erfolgten mit 5-Fluorouracil (5-FU), einem Antimetaboliten, der als Pyrimidinantagonist mit Hemmung der Thymidylatsynthase zu einem Einbau als „falsche" Base in die RNS und DNS führt und so die Zellteilung blockiert. Nach Aufhebung der Blockade sollten Zellen in die strahlensensiblen Phasen eintreten und so einen maximalen Strahleneffekt ermöglichen. Auch andere Zytostatika wie Bleomycin und Vincristin wurden getestet. Positive Synchronisationseffekte ließen sich aber nur in Zellkulturen und bei schnell wachsenden Experimentaltumoren erzielen.

In der heutigen Strahlentherapie werden Zytostatika meist als additiv wirkende und damit strahlenverstärkende Substanzen eingesetzt [60, 64, 79, 84]. Bei den Plattenepithelkarzinomen der oberen Luft- und Speisewege haben sich in zahlreichen klinischen Studien die Substanzen 5-FU, die Platinderivate Cisplatin und Carboplatin, das Mitomycin C und Hydroxyurea (HU) als geeignete Substanzen durchgesetzt. Die relativ neue Klasse der Taxane (Docetaxel und Paclitaxel) wird aktuell in klinischen Studien zur Radio-Chemo-Therapie überprüft.

12.2.2 Multimodale Therapie

Bei dem kombinierten Einsatz der drei onkologischen Modalitäten Operation, Strahlen- und Chemotherapie werden unterschieden:

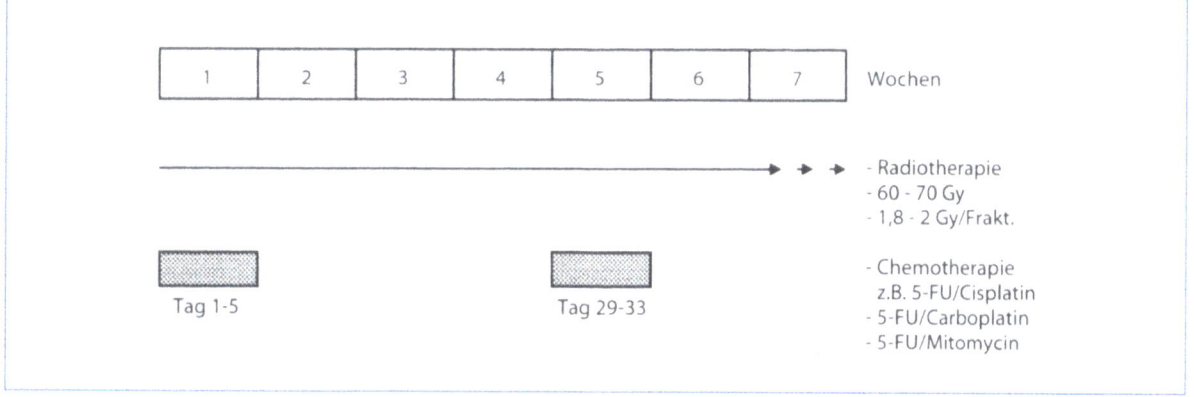

• Induktions- oder auch neoadjuvante Chemotherapie vor geplanter Operation,
• adjuvante postoperative Chemotherapie,
• neoadjuvante präoperative kombinierte Radio-Chemo-Therapie,
• adjuvante postoperative kombinierte Radio-Chemo-Therapie,
• definitive kombinierte Radio-Chemo-Therapie.

Bei Einsatz einer kombinierten Radio- und Chemotherapie sind je nach zeitlicher Applikationsfolge die alternierende Chemo- und Radiotherapie, die sequenzielle Chemo- und Radiotherapie sowie die simultane Radio-Chemo-Therapie zu differenzieren.

Unter Berücksichtigung der strahleninduzierten Gewebeveränderungen mit Ausbildung einer Fibrose wird bei zeitlich entfernter Applikation der beiden Modalitäten immer zuerst die systemische Chemotherapie verabreicht. Die zeitliche Abfolge von Strahlen- und Chemotherapie ist für die Ausprägung potenzieller verstärkender oder abschwächender Effekte entscheidend [59, 63, 77].

Bei der alternierenden Chemo- und Radiotherapie wird eine begrenzte Strahlentherapieserie im engen zeitlichen Wechsel mit einer Chemotherapie appliziert. Mindestens zwei Zyklen einer Chemo- und Strahlentherapie sind hier definitionsgemäß notwendig. Ziel der alternierenden Behandlung ist die Reduktion der Toxizitäten am Normalgewebe und die Verstärkung der Tumoreffekte durch Addition der Vorschädigung mit der jeweils folgenden Modalität.

Die sequenzielle Chemo- und Strahlentherapie führt zu einer zeitlich nahen Verknüpfung der beiden Modalitäten, z.B. im Verlauf von einigen Tagen. Bei kurzen Zeitintervallen unter 48 Stunden sind in Abhängigkeit von den gewählten Substanzen Interaktionen der beiden Modalitäten möglich.

Die simultane Radio-Chemo-Therapie ist die gleichzeitige Therapie mit Strahlen und zytotoxischen Substanzen, d.h. das Zytostatikum soll während eines Bestrahlungszeitraumes im Zielvolumen (Tumor und

Abb. 12.3. Schema für die kombinierte simultane Radio-Chemo-Therapie fortgeschrittener/inkomplett resezierter Pharynxkarzinome

Lymphknoten) „anwesend" sein. Bei einer kontinuierlichen Strahlentherapie bedeutet dies z.B. die Applikation der Chemotherapie in der 1. und 5. Behandlungswoche (Abb. 12.3). Ziel der simultanen Therapie mit zwei zytotoxischen Modalitäten ist die Maximierung der Tumoreffekte mit einer Verbesserung der lokalen Kontrolle, die leider auch erhöhte Toxizitäten am Normalgewebe bedingt.

Ein interessantes Ereignis bei der Interaktion von Strahlen- und Chemotherapie ist das so genannte „Recall-Phänomen" [28]. Es bezeichnet die klinische Beobachtung des Wiederauftretens einer zuvor abgeklungenen akuten Strahlenreaktion wie z.B. eines Hauterythems im Bestrahlungsfeld während oder nach Chemotherapie. Derartige Hautreaktionen treten besonders nach Anthrazyklinen und Actinomycin D auf, weniger bei den in der Therapie fortgeschrittener Kopf-Hals-Tumoren eingesetzten Substanzen wie 5-FU und Cisplatin.

12.3 Die Radio-/Radio-Chemo-Therapie im Kopf-Hals-Bereich

12.3.1 Voraussetzungen

Wünschenswert ist primär ein interdisziplinäres Kolloquium zwischen HNO-Ärzten und Radioonkologen, in dem auf der Basis der vorliegenden Befunde zur Tumorerkrankung des Patienten wie auch seiner Begleiterkrankungen und Risikofaktoren die möglichen therapeutischen Optionen diskutiert werden und ein Behandlungsvorschlag erarbeitet wird. Hier sollte der Stellenwert einer Radio- oder Radio-Chemo-Therapie (neoadjuvant/adjuvant/definitiv) innerhalb der Gesamttherapie festgelegt werden. Sicherlich werden die meisten Patienten mit Lymphknotenmetastasen von

Plattenepithelkarzinomen im Kopf-Hals-Bereich postoperativ zur adjuvanten Radio-/Radio-Chemo-Therapie vorgestellt.

Vor Beginn einer Strahlentherapie sind dem Patienten das Therapiekonzept, die Durchführung der Behandlung wie auch die zu erwartenden akuten Nebenwirkungen und möglichen Spätfolgen einschließlich seltener Komplikationen ausführlich zu erläutern. Es ist zu überprüfen, ob für die vorgesehene Strahlenbehandlung oder kombinierte Radio- und Chemotherapie die Ernährung ausreichend gesichert ist. Bei vielen Tumoren des Oro- und Hypopharynx bestehen tumorbedingt, in anderen Fällen auch postoperativ, deutliche Probleme bei der oralen Ernährung. Zu berücksichtgen ist die zu erwartende Mukositis und das radiogene Ödem, die häufig zu einer weiteren Behinderung führen. Frühzeitig sollte deshalb eine perkutane endoskopisch kontrollierte Gastrostomie (PEG) angelegt werden.

Auf Basis der vorliegenden Befunde und der zu Verfügung stehenden Bildgebung ist zu überprüfen, welche Zähne im Ober- und Unterkiefer voraussichtlich im Bestrahlungsvolumen liegen werden. Viele dieser Patienten zeigen einen desolaten Gebissstatus. Zur primären Orientierung über den Zahn- und Kieferstatus sollte ein Orthopanogramm angefertigt werden. Bei alleiniger Bestrahlung des zervikalen Lympfabflusses bis hochjugulär liegen keine Zähne im Bestrahlungsfeld. Häufiger wird aber die Primärtumorregion unter Einschluss der zervikalen Lymphknoten bestrahlt (Abb. 12.4). So liegen bei der Bestrahlung des Oro- und/oder Hypopharynx mindestens die Molaren im Bestrahlungsvolumen. Der Patient sollte sich mit genauen Angaben zu den im Bestrahlungsfeld liegenden Zähnen und der geplanten Strahlendosis bei einem erfahrenen Zahnarzt vorstellen. Alle vorhandenen Zähne im Strahlenfeld sind zahnärztlich auf Vitalität, kariöse Schäden und lokale Entzündungen zu überprüfen. Notwendige Sanierungen sind vor Beginn der Strahlenbehandlung durchzuführen. Prophylaktisch können zur regelmäßigen Fluoridierung der Restzähne so genannte Miniplastschienen angefertigt werden. Ausreichend ist aber auch eine mehrmals tägliche Reinigung und eine zwei- bis dreiwöchentliche Fluoridierung mit einem lokal zu applizierenden entsprechenden Fluorgel. Zahnextraktionen unmittelbar nach der Radiotherapie sind zu vermeiden und sollten unter antibiotischer Abdeckung erfolgen.

12.3.2 Planung

Die Strahlenbehandlung des zervikalen Lymphabflusses verlangt infolge der Nähe der Zielvolumina zu besonders strahlensensiblen Organen und Geweben, wie z. B. Halsmark, Speicheldrüsen und Larynx, eine exakte Bestrahlungsplanung mit genau reproduzierbaren Einstellungen der Bestrahlungsfelder und entsprechenden La-

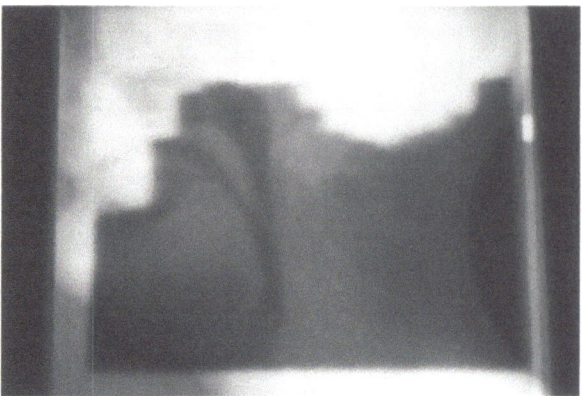

Abb. 12.4. Bestrahlung eines Oropharynxkarzinoms mit Lymphabfluss. Filmkontrolle am Bestrahlungsgerät

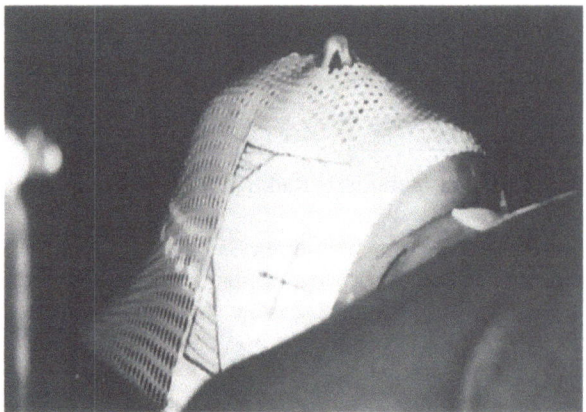

Abb. 12.5. Individuelle Maskenfixierung bei Bestrahlung von Tumoren des Pharynx mit Lymphabfluss

gerungshilfen sowie eine regelmäßige Überprüfung der Reproduktion mit entsprechender Dokumentation wie z. B. so genannten Feldkontrollfilmen.

Standard ist für die Kopf-Hals-Tumoren seit mehr als 40 Jahren die gleichzeitige Bestrahlung des Primärtumors und des regionären Lymphabflusses. Sie ist am besten über lateral opponierende Bestrahlungsfelder, welche bei manueller Berechnung auf die Pharynxmitte dosiert werden, durchzuführen. Die primär klinische Einstellung der Bestrahlungsfelder am Simulator und Bestrahlungsgerät basierend auf einer manuellen Berechnung der Tumortiefen mit Hilfe von Röntgenbildern, Sonographien und klinischer Untersuchung wurde in den letzten 15 Jahren durch eine Bestrahlung in individuell angefertigter Maskenfixierung und CT-(Computertomographie-)gestützter sowie rechneroptimierter Bestrahlungsplanung (Abb. 12.5) abgelöst.

Die Anwendung individuell angefertigter Gesichts-Hals-Masken aus thermoplastischem Material gewährleistet eine gute Immobilisierung und reproduzierbare Lagerung des Patienten mit genauer Einzeichnung der

Feldmarkierungen auf der Maskenoberfläche. Die auffällige und psychisch belastende Hauteinzeichnung entfällt. Die rechnergestützte, auf einer Planungs-CT oder auch Kernspintomographie basierende Bestrahlungsplanung ermöglicht eine wesentliche Optimierung der Radiotherapie im Hinblick auf Dosishomogenitäten im Zielvolumen und Schonung von Risikoorganen. Wünschenswert ist oft auch eine primär CT-gestützte dreidimensionale Bestrahlungsplanung. Die Strahlentherapie von Kopf-Hals-Tumoren wird mit Megavoltstrahlen wie 4–8 MeV Photonen, Telekobalt und/oder hochenergetischen Elektronen appliziert.

12.4 Definitive Radio-/Radio-Chemo-Therapie

In den frühen Stadien I und II nach UICC (International Union against Cancer) werden bei den Karzinomen des Oro- und Hypopharynx wie auch Larynx langfristige Kontrollraten zwischen 70–80 % nach alleiniger Chirurgie und/oder Strahlentherapie erreicht.

Die Therapieergebnisse der fortgeschrittenen, bei Erstdiagnose bereits lymphogen metastasierten Karzinome und/oder als nicht resektabel klassifizierten Karzinome der Kopf-Hals-Region sind mit Kontrollraten nach alleiniger Radiotherapie von 20–35 % nach fünf Jahren enttäuschend und verlangen nach innovativen intensivierten Therapieansätzen, um eine bessere Lokalkontrolle zu erreichen. Neben der Änderung der zeitlichen Dosisverteilung (Fraktionierung) wurden in den letzten 10–15 Jahren in zahlreichen Protokollen unterschiedlichste Kombinationen von zytostatischer Chemotherapie und Radiotherapie überprüft. Die Chemotherapie wurde dabei als neoadjuvante Modalität vor definitiver Radiotherapie, simultan mit der Radiotherapie oder auch adjuvant, nach Radiotherapie, eingesetzt.

12.4.1 Definitive Radiotherapie

Für Kopf-Hals-Tumoren ist durch randomisierte Studien eine Verschlechterung der lokoregionären Tumorkontrolle mit zunehmender Gesamtbehandlungszeit einer fraktionierten Strahlentherapie belegt [79]. Für die definitive alleinige Radiotherapie eines fortgeschrittenen, bereits lymphogen metastasierten Plattenepithelkarzinoms der oberen Luft- und Speisewege ist ein Fraktionierungsrhythmus, der tolerable Akutreaktionen mit möglichst wenigen Spätfolgen bedingt und in einer relativ verkürzten Gesamtbehandlungszeit (im Vergleich zu 70 Gy in sieben Wochen) die erforderliche Gesamtreferenzdosis von 70 Gy erreicht, zu empfehlen. Es wurden deshalb in den letzten zehn Jahren akzelerierte Fraktionierungsschemata entwickelt, die dem Effekt der schnellen Proliferation der klonogenen Tumorzellen während der mehrwöchigen Therapie entgegenwirken sollen. Ne-

ben einer zweimal täglichen Bestrahlung oder dem Einschluss der Wochenenden wurden in einer Studie (CHART-Protokoll/„Continuous Hyperfractionated Accelerated Radiation Therapy") sogar drei Fraktionen mit 1,5 Gy im Intervall von acht Stunden täglich appliziert. Bei einer Gesamttagesdosis von 4,5 Gy wurde die geplante Gesamtdosis von 54 Gy in nur 12 Tagen erreicht. Die Akutreaktionen dieser akzelerierten Radiotherapie waren im Vergleich zum zweiten Studienarm mit einer konventionell fraktionierten einmal täglichen Bestrahlung deutlich höher, die krankheitsfreie Überlebensrate betrug nach zwei Jahren 45 % [26].

Eine der wesentlichen randomisierten großen Studien zur Frage konventionelle vs. akzelerierte Strahlentherapie bei fortgeschrittenen Kopf-Hals-Tumoren ist das Protokoll der französischen Studiengruppe, das GORTEC 94-02-Protokoll [9]. 268 Patienten mit lokoregionär fortgeschrittenen Plattenepithelkarzinomen (75 % Oropharynxkarzinome, 70 % T4-Tumoren, 65 % N2-3) wurden für eine Radiotherapie (RT) mit 70 Gy in sieben Wochen (Arm A) oder eine akzelerierte Strahlenbehandlung mit 62–64 Gy in drei Wochen (Arm B: zweimal 2 Gy/Tag) randomisiert. Im Mittel wurden im Arm A 70 Gy in 48 Tagen und im Arm B 63 Gy in 23 Tagen appliziert. Erwartungsgemäß waren die Akutreaktionen im Bereich der Schleimhäute in Arm B mit 83 % Mukositis Grad 3 und 4 vs. 28 % im Arm A signifikant stärker. In der letzten Auswertung (2000) betrug die lokoregionäre Kontrolle nach zwei Jahren 58 % nach akzelerierter Radiotherapie vs. 43 % nach konventioneller Radiotherapie (p < 0.01). Das Gesamtüberleben war in beiden Armen statistisch nicht different.

Auch die Ergebnisse der letzten vierarmigen Strahlentherapiestudie der RTOG (Radiation Therapy Oncology Group) mit dem randomisierten Vergleich einer hyperfraktionierten Radiotherapie mit zwei unterschiedlich akzelerierten Bestrahlungskonzepten sowie einem Arm mit konventioneller Fraktionierung zeigen, dass Patienten mit fortgeschrittenen und regionär lymphogen metastasierten Karzinomen der Kopf-Hals-Region von einer intensivierten „verkürzten" Bestrahlungsserie ohne eingeplante Unterbrechungen profitieren. In dieser Studie resultierte nach akzelerierter Radiotherapie mit „concomitant boost" in den letzten 12 Behandlungstagen die beste lokoregionäre Kontrolle [33]. Bei diesem Konzept beginnt man mit einer einmal täglichen Bestrahlung, die zur Schrumpfung des Tumors und der Lymphknotenmetastasen führen soll. In der zweiten Therapiehälfte wird dann außer der morgendlichen Fraktion auf die Primärtumorregion und das dazugehörige Lymphabflussgebiet zusätzlich eine zweite nachmittägliche Fraktion möglichst kleinvolumig auf den Tumor und die Metastasen appliziert. Durch das reduzierte Bestrahlungsvolumen der zweiten Fraktion ist eine solche Therapie ohne Unterbrechungen von Seiten der Schleimhaut tolerabel. Inwieweit diese akzelerierten

Radiotherapiekonzepte zu verstärkten Spätfolgen an den im Bestrahlungsvolumen liegenden Normalgeweben wie Indurationen, Fibrosen oder auch chronischen Lymphödemen führt, lässt sich noch nicht sicher bestimmen. Noch sind längere Nachbeobachtungszeiten der aktuellen Studien abzuwarten.

Sekundäre Lymphknotenausräumungen des Halses bei residuellen Metastasen sind möglich und sollten am besten in einem Intervall von vier bis acht Wochen nach Radiotherapieende erfolgen, bevor sich die zu erwartenden radiogenen Fibrosierungen der Halsweichteile ausgebildet haben.

12.4.2 Kombinierte simultane Radio-Chemo-Therapie

Bei der kombinierten Radio-Chemo-Therapie ist die Strahlentherapie in konventioneller Fraktionierung mit gleichzeitiger Chemotherapie von einer akzelerierten Radiotherapie mit gleichzeitiger Chemotherapie zu unterscheiden.

Der randomisierte Vergleich einer kombinierten Radio-Chemo-Therapie in konventioneller Fraktionierung mit einer alleinigen konventionell fraktionierten Radiotherapie zeigte in mehreren Studien ein längeres Überleben mit lokoregionärer Tumorkontrolle nach der Kombinationsbehandlung, allerdings resultierte hieraus nur selten ein signifikanter Vorteil für das Gesamtüberleben (Tabelle 12.1). Viele Autoren weisen daraufhin, dass die klinische Response auf eine kombinierte simultane Radio-Chemo-Therapie sehr gut ist.

Aktuelle Studien haben eine kombinierte akzelerierte Radio-Chemo-Therapie vs. einer alleinigen akzelerierten Strahlenbehandlung randomisiert multizentrisch überprüft (Tabelle 12.2). In Deutschland wurden hierzu zwei randomisierte Studien (Leitung: Prof.Dr. V. Budach, Berlin; Prof.Dr. R.-P. Müller, Köln) mit Förderung der Deutschen Krebshilfe durchgeführt. Patienten- und Tumorcharakteristika sind in beiden Studien mit 95 bzw. 96 % Stadium-IV-Tumoren (M0) sehr vergleichbar. Die meisten Patienten hatten außer dem großen Primärtumor im Bereich des Oro- und bzw. oder Hypopharynx eine beidseitige zervikale Lymphknotenmetastasierung [16,17,77]. Eine weitere randomsierte Studie mit gleicher Fragestellung wurde von der Wiener Gruppe, von Dobrowsky und Mitarbeitern [27], durchgeführt. Die bisherigen Ergebnisse dieser Protokolle zeigen bei unterschiedlicher, simultan eingesetzter Chemotherapie [5-FU/Mitomycin (Berliner Protokoll), 5-FU/Carboplatin (Kölner Protokoll)], Mitomycin (Wiener Protokoll) eine bessere lokoregionäre Tumorkontrolle bei akzelerierter Radiotherapie in Kombination mit einer Chemotherapie. Ob langfristig auch ein Vorteil im Gesamtüberleben resultiert, muss derzeit noch offen bleiben.

Tabelle 12.1. Randomisierte Studien zur simultanen Radio-Chemo- vs. alleinige Radiotherapie fortgeschrittener Kopf-Hals-Karzinome

Autor	Patienten [n]	Chemo	SLC	OS
Haselow et al. 1990 [42]	371	C	NS	NS
Sanchiz et al. 1990 [71]	600	F	0,01	0,01
Browman et al. 1994 [15]	175	F	NS	NS
Jeremic et al. 1997 [44]	159	C/Carbo	0,01	<0,05
Calais et al. 1998 [19]	226	F/Carbo	0,03	0,04

SLC „survival with local control", *OS* „overall survival", *C* Cisplatin, *Carbo* Carboplatin, *F* 5-Fluorouracil, *NS* nicht signifikant.

Tabelle 12.2. Randomisierte Studien zur simultanen akzelerierten/hyperfraktionierten Radio-Chemo- vs. alleinige akzelerierte/hyperfraktionierte Radiotherapie

Autor	Patienten [n]	Chemo	LC	OS
Brizel et al. 1998 [13]	116	F+C	0,01	NS
Dobrowski u. Naude 2000 [27]	239	Mito	<0,05	<0,05
Budach et al. 2000 [17]	384	F+Mito	0,001	0,05
Staar et al. 2000 [77]	263	F+Carbo	<0,01	NS

LC „local control", *OS* „overall survival", *C* Cisplatin, *Carbo* Carboplatin, *F* 5-Fluorouracil, *Mito* Mitomycin, *NS* nicht signifikant.

12.5 Adjuvante Radio-/Radio-Chemo-Therapie des Lymphabflusses beim Plattenepithelkarzinom der oberen Luft- und Speisewege

12.5.1 Adjuvante Radiotherapie

Historisch gesehen ist die postoperative Strahlenbehandlung eines bereits primär lymphogen metastasierten Karzinoms der oberen Luft- und Speisewege eine der allgemein seit Jahrzehnten praktizierten und akzeptierten Therapiestrategien. Klinische Beobachtungen sprechen für eine Verringerung der lokoregionären Rezidivrate nach postoperativer Radiotherapie, obwohl hierzu bis heute keine repräsentative prospektive randomisierte Studie durchgeführt worden ist.

Das Konzept der kombinierten chirurgischen und radiotherapeutischen Therapie wurde für fortgeschrittene Kopf-Hals-Karzinome von MacComb u. Fletcher [52] bereits 1957 begründet. Eine der wesentlichen weiteren klinischen Studien war die Publikation von Vikram et al. 1984 [88]. Der konzeptionelle Wechsel von der alleinigen chirurgischen Therapie zur Kombination einer primären Operation mit nachfolgender Strahlentherapie am Memorial-Sloan-Kettering-Hospital resultierte in einer Reduktion der regionären Rezidivrate von 71% nach alleiniger Chirurgie auf nur 13% nach Operation und Bestrahlung bei Patienten mit histologisch verifizierten Lymphknotenmetastasen in mehreren Halslymphknoten. In vielen retrospektiven Analysen sind die Einschlusskriterien und histopathologischen Kriterien der vorausgegangenen chirurgischen Behandlung, die zur postoperativen Radiotherapie qualifizierten, sehr unterschiedlich oder unzureichend definiert.

Interessant ist die sehr sorgfältige „Matched-pair-Analyse" der Mayo-Clinic zur Rolle der postoperativen Strahlenbehandlung [51]. Patienten des Klinikregisters wurden nach Neck dissection in Bezug auf Alter und Geschlecht, pathologischen N-Status, Zahl der infiltrierten Lymphknoten und Nachweis von desmoplastischem Tumorwachstum in den Lymphknoten vergleichend gegenübergestellt und ausgewertet. Für den Zeitraum 1974–1990 konnten nur 56 passende Patientenpaare identifiziert werden. Der statistische Vergleich dieser Patientenverläufe zeigte eine signifikante Verbesserung der Lokalkontrolle und des krankheitsspezifischen wie auch Gesamtüberlebens nach adjuvanter Bestrahlung des zervikalen Lymphabflusses. Es ist erstaunlich, dass die mehr als zehn Jahre zuvor von den Chirurgen der selben Institution mit zum Teil gleichem Datenmaterial zusammengestellte Arbeit zu dem Schluss kommt, dass nach radikaler Neck dissection die postoperative Radiotherapie keinen etablierten und belegten Stellenwert hat [25].

Die retrospektiven Analysen der Effizienz einer postoperativen Strahlenbehandlung des zervikalen Lymphabflussgebietes repräsentieren oft nicht den heute zu empfehlenden Standard einer adäquat terminierten, gut geplanten und auf Basis biologischer Daten definierten Radiotherapie. Auch in der zitierten Matched-pair-Analyse, die zwar einen eindeutigen Vorteil für Patienten mit adjuvanter Bestrahlung zeigte, wurde eine sehr unterschiedliche und aus Sicht der heutigen Radioonkologie zu optimierende Strahlentherapie durchgeführt. Die Zeiträume zwischen chirurgischer Resektion und Bestrahlungsbeginn, im Median 41 Tage, die Gesamtbehandlungszeit, im Median 54 Tage, bei einer applizierten Gesamtdosis von 55 Gy sowie auch die bestrahlten Zielvolumina (häufig ohne die kaudalen zervikalen Lymphknoten) entsprechen nicht dem heute zu empfehlenden Therapiekonzept. Mehr als die Hälfte der Patienten hatten eine aus strahlenbiologischer Sicht eindeutig zu vermeidende geplante Unterbrechung der Strahlenbehandlung für drei bis vier Wochen nach Erreichen der halben Gesamtdosis.

Aktuelle Therapiekonzepte einer postoperativen Strahlenbehandlung sollten gerade bei nicht sicherer R0-Situation, bei multiplem Lymphknotenbefall, Lymphknotenfiliae mit Kapseldurchbruch und Infiltration des umgebenden Weichteilgewebes die meist schnelle Proliferation dieser Karzinome und die Repopulation in Therapiepausen berücksichtigen. Die adjuvante Strahlenbehandlung sollte nach abgeschlossener Wundheilung innerhalb von drei bis sechs Wochen nach der primären Chirurgie beginnen und in einer Serie kontinuierlich appliziert werden. Eventuell bestehende Speichelfisteln sollten den Start der Radiotherapie nicht verzögern, hier kommt es in den meisten Fällen bereits nach wenigen Fraktionen zu einer Verklebung. In einer prospektiven Studie des M.D. Anderson Cancer Centers in Houston konnte gezeigt werden, dass Verzögerungen der Radiotherapie über mehr als sechs Wochen post operationem und eine Gesamtdosis von weniger als 54 Gy in einem schlechteren krankheitsfreien und Gesamtüberleben resultieren [62].

Eine randomisierte Studie aus den USA bei Hochrisikopatienten, die die konventionell fraktionierte Radiotherapie mit 63 Gy in sieben Wochen mit einer akzelerierten (Verkürzung der Gesamtbehandlungszeit) Bestrahlung über fünf Wochen verglichen hat, ergab die besten lokoregionären Kontrollraten bei Beginn der Radiotherapie innerhalb von sechs Wochen nach der Chirurgie und Anwendung einer Akzelerierung. Der *Zeitfaktor* ist einer der wesentlichen das Therapieergebnis bestimmenden Faktoren [5, 86].

Ein weiterer wichtiger Faktor ist die applizierte *Gesamtdosis*. Schon in den frühen 70er Jahren berichtete Fletcher über eine 90%ige Chance, mikroskopisches Tumorwachstum mit einer Dosis von 50 Gy zu devitalisieren [32]. Diese Angaben beziehen sich hauptsächlich auf primär nicht chirurgisch therapierte Lymphabflussgebiete. Nach ausgedehnten Dissektionen des Halses ist von einem relativ hypoxischen Operationsgebiet auszugehen, und damit ist eine höhere Strahlendosis von 56–60 Gy bei R0-Resektionen (ohne kapselüberschreitendes Tumorwachstum = ECS/„etxtracapsular spread", keine nachgewiesene Muskel- oder Weichteilinfiltration) bzw. von 60–65 Gy bei inkompletten Metastasenresektionen zu empfehlen. Kleinvolumig können in Hochrisikogebieten bis zu 70 Gy bei CT-gestützter und rechneroptimierter Bestrahlungsplanung appliziert werden.

12.5.2 Adjuvante Radio-Chemo-Therapie

Bei unbefriedigenden lokoregionären Kontrollraten nach alleiniger Operation oder Operation und Strahlentherapie kommen bei fortgeschrittenen ausgedehnt metastasierten Tumoren zunehmend multimodale Therapiekonzepte mit Einsatz von Chirurgie, Radiotherapie und Chemotherapie zur Anwendung. Diese multidisziplinären Therapieansätze verlangen eine funktionierende kontinuierliche Kooperation und Absprache der beteiligten onkologischen Partner, da für das zu erwartende Therapieergebnis und die Effizienz der kombinierten Behandlung der eng hintereinander geschaltete Ablauf der einzelnen Therapieschritte von entscheidender Bedeutung ist. Auch wenn erst wenige Daten vorliegen, ist anzunehmen, dass postoperativ verbliebene klonogene Tumorzellen nicht nur ähnlich rasch proliferieren wie der operierte Primärtumor und zugehörige Lymphknotenmetastasen, sondern auch gleichzeitig repopulieren. Der Einsatz antiproliferativer Substanzen hat das Ziel, diese Effekte auszuschalten.

Die erste publizierte randomisierte Studie zur postoperativen kombinierten Radio-Chemo-Therapie wurde am Yale Comprehensive Cancer Center in den USA durchgeführt. Sowohl die erste Analyse von Weissberg et al. 1989 [90] als auch die weitere Auswertung von Haffty et al. 1993 [39] ergaben eine signifikant bessere lokoregionäre Kontrolle nach Radio-Chemo-Therapie vs. alleinige Radiotherapie, ohne die Gesamtüberlebensrate nach drei und fünf Jahren zu steigern.

Die publizierten Daten abgeschlossener randomisierter Studien mit postoperativer adjuvanter kombinierter Radio-Chemo-Therapie zeigen zusammenfassend ähnlich wie nach definitiver Radio-Chemo-Therapie eine Verbesserung der lokoregionären Tumorkontrolle, ohne das Gesamtüberleben signifikant zu verlängern (Tabelle 12.3). Hier ist sicherlich auch zu berücksichtigen, dass Patienten mit fortgeschrittenen Kopf-Hals-Tumoren häufig viele Komorbiditäten aufweisen und zudem ein Zweitmalignomrisiko von 15–20 % bei Überleben von fünf Jahren und mehr besteht.

Von der Southwest Oncology Group wurde 1999 ein intensiviertes adjuvantes Therapieprotokoll mit Ergebnissen veröffentlicht [45]. 72 Patienten aus 22 Institutionen mit fortgeschrittenen Kopf-Hals-Tumoren der Stadien III und IV hatten eine adjuvante postoperative, zunächst simultan applizierte Radio-Chemo-Therapie mit drei Zyklen Cisplatin sowie anschließend noch drei weitere Zyklen 5-FU/Cisplatin erhalten. Nur 37 % der Patienten tolerierten sämtliche sechs Zyklen Chemotherapie, 63 % erhielten lediglich die simultane Radio-Chemo-Therapie. Die Studiengruppe hält sechs Zyklen Chemotherapie in der postoperativen Situation für nicht durchführbar und weist daraufhin, dass für zukünftige Studien neben tumorspezifischen Faktoren auch die Compliance dieser speziellen Patientenklientel zu berücksichtigen ist.

12.6 Neoadjuvante Radio-/Radio-Chemo-Therapie des Lymphabflusses beim Plattenepithelkarzinom der oberen Luft- und Speisewege

Die Ergebnisse einer neoadjuvanten Chemotherapie vor primär geplanter sekundärer Operation des Primärtumors und der regionären Lymphabflusswege oder definitiver Strahlentherapie von fortgeschrittenen Kopf-Hals-Tumoren waren zusammmenfassend enttäuschend [18, 23, 24, 70, 83]. Paccagnella und Kollegen berichteten 1993 [61] über eine randomisierte Studie mit neoadjuvantem Einsatz von vier Zyklen 5-FU/Cisplatin

Tabelle 12.3. Randomisierte Studien zur postoperativen Radio-Chemo-Therapie vs. alleinige Radiotherapie fortgeschrittener Karzinome der Kopf-Hals-Region

Autor	Patienten [n]	Chemo	SLC	OS
Weissberg et al. 1989 [90]	120	Mito	<0,01	NS
Haffty et al. 1993 [39]	120	Mito	<0,01*	NS
Bachaud et al. 1991 [7]	88	C	<0,01	NS
Weissler et al. 1992 [91]	26	C/F	NS	NS

SLC „survival with local control", *OS* „overall survival", *Mito* Mitomycin C, *C* Cisplatin, *F* 5-Fluorouracil, *NS* nicht signifikant.
*Haffty gibt ein Update der Weissberg-Daten.

bei fortgeschrittenen inoperablen und regionär metastasierten Karzinomen der Mundhöhle, des Oro- und Hypopharynx und Larynx vor definitiver Radiotherapie. Bei Patienten mit neoadjuvanter Chemo- vor Radiotherapie resultierte ein statistisch grenzwertiger Vorteil in der lokoregionären Kontrolle (p = 0.06) bei signifikant besserem Gesamtüberleben (p = 0.05) und erniedrigter Fernmetastasierung. Diese Studie wurde bislang nur als Abstrakt publiziert.

In Europa hat der Deutsch-Österreichisch-Schweizerische Arbeitskreis (DÖSAK) große Erfahrungen mit einer neoadjuvanten kombinierten und simultanen Radio-Chemo-Therapie mit Cisplatin (32 Gy plus Cisplatin) bei fortgeschrittenen ($\geq$ T2) Karzinomen der Mundhöhle und des Oropharynx [57]. Sekundär erfolgte eine radikale Operation des Primärtumors und Ausräumung der regionären Lymphabflusswege (suprahyoidale Lymphknotendissektion bei cN0, modifiziert radikale Neck dissection bei N+). Ein ähnliches Protokoll wurde an der Universität zu Köln in Zusammenarbeit der Mund-Kiefer- und Gesichtschirurgie mit der Klinik für Strahlentherapie durchgeführt (39,6 Gy plus 20 mg/m² Tag 1–5 Cisplatin). Die meisten Patienten mit einem cT2cN0- bis cT2cN2a-Tumor erreichten klinisch und pathohistologisch eine komplette Remission nach neoadjuvanter Radio-Chemo-Therapie und hatten langfristig die relativ beste Prognose mit einer Fünfjahresüberlebensrate von 63 % [75].

Puc et al. [66] berichteten unlängst über ähnliche Ergebnisse nach einer präoperativen Radio-Chemo-Therapie mit 45 Gy in Kombination mit zwei Zyklen Cisplatin (20 mg/m² Tag 1–4 und Tag 22–25) bei Patienten mit fortgeschrittenen Kopf-Hals-Karzinomen mit zervikaler Lymphknotenmetastasierung bei der Erstdiagnose. Bei allen Patienten wurde nach der neoadjuvanten Radio-Chemo-Therapie eine radikale Neck dissection durchgeführt. Komplette Remissionen resultierten in 78 % der primären N1-, 59 % der primären N2- und 45 % der initialen N3-Hälse.

Inwieweit bei ausgedehnter lymphogener Metastasierung (cN2c-/cN3-Hals) eine präoperative Radio- oder Radio-Chemo-Therapie sinnvoll ist, lässt sich nicht sicher beurteilen. Hierzu fehlen prospektive und randomisierte Studien. Problematisch und kritisch ist die neoadjuvante Radiotherapie bei großen N3-Filiae zu sehen. Diese relativ großen Tumorvolumina enthalten meist einen erheblichen hypoxischen zentralen nekrotischen Anteil, der sich im Computertomogramm gut beurteilen lässt (Abb. 12.6). Die häufig applizierten präoperativen Dosen von 40–50 Gy erreichen in diesen Fällen oft eine marginale Schrumpfung. Die Effizienz einer intensivierten präoperativen kombinierten evtl. auch akzelerierten Radio-Chemo-Therapie ist in prospektiven Studien zu überprüfen.

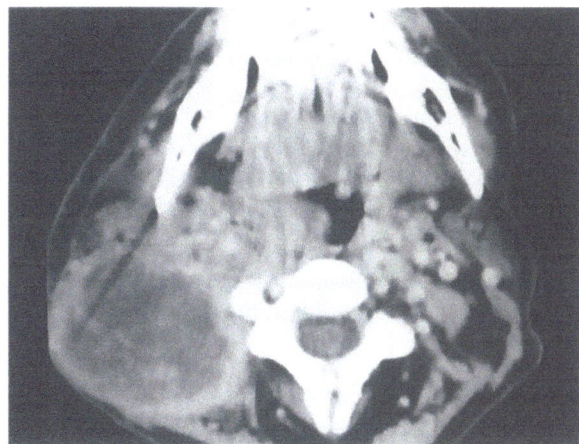

Abb. 12.6. Große zentral nekrotisch N3-Filia im rechten Kieferwinkel bei einem Oropharynxkarzinom

12.7 Radio-/Radio-Chemo-Therapie bei zervikalem Lymphknotenrezidiv

Der Einsatz einer alleinigen Radiotherapie oder kombinierten Radio-Chemo-Therapie wird wesentlich bestimmt durch das zugrunde liegende Primum und die Primärbehandlung der Tumorerkrankung. Die häufigsten zervikalen Lymphknotenrezidive sind regionäre Metastasen eines Karzinoms der oberen Luft- und Speisewege und liegen nicht selten in Bereichen des zervikalen Lymphabflusses mit vorausgegangener chirurgischer und/oder strahlentherapeutischer Therapie.

Auf der Basis einer aktuellen aussagekräftigen Diagnostik, die immer ein Schnittbildverfahren wie die CT und/oder MRT des Halses und des Thorax (Ausbreitung bis ins Mediastinum?) beinhalten sollte, sind die therapeutischen Optionen unter Berücksichtigung der zu erwartenden Tumorkontrolle und möglichen Therapiefolgen kritisch abzuwägen. An erster Stelle steht bei abgrenzbaren umschriebenen Lymphknotenrezidiven sicherlich die Überprüfung einer chirurgischen Lymphknotenausräumung. Nach vorausgegangener hochdosierter Strahlenbehandlung ($\geq$ 60 Gy) und bereits bestehenden radiogenen Veränderungen sowie nach radikaler Neck dissection sind die Behandlungsstrategien limitiert. Eine dauerhafte Heilung ist meist nicht möglich. In diesen Fällen ist dem Patienten häufig nur eine palliative Radiotherapie, kombinierte Radio-Chemo-Therapie oder bei fortgeschrittener genereller Metastasierung eine alleinige palliative Chemotherapie anzubieten.

Liegt die vorausgegangene Strahlenbehandlung mehr als ein Jahr zurück, lassen sich meist noch palliative Dosen von 30–45 Gy in konventioneller Fraktionierung applizieren. Der gleichzeitige Einsatz einer Chemotherapie mit Platinderivaten in Kombination mit 5-FU und Hydroxyurea und/oder eine wöchentliche Gabe von Taxanen kann die Effizienz der Therapie steigern und vielleicht auch das progressfreie Intervall verlängern [8, 22, 40, 72, 74]. Diese palliativen Therapiekonzepte müssen sich an der onkologischen Wirksamkeit sowie an dem Allgemeinzustand des Patienten, seiner akuten Symptomatik und Begleiterkrankungen orientieren und sollten eine akzeptable Lebensqualität erhalten.

12.8 Strahlentherapie des Lymphabflusses bei malignen Tumoren der Haut

Aus der Gruppe der malignen Tumoren der Haut im Kopf-Hals-Bereich ist die Indikation einer Strahlentherapie besonders bei Patienten mit Plattenepithelkarzinomen, Merkelzellkarzinomen und seltener auch fortgeschrittenen metastasierten Melanomen zu diskutieren [34].

12.8.1 Das Plattenepithelkarzinom der Haut

Das Plattenepithelkarzinom der Haut ist ein maligner epithelialer Tumor ausgehend von der Epidermis mit diffuser Infiltration in die Dermis. Häufig besteht ein destruierendes Vorwachsen. Kutane Plattenepithelkarzinome haben die Fähigkeit zur Verhornung. Ein Charakteristikum maligner Plattenepithelkarzinome der Haut ist der relativ häufige Nachweis von Karzinomsträngen entlang der Nerven in der Tiefe. Besonders Plattenepithelkarzinome im Stirn- und Schläfenbereich zeigen oft eine perineurale Invasion, die prognostisch ungünstig einzustufen ist.

Das Plattenepithelkarzimom der Haut metastasiert insgesamt nicht häufig mit Angaben von 5–7 % in der Literatur. In diesen wenigen Fällen werden dann die regionären Lymphknoten metastatisch befallen. Eine Fernmetastasierung ist äußerst selten. Unter Berücksichtigung des geringen Metastasierungsrisikos und des hohen Durchschnittsalters dieser Patienten sind primär weder prophylaktische regionäre Lymphknotendissektionen noch eine Strahlenbehandlung der regionären Lymphabflusswege zu empfehlen. Bei nicht zu alten und wenig komorbiden Patienten sollte aber bei Tumoren mit >5 mm Dicke, tiefer Infiltration (z. B. in Muskel, Knochen) und hohem Entdifferenzierungsgrad bzw. desmoplastischen Karzinomen an die höhere Metastasierungswahrscheinlichkeit gedacht werden und ein entsprechendes Staging mit einer Sonographie und evtl. auch CT des Halses durchgeführt werden. Bei klinischem Nachweis regionärer Lymphknotenmetastasen wird in den meisten Fällen eine Neck dissection erfolgen.

Eine postoperative adjuvante Strahlentherapie mit 56–60 Gy ist nur bei multiplem Lymphknotenbefall oder Kapseldurchbruch zu empfehlen. Bei nicht operablen Patienten kann bei regionärer lymphatischer Metasta-

sierung eine Strahlenbehandlung der befallenen regionären Lymphknoten durchgeführt werden.

12.8.2 Das Merkelzellkarzinom im Kopf-Hals-Bereich

Merkelzellkarzinome (MKZ) sind sehr seltene Tumoren der tiefen Dermis, die vorzugsweise im Gesicht älterer Menschen zwischen dem 60. und 80. Lebensjahr auftreten, häufig auch auf aktinisch geschädigter Haut. Von einigen Autoren wird eine Geschlechtspräferenz zugunsten der Frauen angegeben, nach anderen Untersuchungen sind Männer und Frauen gleich häufig betroffen [4, 38]. Die Mehrzahl aller Merkelzellkarzinome, etwa 50–65 %, sind im Kopf-Hals-Bereich lokalisiert, meist an Sonnenlicht exponierten Stellen [55]. Die klinische Differenzialdiagnose umfasst die Hautmetastase, das maligne kutane Lymphom, das maligne Schweißdrüsenkarzinom, das Basaliom und das amelanotische Melanom. Elektronenmikroskopische Untersuchungen zeigen auffällige Ähnlichkeiten der Tumorzellen mit den neuroendokrinen Merkelzellen der Haut. Aufgrund dieser Charakteristika werden diese Tumoren auch als neuroendokrines Karzinom der Haut bezeichnet.

Das Merkelzellkarzinom wurde früher eher als semimaligne eingestuft. Neuere Arbeiten unterstreichen die Malignität dieses Tumors mit einem raschen Wachstum, einer hohen lokalen Rezidivrate nach alleiniger Exzision (25–70 %) sowie einer Metastasierung in die regionären Lymphknoten in bis zu mehr als der Hälfte der Fälle innerhalb eines Jahres nach Entferung des Primärtumors [10, 37, 66]. Merkelzellkarzinome zeigen eine hohe Inzidenz lokoregionärer Rezidive wie auch nicht selten Fernmetastasen [37].

Als prognostisch ungünstige Faktoren sind für das Merkelzellkarzinom bekannt:

- Primärtumorgröße >2 cm,
- endolymphatische Tumorausbreitung,
- Lokalisation im Kopf-Hals-Bereich und Rumpf,
- männliches Geschlecht,
- jüngeres Lebensalter.

In der Literatur werden drei Stadien unterschieden:
Stadium I   Primärtumor allein,
Stadium II lokoregionäre und Lymphknotenmetastasen,
Stadium III Fernmetastasen.

Bei Lokalisation im Kopf-Hals-Bereich ist aufgrund der bekannten hohen Lokalrezidivrate schon im Stadium I nach vollständiger Exzision eine postoperative Strahlenbehandlung des Operationsgebietes mit Sicherheitsabstand und des regionären Lymphphabflussgebietes zu empfehlen. Es sollte eine Dosis von 56–60 Gy (nach R0-Resektion) im Bereich des Primärtumors und bei klini-

schem N0-Status 46–50 Gy im Bereich der Lymphabflusswege in konventioneller Fraktionierung appliziert
werden. Bei Tumorlokalisation im Stirnbereich sollten
die präaurikulären Lymphknoten, die hochzervikalen
und zervikalen Lymphknoten in das Bestrahlungsvolumen eingeschlossen werden.

Bei primärem Verdacht auf Lymphknotenmetastasen
sollten eine Lymphadenektomie und eine postoperative Strahlentherapie erfolgen. Obwohl das Merkelzellkarzinom als strahlensensibel gilt, sollte auch nach
Lymphknotendissektion mit histologischem Nachweis
einer lymphogenen Metastasierung die Strahlendosis
56–60 Gy betragen [55, 80]. Die alleinige Strahlentherapie eines Merkelzellkarzinoms und/oder regionärer
Lymphknotenmetastasen resultiert nach Literaturangaben in einer schlechteren Lokalkontrolle. Sie ist bei Patienten in hohem Alter und schlechtem Allgemeinzustand
die primäre Alternative zur chirurgischen Therapie. Im
fortgeschrittenen Stadium III kann bei kosmetisch oder
funktionell beeinträchtigenden Tumoren und Metastasen im Kopf-Hals-Bereich neben einer palliativen Chemotherapie auch eine palliative Strahlenbehandlung
sinnvoll sein.

12.8.3 Das maligne Melanom im Kopf-Hals-Bereich

Das maligne Melanom gilt heute als strahlensensibel,
sodass grundsätzlich eine Strahlentherapie für die Behandlung des regionären Lymphabflusses (adjuvant)
oder regionärer Lymphknotenmetastasen (palliativ) in
Frage kommt. Besonders Patienten mit Melanomen der
Hochrisikogruppe mit Tumordicken > 4 mm haben ein
bis zu 50 %iges Risiko einer okkulten lymphogenen oder
hämatogenen Metastasierung. In welchen Stadien des
Melanoms kann eine Strahlenbehandlung empfohlen
werden? 1978 wurde bereits eine prospektive randomisierte Studie von Creagan und Mitarbeitern [21] publiziert, die eine adjuvante Strahlentherapie nach Exzision
regionärer Lymphknotenmetastasen mit der alleinigen
Lymphadenektomie verglich. Es resultierte kein signifikanter Unterschied in der lokalen Rezidivfreiheit und im
Gesamtüberleben.

Andere Arbeitsgruppen [4, 18, 60] setzten auch in der
Folgezeit eine adjuvante Strahlentherapie bei lymphogener Metastasierung ein. Die Auswertungen ergaben,
dass wie bei den metastasierten Plattenepithelkarzinomen der Kopf-Hals-Region die Anzahl der befallenen
Lymphknoten und ein extrakapsuläres Wachstum ungünstige prognostische Faktoren sind. Eine adjuvante
Strahlenbehandlung des zervikalen Lymphabflusses
kann die lokoregionäre Kontrolle statistisch grenzwer-
tig signifikant verbessern, hat aber keinen Einfluss auf
das Überleben. Das Schicksal dieser Patienten entschei-
det sich mit der Fernmetastasierung. Eine routinemäßige adjuvante Strahlenbehandlung nach Exzision regio-

närer Lymphknotenmetastasen ist deshalb nicht zu
empfehlen.

12.9 Strahlentherapie des Lymphabflusses bei Speicheldrüsenkarzinomen

Tumoren der Speicheldrüsen machen etwa 3–4 % aller
Neoplasien im Kopf-Hals-Bereich aus [56]. 80 % der Tumoren sind in der Gl. parotis lokalisiert. Etwa 25 % der
Patienten mit Parotistumoren zeigen bei Erstdiagnose
regionäre Lymphknotenfiliae. Fernmetastasen sind insgesamt selten, am häufigsten treten sie bei adenoid-zystischen, Adeno- oder undifferenzierten Karzinomen
auf. Die Operation ist die Therapie der ersten Wahl bei
Malignomen der kleinen und großen Speicheldrüsen.

Anerkannte und in repräsentativen Analysen heraus-
gearbeitete prognostische Faktoren für die lokoregionäre Tumorkontrolle sind das pathologische Tumorstadium (extraglanduläres Tumorwachstum), R0-Resektion,
perineurale Invasion und lymphogene Metastasierung
[30, 36, 46]. Auf Basis der histopathologischen Differenzierung werden die Mukoepidermoidkarzinome, die
Adenokarzinome und die Mischtumoren als „High-gra-
de-Malignome" eingestuft. Eine besondere Gruppe bilden die adenoid-zystischen Karzinome, die besonders
aggressiv wachsen können, mit regionärer lymphatischer und bei schlecht differenzierten oder anaplastischen Tumoren auch recht frühzeitiger hämatogener
Metastasierung. Typisch für diese Tumoren ist eine rasche ausgedehnte lokale Infiltration des Karzinoms in
benachbarte Strukturen wie N. facialis, Muskel, Knochen und Haut.

Eine postoperative Strahlenbehandlung maligner
Speicheldrüsentumoren ist bei allen T3- und T4-Tumo-
ren, geringen tumorfreien Resektionsgrenzen (< 3 mm),
Adenokarzinomen, Mischtumoren, Mukoepidermoidkarzinomen (High risk), adenoid-zystischen Karzinomen sowie bei histologisch nachgewiesener lymphogener Metastasierung zu empfehlen. Während bei den
häufigeren Parotistumoren die Bestrahlung des ipsilateralen zervikalen Lymphabflusses in der adjuvanten Situation oder bei hohem lokoregionären Rezidivrisiko
ausreichend ist, sollten bei den selteneren Malignomen
der kleinen Speicheldrüsen im Bereich der Mundhöhle
und des Oropharynx aufgrund der hohen Lymphgefäßdichte und der bekannten kreuzenden Lymphbahnen
die beidseitigen submandibulären und zervikalen
Lymphknotengruppen (Region I–III) in das Bestrahlungsvolumen eingeschlossen werden [35, 69, 84]. Prophylaktisch werden in der klinischen N0-Situation bei
hohem lokoregionären Rezidivrisiko 50 Gy appliziert,
bei histologisch nachgewiesener multipler lymphogener Metastasierung mindestens 60 Gy bei konventioneller Fraktionierung mit 1,8–2 Gy täglich. Die zytostatische alleinige oder mit einer Radiotherapie kombinierte

Chemotherapie hat keinen etablierten Stellenwert in der kurativen Therapie maligner Speicheldrüsentumoren.

12.10 Strahlentherapie des Lymphabflusses bei Schilddrüsenkarzinomen

Maligne Schilddrüsentumoren werden nach vier histologischen Typen klassifiziert:

- papillär,
- follikulär,
- medullär und
- anaplastisch.

Die Stadieneinteilung erfolgt nach dem TNM-System der UICC. Der regionäre Lymphabfluss erfolgt in die zervikalen und die oberen mediastinalen Lymphknoten.

Papilläre und follikuläre Adenokarzinome der Schilddrüse. Die papillären und follikulären Adenokarzinome der Schilddrüse werden weltweit in der Literatur auch als differenzierte Schilddrüsenkarzinome bezeichnet. Sie stellen den größten Anteil der malignen Schilddrüsentumoren (75–80 %), wachsen langsam mit deutlicher Bevorzugung des weiblichen Geschlechts und haben eine gute Prognose. Ihr Ursprung ist die endodermale follikuläre Schilddrüsenzelle. Therapie der ersten Wahl ist die Operation, [131]Radio-Jod-Therapie und hormonelle Therapie. Eine routinemäßige adjuvante perkutane Strahlenbehandlung ist bei diesen Tumoren nicht zu empfehlen [12, 49]. Die interdisziplinäre Arbeitsgruppe der Universität Essen konnte allerdings zeigen, dass eine adjuvante externe Radiotherapie des Halses mit 50–60 Gy die Lokalkontrolle, die lokoregionäre Kontrolle im Lymphabflussgebiet und die Kontrolle einer Fernmetastasierung verbessert. Die Kollegen weisen daraufhin, dass besonders bei Patienten, die älter als 40 Jahre sind und ein papilläres Schilddrüsenkarzinom mit lymphogener Metastasierung haben, eine perkutane Strahlenbehandlung in Ergänzung zur Thyroidektomie, Radio-Jod-Therapie und TSH-suppressiven Therapie in einer höheren rezidivfreien Überlebenswahrscheinlichkeit resultiert [29].

Medulläre Schilddrüsenkarzinome. Diese gehen aus den parafollikulären, oder auch als C-Zellen bezeichneten, ektodermalen Zellen hervor. Sie stellen nur einen Anteil von 5–10 % aller Schilddrüsenkarzinome und zeigen familiäre Häufungen. Das Wachstumsverhalten ist unterschiedlich. Diese Tumoren zeigen sowohl rasche Proliferationen als auch Verläufe mit nur langsamer Wachstumsprogredienz. Wichtiger Tumormarker ist das Calcitonin. Die Tumoren sind nicht selten multifokal und neigen zu extraglandulärem Wachstum [11]. Die Metastasierung erfolgt primär lymphatisch in die zervikalen Lymphknoten, sekundär kommt es zu einer hämatogenen Aussaat in Lunge, Leber und Knochen.

Die Überlebenswahrscheinlichkeit wird wesentlich von einer primären lymphatischen Metastasierung bestimmt. Die Prognose ist generell schlechter als die der differenzierten Schilddrüsenkarzinome, aber im Vergleich zu den anaplastischen Karzinomen ist in vielen Fällen eine Kuration möglich. Die perkutane adjuvante Strahlentherapie hat keinen eindeutig definierten Stellenwert in der Primärbehandlung. Sie sollte immer dann diskutiert werden, wenn das Karzinom nicht in gesunden Gewebegrenzen (R0-Resektion) operiert werden konnte oder wenn ein Lymphknotenbefall vorliegt [31]. Anerkannte Risikofaktoren für ein lokoregionäres Rezidiv sind: makroskopisch/mikroskopisch residueller Tumor nach Operation, extraglanduläre Infiltration und regionäre Lympnknotenmetastasen [73]. Wichtig ist die Applikation einer ausreichend hohen perkutanen Strahlendosis, die adjuvant nach Lymphknotendissektion bei multipler Metastasierung 56–60 Gy und bei residuellem Tumor 60–64 Gy betragen sollte. Zielvolumen ist der gesamte zervikale Lymphabfluss einschließlich der hoch mediastinalen Lymphknoten. Eine CT-gestützte und rechneroptimierte Bestrahlungsplanung ist erforderlich [41].

Anaplastische Schilddrüsenkarzinome. Die anaplastischen Schilddrüsenkarzinome, die einen Anteil von etwa 10 % an den malignen Schilddrüsentumoren ausmachen, sind meist nicht kurierbar. Sie gehen auch von den follikulären Zellen aus und werden nach dem Zellbild klassifiziert in kleinzellig, spindelzellig und großzellig. Sie sind durch eine rasche Proliferation mit lokal infiltrativem Wachstum und raschem Auftreten hämatogener Fernmetastasen charakterisiert. Die meisten Patienten versterben innerhalb eines Jahres nach Diagnosestellung. Die perkutane Strahlentherapie wird meist palliativ bei ausgedehnter regionärer Metastasierung, die z. B. zu einer venösen Abflussbehinderung geführt hat, eingesetzt. Die adjuvante Strahlentherapie des zervikalen und hoch mediastinalen Lymphabflusses nach Operation eines klinisch noch nicht hämatogen aber bereits lymphogen metastasierten anaplastischen Schilddrüsenkarzinoms resultiert nach Literaturangaben nicht in einer Überlebensverlängerung. Der lokale Progress kann in einigen Fällen verzögert oder auch verhindert werden. Todesursache ist in den meisten Fällen die fulminante Fernmetastasierung [2].

Zusammenfassend hat die externe perkutane Strahlentherapie in der Primärbehandlung der differenzierten Schilddrüsenkarzinome, auch mit lymphogener Metastasierung keinen festen Stellenwert. Bei ausgedehnter zervikaler Metastasierung medullärer Schilddrüsenkarzinome kann die lokoregionäre Kontrolle mit einer adjuvanten Strahlentherapie verbessert werden.

12.11 Radiogene Akut- und Spätfolgen

Bei den Normalgeweben werden *akute und späte Strahlenreaktionen* unterschieden [87]. Typische akute Strahlenfolgen bei der Bestrahlung von Kopf-Hals-Tumoren sind die Reaktionen des im Bestrahlungsvolumen liegenden Normalgewebes, wie die Mukositiden des oberen Aerodigestivtraktes.

Die akute Radiodermatitis äußert sich als Erythem, trockene Desquamation, Ödem, Haarausfall, exfoliative Dermatitis, feuchte Epitheliolysen und schließlich in umschriebenen Blutungen. Ursache ist eine Schädigung des Stratum basale und spinosum. Verstärkend wirken Antibiotika und z.B. bei kombinierter Radio-Chemo-Therapie das Carboplatin.

Die akute Mukositis äußert sich schon ab der zweiten Bestrahlungswoche mit zunächst Geschmackverlust und Enanthem (Grad I), ödematöser Schwellung (Grad II) und schließlich fibrinöser Mukositis (Grad III) und zeigt selten Ulzerationen (Grad IV). Eine schlechte Mund- und Rachenhygiene und ein fortgesetzter Nikotin- und Alkoholabusus verstärken die Reaktion. Superinfektionen mit Soor und pathogenen bakteriellen Infektionen sind häufig.

Die im Bestrahlungsvolumen liegenden Speicheldrüsen sind sehr strahlenempfindlich. Die großen serösen Gll. parotidae stellen die Sekretion schon nach den ersten Bestrahlungen ein und werden mit kumulativen Dosen von 30 Gy und mehr dauerhaft geschädigt. Die kleinen mukösen Drüsen sind relativ strahlenresistenter und zeigen in klinischen Messungen der Speichelsekretion unter und nach Radiotherapie eine länger anhaltende Sekretion. Die Patienten berichten dann über einen besonders viskösen, insgesamt verminderten Speichelfluss [58, 75]. Mit Einsatz der CT-gestützten und dreidimensionalen rechneroptimierten Bestrahlungsplanung sollte, wenn immer möglich, versucht werden, die Speicheldrüsen oder zumindest eine Gl. parotis, zu schonen.

Späte Normalgewebsreaktionen sind Fibrosen und Indurationen der Halsweichteile, evtl. mit gleichzeitiger Lymphabflussbehinderung, seltene Ulzerationen und Osteoradionekrosen wie auch sehr seltene Myelitiden (<0,05%). An der Haut kommt es häufiger, insbesondere nach Bestrahlung mit schnellen Elektronen, zu Pigmentverschiebungen und einer trockenen Hautatrophie. Teleangiektasien und chronische Ulzera sind in der heutigen Strahlentherapie mit Fraktionen von 1,8–2Gy und einem relativen Hautschonungeffekt bei hohen Photonenenergien sehr selten.

An den Zähnen kommt es häufig trotz intialer Zahnsanierung im späteren Verlauf zu Schäden an den Odontoblasten des Dentins und zu einer Pulpaatrophie. Die gestörte Speichelsekretion und veränderte Mundflora können zu einer sekundären Strahlenkaries führen. Das Risiko einer Osteoradionekrose liegt bei vorbeugender Zahnsanierung und guter Mundhygiene und Schleimhautpflege bei <5% [43].

12.12 Zusammenfassung

- Die Strahlenbehandlung zervikaler Lymphknotenmetastasen von Karzinomen der oberen Luft- und Speisewege ist eine effiziente Therapie. Eine gleichzeitige Chemotherapie steigert bei ausgedehnter Metastasierung die Wirksamkeit und damit das Therapieansprechen.
- Eine Strahlenbehandlung des zervikalen Lymphabflusses wird heute basierend auf einer Schnittbildgebung in individueller Fixierung durchgeführt. Akute Reaktionen an der Haut und Schleimhaut lassen sich nicht vermeiden, können aber mit Hilfe moderner Bestrahlungstechniken und einer rechnergestützen Planung limitiert werden.
- Die Strahlenbehandlung hat einen etablierten Stellenwert in der adjuvanten wie in der definitiven Therapie eines fortgeschrittenen metastasierten Kopf-Hals-Karzinoms.
- Zukünftige prospektive Studien werden die Effizienz und Relevanz der zu Verfügung stehenden onkologischen Therapieoptionen (Chirurgie, Radiotherapie, zytostatische Chemotherapie) besonders bei multimodalen Behandlungskonzepten bestimmen müssen.

Literatur

1. Adelstein DJ, Adams GL, Li Y et al. Eastern Cooperative Oncology Group (2000) A phase III comparison of standard radiation therapy (RT) versus RT plus concurrent cisplatin (DDP) versus split-course RT plus concurrent DDP and 5-Fluorouracil (5-FU) in patients with unresectable squamous cell head and neck cancer (SCHNC): An Intergroup Study. Proc Am Soc Clin Oncol 19: abstr 1624
2. Ain KB (1999) Anaplastic thyroid carcinoma: A therapeutic challenge. Semin Surg Oncol 16: 64–69
3. Al-Sarraf M, Pajak TF, Byhardt RW, Beitler JJ, Salter MM, Cooper JS (1997) Postoperative radiotherapy with concurrent cisplatin appears to improve locoregional control of advanced, resectable head and neck cancers: RTOG 88–24. Int J Radiat Oncol Biol Phys 37: 777–782
4. Ang KK, Byers RM, Peters LJ et al. (1990) Regional radiotherapy as adjuvant treatment for head and neck malignant melanoma. Preliminary results. Arch Otolaryngol Head Neck Surg 116: 169–172
5. Ang KK, Trotti A, Garden A et al. (1998) Importance of overall time factor in postoperative radiotherapy. Proceedings of the 4th International Conference on Head and Neck Cancer, Toronto
6. Armstrong JG, Harison LB, Thaler HAT et al. (1991) The indications for elective treatment of the neck in cancer of the major salivary glands. Cancer 69: 615–619

7. Bachaud JM, David JM, Boussin G, Daly N (1991) Combined postoperative radiotherapy and weekly cisplatin infusion for locally advanced squamous cell carcinoma of the head and neck: Preliminary report of a randomised trial. Int J Radiat Oncol Biol Phys 20: 243–246

8. Becker A, Büchele T, Schöber C et al. (1998) Zweitbestrahlung von Plattenepithelkarzinomen im HNO-Bereich in simultaner Kombination mit Paclitaxel zweimal wöchentlich. Strahlenther Onkol 174 (Suppl 1): 9–14

9. Bourhis J, Lapeyre M, Tortochaux et al. (2000) Very accelerated versus conventional radiotherapy in HNSCC: Results of the GORTEC 94-02 randomized trial. Int J Radiat Oncol Biol Phys 48 (Suppl) abstr 2

10. Boyle F, Pendelbury S, Bell D (1995) Further insights into the natural history and management of cutaneous neuroendocrine (Merkel cell) carcinoma. Int J Radiat Oncol Biol Phys 15: 315–323

11. Brierley J, Tsang R, Simpson WJ, Gospodarowicz M, Sutcliffe S, Panzarella T (1996) Medullary thyroid cancer: Analyses of survival and prognostic factors and the role of radiation therapy in local control. Thyroid 6: 305–310

12. Brierley JD, Tsang RW (1999) External-beam radiation therapy in the treatment of differentiated thyroid cancer. Semin Surg Oncol 16: 42–49

13. Brizel DM, Alsbers M, Fisher S (1998) Hyperfractionated irradiation with or without concurrent chemotherapy for locally advanced head and neck cancer. N Engl J Med 338: 1798–1804

14. Brockstein B, Haraf DJ, Kies M et al. (2000) Distant metastases (DM) after concomitant chemoradiotherapy (CRT) for head and neck cancer (HNC): Risk is dependent upon pretreatment lymph node (LN) stage. Proc Am Soc Clin Oncol 19: 414, abstr 1635

15. Browman GP, Cripps C, Hodson DI et al. (1994) Placebo-controlled randomized trail of infusional fluorouracil during standard radiotherapy in locally advanced head and neck cancer. J Clin Oncol 12: 2648–2653

16. Brunin F, Rodriguez J, Jaullery C (1989) Induction chemotherapy in advanced head and neck cancer. Acta Oncol 28: 61–65

17. Budach VG, Dinges S, Haake K et al. (2000) Accelerated chemoradiation to 70.6 Gy is more effective than accelerated radiation to 77.6 Gy alone – two years results of a German multicenter randomized trial. Int J Radiat Oncol Biol Phys 48 (Suppl) abstr 78

18. Burmeister BH, Poulsen MG, Smithers BM (1997) Radiation therapy following nodal dissection for malignant melanoma. Report on an phase II study. Melanoma Res 1: 18–19

19. Calais G, Alfonsi M, Bardet E et al. (1999) Randomized trial of radiation therapy versus concomitant chemotherapy and radiation therapy for advanced-stage oropharynx carinoma. J Natl Cancer Inst 91: 2081–2086

20. Calearo C, Pastore A, Storchi OF, Polli G (1998) Parotid gland carcinoma: Analysis of prognostic factors. Ann Otol Rhinol Laryngol 107: 969–973

21. Creagan ET, Cupps RE, Ivins JC et al. (1978) Adjuvant radiation therapy for regional nodal metastases from malignant melanoma. A randomized, prospective study. Cancer 42: 2206–2210

22. Crevoisier de R, Bourhis J, Domenge P et al. (1998) Full-dose reirradiation for unresectable head and neck carcinoma: Experience at the Gustave-Roussy Institute in a series of 169 patients. J Clin Oncol 16: 3556–3562

23. Dagum P, Pinto HA, Newman J et al. (1998) Management of the clinically positive neck in organ preservation for advanced head and neck cancer. Am J Surg 176: 448–452

24. Depondt J, Gehanno P, Martin M (1993) Neoadjuvant chemotherapy with carboplatin/5-fluorouracil in head and neck cancer. Oncology 50: 23–27

25. DeSanto LW, Beahrs OH, Holt JJ, O'Fallon WM (1985) Neck dissection and combined therapy. Study of effectiveness. Arch Otolaryngol 111: 366–379

26. Dische S, Saunders M, Barrett A et al. (1997) A randomised multicentre trial of CHART versus conventional radiotherapy in head and neck cancer. Radiother Oncol 44: 123–136

27. Dobrowsky W, Naude J (2000) Continuous hyperfractionated accelerated radiotherapy with/without mitomycin C in head and neck cancers. Radiother Oncol 57: 119–124

28. Eifel PJ, McClure S (1989) Severe chemotherapy-induced recall of radiation mucositis in a patient with non-Hodgkin lymphoma of Waldeyer's ring. Int J Radiat Oncol Biol Phys 17: 907–909

29. Farahati J, Reiners C, Stuschke M et al. (1996) Differentiated thyroid cancer. Impact of adjuvant external radiotherapy in patients with perithyroidal tumor infiltration (stage T_4). Cancer 77: 172–180

30. Feldmann HJ, Budach V, Budach W, Molls M, Sack H (1991) Postoperative Strahlenbehandlung der Speicheldrüsentumoren. Strahlenther Onkol 167: 261–266

31. Fife KM, Bower M, Harmer CL (1996) Medullary thyroid cancer: The role of radiotherapy in local control. Eur J Surg Oncol 22: 588–591

32. Fletcher GH (1980) Textbook of Radiotherapy, 3rd edn. Lea & Febiger, Philadelphia

33. Fu KK, Pajak TF, Trotti A et al. (1999) A Radiation Therapy Oncology Group (RTOG) phase III randomized study to compare hyperfractionation and two variants of accelerated fractionation to standard fractionation radiotherapy for head and neck squamous cell carcinomas: Preliminary results of RTOG 9003. Int J Radiat Oncol Biol Phys 45: 145 abstr 1

34. Garbe C, Dummer R, Kaufmann R, Tilgen W (Hrsg) (1997) Dermatologische Onkologie. Springer, Berlin Heidelberg New York Tokyo

35. Garden AS, Weber RS, Ang KK, Morrison WH, Matre J, Peters LJ (1994) Postoperative radiation therapy for malignant tumors of minor salivary glands: Outcome and patterns of failure. Cancer 73: 2563–2569

36. Garden AS, Weber RS, Morrison WH, Ang KK, Peters LJ (1995) The influence of positive margins and nerve invasion in adenoid cystic carcinoma of the head and neck treated with surgery and radiation. Int J Radiat Oncol Biol Phys 32: 619–626

37. Goepfert H, Remmler D, Silva E, Wheeler B (1984) Merkel cell carcinoma (endocrine carcinoma of the skin) of the head and neck. Arch Otolaryngol 110: 707–712

38. Haag ML, Glass IF, Fenske NA (1995) Merkel cell carcinoma. Diagnosis and treatment. Dermatol Surg 21: 669–683

39. Haffty BG, Son YH, Sasaki CT et al. (1993) Mitomycin C as an adjunct to postoperative radiation therapy in squamous cell carcinoma of the head and neck: Results from two randomized clinical trials. Int J Radiat Oncol Biol Phys 27: 241–250

40. Haraf DJ, Weichselbaum RR, Vokes EE (1996) Reirradiation with concomitant chemotherapy of unresectable recurrent

head and neck cancer: A potentially curable disease. Ann Oncol 7: 913–918

41. Harmer C, Bidmead M, Shepherd S, Sharpe A, Vini L (1998) Radiotherapy planning techniques for thyroid cancer. Br J Radiol 71: 1069–1075

42. Haselow RE, Warshaw MC, Oken MM et al. (1990) Radiation alone versus radiation with weekly low-dose cis-platinum in unresectable cancer of the head and neck. In: Fee WE Jr, Goepfert H, Johns B et al. (eds) Head and neck cancer, vol 2. Decker, Philadelphia, pp 279–281

43. Holmes S (1986) Radiotherapy: minimizing the side effects. Professional Nurse 1, 10: 263–266

44. Jeremic B, Shibamoto Y, Stanisavljevic B et al. (1997) Radiation therapy alone or with concurrent low-dose daily either cisplatin or carboplatin in locally advanced unresectable squamous cell carcinoma of the head and neck: A prospective randomized trial. Radiother Oncol 43: 29–37

45. Kish JA, Benedetti JK, Balcerzak SP et al. (1999) Feasibility trial of postoperative radiotherapy and cisplatin followed by three courses of 5-FU and cisplatin in patients with resected head and neck cancer: A Southwest Oncology Group study. Cancer J Sci Am 5: 307–311

46. Le QT, Birdwell S, Terris DJ et al. (1999) Postoperative irradiation of minor salivary gland malignancies of the head and neck. Radiother Oncol 52: 165–171

47. Lerch H, Schober O, Kuwert T, Saur HB (1997) Survival of differentiated thyroid carcinoma studied in 500 patients. J Clin Oncol 15: 2067–2075

48. Levendag PC, Nowak PJCM, van der Sangen MJC et al. (1996) Local tumor control in radiation therapy of cancers in the head and neck. Am J Clin Oncol 19: 469–477

49. Lin JD, Tsang NM, Huang MJ, Wenig HF (1997) Results of external beam radiotherapy in patients with well differentiated thyroid carcinoma. Jpn J Clin Oncol 27: 244–247

50. Little J (1996) Head and neck cancer: Oral care during radiotherapy. Nursing Standard 10, 22: 39–42

51. Lundahl RE, Foote RL, Bonner JA et al. (1998) Combined neck dissection and postoperative radiation therapy in the management of the high-risk neck. A matched-pair analysis. Int J Radiat Oncol Biol Phys 40: 529–534

52. MacComb WS, Fletcher GH (1957) Planned combination of surgery and radiation in treatment of advanced primary head and neck cancer. AJR Am J Roentgenol 77: 397–415

53. Magnano M, Bongioannini G, Lerda W et al. (1999) Lymphnode metastasis in head and neck squamous cells carcinoma: Multivariate analysis of prognostic variables. J Exp Clin Cancer Res 18: 79–83

54. Magnano M, Gervasio CF, Cravero L et al. (1999) Treatment of malignant neoplasm of the parotid gland. Otolaryngol Head Neck Surg 121: 627–632

55. Meeuwissen JA, Bourne RG, Kearsley JH (1994) The importance of postoperative radiation therapy in the treatment of Merkel cell carcinoma. Int J Radiat Oncol Biol Phys 31: 325–331

56. Million RR, Cassisi NJ (1994) (eds) Management of head and neck cancer, 2nd edn. Lippincott, Philadelphia, pp 711–735

57. Mohr C, Bohndorf W, Carstens J et al. (1994) Preoperative radiochemotherapy and radical surgery in comparison with surgery alone. A prospective, multicentric randomized DÖSAK study for advanced squamous cell carcinoma of the oral cavity and oropharynx (a 3-year follow-up). Int J Oral Maxillofac Surg 23: 143–148

58. Newman LA, Vieira F, Schwiezer V et al. (1998) Eating and weight changes following chemoradiation therapy for advanced head and neck cancer. Arch Otolaryngol Head Neck Surg 124: 589–592

59. Niedermeier W, Meyer C, Staar S, Mueller RP (1995) Secretion of human minor and major salivary glands following radiotherapy. J Dent Res 74: 546

60. O'Brien CJ, Peterson-Schaefer K, Stevenson GN et al. (1997) Adjuvant radiotherapy following neck dissection and parotidectomy for metastatic malignant melanoma. Head Neck 19: 589–594

61. Paccagnella A, Orlando A, Marchlori C et al. (1993) A phase III trial of neoadjuvant chemotherapy in head and neck cancer. Proc Am Soc Clin Oncol 12: 894

62. Peters LJ, Goepfert H, Ang KK et al. (1993) Evaluation of the dose for postoperative radiation therapy of head and neck cancer: First report of a prospective randomized trial. Int J Radiat Oncol Biol Phys 26: 3–11

63. Pigott K, Dische S, Saunders MI (1995) Where exactly does failure occur after radiation in head and neck cancer? Radiother Oncol 37: 17–19

64. Phillips TL, Fu KK (1976) Quantification of combined radiation therapy and chemotherapy effects on critical normal tissues. Cancer 37: 1186–1200

65. Phillips TL (1994) Terminology of chemoradiation effects. In: John MJ, Flam MS, Legha SS, Phillips TL (eds) Chemoradiation: An integrated approach to cancer treatment. Lea & Febinger, Philadelphia, pp 11–17

66. Puc MM, Chrzanowski FA, Tran HS et al. (2000) Preoperative chemotherapy-sensitized radiation therapy for cervical metastases in head and neck cancer. Arch Otolaryngol Head Neck Surg 126: 337–342

67. Ratner D, Nelson BR, Brown MD, Johnson TM (1993) Merkel cell carcinoma. J Am Acad Dermatol 29: 143–156

68. Rudoltz MS, Benammar MS, Mohiuddin M (1995) Does pathologic node status affect local control in patients with carcinoma of the head and neck treated with radical surgery and postoperative radiotherapy? Int J Radiat Oncol Biol Phys 31: 503–508

69. Sadeghi A, Tran LM, Mark R, Sidrys J, Parker RG (1993) Minor salivary gland tumors of the head and neck: Treatment strategies and prognosis. Am J Clin Oncol 16: 3–8

70. Salvajoli J, Morioka H, Trippe N, Kowalski A (1992) A randomized trial of neoadjuvant versus concomitant radiotherapy alone in the treatment of stage IV head and neck squamous cell carcinoma. Eur Arch Otol Rhinol Laryngol 249: 211–215

71. Sanchiz F, Milla A, Torner J et al. (1990) Single fraction per day versus two fractions per day versus radiochemotherapy in the treatment of head and neck cancer. Int J Radiol Oncol Biol Phys 19: 1627–1628

72. Schaefer U, Micke O, Schueller P, Willich N (2000) Recurrent head and neck cancer: Retreatment of previously irradiated areas with combined chemotherapy and radiation therapy – results of a prospective study. Radiology 216: 371–376

73. Shaha AR (1998) Management of the neck in thyroid cancer. Otolaryngol Clin North Am 31: 823–831

74. Shin DM, Lippman SM (1999) Paclitaxel based chemotherapy for recurrent and/or metastatic head and neck squamous-cell carcinoma: Current and future directions. Semin Oncol 26: 100–105

75. Staar S, Mueller RP, Walz C, Pape HD (1994) Preoperative combined simultaneous radiochemotherapy in primarily

operable advanced oropharynx carcinomas (The Cologne Concept). J Cancer Res Clin Oncol 120 (Suppl): 88

76. Staar S, Niedermeier W, Meier T, Strehl H, Mueller RP (1998) Die radiogene Xerostomie im Verlauf und nach Behandlung mit Pilokarpin. Strahlenther Onkol 174, Sonder-Nr 1: 13

77. Staar S, Rudat V, Dietz A et al. (2000) Hyperfractionated (HF) accelerated (ACC) radiochemotherapy (RCT) versus HF/ACC radiotherapy (RT) in advanced head and neck (HN) cancer – a multicentric randomized German trial. Proc Am Soc Clin Oncol 19: 1628

78. Steel GG, Peckham MJ (1979) Exploitable mechanisms in combined radiotherapy and chemotherapy. The concept of additivity. Int J Radiat Oncol Biol Phys 5: 85–91

79. Stuschke M, Marnitz S, Wurm R, Budach V (2000) Für welche Tumorentitäten ist ein Einfluss der Gesamtbehandlungzeit auf die Ergebnisse der Strahlenbehandlung evident? Strahlenther Onkol 176: 462–465

80. Suntharalingam M, Rudoltz MS, Mendenhall WM, Parsons JT, Stringer SP, Million RR (1995) Radiotherapy for Merkel cell carcinoma of the skin of the head and neck. Head Neck 17: 96–101

81. Sykes AJ, Slevin NJ, Gupta NK, Brewster AE (2000) 331 cases of clinically node-negative supraglottic carcinoma of the larynx: a study of a modest size fixed field radiotherapy approach. Int J Radiat Oncol Biol Phys 46: 1109–1115

82. Tannock IF (1992) Potential for therapeutic gain from combined-modality treatment. Front Radiat Ther Oncol 26: 1–15

83. Tejedor M, Murias A, Soria P et al. (1992) Induction chemotherapy with carboplatin and floratur in advanced head and neck cancer. A randomized study. Am J Clin Oncol 15: 417–421

84. Tran L, Sidrys J, Sadeghi A, Ellerbrock N, Hanson D, Parker RG (1990) Salivary gland tumors of the oral cavity. Int J Radiat Oncol Biol Phys 18: 413–417

85. Trott KR (1986) Radiatio – chemotherapy interactions. Int J Radiat Oncol Biol Phys 12: 1409–1413

86. Trott KR, Baumann M (2000) Welche Methoden zur Minimierung des Zeitfaktors sind gesichert, welche sind ungesichert ? Strahlenther Onkol 176: 472–474

87. Trotti A (2000) Toxicity in head and neck cancer: A review of trends and issues. Int J Radiat Oncol Biol Phys 47: 1–12

88. Vikram B, Strong EW, Shah JP, Spiro R (1984) Failure in the neck following multimodality treatment for advanced head and neck cancer. Head Neck Surg 6: 724–729

89. Weber RS, Byers RM, Petit B, Wolf P, Ang K, Luna M (1990) Submandibular gland tumors. Adverse histologic factors and therapeutic implications. Arch Otolaryngol Head Neck Surg 16: 1055–1060

90. Weissberg J, Son Y, Papac R (1989) Randomized clinical trial of mitomycin C as an adjunct to radiotherapy in head and neck cancer. Int J Radiat Oncol Biol Phys 17: 3–9

91. Weissler M, Melin S, Sailer S, Qaqish BF, Rosenman JG, Pillsbury HC (1992) Simultaneous chemoradiation in the treatment of advanced head and neck cancer. Arch Otolaryngol Head Neck Surg 118: 806–810

Halslymphknotenmetastasen bei unbekanntem Primärtumor

J. A. Werner · A.-A. Dünne

13.1 Allgemeines

Das so genannte CUP-Syndrom („cancer of unknown primary") ist definiert als eine oder mehrere histologisch gesicherte Metastasen eines malignen Tumors, dessen Lokalisation trotz intensiver diagnostischer Maßnahmen nicht bestimmt werden kann [22].

Epidemiologie. Insgesamt sind etwa 3–5 % der malignen Neuerkrankungen im Kopf-Hals-Bereich Halslymphknotenmetastasen eines unbekannten Primärtumors [16, 44]. Früher wurden Inzidenzraten von bis zu 10 % angegeben [34]. Der inzwischen gängige Nachweis histologisch ähnlich erscheinender Malignomentitäten mittels immunhistochemischer Verfahren erklärt möglicherweise den erwähnten Rückgang der Häufigkeit des CUP-Syndroms. Hinzu kommt ohne Zweifel eine zwischenzeitlich optimierte Diagnostik mit immer besseren bildgebenden Verfahren.

Etwa 37 % der Metastasen eines CUP-Syndroms manifestieren sich zunächst in den Lymphknotenstationen des Körpers. Hierbei machen die im Kopf-Hals-Bereich diagnostizierten Lymphknotenmetastasen einen Anteil von 84 % aus. Die übrigen Metastasen sind über die anderen Lymphknotenstationen des Körpers verteilt. Weitere Lokalisationen von Metastasen bei unbekanntem Primarius sind in absteigender Häufigkeit Leber, Knochen und Lunge.

In bis zu 70 % der Fälle handelt es sich um Halslymphknotenmetastasen unbekannter Plattenepithelkarzinome [34] und in etwa 9–16 % unbekannter Adenokarzinome [8, 30, 78]. Die Inzidenz von Lymphknotenmetastasen eines okkulten malignen Melanoms rangiert bezogen auf alle Körperregionen zwischen 1–14 % [49]. Bezogen auf den Kopf-Hals-Bereich ist bei weniger als 10 % der Patienten mit einer Lymphknotenmetastase eines unbekannten Primärtumors ein okkultes malignes Melanom ursächlich [7, 31].

Alter und Geschlechtsverteilung. Männer sind von einem CUP-Syndrom etwa doppelt so häufig betroffen wie Frauen [21, 75]. Das mittlere Erkrankungsalter liegt bei 60 Jahren [2, 34].

Entstehungshypothesen. Der Primärtumor zeigt beim CUP-Syndrom in Bezug auf dessen Lokalisation und Wachstumsverhalten häufig uncharakteristische Merkmale [3]. Folgende Mechanismen werden diskutiert:

- Ein kleiner Primärtumor kann zum Teil auch multiple Metastasen verursachen, die sich durch ein schnelleres Wachstum klinisch eher als der Primärtumor manifestieren.
- Eine Primärtumorrückbildung wäre durch Veränderung im Tumorphäno- und Genotyp erklärbar [1].
- Die Wachstumsrate des Primärtumors könnte durch lokal immunologische Einflüsse abnehmen [25].
- Maligne Tumoren metastasieren in der Regel lymphogen in die regionären Lymphknoten oder hämatogen in das erste nachgeschaltete Kapillarbett. Die erste Station kann beim CUP-Syndrom übersprungen werden [61].

Die Entstehung einer Lymphknotenmetastase bei einem okkulten malignen Melanom lässt weitere, für diese Tumorentität mehr oder weniger spezifische Mechanismen diskutieren. Hierzu gehören:

- Übersehen des Primärtumors aufgrund der geringen Größe oder der Lokalisation (z. B. am dicht behaarten Kopf),
- eine komplette Regression des Primärtumors, ein Vorgang, der beim malignen Melanom dokumentiert ist [48],
- Lokalisation des Primärtumors im Bereich der Schleimhäute des Aerodigestivtraktes oder der Viszeralorgane [32],
- De-novo-Entwicklung eines malignen Melanoms innerhalb eines Nävuszellnävus [62],
- unwissentliche Zerstörung des unbemerkten Primärtumores durch ein akzidentelles Trauma [53].

13.2 Lokalisation der Lymphknotenmetastasen beim CUP-Syndrom

Detailliert untersuchte Dichteunterschiede im Verteilungsmuster initialer Lymphgefäße nehmen im Kopf-Hals-Bereich unmittelbaren Einfluss auf die Tumorzelldissemination und damit auch auf die Lokalisation einer möglichen Lymphknotenmetastase [75, 76]. Die Lokalisation der zervikalen Lymphknotenmetastasen lassen somit Rückschlüsse auf die mögliche Tumorlokalisation zu, die bei der Primärtumorsuche Beachtung finden

Tabelle 13.1. Typische Metastasierungsmuster von Plattenpithelkarzinomen in bestimmten Halslymphknotenregionen in Abhängigkeit von der Lokalisation

Region	Wahrscheinlicher Primärtumorsitz
I	Unterlippe Mundboden Ventraler Bereich der Wangenschleimhaut Mobiler Zungenanteil Gingiva, Alveolarkamm Nasenhaupt- und Nasennebenhöhlen
II	Oropharynx inklusive weicher Gaumen, Tonsille, Zungengrund, Glossotonsillarfurche, Vallecula glossoepiglottica Supraglottis, Glottis *Seltener:* Gesichtshaut, Ohrmuschel, alle unter Region I zusammengestellten Regionen und Nasopharynx
III	Larynx, vor allem Glottis aber auch Supra- und Subglottis Hypopharynx Kaudaler Anteil des Zungengrundes *Seltener:* übrige Regionen des Oropharynx
IV	Hypopharynx Subglottis Zervikaler Tracheaabschnitt Schilddrüse
V	Epipharynx Kopfhaut (vor allem dorsaler Anteil), teilweise auch Ohrmuschel Gastrointestinaltrakt (vor allem Magen bei linksseitiger Metastasierung)
VI	Schilddrüse Subglottis (so genannte Delphi-Lymphknoten!) Kaudaler Tracheaabschnitt

sollten (Tabelle 13.1). Folgende grundlegenden Beobachtungen sind bei der Primärtumorsuche in Betracht zu ziehen:

- Mehr als 70% der Patienten mit metastatischem Lymphknotenbefall der oberen und mittleren tiefen jugulären Lymphknoten (Regionen I–III [51]) weisen primär unbekannte Plattenepithelkarzinome im Bereich der Tonsillen, des Zungengrundes und des Nasopharynx auf.
- Im unteren Drittel der Gefäßscheide (Regionen IV und V [51]) lokalisierte Lymphknotenmetastasen eines unbekannten Plattenepithelkarzinoms stammen häufiger aus dem Hypopharynx und dem Bronchialsystem [74].
- Bei der Metastasenlokalisation im supraklavikulären Dreieck ist der Primärtumor weiterhin im Bereich des Ovars, der Mamma, des Magens und der Prostata zu suchen.
- Bei supraklavikulär lokalisierten Lymphknotenvergrößerungen jüngerer Männer ist auch an die Möglichkeit eines metastasierenden Hodenkarzinoms zu denken [80].
- Ursache einer Halslymphknotenmetastase kann weiterhin ein okkultes malignes Melanom sein [72], dies gilt für alle Lymphknotenregionen des Kopf-Hals-Bereiches.

13.3 Diagnostisches Vorgehen

Präoperative Diagnostik. Der Diagnosestellung eines CUP-Syndroms muss definitionsgemäß eine intensive Suche nach dem Primärtumor vorausgehen.

Die Diagnostik sollte beim CUP-Syndrom im Halsbereich neben der
- Anamnese und Untersuchung der Haut
- eine Endoskopie der Nase und des Nasopharynx,
- die Inspektion und Palpation des Mundraumes,
- die Endoskopie des Zungengrundes, des Hypopharynx, des Kehlkopfes, des Tracheobronchialsystems und des Ösophagus
beinhalten.

Weiterhin ist in der Regel angezeigt
- eine B-Mode-Sonographie der Halsweichteile mit feinnadelpunktionszytologischer Untersuchung,
- eine B-Mode-Sonographie des Abdomens sowie eine
- Computertomographie (CT) und/oder Magnetresonanztomographie (MRT) der Kopf-Hals-Region [34, 74]. Der Stellenwert der Positronenemissionstomographie (PET) ist gegenwärtig noch nicht endgültig abzuschätzen. Bisherige Ergebnisse scheinen vielversprechend (s. Kap. 5.6).

Zumindest bei Lymphknotenmetastasen, die in der unteren Hälfte des Halses lokalisiert sind, sollte eine computertomographische Untersuchung des Thorax erfolgen. So entstehen bis zu 32% der okkulten Primärtumoren mit Halslymphknotenmetastasen in der Lunge [72].

Bei Verdacht auf eine zervikal lokalisierte *Lymphknotenmetastase eines unbekannten Adenokarzinoms* sollte zusätzlich zu der bereits erläuterten Diagnostik eine
- sorgfältige Abklärung der Brust, der Prostata, des Rektums und der übrigen Beckenorgane durch die jeweiligen Fachdisziplinen nach sich ziehen.

Weiterhin kann im Rahmen des weiteren Staging
- eine Ganzkörperknochenszintigraphie,
- eine CT des Abdomens, des Schädels und des Beckens sowie
- bei Patientinnen eine Mammographie
durchgeführt werden. Des Weiteren ist
- eine Urinanalyse,
- eine umfassende serologische Untersuchung inklusive der Bestimmung der Schilddrüsenparameter und des Kalziumspiegels und
- die Bestimmung des Karzinoembryoantigens, des ss-Human-Chorion-Gonadotropins und des Alphafetoproteins
erwägenswert [1].

Invasive Diagnostik. Auf der Grundlage der klinischen Erfahrungen zu den häufigsten Primärtumorlokalisationen wird bei Verdacht auf das Vorliegen eines Plattenepithelkarzinoms oder auch eines undifferenzierten Karzinoms die Durchführung einer Panendoskopie in Kombination mit beidseitiger Tonsillektomie [58], einer ausgedehnten Epipharynxprobebiopsie und Probeexzisionen aus dem Zungengrund empfohlen. Letztere sollte im Sinne einer ausgedehnten laserchirurgischen beidseitigen Resektion der Zungengrundtonsille erfolgen. Mit diesem Vorgehen konnten wir eine deutlich höhere Nachweisquote okkulter Karzinome verzeichnen, als es mit der Blind-Probebiopsie gelang.

Autofluoreszenz, Alphaaminolävolinsäure(ALA)-induzierte Fluoreszenz. Die Diagnostik im Bereich der oberen Luft- und Speisewege scheint durch Fluoreszenzverfahren zu optimieren zu sein. So wird für den Einsatz der Autoflouereszenzdiagnostik über eine Erhöhung der intraoperativen Nachweisrate der Primärtumorlokalisationen von 15,4 auf 38,5% berichtet [40].

Speichel- und Schilddrüsenszintigraphie. Bei unklarem zytologischen Befund der Lymphknotenmetastasen muss grundsätzlich auch das Vorliegen primärer Schilddrüsen- oder Speicheldrüsenkarzinome in Erwägung gezogen werden. Vor diesem Hintergrund fordern Knothe u. Fritsche [37] im Rahmen der Primärtumorsuche beim CUP-Syndrom die obligatorische Durchführung einer Speicheldrüsen- und Schilddrüsenszintigraphie. Aus unserer Sicht sind die großen Speicheldrüsen in das sonographische Untersuchungskonzept beim CUP-Syndrom einzubeziehen. Die Notwendigkeit regelmäßiger szintigraphischer Untersuchungen der Speicheldrüsen sollte erst von mehreren Zentren hinsichtlich dessen Stellenwert überprüft werden.

¹⁸Fluor-Desoxyglukose-Positronenemissionstomographie. Maligne Tumoren weisen in der Regel eine hohe Stoffwechselaktivität auf. Sie ist durch ein Überwiegen intrazellulärer Hexokinase im Glukosestoffwechsel begründet. Fluor-Desoxyglukose (¹⁸FDG) wird durch Hexokinase zu ¹⁸FDG-6-Phosphat metabolisiert. Es wird im Glukosestoffwechsel nicht weiter verwertet und reichert sich in Zellen mit überwiegender Hexokinaseaktivität (Neuronen, malignen Zellen etc.) an [77].

Die ¹⁸FDG-PET kann deshalb neben der Darstellung von Stoffwechselvorgängen im Gehirn und Herz relativ selektiv Malignome und deren Weichteilmetastasen erfassen. Diese Methode ist sensitiv und lässt in Ergänzung mit anderen bildgebenden Verfahren eine recht genaue Detektion und Lokalisation von Malignomen zu.

Die ¹⁸FDG-PET ist auf der anderen Seite nicht spezifisch. Entzündliche Prozesse mit Gewebsazidose und überwiegend anaerobem Stoffwechselanteil können falsch-positive Resultate verursachen [5, 33].

Zum jetzigen Zeitpunkt ist eine abschließende Beurteilung zum Stellenwert der ¹⁸FDG-PET noch nicht möglich, wenngleich es Untersuchungen gibt, die eine deutliche Erhöhung der Tumornachweisrate in bis zu 50 % der untersuchten Fälle zeigen konnten [9, 10, 52, 60, 67]. Eine detaillierte Darstellung zur PET findet sich in Kap. 5.6.

Spezielle serologische Diagnostik. Beim Verdacht auf das Vorliegen eines CUP-Syndroms erscheint die Bestimmung des EBV-(Epstein-Barr-Virus-)Antikörpertiters sinnvoll, vor allem des „IgA anti-viral capsid antigen" (VCA), das bei annähernd 70 % der Patienten mit einem EBV-assoziierten Nasopharynxkarzinom erhöht ist, sofern ein lymphoepitheliales Karzinom nicht auszuschließen ist.

In diesem Zusammenhang darf der Hinweis nicht fehlen, dass die Titerkontrolle vor allem für das Follow-up von Epipharynxkarzinomen und hier ganz besonders vom lymphoepithelialen Karzinom von nennenswerter klinischer Bedeutung ist [26].

Die Gesamtprognose der Patienten und die hierauf basierenden Behandlungsstrategien werden unmittelbar von dem histologischen Typ der Lymphknotenmetastase beeinflusst.

13.4.1 Metastase eines unbekannten Plattenepithelkarzinoms

Die Prognose von Plattenepithelkarzinommetastasen eines unbekannten Primarius ist besser als die anderer Histologietypen [1]. Hinsichtlich der diagnostischen Zielsetzung ist es von besondere Bedeutung, Lokalisation und Anzahl der Metastasen festzustellen.

Der Lokalisation der Lymphknotenmetastasen kommt eine signifikante Rolle in Bezug auf das Langzeitüberleben zu. So wird die tumorspezifische Fünfjahresüberlebensrate bei

- *hochzervikal* lokalisierten Lymphknotenmetastasen mit ca. 63 % und das Gesamtüberleben mit ca. 47 % angegeben.
- Bei einer *tiefzervikalen* Lokalisation ist die Fünfjahresüberlebensrate mit nur 9 ± 6 % und das Gesamtüberleben mit ca. 9,2 ± 9 % vermerkt. Diese ist vor allem auf die hohe Fernmetastasierungsrate von 67 % bei tiefzervikalem Sitz im Vergleich zu 12 % bei hochzervikalem Sitz zurückzuführen [36].

Das Überleben hängt beim CUP-Syndrom unmittelbar von *Anzahl* und *Lokalisation* der Lymphknotenmetastasen sowie dem Nachweis eines *perinodalen Tumorwachstums* ab [11, 13, 24, 27, 34, 50].

13.4.2 Metastase eines unbekannten Adenokarzinoms

Beim Nachweis der Lymphknotenmetastase eines unbekannten Adenokarzinoms handelt es sich – anders als beim Nachweis von Lymphknotenmetastasen eines unbekannten Plattenepithelkarzinoms – in der Regel um ein bereits fortgeschrittenes Stadium der Tumordissemination. Dieses Wissen nimmt unmittelbaren Einfluss auf die Behandlungsstrategie. Die Prognose von Patienten mit einem unbekannten Adenokarzinom ist deutlich schlechter einzuschätzen gegenüber Patienten mit unbekanntem Plattenepithelkarzinom.

In älteren Arbeiten wird beispielsweise von Synder et al. [69] über eine mediane Überlebenszeit von zwei Monaten bei 49 Patienten mit einer Lymphknotenmetastase eines unbekannten Adenokarzinoms berichtet. In einer anderen Untersuchung zeigte sich ein medianes Überleben von neun Wochen bei Patienten über 57 Jahren und von nur zwei Wochen bei Patienten, die jünger als 57 Jahre waren [65]. Aktuellere Untersuchungen berichten über ein medianes Überleben von acht Monaten mit einer Zweijahresüberlebensrate von 20 % und einer Fünfjahresüberlebensrate von 9 % [42].

Die Notwendigkeit, den Primärtumor zu finden, muss deshalb gegen drei Faktoren abgewogen werden:

- Die restliche Überlebenszeit vom Zeitpunkt der Diagnosestellung an ist oft sehr kurz, da es sich bei der zervikalen Lymphknotenmetastase eines unbekannten Adenokarzinoms in aller Regel um ein fortgeschrittenes Stadium der Tumorerkrankung handelt.
- Es besteht eine minimale Chance, die Primärlokalisation eines Adenokarzinoms zu Lebzeiten des Patienten zu finden. In einer repräsentativen Studie konnte der Primarius nur bei 22 von 266 Patienten (8 %) zu Lebzeiten diagnostiziert werden. Diese Identifikationsrate konnte durch eine Sektion post mortem auf eine Rate von 48 % identifizierter Primärtumorlokalisationen erhöht werden [54]. Diese geringe Identifikationsrate wird durch eine weitere Untersuchung unterstrichen [65].
- Die Suche nach jeder möglichen Primärtumorlokalisation kann auch dazu führen, den Primärtumor evtl. identifizieren, jedoch keiner effektiven Therapie zuleiten zu können.

Auch bei zervikalen Lymphknotenmetastasen eines unbekannten Adenokarzinoms hat die Lokalisation der Metastase Einfluss auf das mediane Überleben. So konnten Lee et al. [42] eine signifikant höhere Überlebensrate bei Patienten nachweisen, deren Lymphknotenmetastasen kranio- und mediojugulär oder im Bereich der Gl. parotis und subokzipital lokalisiert waren, gegenüber Patienten mit kaudojugulär lokalisierten Lymphknotenmetastasen.

13.4.3 Metastase eines unbekannten malignen Melanoms

Die Prognose von Patienten mit einer Halslymphknotenmetastase eines okkulten malignen Melanoms ist ähnlich, möglicherweise sogar besser als die von Patienten mit einem bekannten malignen Melanom im Stadium II einzuschätzen. In der Literatur werden diesbezüglich Fünfjahresüberlebensraten von 11–48 % und Zehnjahresüberlebensraten von 32 % angegeben [7, 31, 79].

Im Allgemeinen wird die Prognose von Patienten mit einem CUP-Syndrom oder einer Halslymphknotenmetastase eines bekannten Plattenepithelkarzinoms unmittelbar durch die Anzahl der metastastisch befallenen Lymphknoten bestimmt. Demgegenüber scheint der

Anzahl der Halslymphknotenmetastasen oder dem Nachweis eines kapselüberschreitenden Metastasenwachstums bei einem okkulten malignen Melanom keine prognostische Relevanz zuzukommen [4, 56].

Zervikale Lymphknotenmetastasen eines okkulten malignen Melanoms sind am häufigsten

- in der dorsal des M. sternocleidomastoideus gelegenen Region V,
- in der kraniojugulären Region II sowie
- in der Gl. parotis

lokalisiert.

Es ist allerdings in allen Regionen mit zervikalen Lymphknotenmetastasen eines okkulten malignen Melanoms zu rechnen.

Dies spiegelt die lymphogene Metastasierung kutaner maligner Melanome des Gesichts, der behaarten Kopfhaut, des Ohres und der oberen Luft- und Speisewege wider.

13.5 Behandlungsstrategien beim Nachweis von Plattenepithelkarzinommetastasen eines unbekannten Primärtumors

Beim Nachweis einer oder mehrerer Lymphknotenmetastasen eines unbekannten Plattenepithelkarzinoms ist die klassische Behandlung des Primärtumors aufgrund des fehlenden Hinweises auf seine Lokalisation nicht möglich. Bezogen auf die Halslymphknotensituation ergeben sich jedoch, äquivalent dem klassischen Vorgehen bei bekanntem Primarius, eine auf das Lymphknotengebiet bezogene, entsprechende diagnostische und therapeutische Zielsetzung.

13.5.1 Isolierte Radio- und Radio-Chemo-Therapie

Radiotherapie. Die Strahlentherapie nimmt bei der Behandlung des CUP-Syndroms einen zentralen Platz ein, da sie die einzige Behandlungsmodalität darstellt, die den Lymphabfluss und die Primärtumorlokalisation gemeinsam behandeln kann.

Eine Gesamtdosis von 60–70 Gy ist bei kurativer Zielsetzung nach dem heutigen Wissensstand für die Devitalisierung makroskopischer Metastasen eines Platten-, Adeno- oder undifferenzierten Karzinoms erforderlich.

Die mediane Überlebensdauer zwischen Patienten, bei denen nur die den metastatisch befallenen Halslymphknotenregionen zugeordneten möglichen Primärtumorregionen in die Bestrahlung einbezogen wurden und Patienten, bei denen alle im Kopf-Hals-Bereich möglichen Primärtumorlokalisationen im Bestrahlungsfeld lagen, unterscheidet sich nicht [68].

Basierend auf einer besseren Ausschlussdiagnostik und der aus prospektiven Studien gewonnen Erkenntnis, dass die meisten Primärtumoren bei Plattenepithelkarzinomen im späteren Krankheitsverlauf im Bereich der Tonsillen und des Zungengrundes auftreten, wird diskutiert, zur Reduktion nichtvermeidbarer Nebenwirkungen der Strahlentherapie auf die Bestrahlung des Nasopharynx sowie auf die Bestrahlung des Larynx- und Pharynxbereiches in seiner Gesamtheit bis 70 Gy zu verzichten [34], um im Falle eines Auftretens nach einer Operation noch weiter bestrahlen zu können.

Das Auftreten eines Nasopharynxkarzinoms nach abgeschlossener Therapie stellt jedoch bei einem solchen Vorgehen eine Situation dar, in der der Primarius vielfach keiner kurativen Therapie mehr zugeführt werden kann.

Nach Angaben der Arbeitsgruppe um Glynne-Jones et al. [28] sollte die Bestrahlung des Nasopharynx erfolgen, wenn

- dorsal des M. sternocleidomastoideus lokalisierte Halslymphknotenmetastasen eines unbekannten Primärtumors vorliegen,
- der Patient jünger als 30 Jahre ist,
- ein erhöhter EBV-Kapsid-Antikörpertiter diagnostiziert wurde,
- im bioptischen Material EBV nachgewiesen werden konnte oder
- eine genetische Prädisposition vorliegt, ein Nasopharynxkarzinom zu entwickeln (z. B. Patienten asiatischer Herkunft).

In der klinischen Routine hat sich die lokoregionäre Strahlentherapie im Sinne der so genannten „Shrinking-field-Technik" als sinnvoll erwiesen.

Hierbei erhält
- das gesamte zervikale Lymphabflussgebiet eine Dosis von 45–50 Gy,
- Oropharynx- und Hypopharynx sollten bis mindestens 50 Gy bestrahlt werden,
- nachfolgend wird das Bestrahlungsfeld auf die befallene Halsseite reduziert und auf 56–60 Gy aufgesättigt,
- die befallenen Lymphknoten daraufhin einen Boost mit schnellen Elektronen erhalten, bis die Gesamtdosis von 70 Gy erreicht ist, wobei Pharynx und Rückenmark geschont werden,
- im Falle einer Bestrahlung des Nasopharynx sollte dieser bis 70 Gy aufgesättigt werden.

Radio-Chemo-Therapie. Patienten mit Plattenepithelkarzinommetastasen, die radio-chemo-therapiert wurden, wiesen gegenüber Patienten, die nur radiotherapiert wurden, in einer nichtrandomisierten Untersuchung eine Erhöhung der Fünfjahresüberlebensrate sowie eine

verbesserter lokale Ansprechrate auf [21]. Eine verbesserte lokale Kontrolle unter Kombinationsbehandlung mit Cisplatin und 5-Fluorouracil (5-FU) wird jedoch ohne eine hieraus resultierende signifikante Verlängerung der Überlebenszeit durch eine jüngere Untersuchung beschrieben [8].

Zum jetzigen Zeitpunkt ist eine abschließende Beurteilung zum Stellenwert einer induktiven und/oder palliativen Chemotherapie beim CUP-Syndrom nicht möglich. Basierend auf den zuvor genannten Ergebnissen erscheint die Kombinationstherapie aus Chemotherapie und Strahlentherapie zur Behandlung einer Lymphknotenmetasase eines unbekannten Plattenepithelkarzinoms ratsam.

13.5.2 Kombinierte Strahlentherapie und Chirurgie

Lokoregionäre Kontrolle und Überlebensrate. Die alleinige Strahlentherapie ist der Kombinationsbehandlung aus Chirurgie und Strahlentherapie bzw. Radio-Chemo-Therapie unterlegen.

Patienten, die im Hinblick auf eine diagnostische und therapeutische Zielsetzung eine chirurgische Sanierung des Lymphabflusses sowie eine postoperative Strahlentherapie erhielten, zeigen in der Literatur eine signifikant höhere Überlebenswahrscheinlichkeit als isoliert radiotherapierte Patienten.

In einer Untersuchung von Dunst et al. [20] wiesen die mit einer radikalen Neck dissection und nachfolgender Strahlentherapie behandelten Patienten eine lokoregionäre Tumorkontrolle von 83 % gegenüber einer solchen von nur 20 % nach sieben Monaten in der Gruppe mit alleiniger Radiotherapie auf. Keiner der isoliert radiotherapierten Patienten überlebte länger als vier Jahre.

Kirschner et al. [36] berichteten über entsprechend gute Resultate mit einer kompletten Remission in 95 % (46/48) der Fälle, die zunächst eine dem N-Status angepasste chirurgische Behandlung der befallenen Halsseite und postoperativ eine Radiotherapie erhielten. Sie wiesen nach fünf Jahren eine lokoregionäre Kontrolle von 76 % und eine tumorspezifische Überlebensrate von 67 % auf. Demgegenüber verstarben alle nichtoperierten Patienten (p < 0,0001) innerhalb von vier Jahren (Median: 9,2 Monate). Die komplette Remission betrug in der letztgenannten Gruppe lediglich 37,5 %, die lokoregionäre Kontrolle nach drei Jahren 27,9 % (p < 0,0001).

Einen weiteren Hinweis für die Bedeutung der chirurgischen Behandlung des zervikalen Lymphabflusses kann der Nachweis einer signifikant höheren lokalen Kontrolle der ipsilateralen Halsseite, unabhängig von der durchgeführten Form der Radiotherapie (ipsilateral oder beidseits), nach einer radikalen Neck dissection gegenüber einer Lymphknotenexstirpation oder -keilexzision (85 vs. 56 %; p < 0,03) geben [59].

Unterstützt werden diese Ergebnisse durch eine Beobachtung der Arbeitsgruppe um Boysen [11], die das Vorkommen persistierender Lymphknotenmetastasen nach primärer Radiotherapie untersuchte. Die Autoren führten ca. sechs Wochen nach erfolgter Radiotherapie (Gesamtdosis von 70 Gy) eine Neck dissection durch. Bei 23 von 88 Patienten waren nach der Radiotherapie keine Lymphknoten mehr palpabel. Trotz des klinisch fehlenden Verdachtes auf das Vorliegen residualer Lymphknotenmetastasen wurden bei fünf der 23 Patienten Tumorzellen im Neck-dissection-Präparat nachgewiesen. Bei 65 von 88 Patienten waren nach der Radiotherapie weiterhin Halslymphknoten palpabel. 39 der 65 Patienten zeigten Tumorzellen in den Halslymphknoten, deren Nachweisrate mit zunehmendem prätherapeutischen N-Status zunahm.

Chirurgische Radikalität. Vor diesem Hintergrund, stellt sich die Frage, inwieweit die Radikalität der chirurgischen Halsbehandlung (radikale Neck dissection vs. modifiziert radikale Neck dissection) die Überlebenswahrscheinlichkeit von Patienten mit einem zervikalen CUP-Syndrom beeinflusst.

Diesbezüglich wies Lefebvre [44] eine höhere Lokalrezidivrate (15 % radikale Neck dissection vs. 25 % modifiziert radikale Neck dissection) bei Patienten nach, die unter kurativem Ansatz nicht mittels einer radikalen, sondern mit einer modifiziert radikalen Neck dissection therapiert wurden. Von insgesamt 98 mit kurativer Intention operierte Patienten entwickelten

- 7 von 47 (15 %) nach einer radikalen Neck dissection,
- 7 von 28 (25 %) Patienten nach einer modifiziert radikalen Neck dissection,
- 5 von 12 (42 %) Patienten nach einer Lymphknotenexstirpation und
- 6 von 11 (54 %) nach einer Keilbiopsie

ein lokales Rezidiv. Die genannten Autoren rieten deshalb zur konsequenten Durchführung einer radikalen Neck dissection bei jedem Patienten mit einem zervikalen CUP-Syndrom.

Diese Haltung könnte durch eine kürzlich publizierte Arbeit zum Lymphknotengehalt nach verschiedenen Neck-dissection-Formen bei bekanntem Plattenepithelkarzinom im Kopf-Hals-Bereich unterstützt werden [13]. Demnach ist die Anzahl der operativ entfernten Lymphknoten unmittelbar an die durchgeführte Form der Neck dissection gebunden. Obgleich bei der radikalen und bei der modifiziert radikalen Neck dissection die Halslymphknotenregionen I–V ausgeräumt werden, zeigte sich mit Zunahme der Radikalität der durchgeführten Neck-dissection-Form eine Zunahme der Anzahl der nachgewiesenen Lymphknoten in den jeweiligen Neck-dissection-Präparaten.

Die beiden letztgenannten Arbeiten weisen jedoch nicht unerhebliche Kritikpunkte auf. So werden die Lokalisation und die Anzahl der Metastasen sowie die Anzahl der Operateure bei der Beantwortung der jeweiligen Fragestellungen nicht hinreichend berücksichtigt.

Eine grundsätzlich bei jedem CUP-Syndrom durchgeführte radikale Neck dissection kann aus heutiger Sicht nicht empfohlen werden. Dies gilt vor allem in Anbetracht der erheblichen funktionellen Störungen nach einer radikaler Neck dissection und der Erfahrungen bei der Behandlung des regionären Lymphabflussgebietes von Karzinomen der oberen Luft- und Speisewege.

Postoperative Funktionalität. Ähnlich dem Vergleich zwischen radikaler und modifiziert radikaler Neck dissection verhält es sich hinsichtlich der Funktionalität bei der Gegenüberstellung von modifiziert radikaler und selektiver Neck dissection.

- So scheint nach derzeitigem Stand kein signifikanter Unterschied hinsichtlich der Spätmetastasenhäufigkeit und der Fünfjahresüberlebensrate zwischen Patienten mit einer modifiziert radikalen Neck dissection und einer selektiven Neck dissection bei Plattenepithelkarzinomen der oberen Luft- und Speisewege zu bestehen [41].
- Die Funktionalität nach selektiver Neck dissection ist besser als nach modifiziert radikaler Neck dissection [39].
- Untersuchungen zur Lebensqualität nach radikaler Neck dissection, modifiziert radikaler Neck dissection und nach selektiver Neck dissection konnten signifikant niedrigere postoperative Schmerzzustände, Schulterdysfunktionen, Skapulatorquierungen und eine insgesamt höhere Lebensqualität nach modifiziert radikaler Neck dissection und selektiven Neck-dissection-Formen gegenüber einer radikalen Neck dissection zeigen [12].
- Weiterhin wurden nach einer modifiziert radikalen Neck dissection signifikant weniger Thrombosen der V. jugularis interna diagnostiziert als nach einer selektiven Neck dissection [57].

Vor diesem Hintergrund sollte der Typ der Neck dissection beim CUP-Syndrom dem lokalen N-Status angepasst werden (Abb. 13.1). Eine radikale Neck dissection kann demgegenüber nur noch bei Infiltration der V. jugularis interna, des N. accessorius und/oder des M. sternocleidomastoideus befürwortet werden [1, 11, 20, 34, 36].

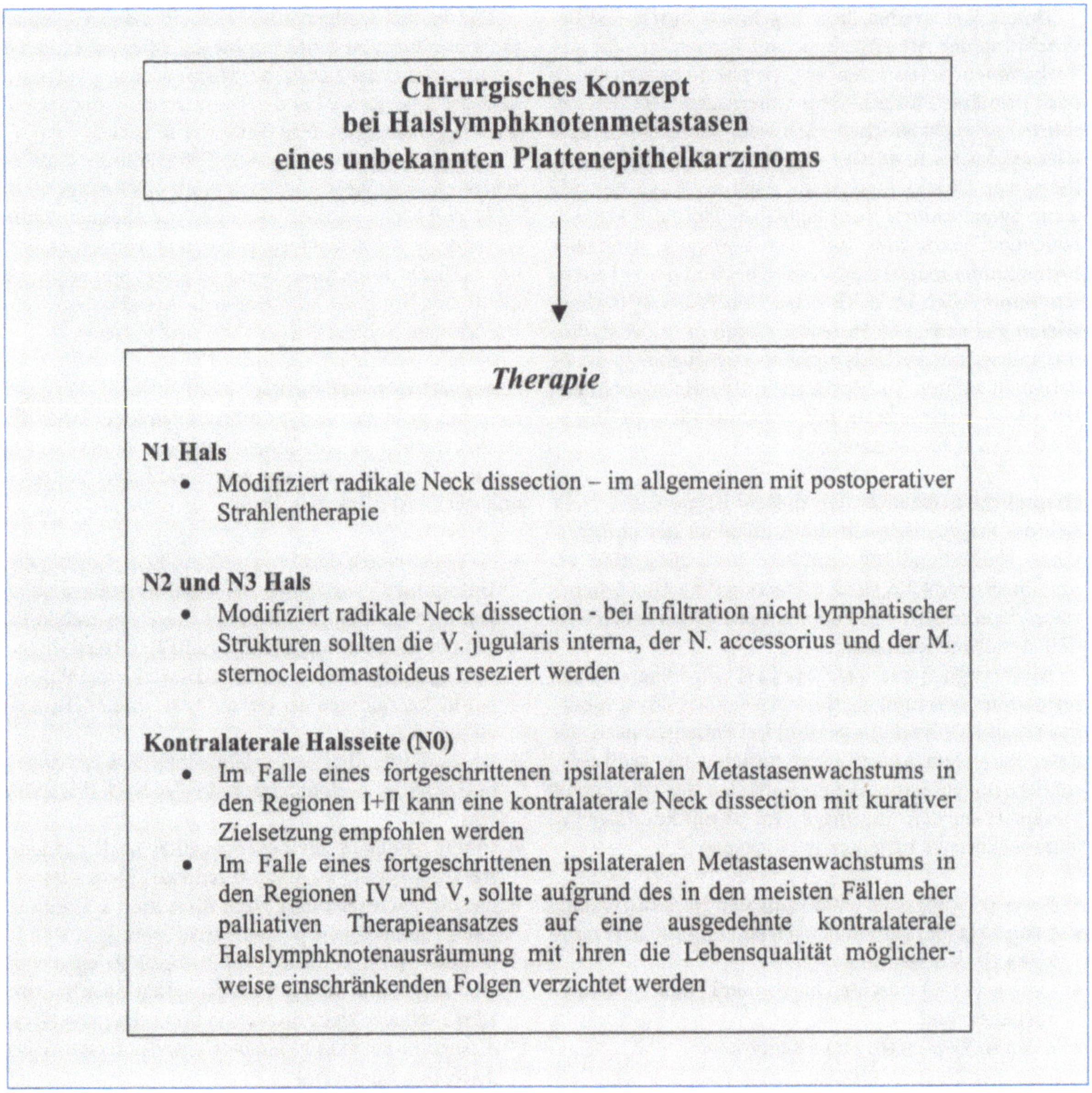

Chirurgisches Konzept
bei Halslymphknotenmetastasen
eines unbekannten Plattenepithelkarzinoms

Therapie

N1 Hals

- Modifiziert radikale Neck dissection – im allgemeinen mit postoperativer Strahlentherapie

N2 und N3 Hals

- Modifiziert radikale Neck dissection - bei Infiltration nicht lymphatischer Strukturen sollten die V. jugularis interna, der N. accessorius und der M. sternocleidomastoideus reseziert werden

Kontralaterale Halsseite (N0)

- Im Falle eines fortgeschrittenen ipsilateralen Metastasenwachstums in den Regionen I+II kann eine kontralaterale Neck dissection mit kurativer Zielsetzung empfohlen werden
- Im Falle eines fortgeschrittenen ipsilateralen Metastasenwachstums in den Regionen IV und V, sollte aufgrund des in den meisten Fällen eher palliativen Therapieansatzes auf eine ausgedehnte kontralaterale Halslymphknotenausräumung mit ihren die Lebensqualität möglicherweise einschränkenden Folgen verzichtet werden

---

Abb. 13.1. Chirurgisches Konzept bei Patienten mit einer Plattenepithelkarzinommetastase eines unbekannten Primärtumors im Kopf-Hals-Bereich

13.5.3 Behandlungsstrategie bei zervikaler N1-Lymphknotenmetastase eines unbekannten Plattenepithelkarzinoms

Zur speziellen Situation des N1-Halses beim CUP-Syndrom fehlen aussagekräftige Literaturangaben. Dies erklärt sich

1. durch die eher geringe Fallzahl und
2. durch die immer noch bestehende Kontroverse zur Behandlungsstrategie des N1-Halses bei Plattenepithelkarzinomen der oberen Luft- und Speisewege.

Zur Frage des Ausmaßes einer Neck dissection beim CUP-Syndrom mit einer sonographisch als N1 einzustufenden Situation ist abzuwägen zwischen einer modifiziert radikalen Neck dissection und der selektiven Neck dissection.

Die selektive Neck dissection hat ihre Hauptindikation als diagnostisches oder auch als therapeutisches Behandlungsverfahren im Falle eines N0-Halses bei Patienten mit bekanntem Plattenepithelkarzinom. In dieser speziellen Situation erscheint dieses Verfahren als adäquate Therapie des zervikalen Lymphabflusses [14, 15].

Die unkritische Übertragung der selektiven Neck dissection auf eine bekannte mindestens N1-Situation birgt nach dem gegenwärtigen Kenntnisstand jedoch ein erhöhtes Risiko. So kann das Auftreten von Spätmetastasen nach Durchführung einer supraomohyoidalen Neck dissection mit Nachweis einer einzigen Lymphknotenmetastase ohne postoperative Radiatio (35,7 vs. 5,6 %) signifikant erhöht sein [43]. Eine weitere Untersuchung unterstützt den Trend einer erhöhten Lokalrezidivrate nach einer selektiven Neck dissection im Falle eines N1-Halses durch den Nachweis von Rezidivmetastasen in bis zu 40 % der untersuchten Patienten [28].

An dieser Stelle darf der Hinweis nicht fehlen, dass auch wenn eine N1-Situation mit gewisser Wahrscheinlichkeit auf den Primariussitz schließen lässt, das Ausmaß dieser Vorhersagegenauigkeit beim CUP-Syndrom möglicherweise als zu gering einzuschätzen ist, zumal aus den vermutetenden Primärtumorregionen bei einer korrekten Diagnostik ja bereits histologisch unauffällige Gewebeproben entnommen wurden.

Angesichts dessen erscheint aus heutiger Sicht die Durchführung einer modifiziert radikalen Neck dissection beim CUP-Syndrom auch beim N1-Hals, ganz besonders unter dem Aspekt eines Staging-Verfahrens sinnvoll.

Eine Lymphknotenkeilexzision ist nach dem Kenntnisstand einer hierdurch erhöhten Lokalrezidivrate [44] aus heutiger Sicht abzulehnen. Auf der Grundlage der vorherigen Ausführungen ermöglicht eine isolierte Lymphknotenexstirpation zu geringe Aussagen zum Ausmaß der Metastasierung, die beim Plattenepithelkarzinom wiederum von prognostischer Relevanz sind.

Isolierte chirurgische Behandlung. Eine generelle, isolierte chirurgische Behandlung des zervikalen Lymphabflusses kann aus heutiger Sicht nicht mit hinreichender Sicherheit befürwortet werden, da hierdurch der unbekannte Primärtumor unbehandelt bleiben würde. Dies gilt insbesondere für kranio- und mediojugulär lokalisierte Halslymphknotenmetastasen, die auf einen Primärtumor im Bereich der pharyngealen Achse hinweisen. In diesem Zusammenhang ist besonders wichtig, dass das Auftreten des Primärtumors im weiteren Krankheitsverlauf in 6–58 % der Fälle die Prognose der Patienten verschlechtert [11, 20, 27, 30, 34, 63]. Dies steht allerdings im Gegensatz zu Mitteilungen, die keine signifikante prognostische Relevanz hinsichtlich des späteren Auftretens des Primarius nachweisen konnten

[1, 27, 72]. Es gibt Kopf-Hals-Chirurgen, die ein CUP-Syndrom beim N1-Hals ausschließlich chirurgisch angehen und den weiteren Verlauf abwarten. Beim Auftreten des Primarius wird dieser in aller Regel chirurgisch und/oder strahlentherapeutisch behandelt. Das mit dieser Strategie einhergehende erhöhte Risiko liegt vor allem in dem unbemerkten Größenwachstum des Primärtumors mit der Gefahr einer nur noch begrenzten Therapierbarkeit desselben, aber auch einer kontinuierlich fortschreitenden lymphogenen und schließlich auch hämatogenen Metastasierung. Es liegt auf der Hand, dass ein solches Vorgehen an eine hohe Compliance des Patienten und die Einsicht in absolut regelmäßige Kontrolluntersuchungen gebunden ist. Eine abschließende Bewertung dieser strittigen Behandlungsrichtung ist nur durch qualifizierte Studien möglich.

Isolierte Strahlentherapie. Andere Arbeitsgruppen favorisieren gegenüber einem chirurgischen bzw. chirurgisch/strahlentherapeutischen Vorgehen eine isolierte Bestrahlung. Gegen eine isolierte Strahlentherapie kann angeführt werden, dass eine postradiogen durchgeführte chirurgische Sanierung des zervikalen Lymphabflusses bei Patienten mit initial bekanntem Primarius im Falle von zervikalen Residualmetastasen mit einer signifikant höheren Rate an Komplikationen einhergeht. Hierzu gehört das signifikant häufigere Auftreten von Halsweichteilnekrosen, Chylusfisteln, Rekurrenspareresen, Nahtdehiszenzen und Hämorrhagien.

Weiterhin kommt es nach diesen als Rettungschirurgie bezeichneten Behandlungen in über 60 % der Fälle im ersten Jahr und in über 90 % der Fälle bis zum dritten Jahr zu Lokalrezidiven.

Da demzufolge die Möglichkeit einer anhaltenden chirurgischen Sanierung des Lymphabflusses bei Plattenepithelkarzinomen der oberen Luft- und Speisewege nicht ausreichend sicher gewährleistet werden kann, sollte beim CUP-Syndrom mit der initialen Therapie versucht werden, eine lokale Kontrolle zu erreichen [47]. Vor diesem Hintergrund scheint auch zur Behandlung des N1-Halses beim CUP-Syndrom die Kombination von Chirurgie und postoperativer Strahlentherapie sinnvoll.

Kombinationstherapie in Anhängigkeit von der Anzahl der histologisch nachgewiesenen Lymphknotenmetastasen. Es darf der kritische Hinweis nicht fehlen, dass Leemans et al. [43] in ihrer Untersuchung zeigen konnten, dass sich die Lokalrezidivrate von Patienten, bei denen bei bekanntem Primarius nach modifiziert radikaler Neck dissection histologisch ein bis zwei Halslymphknotenmetastasen ohne extrakapsuläres Wachstum nachgewiesen wurden und postoperativ keine Radiatio durchgeführt wurde, nicht von der Lokalrezidivrate postoperativ zusätzlich strahlentherapeutisch behandelter Patienten unterschied. Auf dieser Beobachtung basierend empfahlen Friedman et al. [23] beim bekanntem

Primarius ein Therapiekonzept, das erst im Falle von drei histologisch nachgewiesenen Halslymphknotenmetastasen eine Strahlentherapie vorsieht. Dieses Vorgehen setzt bei Übertragung auf das CUP-Syndrom die Entnahme eines ausreichend ausgedehnten Neck-dissection-Präparates mit nachfolgender umfassender histologischer Aufarbeitung hinsichtlich des zervikalen Halslymphknotenstatus voraus. Im Falle einer selektiven Neck dissection müssten ebenso viele Halslymphknoten innerhalb der jeweiligen Halslymphknotenregionen nachgewiesen werden wie nach einer modifiziert radikalen Neck dissection bei bekanntem Primarius in dieser Region zu erwarten wären [13].

Eine derartige Behandlungsstrategie des N1-Halses beim CUP-Syndrom kann gegenwärtig jedoch nicht generell befürwortet werden, da die bisher – allerdings nicht zum N1-Hals – vorliegenden Ergebnisse für eine Kombination aus Chirurgie und Strahlentherapie sprechen. Auch wären prospektiv randomisierte Studien zur weiteren Beurteilung erforderlich.

13.5.4 Behandlungsstrategie der kontralateralen Halsseite (N0)

Die meisten Autoren machen die Frage, ob beim CUP-Syndrom eine ein- oder beidseitige Neck dissection durchgeführt werden soll, von sonographischen und aspirationszytologischen Befunden abhängig [1, 17, 34, 72].

Bei der Indikationsstellung zur kontralateralen Neck dissection ist die bereits eingangs erwähnte unterschiedliche Prognose von Patienten mit hochzervikalen und tiefzervikalen Halslymphknotenmetastasen zu beachten. Im Falle eines fortgeschrittenen Metastasenwachstums in den Regionen I und II erscheint eine mit kurativer Zielsetzung durchgeführte kontralaterale Neck dissection vertretbar.

Im Falle eines fortgeschrittenen Metastasenwachstums in den Regionen IV und V (kaudal), sollte aufgrund des in den meisten Fällen eher palliativen Therapieansatzes auf eine ausgedehnte kontralaterale Halslymphknotenausräumung mit ihren die Lebensqualität möglicherweise einschränkenden Folgen verzichtet werden. Dies gilt auch vor dem Hintergrund der Ergebnisse von Fu [24], die – in einer Literaturübersicht zum Stellenwert der Chirurgie mit oder ohne Strahlentherapie – keinen signifikanten Unterschied hinsichtlich des Auftretens kontralateraler Lymphknotenrezidive in Abhängigkeit von einer kontralateralen Radiotherapie und/oder chirurgischen Behandlung des Lymphabflussgebietes nachweisen konnte.

13.6 Behandlungsstrategie beim Nachweis einer Adenokarzinommetastase

Der Nachweis einer Halslymphknotenmetastase eines unbekannten Adenokarzinoms ist ein therapeutisches Dilemma, da es sich in aller Regel um ein fortgeschrittenes Stadium der Tumorerkrankung handelt.

Zunächst muss sicher ausgeschlossen werden, dass es sich nicht um die Metastase eines unbekannten Adenokarzinoms der Speicheldrüsen handelt. Dies muss insbesondere bei höher lokalisierten Lymphknotenmetastasen immer in Betracht gezogen werden. In diesen Fällen wäre eine chirurgische Sanierung des zervikalen Lymphabflussgebietes und eine postoperative Strahlentherapie indiziert [66].

Es gibt Arbeitsgruppen, die zur Behandlung des zervikalen Lymphabflusses beim Nachweis einer Lymphknotenmetasase eines unbekannten Adenokarzinoms generell die Durchführung einer modifiziert radikalen oder auch radikalen Neck dissection kombiniert mit einer postoperativen Strahlentherapie empfehlen [42].

Aus heutiger Sicht sollte insbesondere bei tiefzervikalem Sitz der Lymphknotenmetastase aufgrund des in der Regel palliativen Therapieansatzes auf eine generelle, ausgedehnte Halslymphknotenausräumung mit ihren die Lebensqualität möglicherweise einschränkenden Folgen verzichtet werden [66, 70]. Stiernberg u. Mostert [66] raten aufgrund der disseminierten Tumorerkrankung zur systemischen Chemotherapie, ggf. ergänzt durch eine palliative Strahlentherapie der Halsregion oder eine unter palliativem Gesichtspunkt durchgeführten Neck dissection.

Die Ergebnisse der im Rahmen kontrollierter Studien durchgeführten Chemotherapieprotokolle bei zervikalen Adenokarzinommetastasen unbekannter Primärtumoren sind jedoch nach wie vor enttäuschend. So wird über eine Ansprechrate von 27 % und ein medianes Überleben von zehn Monaten durch die Therapie mit Cisplatin, Tamoxifen und 5-FU berichtet [19]. Die wechselnde Behandlung mit Doxorubicin und Cyclophosphamid sowie Etoposid und Carboplatin erzielte ein medianes Überleben von acht Monaten [46]. Auch aggressivere Regime mit Taxol und Cisplatin oder Taxol und Carboplatin, wie sie jüngst in einer Phase-II-Studie durchgeführt wurden, konnten das mediane Überleben nur auf ein Jahr erhöhen [29].

Aufgrund der extrem schlechten Prognose der Patienten sollte deshalb das Behandlungsverfahren beim Nachweis einer Halslymphknotenmetastase eines unbekannten Adenokarzinoms individuell abgewogen werden.

13.7 Behandlungstrategie beim Nachweis einer Lymphknotenmetastase eines okkulten malignen Melanoms

In der Literatur wird über eine Lokalrezidivrate von 68 % bei Patienten, die nur mittels einer Lymphknotenexstirpation behandelt wurden, berichtet [35]. Dieser hohe Prozentsatz könnte eine Neck dissection als schlüssigen chirurgischen Ansatz der Melanommetastasentherapie erscheinen lassen. Vor diesem Hintergrund empfiehlt die Arbeitsgruppe um Jonk et al. [32] hinsichtlich des Ausmaßes der Halslymphknotenausräumung die generelle Durchführung einer radikalen Neck dissection. Andere Autoren favorisieren zur Vermeidung der nach einer radialen Neck dissection häufig nicht vermeidbaren funktionellen Störungen die Durchführung einer modifiziert radikalen Neck dissection auf der ipsilateralen Halsseite wie sie auch bei einem bekannten malignen Melanom durchgeführt werden würde [45, 79].

Die Arbeitsgruppe um O'Brien et al. [56] empfiehlt bei einem bekannten malignen Melanom anterior einer gedachten Linie durch den äußeren Gehörgang die Ausräumung der Regionen I–V, üblicherweise mit Parotidektomie. Bei der Melanomlokalisation posterior dieser koronaren Ebene empfehlen die genannten Autoren die Ausräumung der Regionen II–V. Ihren Ergebnissen entsprechend bezeichnen sie die modifiziert radikale Neck dissection als hochgradig effektiv hinsichtlich der lokalen Kontrolle eines metastasierten Melanoms.

Die Halslymphknotenmetastase eines okkulten malignen Melanoms sollte durch eine modifiziert radikale Neck dissection therapiert werden, da das biologische Verhalten einer Halslymphknotenmetastase eines okkulten malignen Melanoms in etwa dem eines bekannten malignen Melanoms im Stadium II entspricht [7, 31, 79].

13.8 Bedeutung des posttherapeutischen Auftretens des Primärtumors

Bei den Patienten mit einem CUP-Syndrom ist in 6–58 % mit dem posttherapeutischen Auftreten eines Karzinoms zu rechnen [11,16, 20,27,34,63]. Es muss allerdings davon ausgegangen werden, dass es sich in etwa 5 % der Fälle um Zweitmalignome handelt [71].

Das Auftreten des Primarius im weiteren Verlauf der Tumorerkrankung wird in der Literatur unterschiedlich beurteilt. Geyer u. Wisser [27] verglichen die Überlebenszeiten von Patienten mit okkult gebliebenen und im späteren Krankheitsverlauf aufgetretenen Primärtumoren. Diesen Ergebnissen zufolge waren die Resultate in beiden Gruppen ähnlich ungünstig. Dies wird von anderen Autoren unterstützt [1, 72], die keine schlechtere Fünfjahresüberlebensrate im Vergleich dieser beiden Patientenkollektive feststellten.

Die Ergebnisse vieler anderer Arbeitsgruppen weisen demgegenüber auf eine deutliche Verschlechterung der Gesamtüberlebenswahrscheinlichkeit im Falle eines Auftretens der Primärtumors nach abgeschlossener Therapie hin [11, 20, 27, 30, 34, 63, 66]. Eine abschließende Beurteilung dieser Fragestellung kann gegenwärtig nicht vorgenommen werden.

Literatur

1. Abbruzzese JL, Raber MN, Frost P (1988) An effective strategy for the evaluation of unknown primary tumors. Cancer Bull 41: 157–161
2. Abrahms HL, Spiro R, Goldstein N (1950) Metastases in carcinoma. Analysis of 1000 autopsied cases. Cancer 3: 74–85
3. Altman E, Cadman E (1986) An analysis of 1539 patients with cancer of unknown primary site. Cancer 57: 120–124
4. Andersson A, Gottlieb J, Drzewiecki KT, Hou-Jensen K, Sondergaard K (1992) Skin melanoma of the head and neck. Prognostic factors and recurrence free survival in 512 patients. Cancer 69: 1153–1156
5. Bailet JW, Abermayour E, Jabour BA, Hawkins RA, HoC War PH (1992) Positron emission tomography: A new, precise imaging modality for detection of primary head and neck tumors and assessment of cervical adenopathy. Laryngoscope 102: 281–288
6. Balch CM, Karakousis C, Mettlin C (1984) Management of cutaneous melanoma in the United States. Surg Gynecol Obstet 158: 311–318
7. Balm AJM, Kroon BBR, Hilgers FJM, Jonk A, Mooi WJ (1994) Lymph node metastases in the neck and parotid gland from an unknown primary melanoma. Clin Otolaryngol 19: 161–165
8. Barrie JR, Knapper WH, Strong EW (1970) Cervical nodal metastases of unknown origin. Am J Surg 120: 466–470
9. Bohuslavizki KH, Klutmann S, Sonnemann U et al. (1999) F-18-FDG for detecting occult primary tumors in patients with lymph node metastases in the neck. Laryngorhinootologie 78: 445–449
10. Bohuslavizki KH, Klutmann S, Kröger S et al. (2000) Impact of positron emission tomography using 18F-FDG for detection of unknown primary tumors. J Nucl Med 41: 816–820
11. Boysen M, Lövdal O, Natvig K, Tausjö J, Jacobsen AB, Evensen JF (1992) Combined radiotherapy and surgery in the treatment of neck node metastases from squamous cell carcinoma of the head and neck. Acta Oncologica 31: 455–460
12. Brazilian Head and Neck Cancer Study Group (1999) End results of a prospective trial on elective lateral neck dissection vs. type III modified radical neck dissection in the management of supraglottic and transglottic carcinomas. Head Neck 21: 694–702
13. Busaba NY, Fabian LR (199) Extent of lymphadenectomy achieved by various modifications of neck dissection: A pathologic analysis. Laryngoscope 109: 212–215
14. Byers RM, Clayman GL, McGill D, Andrews T, Kare RP, Roberts DB, Goepfert H (1999) Selective neck dissections for squamous carcinoma of the upper aerodigestive tract: Patterns of regional failure. Head Neck 21: 499–505

15. Carvalho AL, Kowalski LP, Borges JALB, Aguiar S, Magrin J (2000) Ipsilateral neck cancer recurrences after elective supraomohyoid neck dissection. Arch Otolaryngol Head Neck Surg 126: 410–412

16. Coker DD, Casterline PF, Chambers RG, Jaques DA (1977) Metastases of the lymph nodes of the head and neck from the unknown primary site. Am J Surg 134: 517–522

17. Coster JR, Foote RL, Olsen KD, Jack SM, Schaid DJ, DeSanto LW (1992) Cervical nodal metastasis of squamous cell carcinoma of unknown origin: Indications for withholding radiation therapy. Int J Radiat Oncol Biol Phys 23: 743–749

18. Cox NH, Jones SK, Mackee RM (1987) Malignant melanoma of the head and neck in Scotland: An eight-year analysis of tendences in prevalence, distribution and prognosis. QJM 64: 661–670

19. Culine S, Fabro M, Ychou M, Romieu G, Cupissol D, Pujol H (1999) Chemotherapy in carcinomas of unknown primary site: A high-dose intensity policy. Ann Oncol 10: 569–575

20. Dunst J, Sauer R, Weidenbecher M (1998) Halslymphknotenmetastasen bei unbekanntem Primärtumor. Strahlenther Onkol 164: 129–135

21. de Braud F, Heilbrun LK, Ahmed K (1989) Metastatic squamous cell carcinoma of an unknown primary localised to the neck. Advantages of an aggressive treatment. Cancer 64: 510–515

22. Fischer DS (1975) Management of cancer of unknown primary. Conn Med 39: 205–208

23. Friedman M, Lim JW, Dickey W, Tanyeri H, Kirshenbaum GL, Phadke DM, Calarelli D (1999) Quantification of lymph nodes in selektive neck dissection. Laryngoscope 109: 368–370

24. Fu KK (1994) Neck node metastases from unknown primary. Controversies in management. Front Radiat Ther Oncol 28: 66–78

25. Frost P (1985) Unknown primary tumors: An example of accelerated (type2) tumor progression. In: Sudilovski O (ed) Boundaries between promotion and regression during carcinogenesis. Cancer 55: 1163–1166

26. Ganzer U (1987) Das Karzinom des Nasopharynx: Anmerkungen zu Ätiologie, Diagnostik und Prognose. Strahlenther Onkol 163: 519–524

27. Geyer G, Wisser G (1983) Die Bedeutung der Panendoskopie bei der Primärtumorsuche cervikaler Metastasen. Laryngorhinootologie 62: 359–362

28. Glynne-Jonas RGT, Anand A, Young TE, Berry RJ (1990) Cervical metastatic squamous cell carcinoma of unknown or occult primary source. Head Neck 12: 440–443

29. Greco FA, Erland JB, Morrissey LH et al. (2000) Carcinoma of unknown primary site: Phase II trials with docetaxol plus cisplatin or carboplatin. Ann Oncol 11: 211–215

30. Jesse RH, Neif LE (1966) Metastatic carcinoma in cervical nodes with an unknown primary lesion. Am J Surg 112: 547–553

31. Jonk A, Kroon BBR, Rumke P, Mooi WJ, Hart AAM, van Dongen JA (1990) Lymph node metastasis from melanoma with unknown primary site. Br J Surg 77: 665–668

32. Jonk A, Kroon BBR, Rümke Ph, van der Esch EP, Hart AAM (1988) Results of radical dissection of the groin in patients with stage II melanoma and histologically proved metastases of the iliac or obturator lymph nodes, or both. Surg Gynecol Obstet 167: 28–32

33. Jungehülsing RM, Scheidhauer K (1994) FDG-PET im Vergleich mit CT, MRT und Sonographie zum Staging von Kopf-Halskarzinomen. Eur Arch Otol Rhinol Laryngol Suppl II: 171–172

34. Jungehülsing M, Eckel HE, Ebeling O (1997) Diagnostik und Therapie des okkulten Primärtumors mit Lymphknotenmetastasen. HNO 45: 573–583

35. Kane M, McClary E, Ballet RE (1987) Frequency of occult residual melanoma after exision of a clinically positive regional lymph node. Ann Surg 205: 88–89

36. Kirschner MJ, Fietkau R, Waldfahrer F, Iro H, Sauer R (1997) Zur Therapie von zervikalen Lymphknotenmetastasen ohne bekannten Primärtumor. Strahlenther Onkol 173: 362–368

37. Knothe J, Fritsche F (1980) Zur Halslymphknotenmetastasierung bei unbekanntem Primärtumor. Laryngorhinootologie 59: 221–226

38. Kolli VR, Datta RV, Orner JB, Hicks WL, Loree TR (2000) The role of supraomohyoid neck dissection in patients with positive nodes. Arch Otolaryngol Head Neck Surg 126: 413–416

39. Köybasioglu A, Tokcear AB, Uslu SS, Ileri F, Beder L, Özbilen S (2000) Accessory nerve function after modified radical and lateral neck dissection. Laryngoscope 110: 73–77

40. Kulapaditharom B, Boonkitticareon V, Kunachak S (1999) Flourescence-guided biopsy in the diagnosis of an unknown primary cancer in patients with metastatic cervical lymph nodes. Ann Otol Rhinol Laryngol 108: 700–704

41. Kuntz AL, Weymuller EA (1999) Impact of neck dissection on quality of life. Laryngoscope 109: 1334–1338

42. Lee NK, Byers RM, Abbruzzese JL, Wolf P (1991) Metastatic adenocarcinoma to the neck from an unknown primary source. Am J Surg 162: 306–309

43. Leemans CR, Tiwari R, van der Waal I, Karim ABMF, Nauta JJP, Snow GB (1990) The efficacy of comprehensive neck dissection with or without postoperative radiotherapy in nodal metastases of squamous cell carcinoma of the upper respiratory and digestive tracts. Laryngoscope 100: 1194–1198

44. Lefebvre JL, Coche-Dequeant B, Ton Van J, Buisset E, Adenis A (1990) Cervical lymph nodes from an unknown primary tumor in 190 patients. Am J Surg 160: 443–446

45. Leipzig B, Winter ML, Hokanson JA (1981) Cervical nodal metastases of unknown primary origin. Laryngoscope 91: 593–598

46. Lofts FJ, Gogas H, Mansi JL (1999) Management of adenocarcinoma of unknown primary with a 5-fluorouracil-cisplatin chemotherapy regimen (CTFam). Ann Oncol 10: 1389–1392

47. Mabanta SR, Mendenhall WM, Stringer SP, Cassissi NJ (1999) Salvage treatment for neck recurrence after irradiation alone for head and neck squamous cell carcinoma with clinically positive neck nodes. Head Neck 21: 591–594

48. McGovern VJ (1975) Spontaneous regression of melanoma. Pathology 7: 91–99

49. Mastrangelo MJ, Baker AR, Katz HR (1985) Cutaneous melanoma. In: De Vita VV, Hellman S, Rosenberg SA (eds) Cancer principles and practice of oncology. Lippincott, Philadelphia, pp 1371–1422

50. Maulard C, Housset M, Brunel P, Rozec C, Ucla L, Delanian S, Baillet F (1992) Primary cervical lymph node of epidermoid type. Results of a series of 123 patients treated by the association surgery-radiotherapy or irradiation alone. Ann Otolaryngol Chir Cervicofac 109: 6–13

51. Medina JE (1989) A rational classification of neck dissections. Otolaryngol Head Neck Surg 100: 169–176

52. Mendenhall WM, Mancuso AA, Parsons JT, Stringer SP, Cassisi NJ (1998) Diagnostic evaluation of squamous cell carcinoma metastatic to cervical lymph nodes from an unknown head and neck primary site. Head Neck 20: 739–744

53. Milton GW, Lane Brown MM, Gilder M (1967) Malignant melanoma with an occult primary lesion. Br J Surg 54: 651–658

54. Nystrom JS, Weiner JM, Wolf RM (1979) Identifying the primary site in metastatic cancer of unknown primary origin. JAMA 241: 381–383

55. Österlind A, Hou-Jensen K, Moller Jensen O (1988) Incidence of cutaneous malignant melanoma in Denmark. Anatomic site distribution, histological types, and comparison with non-melanoma skin cancer. Br J Cancer 58: 385–391

56. O'Brien CJ, Petersen-Schäfer K, Ruark D, Coates AS, Menzie SJ, Harrison RI (1995) Radical, modified and selective neck dissection for cutaneous malignant melanoma. Head Neck 17: 232–241

57. Prim MP, de Diego JI, Fernandez-Zubillaga A, Garcia-Raya P, Madero R, Gavilan J (2000) Patency and flow of the internal jugular vein after functional neck dissection. Laryngoscope 110: 47–50

58. Randall DA, Johnstone PA, Foss RD, Martin PJ (2000) Tonsillectomy in diagnosis of the unknown primary tumor of the head and neck. Otolaryngol Head Neck Surg 122: 52–55

59. Reddy SP, Marks MD, Marks JE (1997) Metastatic carcinoma in the cervical lymph nodes from an unknown primary site: Results of bilateral neck plus mucosal irradiation vs. ispilateral neck irradiation. Int J Radiat Oncol 37: 797–802

60. Safa AA, Tran LM, Rege S et al. (1999) The role of positron emission tomography in occult primary head and neck cancers. Cancer J Sci Am 5: 214–218

61. Scanlon EF (1985) The process of metastasis. Cancer 55: 1163–1166

62. Shenoy BV, Fort III L, Benjamin SP (1987) Malignant melanoma primary in lymph node. Am Surg Pathol 11: 140–146

63. Smith PE, Krementz ET, Chapman W (1967) Metastatic cancer without a detectable primary site. Am J Surg 113: 633–637

64. Snow GB, Patel P, Leemans CR, Tiwari R (1992) Management of cervical lymph nodes in patients with head and neck cancer. Eur Arch Otorhinolaryngol 249: 187–194

65. Stewart JF, Tattersall MHN, Woods RL (1979) Unknown primary adenocarcinoma: Incidence of over investigation and natural history. Br Med J 1: 1530–1533

66. Stiernberg CM, Mostert JF (1994) Unknown primary lesion. In: WW Shockley, HC Pillsbury III (eds) The neck. Diagnosis and surgery. Mosby, St. Louis, pp 431–437

67. Stokkel MP, Terhaard CH, Hordijk GJ, van Rijk PP (1999) The detection of unknown primary tumours in patients with cervical metastases by dual-head positron emission tomography. Oral Oncol 5: 390–394

68. Subramianan R, Chilla R (1995) Halslymphknotenmetastasen bei unbekanntem Primärtumor. Verlaufsbeobachtung an 58 Patienten. HNO 43: 299–303

69. Synder RD, Mavligit GM, Valdivisco M (1979) Adenocarcinoma of unknown primary site: A clinico-pathological study. Med Pediatr Oncol 6: 289–294

70. Templer J, Perry MC, Davis WE (1981) Metastatic cervical adenocarcinoma from unknown primary tumor. Arch Otolaryngol 107: 45–47

71. Vikram B (1980) Changing patterns of failure in advanced head and neck cancer. Arch Otolaryngol 110: 11–17

72. Wang RC, Goepfert H, Barber AE, Wolf P (1990) Unknown primary squamous cell carcinoma metastatic to the neck. Arch Otolaryngol Head Neck Surg 116: 1388–1393

73. Weir L, Keane T, Cummings B, Goodman P, O'Sullivan B, Payne D, Warde P (1995) Radiation treatment of cervical lymph node metastases from an unknown primary: An analysis of outcome by treatment volume and other prognostic factors. Radiother Oncol 35: 206–211

74. Werner JA (1997) Aktueller Stand der Versorgung des Lymphabflusses maligner Kopf-Hals-Tumoren. Eur Arch Otorhinolaryngol (Suppl I): 47–85

75. Werner JA, Schünke M, Lippert BM, Koeleman-Schmidt H, Gottschlich S, Tillmann B (1995) Das laryngeale Lymphgefäßsystem des Menschen. Eine morphologische und lymphographische Untersuchung unter klinischen Gesichtspunkten. HNO 35: 525–531

76. Werner JA (1995) Untersuchungen zum Lymphgefäßsystem von Mundhöhle und Rachen. Laryngorhinootologie 74: 622–628

77. Wilson CBJH (1992) Pet scanning in oncology. Eur J Cancer 28: 508–510

78. Winegar LK, Griffin W (1973) The occult primary tumor. Arch Otolaryngol 98: 159–163

79. Wong JH, Cagle LA, Morton DL (1987) Surgical treatment of lymph nodes with metastatic melanoma from unknown primary site. Arch Surg 122: 1380–1383

80. Zeph RD, Weisberger EC, Einhorn LH, Williams SD, Lingeman RE (1985) Modified neck dissection for metastatic testicular carcinoma. Arch Otolaryngol Head Neck Surg 111: 667–672

Das so genannte „branchiogene Karzinom"

A.-A. Dünne · J. A. Werner

Die Befundmitteilung eines branchiogenen Karzinoms führt immer wieder zur Verwirrung. Nicht selten ging die Exstirpation einer Raumforderung unter dem Verdacht auf das Vorliegen einer lateralen Halszyste voraus. Das dann vielfach diagnostizierte branchiogene Karzinom ist als Karzinomentstehung in einer lateralen Halszyste aufzufassen. Wie schwierig und zudem auch selten eine derartige Feststellung jedoch zu treffen ist, wird nachfolgend erläutert.

Die maligne Entartung einer lateralen Halszyste wurde erstmals im Jahre 1882 von v. Volkmann [32] beschrieben, der den Begriff des „tiefen branchiogenen Halskarzinoms" prägte. Der Nachweis von Plattenepithelkarzinomzellen innerhalb der zystischen Raumforderung ist seit der Erstbeschreibung durch von Volkmann Ausgangspunkt kontroverser Diskussionen. Die Diagnose einer malignisierten lateralen Halszyste (so genanntes „branchiogenes Karzinom") steht der eines zentral eingeschmolzenen, nekrotischen und daher zystisch imponierenden Lymphknotens gegenüber [14].

Martin et al. [19] erarbeiteten 1950 histologische und klinische Kriterien, die bis heute als Maßstab verwendet werden, um die Diagnose eines so genannten branchiogenen Karzinoms zu rechtfertigen:

1. Lokalisation einer zystischen Raumforderung im Bereich des Trigonum caroticum,
2. histomorphologische Gewebestrukturen, die in branchiogenen Residuen vorkommen,
3. in den ersten fünf Jahren nach Diagnosestellung keine Tumorentwicklung, die möglicherweise als Primärtumor einer zystischen Halslymphknotenmetastase zu betrachten wäre,
4. histologischer Nachweis von Karzinomzellen in der Wand einer epithelial ausgekleideten Zyste.

Die von Martin et al. [19] durchgeführte retrospektive Analyse der bis dahin publizierten 250 Fallbeispiele so genannter branchiogener Karzinome zeigte, dass nur drei dieser Patienten die oben genannten Kriterien erfüllten. In der englischsprachigen Literatur sind in den darauf folgenden Jahren bisher zehn weitere Patienten beschrieben worden, die alle vier Kriterien erfüllen [22, 24].

Klinisch besteht eine isolierte Raumforderung am Vorderrand des M. sternocleidomastoideus im Bereich des Trigonum caroticum. Diese weist eine pralle Elastizität mit Fluktuation auf. Sonographisch erscheint das Bild einer Zyste. Die übrigen HNO-ärztlichen Spiegelbefunde inklusive der bildgebenden Diagnostik ergeben keinen Hinweis auf das Vorliegen eines Tumors im Bereich der oberen Luft- und Speisewege.

Die Theorie der branchiogenen Karzinomentstehung aus zystischen Relikten der Embryonalentwicklung wurde bereits 1893 von Sutton [28] als „pure fiction" bezeichnet. Die Differenzialdiagnose zu einer zystischen Halslymphknotenmetastase eines unbekannten Primärtumors ist ebenso der Grund für die Skepsis hinsichtlich der Existenz dieses Krankheitsbildes [28, 34] wie die Erfüllung strenger diagnostischer Kriterien [13, 23].

In vielen Fällen sind isolierte Lymphknotenmetastasen im Bereich des oberen Venenwinkels lokalisiert. Lindberg [17] konnte in einer umfassenden Studie zeigen, dass der Primärtumor von Metastasen im Bereich des Trigonum caroticum häufig im Bereich der Tonsillen lokalisiert ist. Dabei können kleine, submukös lokalisierte Karzinome Ursache einer großen, isolierten Halslymphknotenmetastase sein. Derart kleine, im Bereich des Waldeyer-Rachenringes lokalisierte Karzinome gehen nicht selten mit zystischen Halslymphknotenmetastasen einher. Vor diesem Hintergrund halten eine Vielzahl von Autoren als branchiogene Karzinome bezeichnete, zervikale Raumforderungen für fehlinterpretierte zystische Halslymphknotenmetastasen eines okkulten Plattenepithelkarzinoms im Bereich des Waldeyer-Rachenringes [3–5, 7–9, 11, 21, 29–31].

In plattenepithelialen Lymphknotenmetastasen sind partiell zystische Formationen und kollagenfaserige Bindegewebsreaktionen bekannt. Der Nachweis einer zystischen Metastase ist anhand des restlichen Lymphknotengewebes solange möglich, wie die zystischen Umbauprozesse noch nicht vollständig abgeschlossen sind. Der differenzialdiagnostische Weg zur Diagnose eines branchiogenen Karzinoms beginnt dann, wenn die Karzinomzellen das Lymphknotengewebe vollständig verdrängt haben und eine Zystenwand imitieren. Das zusätzliche Vorkommen einer ausgeprägten kapsulären

Bindegewebsreaktion führt bei isolierter Betrachtung zum Bild einer „malignen lateralen Halszyste" [7].

Das ungelöste onkologische Problem des branchiogenen Karzinoms wurde bereits 1939 von Hamperl [10] unter formalpathologischen Gesichtspunkten ausführlich diskutiert. Er wies darauf hin, dass branchiogene Tumoren definitonsgemäß nur solche Geschwülste genannt werden können, die aus Gewebe entstehen, das zur Zeit der Entwicklung der Kiemenbögen bereits vorhanden war, d.h. angeboren sind. Demnach kann eine Gewebsmissbildung branchiogen, d.h. auf das Kiemenbogensystem zurückzuführen sein. Dies gilt jedoch nicht für eine autonome karzinomatöse Entwicklung eines Tumors. Die Verknüpfung von Branchiogenität und Malignität ist nach den Feststellungen Hamperls formalpathologisch nicht möglich. Der fehlende Primärtumornachweis sei ebenfalls kein Beweis einer Tumorentwicklung aus embryonalen Kiemengangsresten.

Schließlich werden auch die von Martin et al. [19] erarbeiteten Kriterien mit überwiegend differenzialdiagnostischem Wert hinsichtlich der Unterscheidung von Existenz und Nichtexistenz eines branchiogenen Karzinoms angezweifelt [13, 35]. Dies gilt vor allem für das dritte Kriterium (Fünfjahresgrenze hinsichtlich einer späteren Primärtumorentwicklung). Hier wird nachvollziehbar der Einwand vorgebracht, dass okkulte Primärtumoren infolge der häufig durchgeführten postoperativen Strahlentherapie therapiert und klinisch nicht mehr manifest werden. Das Nichtauftreten eines Primarius kann in diesen Fällen nicht als sicherer Beweis für sein Nichtvorhandensein gewertet werden, zumal eine Regression okkulter Tumoren auch ohne Strahlentherapie bekannt ist [1]. Vor diesem Hintergrund werden zwei andere Kriterien postuliert [13]:

- fehlender Nachweis eines Primärtumors nach sorgfältiger Diagnostik (Endoskopie, Biopsien, Computertomographie/CT),
- histologischer Nachweis einer zystischen Raumforderung mit Anteilen von Plattenepithelkarzinomzellen.

Angesichts vorangegangener Erläuterungen, erscheinen jedoch auch diese Ende der 90er Jahre publizierten differenzialdiagnostischen Kriterien zur Diagnosesicherung eines branchiogenen Karzinoms unzureichend. Die Diskussion um verwendbare Kriterien zum Nachweis der Existenz eines branchiogenen Karzinoms wird dadurch erschwert, dass bisher keine Einigkeit über die Pathogenese der einfachen lateralen Halszyste besteht. So steht der vermutete Ursprung der lateralen Halszyste aus versprengten Resten der zweiten Schlundtasche bzw. Kiemenfurche [12] der Entstehung aus heterotopen Epitheleinschlüssen in Halslymphknoten als „tonsillogene Lymphknotenerkrankung" gegenüber [26, 27].

Schließt man sich der von vielen Autoren [3–5, 7–9, 11, 21, 29–31] favorisierten Meinung an, dass der Nachweis von Plattenepithelkarzinomzellen in einer zervikalen, zystischen Raumforderung auf ein okkultes Plattenepithelkarzinom zurückzuführen ist, muss ein onkologisch ausreichend radikales, jedoch mit einer geringen Morbidität einhergehendes Behandlungskonzept ausgewählt werden. Bis zu 95 % der Metastasen eines Tonsillenkarzinoms oder eines unbekannten Primarius im Kopf-Hals-Bereich sind in den kraniojugulären Lymphknoten lokalisiert [8, 18, 35]. Das Autreten einer isolierten Halslymphknotenmetastase außerhalb dieser Region weist auf die Lokalisation des Primärtumors außerhalb des Waldeyer-Rachenringes hin [31]. In diesem Zusammenhang sei darauf hingewiesen, dass auch okkulte papilläre Schilddrüsenkarzinome zystische Halslymphknotenmetastasen verursachen können [15, 16, 20].

Bei zytologischem Verdacht auf das Vorliegen einer mit Karzinomzellen einhergehenden zystischen Raumforderung sollte zunächst wie beim CUP-Syndrom („cancer of unknown primary") vorgegangen werden. Hinsichtlich des branchiogenen Karzinoms kommt es allerdings viel häufiger zu Situationen, in denen sich das zuvor vermutete Krankheitsbild (laterale Halszyste) durch den Eingang des pathologisch/anatomischen Befundes vollkommen unvorhergesehen und damit auch drastisch ändert. Liegt ein solcher Zustand vor, sollte die Diagnostik wie folgt fortgeführt werden:

- Palpation von Mundhöhle und Oropharynx,
- Endoskopie der oberen Luft- und Speisewege, ergänzt durch Entnahme von Gewebeproben bei suspekten Befunden,
- Tonsillektomie,
- möglichst repräsentative Gewebeentnahme aus der Zungengrundtonsille; geeignet ist hier die transorale laserchirurgische Abtragung der Tonsilla lingualis,
- so genannte Blind-Probenentnahmen aus dem Nasenrachen sind ebenfalls durchzuführen, da die hier lokalisierten Karzinome gelegentlich in die Region II metastasieren.

Wird das so genannte branchiogene Karzinom in einer anderen Halsregion diagnostiziert, sind die angeführten Diagnostikschritte ggf. hinsichtlich anderer vermuteter Primärtumorlokalisationen (CT der Lunge, Sonographie und ggf. Zytologie der Schilddrüse) zu erweitern.

Schließlich sollte die differenzialdiagnostische Unsicherheit, mit der die Diagnose des branchiogenen Karzinoms behaftet ist durch eine Neck dissection gemindert werden. Diese kann in Form einer modifiziert radikalen Neck dissection zumindest aber einer selektiven Neck dissection (I–III oder I–IV) durchgeführt werden.

Zusammenfassend ist das Krankheitsbild des branchiogenen Karzinoms immer noch nicht absolut von der Hand zu weisen. Es zeigt jedoch unzweifelhaft fließende pathomorphologische und klinische Übergänge zur zystischen Halslymphknotenmetastase. Bis zum Beweis des Gegenteils bleibt die Frage, inwieweit die Krankheitsbilder der malignisierten lateralen Halszyste und der zystischen Halslymphknotenmetastase eines unbekannten Plattenepithelkarzinoms mit deutlich unterschiedlicher Häufigkeit nebeneinander existieren. Unter dieser Annahme wird in der Literatur für das branchiogene Karzinom eine Inzidenz von 0,3 % unter allen malignen supraklavikulär lokalisierten Neoplasien angenommen [2]. Es kann jedoch kein Zweifel daran bestehen, dass die meisten der bisher publizierten Fallbeschreibungen so genannter branchiogener Karzinome zystische Halslymphknotenmetastasen waren.

Literatur

1. Abbruzzese JL, Raber MN, Frost P (1988) An effective strategy for the evaluation of unknown primary tumors. Cancer Bull 41: 157–161
2. Batsakis JG (1979) Metastatic neoplasmas to and from the head and neck. In: Myers EN, Suen JY (eds) Tumors of head and neck. Williams & Wilkins, Baltimore, pp 244–245
3. Carbone A, Micheau C (1982) Pitfalls in microscopic diagnosis of undifferentiated carcinoma of nasopharyngeal type (lymphoepithelioma). Cancer 50: 1344–1351
4. Charlton G, Singh B, Landers G (1996) Metastatic carcinoma in the neck from occult primary lesion. South Afr J Surg 34: 37–39
5. Compagno J, Hyams VJ, Safacian M (1976) Does branchiogenic carcinoma really exist? Arch Pathol Lab Med 100: 311–314
6. de Braud F, Al-Sarraf M (1993) Diagnosis and management of squamous cell carcinoma of unknown primary tumor site of the neck. Semin Oncol 20: 273–278
7. Delank KW, Freytag G, Stoll W (1992) Klinische Relevanz der malignen lateralen Halszysten. Laryngorhinootologie 71: 611–617
8. Flanagan PM, Roland NJ, Jonas AS (1994) Cervical node metastases presenting with features of brachial cysts. J Laryngol Otol 108: 1068–1071
9. Foss RD, Warnock GR, Clark WB, Graham SJ, Morton AL, Yunan ES (1991) Malignant cyst of the lateral aspect of the neck: Branchial cleft carcinoma or metastasis? Oral Surg Oral Med Oral Pathol 71: 214–217
10. Hamperl H (1939) Über die „branchiogenen" Tumoren. Virchows Arch 304: 34
11. Hassmann-Poznanska E, Musiatowicz B (1995) Branchiogenic carcinoma: Cystic metastases from oropharyngeal primary. Otolaryngol Pol 49: 364–370
12. Hosemann W, Wiegand ME (1988) Sind laterale Halszysten wirklich aus zervikalen Lymphknoten abzuleiten? HNO 36: 140–146
13. Khafif RA, Prichep R, Minkowitz S (1989) Primary branchiogenic carcinoma. Head Neck 11: 153–163
14. Knöbber D, Lobeck H, Steinkamp HJ (1995) Gibt es die malignisierte laterale Halszyste doch? HNO 43: 104–107
15. Levy I, Barki Y, Tovi F (1991) Giant cervical cyst: Presenting symptom of an occult thyroid carcinoma. J Laryngol Otol 105: 863–864
16. Levy I, Barki Y, Tovi F (1992) Cystic metastases of the neck from occult thyroid adenocarcinoma. Am J Surg 163: 298–300
17. Lindberg R (1929) Distribution of cervical lymph node metastases from squamous cell carcinoma of the upper respiratory and digestive tracts. Cancer 29: 1446–1449
18. Martin H, Sugarbaker EL (1941) Cancer of the tonsil. Am J Surg 52: 155–196
19. Martin H, Morfit HM, Ehrlich H (1950) The case for branchiogenic cancer (malignant branchioma). Ann Surg 132: 867
20. McDermott ID, Watters GWR (1996) Metastatic papillary thyroid carcinoma presenting as a typical branchial cyst. J Laryngol Otol 100: 490–492
21. Micheau C, Cachin Y, Caillou B (1974) Cystic metastases in the neck revealing occult carcinoma of the tonsil: A report of six cases. Cancer 33: 228–233
22. Park SS, Karmody CS (1992) The first branchial cleft carcinoma. Arch Otolaryngol 118: 969–971
23. Robinson AC (1990) Branchiogenic carcinoma: A review of diagnostic criteria. J Laryngol Otol 101: 399
24. Singh B, Balwally AN, Sundaram K, Har-El G, Krgin B (1998) Branchial cleft cyst carcinoma: Myth or reality? Ann Otol Rhino Laryngol 107: 519–524
25. Smith RJH; Sessions RB (1982) The occult primary malignancy. Texas Med 78: 55–58
26. Stoll W (1980) Laterale Halszysten und laterale Halsfisteln. Zwei verschiedene Krankheitsbilder. Laryngorhinootologie 59: 585–595
27. Stoll W, Hüttenbrink KB (1982) Die laterale Halszyste. Eine Lymphknotenerkrankung. Laryngorhinootologie 61: 272–275
28. Sutton JB (1983) Tumors – innocent and malignant. Cassel, London
29. Swoboda H, Braun O (1989) The branchiogenic cyst in an oncologic context. Laryngorhinootologie 68: 337–341
30. Thompson HY, Furmer RP, Schnadig VJ (1994) Metastatic squamous cell carcinoma of the tonsil presenting as multiple cystic neck masses: Report of a case with fine needle aspiration findings. Acta Cytol 38: 605–607
31. Thompson LDR, Heffner DK (1998) The clinical importance of cystic squamous cell carcinomas in the neck. Cancer 82: 944–956
32. Volkmann Rv (1882) Das tiefe branchiogene Halskarzinom. Zbl Chir 9: 49
33. Wensel JP, Talbot JM (1992) Imaging case study of the month: Cystic squamous cell carcinoma metastatic to the neck from occult primary. Ann Otol Rhinol Laryngol 101: 1021–1023
34. Willis RA (1934) The spread of tumors in the human body. Churchill, London
35. Wolff M, Rankow RM, Fleigel J (1979) Branchiogenic carcinoma – fact of fallacy? J Maxillofac Surg 7: 41

Tumornachsorge

J. A. Werner

15.1 Allgemeines

Die Nachsorge von Patienten mit Kopf-Hals-Karzinomen ist Gegenstand wiederholter Diskussionen [4–7, 16, 31, 39, 59]. Es wird dabei besonders auf den hohen Stellenwert der interdisziplinären Zusammenarbeit aller an der Behandlung beteiligter Disziplinen, aber auch zwischen dem niedergelassenen Arzt und dem Krankenhaus hingewiesen. Detaillierte Angaben zur Durchführung der Tumornachsorge finden sich demgegenüber deutlich seltener.

Die Ziele der Tumornachsorge sind vielfältig. Sie umfassen eine frühzeitige Entdeckung von Tumorrezidiven, Metastasen und Zweitkarzinomen, weiterhin die Überwachung einer adäquaten Schmerztherapie sowie die somatische, psychische und soziale Rehabilitation und Reintegration [15, 21, 29, 33, 47]. Die Durchführung der Nachsorge variiert gegenwärtig erheblich. Dies gilt vor allem für den zeitlichen Abstand zwischen den einzelnen Untersuchungen, für den Einsatz diagnostischer Hilfsmittel und die Zeitdauer der Tumornachsorge, wobei häufig der Nutzen einer umfangreichen Tumornachsorge hinsichtlich einer längeren Überlebenszeit in Frage gestellt wird [16, 19, 45, 61].

Nachfolgend soll der gegenwärtige Stand der Tumornachsorge anhand aktueller Literaturmitteilungen dargestellt werden, wobei auf Zeitpunkt, Art und Umfang sowie auf Kosten der Tumornachsorgeuntersuchungen eingegangen wird. Diese Übersicht ist ausschließlich auf die Nachsorge von Patienten mit Plattenepithelkarzinomen der oberen Luft- und Speisewege ausgerichtet, die unter einer kurativen Zielstellung chirurgisch, radioonkologisch bzw. kombiniert therapiert wurden.

15.2 Intervalle der Nachsorgeuntersuchungen

Die Intervalle der einzelnen Tumornachsorgeuntersuchungen sind u.a. von der Tumorlokalisation, vom Zweitkarzinomrisiko, vom Ausmaß des Primäreingriffes sowie von der Länge der rezidivfreien Zeit nach der Erstbehandlung abhängig. Etwa 90 % der Rezidive bzw. regionären Metastasen treten innerhalb der ersten beiden Jahre nach dem Primäreingriff auf [27, 30, 40]. Das Risiko, ein Zweitkarzinom zu entwickeln, steigt demgegenüber von Jahr zu Jahr nach der Erstbehandlung. Verbreitet sind Nachsorgeintervalle nach der Tumortherapie:

- im ersten Jahr im Abstand von vier Wochen,
- im zweiten Jahr im Abstand von acht Wochen,
- im dritten Jahr im Abstand von drei Monaten sowie
- im vierten und fünften Jahr im Abstand von sechs Monaten [4].

In einer Untersuchung von Marchant et al. [31] wurden 290 Mitglieder der *American Society for Head and Neck Surgery (ASHNS)* anhand eines Fragebogens bezüglich der von ihnen empfohlenen Tumornachsorgeintervalle befragt. Im ersten Jahr wurden die Nachsorgeintervalle monatlich, im zweiten Jahr zweimonatlich und im dritten bis fünften Jahr halbjährlich angegeben. Paniello et al. [39] nahmen ebenfalls anhand eines Fragebogens eine Erhebung zu Tumornachsorgeintervallen vor. Im ersten postoperativen Jahr wurden sieben bis zehn Nachsorgeuntersuchungen vorgenommen, im zweiten postoperativen Jahr fünf bis sechs, im dritten Jahr zwei bis vier und im vierten bis fünften Jahr zwei bis drei Untersuchungen. Es besteht unter den Autoren Übereinstimmung, dass mit den Jahren nach der Primärtherapie die Anzahl der Nachuntersuchungen deutlich abnimmt.

In den Leitlinien der *Deutschen Gesellschaft für Hals-Nasen-Ohrenheilkunde, Kopf- und Halschirurgie* sind zwei unterschiedliche Nachsorgeschemata ausgearbeitet. Die Nachsorgeintervalle werden bei Tumoren mit einem geringen Risiko für ein Rezidiv bzw. für ein Zweitkarzinom im Bereich der oberen Luft- und Speisewege im ersten Jahr in dreimonatigen, im zweiten Jahr in vier- bis sechsmonatigen, im dritten bis fünften Jahr in halbjährlichen und ab dem fünften Jahr in jährlichen Abständen angegeben. Bei Tumoren in einem fortgeschrittenen Tumorstadium bzw. bei einer unvollständigen Resektion (R1- bzw. R2-Resektion) werden Kontrolluntersuchungen im ersten Jahr in sechswöchigen, im zweiten Jahr in dreimonatigen, im dritten bis fünften Jahr in halbjährlichen Abständen und ab dem fünften Jahr in jährlichen Abständen empfohlen [5].

Die Überlebenszeit kann bei Patienten mit einem initial fortgeschrittenen Tumorstadium trotz einer intensiven Tumornachsorge vielfach nicht verlängert werden. Kritiker [6, 7, 16, 61] stellen den Nutzen einer umfangreichen und langfristigen Tumornachsorge in Frage. Die Langzeitüberlebenszeit war in einer retrospektiven Studie von Boysen et al. [6] trotz zwei- bis dreimonatiger Nachkontrollen innerhalb der ersten beiden Jahren lediglich bei primär bestrahlten Larynxkarzinomen signifikant verlängert.

Eine kurative Zweitbehandlung konnte nach den Ergebnissen von Wolfensberger et al. [61] nur bei Patienten mit einer niedrigen T-Kategorie ohne Halslymphknotenmetastasen durchgeführt werden. Die in die Untersu-chung einbezogenen Patienten wurden in den ersten beiden Jahren viermal jährlich und im dritten bis fünften Jahr halbjährlich zu Kontrolluntersuchungen einbestellt.

Eine zweite Studie der Arbeitsgruppe um Boysen [7] untersuchte die Effektivität einer intensiven Tumornachsorge. Es konnte dabei gezeigt werden, dass trotz einer zwei- bis dreimonatigen Vorstellung in der Tumorsprechstunde innerhalb der ersten beiden und einer drei- bis viermonatigen Vorstellung in den folgenden drei Jahren eine erfolgreiche Zweitbehandlung von Lokalrezidiven nur bei Larynxkarzinomen bzw. Mundhöhlenkarzinomen durchgeführt werden konnte. Diese Patienten wurden entweder primär bestrahlt, oder es war die primäre Tumorresektion begrenzt.

In einer Untersuchung von Cooney et al. [16] konnte trotz einer im ersten Jahr siebenmaligen und im zweiten Jahr alle zwei bis drei Monate und im dritten bis fünften Jahr alle vier bis sechs Monate durchgeführten Tumornachsorge bei Patienten mit einem initial fortgeschrittenen Tumorstadium bei einem Tumorrezidiv keine signifikant längere Überlebenszeit erreicht werden.

Im Gegensatz zu den vorherigen Ausführungen wird von anderen Autoren [31, 39, 44] eine intensive Tumornachsorge befürwortet. Snow et al. [45] berücksichtigen bei der Routinenachsorge, ob bei einem etwaigen Sekundäreingriff die Möglichkeit einer Neck dissection besteht. Patienten, bei denen diese Therapieoption noch möglich ist, sollten im ersten Jahr monatlich und im zweiten Jahr in Zweimonatsabständen in die Tumorsprechstunde einbestellt werden. Die Prognose ist im Gegensatz dazu bei Patienten mit einem regionären Tumorrezidiv nach einem größeren chirurgischen Primäreingriff mit Neck dissection und einer anschließenden Radiatio, selbst wenn das Rezidiv zu einem frühen Zeitpunkt diagnostiziert wird, außerordenlich schlecht.

15.3 Mögliche Strategien zu den Nachsorgeintervallen

Bei umschriebenen Tumoren im Bereich der oberen Luft- und Speisewege im Stadium T1 bzw. T2, bei denen primär keine Neck dissection durchgeführt wurde und somit bei einem Tumorrezidiv u. U. eine kurative Therapiechance besteht, führen wir innerhalb des ersten Jahres eine monatliche und innerhalb des zweiten Jahres nach dem Primäreingriff eine zweimonatliche Tumornachsorge durch. Im dritten bis fünften Jahr sollte mit den Patienten in vierteljährlichen Abständen Termine in der Nachsorgesprechstunde vereinbart werden. Eine entsprechend engmaschige Nachsorge ist bei Patienten mit in primärer Intention durchgeführter isolierter Strahlentherapie bei Larynxkarzinomen indiziert. Tumorrezidive bei Tumoren in einem initial fortgeschrittenen Ausmaß T3 bzw. T4 mit regionären Lymphknotenmetastasen haben, sogar wenn sie zu einem sehr frühen Zeitpunkt diagnostiziert werden, im Allgemeinen eine sehr schlechte Prognose. Diese Patienten sollten in den ersten beiden Jahren alle drei Monate und ab dem dritten Jahr alle vier Monate und im vierten bis fünften Jahr halbjährlich in die Tumornachsorgesprechstunde einbestellt werden. Selbstverständlich ist bei dem geringsten Verdacht auf ein Rezidiv bzw. auf ein Zweitkarzinom eine sofortige Vorstellung und Einleitung einer eingehenden Diagnostik erforderlich.

15.4 Dauer der Tumornachsorge

Da innerhalb der ersten beiden Jahre nach der Primärbehandlung ca. 90 % der Metastasen bzw. Rezidive bei Patienten mit Plattenepithelkarzinomen im Kopf-Hals-Bereich auftreten [9, 53, 54], spricht man häufig nach einer fünfjährigen Tumorfreiheit von einer Heilung. Boysen et al. [6, 7] befürworten einen Abbruch der Tumornachsorge nach dem fünften Jahr der Primärbehandlung, da die Therapie eines Zweitkarzinoms in ihren Studien zu keiner signifikant längeren Überlebenszeit führte. Im Gegensatz dazu konnten de Visscher u. Manni [19] anhand einer Untersuchung von 428 Patienten zeigen, dass die Dauer der Tumornachsorge sowohl von der Lokalisation des Primärtumors als auch vom jeweiligen Tumorstadium abhängig sein sollte. Eine kurative Zweittherapie konnte bei Patienten mit einem glottischen Larynxkarzinom im Stadium I und II bis zu zehn Jahre, im Stadium III und IV bis zu zwei Jahre, mit einem supraglottischen Larynxkarzinom im Stadium I und II bis zu drei Jahre, im Stadium III und IV bis zu sieben Jahre, mit einem subglottischen Karzinom bis zu zwei Jahre und mit einem Mundhöhlen- bzw. Pharynxkarzinom bis zu fünf Jahre nach der Primärtherapie durchgeführt werden. Das Auftreten von Zweitkarzinomen wurde bei der vorgestellten Untersuchung nicht berücksichtigt. Eine lebenslange Tumornachsorge wird von der überwiegenden Anzahl der Autoren befürwortet, um Zweitkarzinome frühzeitig zu entdecken und mit kurativer Zielstellung zu therapieren [31, 44, 61].

Zweitkarzinome werden nach den Kriterien von Warren u. Gates [57] definiert. Diese Kriterien fordern den histologischen Nachweis des Zweitkarzinoms. Es muss ausgeschlossen sein, dass das Zweitkarzinom eine Metastase des Primärtumors ist. Die Häufigkeit, ein Zweitkarzinom zu entwickeln, wird in der Literatur bei Patienten mit malignen Kopf-Hals-Tumoren zwischen 10 und 20 % [23, 37, 45, 46] angegeben, wobei die jährliche Inzidenz zwischen 3 und 7 % [17, 46, 55] liegt. Es besteht eine deutliche Tendenz zur Manifestation eines Zweitkarzinoms im Aerodigestivtrakt, wenn der Primärtumor im Bereich von Mundhöhle, Oro- oder Hypopharynx lokalisiert war [8]. Bei diesen Patienten manifestiert sich in ca. 16–18 % der Fälle ein Zweitkarzinom. Im

Gegensatz dazu liegt die Wahrscheinlichkeit, ein Zweitkarzinom zu entwickeln, beim Epipharynxkarzinom bei ca. 8 % [28]. Die Nachsorge von Tumorpatienten sollte aufgrund des relativ hohen Risikos, ein Zweitkarzinom zu entwickeln, bei den vorgenannten Tumorlokalisationen (Mundhöhle, Oropharynx, Hypopharynx aber auch Larynx), langfristig erfolgen.

Entscheidend für die Prognose ist die Lokalisation des Zweitkarzinoms. Zweitkarzinome mit Lokalisation in der Lunge bzw. im Ösophagus haben nahezu immer eine sehr schlechte bis infauste Prognose. Hingegen können Zweitkarzinome im Bereich der Mundhöhle oder des Larynx, wenn sie zu einem frühen Zeitpunkt diagnostiziert werden, häufig unter einer kurativen Zielsetzung therapiert werden.

15.5 Art und Umfang der Tumornachsorgeuntersuchung

Art und Umfang der Tumornachsorgeuntersuchung variieren von Klinik zu Klinik. Eine sorgfältige Anamnese, eine lokale Inspektion sowie eine Palpation des Halses ist bei jeder Kontrolluntersuchung unerlässlich. Jede Nachsorgeuntersuchung sollte bei Patienten mit einem geringen Risiko für ein Rezidiv die Erhebung des HNO-Status, eine Endoskopie oder auch Mikroskopie und Palpation des Halses umfassen. Bei Patienten mit einem hohen Risiko, ein Tumorrezidiv zu entwickeln, kann zusätzlich drei Monate nach dem Primäreingriff eine Kontroll-Computertomographie (-CT) bzw. -Magnetresonanztomographie (-MRT) mit Darstellung der Tumorregion einschließlich der lokalen Lymphabflusswege vorgenommen werden. Eine Sonographie der Lymphabflussregion ist bei Behandlungsoption engmaschig indiziert. Eine zweite Kontroll-CT kann im zweiten Jahr der Tumornachsorge vorgesehen sein [5]. Nachfolgend wird der Einsatz von diagnostischen Hilfsmitteln bei der Tumornachsorge im Bereich der oberen Luft- und Speisewege, des Halses, des Thorax sowie des Abdomens und Skelettes dargestellt.

Obere Luft- und Speisewege

Eine jährliche, routinemäßig durchgeführte Panendoskopie als sicherstes diagnostisches Verfahren zur Entdeckung von Zweitkarzinomen, Rezidiven bzw. Metastasen im oberen Aerodigestivtrakt wird von Bier et al. [4] befürwortet, ohne explizit auf die Lokalisation des Primärtumors oder auf das jeweilige Tumorstadium einzugehen. Im Gegensatz dazu ist die jährliche Panendoskopie bei den meisten Autoren kein fester Bestandteil der Tumornachsorge [7, 39, 44, 61]. Die Durchführung der Panendoskopie, die bei Durchführung einer obligaten aussagekräftigen Hypopharyngoskopie nur in Intubationsnarkose möglich ist, ist zudem bei nicht wenigen Patienten aufgrund bereits bestehender multipler Vorerkrankungen nur mit einem erhöhten Narkoserisiko möglich. Mittels Panendoskopie lassen sich zwar beispielsweise Ösophaguskarzinome bereits in einem frühen Stadium diagnostizieren, jedoch liegt die Fünfjahresüberlebenszeit sogar bei operablen Ösophaguskarzinomen lediglich bei 15–20 % [48, 60].

Hals

Nach wie vor gilt die B-Bild-Sonographie, ergänzt durch eine ultrasonographisch geführte Punktionszytologie, mit einer Sensitivität von über 70 % und einer Spezifität von nahezu 100 % als das derzeit aussagekräftigste prätherapeutische Diagnostikverfahren von Lymphknotenmetastasen im Kopf-Hals-Bereich [28, 51]. Patienten, bei denen bei einem eventuellen Zweiteingriff noch die Therapieoption einer Neck dissection besteht, sollten in den ersten beiden Jahren bei jeder Kontrolluntersuchung eine Halssonographie erhalten [4, 44]. Die Sonographie als diagnostisches Hilfsmittel kommt dagegen in anderen Studien nicht zum Einsatz [6, 7, 61].

Thorax

Die von vielen Autoren routinemäßig durchgeführte jährliche Röntgenthoraxaufnahme in zwei Ebenen zielt vor allem darauf, Zweitkarzinome bzw. Metastasen im Bereich der Lunge zu diagnostizieren [4, 19, 31]. Mittels konventioneller Röntgendiagnostik ist es oft sehr schwierig, ein Karzinom im Bereich der Lunge zu einem frühen Zeitpunkt zu diagnostizieren [12, 32]. Eine prospektive Studie von Reiner et al. [42] konnte zeigen, dass lediglich 29 % der pulmonalen Metastasen bzw. Zweitkarzinome, die in der CT diagnostiziert wurden, auch im Röntgenthorax erkannt werden. Beim Vergleich des Röntgenthorax mit der CT des Thorax bezüglich pulmonaler Raumforderungen beträgt die Sensitivität 21 % und die Spezifität 99 % [24].

Die überwiegende Anzahl der mittels konventioneller Röntgendiagnostik erkannten pulmonalen Metastasen bzw. der pulmonalen Zweitkarzinome wird erst in einem fortgeschrittenen Tumorstadium diagnostiziert, wobei dann lediglich eine palliative Therapie zum Einsatz kommt. Allerdings beträgt die Fünfjahresüberlebenszeit bei den Patienten, bei denen die malignen Prozesse frühzeitig diagnostiziert wurden, bei Lungenmetastasen nur ca. 20 % [26] und beim Auftreten von Zweitkarzinomen im Bereich der Lunge ca. 8 % [25]. Vor diesem Hintergrund verzichten manche Autoren in der Tumornachsorge gänzlich auf die jährliche Röntgenthoraxaufnahme, da die Überlebenszeit in ihren Studien durch diese Untersuchung nicht signifikant verlängert werden konnte [6, 7, 16].

Hingegen konnte in einer Studie von de Visscher u. Manni [19] die jährliche Röntgenthoraxuntersuchung erfolgreich in der Tumornachsorge eingesetzt werden. Durch die jährliche Röntgenthoraxuntersuchung konnten im genannten Krankengut bei insgesamt 301 Patienten mit Larynxkarzinomen 15 Zweitkarzinome diagnostiziert werden, von denen sechs unter einer kurativen Zielstellung therapiert wurden.

Abdomen, Skelettszintigraphie

Fernmetastasen von Plattenepithelkarzinomen der oberen Luft- und Speisewege sind lokalisiert in Lunge, Mediastinum, Skelett und Leber [1, 20, 35].

Bier et al. [4] empfahlen in der Tumornachsorge vom ersten bis zum fünften Jahr routinemäßig eine jährliche Oberbauchsonographie. In einer Studie von Dost et al. [20] wurde bei 367 Patienten mit diagnostizierten Kopf-Hals-Tumoren eine Oberbauchsonographie durchgeführt. Bei drei Patienten bestand der Verdacht auf Metastasen in der Leber, der sich in zwei Fällen bestätigte. Abdominale Raumforderungen lassen sich häufig sonographisch gut erfassen und ggf. unter sonographischer Kontrolle punktieren [22, 34]. Der Verdacht auf eine abdominale Fernmetastase besteht bei einem manifesten Plattenepithelkarzinom im Kopf-Hals-Bereich zum Diagnosezeitpunkt lediglich bei 0,8 % der untersuchten Patienten [41]. Aber auch im weiteren Verlauf der Erkrankung kommt es selten zu abdominellen Fernmetastasen mit einer noch bestehenden Möglichkeit zur therapeutischen Option. Vor diesem Hintergrund ist der Wert einer routinemäßigen Abdomensonographie beim asymptomatischen Patienten sehr in Frage zu stellen. Wir verzichten zwischenzeitlich bei den weitaus meisten Patienten auf die Durchführung einer Oberbauchsonographie.

Mit der Skelettszintigraphie ist es möglich, ossäre Umbauprozesse, die sogar kleiner als 1 cm sind, zu einem früheren Zeitpunkt als mit der konventionellen Röntgenaufnahme zu identifizieren [10, 38, 50]. Dieses Verfahren ist jedoch relativ unspezifisch, da nicht nur Metastasen, sondern u. a. auch Arthrosen, Osteoporose, Frakturen sowie entzündliche Knochenprozesse zur Darstellung kommen [2, 11, 18, 20, 49, 58]. Aufgrund der relativ hohen Anzahl von falsch-positiven Ergebnissen ist häufig eine weitere diagnostische Abklärung erforderlich, die u. U. den Therapiebeginn verzögert.

Da die kurativen Behandlungsmöglichkeiten beim Auftreten von abdominalen bzw. ossären Fernmetastasen nach einem bereits vorangegangenen größeren chirurgischen Eingriff als äußerst ungünstig einzuschätzen sind, verzichten die meisten Autoren in der Tumornachsorge auf eine routinemäßige Oberbauchsonographie bzw. auf eine routinemäßige Skelettszintigraphie [44, 61].

Mögliche Strategien

Die Sonographie der Halsweichteile, die durch eine farbkodierte Duplexsonographie und eine ultraschallgestützte Punktionszytologie ergänzt werden kann, sollte grundsätzlich bei jeder Kontrolluntersuchung durchgeführt werden, sofern noch eine Behandlungsoption besteht. Auf die jährliche Röntgenthoraxaufnahme kann aufgrund ihrer eingeschränkten Aussagekraft und der außerordentlich schlechten Prognose beim Vorliegen von Lungenmetastasen verzichtet werden. Bei gegebener Indikation zur Bildgebung führen wir eine Thorax-CT durch. Über den Einsatz der Panendoskopie, Skelettszintigraphie, Oberbauchsonographie, CT bzw. MRT sollte bei einem Tumorverdacht individuell entschieden werden.

15.6 Zusammenfassung

Die Tumornachsorge ist ein wesentlicher Bestandteil der täglichen HNO-Sprechstunde einer onkologisch tätigen Klinik. Nach wie vor ist es schwierig, durch den Vergleich von Aufwand und Nutzen ein allgemein gültiges Nachsorgeschema zu finden. Viele individuelle Faktoren wie Größe und Lokalisation des Tumors, Allgemeinzustand des Patienten, Begleiterkrankungen sowie das Vorliegen von Metastasen zum Diagnosezeitpunkt beeinflussen die Tumornachsorge erheblich. Aufgrund des relativ hohen Risikos, ein Zweitkarzinomen zu entwickeln und der in Abhängigkeit der Lokalisation und des Tumorstadiums häufig guten Therapiemöglichkeit sollte die Tumornachsorge langfristig, z.T. auch lebenslänglich stattfinden. Ein ganz besonderes Augenmerk ist darauf zu richten, ob bei einem Zweiteingriff die Möglichkeit einer Neck dissection besteht. Diese Patienten, bei denen u. U. noch eine kurative Therapiechance besteht, sollten im ersten postoperativen Jahr monatliche, im zweiten Jahr zweimonatliche, im dritten bis fünften Jahr vierteljährliche und ab dem fünften Jahr jährliche Vorstellungstermine in der Tumorsprechstunde erhalten. Bei Patienten nach primär durchgeführter Neck dissection, bei denen bei einem Tumorrezidiv kaum noch eine kurative Therapiemöglichkeit besteht, sollten im ersten und zweiten Jahr alle drei Monate, im dritten Jahr alle vier Monate, im vierten bis fünften Jahr halbjährlich und ab dem fünften Jahr jährlich in die Tumorsprechstunde einbestellt werden.

Es sollte, unabhängig vom Ausmaß des Primärtumors und Vorliegen von lymphogenen Metastasen zum Diagnosezeitpunkt, bei jeder Kontrolluntersuchung in den ersten beiden Jahren eine Halssonographie durchgeführt werden. Bei einem Tumorverdacht wird eine umfangreiche Diagnostik eingeleitet werden. Über den Einsatz von invasiven bzw. nichtinvasiven Mitteln sollte bei einem Tumorverdacht individuell entschieden werden.

Literatur

1. Abramson AL, Parisier SC, Zamansky MJ, Sulka M (1971) Distant metastases from carcinoma of the larynx. Laryngoscope 81: 1503–1511
2. Belson TP, Lehman RH, Chobanin SL, Malin TC (1980) Bone and liver scans in patients with head and neck carcinoma. Laryngoscope 90: 1291–1296
3. Benninger MS (1992) Medical liaisons for continuity of head and neck cancer care. Head Neck 14: 28–32
4. Bier H, Schultze M, Ganzer U (1993) Anmerkungen zur Nachsorge von Tumorpatienten. HNO 41: 47–54
5. Bootz F (2000) Leitlinien der Deutschen Gesellschaft für Hals-Nasen-Ohren-Heilkunde, Kopf und Hals-Chirurgie: Onkologie des Kopf-Hals-Bereiches. HNO 48: 104–118
6. Boysen M, Natvig K, Winther FÖ, Tausjö J (1985) Value of routine follow-up in patients treated for squamous cell carcinoma of the head and neck. J Otolaryngol 14: 211–214
7. Boysen M, Lövdal O, Tausjö J, Winther F (1992) The value of follow-up in patients treated for squamous cell carcinoma of the head and neck. Eur J Cancer 28: 426–430
8. Boysen M, Loven JÖ (1993) Second malignant neoplasms in patients with head and neck squamous cell carcinomas. Acta Oncol 32: 283–288
9. Brandenburg JH, Rutter SW (1977) Residual carcinoma of the larynx. Laryngoscope 87: 224–236
10. Brauneis J, Schröder M, Laskawi R, Wild L, Schicha H (1988) Szintigraphische Metastasensuche bei Patienten mit Malignomen des Kopf-Hals-Bereichs. HNO 36: 445–451
11. Brown DH, Leakos M (1998) The value of a routine bone scan in a metastatic survey. J Otolaryngol 27: 187–189
12. Buwalda J, Zuur CL, Lubsen H, Tijssen JG, Koole R, Hordijk GJ (1999) Annual chest X-ray in patients after treatment for laryngeal or oral cancer: Only a limited number of second primary lung cancers detected. Ned Tijdschr Geneekd 143: 1517–1522
13. Chaplin JM, Morton RP (1999) A prospective, longitudinal study of pain in head and neck cancer patients. Head Neck 21: 531–537
14. Chen LQ, Hu CY, Ghadivian P, Duranceau A (1999) Early detection of esophageal squamous cell carcinoma and ist effects on therapy: An overview. Dis Esophagus 12: 161–167
15. Chua KS, Reddy SK, Lee MC, Patt RB (1999) Pain and loss of function in head and neck cancer survivors. J Pain Symptom Manage 18: 193–202
16. Cooney TR, Poulsen MG (1999) Is routine follow-up useful after combined-modality therapy for advanced head and neck cancer? Arch Otolaryngol Head Neck Surg 125: 379–382
17. Cooper JS, Pajak TF, Rubin P (1989) Second malignancies in patients who have head and neck cancer: Incidence, effect on survival and implications based on the RTOG experience. Int J Radiat Oncol Biol Phys 17: 449–456
18. de Bree R, Deurloo EE, Snow GG, Leemans CR (2000) Screening for distant metastases in patients with head and neck cancer. Laryngoscope 110: 397–401
19. de Visscher AVM, Manni JJ (1994) Routine long-term follow-up in patients treated with curative intent for squamous cell carcinoma of the larynx, pharynx and oral cavity. Arch Otolaryngol Head Neck Surg 120: 934–939
20. Dost P, Schrader M, Talanow D (1994) Nutzen der Abdomensonographie und der Skelettszintigraphie bei der TNM-Einteilung von Tumoren im Kopf-Hals-Bereich. HNO 42: 418–421

21. Dropkin MJ (1999) Body image and quality of life after head and neck cancer surgery. Cancer Pract 7: 309–313

22. Halvorsen RA, Thompson WM (1991) Primary neoplasms of the hollow organs of the gastrointestinal tract. Staging and follow-up. Cancer 67: 1181–1188

23. Hordijk GJ, de Long, JMA (1983) Synchronous and metachronous tumours in patients with head and neck cancer. J Otol Laryngol 97: 619–621

24. Houghton DJ, Hughes ML, Garvey C, Beasley NJP, Hamilton JW, Gerlinger I, Jones AS (1998) Role of chest CT scanning in the management of patients with head and neck cancer. Head Neck 20: 614–618

25. Jones AS, Morar P, Phillips DE, Field J, Husband D, Helliwell TR, Path MRC (1995) Second primary tumors in patients with head and neck squamous cell carcinoma. Cancer 75: 1343–1353

26. Koong HN, Pastorino U, Ginsberg RJ (1999) Is there a role for pneumonectomy in pulmonary metastases? International Registry of Lung Metastases. Ann Thorac Surg 68: 2039–2043

27. Leemans ChR, Tiwari RM, van der Waal I, Nauta JJP, Snow GB (1990) The efficacy of comprehensive neck dissection with or without postoperative radiotherapy in nodal metastases of squamous cell carcinoma of the upper respiratory and digestive tracts. Laryngoscope 100: 1194–1198

28. Leon X, Quer M, Diez S, Orus C, Lopez-Pousa A, Burgues J (1999) Second neoplasm in patients with head and neck cancer. Head Neck 21: 204–210

29. List MA, Siston A, Haraf D, Schumm P, Kies M, Stenson K, Vokes EE (1999) Quality of life and performance in advanced head and neck cancer patients on concomitant chemoradiotherapy: A prospective examination. J Clin Oncol 17: 1020–1028

30. Mantravadi RVP, Skolnik EM, Haas EL, Applebaum EL (1983) Patterns of cancer recurrence in the postoperatively irradiated neck. Arch Otolaryngol 109: 753–756

31. Marchant FE, Lowry LD, Moffit JJ, Sabbagh R (1993) Current national trends in the posttreatment follow-up of patients with squamous cell carcinoma of the head and neck. Am J Otolaryngol 14: 88–93

32. Marom EM, Patz EF, Swensen SJ (1999) Radiologic findings of bronchogenic carcinoma with pulmonary metastases at presentation. Clin Radiol 54: 665–668

33. Mathieson CM, Logan-Smith LL, Phillips J, MacPhee M, Attia EL (1996) Caring for head and neck oncology patients. Does social support lead to better quality of life? Can Fam Physician 42: 1712–1720

34. Memel DS, Dodd GD, Esola CC (1996) Efficacy of sonography as a guidance technique for biopsy of abdominal, pelvic and retroperitoneal lymph nodes. AJR Am J Roentgenol 167: 957–962

35. Merino OR, Lindberg RD, Fletcher GH (1977) An analysis of distant metastases from squamous cell carcinoma of the upper respiratory and digestive tracts. Cancer 40: 45–151

36. Murakami S, Hashimoto T, Noguchi T, Hazamada S, Uchida Y, Suzuki M, Yanagisawa S (1999) The utility of endoscopic screening for patients with esophageal or head and neck cancer. Dis Esophagus 12: 186–190

37. Nikolaou AC, Markou CD, Petridis DG, Daniilidis IC (2000) Second primary neoplasms in patients with laryngeal carcinoma. Laryngoscope 110: 58–64

38. O'Mara RE (1976) Skeletal scanning in neoplastic disease. Cancer 7: 480–486

39. Paniello RC, Virgo KS, Johnson MH, Clemente MF, Johnson FE (1999) Practice patterns and clinical guidelines for posttreatment follow-up of head and neck cancer. Arch Otolaryngol Head Neck Surg 125: 309–313

40. Pitman KT, Johnson JT (1999) Skin metastases from head and neck squamous cell carcinoma: Incidence and impact. Head Neck 21: 560–565

41. Probert JC, Thompson RW, Bagshaw MA (1974) Patterns of spread of distant metastases in head and neck cancer. Cancer 33: 127–133

42. Reiner B, Siegel E, Sawyer R, Brocato RM, Maroney M, Hooper F (1997) The impact of routine CT of the chest on the diagnosis and management of newley diagnosed squamous cell carcinoma of the head and neck. AJR Am J Roentgenol 169: 667–671

43. Schwartz L, Ozsahin M, Zhamg G (1994) Synchronous and metachronous head and neck carcinomas. Cancer 74: 1933–1938

44. Strauss RP (1998) Psychosocial responses to oral and maxillofacial surgery for head and neck cancer. J Oral Maxillofac Surg 47: 343–348

45. Snow GB (1992) Follow-up in patients treated for head and neck cancer: How frequent, how thorough and for how long. Eur J Cancer 28: 315–316

46. Sturgis E, Miller R (1995) Second primary malignancies in the head and neck cancer patient. Ann Otol Rhinol Laryngol 104: 946–954

47. Terrell JE (1999) Quality of life assessment in head and neck cancer patients. Hematol Oncol Clin North Am 13: 849–865

48. Thum P, Frey E, Schefer H (1999) Multimodale Behandlungskonzepte beim Ösophaguskarzinom: Stellenwert der Radio- und Chemotherapie. Schweiz Med Wochenschr 129: 1224–1229

49. Tiedjen KU, Hildmann H (1984) Der Stellenwert der Isotopendiagnostik bei Erkrankungen im HNO-Bereich. Laryngorhinootologie 63: 498–510

50. Troell RJ, Terris DJ (1995) Detection of metastases from head and neck cancers. Laryngoscope 105: 247–250

51. van den Brekel MWM, Castelijns JA, Stel HV, Luth WJ, Valk J, van der Waal I (1991) Occult metastatic neck disease: Detection with US and US-guided fine-needle aspiration cytology. Radiology 180: 457–461

52. van den Brekel MWM, Castelijns JA, Stel HV, Golding RP, Meyer CJ, Snow GB (1993) Modern imaging techniques and ultrasound-guided aspiration cytology for assessment of neck node metastases: A prospective comparative study. Eur Arch Otolaryngol 250: 11–17

53. Vikram B, Strong EW, Sha JP, Spiro R (1984) Failure at the primary site following multimodality treatment in advanced head and neck cancer. Head Neck Surg 6: 720–723

54. Vikram B, Strong EW, Sha JP, Spiro R (1984) Failure in the neck following multimodality treatment for advanced head and neck cancer. Head Neck Surg 6: 724–729

55. Vikram B, Strong EW, Sha JP, Spiro R (1984) Second malignant neoplasms in patients successfully treated with multimodality treatment for advanced head and neck cancer. Head Neck Surg 6: 734–737

56. Vrabec DP (1979) Multiple primary malignancies of the upper aerodigestive system. Ann Otol Rhinol Laryngol 88: 846–854

57. Warren S, Gates O (1932) Multiple malignant tumors: A survey of literature and statistical study. Am J Cancer 51: 1358–1414

58. Watkinson JC (1990) Nuclear medicine in otolaryngology. Clin Otolaryngol 15: 457–469

59. Weymuller EA, Yueh B, Deleyiannis FW, Kuntz AL, Alsarraf R, Coltrera MD (2000) Quality of live in patients with head and neck cancer: Lessons learned from 549 prospectively evaluated patients. Arch Otolaryngol Head Neck Surg 126: 329–336

60. Wind P, Roullet MH, Quinaux D, Laccoureye O, Brasnu D, Cugnenc PH (1999) Long-term results after esophagectomy for squamous cell carcinoma of the esophagus associated with head and neck cancer. Am J Surg 178: 251–255

61. Wolfensberger M (1988) Aufwand und Nutzen regelmäßiger Nachkontrollen bei Patienten mit Pflasterzellkarzinomen des Larynx, der Mundhöhle und des Pharynx. HNO 36: 28–32

Prognostische Aspekte bei lymphogener Metastasierung von Plattenepithelkarzinomen der oberen Luft- und Speisewege

J. A. Werner

Der histologische Nachweis von Lymphknotenmetastasen ist für die Prognose, aber auch für die Wahl eines evtl. ergänzenden Behandlungskonzeptes von immenser Bedeutung. In diesem Sinne wird die selektive Neck dissection von vielen auch als Staging-Verfahren verstanden, um im Falle des Nachweises einer eingetretenen lymphogenen Metastasierung eine postoperative Strahlentherapie zu indizieren.

Es muss sichergestellt sein, dass der Pathologe das Primärtumorresektat und das Neck-dissection-Präparat in einer Weise erhält, die es ihm ermöglicht, detaillierte Befunde zu erheben zu

- Lymphangiosis carcinomatosa,
- perineuralem Wachstum,
- Größe und Anzahl der Lymphknotenmetastasen,
- Metastasenlokalisation,
- Anzahl untersuchter nichtbefallener Lymphknoten,
- möglicher Kapselruptur.

Wir spannen das ausgerichtete Neck-dissection-Präparat mit verschiedenfarbigen Nadeln auf Kork und geben es anschließend in einen mit 4%igem Formalin gefüllten Behälter. Die Nadeln markieren die Grenzen der Regionen I–VI.

Die mit dem Primärtumorsitz assoziierte unterschiedliche Metastasierungsfrequenz wurde bereits im Kap. 6 diskutiert. Neben dem hieraus resultierenden prognostischen Einfluss des Primärtumorsitzes ist auch die bei der histopathologischen Untersuchung festzustellende Lokalisation der Halslymphknotenmetastasen von großer prognostischer Bedeutung.

Lokalisation von Halslymphknotenmetastasen. Sind die Lymphknotenmetastasen im kaudalen Halsbereich oder im hinteren Halsdreieck (lateral/posterior) lokalisiert, verschlechtert sich die Prognose signifikant [15, 17].

Mit einer zusätzlichen Verringerung der Überlebenschance [16] ist zu rechnen, wenn die Metastasen
- okzipital,
- retropharyngeal,
- supraklavikulär oder
- mediastinal
lokalisiert sind.

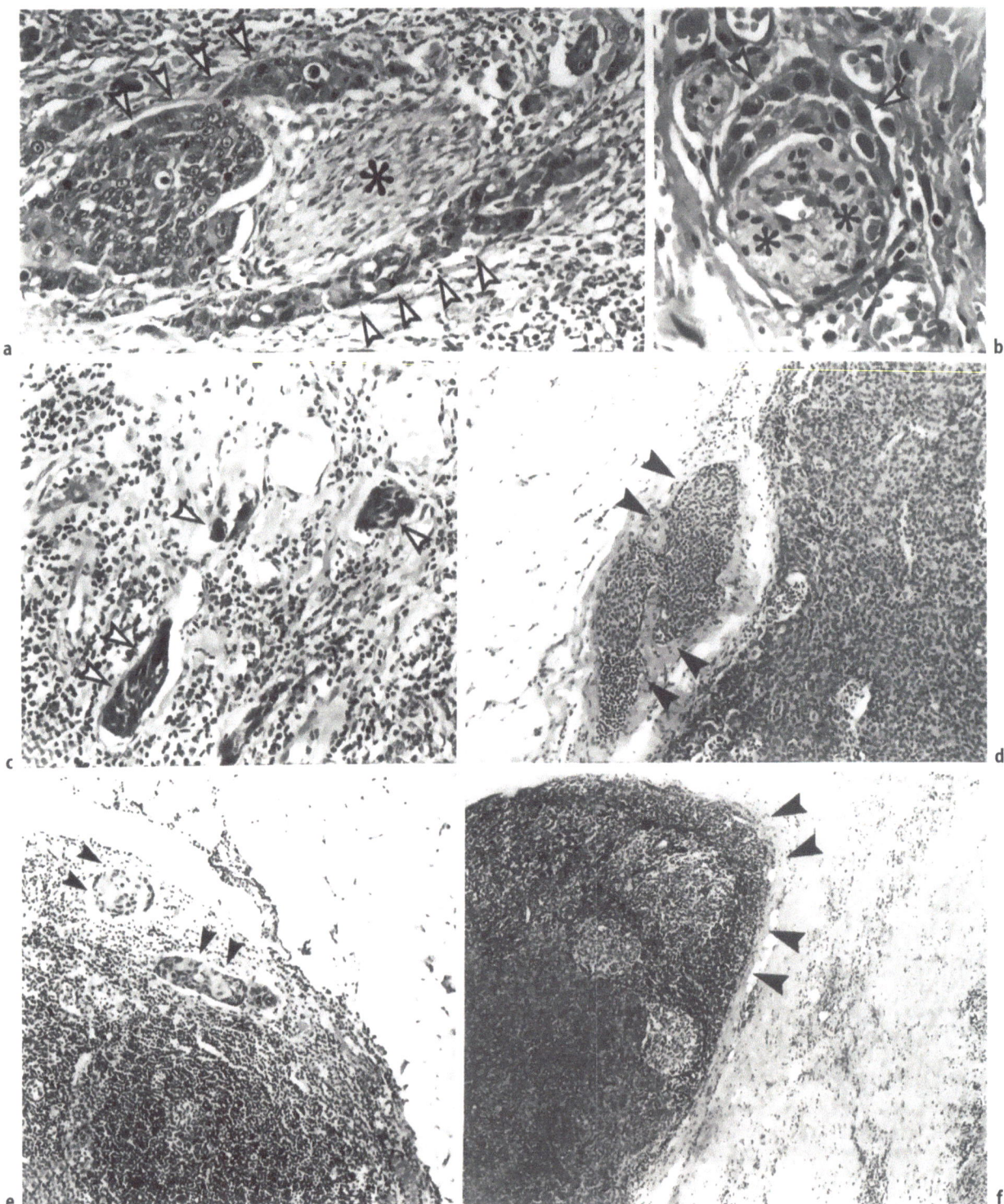

Abb. 16.1 a–f. Histopathologische Befunde prognostisch relevanter Merkmale von Primärtumoren und Lymphknotenmetastasen. **a, b** Perineurales Wachstum des Karzinoms (Karzinomanteile: *Pfeile*; Nerv: *Stern*). **c** Lymphangiosis carcinomatosa mit Karzinomzellemboli in den Lymphbahnen (*Pfeile*). **d** Perinodales Wachstum (*Pfeile*). **e** Mikrometastasen im Randsinus (*Pfeile*). **f** Etwa 3 mm großer Lymphknoten mit umschriebener kleiner Metastase (*Pfeile*). (Originalvergrößerung von **a**: ×250, **b**: ×420, **c**: ×250, **d, e**: ×150, **f**: ×100) (Abbildungen aus [63] PD Dr. Jutta Lüttges, Inst. für Pathologie, Universität Kiel)

In Abb. 16.1 a–f sind verschiedene, die lymphogene Metastasierungsfrequenz beeinflussende histopathologische Befunde zusammengestellt. Diagnostisch bedeutsame Faktoren [49] sind der Nachweis von Karzinomzellemboli in den Lymphbahnen (Abb. 16.1 c) und ebenso das perineurale Wachstum (Abb. 16.1 a, b). Es gibt keine unmittelbare Beziehung zwischen Tumorgröße und der Anzahl von Lymphknotenmetastasen bei Karzinomen von Tonsille, Zungengrund, Supraglottis und Hypopharynx [37]. Demgegenüber scheint die Metastasierungsfrequenz vielmehr durch die maximale Invasionstiefe des Plattenepithelkarzinoms bestimmt zu werden [59]. Es muss hierbei zwischen der Tumordicke und der Infiltrationstiefe eines Karzinoms unterschieden werden. So gibt es in der Zwischenzeit verschiedene Untersuchungen zur möglichen Korrelation einer bestimmten Infiltrationstiefe mit einer statistisch erhöhten lymphogenen Metastasierungsfrequenz. In diesem Zusammenhang wurde beschrieben, dass eine Infiltrationstiefe von mehr als 4 mm mit einer statistisch erhöhten Wahrscheinlichkeit der lymphogenen Metastasierung einhergeht [1, 12, 35], während Woolga u. Scott [62] keine entsprechende Korrelation nachweisen konnten.

Der Ansatz dieser Vorstellung und die bereits publizierten Befunde rechtfertigen eine intensive Fortführung entsprechender Bemühungen um die Feststellung einer Infiltrationstiefe, die eine erhöhte Metastasierungsrate vorhersehen lassen könnte. Bei diesen Untersuchungen sollte aber auch die zwischenzeitlich gut dokumentierte regionäre Lymphgefäßdichte [64] der einzelnen Primärtumorlokalisationen Berücksichtigung finden.

16.1 Anzahl der Lymphknotenmetasasen

Die Anzahl der Lymphknotenmetastasen ist von prognostischer Bedeutung [23, 31], wenngleich ein entsprechender Zusammenhang nicht von allen Autoren uneingeschränkt bestätigt werden konnte [39, 51].

Glanz u. Eichhorn [17] stellten in einer Untersuchung an 4.665 Halslymphknoten von 151 Patienten mit größeren Kehlkopfkarzinomen fest, dass die Prognose noch relativ günstig war, wenn zwei Lymphknoten besiedelt waren. Die Prognose verschlechterte sich beim Nachweis von mehr als zwei Metastasen wesentlich.

Hierzu passend wiesen Lefebvre et al. [32] in einer retrospektiven Untersuchung an 1.346 Patienten mit Larynx- und Hypopharynxkarzinomen nach, dass kein signifikanter Unterschied in der Überlebensrate zwischen N0- und N1-Fällen und ebenso zwischen N2- und N3-Fällen bestand. Es war allerdings ein signifikanter Unterschied zwischen N1- und N2-Fällen nachweisbar.

Die Autoren zeigten weiterhin, dass das Vorhandensein
- von mehr als zwei Lymphknotenmetastasen oder

- von wenigstens einer Lymphknotenmetastase mit Kapselruptur oder
- von zumindest einer infraomohyoidal lokalisierten Lymphknotenmetastase

einen ähnlich ungünstigen prognostischen Einfluss hat.

In jedem dieser drei Fälle war die Fünfjahresüberlebensrate um ca. 50 % gemindert, die Rate von Lymphknotenrezidiven etwa verdoppelt und die Rate von Fernmetastasen etwa dreimal so hoch, während das Risiko eines Lokalrezidivs unverändert blieb.

Der UICC-(International Union against Cancer) Klassifikation von 1987 wurde wiederholt von verschiedenen Seiten entgegengehalten, dass u.a. der prognostisch relevante Lymphknotenmetastasenstatus am Hals unzureichend klassifiziert sei. Mit dem Ziel einer Verbesserung der N-Klassifikation werden derzeit neue Ansätze erarbeitet [18].

Mikrometastasen. Hinsichtlich des Auftretens von Mikrometastasen (Abb. 16.1 e) konnte inzwischen gezeigt werden, dass die in der Routine ausgeführte histopathologische Untersuchung des Neck-dissection-Präparates nicht in der Lage ist, alle Mikrometastasen aufzuspüren [1, 61].

Für das Kopf-Hals-Karzinom gibt es noch keine Untersuchung zum prognostischen Einfluss von Mikrometastasen und demzufolge auch nicht dazu, ob z. B. eine Strahlentherapie die Prognose beim Vorliegen von Mikrometastasen verbessern kann.

16.2 Kapselruptur

Die extrakapsuläre Karzinomausdehnung (Abb. 16.1 d) ist einer der wichtigsten prognostischen Faktoren bei Patienten mit Plattenepithelkarzinomen des Kopf-Hals-Bereiches [51].

- Der Nachweis eines extranodalen Wachstums zeigt ein dreifach erhöhtes Risiko (19,1 gegenüber 6,7 % beim Fehlen des extrakapsulären Wachstums) für die Entwicklung von Fernmetastasen an [31].
- Die Häufigkeit des extrakapsulären Wachstums steigt mit zunehmendem Lymphknotendurchmesser [11].
- Bei einer Lymphknotengröße von mehr als 3 cm beträgt die Inzidenz des extranodalen Wachstums 75 % [56].
- Extrakapsuläres Wachstum kann dennoch immer wieder auch bei sehr kleinen Lymphknoten nachgewiesen werden [17].

Clarke u. Jones [8] beobachteten in einer Untersuchung an 103 Patienten mit Lymphknotenmetastasen anderer Histologie als dem Plattenepithelkarzinom (vor allem malignes Melanom, adenoid-zystisches Karzinom und undifferenziertes Karzinom), dass das Vorhandensein oder Fehlen des so genannten extrakapsulären Wachstums im Gegensatz zu Patienten mit Plattenepithelkarzinomen keinen Einfluss auf die Überlebensrate hatte.

16.3 Fernmetastasen

Die Inzidenz von Fernmetastasen bei Plattenpithelkarzinomen im Bereich der oberen Luft- und Speisewege ist im Vergleich zu anderen Malignomen wie Magen, Pankreas, Lunge, Brust oder Niere relativ gering. Sie wird maßgeblich beeinflusst durch die Lokalisation des Primärtumors und den initialen T- und N-Status. Mit Ausnahme des adenoid-zystischen Karzinoms gehört das Auftreten von Fernmetastasen ohne vorausgehende lymphogene Metastasierung zur Ausnahme [13]. Darüber hinaus scheint das Auftreten von Fernmetastasen Resultat eines komplexen Prozesses zu sein, bestehend aus der Initiation des Primärtumors in einen genetisch empfänglichen Tumorträger, der Promotion und Progression maligner Zellmutationen, die eine Klonexpansion begünstigen sowie auf Basis deren unkontrollierten Wachstums aufgrund autokriner Wachstumsfaktoren und Wachstumsfaktorrezeptoren (EGF-R) [46].

Die Angaben zur Inzidenz von Fernmetastasen bei Patienten mit Plattenepithelkarzinomen des Kopf-Hals-Bereiches variiert von 4–26% in klinischen Studien [31], wohingegen in autoptischen Untersuchungen eine deutlich höhere Inzidenz mit Werten von über 40% nachgewiesen werden konnte [66]. Die Häufigkeit von Fernmetastasen bei der Erstvorstellung wird mit Werten zwischen 1,5 und 16,8% angegeben [13]. Die initiale Diagnosestellung erfolgt typischerweise 9–12 Monate nach Ausbruch der Tumorerkrankung und in 84% der Fälle innerhalb der ersten zwei Jahre [6, 13].

Lunge, Knochen, Leber und Gehirn sind die einzigen von Fernmetastasen betroffenen Lokalisationen, die mit Screening-Tests klinisch diagnostiziert werden, doch können prinzipiell alle Körperregionen von Fernmetastasen der Plattenepithelkarzinome des Kopf-Hals-Bereiches betroffen sein. Calhoun und Mitarbeiter [6] wiesen in einer retrospektive Analyse bei 727 Patienten mit Kopf-Hals-Karzinomen nach, dass die Lunge mit 83,4% der Fälle am häufigsten Ort einer Fernmetastasierung war, gefolgt von Knochen mit einem Wert von 31,3% und der Leber in 6% der betroffenen Fälle. Hinsichtlich des letztgenannten Wertes darf der Hinweis nicht fehlen, dass Lebermetastasen im Falle einer Autopsie sehr viel häufiger gefunden werden. Eine diesbezügliche Untersuchung an 101 Patienten zeigte, dass in 70% die Lunge, in 42,5% die Leber und in 15% die Knochen von einer Fernmetastasierung betroffen waren [64].

Die durchschnittliche Überlebenszeit im Stadium der Fernmetastasierung wird zwischen zwischen 4,3 und 7,3

Monaten angegeben [6, 36], sodass diese Patienten im Allgemeinen als nicht heilbar angesehen und daher nur einer palliative Behandlung zugeführt werden [11].

Nasopharynx

Nach kurativer Behandlung entwickeln ungefähr 30% der Patienten über einen Gesamtzeitraum von fünf Jahren, jedoch durchschnittlich nach acht Monaten (40% davon ohne lokoregionäre und 29% mit lokoregionärer Kontrolle) Fernmetastasen [19, 30]. Die zu erwartende Überlebenszeit nach eingetretener Fernmetastasierung wird mit etwa fünf Monaten angeben. Fernmetastasen werden hauptsächlich im knöchernen Skelett (48%), in der Lunge (27%) und in der Leber (11%) beobachtet [9].

Lippen und vordere Mundhöhle

Eine von einem Lippenkarzinomen ausgehende Fernmetastasierung wird nur selten beobachtet [3]. Dies liegt hauptsächlich daran, dass dieser Tumor in 93% der Fälle im Initialstadium erkannt wird [22]. Entsprechend ist die Metastasierung in die regionären Lymphknoten, die im Frühstadium mit Werten unter 10% angenommen wird, relativ selten. Demzufolge stellen Fernmetastasen mit Werten zwischen 0,5 und 2% die Ausnahme dar. In aller Regel handelt es sich hierbei um diejenigen Fälle, bei denen fortgeschrittene Tumoren mit regionären Lymphknotenmetastasen vorliegen [10].

Oropharynx

Viele Patienten mit oropharyngealen Karzinomen, die im späteren Krankheitsverlauf Fernmetastasen entwickeln, wiesen zuvor bereits Rezidive im Bereich der Primärlokalisation auf. Der Nachweis pulmonaler Fernmetastasen ist insbesondere bei Patienten im fortgeschrittenen Stadium der Tumorerkrankung mit bereits eingetretener beidseitiger lymphogener Metastasierung und/oder einem Lymphknotenbefall in Region IV zu beobachten. Die Häufigkeit einer pulmonalen Fernmetastasierung wird mit etwa 56% angegeben, gefolgt von einem fernmetastatischen Befall des Knochens mit Werten von 15% und der Leber mit Werten von 12% [21].

Larynx und Hypopharynx

In einer Untersuchung von Spector [58] betrug die Gesamthäufigkeit einer Fernmetastasierung bei Karzinomen des Larynx und des Hypopharynx 8,5%. Hierbei konnte eine Korrelation zwischen einer fortgeschrittenen Primärtumorerkrankung (T4-Stadium), dem Vorhandensein regionärer Lymphknotenmetastasen (N-Stadium) und der Primärumorlokalisation (Hypopharynx) nachgewiesen werden. So entwickeln Patienten mit einem im Bereich des Hypopharynx lokalisierten Karzinom gegenüber Patienten mit laryngealen Karzinomen dreimal häufiger Fernmetastasen. Eine fortgeschrittene regionäre Lymphknotenmetastasierung (N2- und N3-Status) erhöhte die Häufigkeit von Fernmetastasen ebenfalls um das Dreifache [58].

Zervikaler Ösophagus

Karzinome des zervikalen Ösophagus werden häufig erst in einem fortgeschrittenen Stadium erkannt. Zum Zeitpunkt der Diagnosestellung liegen Fernmetastasen bei 20 % der Fälle vor [40]. Zudem weisen 6–28 % der Patienten multiple synchrone oder metachrone Tumoren der Luft- und Speiseröhre auf. Allgemein wird auch bei Karzinomen des zervikalen Ösophagus die Häufigkeit von Fernmetastasen unmittelbar vom T- und vom N-Stadium beeinflusst [2].

Speicheldrüsen

Die Häufigkeit von im weiteren Krankheitsverlauf über einen Zeitraum von bis zu 20 Jahren auftretenden Fernmetastasen wird mit Werten von 17 % für Patienten mit Parotistumoren, mit 37 % bei Patienten mit Tumoren der Gl. submandibularis und mit Werten von 24 % bei Patienten mit Karzinomen der kleinen Speicheldrüsen angegeben [20]. Das Auftreten einer Fernmetastasierung ist ebenso wie die Häufigkeit der Metastasierung in regionäre Lymphknoten abhängig vom histologischen Typ der Speicheldrüsenmalignome. Während die Patienten mit einem so genannten „High-grade-Mukoepidermoidkarzinom", einem adenoid-zystischen Karzinom, einem Plattenepithel- oder einem undifferenzierten Karzinom der Speicheldrüsen häufig Fernmetastasen entwickeln, werden diese seltener bei Basalzellkarzinomen und Azinuszellkarzinomen beobachtet [5].

Schilddrüse

Die Fernmetastasierung bei Schilddrüsenkarzinomen kann zum Zeitpunkt der Erstvorstellung vorliegen oder im weiteren Krankheitsverlauf nach abgeschlossener Behandlung auftreten [52]. Die Langzeitüberlebensrate von Patienten mit Fernmetastasen liegt, wenn sie angemessen behandelt wurden, nichtsdestotrotz bei 43 % [54]. Die Häufigkeit von Fernmetastasen bei Schilddrüsenkarzinomen wird unmittelbar vom Alter der Patienten, der Tumorgröße, dem Vorliegen einer extrathyro-

idalen Ausdehnung und der Histologie des Schilddrüsenmalignoms beeinflusst. Die Gesamtinzidenz von Fernmetastasen bei der Erstvorstellung wird für gut differenzierte Schilddrüsenkarzinome durchschnittlich mit 4 % angegeben [54]. Die individuelle Häufigkeit von Fernmetastasen bei medullären und anaplastischen Schilddrüsenkarzinomen ist jedoch sehr viel höher. Die Gesamthäufigkeit von Fernmetastasen beim papillären Schilddrüsenkarzinom liegt bei 10 %, während die Häufigkeit von follikulären und medullären Karzinomen bei Werten von 22 und 33 % liegt.

16.3.1 Klinik

In aller Regel machen die Fernmetastasen von Karzinomen der oberen Luft- und Speisewege erst sehr spät und zunächst uncharakteristische klinische Symptome. Hinweise auf das Vorliegen pulmonaler Metastasen können ein asymptomatischer Husten, Schmerzen, Hämoptysen, Atemschwierigkeiten und ein Gewichtsverlust sein. Schmerzen im Bereich des knöchernen Skelettes, die insbesondere nachts auftreten und bei Bewegung besser werden, sowie pathologische Frakturen können infolge von Knochenmetastasen beobachtet werden. Eine Lebervergrößerung, Schmerzen in der Lebergegend, eine Hepatitis, Fieber oder ein Gewichtsverlust sind mit Lebermetastasen assoziiert. Laborchemisch fällt eine Erhöhung der Leberwerte sowie der alkalischen Phosphatase auf. Kopfschmerzen, Übelkeit, neurologische Beschwerden und psychische Veränderungen sind Symptome, die auf das Vorliegen von Hirnmetastasen hinweisen können.

16.3.2 Diagnostik

Vor dem Hintergrund des zuvor Gesagten kommt dem initialen Staging zur Einleitung einer zielgerichteten therapeutischen oder palliativen Behandlungsstrategie eine besondere Bedeutung zu. Zu den in der Routinediagnostik eingesetzten bildgebenden Verfahren gehören für die jeweiligen Organsysteme die Computertomographie (CT) und die Magnetresonanztomographie (MRT), die Knochenszintigraphie und die abdominelle Sonographie (Tabelle 16.1). Die bereits in Kap. 5 angesprochene Positronenemissionstomographie (PET) kann heutzutage noch nicht als routinediagnostisches Verfahren angesehen werden.

16.3.3 Therapie

Die diagnostischen und operativen Therapiemöglichkeiten isolierter und multipler Fernmetastasen sind in Tabelle 16.1 für die häufigsten Lokalisationen einer für

Tabelle 16.1. Diagnostik und Behandlung von Fernmetastasen. (Mod. nach Betka [3])

Lokalisation der Metastasen	Klinische Symptome	Untersuchungsmethoden	Behandlung	Prognose
Lunge	Asymptomatischer Husten, Schmerzen, Hämoptyse, Atemschwierigkeiten, Gewichtsverlust	Röntgen (nur Metastasen > als 1 cm können entdeckt werden), ein vager Befund erfordert zusätzlich CT oder MRT; zytologische Analyse des Sputums bringt nur in 5–20 % Ergebnis; Bronchoskopie	Chirurgische Keilresektion; palliative Radiotherapie	Operative Entfernung ist nur in 5–15 % der Fälle möglich, wovon 30 % länger als 5 Jahre überleben. Ohne Operation ist die Prognose ungünstig
Knochen (Femur, Becken, Wirbelsäule, Rippen)	Schmerzen, besonders nachts, bei Bewegung nachlassend, pathologische Frakturen	Erhöhte alkalische Phosphatase; Röntgen (50 % Ergebnis); Radionuklid-Scanning des Skeletts (80–95 % Ergebnis); CT, MRT	Palliativ	Ungünstig
Leber	Lebervergrößerung, Schmerzen in der Lebergegend, Hepatitis, Fieber, Gewichtsverlust	Erhöhte Leberwerte, erhöhte alkalische Phosphatase. Ultraschalluntersuchung (80 % Ergebnis); CT + MRT (90 % Ergebnis); CT + arterielle Portographie (95 % Ergebnis)	In Ausnahmefällen Resektion von Metastasen; palliativ	Ungünstig
Gehirn	Kopfschmerz, Übelkeit, neurologische Symptome, psychische Veränderungen	Kontrastmittel-CT; Kontrastmittel-MRT; Hirnangiographie	Behandlung solitärer Metastasen operativ. Bei multiplen Metastasen palliativ	Ungünstig

Plattenepithelkarzinome im Kopf-Hals-Bereich zu erwartenden Fernmetastasierung zusammengestellt [3].

In einigen Fällen ist die operative Behandlung von Knochenmetastasen sinnvoll. In aller Regel stellt hier jedoch die palliative Radio-(Chemo-)Therapie die Therapie der Wahl dar. Sie ist insbesondere indiziert bei Schmerzen, die auf andere Behandlungen nicht reagieren und bei lytischen Metastasen in belasteten Bereichen. Hier kommt dem Einsatz von Biphosphonaten eine besondere Bedeutung im Sinne einer Schmerzreduktion und Reduktion pathologischer Frakturen zu. Ebenso können solitäre Hirnmetastasen operativ entfernt und mit einer Radiotherapie nach den Daten einer Phase-III-Studie lebensverlängernd behandelt werden. Eine abschließende Beurteilung zum Stellenwert einer stereotaktisch radiochirurgischen Behandlung kann zur Zeit noch nicht gegeben werden. Sie wird meist eingesetzt, um solitäre Metastasen in zuvor nicht bestrahlten Patienten zu behandeln [3].

Der chirurgischen Entfernung solitärer pulmonaler Metastasen kommt unter kurativer Intention die größte Bedeutung zu, während eine Radiotherapie in aller Regel nur palliativen Charakter hat, aber die Überlebenschance erhöhen kann, wenn eine begrenzte Anzahl von Herden, kleinen Metastasen und lokoregionäre Kontrolle vorhanden sind.

Auch wenn Patienten mit Fernmetastasen von Kopf-Hals-Karzinomen im Allgemeinen eine schlechte Prognose haben und die zur Verfügung stehenden Behandlungsmöglichkeiten sehr begrenzt sind, sollte jede ärztliche Anstrengung unternommen werden, um die bestmögliche Versorgung und Linderung der im Rahmen der fortschreitenden Tumorerkrankung und Fernmetastasierung auftretenden Beschwerden zu gewährleisten. Die Wahrung der Lebensqualität dieser Patienten sollte das Ziel einer jeden unter palliativen Gesichtspunkten durchgeführten Behandlungsstrategie sein. Hier kommt einer suffizienten Schmerztherapie eine besondere Bedeutung zu. Ebenso müssen die Vitalfunktionen wie Atmung und Ernährung zu jeder Zeit gesichert sein und ggf. eine elektive Tracheotomie sowie eine perkutane Gastrostomie durchgeführt werden. Da es meist für die Familien der Betroffenen unmöglich ist, diese Patienten adäquat zu versorgen, sollte die Hilfe von Pflegestationen oder anderen Häusern mit den Betroffenen und Angehörigen in einem offenen ärztlichen Gespräch in Betracht gezogen werden.

16.4 Tumorbiologische Faktoren

Die prognostisch relevanten tumorbiologischen Faktoren lassen sich in verschiedene Gruppen unterteilen. Sie umfassen zum einen Protoonkogene für Proteine der Zellproliferation. Infolge von Punktmutationen, chromosomalen Translokationen oder Genamplifizierungen

kommt es zur Transformation eines Protoonkogens in ein Onkogen, mit hieraus resultierendem Entzug von den natürlichen Regulationsmechanismen der Zellteilung. Im Gegensatz dazu inhibieren so genannte Tumorsuppressorgene wie das p53 die Zellproliferation. Zur Induktion einer Neoplasie ist auf zellulärer Ebene die Mutation beider Kopien des Tumorsuppressorgens notwendig. Eine weitere Klasse umfasst die Gruppe der Protein- und Wachstumsfaktoren.

Für Plattenepithelkarzinome im Bereich der oberen Luft- und Speisewege konnten zwischenzeitlich eine Reihe tumorbiologischer Faktoren nachgewiesen werden, zu denen das bereits zuvor erwähnte p53 gehört sowie Angiogenese-assoziierte Marker wie der so genannte „vascular endothelial growth factor" (VEGF), weiterhin Cyclin D1 und der so genannte „epidermal growth factor receptor" (EGFR) [24, 50]. Es würde den vorgegebenen Rahmen sprengen, diesbezüglich eine ausführliche Diskussion zu führen. Daher sollen an dieser Stelle nur zwei ausgewählte Tumormarker und ihr prognostischer Zusammenhang im Hinblick auf die Prognose von an einem Plattenepithelkarzinom erkrankten Patienten, eine lymphogene Metastasierung und eine eingetretene Fernmetastasierung ausführlicher Erwähnung finden.

16.4.1 Cyfra 21-1

Ein Mitte der 90er Jahre beschriebener biologischer Tumormarker ist das Cyfra 21-1, das serumlösliche Zytokeratinfragment des Zytokeratin 19 [34]. Zytokeratine gehören zur Gruppe der Intermediärfilamente und somit zum Zytoskelett. Cyfra 21-1 (Zytokeratinfraktion 21-1) ist ein allgemein akzeptierter Tumormarker für nichtkleinzellige Bronchialkarzinome sowie Plattenepithelkarzinome der Lunge, der sich durch eine hohe Sensitivität und Spezifität auszeichnet [45, 47, 48].

Da die Zytokeratin-19-Expression im Bereich der oberen Luft- und Speisewege in aller Regel niedriger ist als in der Lunge, sind die Serumspiegel von Cyfra 21-1 bei Patienten mit einem Plattenepithelkarzinom im Kopf-Hals-Bereich ebenfalls häufig niedriger. Nichtsdestotrotz weisen die Ergebnisse verschiedener Arbeiten auf die Eignung dieses Tumormarkers insbesondere im Hinblick auf seine Prädiktion für das Vorliegen einer Fernmetastasierung hin [4, 34, 38, 44].

Eine im Verlauf der Tumorerkrankung von Patienten mit Plattenepithelkarzinomen im Bereich der oberen Luft- und Speisewege auftretende Fernmetastasierung ist initial klinisch häufig nur schwer zu diagnostizieren. Neuere Untersuchungstechniken wie die PET können heutzutage – nicht zuletzt durch die hiermit verbundenen hohen Kosten – noch nicht zur Routinediagnostik zum Nachweis von Fernmetastasen gezählt werden. Dies betrifft vor allem eine routinemäßige Kontrolle im Rahmen einer regelmäßig durchgeführten Tumornachsor ge. Vor der zuvor diskutierten Bedeutung einer eingetretenen Fernmetastasierung für die Prognose und Behandlungsstrategie kommt einem serologischen Parameter zum Nachweis einer Fernmetastasierung beim Plattenepithelkarzinom im Bereich der oberen Luft- und Speisewege eine besondere Bedeutung zu.

Eigene Untersuchungen konnten zeigen, dass es in der serologischen Verlaufskontrolle eines individuellen Patienten im Falle eines Rezidivs und insbesondere im Falle einer eingetretenen Fernmetastasierung zu einem signifikanten Anstieg der Cyfra-21-1-Werte im Serum kommt. Hierbei ist der individuelle Anstieg der Cyfra-Wertes gegenüber dem individuellen Ausgangswert postoperativ in Betracht zu ziehen. Gegenüber Karzinomen im Bereich der Lunge scheint es für Plattenepithelkarzinome im Bereich der oberen Luft- und Speisewege keinen „Cut-off-Wert" zu geben [27]. Auf diesen Ergebnissen basierend ist Cyfra 21-1 im Rahmen der Tumornachsorge vielmehr als klinischer Verlaufsparameter zum Nachweis einer frühen Fernmetastasierung geeignet. Im zur Zeit noch nicht im klinischen Routineverfahren integrierten Stadium könnte die serologische Kontrolle von Cyfra 21-1 zum Zeitpunkt der Erstdiagnose, acht Wochen und sechs Monate posttherapeutisch sowie im Anschluss einmal jährlich erfolgen.

16.4.2 Matrixmetalloproteinasen

Eine weitere Gruppe tumorbiologischer Prognosefaktoren umfasst die bereits in Kap. 6.1 ausführlich dargestellte Gruppe der Matrixmetalloproteinasen (MMP) und ihrer Inhititoren. Unter den zuvor genannten 20 Matrixmetalloproteinasen sind MMP-2, -9 und -13 die am häufigsten untersuchten Vertreter dieser Familie und die wahrscheinlich im Hinblick auf die Karzinogenese von Plattenepithelkarzinomen im Kopf-Hals-Bereich relevantesten. Eine Korrelation zwischen Tumorprogression und Ausmaß der MMP-Expression konnte für die vorgenannten Matrixmetalloproteinasen in oralen Plattenepithelkarzinomen sowie in Lymphknotenmetastasen nachgewiesen werden, während von MMP-1 und -2 sowie TIMP-1, -2 und -3 ausschließlich TIMP-3 im Bereich des umgebenden Tumorgewebes sowie in Lymphknotenmetastasen zu finden ist [60]. Nichtsdestotrotz weisen die Ergebnisse verschiedener Untersuchungen daraufhin, dass erhöhte MMP-2-Werte mit einer erhöhten Tumoraggressivität und einer hieraus resultierenden schlechteren Prognose einhergehen. Weiterhin konnte gezeigt werden, dass die MMP-2-Aktivität mit dem Prozess der lymphogenen Metastasierung korreliert [25, 26, 38]. Dementsprechend ist die Expression von MMP-2 bei metastasierenden Karzinomen gegenüber nichtmetastasierten Karzinomen signifikant erhöht [26].

Die prognostische Bedeutung von MMP-9 ist deutlich unklarer und für die Invasion von Plattenepithelkarzinomen im Kopf-Hals-Bereich wohl als eher weniger wichtig anzunehmen [33, 65].

Die Expression von MMP-13 korreliert mit einer erhöhten Invasivität [24, 43]. Der Zusammenhang zwischen einer erhöhten MMP-13-Expression und dem Nachweis einer lymphogenen Metastasierung ist bisher uneinheitlich [33]. Überraschenderweise korreliert der Nachweis einer MMP-13-Expression jedoch mit einem besseren Differenzierungsgrad von im Bereich der oberen Luft- und Speisewege lokalisierten Plattenpithelkarzinomen [7].

Unabhängig von den zuvor genannten, am häufigsten für Plattenepithelkarzinome im Bereich der oberen Luft- und Speisewege untersuchten Expressionsprofile von Matrixmetalloproteinasen besteht für MMP-3 eine positive Korrelation mit dem T-Stadium, dem Ausmaß der Tumorinvasion und der Inzidenz von Lymphknotenmetastasen [33].

Wenngleich für die Inhibitoren der Matrixmetalloproteinasen angenommen wurde, dass diese im Falle invasiver Tumoren und bei eingetretener lymphogener Metastasierung erniedrigt sind, konnte bei lymphogen metastasierten Karzinomen eine erhöhte Expression von TIMP-1 und MMP-1, -3, sowie -9 nachgewiesen werden [33].

Die Ausführungen zusammenfassend lässt sich vermuten, dass eine erhöhte Expression von MMP-1, -2, -3 und MMP-13 mit einer schlechteren Prognose von Patienten mit Karzinomen im Bereich der oberen Luft- und Speisewege einhergeht. Basierend auf der Vielfalt der Funktionen der inhibierenden Familie der TIMPs, ist deren schlussendlich prognostische Bedeutung gegenwärtig noch unklar.

Literatur

1. Ambrosch P, Kron M, Fischer G, Brinck U (1995) Micrometastases in carcinoma of the upper aerodigestive tract: Detection, risk of metastasizing, and prognostic value of depth of invasion. Head Neck 17: 473–479
2. Bresadola F, Terrosu G, Uzzau A, Bresadola V (2001) Distant metastases from cervical esophagus cancer. ORL J Otorhinolaryngol Relat Spec 63: 229–232
3. Betka J (2001) Distant metastases from lip and oral cavity cancer. ORL J Otorhinolaryngol Relat Spec 63: 217–221
4. Bongers V, Braakhuis BJM, Snow GB (1995) Circulating fragments of cytokeratin 19 in patients with head and neck squamous cell carcinoma. Clin Otolaryngol 20: 479–482
5. Bradley PJ (2001) Distant metastases from salivary glands cancer. ORL J Otorhinolaryngol Relat Spec 63: 233–242
6. Calhoun KH, Fulmer P, Weiss R, Hokanson JA (1994) Distant metastases from head and neck squamous cell carcinoma. Laryngoscope 104: 1199–1205
7. Cazorla M, Hernandez L, Nadal A (1998) Collagenase-3 expression is associated with advanced local invasion in hu-

man squamous cell carcinomas of the larynx. J Pathol 186: 144–150

8. Clarke RW, Jones AS (1992) Neck dissection for non-squamous malignancy. Clin Otolaryngol 17: 540–544

9. Chiesa F, De Paoli F (2001) Distant metastases from nasopharyngeal cancer. ORL J Otorhinolaryngol Relat Spec 63: 214–216

10. de Visscher JG, van den Elsaker K, Grond AJ, van der Wal JE, van der Waal I (1998) Surgical treatment of squamous cell carcinoma of the lower lip: Evaluation of long-term results and prognostic factors – a retrospective analysis of 184 patients. J Oral Maxillofac Surg 56: 814–820

11. Don DM, Anzai Y, Lufkin RB, Fu YS, Calcaterra TC (1995) Evaluation of cervical lymph node metastases in squamous cell carcinoma of the head and neck. Laryngoscope 105: 669–674

12. Fakih AR, Rao RS, Borges AM, Patel AR (1989) Elective versus therapeutic neck dissection in early carcinoma of the oral tongue. Am J Surg 158: 309–331

13. Ferlito A, Shaha AR, Silver CE, Rinaldo A, Mondin V (2001) Incidence and sites of distant metastases from head and neck cancer. ORL J Otorhinolaryngol Relat Spec 63: 202–207

14. Ferlito A, Buckley JG, Rinaldo A, Mondin (2001) Screening tests to evaluate distant metastases in head and neck cancer. ORL J Otorhinolaryngol Relat Spec 63: 208–211

15. Ganzer U, Meyer-Breiting E, Ebbers J, Vosteen KH (1982) Der Einfluss von Tumorgröße, Lympknotenbefall und Behandlungsart auf die Prognose des Hypopharynxkarzinoms. Laryngorhinootologie 61: 622–628

16. Ganzer U (1992) Das Metastasierungsverhalten von Kopf-Halskarzinomen. In: Vinzenz K, Waclawiczek HW (Hrsg) Chirurgische Therapie von Kopf-Hals-Karzinomen. Springer, Wien, S 129–134

17. Glanz H, Eichhorn T (1989) Prognoserelevante pathohistologische Klassifikation von Halslymphknotenmetastasen (pN) laryngealer Karzinome. HNO 37: 481–484

18. Glanz H, Hermanek P, Kleinsasser O, Popella C (1993) Weiterentwicklung der TNM-Klassifikation der Larynxkarzinome. Laryngorhinootologie 72: 568–573

19. Geara FB, Sanguineti G, Tucker SL, Garden AS, Ang KK, Morrison WH, Peters LJ (1997) Carcinoma of the nasopharynx treated by radiotherapy alone: Determinants of distant metastasis and survival. Radiother Oncol 43: 53–61

20. Goode RK, Auclair PL, Ellis GL (1998) Mucoepidermoid carcinoma of the major salivary glands: Clinical and histopathologic analysis of 234 cases with evaluation of grading criteria. Cancer 82: 1217–1224

21. Goodwin WJ (2001) Distant metastases from oropharyngeal cancer. ORL J Otorhinolaryngol Relat Spec 63: 222–223

22. Greenlee RT, Murray T, Bolden S, Wingo AP (2000) Cancer Statistics, 2000. CA Cancer J Clin 50: 7–33

23. Jackson SR, Stell PM (1991) Second radical neck dissection. Clin Otolaryngol 16: 52–58

24. Johansson N, Airola K, Grenman R, Kariniemi AL, Saarialho-Kere U, Kahari VM (1997) Expression of collagenase-3 (matrix metalloproteinase-13) in squamous cell carcinomas of the head and neck. Am J Pathol 151: 499–508

25. Kawamata H, Nakashiro K, Uchida D, Harada K, Yoshida H, Sato M (1997) Possible contribution of active MMP2 to lymph-node metastasis and secreted cathepsin L to bone invasion of newly established human oral-squamous-cancer cell lines. Int J Cancer 70: 120–127

26. Kawamata H, Uchida D, Hamano H (1998) Active-MMP2 in cancer cell nests of oral cancer patients: Correlation with lymph node metastasis. Int J Oncol 13: 699–704

27. Kuropkat C, Lippert BM, Werner JA (im Druck) Cyfra 21-1 as follow-up marker in patients with squamous cell carcinomas of the head and neck. Oncology

28. Kurahara S, Shinohara M, Ikebe T (1999) Expression of MMPS, MT-MMP, and TIMPs in squamous cell carcinoma of the oral cavity: Correlations with tumor invasion and metastasis. Head Neck 21: 627–638

29. Kusukawa J, Harada H, Shima I, Sasaguri Y, Kameyama T, Morimatsu M (1996) The significance of epidermal growth factor receptor and matrix metalloproteinase-3 in squamous cell carcinoma of the oral cavity. Eur J Cancer B Oral Oncol 32B: 217–221

30. Kwong D, Sham J, Choy D (1994) The effect of locoregional control on distant metastasic dissemination in carcinoma of the nasopharynx: An analysis of 1301 patients. Int J Radiat Oncol Biol Phys 30: 1029–1036

31. Leemans CR (1992) The value of neck dissection in head and neck cancer: A therapeutic and staging procedure. Med Dissertation, Utrecht

32. Lefebvre JL, Buisset E, Van JT, Delobelle-Deroide A, Caty A (1994) Lymph nodes as prognostic factors in pharyngolarynx SCC. In: Smee R, Bridger GP (eds) Laryngeal cancer. Elsevier, Amsterdam, pp 589–592

33. Rathcke IO, Weber EH, Goeroegh T, Lippert BM, Folz BJ, Werner JA (2000) mRNA differential display of human laryngeal carcinoma cells and coresponding benigne keratinocytes: cloning versus PCR-amplification. Otolaryngol Pol 54: 285–290

34. Repassy G, Forster-Horvath C, Juhasz A, Adany R, Tamassy A, Timar J (1998) Expression of invasion markers CD44v6/v3, NM23 and MMP2 in laryngeal and hypopharyngeal carcinoma. Pathol Oncol Res 4: 14–21

35. Steinhart H, Kleinsasser O (1993) Growth and spread of squamous cell carcinoma of the floor of the mouth. Eur Arch Otorhinolaryngol 250: 358–361

36. Troell RJ, Terris DJ (1995) Detection of metastases from head and neck cancers. Laryngoscope 105: 247–250

37. Leipzig B, Suen JY, English JL, Barnes J, Hooper H (1983) Functional evaluation of the spinal accessory nerve after neck dissection. Am J Surg 146: 526–530

38. Maass JD, Hoffmann-Fazel A, Goeroegh T et al. (2000) Cyfra 21-1: A serological help for detection of distant metastases in head and neck cancer. Anticancer Res 20: 2241–2244

39. Manni JJ, Terhaard CH, de Boer MF, Croll GA, Hilgers FJ, Annyas AA (1992) Prognostic factors for survival in patients with T3 laryngeal carcinoma. Am J Surg 164: 682–687

40. Marmuse JP, Koka VN, Guedon C, Benhamou G (1995) Surgical treatment of carcinoma of the proximal esophagus. Am J Surg 169: 386–390

41. Miyajima Y, Nakano R, Morimatsu M (1995) Analysis of expression of matrix metalloproteinases-2 and -9 in hypopharyngeal squamous cell carcinoma by in situ hybridization. Ann Otol Rhinol Laryngol 104: 678–684

42. Murakami Y (1994) Decision for prophylactic neck dissection based on immunohistological evaluation of biopsy specimen. In: Smee R, Bridger GP (eds) Laryngeal cancer. Elsevier, Amsterdam, pp 582–588

43. Niemann AM, Paulsen JI, Lippert BM, Henze E, Goeroegh T, Gottschlich S, Werner JA (1996) Cyfra 21-1 in patients with head and neck cancer. In: Werner JA, Lippert BM, Rudert

HH (eds) Head and neck cancer: Advances in basic research. Elsevier, Amsterdam, pp 529–537

44. Niemann AM, Goeroegh T, Gottschlich S, Lippert BM, Werner JA (1997) Cut-off value determination of Cyfra 21-1 for squamous cell carcinoma of the head and neck (SCCHN). Anticancer Res 17: 2859–2860

45. Oremek GM, Siekmeier R, Seiffert UB, Zirker M, Kirsten R (1994) The significance of CYFRA 21-1 in pneumological differential diagnosis – a comparative study using enzyme-immunoassay and radio-immunometric assay. Lab Med 18: 100–104

46. Petruzzelly GJ (2001) The biology of distant metastases in head and neck cancer. ORL J Otorhinolaryngol Relat Spec 63: 192–210

47. Pujol JL, Grenier J, Daures JP, Daver A, Pujol H, Michel FB (1993) Serum fragment of cytokeratin subunit 19 measured by CYFRA 21-1 immunoradiometric assay as a marker of lung cancer. Cancer Res 53: 61–66

48. Rastel D, Ramaioli A, Cornille F, Thirion B (1994) CYFRA 21-1, a sensitive and specific new tumor marker for squamous cell lung cancer: Report of the first European Multicenter Evaluation. Eur J Cancer 30A: 601–606

49. Richard J (1977) Les adenopathies cervicales malignes: Leur diagnostic au cours des adenopathies cervicales chroniques et leur valeur pronostique. Rev Suisse Med 66, 22: 356–364

50. Schantz SP (1993) Biologic markers, cellular differentiation, and metastastic head and neck cancer. Eur Arch Otorhinolaryngol 250: 424–428

51. Sessions DG (1976) Surgical pathology of cancer of the larynx and hypopharynx. Laryngoscope 86: 814–839

52. Shaha AR, Shah JP, Loree TR (1996) Patterns of nodal and distant metastasis based on histologic varieties in differentiated carcinoma of the thyroid. Am J Surg 172: 692–694

53. Shaha AR, Shah JP, Loree TR (1997) Differentiated thyroid cancer presenting initially with distant metastasis. Am J Surg 174: 474–476

54. Shaha AR, Ferlito A, Rinaldo A (2001) Distant metastases from thyroid and parathyroid cancer. ORL J Otorhinolaryngol Relat Spec 63: 243–249

55. Smith BD, Haffty BG, Sasaki CT (2001) Molecular markers in head and neck squamous cell carcinoma: Their biological function and prognostic significane. Ann Otol Laryngol 110: 221–228

56. Snow GB, Patel P, Leemans CR, Tiwari R (1992) Management of cervical lymph nodes in patients with head and neck cancer. Eur Arch Otorhinolaryngol 249: 187–194

57. Snyderman NL, Johnson JT, Schramm Jr VL, Myers EN, Bedetti CD, Thearle P (1985) Extracapsular spread of carcinoma in cervical lymph nodes. Cancer 56: 1597–1599

58. Spector GJ (2001) Distant metastases from laryngeal and hypopharyngeal cancer. ORL J Otorhinolaryngol Relat Spec 63: 224–228

59. Spiro RH, Huvos AG, Wong YG, Spiro JD, Gnecco CA, Strong EW (1986) Predictive value of tumor thickness in squamous carcinoma confined to the tongue and floor of the mouth. Am J Surg 152: 345–350

60. Sutinen M, Kainulainen T, Hurskainen T (1998) Expression of matrix metalloproteinases (MMP-1 and -2) and their inhibitors (TIMP-1, -2 and -3) in oral lichen planus, dysplasia, squamous cell carcinoma and lymph node metastasis. Br J Cancer 77: 2239–2245

61. van den Brekel MWM, van der Waal I, Meijer CJLM, Freeman JL, Castelijns JA, Snow GB (1996) The incidence of micrometastases in neck dissection specimens obtained from elective neck dissection. Laryngoscope 106: 987–991

62. Woolgar JA, Scott J (1995) Prediction of cervical lymph node metastasis in squamous cell carcinoma of the tongue/floor of mouth. Head Neck 17: 463–472

63. Werner JA (1997) Aktueller Stand der Versorgung des Lymphabflusses maligner Kopf-Hals-Tumoren. Eur Arch Otorhinolaryngol Suppl I: 47–85

64. Werner JA, Dünne AA, Lippert BM (im Druck) Indikationen zur Halsoperation bei nicht nachweisbaren Lymphknotenmetastasen. Teil I. HNO

65. Werner JA, Rathcke IO, Mandic R (im Druck) MMP in squamous cell carcinomas of the head and neck. Clin Exp Metastasis

66. Zbaeren P, Lehmann W (1987) Frequency and sites of distant metastases in head and neck squamous cell carcinoma. Arch Otolaryngol Head Neck Surg 113: 762–764

Maligne Lymphome

U. Kaiser · A. Neubauer

17.1 Einleitung

Maligne Lymphome stellen in der Regel generalisierte Erkrankungen dar, die sich nicht nur im lymphatischen System, sondern auch in anderen Organen manifestieren können. Eine sehr häufige Lokalisation der Erstmanifestation sind zervikale Lymphknoten.

Neben den klassischen nodalen Lymphomen stellt der Kopf-Hals-Bereich nach dem Gastrointestinaltrakt die zweithäufigste Lokalisation für extranodale maligne Lymphome dar. Etwa 10 % aller Non-Hodgkin-Lymphome sind extranodale Manifestationen im Kopf-Hals-Bereich. Diese malignen Lymphome *sui generis* unterscheiden sich in morphologischen und klinischen Charakteristika von den primär generalisierten Lymphomen. Die Unterschiede in der Präsentation sind durch besondere anatomische Bedingungen wie auch durch unterschiedliche ätiologische Faktoren bedingt. Relevant für die Prognose und Therapie ist aber in erster Linie die histologische Differenzierung. Dabei ist die Tonsille die häufigste Lokalisation, gefolgt vom Nasopharynx, Mundhöhle und Speicheldrüsen.

Der Morbus Hodgkin dagegen hat seine bevorzugte Lokalisation in den Lymphknoten. Neben dem Mediastinum sind dabei die zervikalen Lymphknoten die wesentliche Manifestation.

Im Folgenden wird zunächst auf allgemeine Charakteristika der malignen Lymphome eingegangen, daran anschließend auf die Besonderheiten der Lymphome, die primär im Kopf-Hals-Bereich auftreten.

17.2 Ätiologie, Pathogenese und Diagnostik maligner Lymphome

Maligne Lymphome stellen eine heterogene Gruppe von Erkrankungen dar, die durch eine Proliferation lymphatischer Zellen sowie deren Vorläufer gekennzeichnet sind. Histologisch und klinisch lässt sich der Morbus Hodgkin von den Non-Hodgkin-Lymphomen (NHL) abtrennen, die sich wiederum nach der Kiel-Klassifikation in B- und T-Zell-Lymphome einerseits und in niedrig und hochmaligne, auch indolent und aggressiv bezeichnet, andererseits differenzieren lassen [30]. Die klinische Symptomatik ist sowohl beim Morbus Hodgkin als auch bei den NHL durch die Lokalisation geprägt und kann zwischen über Jahre hinweg langsam wachsenden Lymphknoten bei indolenten NHL bis zu massiven, lebensbedrohlichen, innerhalb von Tagen progredienten Tumoren bei aggressiven NHL variieren.

17.3 Morbus Hodgkin

17.3.1 Ätiologie und Pathogenese

Der Morbus Hodgkin ist histologisch durch eine charakteristische Morphologie mit Vorkommen von Hodgkin-/Sternberg-Reed-Riesenzellen gekennzeichnet [33]. Diese machen allerdings alleine in den meisten Fällen weniger als 1% aller Zellen des transformierten Lymphknotens aus. So genannte „Bystander-Zellen", nämlich Lymphozyten, Histiozyten, Eosinophile und Fibroblasten, sind die eigentlichen proliferierenden Zellen, gehören jedoch nicht zum malignen Klon.

Klinisch imponiert die Erkrankung oft wie eine entzündliche Reaktion. Der historische Begriff *Lymphogranulomatose* verdeutlicht, dass über eine lange Zeit der Morbus Hodgkin als eine reaktive Erkrankung angesehen wurde.

Histologisch erfolgt die Einteilung nach der WHO-Klassifikation [17], wie sie in der folgenden Übersicht dargestellt ist.

Histologische Klassifizierung der Hodgkin-Lymphome nach der WHO-Klassifikation 1999 [17]
1. Noduläres lymphozytenreiches Lymphom (noduläres Paragranulom)
2. klassisches Hodgkin-Lymphom
   - klassisches Hodgkin-Lymphom, nodulär sklerosierender Typ
   - klassisches Hodgkin-Lymphom, lymphozytenreich
   - klassisches Hodgkin-Lymphom, Mischtyp
   - klassisches Hodgkin-Lymphom, lymphozytenarmer Typ

Die Pathogenese ist weitgehend ungeklärt. In mehr als 50% der Fälle lässt sich auf Protein- oder DNA-Ebene nicht nur eine Infektion, sondern auch eine klonale Insertion von Epstein-Barr-Virus (EBV) nachweisen. Klonale Immunglobulingen-Umlagerungen konnten als Ausdruck der B-Zell-Natur in einzelnen Hodgkin- und Sternberg-Reed-Riesenzellen nachgewiesen werden [29]. Die Sequenzanalyse dieser Gene zeigt eine hohe Rate an somatischen Mutationen, was dafür spricht, dass die Zellen von B-Zellen der Keimzentrumsregion abstammen.

Die jährliche Neuerkrankungsrate in Deutschland liegt, errechnet auf der Basis des Krebsregisters des Saarlandes, bei ca. 1000 Männern und 760 Frauen. Das mittlere Erkrankungsalter liegt bei 35,5 Jahren, die Zehnjahresüberlebensrate, Daten des Tumorregisters München zufolge, bei etwa 67% [5].

17.3.2 Diagnostik

Im Vordergrund der Diagnostik steht die histologische Sicherung. Angestrebt werden sollte immer eine chirurgisch durchgeführte Lymphknotenextirpation. Mittels einer Feinnadelbiopsie lassen sich häufig histologische Zusammenhänge nicht erkennen, was eine Subtypisierung erschwert.

Typisch ist der bevorzugte Befall von Lymphknoten. Die Lymphknotenmanifestationen gehen in die klinische Stadieneinteilung nach dem System von *Ann Arbor* ein:

- Stadium I: Manifestation einer Lymphknotengruppe,
- Stadium II: zwei Herde auf einer Seite des Zwerchfells,
- Stadium III: Befall beiderseits des Zwerchfells,
- Stadium IV: disseminierter Befall (hiermit ist ein disseminierter Befall eines oder mehrerer extralymphatischer Organe mit oder ohne Befall von Lymphknoten gemeint).

Liegen Begleitsymptome wie Fieber (nicht erklärbar, >38°C über mindestens eine Woche), Nachtschweiß (nicht erklärt) und/oder Gewichtsverlust (nicht geklärt, von mehr als 10% des Körpergewichts innerhalb von sechs Monaten) vor, so sprechen wir von einem B-Stadium, fehlen diese Allgemeinsymptome, vom A-Stadium. Bei der Therapieplanung werden heute zusätzliche Risikofaktoren berücksichtigt: großer Mediastinaltumor, Extranodalbefall, hohe BSG (>30 mm nach einer Stunde) sowie Befall von drei oder mehr Lymphknotenarealen.

Zu der Ausbreitungsdiagnostik, den so genannten *Staging-Untersuchungen,* gehören nach histologischer Sicherung der Erkrankung Anamnese und körperliche Untersuchung sowie obligat die Knochenmarkbiopsie und Computertomographie (CT) von Hals, Thorax und Abdomen. Bei klinischer Symptomatik, die auf einen intestinalen beziehungsweise ossären Befall hinweist, werden Endoskopie und Knochenszintigramm durchgeführt. Die Sonographie eignet sich vor allem zur kurzfristigen Verlaufsdiagnostik unter der Therapie (Abb. 17.1a, b). Zu den Laboruntersuchungen zählen neben dem Blutbild, dem Differenzialblutbild, den Transaminasen und den Nierenparametern vor allem das Serumalbumin, die alkalische Phosphatase sowie die LDH. Im Differentialblutbild findet sich häufig eine Eosino-

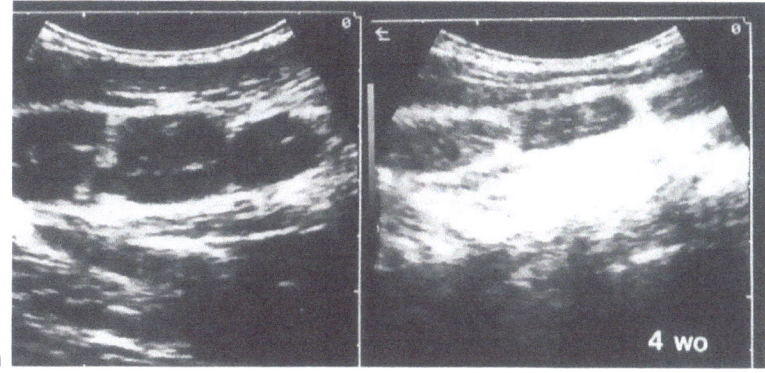

Abb. 17.1 a, b. Ultraschalldiagnostik eines zervikal lokalisierten malignen Lymphoms: Größenreduktion im Verlauf der Therapie

philie als Ausdruck einer vermehrten Freisetzung von Interleukin 5.

Unter den radiologischen Untersuchungen wird das Gallium-Szintigramm in seiner Notwendigkeit heterogen beurteilt und findet vor allem als Verlaufsparameter bei Patienten mit Restlymphomen nach Therapie Anwendung. Zunehmend verdrängt wird es bei dieser Fragestellung von der Positronenemissionstomographie (PET), welche bisher überwiegend in Studien eingesetzt wird.

Die *Staging-Laparatomie* zur Erfassung des infradiaphragmalen Befalls einschließlich der Splenektomie ist heute weitgehend verlassen worden. Die Leberbiopsie ist nur noch bei Erhöhung der alkalischen Phosphatase, bei ausschließlich infradiaphragmalem Befall und bei älteren Patienten ohne Mediastinalbefall vorgesehen.

17.4 Non-Hodgkin-Lymphome

17.4.1 Ätiologie und Pathogenese

Die NHL werden histologisch und immunphänotypisch in Subklassen eingeteilt, die – der Hypothese der Kieler Lymphomgruppe zufolge – sich von der physiologischen Entwicklung des lymphatischen Systems ableiten lassen [30]. 20–30 % der NHL treten primär extranodal auf. Häufigste extranodale Manifestation stellt dabei der Magen dar. Klinisch wird analog dem Morbus Hodgkin die *Ann-Arbor-Klassifikation* angewandt. Der *Kiel-Klassifikation* folgend sind niedrig maligne Lymphome, klinisch auch als indolent bezeichnet, histologisch durch das Überwiegen reifer lymphatischer Zellen charakterisiert. Hier imponiert ein langsamer Wachstumsprogress. Bei den hoch malignen oder aggressiven Lymphomen imponiert das Vorliegen lymphatischer Blasten, was klinisch unbehandelt zu einem raschen Krankheitsprogress führt [8]. Seit Beginn der 90er Jahre wird in Europa neben der Kiel-Klassifikation die *Revised European American Classification of Lymphoid Neoplasm (REAL-Klassifikation)* angewandt, die die wesentlichen Kriterien der Kiel-Klassifikation aufnimmt, aber nicht

mehr aufgrund morphologischer Kriterien zwischen hoch und niedrig maligne unterscheidet [16]. Der 1999 publizierte Vorschlag einer *WHO-Klassifikation* orientiert sich in den wesentlichen Punkten an der REAL-Klassifikation [17].

Ein weiteres Prinzip aller modernen Lymphomklassifikationen ist die Unterscheidung zwischen B- und T-Zell-Lymphomen. Dabei erfolgt die Einteilung aufgrund des Immunphänotyps der malignen Zellen in B-Zell-Lymphome, welche in der westlichen Welt ca. 90 % der malignen Lymphome ausmachen und in T-Zell-NHL. Merkmal der B-Zell-Lymphome ist ein klonales *„rearrangement"* des Immunglobulin-Rezeptorgens. T-Zell-NHL sind histologisch durch eine Proliferation von Gefäßen und eine Vermehrung von Epitheloidzellen gekennzeichnet sowie molekularbiologisch durch ein klonales Rearrangement von T-Zell-Rezeptorgenen. In den Tabellen 17.1 und 17.2 ist die früher überwiegend in Europa Anwendung findende Kiel-Klassifikation der WHO-Klassifikation gegenübergestellt.

Für eine Reihe von Subentitäten sind charakteristische zytogenetische Aberrationen bekannt, die als essenziell für die Lymphomentstehung angesehen werden. Ein häufig wiederkehrendes Phänomen ist dabei die Translokation eines Schlüsselgens für die Proliferation der Zellen an das Gen für die Immunglobulinschwerkette. Die t(8;14)-Translokation des Burkitt-Lymphoms, bei der das Onkogen *c-myc* unter den Einfluss des konstitutionell aktivierten Gens der Immunglobulinschwerkette gerät, ist dafür ein Beispiel (Abb. 17.2). Die häufigste bei B-Zell-NHL nachzuweisende Translokation ist die bei follikulären Lymphomen zu findende t(14;18). Hierbei führt eine Überexpression von bcl-2 zu einer Reduktion des programmierten Zelltodes und somit zu einem Überlebensvorteil der betroffenen lymphatischen Zellen. Im Laufe der Erkrankung können dann sekundäre genetische Aberrationen auftreten, wie eine Mutation des p53-Gens, welche häufig eine Chemotherapieresistenz anzeigen.

Die Bestimmung der Klonalität ist von großer praktischer Bedeutung, einerseits in der Diagnostik, zunehmend aber auch zur Detektion von minimaler Rester-

Tabelle 17.1. Histologische Klassifizierung der B-Zell-Lymphome nach der Kiel-Klassifikation sowie der WHO-Klassifikation 1999

Updated Kiel-Classification 1988	Proposed WHO-Classification
	Precursor B-cell diseases
B-lymphoblastic	Precursor B-lymphoblastic leukemia/lymphoma
	Peripheral B-cell diseases
B-lymphocytic, B-CLL, B-prolymphocytic leukemia	B-cell chronic lymphocytic leukemia/small, lymphocytic lymphoma
Lymphoplasmacytoid, immunocytoma	B-CLL-variant: with monoclonal gammopathy/ plasmacytoid differentiation
	B-cell prolymphocytic leukemia
Lymphoplasmacytic lymphoma/immunocytoma	Lymphoplasmacytic lymphoma
Centrocytic (mantle cell)	Mantle cell lymphoma
Centroblastic-centrocytic, follicular,	Follicular lymphoma variants grade 1,2
centroblastic-centrocytic, diffuse	Follicular lymphoma variant grade 3
Centroblastic, follicular	
	Marginal zone B-cell lymphoma of MALT type
Monocytoid, including marginal zone Lymphoma	Nodal marginal zone B-cell lymphoma
	Splenic marginal zone B-cell lymphoma, (+/– villous lymphocytes)
Hairy cell leukemia	Hairy cell leukemia
Plasmacytic	Plasma cell myeloma/plasmacytoma
Centroblastic (monomorphic, polymorphic	Diffuse large B-cell lymphoma; variants: centroblastic,
and multilobated subtypes); B-immunoblastic;	immunoblastic, T-cell or histiocyte rich,
B-large cell anaplastic (CD30+)	anaplastic large cell
	Subtype: mediastinal (thymic) large B-cell lymphoma;
	Subtype: intravascular large B-cell lymphoma;
	Subtype: primary effusion lymphoma
Burkitt	Burkitt lymphoma
	Burkitt-like lymphoma

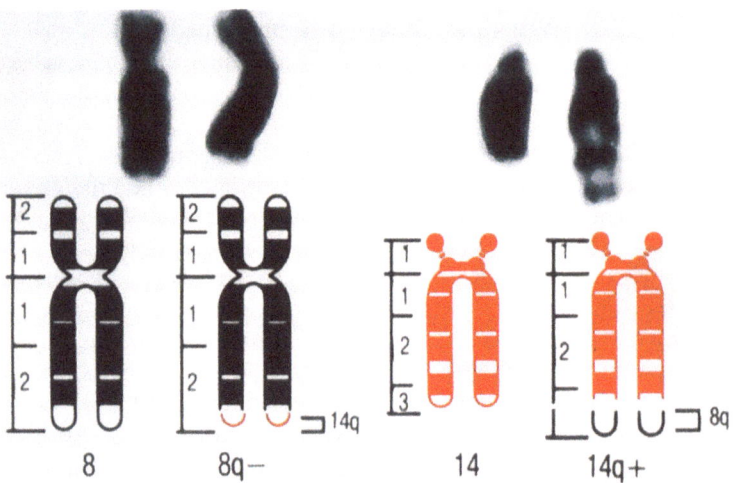

Abb. 17.2. Chromosomentranslokation t (8;14) bei Burkitt-Lymphomen

Tabelle 17.2. Histologische Klassifizierung der T-Zell-Lymphome nach der Kiel-Klassifikation sowie der WHO-Klassifikation 1999

Updated Kiel-Classification 1988	Proposed WHO-Classification
	Precursor T-cell diseases
T-lymphoblastic	Precursor T-cell lymphoblastic leukemia/lymphoma
	Peripheral T-cell diseases
T-lymphocytic, CLL type, T-prolymphocytic leukemia	T-cell prolymphocytic leukemia
	T-cell large granular lymphocytic leukemia
	Aggressive NK cell leukemia
Small cell cerebriform	Mycosis fungoides/Sézary syndrom
(mycosis fungoides, Sézary syndrome)	Peripheral T-cell lymphoma, unspecified
Pleomorphic, small T-cell; pleomorphic, medium-sized and large T-cell; T-immunoblastic; T-zone; lymphoepithelioid	
	Subcutaneous panniculitis-like T-cell; lymphoma
	Hepatosplenic gamma-delta T-cell; lymphoma
Angioimmunoblastic (AILD, LgX)	Angioimmunoblastic T-cell lymphoma
	Extranodal NK/T cell lymphoma, nasal and nasal type
	Enteropathy-type intestinal T-cell lymphoma
Pleomorphic, small T-cell HTLV1+; pleomorphic, medium-size and large T-cell HTLV1+; T-immunoblastic HTLV1+	Adult T-cell leukemia/lymphoma; (HTLV1+)
T-large cell anaplastic (CD30+)	Anaplastic large cell lymphoma, primary systemic

Tabelle 17.3. Übersicht der wichtigsten Chromosomentranslokationen bei Non-Hodgkin-Lymphomen

Histologie	Chromosomale Translokation	Protoonkogen	Funktion
Mantelzell-NHL	t(11;14)(q14;q32)	bcl-1	Zellzyklusregulator
Follikuläres NHL	t(14;18)(q32;q11)	bcl-2	Anti-Apoptose
Diffus großzelliges NHL	t(3;14)(q27;q32)	bcl-6	Transkriptionsfaktor
Burkitt-NHL	t(8;14)(q24;q32)	c-myc	Transkriptionsfaktor
Großzellig anaplastisches NHL	t(2;5)(p23;q35)	npm/alk	Tyrosinkinase

krankung nach der Therapie oder im Verlauf. Die wichtigsten chromosomalen Veränderungen sind in Tabelle 17.3 aufgelistet.

Auch in der Ätiologie spiegelt sich die Heterogenität der histologischen Subtypen. Für bestimmte Subtypen sind virale Erkrankungen als wesentliche ätiologische Faktoren bekannt. Das adulte T-Zell-Lymphom, welches endemisch in der Karibik und in Japan vorkommt, ist mit einer Infektion durch das Retrovirus HTVL I assoziiert, das afrikanische Burkitt-Lymphom mit einer EBV-Infektion. Zu unterscheiden davon sind die gehäuft auftretenden aggressiven Lymphome bei Patienten, die mit dem HIV-Virus infiziert sind. Hierbei führt wahrscheinlich nicht die direkte Infektion der lymphatischen Zellen zur Entartung sondern die Suppression und Dysregulation eines intakten Immunsystems. Das MALT-Lymphom des Magens ist ein Beispiel dafür, dass eine chronische lymphatische Stimulierung der Magen-schleimhaut durch eine *Helicobacter-pylori-Infektion* zu Auftreten von extranodalen Marginalzonenlymphomen führen kann, die in frühen Stadien durch eine Eradikation des Erregers therapierbar sind [6].

Zu den bekannten chemischen Agenzien, die mit dem Auftreten von Lymphomen assoziiert sind, gehören Pestizide und Lösungsmittel [36].

Die Fünfjahresüberlebensrate indolenter NHL liegt bei 70%, die aggressiver NHL bei 50%. Die jährliche Neuerkrankungsrate in Deutschland liegt, wiederum dem Krebsregister des Saarlandes folgend, bei ca. 4.200 Männern und 3.900 Frauen. Die seit etwa 20 Jahren nachweisbare weltweit steigende Inzidenz ist nur zum Teil durch die HIV-Epidemie und eine Zunahme der medikamentösen Immunsuppression erklärbar [7, 48]. Das mittlere Erkrankungsalter liegt bei 56 Jahren, die Zehnjahresüberlebensrate für NHL insgesamt, Daten des Tumorregisters München zufolge, bei etwa 48 % [5].

17.4.2 Diagnostik

Die Stadieneinteilung folgt in wesentlichen Zügen der Ann-Arbor-Klassifikation, die primär für den Morbus Hodgkin entwickelt wurde. Für extranodale NHL hat sich eine Modifikation nach Musshoff etabliert [35].

Auch die apparativen *Staging-Untersuchungen* entsprechen in den Grundzügen denen beim Morbus Hodgkin. Bei extranodalem Befall, vor allem zerebral und ossär, ist häufig die Kernspintomographie (MRT) der CT vorzuziehen (Abb. 17.3). Bei Patienten mit neurologischer oder psychiatrischer Symptomatik, bei Patienten mit Befall im Kopfbereich sowie bei allen Patienten mit Burkitt-Lymphomen und lymphoblastischen Lymphomen wird eine Liquorzytologie angefertigt. Vor allem bei indolenten NHL erfolgt eine Immunphänotypisierung der peripheren Blutzellen mittels Durchflusszytometrie zur Erkennung einer leukämischen Ausschwemmung.

Zu den Laborwerten gehören – neben den beim Morbus Hodgkin erwähnten – zusätzlich das β_2-Mikroglobulin und vor allem bei der chronisch-lymphatischen Leukämie (CLL) die Thymidinkinase [15]. Ferner gibt die zytogenetische Diagnostik prognostische Hinweise [10].

Für hoch maligne Lymphome hat sich ein *Risikoindex* etablieren lassen, den die folgende Übersicht aufführt.

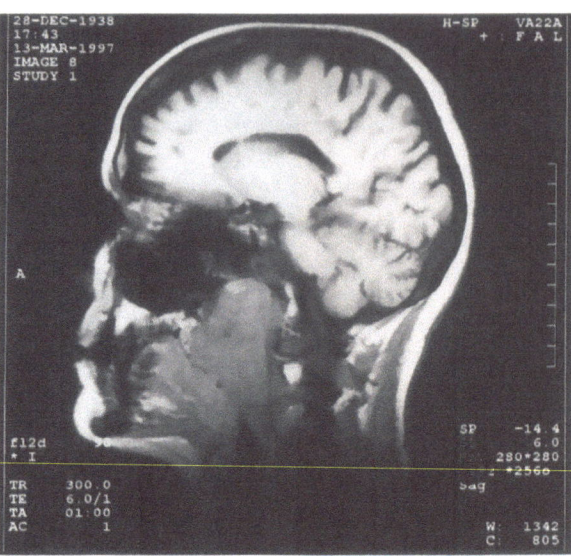

Abb. 17.3. MRT bei einer Patientin mit Manifestation eines follikulären Lymphoms im Gesichtsschädel

17.5 Therapie der malignen Lymphome

17.5.1 Primärtherapie des Morbus Hodgkin

Der Morbus Hodgkin ist eine Chemotherapie-sensitive Erkrankung. Abhängig von der Ausbreitung und den Risikofaktoren werden Polychemotherapien gefolgt von Strahlentherapie sowie, in lokalisierten Stadien, ggf. die Strahlentherapie alleine eingesetzt. Hinsichtlich der Therapiestrategien lassen sich drei Prognosegruppen unterscheiden:

- *günstige Prognosegruppe:* Patienten in den Stadien I und II ohne Risikofaktoren,
- *intermediäre Prognosegruppe:* Patienten in den Stadien I und II mit Risikofaktoren,
- *ungünstige Prognosegruppe:* Patienten in den Stadien III und IV.

Für Patienten in der günstigen Prognosegruppe können bei pathologisch-anatomisch gesichertem frühen Stadium durch eine alleinige Strahlentherapie Langzeitre-

---

Klinische Risikofaktoren bei hochmalignen NHL, entsprechend dem Internationalen Prognostischen Index (IPI)

1. Alter >60 Jahre
2. Stadium III/IV
3. ein extranodaler Befall
4. schlechter Allgemeinzustand (ECOG ≥2)
5. LDH (>oberer Normalwert)

Die Relevanz dieser Risikofaktoren für die Prognose aggressiver NHL ist in Tabelle 17.4 aufgelistet.

Tabelle 17.4. Prognostische Gruppen bei hochmalignen Non-Hodgkin-Lymphomen: Rate an kompletten Remissionen (CR) und Fünfjahresüberleben (5 Jahre) an >3.000 Patienten. (Nach [42])

	Risikofaktoren	CR [%]	5 Jahre [%]
Niedriges Risiko	0,1	87	73
Niedrig-intermediär	2	67	50
Hoch-intermediär	3	55	43
Hohes Risiko	4,5	44	26

missionen von 70–80 % erreicht werden [40]. Inwiefern eine primäre Chemotherapie oder eine kombinierte Chemo-/Strahlentherapie ein Rezidiv vermeiden kann, ist Gegenstand laufender Studien [45]. Nicht zuletzt der zunehmende Verzicht auf eine pathologisch-anatomische Stadieneinteilung zugunsten eines klinischem *Stagings* haben dazu geführt, ein Anthrazyklin-haltiges Chemotherapieregime in die Therapie zu integrieren. Als ein Standardregime dient das ABVD-Schema, bestehend aus Doxorubicin, Bleomycin, Vinblastin und Dacarbazin. Im Rahmen der deutschen Hodgkin-Studiengruppe wird derzeit eine zweizyklige gegen eine vierzyklige Chemotherapie gefolgt von „Involved-field-Strahlentherapie" geprüft.

In der intermediären Prognosegruppe zählen zu den Risikofaktoren für Patienten in den frühen Stadien neben der Anwesenheit von B-Symptomen

- ein großer Mediastinaltumor,
- Befall von mehr als drei Lymphknotenarealen,
- eine hohe BSG sowie
- ein Extranodalbefall.

Für diese Gruppe wird eine Chemotherapie gefolgt von einer Strahlentherapie empfohlen. Neben vier Zyklen ABVD werden im Rahmen von Studien intensiviertere Therapieprotokolle wie BEACOPP überprüft.

Für Patienten in den fortgeschrittenen Stadien steht die Chemotherapie im Vordergrund. Ob nach intensiver Chemotherapie eine zusätzliche Bestrahlung den Behandlungserfolg erhöht, ist derzeit Gegenstand von Studien.

Unter den histologischen Subtypen des Morbus Hodgkin nimmt das noduläre lymphozytenreiche Lymphom (noduläres Paragranulom) eine Sonderstellung ein, da hier in lokalisierten Stadien eine alleinige Strahlentherapie im Rahmen von Studien durchgeführt wird.

17.5.2 Rezidivtherapie des Morbus Hodgkin

Ziel einer Rezidivtherapie beim Morbus Hodgkin ist, eine neue anhaltende Remission zu erzielen. Patienten, die ein lokalisiertes Rezidiv außerhalb des initialen Strahlenfeldes erleiden, können mit einer alleinigen Strahlentherapie kurativ behandelt werden. Patienten mit generalisiertem Rezidiv erhalten in der Regel eine Chemotherapie. Eine Hochdosistherapie mit autologem Stammzellersatz kann bei Patienten bis zum Alter von 60 Jahren empfohlen werden, sofern die Patienten auf eine anfängliche zytoreduktive Therapie ansprechen [26]. Die allogene Stammzell- oder Knochenmarktransplantation ist bei Patienten mit Morbus Hodgkin mit einer hohen Komplikationsrate verbunden und wird nur nach Ausschöpfung der konventionellen Therapieschemata im Rahmen von Therapiestudien durchgeführt.

17.5.3 Primärtherapie der Non-Hodgkin-Lymphome

In der Behandlung der NHL wird grundsätzlich zwischen indolenten und aggressiven Lymphomen unterschieden, die in den wesentlichen Grundzügen den niedrig und hoch malignen NHL der Kiel-Klassifikation entsprechen [2].

Gesicherte Prinzipien der Therapie bei lokal begrenzten indolenten Lymphomen sind die Radiotherapie als kurative Maßnahme und die Chemotherapie mit unterschiedlichen Substanzen bei symptomatischen disseminierten Lymphomen [18, 23]. Patienten mit disseminierten indolenten Lymphomen ohne Symptome können durchaus zunächst alleine beobachtet werden. Das follikuläre Lymphom als Hauptvertreter dieser Subgruppe hat eine nicht geringe spontane Remissionstendenz. Ferner deuten Beobachtungsstudien darauf hin, dass ein abwartendes Verhalten und eine Therapie bei Einsetzen von Symptomen einer sofortigen Therapieeinleitung nicht unterlegen ist [22]. Bei Vorliegen von Symptomen, zu denen vor allem eine hämatopoetische Insuffizienz, B-Symptome, eine objektivierbare Tumorprogression innerhalb eines halben Jahres, Vorliegen eines Hyperviskositätssyndroms sowie die tumorbedingte Kompression eines lebenswichtigen Organs gehören, ist bei Patienten in den fortgeschrittenen Stadien eine Chemotherapie indiziert. Die höchsten Remissionsraten sind mit Anthrazyklin-haltigen Schemata (z. B. CHOP) erzielt worden. Eine Lebenszeitverlängerung gegenüber einem Schema ohne Anthrazyklin (z. B. COP) ist bislang jedoch nicht gezeigt worden. Bei bestimmten Entitäten, vor allem bei follikulären Lymphomen, kann eine anschließende Behandlung mit Interferon-α das krankheitsfreie Intervall erhöhen, ohne dass damit eine Lebenszeitverlängerung gesichert ist [19].

Sowohl lokal begrenzte als auch disseminierte aggressive (hoch maligne) Lymphome werden durch eine Polychemotherapie behandelt [27]. Das 1976 beschriebene CHOP-Regime (Tabelle 17.5), bestehend aus Cyclophosphamid, Adriamycin, Vincristin und Prednison, ist das für die Behandlung dieser aggresiven Lymphome am weitesten etablierte Schema [13, 34]. Weit stärker als

Tabelle 17.5. CHOP-Schema in 21-tägigen Abständen zur Behandlung hochmaligner Non-Hodgkin-Lymphome

Substanz	Dosierung	Tag
Cyclophosphamid	750 mg/m² i. v.	Tag 1
Doxorubicin	50 mg/m² i. v.	Tag 1
Vincristin	2 mg i. v.	Tag 1
Prednisolon	100 mg p. o.	Tag 1–5

Wiederholung Tag 22.

**Zusammenfassung der Primärtherapie
bei hochmalignen NHL**

- Außerhalb klinischer Studien:
  - Stadium I: bei Sicherung durch ein pathologisches *Staging*: primäre Strahlentherapie,
    - bei klinischem *Staging* : Polychemotherapie, z. B. 4-mal CHOP + *Involved-field*-Bestrahlung.
  - Stadium II–IV: Polychemotherapie mit CHOP (6–8 Zyklen).
- Im Rahmen klinischer Studien: risikoadaptierte Behandlung
  - *Patienten mit Risikofaktoren < 60 Jahren:* Therapieintensivierung durch Dosiseskalation mit oder ohne autologem Stammzellsupport,
  - *Patienten ohne Risikofaktoren < 60 Jahren:* Therapieintensivierung durch Verkürzung der Therapieintervalle unter Einsatz hämatopoetischer Wachstumsfaktoren, Modifikationen von *CHOP*,
  - *Patienten > 60 Jahren:* Therapieintensivierung durch Verkürzung der Therapieintervalle unter Einsatz hämatopoetischer Wachstumsfaktoren, Modifikationen von *CHOP*,
  - *sämtliche Stadien:* Erhöhung der Remissionsraten durch Addition von Rituximab.

**Zusammenfassung der Primärtherapie
bei niedrig malignen NHL**

- Außerhalb klinischer Studien:
  - Stadium I, II: primäre Strahlentherapie,
  - Stadium III, IV + Behandlungsbedürftigkeit: Polychemotherapie z. B. mit CHOP (6–8 Zyklen), bei follikulären NHL Interferon-Erhaltungstherapie,
  - Stadium III, IV ohne Behandlungsbedürftigkeit: „watch and wait".
- Im Rahmen klinischer Studien:
  - *Patienten mit Behandlungsbedürftigkeit < 60 Jahren:* Therapieintensivierung durch Dosiseskalation mit oder ohne autologem Stammzellsupport oder/und Erhöhung der Remissionsraten durch Addition von Rituximab.

beim Morbus Hodgkin beeinflusst auch der histologische Subtyp das Therapieverfahren. Jüngere Patienten mit lymphoblastischen und Burkitt-Lymphomen, die zu den sehr aggressiven NHL gezählt werden, werden in der Regel nach Schemata behandelt, die primär für Patienten mit akuten lymphatischen Leukämien konzipiert wurden. Patienten mit T-Zell-Lymphomen haben eine schlechtere Prognose als B-Zell-NHL, ohne dass sich für diese Entität eine spezifische Therapie ergibt.

Während für Patienten mit niedrigem Risikoindex CHOP weiterhin als ein Standardschema gilt, dessen Effizienz möglicherweise durch eine Verkürzung der Therapieintervalle durch Behandlung mit dem hämatopoetischen Wachstumsfaktor G-CSF im Intervall gesteigert werden kann, ist das Langzeitüberleben mit CHOP bei Hochrisikopatienten mit deutlich unter 50 % so schlecht, dass intensivere Therapieverfahren angewendet werden. Ansätze hierzu sind die Addition von Substanzen zum CHOP-Schema (z. B. Etoposid), die Dosiseskalation der einzelnen Substanzen, wie sie durch die deutsche Studiengruppe durchgeführt wird, oder der Einsatz der Hochdosistherapie mit autologem Stammzellersatz.

Ältere Patienten (> 60 Jahre) mit aggressiven Lymphomen sollten, so weit keine strikten Kontraindikationen vorliegen, einer Polychemotherapie zugeführt werden, in der Regel dem CHOP-Regime. Eine Addition des CD20-Antikörpers Rituximab kann möglicherweise, einer randomisierten Studie zufolge, die Heilungschancen erhöhen [9]. Die derzeit geltenden Behandlungsleitlinien sind in den links nebenstehenden Übersichten zusammengefasst.

17.5.4 Rezidivtherapie der Non-Hodgkin-Lymphome

Rezidive indolenter wie aggressiver Lymphome werden in der Regel mit Polychemotherapien, die nichtkreuzreagierende Zytostatika beinhalten, behandelt. Für indolente Lymphome sind dies vor allem das Fludarabin und das Bendamustin, für Patienten mit aggressiven NHL vor allem Cisplatin, Bleomycin, Cytosin-Arabinosid und Etoposid-enthaltende Schemata. Für Patienten mit B-Zell-Lymphomen, insbesondere den follikulären NHL, die das Antigen CD20 exprimieren, ergibt sich mit dem chimären Antikörper Rituximab eine Therapiemöglichkeit, die zunehmend auch in der Primärtherapie Anwendung findet.

Die Hochdosistherapie mit nachfolgender autologer Stammzelltransplantation führt, randomisierten Studien zufolge, im Rezidiv des Chemotherapie-sensitiven hochmalignen Lymphoms zu einer Verlängerung des Gesamtüberlebens [37]. Die allogene Stammzelltransplantation ist zur Zeit keine Standardtherapie bei den genannten Entitäten und wird im Rahmen von Therapiestudien oder bei jüngeren Patienten nach mehrfachen Rezidiven durchgeführt [44].

Aufgrund der Lokalisation der malignen Lymphome im HNO-Trakt lassen sich drei Subgruppen unterscheiden:

- Befall des Waldeyer-Rachenringes,
- Befall der Speicheldrüsen und der Mundhöhle sowie
- Befall der nasalen und paranasalen Region.

17.6.1 Waldeyer-Rachenring

Die malignen Lymphome im Waldeyer-Rachenring stellen die häufigste Lokalisation im Kopf-Hals-Bereich mit weit mehr als 50 % dar, histologisch überwiegen B-Zell-Lymphome. Einer US-amerikanischen Übersicht zufolge treten 5–10 % aller NHL primär in dieser Lokalisation auf [21]. Die häufigste Lokalisation sind dabei die Tonsillen mit ca. 40 % gefolgt vom Nasopharynx mit ca. 30 %. Die Tonsille ähnelt dabei von ihrem histologischem Aufbau eher einem peripheren Lymphknoten als dem Gewebe des Mukosa assoziierten lymphatischen Gewebes (MALT/„mucosa associated lymphatic tissue"). Die lokalen Plasmazellen sezernieren bevorzugt IgG statt IgA, die Marginalzone stellt sich wenig prominent dar. So finden sich in dieser Region auch in der Regel nicht die für den Gastrointestinaltrakt typischen malignen Lymphome des MALT. Histologisch überwiegen großzellig diffuse B-Zell-Lymphome. Burkitt-Lymphome und lymphoblastische Lymphome bevorzugen die Gaumenmandel sowie die paranasalen Sinus, kommen aber in diesen Lokalisationen überwiegend im Kindesalter vor. Bei Diagnose liegen in mehr als 75 % die lokalisierten Stadien I und II vor. Niedrig maligne Lymphome scheinen eher disseminiert vorzukommen [47]. Grundsätzlich ist immer ein komplettes *Staging* notwendig.

Die Therapie betreffend sei auf eine japanische Arbeitsgruppe hingewiesen, die 66 Patienten untersuchte, von denen 64 bestrahlt und die Hälfte der Patienten zusätzlich chemotherapiert wurden [39]. Mit 60 % stellten die diffus großzelligen NHL die häufigste Entität dar. Die Zehnjahresüberlebensraten waren mit 83 % für Stadium I und 75 % mit Stadium II signifikant besser als für Patienten mit oral-sinonasalen NHL.

Fünf von 32 Patienten rezidivierten im Gastrointestinaltrakt; damit konnten vorhergehende Berichte bestätigt werden, dass Lymphome des Waldeyer-Rachenringes mit Manifestationen im Gastrointesinaltrakt assoziiert sind [14]. In der Literatur werden gastrointestinale Manifestationen in einer Häufigkeit von 20–30 % angegeben [47]. Aus diesem Grunde sollte bei Rezidiven von malignen Lymphomen, die primär im Waldeyer-Rachenring lokalisiert waren, eine endoskopische Untersuchung des Gastrointestinaltraktes erfolgen. Auch bei der Erstdiagnose eines lokalisierten malignen Lymphoms im Waldeyer-Rachenring wird eine endoskopische Untersuchung des oberen Gastrointestinaltraktes empfohlen [47].

Die Therapieempfehlungen schwanken zwischen alleiniger Strahlentherapie und kombinierter Chemo- und Strahlentherapie. Im Rahmen einer unizentrischen dreiarmigen Studie aus Mexiko wurden Patienten mit NHL im Waldeyer-Rachenring im Stadium I zwischen einer alleinigen *„Extended-field-Strahlentherapie"*, einer alleinigen Chemotherapie und einer zusätzlich zu der Strahlentherapie durchgeführten Chemotherapie randomisiert [4]. Es handelte sich ausschließlich um aggressive NHL. Das Gesamtüberleben nach fünf Jahren war für die Kombinationstherapie gegenüber den beiden Monotherapiearmen signifikant überlegen: 90 % für die Kombinationstherapie, 56 % für die Strahlentherapie alleine und 52 % für die Chemotherapie alleine. Rezidive traten zumeist disseminiert auf.

Zusammenfassend entsprechen die Therapieempfehlungen für maligne Lymphome des Waldeyer-Rachenringes denen lokalisierter nodaler Lymphome: Bei aggressiven Lymphomen erfolgt eine Polychemotherapie, gefolgt von einer Strahlentherapie. Eine alleinige Strahlentherapie ist mit einer hohen Rezidivrate verbunden. Indolente Lymphome ohne Symptome können dagegen nur beobachtet werden, wenn sie disseminiert sind. Lokalisierte indolente Lymphome werden einer alleinigen Strahlentherapie zugeführt, disseminierte indolente Lymphome werden bei Vorliegen von Symptomen primär chemotherapiert.

17.6.2 Speicheldrüsen und Mundhöhle

Eine Reihe von Syndromen ist mit malignen Lymphomen der Speicheldrüse assoziiert. Dazu gehört vor allem das Sjögren-Syndrom, charakterisiert durch eine Ceratoconjunctivitis sicca, Trockenheit der Mukosa, Teleangiektasien der Gesichtshaut sowie bilaterale Parotisschwellung. Aufgrund einer Beobachtungsstudie des US-amerikanischen *National Institute of Health* wurde geschätzt, dass die Inzidenz maligner Lymphome der Speicheldrüse bei den oben genannten Symptomen in der Anamnese etwa 40-mal so hoch lag wie bei einem Vergleichskollektiv [28].

Die Entwicklung eines Sjögren-Syndroms zu einem malignen Lymphom ist eingehend untersucht worden. Der morphologische Befund beim Sjögren-Syndrom ist eine myoepitheliale Sialadenitis, die durch lymphatische Infiltrate, eine azinäre Atrophie sowie epimyoepitheliale Inseln charakterisiert ist. Während die normale Speicheldrüse kein lymphatisches Gewebe enthält, wird das lymphatische Infiltrat der Sialadenitis als Ursprung der klonalen Entartung angesehen, vergleichbar mit dem Konzept der Lymphome des MALT im Magen [24, 41].

Unter den Speicheldrüsen ist die *Gl. parotis* am häufigsten von malignen Lymphomen betroffen. Klinisch imponiert eine schmerzlose Parotisschwellung. In den Ländern der westlichen Welt werden 50–70 % der Lymphome in dieser Lokalisation zu den niedrig malignen oder indolenten B-Zell-Lymphomen gezählt, von denen das Marginalzonenlymphom vom MALT-Typ zu der häufigsten Entität gehört. In einer japanische Übersicht dagegen zählten mehr als die Hälfte der Speicheldrüsen-NHL zu den aggressiven NHL, sodass in der Inzidenz dieser Entitäten geographische Varianten anzunehmen sind [20].

In lokalisierten Stadien steht bei indolenten Lymphomen die alleinige Bestrahlung im Vordergrund. Hiermit sind Fünfjahresremissionsraten bis 90 % berichtet worden [20]. In einer kleinen, 39 Patienten umfassenden Studie, wurden Marginalzonenlymphome der Parotis in den lokalisierten Stadien I und II randomisiert behandelt, einerseits mit Strahlentherapie alleine (45 Gy Extended field), andererseits mit Strahlentherapie gefolgt von adjuvanter Chemotherapie [3]. Weder für das ereignisfreie noch für das Gesamtüberleben ergab sich nach fünf Jahren ein Unterschied zwischen beiden Gruppen mit einer Überlebensrate von jeweils 90 %. Somit hat das lokalisierte Marginalzonenlymphom der Speicheldrüse mit einer alleinigen Strahlentherapie eine sehr gute Prognose mit geringer Rezidivrate. Aggressive Lymphome und T-Zell-Lymphome sollten wie in anderen Lokalisationen einer kombinierten Behandlungsmodalität zugeführt werden.

Lymphome der Mundhöhle sind selten und histologisch überwiegend den aggressiven Subtypen zuzuordnen. Der harte Gaumen und die Gingiva werden als die häufigsten Lokalisationen angegeben [49].

17.6.3 Nasale und paranasale Lymphome

In der Otorhinolaryngologie machen sinunasale Lymphome weniger als 1 % aller Malignome in diesem Bereich aus [43]. Trotzdem bedürfen sie aufgrund ihrer eigenen histologischen Charakteristika und ihres aggressiven klinischen Verlaufs einer besonderen Beachtung.

Lymphome, die im Bereich der Nase auftreten, müssen klinisch und histologisch von destruierenden Prozessen der Mittellinie abgegrenzt werden. Hierzu gehört der Morbus Wegener, das *letale Mittelliniengranulom* („*lethal midline granuloma*"), die Sarkoidose sowie Infektionen. Die Bezeichnung „letales Mittelliniengranulom" verstehen wir als Sammelbegriff für destruierende Läsionen des Mittelgesichts, unter denen sich vor allem maligne Lymphome finden. Eine eindeutige Differenzierung gelingt in der Regel erst histologisch, oft auch erst nach wiederholter histologischer Sicherung.

Auffallend ist eine erhebliche geographische Variabilität in der klinischen Präsentation, der Inzidenz und der Histologien. Im Kieler Lymphknotenregister, in dem zum allergrößten Teil maligne Lymphome aus der westlichen Welt archiviert sind, beträgt die Inzidenz der in der Nase sowie den paranasalen Sinus lokalisierten Lymphome 0,17 % aller NHL und 0,44 % aller extranodalen NHL. Nur fünf von 59 typisierbaren nasalen NHL waren T-Zell-NHL, der Rest B-Zell-NHL [12]. Auch in einer US-amerikanischen Übersicht übertrafen unter 120 sinonasalen Lymphomen die B-Zell-NHL die T-Zell-Lymphome [1].

Einer chinesischen Übersicht zufolge sind in der Volksrepublik etwa 10 % aller NHL nasal oder paranasal lokalisiert [46]. In einer Analyse von mehr als 175 Fällen gehörten diese weitaus am meisten zum T-Zell-Immunphänotyp. Die Ursachen für eine derartige Variabilität sind nicht hinreichend bekannt. Vermutet wird die Assoziation mit Erregern. So sind in dem Lymphomgewebe der in China vorkommenden T-Zell-NHL vor allem EBV-Genome gefunden worden.

Unter den T-Zell-Lymphomen finden sich Subtypen, die für diese anatomische Region charakteristisch sind. Hierzu gehört das angiozentrische Lymphom, welches durch die Destruktion von Gefäßendothelien und die Okklusion von Gefäßlumina gekennzeichnet ist, was das häufige Vorkommen von ausgedehnten Nekrosen erklärt. Molekularbiologisch lässt sich in der Regel das EBV-Genom nachweisen, wohingegen die Gene für die Immunglobulinschwerkette sowie den T-Zell-Rezeptor nicht mutiert sind. Die Positivität für das Antigen CD56, einem Marker für natürliche Killerzellen (NK-Zellen) bei Negativität für CD3, weist auf eine mögliche Verwandtschaft dieses Lymphoms mit dem NK-Zell-System hin. In der REAL-Klassifikation ist es eine eigene Entität, in der Kieler Lymphomklassifikation wird es unter die peripheren T-Zell-Lymphome subsumiert [16]. Die Lunge und das Gehirn sind neben dem paranasalen Raum bevorzugte Regionen.

Männer sind von paranasalen Lymphomen häufiger betroffen als Frauen. Das mediane Erkrankungsalter beträgt etwa 50 Jahre. Charakteristische Symptome sind eine Behinderung der Nasenatmung und Nasenbluten. Klinisch imponieren Destruktionen von Nase und Mittelgesicht; Schwellungen und Ödeme sind häufig (Abb. 17.4).

Der überwiegende Teil der NHL wird in den lokalisierten Stadien I und II diagnostiziert. In einer Studie aus Stanford, in der die Patienten alleine einer Strahlentherapie zugeführt wurden, rezidivierten fünf von 19 Patienten im ZNS, was dazu führte, in jedem Fall eine Liquordiagnostik durchzuführen [25].

100 Patienten mit angiozentrischen T-Zell-Lymphomen wurden in Hinblick auf ihre prognostischen Faktoren von Liang et al. ausgewertet [31]. In einer retrospektiven Analyse bestand durch eine additive Chemotherapie kein offensichtlicher Vorteil gegenüber der Radiotherapie alleine. In Studien, die in der westlichen

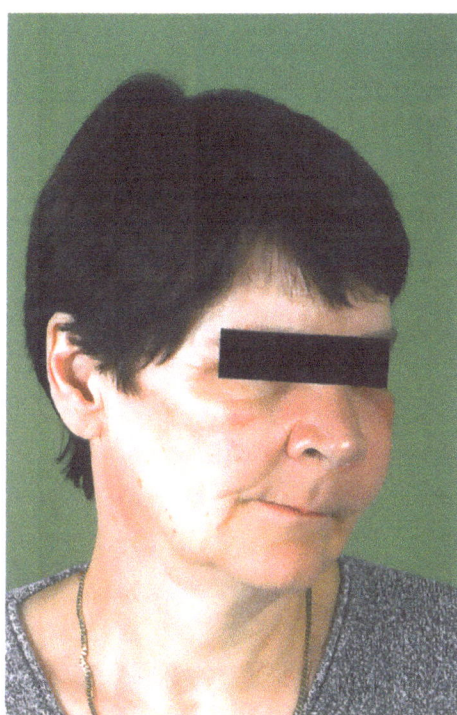

Abb. 17.4. Patientin mit Gesichtsschwellung durch ein paranasal lokalisiertes angiozentrisches Non-Hodgkin-Lymphom

Welt durchgeführt wurden, vor allem in Stanford und Vancouver, konnten mit der Kombination aus Chemotherapie, in der Regel CHOP, und Strahlentherapie Langzeitremissionen von etwa 50 % erzielt werden, die diejenigen einer alleinigen Strahlentherapie übertrafen.

Aufgrund des aggressiven klinischen Verhaltens der Lymphome in dieser Region wird außerhalb klinischer Studien sowohl bei B-Zell- wie bei T-Zell-NHL eine Behandlung mit einer Anthrazyklin-haltigen Chemotherapie, in der Regel sechs bis acht Zyklen CHOP, gefolgt von einer Involved-field-Radiotherapie empfohlen [32]. Die T-Zell-Lymphome sind, unabhängig ob sie nach der Kieler Klassifikation als niedrig oder hoch maligne eingeteilt werden, als klinisch aggressiver zu bezeichnen als die B-Zell-NHL. Auch mit Kombinationstherapien liegen die Langzeitüberlebensraten mit weniger als 50 % unter denen für die Lymphome im Waldeyer-Rachenring. Neue Therapieansätze mit Interferon-α und monoklonalen Antikörpern finden sich in der Erprobung, können derzeit aber noch nicht außerhalb klinischer Studien empfohlen werden. Die weitesten Erfahrungen liegen klinisch dabei mit dem Anti-CD52-Antikörper CAMPATH vor, die sich allerdings im Wesentlichen auf die T-Prolymphozyten-Leukämie beziehen [11].

Eine Liquordiagnostik sollte in jedem Fall durchgeführt werden, eine intrathekale Liquorprophylaxe mit Methotrexat wird von einigen Arbeitsgruppen empfohlen, ist aber nicht systematisch untersucht worden.

17.6.4 Zusammenfassung der Behandlungskonzepte für Lymphome im Kopf-Hals-Bereich

Die Prognose von Patienten mit malignen Lymphomen im Kopf-Hals-Bereich wird vor allem durch die Lokalisation sowie die Histologie gestellt. Eine japanische Übersicht verdeutlichte diese Erfahrung auch für die modernen Lymphomklassifkationen: Maligne Lympome des Kopf-Hals-Bereiches in den Stadien I und II wurden nach der REAL-Klassifikation eingeteilt und hinsichtlich ihrer Prognose untersucht [38]. 114 der 117 Patienten erhielten eine lokale Strahlenbehandlung, 59 wurden zusätzlich chemotherapiert. Unter den Histologien fanden sich 32 Marginalzonenlymphome vom MALT-Typ, 57 diffus großzellige NHL und 11 periphere T-Zell-Lymphome. Häufigste Lokalisation war der Waldeyer-Rachenring, gefolgt von den paranasalen Sinus. Das krankheitsfreie Überleben nach fünf Jahren betrug für Patienten mit den Marginalzonenlymphomen 96 %, für Patienten mit diffus großzelligen NHL 67 % und für Patienten mit T-Zell-Lymphomen 57 %. Bezogen auf die Lokalisation der Erkrankung ergaben sich krankheitsfreies Fünfjahresüberleben von 68 % für Lymphome im Waldeyer-Rachenring, 33 % für Lymphome im Nasopharynx und 62 % für Lymphome in den paranasalen Sinus (Abb. 17.5).

Die Ergebnisse unterstreichen, dass Behandlungskonzepte für Patienten mit NHL des Kopf-Hals-Bereiches individuell gestaltet werden müssen. Das im Gegensatz zu den nodalen Lymphomen überwiegend zu diagnostizierende lokalisierte Stadium, die häufig differente histologische Subtypisierung sowie die durch die Lokalisation sich ergebenden prognostischen Unterschiede begründen eigene Therapiekonzepte. Während bei aggressiven nodalen Lymphomen, die einer kombinierten Chemo- und Strahlentherapie zugeführt werden, die Sequenzchemotherapie gefolgt von Strahlentherapie als Standard gilt, wird in Therapieprotokollen für Kopf-Hals-NHL häufig die Strahlentherapie der Polychemotherapie vorgeschaltet, was der Notwendigkeit einer lokalen Tumorkontrolle Rechnung trägt. Vergleichsstudien zu der Sequenz liegen gleichwohl nicht vor, sodass auch hier derzeit individuelle Gesichtspunkte eine wesentliche Gewichtung haben.

Auch der Morbus Hodgkin kann sich in den oben beschriebenen extranodalen Lokalisationen des Kopf-Hals-Bereiches manifestieren. Die Leitlinien für die Diagnostik und Therapie entsprechen den Empfehlungen, die für nodale Manifestationen gelten.

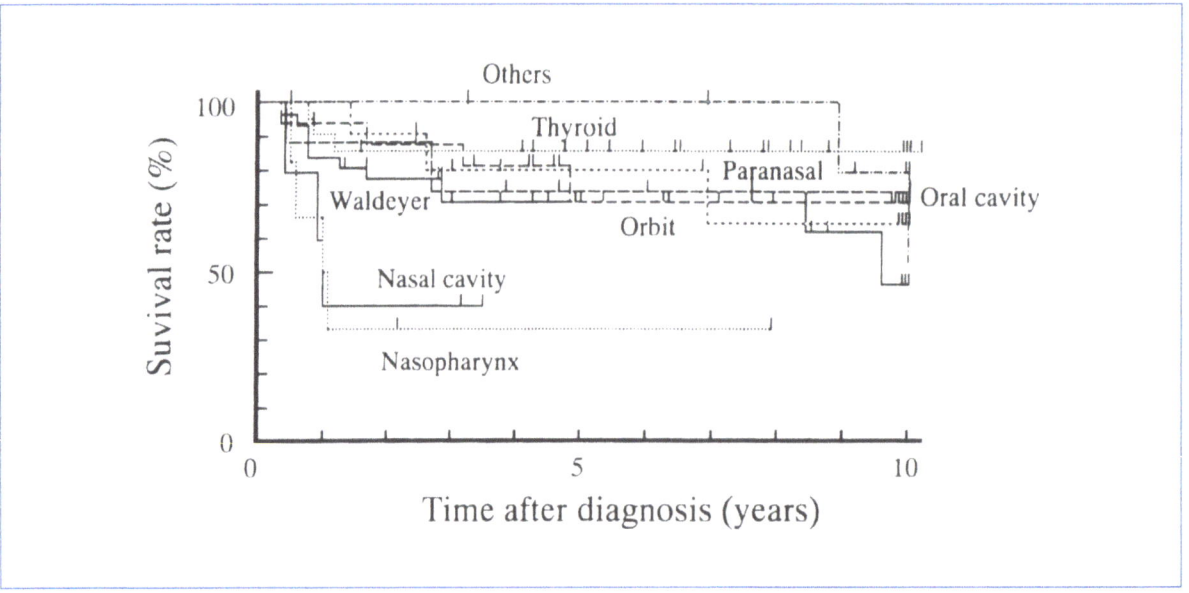

Abb. 17.5. Ereignisfreies Überleben bei malignen Lymphomen aus dem Hals-Nasen-Bereich bei insgesamt 117 Patienten, die sämtlich mit kurativer Intention strahlentherapiert +/– chemotherapiert wurden. (Aus [38])

Literatur

1. Abbondanzo SL, Wenig BM (1995) Non-Hodgkin's lymphoma of the sinonasal tract. Cancer 75: 1281–1291
2. Armitage JO (1993) Treatment of non-Hodgkin's lymphomas. N Engl J Med 328: 1023
3. Aviles A, Delgado S, Huerta-Huzman J (1996) Marginal zone B cell lymphoma of the parotid glands: Results of a randomised trial comparing radiotherapy to combined therapy. Oral Oncol Eur J Cancer 32B: 420–422
4. Aviles A, Delgado S, Ruiz H et al. (1996) Treatment of Non-Hodgkin's lymphoma of Waldeyer's ring: Radiotherapy versus chemotherapy versus combined therapy. Oral Oncol Eur J Cancer 32B: 19–23
5. Aydemir Ü, Dreyling M, Hölzel D (2000) Epidemiologie maligner Lymphome. In: Emmerich B (Hrsg) Maligne Lymphome: Empfehlungen zur Diagnostik, Therapie und Nachsorge. Zuckschwerdt, München, S 1–8
6. Bayerdörffer E, Neubauer A, Rudolph B et al. (1995) Regression of primary lymphoma of mucosa-associated lymphoid tissue type after cure of helicobacter pylori infection. Lancet 345: 1591–1594
7. Beral V, Petermann T, Berkelmann R et al. (1991) AIDS-assosciated non-Hodgkin's lymphoma. Lancet 337: 805
8. Brittinger G, Bartels H, Common H et al. (1986) Klinische und prognostische Relevanz der Kiel-Klassifikation der Non-Hodgkin-Lymphome. Onkologie 9: 118
9. Coiffier B, Lepage E, Herbrecht R et al. (2000) Mabthera (Rituximab) plus CHOP is superior to CHOP alone in elderly patients with diffuse large B-cell lymphoma (DLCL): Interim results of a randomised GELA trial. Blood 96 (Suppl 11): 223a
10. Döhner H, Stilgenbauer S, Benner A et al. (2000) Genomic aberrations and survival in chronic lymphocytic leukemia. N Engl J Med 343: 1910–1916
11. Dyer M (1999) The role of CAMPATH-1 antibodies in the treatment of lymphoid malignancies. Semin Oncol 5 (Suppl 14): 52–57

12. Fellbaum C, Hansmann M-L, Lennert K (1989) Malignant lymphomas of the nasal cavity and paranasal sinuses. Virchows Arch A 414: 399–405

13. Fisher RI, Gaynor ER, Dahlberg S et al. (1993) Comparison of a standard regimen (CHOP) with three intensive chemotherapy regimens for advanced non-Hodgkin's lymphoma. N Engl J Med 328: 1002

14. Gospodarowicz MK, Sutcliffe SB, Brown et al. (1987) Patterns of disease in localised extranodal lymphoma. J Clin Oncol 5: 875–880

15. Hallek M, Langenmayer I, Nerl C et al. (1999) Elevated serum thymidine kinase levels identify a subgroup at high risk of disease progression in early, nonsmoldering chronic lymphocytic leukaemia. Blood 93: 1732–1737

16. Harris NL, Jaffe ES, Stein H et al. (1994) A revised European American Classification of Lymphoid Neoplasms: A proposal from the International Lymphoma Study group. Blood 84: 1361–1392

17. Harris NL, Jaffe ES, Diebold J et al. (1999) World Health Organisation Classification of neoplastic dieseases of the hematopoetic and lymphoid tissues; report of the clinical advisory committee meeting – Airlie House, Virginia, November 1997. J Clin Oncol 17: 3835–3849

18. Hiddemann W, Unterhalt M, Sack H (1997) Aktueller Stand in der Therapie von follikulären Keimzentrumslymphomen und Mantelzell-Lymphomen. Internist 2: 122–134

19. Hiddemann W, Unterhalt M (1998) Stand und Perspektiven in der Therapie follikulärer Keimzentrumslymphome. Dtsch Ärztebl 95: A3209–A3216

20. Hirokawa N, Hareyama M, Akiba H et al. (1998) Diagnosis and treatment of malignant lymphoma of the parotid gland. Jpn J Clin Oncol 28: 245–249

21. Hoppe RT, Burke JS, Glatstein E et al. (1978) Non-Hodgkin's lymphoma: Involvement of Waldeyer's ring. Cancer 42: 1096–1104

22. Horning SJ, Rosenberg S (1984) The natural history of initially untreated low-grade Non-Hodgkin's lymphomas. N Engl J Med 311: 1471–1475

23. Hudson BV, Hudson GV, Mac Lennan KA et al. (1994) Clinical stage I non-Hodgkin's lymphoma: Long-term follow-up of patients treated by the British National Lymphoma Investigation with radiotherapy alone as initial therapy. Br J Cancer 69: 1088

24. Hyjek E, Smith WJ, Isaaacson PG (1988) Primary B cell lymphoma of salivary glands and its relationship to myoepithelial sialadenitis. Hum Pathol 19: 766–776

25. Jacobs C, Hoppe RT (1985) Non-Hodgkin's lymphomas of head and neck extranodal sites. Int J Radiat Oncol Biol Phys 11: 357–364

26. Josting A, Diehl V, Engert A (2000) Behandlung und Prognose primär progredienter und rezidiverter Hodgkin-Lymphome. Onkologe 6: 1178–1188

27. Kaiser U, Trümper L, Pfreundschuh M, Havemann K (1997) Therapie hochmaligner Non Hodgkin Lymphome. Internist 38: 135–142

28. Kassan SS, Thomas TL, Moutsopoulos HM et al. (1978) Increased risk of lymphoma in sicca syndrome. Ann Intern Med 89: 888–892

29. Küppers R, Rajewski K (1998) The origin of Hodgkin and reed/Sternberg cells in Hodgkin's disease. Annu Rev Immunol 16: 471–493

30. Lennert K (1978) Malignant lymphomas other than Hodgkin's disease. Springer, New York

31. Liang R, Todd D, Chan TK (1995) Treatment outcome and prognostic factors for primary nasal lymphoma. J Clin Oncol 13: 666–667

32. Logsdon MD, Ha CS, Kavadi VS et al. (1997) Lymphoma of the nasal cavity and paranasal sinuses. Cancer 80: 477–488

33. Lukes RJ, Butler JJ (1966) The pathology and nomenclature of Hodgkin's disease. Cancer Res 26: 1063–1081

34. McKelvey EM, Gottlieb JA, Wilson HE (1976) Hydroxy-daunomycin (adriamycin) combination chemotherapy in malignant lymphomas. Cancer 38: 1484

35. Musshoff K (1977) Klinische Stadieneinteilung der Nicht-Hodgkin Lymphome. Strahlentherapie 153: 218–221

36. Persson B, Frederikson M (1999) Some risk factors for non-Hodgkin's lymphoma. Int J Occup Med Environ Health 12: 135–142

37. Philip T, Gugliemi C, Hagenbeck A et al. (1995) Autologous bone marrow transplantation as compared with salvage chemotherapy in relapses of chemotherapy-sensitive NHL. N Engl J Med 333: 1540–1545

38. Sasai K, Yamabe H, Kokubo M et al. (2000) Head and neck stages I and II extranodal non-Hodgkin's lymphomas: REAL classfication and selection for treatment modalities. Int J Rad Oncol Biol Phys 48: 153–160

39. Shibuya H, Kamiyama R-I, Watanabe I et al. (1978) Stage I and II Waldeyer's ring and oral-sinonasal non-Hodgkin's lymphoma. Cancer 59: 940–944

40. Staar S, Müller RP (2000) Von der extended-field zur involved field Radiotherapie des Morbus Hodgkin in frühen Stadien. Onkologe 6: 1160–1168

41. Takahashi H, Cheng J, Fujita S et al. (1992) Primary malignant lymphoma of the salivary gland: A tumor of mucosa-associated lymphoid tissue. J Oral Pathol Med 21: 318–325

42. The International Non-Hodgkin's Lymphoma Prognostic Factors Project, Shipp MA, Harrington DP, Anderson JR, Armitage JO, Bonadonna G, Brittinger G (1993) A predictive model for aggressive non-Hodgkin's lymphoma. N Engl J Med 329: 987

43. Van Prooyen Keyzer S, Eloy P, Delos M et al. (2000) Sinonasal lymphomas. Acta Otorhinolaryngol Belg 54: 45–51

44. Van Besien KW, Mehra RC, Giralt SA et al. (1996) Allogenic bone marrow transplantation for poor-prognosis lymphoma: Response, toxicity, and survival depend on disease histology. Am J Med 100: 299

45. Wolf J, Franklin J, Diehl V (2000) Primärtherapie des Morbus Hodgkin. Neue Strategien für den Einsatz der Chemotherapie. Onkologe 5: 1169–1177

46. Xe-Xiong L, Couke P, Jian-Ying L et al. (1998) Primary non-Hodgkin's lymphoma of the nasal cavity. Cancer 83: 449–456

47. Yuen A, Jacobs C (1999) Lymphomas of the head and neck. Semin Oncol 26: 338–345

48. Zeeb H, Blettner M (2001) Steigende Inzidenz und Mortalität der Non-Hodgkin Lymphome. Med Klin 96: 87–100

49. Zucca E, Roggero E, Bertoni F et al. (1999) Primary extranodal non-Hodgkin's lymphomas. Head and neck, central nervous system and other less common sites. Ann Oncol 10: 1023–1033

Differenzialdiagnose zervikofazialer lymphonodulärer Erkrankungen

A.-A. Dünne · J. A. Werner

18.1 Infektiöse Lymphknotenerkrankungen

18.1.1 Unspezifische Lymphadenitis

Die unspezifische Lymphadenitis ist die häufigste benigne Lymphknotenerkrankung, die damit naturgemäß an erster Stelle aller Differenzialdiagnosen zur Lymphknotenvergrößerung steht. Vielfach kann die Diagnosestellung einer Lymphadenitis bereits durch die Anamnese gebahnt werden. So sprechen druckdolente Lymphknoten im Abflussgebiet entzündlicher Läsionen für eine Lymphadenitis. Die klassische unspezifische Lymphadenitis allerdings bezieht sich viel häufiger auf das Kindes- und Jugendalter.

Hintergrund. Vom pathophysiologischen Mechanismus her führt eine Antigenstimulation zur Proliferation des lymphatischen Gewebes [29]. Unspezifische Lymphadenitiden sind oftmals Ausdruck einer Aktivierung des Immunsystems aufgrund subakut ablaufender viraler oder bakterieller Infektionen. Unter den verschiedenen Viren sind vor allem zu nennen:

- Adenoviren,
- Rhinoviren,
- Enteroviren,
- „respiratory-syncytial-virus" (RS-Virus),
- Parainfluenzavirus,
- Influenzavirus,
- Varicella-Zoster-Virus,
- Rubivirus,
- Mumpsvirus,
- Herpes-simplex-Virus.

Vorkommen. Eine aus der Aktivierung des Immunsystems aufgrund subakut ablaufender viraler oder bakterieller Infektionen resultierende, asymptomatische Vergrößerung zervikaler Lymphknoten wird insbesondere in der Kindheit beobachtet. So lassen sich bei etwa der Hälfte aller Kinder unter fünf Jahren unspezifische Halslymphknotenvergrößerungen nachweisen (Abb. 18.1).

Prädilektionsort. Bei Säuglingen und Kleinkindern manifestieren sich diese insbesondere im Bereich der okzipitalen und postaurikulären Lymphknoten. Mit Eintritt in das Vorschulalter zeigt sich eine zunehmende Bevorzugung submandibulär und craniojugulär lokalisierter Lymphknoten [88]. Hierfür ursächlich ist am ehesten die Bedeutung der Rachenmandel mit dem entsprechenden Lymphabfluss im genannten Alter anzusehen. Im akuten Stadium sind die Lymphknoten häufig druckdolent.

Klinik. Die vergrößerten Lymphknoten sind nieren- oder bohnenförmig, scharf begrenzt, frei beweglich und können einen erheblichen Durchmesser aufweisen [34].

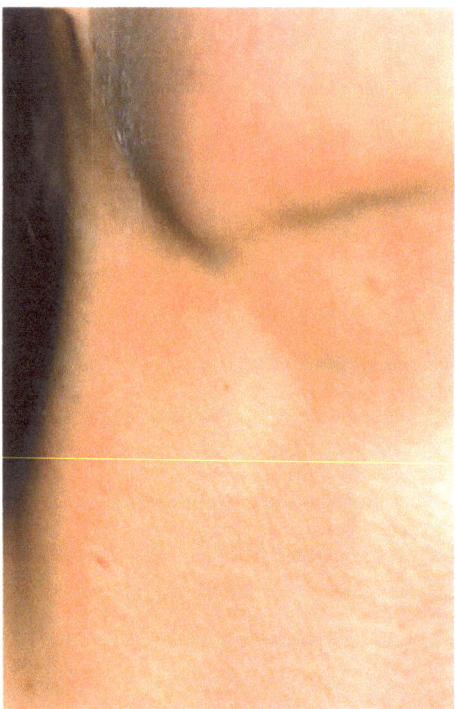

Abb. 18.1. Unspezifische Halslymphknotenschwellung

Therapie. Die isolierte unspezifische Lymphadenitis bedarf in der Regel keiner gesonderten Therapie. Das wesentliche Risiko dieser Erkrankung liegt in der Entwicklung einer eitrig-abszedierenden Lymphadenitis mit einer dann notwendigen chirurgischen Intervention. Die sich daraus nicht selten entwickelnden Halsabszesse müssen chirurgisch drainiert werden. Zur Abklärung des erwähnten ungünstigen Verlaufes einer Lymphadenitis hat sich die Sonographie als ausgezeichnetes Diagnostikverfahren bewährt.

18.1.2 Abszedierende Lymphadenitis

Besteht der Verdacht auf einen sich entwickelnden oder bereits eingetretenen Halsabszess (Abb. 18.2) kann neben der Sonographie in bestimmten Situationen, wie z. B. bei in der Tiefe ablaufenden Prozessen, eine weitere Bildgebung (Computertomographie/CT und Magnetresonanztomographie/MRT) diagnostisch hilfreich sein. Parameter der Blutuntersuchung (Leukozyten, Granulozyten, CRP, ggf. Interleukin) tragen weiterhin zur Diagnosesicherung bei.

Die Genese des Abszesses ist bereits ab Diagnosestellung zu hinterfragen. Neben entzündlichen Erkrankungen der Haut ist an Erkrankungen im Bereich des Waldeyer-Rachenringes zu denken. Darüber hinaus sind dentogenen Abszesse häufig.

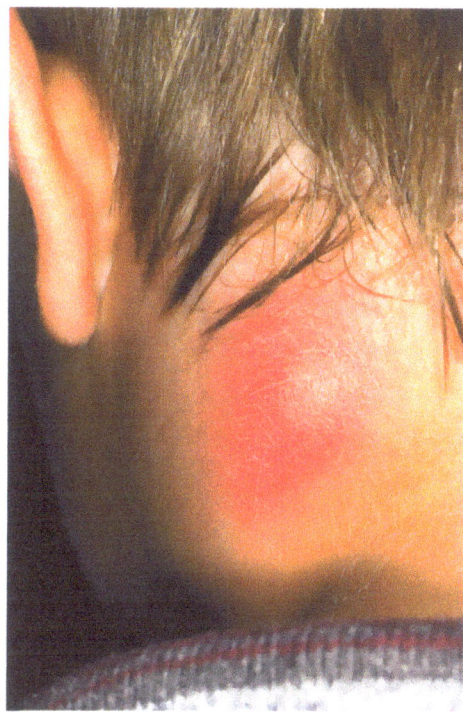

Abb. 18.2. Abszedierende Lymphadenitis colli

Die chirurgische Therapie des Halsabszesses wird in der Regel in Allgemeinanästhesie durchgeführt. Die Abszessdrainage erfolgt über eine oberhalb der Raumforderung im Verlauf der RST-Linien ausgeführte Hautinzision von in der Regel 1–2 cm Länge. Über diese wird der Abszess mit einer Kornzange aufgesucht und drainiert. Die Eröffnung des Abszesses wird zumeist mit sofortigem Austritt von eitrigem Sekret angezeigt. Ein Abstrich ist zu entnehmen. Weiterhin sollte Gewebe aus der Abszessmembran zur pathohistologischen aber auch molekulardiagnostischen Untersuchung eingeschickt werden, um eine der Erkrankung zugrunde liegende Tuberkulose ausschließen bzw. nachweisen zu können. Die in der Abszesshöhle befindliche Kornzange wird kaudal des Abszesses über eine auf der Zangenspitze vorzunehmende Inzision nach außen geführt und so weit geöffnet, dass eine Drainage (z.B. Easy-flow-Drainage, Dahlhausen, Köln) gefasst und nach kranial durch die Abszesshöhle hindurch gezogen werden kann. Die Drainage wird kranial und kaudal an der Haut mit Einzelknopfnähten fixiert. Gelegentlich werden zur Fixation auch sterilisierte Sicherheitsnadeln verwendet, welche kranial und kaudal durch die Drainagelasche gezogen werden. Über die Drainage erfolgt zum Ende des Eingriffes eine Spülung mit einer desinfizierenden Lösung (z.B. Betaisodona-Lösung, 11 %). Postoperativ wird die Spülbehandlung neben der antibiotischen Therapie noch für einige Tage durchgeführt, bis kein Sekret mehr austritt. Die Drainage wird dabei schrittweise nach kau-

dal zu ausgeleitet. Zuerst verschließt sich demzufolge die kraniale Hautinzision. Es empfiehlt sich eine sonographische Kontrolle des Befundes einige Wochen nach vollständiger Rückbildung der Klinik.

18.1.3 Lymphknotentuberkulose

Mykobakterielle Infektionen werden in zwei Krankheitsgruppen unterteilt. Die erste Gruppe bezeichnet die durch das obligat aerobe Stäbchenbakterium der Spezies Mycobacterium tuberculosis, seltener Mycobacterium bovis, ausgelösten Erkrankungen. Die andere Gruppe umfasst Infektionen, die durch andere Mykobakterienspezies, so genannte „atypische Mykobakterien", ausgelöst werden.

Mycobacterium tuberculosis

Epidemiologie. Aufgrund der ungleichen Meldesysteme für Infektionskrankheiten in den verschiedenen Teilen der Welt ist eine statistische Erhebung und deren Vergleich erschwert. Mykobakterielle Infektionen zeigen weltweit jedoch eine zunehmende Inzidenz [63]. In Deutschland regelt Paragraph § 3 Abs. 1 Nr. 12 BSeuchenG (Gesetz zur Verhütung und Bekämpfung übertragbarer Krankheiten beim Menschen – Bundes-Seuchengesetz) die Meldepflicht. Danach müssen Erkrankung und Tod an Tuberkulose gemeldet werden. Der Verdachtsfall ist nicht meldepflichtig.

Die Erkrankung wird durch eine so genannte Tröpfcheninfektion von Mensch zu Mensch übertragen. Die Tröpfchen weisen einen Durchmesser von 1–5 μm auf. Dies ermöglicht eine aerogene Schwebefähigkeit bis zu 24 Stunden. Der Kern („droplet nucleus") enthält in einer H_2O-Hülle ein bis zehn Tuberkulosebakterien. Ansteckungsfähigkeit besteht im Allgemeinen bei mehr als 5.000 Bakterien/ml Sputum. Etwa 25 % der Exponierten werden infiziert, jedoch nur 10 % aller Infizierten erkranken manifest. Das Erkrankungsrisiko ist abhängig von der individuellen Resistenzlage, die sowohl erworben als auch genetisch determiniert ist.

Die Lymphknotentuberkulose ist hierbei die häufigste Manifestation im HNO-Bereich [190]. Diese gilt als geschlossene Tuberkulose. Sie kann mit einer systemischen Tuberkulose assoziiert sein oder als isolierte Erkrankung der zervikalen Halslymphknoten auftreten. In etwa 80 % der Fälle manifestiert sich eine isolierte Halslymphknotentuberkulose mit einem unauffälligen Röntgenthoraxbefund [11, 190].

Klinische Manifestation. Das klinische Erscheinungsbild der Lymphknotentuberkulose zeigt eine große Variationsbreite. Über Wochen bis Monate besteht eine mehr oder weniger schmerzhafte, zum Teil allerdings auch

schmerzlose zervikale Schwellung (Abb. 18.3), eine Halsfistel oder eine lokale Wundheilungsstörung, die auf Antibiotikagabe eine Therapieresistenz zeigt. Die supraklavikulären oder nuchalen Lymphknotenstationen sollen bei der Infektion mit Mycobacterium tuberculosis
am häufigsten befallen sein [164], wenngleich Manifestationen nicht selten auch kraniojugulär lokalisiert und
zudem für alle übrigen Lymphknotenstationen beschrieben sind.

Diagnostik. Zur nichtinvasiven bildgebenden Diagnostik stehen die B-Mode-Sonographie, die MRT und in
einzelnen Fällen die CT zur Verfügung. In der *B-Mode-
Sonographie* stellen sich häufig eine oder mehrere zystisch zerfallene, echoarme Raumforderungen mit einer
verdickten Kapsel dar. In der *MRT* fällt eine verlängerte
Relaxationszeit sowohl in der T_1- als auch in der T_2-
Wichtung auf. In der T_1-Wichtung zeigen die zentral nekrotischen Bezirke eine geringe Signalintensität, während in der T_2-Wichtung eine hohe Signalintensität imponiert. Nach Kontrastmittelgabe zeigt sich ein
ausgeprägtes Kontrastmittel-Enhancement der Lymphknotenkapsel [106].

Tuberkulintest. Im Verdachtsfall sollte immer ein Tuberkulintest durchgeführt werden (Abb. 18.4). Hierfür stehen der Intrakutantest nach Mantoux, der Tine-Test, die
Moro-Probe oder der perkutane Pflastertest zur Verfügung. Als positiv gilt eine Induration von mindestens
5 mm. Die Treffsicherheit dieser Testverfahren liegt zwischen 96 und 99 % [11, 192].

Invasivdiagnostik. Für die weitere Therapieplanung ist es
von entscheidender Bedeutung, den genauen Typ der
tuberkulösen Spezies nachzuweisen. Die Wahrscheinlichkeit, Mykobakterien zu identifizieren, korreliert unmittelbar mit der Menge des eingesandten Untersu-
chungsmaterials. Aus diesem Grunde sollte möglichst
viel Gewebe, Wund- oder Zystensekret, das mittels einer
Feinnadelbiopsie gewonnen wird, zur pathologischen
und mikrobiologischen Überprüfung gesandt werden
[125]. Die Isolierung und Subtypisierung der Mykobakterien benötigt bis zu vier Wochen. In einigen Fällen ist
die Kultivierung der Mykobakterien nicht möglich. Vor
diesem Hintergrund gewinnen hoch sensitive molekulardiagnostische Verfahren wie der Gensondentest (Hy-
bridisierungsverfahren) und die PCR-(Polymerase-Ket-
tenreaktion-)Diagnostik (beruht auf der Amplifikation
spezifischer Gensequenzen), deren Ergebnisse nach
sechs Tagen vorliegen, zunehmend an Bedeutung [18,
106]. Beide Verfahren können auch prätherapeutisch zur
Untersuchung des feinnadelpunktionszytologischen
Aspirates herangezogen werden.

Therapie. Das Behandlungskonzept der zervikalen
Lymphknotentuberkulose umfasst die medikamentöse

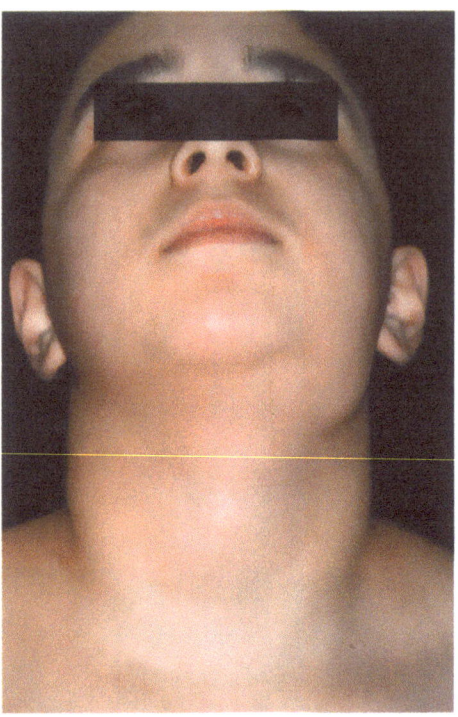

Abb. 18.3. Therapieresistente, mäßig dolente submentale
Schwellung bei M.-tuberculosis-Infektion

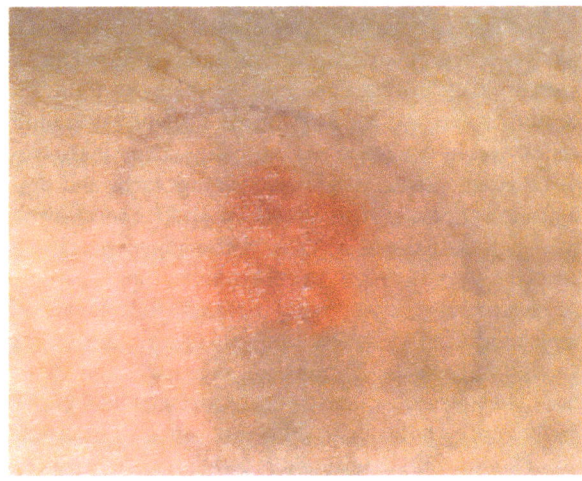

Abb. 18.4. Positiver Tuberkulintest

tuberkulostatische Therapie und die chirurgische Entfernung der befallenen Halslymphknoten bis hin zur selektiven Neck dissection [107]. Hierbei ist insbesondere
auch auf die Resektion befallener Hautareale z. B. im Falle einer Halsfistel zu achten. Ziel der operativen Therapie ist – neben der definitiven Diagnosesicherung und
Verbesserung der Drainage – die Entfernung des erkrankten Gewebes zur Verbesserung der Ausgangssitua-
tion für die tuberkulostatische Therapie und die Verhin-

derung von Rezidiven vor allem bei reaktivierten Lymphknotenerkrankungen [190].

Die antituberkulostatische Therapie erfolgt mit den üblichen Tuberkulostatika (Streptomycin, Rifampicin, Isoniacid, Pyrazinamid und Ethambutol) für drei bis sechs Monate [106]. Hier ist eine enge interdisziplinäre Zusammenarbeit erforderlich.

Prognose. Die Heilungsrate liegt nach postoperativ durchgeführter, suffizienter medikamentöser Therapie bei nahezu 100 %.

Atypische Mykobakterien

Epidemiologie. In den vergangenen Jahren zeigte sich eine deutliche Zunahme der Prävalenz und Isolation atypischer Mykobakterien als Ursache zervikaler Lymphadenitiden [18,124,228]. Hiervon sind insbesondere immunkompetente Kinder im Alter zwischen einem und fünf Jahren betroffen [63,174]. An dieser Stelle darf der Hinweis nicht fehlen, dass die Infektion mit atypischen Mykobakterien bei HIV-Patienten eine der häufigsten bakteriellen Erkrankungen mit einer Prävalenz von bis zu 50 % ist [163].

Atypische Mykobakterien können in Kompost, Wasser, Milch, Eiern und Gemüse sowie bei Haustieren nachgewiesen werden [96,188]. Sie werden aerogen, selten von Mensch zu Mensch, übertragen. Als Eintrittspforte der Infektion wird die orale Mukosa und hier insbesondere die Gingiva angesehen. Ein kariöser Zahnstatus scheint das Eindringen atypischer Mykobakterien zu begünstigen. Insofern stellt eine konsequente Mundhygiene im Kleinkindes- und Kindesalter einen wichtigen präventiven Faktor zur Verhinderung einer Infektion mit atypischen Mykobakterien dar [106].

Klinische Manifestation. Über Wochen bis Monate entwickelt sich eine therapieresistente, progrediente und druckdolente Lymphknotenschwellung (Abb. 18.5). Die violette Hautrötung weist als Zeichen einer entzündlichen Mitbeteiligung und Infiltration des umgebenden Gewebes auf die Infektion mit atypischen Mykobakterien hin [178]. Der Befall kraniojugulär und submandibulär lokalisierter Lymphknotenstationen ist typisch für eine durch atypische Mykobakterien ausgelöste Lymphadenitis. Die Prädilektion der hier lokalisierten Lymphknotenstationen erklärt sich durch die Einwanderung der Mikroorganismen in die Gingiva im Bereich kariöser Zähne und deren Abtransport durch die drainierenden initialen Lymphgefäße in die regionalen Lymphknotenstationen [124].

Diagnostik. Die B-Mode-Sonographie ist angesichts des Erkrankungsgipfels der durch atypische Mykobakterien ausgelösten zervikalen Lymphadenitis im Vorschulalter

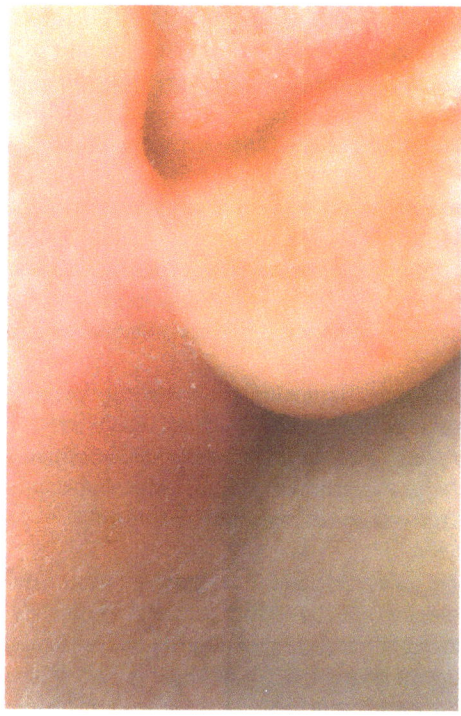

Abb. 18.5. Typisches Bild einer atypischen Mykobakterieninfektion mit rot-violetter Färbung der Haut über einer infraaurikulären Schwellung links

das gebräuchlichste bildgebende Verfahren. Ultrasonographisch lassen sich ein oder mehrere schwer von der Umgebung abgrenzbare, echoarme Lymphknoten nachweisen. Der Tuberkulintest zeigt keine oder eine intermediäre Reaktion. Zusätzlich stehen Hauttestverfahren mit Antigenen atypischer Mykobakterien zur Verfügung. Kreuzreaktionen innerhalb der Subspezies können bei diesem Testverfahren jedoch nicht ausgeschlossen werden [12, 121]. Histologische und mikrobiologische Untersuchungen des Lymphknotengewebes dienen zum Diagnosenachweis. Es ist möglich, mittels Reverse-Transkriptase-(RT-)in-situ-PCR binnen 48 Stunden atypische Mykobakterien nachzuweisen, doch ist dies an die Anwesentheit lebender Organismen gebunden [13]. Die Kultivierung atypischer Mykobakterien nimmt hierbei mehrere Wochen in Anspruch. Deshalb kommt der Weiterentwicklung molekulardiagnostischen Verfahren zum DNA-Nachweis atypischer Mykobakterien eine immense Bedeutung zu.

Therapie. Im Gegensatz zu den standardisierten Behandlungsprotokollen der klassischen durch Mycobacterium tuberculosis ausgelösten zervikalen Lymphadenitis ist die erfolgreiche medikamentöse Behandlung der durch atypische Mykobakterien ausgelösten Lymphadenitis nicht sicher gewährleistet. Atypische Mykobakterien zeichnen sich durch ihre häufig zu beobachtende Resistenz gegenüber den üblichen Tuberkulostatika und einer Vielzahl anderer Antibiotika aus [51].

Nach Bailey [19] werden die atypischen Mykobakterien anhand ihrer Resistenz gegenüber einer medikamentösen Therapie in zwei Gruppen eingeteilt.

- Die erste Gruppe, bei der ein Ansprechen auf eine medikamentöse Therapie zumindest wahrscheinlich ist, umfasst u. a. das Mycobacterium kansasii, das Mycobacterium xenopi, das Mycobacterium szulgai, das Mycobacterium marinum und das Mycobacterium ulcerans.
- Die zweite Gruppe, deren Subspezies häufig eine Multiresistenz zeigen, beinhaltet u. a. das Mycobacterium avium-intracellulare, das Mycobacterium scrofulacerum, das Mycobacterium simiae, das Mycobacterium chelonei und das Mycobacterium fortuitum.

Aufgrund der Resistenz vieler tuberkulöser Spezies existiert kein generelles Behandlungskonzept bei der Therapie der durch atypische Mykobakterien verursachten zervikalen Lymphadenitis. Im individuellen Fall ist deshalb eine Resistenztestung der entsprechenden Subspezies ratsam. Rifabutin, Ethambutol, Macrolide, Ciprofloxacin und Amikacin sind die zur Therapie atypischer Mykobakterien am häufigsten eingesetzten Antibiotika [84, 93, 101]. Eine In-vitro-Studie konnte die Wirksamkeit neuerer Makrolidantibiotika gegen atypische Mykobakterien nachweisen [173]. Dementsprechend werden gute Ansprechraten nach Therapie mit Clarithromycin oder Azithromycin insbesondere in Kombination mit Ethambutol berichtet [92, 124, 163, 208, 255]. Eine definitive Heilung konnte mit diesen Medikamenten jedoch nicht erzielt werden. Insbesondere Bei HIV-Patienten wird deshalb im Falle einer Infektion eine lebenslange Behandlung und ab einem Abfall der CD4-Lymphozyten unter 75/mm³ eine prophylaktische Antibiotikatherapie mit Clarithromycin empfohlen [82, 163]. An dieser Stelle darf der Hinweis nicht fehlen, dass im Falle eines Ansprechens der atypischen Mykobakterien in der Resistenztestung auf die herkömmlichen Antituberkulostatika die Durchführung der üblicherweise für eine Infektion mit klassischen Mykobakterien vorgesehenen Tripeltherapie empfohlen wird.

Aus den genannten Gründen kommt der chirurgischen Sanierung des zervikalen Lymphabflussgebietes im Falle einer durch atypische Mykobakterien ausgelösten zervikalen Lymphadenitis nach wie vor eine immense Bedeutung zu. So konnte gezeigt werden, dass die Komplikationsrate und die Prognose unmittelbar mit dem Zeitpunkt der chirurgischen Intervention korreliert. Je früher die vollständige chirurgische Resektion erfolgt, umso höher ist die Rate der vollständigen Heilungsergebnisse [34]. Die chirurgische Therapie umfasst die vollständige Exzision aller befallenen Halslymphknoten bis hin zur Ausräumung aller in einer Region

lokalisierten Lymphknotengruppen im Sinne einer superselektiven Neck dissection. An dieser Stelle sei auf die regelmäßig anzutreffende Erweiterung zervikaler Lymphgefäße in unmittelbarer Nachbarschaft der befallenen Halslymphknoten hingewiesen. In Abhängigkeit von der Ausdehnung des chirurgischen Eingriffes kommt diesem Phänomen im Hinblick auf die Entstehung einer postoperativen Lymphfistel eine nicht zu vernachlässigende Bedeutung zu [107].

Angesichts der therapeutischen Herausforderung der durch atypische Mykobakterien ausgelösten zervikalen Lymphadenitis ist die enge interdisziplinäre Zusammenarbeit unerlässlich. Da der frühzeitige Verdacht einer durch atypische Mykobakterien ausgelösten zervikalen Lymphadenitis unmittelbaren Einfluss auf die Langzeitmorbidität hat, muss die Infektion mit atypischen Mykobakterien bereits klinisch in Erwägung gezogen werden. Das Behandlungskonzept dieses Krankheitsbildes wird sich in der Zukunft möglicherweise mit der Entwicklung neuerer Antibiotika und/oder Chemotherapeutika ändern. Nach dem heutigen Wissensstand sollte jedoch eine durch atypische Mykobakterien ausgelöste zervikale Lymphadenitis durch eine vollständig chirurgische und postoperativ medikamentöse Kombinationsbehandlung therapiert werden.

Prognose. Die Prognose dieses Krankheitsbildes hängt von der Keimart, der Ausdehnung der Erkrankung und dem Vorliegen einer möglichen Grunderkrankung wie z. B. einer HIV-Infektion ab.

Differenzialdiagnose zwischen Mycobacterium tuberculosis und atypischen Mykobakterien

Die besondere Schwierigkeit beruht auf dem Fehlen in der Routine einsetzbarer Nachweisverfahren zur schnellen Diagnosesicherung und Unterscheidung zwischen einer Infektion mit Mycobacterium tuberculosis oder atypischen Mykobakterien.

Die histologische Untersuchung kann in der Regel eine granulomatöse, epitheloidzellige Lymphadenitis nachweisen. Inwieweit und anhand welcher Kriterien eine sichere Unterscheidung zwischen den Spezies histomorphologisch möglich ist, wird in der Literatur kontrovers diskutiert [66, 115, 166, 176, 250]. So wiesen beispielsweise Pinder et al. [166] auf das gehäufte Vorkommen irregulärer und sarkomatöser Granulome ohne Verkäsung im Falle einer Infektion mit atypischen Mykobakterien hin. Demgegenüber beschrieb Wright [252] das Auftreten verkäsender Granulome. Benjamin [31] hingegen konnte im Rahmen der Aufarbeitung von 60 Fällen durch atypische Mykobakterien ausgelöster Infektionen keine histomorphologischen Besonderheiten gegenüber einer Infektion mit Mycobacterium tuberculosis nachweisen. In einer aktuellen Arbeit zu diesem Thema wird die Dominanz nichtverkäsender Granulome, das Auftreten von Mikroabszessen und das geringere Auftreten von Langerhans-Riesenzellen im Falle einer Infektion mit atypischen Mykobakterien betont [115]. Im eigenen Patientengut konnten diese Kriterien bisher nicht bestätigt werden.

Der frühzeitige Verdacht einer möglichen Infektion mit atypischen Mykobakterien ist für die Langzeitmorbidität von immenser Bedeutung. Aus diesem Grunde muss die Infektion mit atypischen Mykobakterien bereits klinisch in Erwägung gezogen werden. Dies setzt die fundierte Kenntnis der klinischen Erscheinungsform dieses Krankheitsbildes voraus.

18.1.4 Toxoplasmose (Piringer-Lymphadenitis)

Epidemiologie. Das zu den Protozoen zählende Toxoplasma gondii ist der Erreger der Toxoplasmose. Toxoplasma gondii ist weltweit verbreitet und kann aufgrund seiner geringen Wirtsspezifität eine Vielzahl von warmblütigen Vertebraten und den Menschen infizieren [108].

Entwicklungszyklus. Toxoplasma gondii wird von domestizierten Katzen in Form von Oozysten im Kot ausgeschieden. Die Oozysten sporolieren innerhalb der darauf folgenden zwei bis acht Tage und werden hierduch infektiös. Die Infektion erfolgt durch die orale Aufnahme sporolierter Oozysten oder durch den Verzehr zystenhaltigen Fleisches. Schweine- und Schafffleisch werden heute als Hauptinfektionsquelle angesehen. Toxoplasmazysten überleben bei +4°C bis zu drei Wochen. Eine Erhitzung tötet die Toxoplasmen schnell ab. Im Falle einer Erstinfektion in der Schwangerschaft ist eine diaplazentare Infektion mit schwerwiegenden Folgen (Abort, Missbildung u. Ä.) möglich [253].

Klinik. In 50–90% der Fälle verlaufen Toxoplasmoseinfektionen bei Immunkompetenten asymptomatisch oder als zervikale Lymphadenopathie [173, 239]. In vielen Fällen handelt es sich hierbei um eine isolierte Lymphknotenschwellung, die intermittierend an Größe zunehmen kann und über viele Monate persistiert [113]. Weitere Symptome sind Halsschmerzen, Myalgien, Fieber und ein allgemeines Krankheitsgefühl [6].

Diagnostik. Der serologische Nachweis parasitenspezifischer Antikörper gelingt mit Hilfe verschiedener Diagnostikverfahren (Immunfluoreszenzassays, Latexagglutinationstest, ELISA u.Ä) mit einer Spezifität von 97–99% [84,128,199]. Etwa nach einer Woche lassen sich IgM-Antikörper gegen Toxoplasma gondii im peripheren Blut nachweisen. Sie erreichen nach zwei bis vier Wochen ihr Maximum. Die später auftretenden IgG-An-

tikörper persitieren über viele Jahre. Der direkte Erregernachweis ist deutlich schwieriger und gelingt nur im so genannten Mäuseinokulationstest, der drei bis sechs Wochen dauert [108]. Vor diesem Hintergrund gewinnt auch bei diesem Krankheitsbild der DNA-Nachweis mittels PCR-Diagnostik zunehmend an Bedeutung [89].

Therapie. Die medikamentöse Therapie der Toxoplasmose erfolgt mittels eines Kombinationspräparates aus Sulfonamid und Pyrimethamin, teilweise kombiniert mit Clindamycin [73,198]. Im Falle einer Infektion in der Schwangerschaft wird vor der 15. Schwangerschaftswoche die Therapie mit Spiramycin empfohlen [108,191].

Prophylaxe. Ein zu intensiver Kontakt mit Katzen kann das Infektionsrisiko erheblich erhöhen. Kotkästen sollten täglich mit Handschuhen gereinigt werden. Eine Infektion domestizierter Katzen ist durch die Fütterung von gekochtem Fleisch oder Dosenprodukten möglich. Schwangere Frauen sollten nur ausreichend erhitzes Fleisch zu sich nehmen.

18.1.5 Katzenkratzkrankheit

Epidemiologie. Die so genannte Katzenkratzkrankheit wird durch das obligat anaerobe Stäbchenbakterium *Bartonella henselae* aus der Familie der Bacteroidaceae verursacht. Die Durchseuchung der heimischen Katzen zeigt eine regionsbezogene Abhängigkeit und liegt nach jüngsten Berichten in Deutschland zwischen 8 und 15% [82]. Die Übertragung erfolgt durch Fliegen von Katze zu Katze. Bartonella henselae wird durch eine Kratz- oder Bissverletzung einer infizierten Katze auf den Menschen übertragen. Hinsichtlich der Inzidenzraten liegen nur Schätzungen vor, da es sich um ein nicht meldepflichtiges Krankheitsbild mit geringer Morbidität und fehlender Mortalität handelt. Für die Vereinigten Staaten, wo bei etwa 30–60% der domestizierten Katzen Bartonella henselae im Blut nachgewiesen werden kann, werden jährliche Inzidenzraten von 1,8–9,3/100.000 angenommen [100,133].

Klinik. Die Katzenkratzkrankheit ist bei Immunkompetenten ein selbstlimitiertes Krankheitsbild. Etwa drei bis zehn Tage nach einer Kratz- oder Bissverletzung entsteht bei 50–90% der Patienten eine Induration im Bereich der initialen Verletzungsstelle. Nach etwa zwei Wochen kommt es zur unilateralen regionären Lymphadenopathie. Hierbei sind die Lymphknoten im Bereich der oberen Extremität sowie zervikale Lymphknotengruppen am häufigsten betroffen. Bei etwa 85% der Patienten ist nur ein einzelner Lymphknoten vergrößert. Eine durch Bartonella henselae verursachte zervikale Lymphadenopathie kann über Wochen bis Monate bestehen. Im weiteren Verlauf kommt es in 90% der Fälle zu einer spontanen Rückbildung der zervikalen Lymph-knotenvergrößerung. Etwa die Hälfte der Patienten beklagen zusätzlich subfebrile Temperaturen und ein allgemeines Krankheitsgefühl [133].

Diagnostik. Mittlerweile stehen serologische Diagnostikverfahren zum Nachweis von Bartonella henselae zur Verfügung. Hierzu gehört zum einen der molekulardiagnostische Nachweis der DNA dieser Bakterienspezies mittels der PCR [54]. Zum anderen gibt es kommerziell erhältliche serologische Nachweisverfahren auf Grundlage indirekter Fluoreszenzantikörper mit einer Spezifität von 100% und einer Sensitivität von 62% [231].

Therapie. Eine suffiziente Antibiotikatherapie kann den Zeitraum der Lymphadenopathie und der systemischen Krankheitserscheinungen deutlich verkürzen. Es werden gute Ansprechraten auf Erythromycin, Aminoglykosidantibiotika, Ciprofloxacin, Rifampicin und Sulfonamide berichtet [138]. Weiterhin konnte in einer randomisierten Doppelblindstudie nach einer fünftägigen Therapie mit Azithromycin eine deutliche Erhöhung der Rückbildungsraten der Lymphadenopathie nachgewiesen werden [24].

18.1.6 Tularämie

Epidemiologie. Das kokkoide, unbewegliche, gramnegative und strikt aerobe Stäbchen *Francisella tularensis* ist der Erreger der so genannten Tularämie. Hierbei handelt es sich um eine Zoonose, die entweder durch den Biss infizierter Insekten wie Moskitos, Teerfliegen oder Zecken, den Umgang mit infizierten Tieren wie z. B. Kaninchen oder durch die orale Aufnahme infizierter Speisen oder Trinkwasser übertragen wird [89]. Die Aufnahme von 10–100 Keimen reicht aus, um eine Krankheitsmanifestation auszulösen. Die Tularämie ist insbesondere in den Vereinigten Staaten, in Russland und in Japan verbreitet, in Europa hingegen selten.

Klinik. Nach drei bis vier Tagen entsteht an der Bissstelle in der Regel eine ulzeröse Läsion, von der aus die Erreger lymphogen und hämatogen in die parenchymatösen Organe (Leber, Milz) gelangen. Klinisch unterscheidet man vier Manifestationsformen.

- Bei der Mehrzahl der Patienten imponiert die *ulzeroglanduläre Form.* Hierbei liegt die Eintrittspforte im Bereich der Haut. Zusätzlich besteht eine zervikale Lymphadenopathie [101].
- Bei der *okulopharyngealen Form* erfolgt die Infektion über die Konjunktiva [206].
- Die *oropharyngeale Form* zeigt eine sehr schmerzhafte, ulzeröse Läsion im Bereich der Mundhöhle oder

des Oropharynx sowie eine zervikale Lymphadenopathie [136].
- Demgegenüber besteht bei der rein *lymphoglandulären Form* eine isolierte zervikale Lymphadenopathie ohne sichtbaren Ulkus. Die meist einseitige Lymphknotenschwellung kann einhergehen mit subfebrilen Temperaturen, Kopfschmerzen, Myalgien, Arthralgien und einem allgemeinen Krankheitsgefühl [17, 193, 206].

Diagnostik. Noch vor wenigen Jahren wurde der frühe Erregernachweis durch direkte Immunfluoreszenz und Kultur geführt. Ein serologischer Nachweis spezifischer Antikörper ist ab der zweiten Krankheitswoche möglich. Da jedoch der frühzeitige Diagnosenachweis zur Einleitung einer adäquaten und erfolgreichen Therapie notwendig ist, kommt aktuell den molekulardiagnostischen Verfahren (cELISA, PCR) die größte Bedeutung beim Nachweis einer Infektion mit Francisella tularensis zu [53].

Therapie. Die klassische Therapie der Tularämie erfolgt mittels Aminoglykosidantibiotika (Streptomycin, Gentamicin) oder Tetrazyklinen [89, 229]. Tierexperimentelle und neuere klinische Untersuchungen konnten insbesondere bei Kindern die Wirksamkeit von Ciprofloxacin (15–20 mg/kg Körpergewicht pro Tag) nachweisen [103, 183].

18.1.7 Listeriose

Epidemiologie. Das grampositive, peritrich begeißelte Stäbchenbakterium *Listeria monocytogenes* kommt ubiquitär im Wasser, im Erdboden sowie in Pfanzen und Tieren vor. Die Übertragung auf den Menschen erfolgt durch den Genuss infizierter Nahrungsmittel. Zur Krankheitsmanifestation kommt es, wenn mehr als 10^6–10^9 Erreger durch kontaminierte Nahrung (Milch, Milchprodukte, Käse, Fleischprodukte) in den Gastrointestinaltrakt gelangen. Insgesamt handelt es sich um eine seltene Erkrankung, für die eine Inzidenz von $6/10^6$ Einwohner/Jahr angenommen wird.

Klinik. Die Listeriose manifestiert sich bei immunkompromittierten Personen (z. B. Aids, Organtransplantierte u. Ä.) insbesondere als Meningitis oder Sepsis ohne Organlokalisation. Bei Immunkompetenten verläuft die Listeriose in der Regel unter dem Bild des grippalen Infektes mit einer Lymphadenopathie, Fieber und Myalgien, selten kombiniert mit Zeichen eines gastrointestinalen Infektes [218].

Diagnostik. Der serologische Nachweis ist nicht möglich. Die Diagnose wird anhand des kulturellen Erregernachweises im Blut bzw. Liquor gestellt.

Therapie. Therapie der Wahl ist die antibiotische Behandlung mit Ampicillin, ggf. in Kombination mit einem Aminoglykosid [219].

18.1.8 Infektiöse Mononukleose

Epidemiologie. Das *Epstein-Barr-Virus (EBV)* ist der Erreger der infektiösen Mononukleose. Dieser Gammavirus wird über Speichel und Rachensekret ausgeschieden. Die Infektion erfolgt über die Schleimhäute durch engen Kontakt oder durch mit Speichel kontaminierte Gegenstände. Jugendliche zwischen 15 und 19 Jahren sind am häufigsten betroffen. Die Durchseuchung beträgt nach dem 30. Lebensjahr nahezu 100 %. Die Vermehrung dieses Gammaherpesvirus ist nur in humanen B-Lymphozyten möglich, die teilweise hierdurch zerstört werden. Andererseits erfolgt der Einbau virusinduzierter Antigene in die Zellmembran infizierter B-Lymphozyten. Dies führt zur Stimulation zytotoxischer T-Lymphozyten, die die befallenen B-Lymphozyten zerstören [42].

Klinik. Nach einer Inkubationszeit von 10–50 Tagen entwickelt sich eine ausgeprägte, bilaterale und meist druckdolente Lymphknotenvergrößerung. Enoral zeigen sich beidseits vergrößerte, gerötete Tonsillen mit konfluierenden Belägen (Abb. 18.6). Zu den systemischen Krankheitssymptomen gehören insbesondere ein deutlich reduziertes Allgemeinbefinden mit ausgeprägtem Krankheitsgefühl, Fieber und eine Hepatosplenomegalie. Zu den Komplikationen gehören u. a. eine Milzruptur, die Entwicklung einer Myo- und Perikarditis, einer Enzephalitis, eines Guillain-Barré-Syndroms und einer Hepatitis.

Diagnostik. Im Differenzialblutbild lässt sich eine Lymphozytose mit 50–90 % atypischen Lymphozyten nachweisen. Die serologische Diagnostik ist mittels spezifischer Seroreaktionen, in denen Antikörper gegen drei verschiedene virale Antigene immunfluoreszenzmikroskopisch nachgewiesen werden, möglich. IgM- und IgG-Antikörper lassen sich frühzeitig gegen das so genannte „virale Capsid-Antigen" (VCA) nachweisen. In der Regel persistiert das IgG gegen VCA ein Leben lang. Während der akuten Erkrankungsphase ist ein erhöhter IgM-Titer gegen das so genannte „early Antigen" (EA) typisch. Etwa zwei bis vier Wochen nach der klinischen Manifestation der Erkrankung sind Antikörper gegen das „Epstein-Barr nukleäre Antigen" (EBNA) nachweisbar. Das IgG gegen EBNA bleibt ein lebenslanger Marker für eine angelaufene Infektion mit EBV. Die kommerziell erhältlichen Testverfahren sind sehr sensitiv, variieren jedoch je nach Herstellerfirma in Bezug auf ihre Spezifität zwischen 80 und 100 % [40].

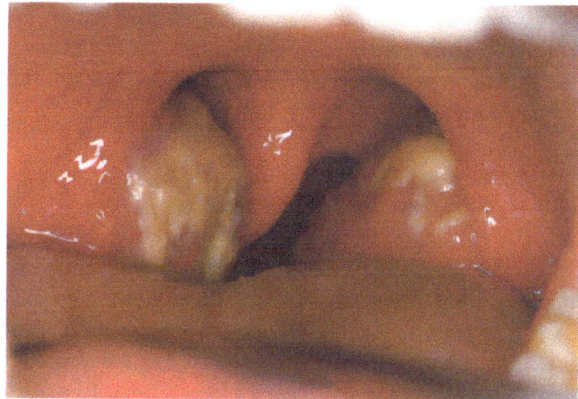

Abb. 18.6. Enoraler Befund einer Mononukleose

Therapie. Es existiert keine spezifische medikamentöse Therapie gegen eine Infektion mit dem EBV. Eine aktuelle Metaanalyse konnte keinen signifikanten Therapieerfolg durch die Behandlung mit Acyclovir nachweisen [210]. Es wird körperliche Schonung empfohlen. Wegen der Gefahr einer Exanthembildung ist die Gabe von Amoxicillin/Amicillin kontraindiziert. Im Falle einer relevanten Obstruktion der Luftwege durch eine ausgeprägte Hyperplasie der Tonsillen kann eine Tonsillektomie durchgeführt werden [155].

18.1.9 Zytomegalievirusinfektion

Epidemiologie. Das *Zytomegalievirus* (CMV) gehört zu der Familie der Betaherpesviren. Die Infektion wird in allen Altersklassen beobachtet. Ein Erkrankungsgipfel liegt in den ersten drei Lebensmonaten sowie im Jugendlichenalter. Die Übertragung erfolgt durch mit infiziertem Speichel kontaminierte Gegenstände oder direkten Kontakt.

Klinik. In den ersten Lebensmonaten verläuft die Infektion mit CMV unter dem Bild einer Lymphadenopathie und Hepatosplenomegalie. Eine Infektion im Kindes- oder Jugendalter kann das Bild einer EBV-Infektion mit Lymphknotenschwellung, Fieber und allgemeinem Krankheitsgefühl vortäuschen [60].

Diagnostik. Aufgrund der hohen Durchseuchung ist die serologische Diagnostik häufig nicht aussagekräftig. Die Diagnose wird durch den Direktnachweis des Virus aus Urin, Speichel oder Gewebe geführt. Die PCR-Diagnostik gewinnt zunehmend Bedeutung in der Frühdiagnostik und Verlaufskontrolle [130].

Therapie. Bei der CMV-Infektion handelt es sich um ein selbstlimitiertes Krankheitsbild, welches bei Immunkompetenten nicht behandelt werden muss. Bei immunsupprimierten Patienten (Aids, Transplantation u. Ä.) kann es jedoch zu lebensbedrohlichen Krankheitsverläufen kommen. In diesen Fällen erfolgt die Therapie lokal und/oder systemisch mit Ganciclovir [151].

18.1.10 Brucellose (Synonym: Morbus Bang)

Epidemiologie. Die Brucellose ist eine weltweit vorkommende, subakut systemische Infektion durch *Brucella species*. Je nach Reservoir werden die Subspecies Brucella abortus (Rinder), Brucella melitensis (Schafe und Ziegen), Brucella suis (Schweine) und Brucella canis (Hund) voneinander unterschieden. Die Sanierung des Rinderbestandes in Deutschland führte zu einer nahezu vollständigen Elemination der Brucellose. Ihr kommt jedoch als so genannte Importinfektion nach Aufenthalten vor allem in Mittelmeerländern eine Bedeutung zu.

Die Infektion erfolgt entweder durch direkten Kontakt mit den erkrankten Tieren oder über den Genuss kontaminierter Lebensmittel. Hier sind insbesondere Milch- und Milchprodukte zu nennen [145]. Die Schleimhaut des oberen Intestinal- bzw. Respirationstraktes sowie Läsionen der Haut dienen den Keimen als Eintrittspforte. Der Abtransport erfolgt über phagozytierende Makrophagen in die regionären Lymphknoten. Wenn es den Erregern gelingt, die Lymphknotenbarriere zu überwinden, disseminieren diese zuerst lymphogen, dann hämatogen. Sie gelangen in Leber, Milz, Knochenmark und weitere Organe des retikuloendothelialen Systems (RES). Hier bilden die Organismen Granulome, aus denen sie schubweise in die Blutbahn gelangen, wobei jedes Mal typische Fieberschübe resultieren.

Klinik. Klinisch imponiert eine nichtschmerzhafte beidseitige Lymphknotenvergrößerung. Nach einer Inkubationszeit von etwa ein bis vier Wochen treten intermittierende, vor allem abends auftretende Fieberschübe, Arthralgien oder Arthritiden hinzu sowie unklare abdominale Schmerzen und Zeichen eines grippalen Infektes [145]. In etwa 20–50 % der Fälle besteht zusätzlich eine Hepatomegalie [111].

Diagnostik. Die Diagnosestellung kann kulturell, mittels Antikörpernachweis im peripheren Blut oder mittels PCR erfolgen [14].

Therapie. Die Therapie erfolgt je nach Ausprägungsgrad der Erkrankung mittels Tetrazyklinen als Monotherapie oder in Kombination mit Aminoglykosiden (Streptomycin, Gentamycin), Rifampicin und/oder Trimethoprim/Sulfamethoxazol [33, 198]. Da Rückfälle nach zu kurzer Gabe von Antibiotika beobachten wurden, sollte die antibiotische Therapie für insgesamt vier Wochen durchgeführt werden.

18.1.11 Aktinomykose

Epidemiologie. Die Aktinomykose ist eine endogene Infektion, die durch grampositive, nichtsporenbildende Bakterien, so genannte Aktinomyzeten verursacht werden. In über 90 % der Fälle handelt es sich beim Menschen um Infektionen mit *Actinomyces israelii*. Sehr viel seltener werden Actinomyces naeslundi (7 %), Actinomyces odontolyticus, Actinomyces viscosus, Actinomyces pyogenes und Actinomyces meyeri isoliert. Aktinomyzeten gehören zur Normalflora der Schleimhäute und lassen sich insbesondere in der Mundhöhle nachweisen. Die Erreger werden dann pathogen, wenn sie aufgrund eines erniedrigten Redoxpotenzials durch die Mukosa in das Gewebe einwandern können. Dies ist insbesondere nach Zahnextraktionen oder anderen Mundschleimhautverletzungen zu beobachten, es kann jedoch auch zu Infektionen ohne vorherige Verletzung im Bereich der Mundschleimhaut kommen [9]. Hierfür sind in diesen Fällen eine mangelnde lokale Blutversorgung sowie Begleitbakterien verantwortlich. In der Regel handelt es sich um Anaerobier der Mundhöhle wie Bacteroidaceae oder Actinobacillos actinomycetemcomitans. Die Aktinomykose tritt insbesondere bei Jugendlichen und Erwachsenen mittleren Alters auf. Männer erkranken etwa 2,5-mal häufiger als Frauen. Es existieren jedoch auch Fallberichte über Erkrankungen von Kindern [68].

Klinik. Die mit über 90 % am häufigsten zu beobachtende Form ist die zervikofaziale Aktinomykose. Es imponiert eine langsam wachsende, nichtschmerzhafte submandibuläre Schwellung. Eine Lymphknotenbeteiligung wird bei direkter Infiltration beobachtet, ansonsten sind Lymphknotenschwellungen eher selten. In etwa 10 % der Fälle sind metastatische Absiedlungen im Bereich der Leber und des Gehirns nachweisbar [30, 99]. Bei ausbleibender therapeutischer Intervention kann es zur Bildung von Abszessen kommen, die die Haut durchbrechen und zur Fistelungbildung führen [175].

Diagnostik. Der Erregernachweis erfolgt aus Fistelsekret oder Granulationsgewebe. Hierbei ist zu beachten, dass der Transport ins Labor mit einem besonderen Transportbehälter für Anaerobier erfolgen muss. Bereits mikroskopisch kann die Diagnose anhand der verzweigten Stäbchen gestellt werden. Der kulturelle Nachweis von Myozellen-bildenden Mikrokolonien nimmt etwa ein bis zwei Wochen in Anspruch.

Therapie. In der Regel erfolgt die chirurgische Sanierung des Entzündungsherdes – ggf. mit plastisch-rekonstruktiver Defektdeckung im Falle pharyngokutaner Fisteln [175]. Postoperativ schließt sich über einen Zeitraum von 6–12 Monaten eine Antibiotikatherapie an. Das Antibiotikum der Wahl ist Penicillin. Im Falle einer Penicillin-Allergie haben sich Clindamycin, Erythromycin und Tetrazykline bewährt [165].

18.1.12 Leishmaniose (Kala Azar)

Epidemiologie. Die Leishmaniose ist eine Erkrankung, die in den Subtropen (Mittelmeerraum) und Tropen vorkommt. Die Übertragung der *Leishmanien* (Protozoon) erfolgt durch den Stich von Sandmücken, bevorzugt der Gattung Phlebotomus und Lutzomyia. Nach WHO-Angaben werden weltweit etwa 400.000 Neuerkrankungen pro Jahr registriert. Unter den durch Leishmanien hervorgerufenen Krankheitsbildern führt die viszerale Leishmaniose, die auch als Kala-Azar bezeichnet wird, u. a. zu einer zervikalen Lymphknotenschwellung [52, 174].

Klinik. Von der Stichstelle gelangen die Protozoen über Makrophagen in die regionären Lymphknoten, in die Milz, in die Leber und in das Knochenmark. Nach einer Inkubationszeit von zwei Wochen bis zu mehreren Monaten werden kurz oder länger andauernde Fieberschübe, eine Reduktion des Allgemeinbefindens sowie eine fortschreitende Kachexie beobachtet. Neben einer Hepatomegalie kann eine beidseitige Lymphknotenschwellung bestehen. Im späteren Krankheitsverlauf kommt es zu einer dunklen Pigmentierung der trockenen und blassen Haut mit Papelbildung [168].

Diagnostik. Der Erregernachweis ist aus dem Punktat befallener Lymphknoten oder des Knochenmarks sowie durch serologischen Nachweis spezifischer Antikörperkörper möglich.

Therapie. Zur Behandlung der viszeralen Leishmaniose werden Antimon-Präparate wie Pentostam erfolgreich eingesetzt [238]. Eine wirksame Chemoprophylaxe existiert zur Zeit noch nicht. Es werden jedoch viel versprechende Ergebnisse über DNA-Vakzine im Tierversuch berichtet [83]. Hier wird die Entwicklung innerhalb der nächsten Jahre abgewartet werden müssen.

18.1.13 Exanthema subitum (Synonym: Dreitagefieber)

Epidemiologie. Hierbei handelt es sich um die Infektion mit dem *humanen Herpersvirus 6*. Diese Erkrankung mit geringer Kontagiosität betrifft insbesondere Kinder im Alter zwischen sechs Monaten und vier Jahren. Die Übertragung erfolgt über den Speichel.

Klinik. Nach einer 5- bis 15-tägigen Inkubationszeit ist ein plötzlicher Fieberanstieg bis 40°C zu beobachten. Das Allgemeinbefinden ist nicht beeinträchtigt. Der Temperaturabfall nach drei Tagen ist mit dem Auftreten eines Röteln-ähnlichen Exanthems, welches das Gesicht ausspart, vergesellschaftet. Die Hauterscheinungen verschwinden nach ein bis zwei Tagen. Während des Krankheitsverlaufes ist eine milde zervikale Lymphadenopathie möglich.

Diagnostik. Serologisch können spezifische Antikörper bestimmt werden. Aufgrund des typischen Klinik kann hierauf jedoch in den meisten Fällen verzichtet werden.

Therapie. Das selbstlimitierte Krankheitsbild sollte symptomatisch beispielsweise mit fiebersenkenden Maßnahmen behandelt werden.

18.1.14 Lyme-Borreliose

Epidemiologie. Die Erreger dieses Krankheitsbildes, flexible, helixartig gewundene und intensiv bewegliche Spirochäten, wurden erstmals 1982 von Burgdofer und Mitarbeitern aus amerikanischen Zecken isoliert. Mittlerweile werden *Borrelia burgdorferi sensu*, *Borrelia rainii* und *Borrelia afzelii* unterschieden, die möglicherweise zu verschiedenen Organmanifestationen führen. Endemiegebiete sind waldreiche Gegenden der nördlichen Hemisphäre. Die Übertragung erfolgt durch den Biss einer infizierten Zecke. Der Hauptvektor in Europa (Ixodes ricinus) zeigt je nach Region eine Durchseuchung von 5–35 % [72].

Klinik. Das klinische Erscheinungsbild variiert je nach Immunitätslage und Borrelia-burgdorferi-Genomspezies. Die Inkubationszeit liegt zwischen 3–30 Tagen. Unbehandelt verläuft die Erkrankung in drei Stadien (Tabelle 18.1).

Im *Stadium I* (Frühstadium I) bildet sich um den Zeckenbiss ein sich zentrifugal ausbreitendes und zentral abblassendes Erythem. Des Weiteren wird eine lokale Lymphadenopathie beobachtet, die auch die zervikalen Lymphknoten betreffen kann. Die immunologische Abwehrreaktion ist durch die Dominanz einer T_1-Helferzell-Antwort charakterisiert [72]. Fällt diese inadäquat aus, können Krankheitsgefühl, Nackensteifigkeit, Glieder- und Kopfschmerzen als Anzeichen einer hämatogenen Aussaat auftreten [159].

Im *Stadium II* werden durch die hämatogene Aussaat der Erreger diffuse Erytheme sowie der Befall des Nervensystems, der Gelenke und des Herzmuskels beobachtet. Weiterhin können Lymphfollikel-ähnliche Knötchen an der Einstichstelle, im Bereich des Ohres, der Gesichtshaut oder der Mamillen beobachtet werden. Das Auftreten dieser so genannten Lymphadenosis cutis benigna, wird in seltenen Fällen bei Kindern beobachtet.

Nach Jahren bis Jahrzehnten geht die Erkrankung in das *Stadium III* über, das durch Hautveränderungen im Bereich der Gelenke und an den Streckseiten der Glied-

Tabelle 18.1. Stadien der Lyme-Borreliose

Organsystem	Stadium I	Stadium II	Stadium III
Lymphatisches System	Lokale Lymphadenopathie	Lymphadenitis cutis benigna	
Haut	*Erythema chronicum migrans*		*Acrodematitis chronica atrophicans*
Nervensystem		*Lymphozytäre Meningo-radikulitis Bannwarth*, Fazialisparese, aseptische Meningitis	Chronische Enzephalomyelitis
Gelenke		Kurzzeitige Arthritis	Arthritis
Herz		Mykokarditis, AV-Blockierungen	

maßen imponiert. Weiterhin besteht eine Polyneuropathie, eine chronische Enzephalomyelitis und/oder eine Arthritis [23].

Diagnostik. Der serologische Nachweis von Antikörpern erfolgt mittels ELISA und Western-Blot. Insbesondere im Frühstadium werden über den DNA-Nachweis mittels PCR-Diagnostik viel versprechende Ergebnisse berichtet [22].

Therapie. Therapie der Wahl ist die mindestens 14-tägige Gabe von Tetrazyklinen, wobei über ähnlich gute Therapieerfolge nach Gabe von Aminoglykosiden und Cephalosporinen der höheren Generation, und hier insbesondere über Rocephin (Ceftriaxon), berichtet wird [169].

18.1.15 HIV-Infektion

Das infektiöse, erworbene Immundefektsyndrom „acquired immun deficiency syndrome" (Aids) wird in Europa durch eine Infektion mit dem *human immunodeficieny virus (HIV-Virus)* Typ I und in Afrika durch das endemisch vorkommende HIV-Virus Typ II ausgelöst. Die Übertragung des HIV-Virus ist beim Menschen über Blut- und Blutprodukte, unsterile Injektionskanülen, Sperma, intrauterin, perinatal und mit der Muttermilch möglich. Neben dem LTR-Gen wurden weitere Steuerungsgene beschrieben, die für die lange Viruslatenz und die Virusreplikation verantwortlich sind. Hierzu gehören u.a. das tat-Gen, das rev-Gen und das nef-Gen.

Das HIV-Virus bindet über sein Oberflächenprotein gp120 an CD4-Rezeptoren von Lymphozyten, Makrophagen, Langerhans-Zellen und follikuläre Retikulumzellen. Nebenrezeptorstrukturen sind das Galaktosylzeramid der Oligodendrozyten des Gehirns. Dies erklärt die Infektion auch nicht-CD4-haltiger Zellen. Nach Penetration und „uncoating" erfolgt die Replikation durch den Einbau der mittels viruseigener RT-transkribierten dsDNA in das Wirtsgenom. T-Suppressorzellen können zunächst die Virusreplikation in den T-Helferzellen unterdrücken. Nach bis zu zehn Jahren erfolgt eine Aktivierung durch Zytokine wie IL-4, IL-6 und TNF-α und/oder Aktivierungsproteine anderer Viren vor allem aus der Gruppe der Herpesviridae.

Im Gegensatz zu anderen Retroviren verläuft die Replikation des HIV-Virus als lytischer Zyklus. Hieraus resultiert eine Zerstörung der Wirtszelle. Durch die Zerstörung der T-Helferzellen kommt es zu einer Verschiebung des Verhältnisses der T-Helferzellen zu T-Suppressorzellen (T_4 : T_8 kleiner als 0,7; Normalwert: 1,7±0,5). Dies beeinflusst insbesondere die T-Helferzellen-abhängige Transformation der Makrophagen zu Epitheloidzellen im Rahmen der effektiven Bekämpfung intrazellulär parasitierender Keime.

Morphologische und immunhistochemische Lymphknotenveränderungen. Der eingeschränkten T-Zell-Funktion steht eine Dauerstimulation der B-Zellen gegenüber. Hieraus resultiert im Anfangsstadium einer Infektion mit dem HIV-Virus ohne Aids eine ausgeprägte follikuläre Hyperplasie ohne Follikeldestruktion. Im weiteren Verlauf einer HIV-Infektion mit Aids kommt es zum Auseinanderbrechen der übergroßen Follikelstrukturen, was durch den Nachweis einer gemischten (diffusen) follikulären Hyperplasie mit Fragmentationen der Follikel, Follikelinvolution oder -depletion zum Ausdruck kommt. Die auffälligste Veränderung der Lymphknotenmorphologie besteht in der Zerstörung der Germinalzone durch die Follikelauflösung. Es kommt zur Demarkierung der kortikalen B-Zell-Zone sowie der parakortikalen T-Zell-Zone. Im Rahmen des weiteren Krankheitsverlaufes kommt es zur Erhöhung der Anzahl der Mastzellen sowie CD68+- und Mac387+-Makrophagen. Die Lymphknoten werden atrophisch durch eine diffuse intranodale Akkumulation von Kollagen III, elastischen Fasern, Laminin, Fibronektin und Proteoglykanen [161].

Immunhistochemische Untersuchungen konnten im Stadium der generalisierten Lymphadenopathie virales Antigen insbesondere im Bereich der Lymphfollikel und Makrophagen nachweisen. Im Terminalstadium der Aids-Erkrankung, das durch eine Involution und Depletion der Lymphfollikel charakterisiert ist, findet sich virales Antigen insbesondere in den Makrophagen und Histiozyten der Sinus [141]. Die Ansammlung von CD8$^+$-T-Lymphozyten in mit dem HIV-Virus infizierten Lymphknoten wird durch die Produktion von Chemokinen gesteuert. Chemokine gehören zu der Familie der Zytokine. Sie werden in den infizierten Lymphknoten von den sesshaften Makrophagen produziert. Im Hinblick auf die Akkumulation zytotoxischer T-Lymphozyten, kommt dem Makrophagen-Entzündungsprotein-α eine wesentliche Funktion zu [239].

Klinik. Die HIV-Infektion verläuft in vier verschiedenen Stadien.

- *Stadium I (akute HIV-Infektion)*: Die initiale Infektion mit dem HIV-Virus kann völlig inapperent oder unter einem Mononukleose-artigen Krankheitsbild verlaufen. In seltenen Fällen wird über das Auftreten einer benignen, transitorischen Meningoenzephalitis berichtet.
- *Stadium II (Lymphadenopathiesyndrom)*: Nach zwei bis drei Wochen beginnt die klinische Latenzphase. Über Jahre bleibt das Virus in Makrophagen und T$_4$-Lymphozyten latent. Der Träger ist klinisch gesund und kann das Virus über den Geschlechtsverkehr und Blut oder Blutprodukte übertragen. Nach einer Inkubationszeit von bis zu mehr als zehn Jahren kommt es durch Zytokine, virale Superinfektionen oder antigene Stimuli zur Aktivierung des LTR-Regulatorgens. Nach einem zunächst symptomlosen Intervall, in dem jedoch bereits pathologische Laborbefunde im Sinne einer Lymphopenie und T$_4$/T$_8$-Verschiebung nachweisbar sein können, kommt es zu einer generalisierten Lymphadenopathie.
- *Stadium III (Aids-related-complex)*: Diese Vorphase der akuten Aids-Erkrankung ist durch das Auftreten unspezifischer Allgemeinsymptome wie Fieber, Diarrhö und Gewichtsverlust gekennzeichnet. Innerhalb der nächsten ein bis fünf Jahre ist mit dem Übergang in das Vollbild der Aids-Erkrankung zu rechnen.
- *Stadium IV (Aids)*: Das letzte Stadium ist durch das Auftreten opportunistischer Infektionen und neurologischer Symptome (Demenz, Myelopathie), häufig assoziiert mit Kaposi-Sarkomen, charakterisiert. Zu den wichtigsten opportunistischen Infektionen gehören die Pneumozystis-carinii-Pneumonie, die ze-

rebrale Toxoplasmose, pulmonale oder ösophageale Kandidiasis, Kryptokokkose, Aspergillose, eine Infektion mit atypischen Mykobakterien (in über 80 % Mycobacterium avium-complex), Zytomegalie- und Herpes-simplex-Infektionen.

Diagnostik. Der Nachweis einer HIV-Infektion ist mittels verschiedener Verfahren möglich. Als Sreening-Test werden Antikörpersuchtests gegen synthetisch hergestellte Virusantigene verwendet. Positive Resultate müsssen immer durch eine erneute Blutabnahme und ein Alternativverfahren wie beispielsweise dem Western-Blot bestätigt werden. Etwa zwei bis drei Wochen nach einer Infektion sind HIV-Antigene serologisch nachweisbar. Diese verschwinden jedoch ca. 8–12 Wochen nach der Infektion wieder. Mittels RT-PCR ist es möglich, die Anzahl der Viruskopien pro ml Blut zu ermitteln. Dies lässt Rückschlüsse auf die Prognose und das Risikos für das Auftreten einer Aids-definierten Erkrankungen zu.

Therapie. Zur antiretroviralen Therapie wird derzeit in der Regel Azidothymidin eingesetzt. Hierbei handelt es sich um ein Nukleosidanalogon, welches die reverse Transkriptase selektiv hemmt [216]. Der Prophylaxe opportunistischer Infektionen bei gefährdeten Patienten kommt eine besondere Bedeutung zu. Hierzu gehört u. a. die zwei- bis vierwöchentliche Inhalation mit Pentamidine (Pneumocystis-carinii-Pneumonie) und die wöchentlich zweimalige Gabe von Pyrimethamin/ Sulfadiazin (zerebrale Toxoplasmose). Des Weiteren wird zur Prophylaxe einer Infektion mit Mycobacterium aviumcomplex Rifubatin empfohlen [169].

18.1.16 Morbus Whipple (Synonym: intestinale Lipodystrophie)

Epidemiologie. Hierbei handelt es sich um eine seltene Erkrankung, die durch das grampositive Stäbchenbakterium *Tropheryma whippelii* hervorgerufen wird. Der Erkrankungsgipfel liegt im 3. bis 4. Lebensjahrzehnt, wobei Männer etwa viermal so häufig erkranken wie Frauen. Eine ungeklärte Störung der zellulären Immunität mit histiozytärer Dysfunktion scheint bei diesen Patienten ein prädisponierender Faktor zu sein. Die Bakterien werden mit der Nahrung aufgenommen und von intestinalen Makrophagen phagozytiert. Aufgrund einer fehlenden Abtötung verweilen die Bakterien zunächst in diesen Makrophagen in der Dünndarmmukosa. Im Laufe der Erkrankung sammeln sich Bakterien-speichernde Histiozyten insbesondere im Ileum an, die den Lymphabfluss behindern. Die Aufstauung des Chylus und die intestinale Lymphabflussstörung führt zu einer Malabsorption.

Morphologische Lymphgefäß- und Lymphknotenveränderungen. Die Lymphgefäße der Mukosa und Submukosa sind maximal weit gestellt und enthalten Lipidtröpfchen. Die regionären Lymphknoten sind mit großen Histiozyten durchsetzt. Diese enthalten Lipidtropfen, Bakterien sowie Bakterienzerfallsprodukte.

Klinik. Die Patienten weisen ein Malabsorptionssyndrom mit Fettstühlen auf. Des Weiteren werden Gewichtsverlust und abdominale Schmerzen berichtet. Systemische Krankheitszeichen können die Diagnosestellung erschweren. Hierzu gehören wandernde Arthralgien, Anämien, Fieber, Hyperpigmentierungen, Peri- und Endokarditiden, ZNS-Affektionen und Pleuraergüsse [62, 146, 156, 203].

Diagnostik. Klinisch und labortechnisch fällt eine Steatorrhö sowie eine verminderte D-Xylose-Resorption auf. Serologisch besteht eine Hypalbuminämie und Anämie sowie eine Verminderung des Serumkalziums, -eisens, und -cholesterins. Die Diagnose wird durch eine Dünndarmbiopsie gestellt. Der Nachweis PAS-positiver Makrophagen mit großen zytoplasmatischen Granula ist charakteristisch. Der Erregernachweis kann mittels PCR-Diagnostik geführt werden [109]. Mittlerweile ist es möglich, die Bakterien zu züchten und in Tierversuchen spezifische Antikörper zu induzieren. Die Entwicklung serologischer Testverfahren muss abgewartet werden [172].

Therapie. Es wird die sechs- bis 12-monatige Gabe von Tetrazyklinen oder Cotrimoxazol empfohlen. Hierunter kommt es bei nahezu allen Patienten zur Vollremission [203]. Im Falle eines zerebralen Befalls sollten liquorgängige Antibiotika wie Minocyclin oder Clinomycin eingesetzt werden [147].

18.2 Nichtinfektiöse Lymphknotenerkrankungen

18.2.1 Benignes Lymphom Castleman
(Synonym: angiofollikuläre Lymphknotenhyperplasie, „giant lymph node hyperplasia", Lymphknotenhamartom, Pseudothymom)

Die Erstbeschreibung dieser Erkrankung geht auf Castleman und Towne im Jahre 1954 zurück. Die Autoren berichteten über einen solitären mediastinalen Tumor. Die häufigste Lokalisation dieser Erkrankung sind Mediastinum und die Halsregion (Abb. 18.7). Es sind jedoch zahlreiche weitere Manifestationsorte wie abdominelle, inguinale und axilläre Lymphknoten beschrieben.

Beim Morbus Castleman handelt es sich um eine seltene Erkrankung, die in jedem Alter ohne Geschlechtsbevorzugung auftreten kann. Histologisch wird von dem häufigen hyalin-vaskulären Typ (90 %) eine mor-

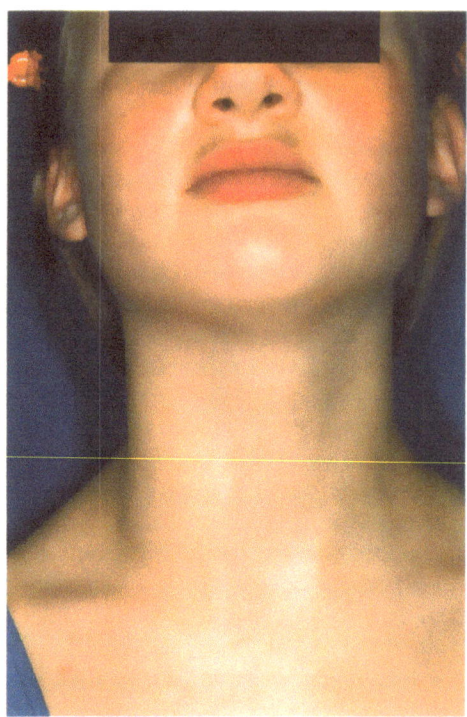

Abb. 18.7. Schwellung links zervikal bei so genannter angiofollikulärer Lymphknotenhyperplasie (benignes Lymphom Castleman)

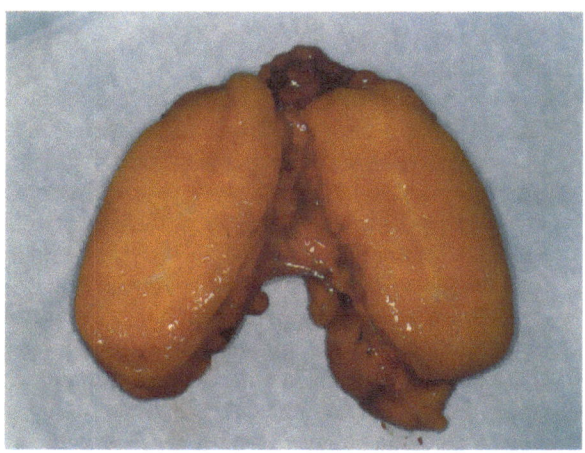

Abb. 18.8. Makroskopisches Bild des hyalin-vaskulären Typs der so genannten angiofollikulären Lymphknotenhyperplasie (benignes Lymphom Castleman)

phologische Variante, der sog. Plasmazelltyp (10 %) unterschieden. Die beiden Formen unterscheiden sich nicht nur histologisch, sondern auch hinsichtlich ihres klinischen Erscheinungsbildes.

Der hyalin-vaskuläre Typ ist histologisch charakterisiert durch zwiebelschalenähnlich angeordnete Lymphozytenschichten, die Follikel bilden. Im faserreichen interfollikulären Gewebe besteht eine auffällige Proliferation und Hyalinose der Blutgefäße (Abb. 18.8). Im

Plasmazelltyp wird das interfollikuläre Areal hauptsächlich von Plasmazellrasen eingenommen. Bei den meisten an einem hyalin-vaskulären Typ erkrankten Patienten handelt es sich um einen asymptomatischen, überwiegend mediastinal lokalisierten Zufallsbefund, der im Rahmen einer radiologischen Thoraxdiagnostik entdeckt wird. Im Laufe der Erkrankung kommt es zu einer langsamen Lymphknotenvergrößerung. Patienten mit dem Plasmazelltyp zeigen häufig vielfältige ungeklärte klinische Erscheinungen. Diese Patienten können Symptome und abnorme Laborbefunde wie Fieber, Gewichtsverlust, Nachtschweiß, Müdigkeit, Anämie, Leukozytose, Thrombozytose, Hypergammaglobulinämie und erhöhte BSG entwickeln.

Von der lokalisierten Form mit einem meist benignen Verlauf wird die multizentrische oder generalisierte Form unterschieden, die zu einer generalisierten Lymphadenopathie führt und klinisch sowie histologisch dem Plasmazelltyp ähnlich ist. Die generalisierte Form kann wie eine chronische Erkrankung persistieren, rezidivieren oder einen aggressiven, vielfach letal endenden Verlauf wie eine lymphoproliferative Erkrankung zeigen. Neben der B-Symptomatik sind periphere Neuropathie und Hepatosplenomegalie häufige assoziierte Erkrankungen. Weiterhin können endokrine Alterationen wie Hypothyreoidismus, Gynäkomastie und Glukoseintoleranz auftreten. Hyperpigmentierung der Haut, Hautausschlag, Juckreiz, Sicca-Syndrom und periphere Ödeme sind andere häufige Symptome. Aufgrund der häufigen Koinzidenz mit den genannten Erkrankungen ist die generalisierte Form dieser Lymphadenopathie als POEMS-Syndrom (Polyneuropathie, Organomegalie, Endokrinopathie, monoklonale Gammopathie, Hautveränderungen) bekannt. Auffällig ist weiterhin die überzufällige Assoziation mit dem Kaposi-Sarkom und malignen Lymphomen.

Die Vielzahl der zuvor erwähnten Bezeichnungen für diese Erkrankung ist ein Indiz für deren unklare Ätiologie. Interleukin(IL)-6 wird als ein wichtiger pathophysiologischer Faktor beim Morbus Castleman angesehen. Die systemischen Manifestationen dieser Erkrankung werden auf eine Dysregulation von IL-6 zurückgeführt. Schließlich wird eine Infektion mit humanen Herpesvirus Typ 8 bei Patienten mit POEMS-Syndrom diskutiert.

Bei dem hyalin-vaskulären Typ ist die Erkrankung nach vollständiger Exstirpation des Lymphknotens geheilt. Während die vielfältigen klinischen Befunde beim Plasmazelltyp tumorbedingt sind und sich ebenfalls nach Exstirpation des betroffenen Lymphknotens zurückbilden, ist die Therapie der generalisierten Form nicht chirurgisch. Neben Radiotherapie und Chemotherapie konnten auf dem Boden der Erkenntnisse über die regulative Wirkung von IL-6 therapeutische Erfolge mit Glukokortikoiden und Retinoiden sowie mit Anti-IL-6-Antikörper als IL-6-beeinflussende Faktoren erzielt werden.

18.2.2 Sarkoidose

Epidemiologie. Die Sarkoidose ist eine Systemerkrankung mit bisher ungeklärter Ätiologie. Sie kann sich in nahezu jedem Organ manifestieren. Hauptmanifestationsorte sind Lunge und mediastinale Lymphknoten. Der Erkrankungsgipfel liegt im 3. und 4. Lebensjahrzehnt, wobei Nichtraucher häufiger betroffen sind als Raucher. Die Prävalenz dieser Erkrankung liegt bei 10–40/100 000 Einwohnern pro Jahr.

Pathophysiologie. Neben einer Aktivierung des Makrophagen-Monozyten-Systems besteht eine Störung der T-Zell-Funktion, auf die eine negative Tuberkulinprobe hinweisen kann. In etwa 50 % der Fälle ist eine erhöhte B-Zell-Aktivität nachweisbar. Dies führt zu einer Hypergammaglobulinämie. Im Initialstadium ist die Erkrankung durch die Infiltration von T-Lymphozyten und Monozyten chrakterisiert. Im weiteren Verlauf entstehen durch IL-2-Freisetzung nicht verkäsende epitheloidzellige Granulome, die durch Riesenzellen, epitheloid umgewandelte Makrophagen (Epitheloidzellen), aktivierte Makrophagen und Lymphozyten gekennzeichnet sind. Makrophagen und Epitheloidzellen bilden Angiotensin-Konversionsenzym (ACE), dessen Aktivität im Serum mit der Granulommasse des Gesamtorganismus korreliert. Durch die Entzündungsreaktionen und Granulombildungen entstehen Narben, die in dem befallenen Organsystem zu irreversiblen Schäden führen [3].

Klinik. Man unterscheidet eine akute von einer chronischen Verlaufsform [105]:

Die Krankheitsverlauf der *akuten Sarkoidose* dauert wenige Wochen an und ist chrakterisiert durch folgende Krankheitssymptome:

- Erythema nodosum,
- Fieber,
- Gelenkbeschwerden (Sprunggelenke),
- Husten und Dyspnoe,
- Abgeschlagenheit.

Anhand der klinischen Symptomatik werden zwei *Sonderformen* der Sarkoidose unterschieden. Zum einen handelt es sich um das *Löfgren-Syndrom* (Synonym: *Morbus Boeck*), welches insbesondere junge Frauen betritt [207]. Es ist gekennzeichnet durch die Symptomentrias:

- bilaterale Lymphknotenschwellung,
- Arthritis,
- Eythema nodosum.

Wesentlich seltener ist das so genannte *Heerfordt-Syndrom*, das ebenfalls eine Bevorzugung des weiblichen Geschlechts zeigt. Es ist gekennzeichnet durch:

- Parotisschwellung (in der Regel beidseits symmetrisch),
- Fazialisparese,
- Uveitis,
- Fieber (nicht obligat).

Neben den charakteristischen Symptomen können auch andere gleichzeitige Organmanifestationen vorkommen.

Die *chronische Sarkoidose* entwickelt sich über Wochen bis Monate. Charakteristische Symptome sind Dyspnoe und trockener Husten. Demgegenüber werden Pleuraergüsse, die Entwicklung eines Pneumothorax oder Hämoptysen sehr viel seltener beobachtet.

Zu den *extrapulmonalen Manifestationen* gehören u.a. [61, 77, 97, 179, 249]:

- periphere Lymphknotenschwellungen, wobei der Befall zervikaler Lymphknoten am häufigsten beobachtet wird,
- Augenbeteilung (z.B. im Sinne einer Iridozyklitis, Uveitis, Tränendrüsenbefall),
- Hautveränderungen (z.B. Erythema nodosum),
- Befall des Nervensystems (z.B. Diabetes insipidus, granulomatöse Meningitis, Fazialisparese),
- akute Polyarthritis (Knie-, Sprung- und Handgelenke),
- Ostitis multiplex cystoides Jüngling,
- Befall des Herzmuskels mit hieraus resultierenden Herzrhythmusstörungen oder Kardiomegalie.

Diagnostik. Die radiologische Diagnose ist wegweisend. Klassisch imponieren eine retikulonoduläre oder azinäre Verschattung und eine Vergrößerung paratracheal und im Bereich des Hilus lokalisierter Lymphknoten. Computertomographisch lassen sich ggf. fibrotische Veränderungen des Lungenparenchyms sowie die hiermit verbundenen, krankheitsassoziierten Komplikationen wie Bullae und Bronchiektasen nachweisen [160]. In der Regel erfolgt eine histologische Bestätigung durch Biopsie der Bronchialschleimhaut, des Lungenparenchyms oder peribronchial lokalisierter Lymphknoten. Die bronchoalveoläre Lavage zeigt in der Regel einen erhöhten Quotienten aus T-Helferzellen und T-Suppressorzellen. Diesbezüglich gilt bei Nichtrauchern ein Quotient >3,5 und bei Rauchern >2,5 als krankheitspathognomonisch. Laborchemisch fällt eine Erhöhung des ACE und eine hieraus resultierende Hyperkalzämie auf [209].

Therapie. Die Therapie der akuten Sarkoidose erfolgt mittels nichtsteroidaler Antiphlogistika (Indometacin, Acetylsalicylsäure). Zur Behandlung der chronischen Sarkoidose werden regelmäßig Kortikosteroide auch in Kombination mit ACTH (adrenokortikotropes Hormon) eingesetzt [213].

Prognose. Die akute Sarkoidose heilt in 95% der Fälle folgenlos ab. Die chronische Sarkoidose führt in 50% der Fälle zu Dauerschäden. Etwa 10–20% der Patienten zeigen einen über Jahre aktiven Krankheitsverlauf. Eine schwere respiratorische Insuffizienz oder eine Herzinsuffizienz werden in 5–10% der Fälle beobachtet [39].

18.2.3 Kawasaki-Syndrom (Synonym: mukokutanes Lymphknotensyndrom)

Epidemiologie. Dieses Krankheitsbild wurde erstmals 1967 in Japan beschrieben. In der englischsprachigen Literatur wurde 1974 zum ersten Mal über diese Erkrankung berichtet. Es handelt sich um eine akute Multisystemvaskulitis, die u.a. durch die Infiltration von T-Lymphozyten charakterisiert wird und in ihrer Ätiologie nach wie vor ungeklärt ist [233]. Das Kawasaki-Syndrom betrifft zu 50% Kinder unter zwei Jahren und zu 80% Kinder unter vier Jahren. Hierbei zeigt sich mit einem Verhältnis von 3:2 eine Bevorzugung des weiblichen Geschlechts. Eine Neuerkrankung nach dem 8. Lebensjahr tritt praktisch nicht mehr auf [178].

Klinik. Die sechs klassischen Krankheitssymptome umfassen [21, 123]

- hohes Fieber (38–41°),
- eine nichteitrige Konjunktivitis,
- ein Erythem der Lippen, der Zunge, der Mukosa der Mundhöhle und des Oropharynx,
- einen polymorphen, erythematösen Hautausschlag,
- eine zervikale Lymphadenitis,
- Ödeme, Erytheme und Desquamationen im Bereich der Hände und Füße.

Die zervikale Lymphadenitis tritt uni- oder bilateral auf. Die Lymphknoten sind indolent, verschieblich und 1,5 cm oder größer bemessen. Kinder unter einem Jahr weisen häufig nur einzelne Symptome auf, wobei eine zervikale Lymphadenitis in 83% der Fälle nachweisbar ist [72, 131]. Die Diagnosestellung wird durch das Auftreten assoziierter Symptome erschwert. Hierzu gehören eine Urethritis mit steriler Pyurie, unklare abdominale Beschwerden sowie eine emotionale Labilität [19, 114]. Etwa 20% der nicht behandelten Kinder entwickeln kardiale Probleme. Hierbei wird die Entwicklung von Koronararterienaneurysmen am häufigsten beobachtet. Die Mortalität liegt aufgrund dessen bei 1–2% [157].

Diagnostik. Laborchemische Untersuchungen zeigen eine Erhöhung unspezifischer Entzündungszeichen. So lassen sich eine Leukozytose mit Linksverschiebung, eine Thrombozytose, erhöhte Leberwerte, ein erhöhtes CRP und eine beschleunigte BKS nachweisen. Die Diagnosestellung erfolgt anhand des klinischen Erscheinungsbildes, wobei in der Regel fünf der sechs oben genannten Kriterien erfüllt sein sollten. Als Indikatoren einer Entwicklung von Koronararterienaneurysmen gelten persistierendes hohes Fieber in Kombination mit einem erhöhten Serumlevel des epithelialen Wachstumsfaktors [157].

Therapie. Es werden zum einen hochdosiert Immunglobuline und Aspirin eingesetzt [123]. Die Wirksamkeit dieser Therapie scheint auf der Bindung von Antikörpern gegen ein unbekanntes Antigen und die Verhinderung der Thrombozytenaggregation im Bereich entzündlich veränderter Gefäße zu beruhen. Zum anderen wird die hochdosierte Gabe von Prednisolon und Cyclophosphamid empfohlen, um die Entwicklung von Koronararterienaneurysmen zu verhindern [240].

18.2.4 Nekrotisierende Lymphonodulitis Kikuchi-Fujimoto

Epidemiologie. Dieses Krankheitsbild wurde erstmals 1972 in Japan beschrieben. Es handelt sich um ein sporadisches und in seiner Ätiologie noch nicht geklärtes Krankheitsbild, welches insbesondere in Asien beobachtet wird. Eine virale Genese wird diskutiert. Die Erkrankung kann in jedem Lebensalter auftreten. Der Erkrankungsgipfel liegt jedoch im jungen Erwachsenenalter mit deutlicher Bevorzugung des weiblichen Geschlechts [122].

Klinik. In über 80 % der Fälle besteht über Wochen bis Monate eine schmerzhafte einseitige Lymphknotenschwellung. Es können zusätzlich systemische Krankheitserscheinungen wie Fieber oder Gewichtsverlust hinzutreten. In einer aktuellen Arbeit konnte die gehäufte Assoziation der subakut nekrotisierenden Lymphadenitis mit allergischen Erkrankungen und Infektionen der oberen Luftwege nachgewiesen werden [131].

Diagnostik. Zum Ausschluss einer malignen Erkrankung als Ursache der persistierenden Lymphknotenschwellung erfolgt häufig eine Lymphknotenexstirpation. Im Rahmen der histologischen Aufarbeitung kann der erfahrene Pathologe aufgrund histomorphologischer Besonderheiten die Diagnose einer subakuten, nekrotisierenden Lymphadenitis stellen. Eine Verwechslung mit dem Befund eines malignen Lymphoms ist jedoch nicht immer sicher auszuschließen. Die Lymphknoten zeigen parakortikal typischerweise eine scharf begrenzte Nekrosezone. Des Weiteren ist eine Aggregatbildung großer mononukleärer Zellen und ein Mangel an Plasmazellen und Neutrophilen zu beobachten. Immunhistochemische Färbungen sind positiv für 63D3 und Leu-2a. Dies weist auf das Nebeneinander von Hi-

stiozyten und Makrophagen sowie zytotoxischer T-Lymphozyten und T-Suppressorzellen in der Nekrosezone hin [232].

Therapie. In der Regel bildet sich die Lymphknotenschwellung nach mehreren Monaten von selbst zurück. Es wurde jedoch auch über einen Todesfall als Folge eines generalisierten Lymphknotenbefalls berichtet [46].

18.2.5 Progressiv septische Granulomatose

Die progressiv septische Granulomatose ist im angloamerikanischen Sprachgebrauch auch als „chronic granulomatosis" bekannt.

Pathogenese. Hierbei handelt es sich um ein X-chromosomal rezessiv vererbtes Krankheitsbild. Klinisch imponiert eine Granulozytenfunktionsstörung. Nach regelrechter Phagozytose können Katalase-positive Bakterien (beispielsweise Staphylokokken, Escherichia coli, Klebsiellen, Proteus mirabilis und insbesondere Aspergillus flavus oder Salmonellen) und Pilze in den Granulozyten nicht abgetötet werden. Ursächlich ist eine genetisch determinierte Unfähigkeit der Granulozyten, H_2O_2 zu akkumulieren. Dies führt zu einer Verschleppung der phagozytierten Organismen über den Blutkreislauf. Bei Zerfall der Granulozyten werden die überlebenden Keime frei. Als Reaktion des Körpers setzt eine lokale Granulombildung zur Abkapselung der Keime im Sinnne einer Abwehrreaktion ein [4]. Die Konduktorinnen werden selten erst als Erwachsene symptomatisch, wenn es zu einer Verschiebung der mütterlichen defekthaften und väterlichen gesunden Phagozyten kommt [182]. Die Erkrankung manifestiert sich in der Regel nach der Geburt.

Klinik. Bereits im frühen Säulingsalter fallen die Kinder durch chronisch rezidivierende Infektionen und Fieber auf. Es imponieren insbesondere Lymphknotenschwellungen mit Tendenz zur Abszedierung sowie Weichteilabszesse, rezidivierende Pneumonien oder Osteomyelitiden [36, 149]. Des Weiteren zeigen diese Kinder eine Hepatomegalie, eine Anämie und eine Hyperglobulinämie [110].

Diagnostik. Die Diagnosesicherung erfolgt anhand einer In-vitro-Farbstoffreduktionsprobe mit Nitroblautetrazolium an phagozytierenden Granulozyten.

Therapie. Eine sofortige und ggf. aggressive Therapie ist bei diesen hoch gefährdeten Kindern indiziert. Die wichtigste Maßnahme ist eine suffiziente Infektionsprophylaxe sowie die parenterale Gabe von Granulozytenwachstumsfaktoren (200–400 µg/Tag). Zur Prophylaxe einer Infektion mit Pneumocystis carinii werden als

Dauertherapie Cotrimoxazol/Colistin oder Gyrasehemmer eingesetzt. Die Therapie mit γ-Interferonen führt zu einer Erhöhung der $NADPH_2$-Expression und kann hierüber die intrazelluläre Abtötung der Keime steigern. Eine Pilzprophylaxe kann systemisch mit Fluconazol oder lokal mit Amphotericin B erfolgen [149]. Eine Heilung ist nur mittels hämatopoetischer Stammzellentransplantation möglich.

18.2.6 Hyper-IgE-Syndrom

Pathogenese. Unter dem Hyper-IgE-Syndrom versteht man eine Immundefekterkrankung der neutrophilen Granulozyten. Hieraus resultiert eine Störung der Chemotaxis und der T-zellulären Immunregulation. Die Synthese von Staphylokokken-spezifischem IgE ist massiv erhöht (Werte >5000 IU/l). Demgegenüber fällt in der Eiweißelektrophorese ein deutlicher IgG-Mangel auf [16].

Klinik. Klinisch imponieren zur Abszedierung neigende Lymphknotenschwellungen, stark juckende Ekzeme sowie lokalisierte und systemische Infektionen mit Staphylococcus aureus, Candida albicans oder Aspergillen.

Therapie. Die wichtigste Maßnahme ist ein suffiziente Infektionsprophylaxe und der umgehende Behandlungsbeginn bei Infektionsverdacht sowie die parenterale Gabe von Granulozytenwachstumsfaktoren (200–400 μg/Tag). Zur Prophylaxe einer Infektion mit Pneumocystis carinii werden als Dauertherapie Cotrimoxazol/Colistin oder Gyrasehemmer eingesetzt. Eine Pilzprophylaxe kann systemisch mit Fluconazol oder lokal mit Amphotericin B erfolgen. Eine Heilung ist nur mittels einer hämatopoetischen Stammzellentransplantation möglich.

18.2.7 Sinushistiozytose mit massiver Lymphadenopathie (Rosai-Dorfman-Krankheit)

Epidemiologie. Die Sinushistiozytose mit massiver Lymphadenopathie ist eine Erkrankung, die in den ersten beiden Lebensjahrzehnten auftritt. Mehr als die Hälfte aller Krankheitsfälle werden bei Kindern unter zehn Jahren beobachtet. Die Ursache dieser gutartigen Erkrankung, die in mehr als 90 % die zervikalen Lymphknoten betrifft, ist unklar. Eine Virusinfektion wird diskutiert [234].

Klinik. Die Patienten zeigen typischerweise eine ausgeprägte bilaterale, schmerzlose Lymphknotenschwellung. Systemische Krankheitszeichen wie Fieber, Gewichtsverlust, Myalgien und Arthralgien sowie eine Leukozytose mit Erhöhung der Neutrophilen können hinzutreten [41].

Diagnostik. In der Eiweißelektrophorese besteht eine Erhöhung der Gammaglobulinfraktion. Des Weiteren zeigt sich eine Erhöhung der BKS. Zum Ausschluss einer malignen Erkrankung wird häufig die Indikation zur diagnostischen Halslymphknotenexstirpation gestellt. Die entgültige Diagnose kann anhand der histomorphologisch nachweisbaren, ausgeprägten Sinushistiozytose mit einer Ansammlung von Plasmazellen, polymorphkernigen und Lymphozyten gestellt werden. Die Differenzialdiagnose zu einer malignen Histiozytose gestaltet sich jedoch nicht immer unproblematisch [55].

Therapie. In der Regel handelt es sich um ein Krankheitsbild mit spontaner Rückbildung, sodass keine spezifischen Therapieempfehlungen existieren. In etwa 10 % der Fälle weisen die betroffenen Patienten jedoch immunologische Dysfunktionen auf. In diesen Fällen wurden fulminante Erkrankungsverläufe mit zum Teil letalem Ausgang berichtet [120, 132].

18.2.8 Arzneimittel-Lymphonodopathien

Es sind eine Reihe von Arzneimitteln bekannt, nach deren Einnahme eine meist symmetrisch auftretende Lymphknotenschwellung beobachtet wurde.

Zu den Medikamenten gehören u. a.
- Heparin,
- Salizylate,
- Phenazetin,
- Phenylbutazon,
- Phenytoin,
- Meprobamat,
- Viomycin,
- Thiourazil,
- Diaminodiphenylsulfon,
- Isoniazid,
- Sulfonamide,
- Streptomycin,
- Penicillin,
- Hydantoin.

Als weitere Arzneimittel sind u. a. zu nennen:
- Eisendextran,
- Thyphusantigen,
- Antitoxine.

Klinik. Die Lokalisation kann durchaus variieren. Neben zervikalen Lymphadenopathien ist eine Beteiligung axillärer, inguinaler, mediastinaler und abdominaler Lymphknotengruppen möglich. In der Regel besteht eine geringe bis fehlende Schmerzhaftigkeit.

Diagnostik. Im Blutbild imponiert zunächst eine Leukozytose. Später tritt eine Eosinophilie sowie Leukopenie auf. Wegweisend ist die Medikamentenanamnese.

Therapie. Kausaltherapeutisch führt das Absetzen des Arzneimittels zur Restitutio.

18.3 Andere Raumforderungen

18.3.1 Branchiogene Zysten

Branchiogene Zysten werden zu unterschiedlichen Zeitpunkten im Kindes-, aber auch Erwachsenenalter manifest. Häufig werden sie erst bemerkt, wenn sich diese Dysgenesien entzünden.

Mediane Halszyste

Ätiologie. In der dritten Woche der Embryonalentwicklung beginnt die Entwicklung der Schilddrüse, ausgehend vom Foramen caecum. Bei der medianen Halszyste handelt es sich um ein Relikt des im Rahmen des Descensus der Schilddrüse nicht vollständig obliterierten Ductus thyreoglossus.

Klinik. Sehr häufig zeigen die Patienten eine prall-elastische und schlecht verschiebliche Raumforderung auf Höhe des Zungenbeines (Abb. 18.9). Sie kann aber auch weiter kaudal in Richtung Schilddrüse lokalisiert sein. Diese ist in der Regel indolent, solange keine Infektion vorliegt. Typisch ist die Mitbewegung der Zyste beim Schluckakt.

Diagnostik. Häufig kann die Diagnose bereits anhand des charakteristischen Lokalbefundes gestellt werden. Ultrasonographisch imponiert eine 1–2 cm große, scharf begrenzte, echoarme, rundliche Raumforderung auf Höhe des Zungenbeines.

Therapie. Die Therapie der Wahl ist die komplette chirurgische Entfernung der Zyste unter Mitnahme des medialen Zungenbeinabschnittes wie sie bereits 1920 von Sistrunk beschrieben wurde [200]. Die Indikation zur operativen Intervention sollte bei klinischer Manifestation gestellt werden, spätestens aber bei rezidivierenden Entzündungen, bei kosmetisch störenden Befunden oder zur Sicherung der Diagnose.

Karzinom in medialer Halszyste

Ätiologie. Die Erstbeschreibung eines Karzinoms in einer medialen Halszyste geht auf Ashurst u. White [15] zurück. Seither wurden etwa 250 Fälle beschrieben.

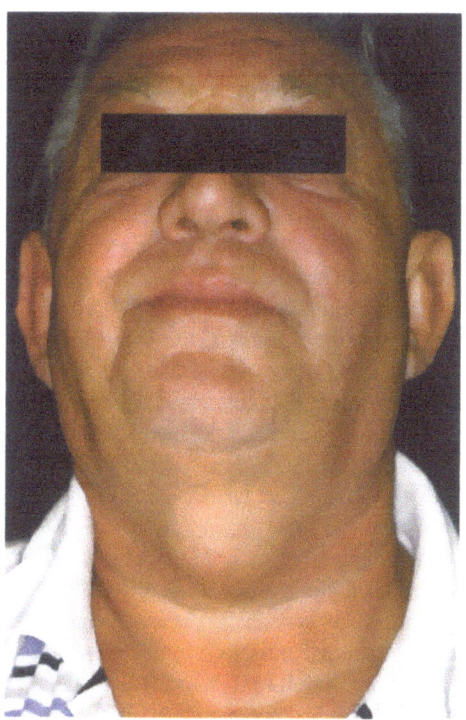

Abb. 18.9. Klinisches Bild einer medianen Halszyste in der Ansicht von vorne

Frauen sind etwa doppelt so häufig betroffen wie Männer. Bei Männern besteht ein Altersgipfel in der fünften und bei Frauen in der vierten Lebensdekade. Histologisch handelt es sich am häufigsten um papilläre Schilddrüsenkarzinome (<80%). In absteigender Häufigkeit wurden weiterhin Plattenepithelkarzinome, follikuläre Schilddrüsenkarzinome oder Adenokarzinome nachgewiesen [10, 177].

Klinik. Das klinische Bild entspricht in aller Regel dem einer medianen Halszyste. Es besteht eine schmerzlose, prall-elastische Raumforderung im Bereich der Medianlinie. Andere Symptome wie eine unklare Dysphagie oder ein Globusgefühl sind deutlich seltener, sodass die Diagnose eines Karzinoms in einer medianen Halszyste häufig erst im Rahmen der histopathologischen Aufarbeitung gestellt wird [134].

Diagnostik. Eine präoperative Ultraschalluntersuchung sollte mit einer Feinnadelaspirationszytologie kombiniert werden, um nicht nur die Größenausdehnung und Lokalisation genau zu bestimmen, sondern evtl. bereits präoperativ die Diagnose eines Karzinoms in einer medianen Halszyste stellen zu können. Besteht bereits zytologisch der Verdacht auf das Vorliegen eines Karzinoms in einer medianen Halszyste sollte präoperativ ein primäres Malignom im Bereich der Schilddrüse (Schilddrüsenfunktion, Schilddrüsenszintigraphie) ausgeschlossen werden.

Therapie. Die chirurgische Behandlung sollte – wie bereits 1893 durch Schlange [188] und später von Sistrunk [200] beschrieben – im Sinne einer kompletten Entfernung der zystischen Raumforderung unter Resektion des medialen Zungenbeinanteils und des zugehörigen Rudiments des Ductus thyreoglossus durchgeführt werden. Im Falle eines histopathologischen Nachweises eines Karzinoms in einer medialen Halszyste raten die Autoren zur Durchführung einer Thyroidektomie, da in bis zu 14 % klinisch nicht nachweisbare Schilddrüsenkarzinome in der histopathologischen Aufarbeitung beschrieben werden [134]. Eine postoperative Radio-Jod-Therapie sollte denjenigen Fällen vorbehalten bleiben, in denen ein erhöhtes Risiko für das Vorliegen von Metastasen oder der Entwicklung eines Rezidivs besteht [68].

Prognose. Die Prognose von Patienten mit einem Karzinom in einer medialen Halszyste wird unmittelbar von dem histologischen Typ bestimmt. Papilläre Schilddrüsenkarzinome haben eine sehr gute Prognose mit einer Heilungsrate von über 90 % [68]. Wohingegen für Patienten mit einem Plattenepithelkarzinom Überlebensraten zwischen wenigen Monaten und Jahren berichtet werden [32].

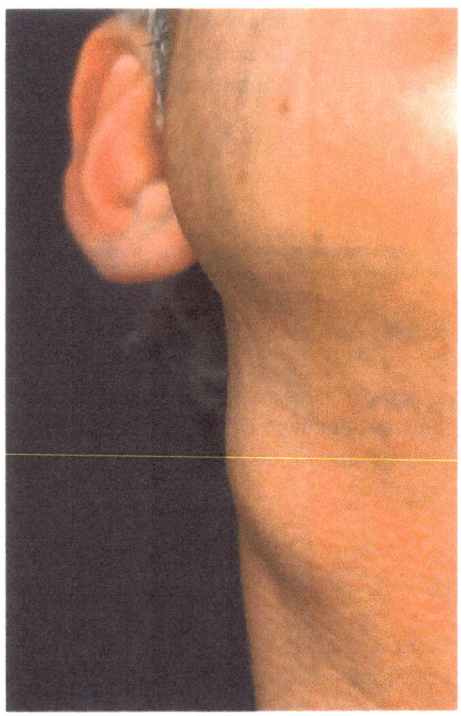

Abb. 18.10. Klinisches Bild einer lateralen Halszyste in der Ansicht von vorne

Laterale Halszyste

Ätiologie. Die Ätiologie der lateralen Halszyste ist keineswegs unumstritten. So steht der vermutete Ursprung der lateralen Halszyste als versprengter Rest der 2. oder 3. Schlundtasche bzw. Kiemenfurche der Entstehung aus heterotopen Epitheleinschlüssen in Halslymphknoten als „tonsillogene Lymphknotenerkrankung" gegenüber [212, 213].

Die letztgenannte Hypothese stützt sich auf die Altersverteilung, die histologischen Befunde und andere Merkmale lateraler Halszysten. Laterale Halszysten sind in der Regel auf Höhe des lateralen Zungenbeinhornes an der Einmündung der V. facialis in die V. jugularis interna lokalisiert (Abb. 18.10). An dieser Stelle liegt der Nodulus lymphaticus jugulodigastricus, dessen afferente Gefäße die Lymphe des hinteren Zungendrittels und der Tonsilla palatina aufnehmen. Lymphographische Untersuchungen an zwei Patienten mit einer lateralen Halszyste konnten eine direkte Verbindung der die Tonsilla palatina drainierenden Lymphgefäße zum lymphatischen Anteil der lateralen Halszyste nachweisen. So kam es zur Anfärbung des subepithelial lokalisierten, lymphatischen Gewebes, wohingegen das Lumen der Zyste ungefärbt blieb [213]. Die Autoren kamen aufgrund dieser Ergebnisse zu dem Schluss, dass es sich bei einer lateralen Halszyste um einen zystisch veränderten Lymphknoten handelt. Die Induktion zur Entstehung einer lateralen Halszyste scheint von heterotopen Platten-

epitheleinschlüssen auszugehen. Zu einem Zeitpunkt, zu dem der Waldeyer-Rachenring seine immunologische Funktion der primären Infektabwehr nahezu verloren hat, werden im Rahmen von Entzündungsprozessen Plattenepithelien aus den tonsillären Krypten mit der Lymphe in die erstdrainierenden Lymphknotenstationen drainiert. Weitere Infektionen können in einem Lymphknoten, in dem bereits Plattenepithelien abgelagert sind, zur Ausbildung einer Zyste führen [54].

Die Entwicklung einer lateralen Halszyste wird demzufolge in Anlehnung an die allgemeine Einteilung der zwei Entwicklungsphasen für Zysten im Kiefer- und Gesichtsbereich beschrieben [26]. In der ersten Phase führt ein unspezifischer Reiz zur Proliferation ruhenden Epithels. Diese Phase ist bei zu schwachem Reiz reversibel. Demgegenüber unterliegt die Zyste in der zweiten Phase durch einen starken Reiz einer eigenen Entwicklung. Die Volumenzunahme geht hierbei unmittelbar auf osmotische Effekte durch die im Zystenlumen lokalisierten Stoffe wie Lipide, Proteine, Cholesterine und IgA und IgG zurück.

Klinik. Am Vorderrand des M. sternocleidomastoideus besteht eine langsam progrediente, prall-elastische Raumforderung mit glatter Oberfläche.

Diagnostik. Ultrasonographisch darzustellende scharf begrenzte, echoarme Raumforderung.

Therapie. Die Therapie besteht in der vollständigen Entfernung der Zyste mit Verfolgung des Zystenganges bis zu seinem Ursprung. Erfahrungsgemäß endet dieser entweder blind in Höhe der Membrana hyothyreoidea oder reicht bis in die Fossa tonsillaris. Im letztgenannten Fall sollte die Tonsilla palatina der betroffenen Seite entfernt werden.

18.3.2 Neurogene Tumoren

Neurom

Epidemiologie. Nach chirurgischen Eingriffen am Hals oder posttraumatisch kann es aufgrund einer ungerichteten Nervenaussprossung im Rahmen des Regenerationsprozesses zur Ausbildung eines so genannten Neuroms kommen. Dies wird vor allem in der Folge einer Axonotmesis beobachtet, aus der eine vollständige Kontinuitätsdurchtrennung der Nervenendigungen resultiert.

Klinik. An prädisponierter Stelle entwickelt sich Monate bis Jahre nach einer chirurgischen und/oder traumatischen Intervention eine derbe, gelegentlich schmerzhafte Raumforderung. Die typischen Neurome sind dabei größer als 2 cm [216].

Diagnostik. Anamnese und physikalische Untersuchung können keine wertvollen Hinweise liefern. Traumatische Neurome entstehen bevorzugt im Bereich der lateralen Halsseite als Folge einer Verletzung des Plexus brachialis oder auch cervicalis. Eine definitive Diagnosestellung ist nur mittels einer histologischen Aufarbeitung möglich.

Therapie. In der Regel erfolgt die komplette Entfernung des Neuroms. Der proximale Nervenstumpf sollte intraoperativ in ein Gebiet außerhalb des alten Narbenbereiches eingebettet werden. Um einer eventuellen Neurombildung vorzubeugen, sollten intraoperativ durchtrennte Nervenendigungen koaguliert und/oder ligiert werden.

Neurinom (Synonym: Neurilemmom, Schwannom)

Epidemiologie. Das Neurinom ist der häufigste neurogene Tumor im Bereich der Halsweichteile [80]. Neurinome gehen in der überwiegenden Mehrzahl vom N. vagus und von zervikalen Anteilen des Plexus brachialis aus [170]. Ausgangspunkt können ebenso der Plexus sympathicus, der N. accessorius, der N. hypoglossus und der N. glossopharyngeus sein. Der Altersgipfel liegt zwischen dem 20. und 50. Lebensjahr, wobei eine Bevorzugung des weiblichen Geschlechts besteht.

Klinik. In der Regel liegt eine über Jahre andauernde Anamnese vor. Die Patienten berichten über eine langsam wachsende, indolente und scharf begrenzte Raumforderung. Typischerweise sind Neurinome im Bereich der lateralen Halsseite lokalisiert.

Diagnostik. Mit Hilfe einer kontrastmittelgestützten MRT der Halsweichteile kann in einigen Fällen bereits die Diagnose eines Neurinoms gestellt werden. Hierbei kommt der Darstellung einer den Prozess scharf abgrenzenden Kapsel eine wichtige differenzialdiagnostische Bedeutung bei der Unterscheidung gegenüber einem Neurofibrom zu. Histologisch bestehen Neurinome aus Schwann-Zellen, die von einer gut abgrenzbaren, fibrösen Kapsel umgeben sind. Je nach Anordnung der Zellen werden zwei verschiedene Typen unterschieden.

- Beim so genannten Antoni-Typ-A-Neurinom liegen die Schwann-Zellen palisadenartig dicht nebeneinander (faszikuläres Muster).
- Demgegenüber sind beim so genannten Antoni-Typ-B-Neurinom regressiv veränderte Anteile mit Hyalineinlagerungen, Blutungen, Zysten und Kalk (retikuläres Muster) charakterisiert.

Das Nebeneinander beider Formationstypen ist möglich. Eine maligne Entartung ist bei sicherer Abgrenzung zum Neurofibrom praktisch ausgeschlossen [64].

Therapie. Die Therapie der Wahl besteht in der vollständigen Entfernung des Neurinoms unter Schonung des Ursprungsnerven. Im individuellen Fall sind die zu erwartenden Funktionseinbußen in die Therapieentscheidung einzubeziehen.

Solitäres Neurofibrom

Epidemiologie. Im Gegensatz zur disseminierten Ausprägung der Neurofibromatose von Recklinghausen tritt das solitäre Neurofibrom als isolierter Befund auf. Ein solitäres Neurofibrom kann das Erstsymptom einer generalisierten Neurofibromatose von Recklinghausen sein. Der Altersgipfel dieser Erkrankung liegt zwischen dem 2. und 4. Lebensjahrzehnt.

Klinik. Solitäre Neurofibrome entstehen im Bereich der Axone der Haut oder der Subkutis. Im Gegensatz zu Neurinomen sind solitäre Neurofibrome begrenzt, sie weisen jedoch keine Kapsel auf. Dementsprechend erscheinen sie klinisch als uncharakteristische, weiche und u. U. diffuse Schwellung.

Diagnostik. Eine T_2-gewichtete MRT kann präoperativ den Hinweis auf das Vorliegen eines neurogenen Tumors geben. Die definitive Diagnose kann erst nach der chirurgischen Entfernung gestellt werden. Histologisch lassen sich alle Elemente des peripheren Nerven nachweisen. Innerhalb des Neurofibroms liegen markscheidenhaltige Nervenfasern, umgeben von kollagenfaserreichen Zellzügen und pseudomyxomatösen Partien [64].

Therapie. Die chirurgische Entfernung des solitären Neurofibroms ist die Therapie der Wahl. Die fehlende Abkapselung korreliert mit einem deutlich erhöhten Rezidivrisiko. In einigen Fällen kann der Ursprungsnerv aufgrund seiner ausgeprägten Beteiligung an der Tumorbildung nicht erhalten werden. Das solitäre Neurofibrom ist zwar mit einer Entartungstendenz behaftet, diese liegt jedoch deutlich unterhalb der 5–15 %, die für die generalisierte Neurofibromatose von Recklinghausen angegeben wird [226].

Neurogenes Sarkom
(Synonym: Neurofibrosarkom, malignes Schwannom)

Epidemiologie. Etwa 6–16 % der neurogenen Sarkome treten im Kopf-Hals-Bereich auf. Sie können in der Folge einer malignen Entartung eines Neurofibroms im Falle einer Neurofibromatose von Recklinghausen entstehen. Dies wird in etwa 5–15 % der Patienten mit einer Neurofibromatose von Recklinghausen beobachtet [226].

Klinik. In der Regel zeigen die Patienten eine primär asymptomatische Raumforderung im Bereich der Halsweichteile. Symptome treten häufig erst durch die Größenprogredienz der Raumforderung auf. Hinweise auf die Malignität der zervikalen Raumforderung können ein schneller Tumorprogress und das Auftreten nervaler Dysfunktionen sein. Etwa 10 % der Patienten klagen über Schmerzen [258]. Zum Zeitpunkt der Diagnosestellung haben viele Tumoren schon eine Größenausdehnung von 5–10 cm erreicht.

Diagnostik. Die MRT mit Kontrastmittel ist die bildgebende Untersuchungsmethode der Wahl. Neuere Verfahren zum szintigraphischen Nachweis mit Hilfe von ^{111}In-DTPA-Octreotid sind vielversprechend [76]. Histologisch ist die Unterscheidung zum Fibrosarkom nur durch den Nachweis des Ursprungsnerven möglich [7]. Des Weiteren imponieren mikroskopisch Einblutungen und Nekrosezonen.

Therapie. In kurativer Absicht umfasst die Behandlung dieses aggressiven Tumors eine radikal chirurgische Entfernung, gefolgt von einer postoperativen Radiatio [50,58,75]. Palliativ kann eine Chemotherapie mit unterschiedlichem Erfolg eingesetzt werden [56]. Das Auftreten von Lymphknotenmetastasen ist selten. Das neuro-

gene Sarkom ist jedoch durch eine hohe Rezidivhäufigkeit in bis zu 50 % der Fälle gekennzeichnet. Die Fünfjahresüberlebensrate von Patienten mit einem solitären neurogenen Sarkom liegt zwischen 50–75 %. Demgegenüber wird die Fünfjahresüberlebensrate von Patienten, die eine maligne Entartung einer neurofibromatösen Läsion im Rahmen einer Recklinghausen-Erkrankung aufweisen, mit 15–30 % angegeben [210].

18.3.3 Myogene Raumforderungen

Rhabdomyome

Epidemiologie. Rhabdomyome sind gutartige Tumoren der quergestreifen Muskulatur. Sie sind in einem Viertel der Fälle im Bereich der Halsweichteile lokalisiert. Die Mehrzahl der Patienten ist älter als 40 Jahre, wobei mit einem Verhältnis von 4:1 (männlich : weiblich) eine deutliche Prädisposition des männlichen Geschlechts vorliegt [57].

Klinik. Über Jahre besteht eine asymptomatische, langsam wachsende zervikale Raumforderung. Kompressionssymptome können zwar auftreten, werden aber häufiger bei Tumoren im Bereich der oberen Luft- und Speisewege beobachtet.

Diagnostik. Die Diagnose wird histologisch gestellt. Charakteristisch sind polygonale Zellen mit einem glykogenvakuolenhaltigen, eosinophilen Zytoplasma. Typischerweise enthalten diese Zellen teilweise eine Querstreifung und weisen histochemisch Myosin und Desmin auf.

Therapie. Die Behandlung besteht in der Exstirpation des Rhabdomyoms unter Schonung der angrenzenden Strukturen.

Rhabdomyosarkom

Epidemiologie. Das Rhabdomyosarkom gehört zu den häufigsten Weichteilsarkomen des Kindesalters. Es tritt insbesondere im Bereich der Orbita und im Bereich parameningealer Regionen (Nasenhaupthöhle, Nasopharynx, Mittelohr und Nasennebenhöhlen) auf. Im Bereich der Halsweichteile wird es nur in seltenen Fällen beobachtet.

Klinik. Patienten mit einem Rhabdomyosarkom im Bereich der Halsweichteile weisen erst relativ spät aufgrund der Größenprogredienz des Prozesses Schmerzen, Kompressionssymptome oder funktionelle Einschränkungen auf.

Diagnostik. Mit Hilfe einer feinnadelpunktionszytologischen Untersuchung in Kombination mit einer CT- oder MRT-Untersuchung kann in einigen Fällen bereits präoperativ die Diagnose gestellt oder zumindest vermutet werden.

Therapie. Im Falle einer frühzeitig eingeleiteten Therapie kann in vielen Fälle eine Heilung durch eine Kombinationsbehandlung aus vollständig chirurgischer Entfernung und Radio-Chemo-Therapie erzielt werden [67].

Fokal entzündliche Myositis

Epidemiologie. Zu den entzündlichen Muskelerkrankungen gehören infektiöse Myositiden, nichtinfektiöse autoimmunologische Myositiden sowie entzündliche Muskelerkrankungen wie die Dermatomyositis, Polymyositis und fokal entzündliche Myositis. Die Ursache inflammatorischer Myopathien ist unklar. Es ist jedoch sehr wahrscheinlich, dass immunologischen Mechanismen eine wesentliche ätiologische Bedeutung zukommt. Aufgrund herdförmiger, ödematöser Verquellungen, die zur Vakuolisierung des betroffenen Skelettmuskels führen, kommt es im Falle der fokal entzündlichen Mysositis zu einer Pseudotumorbildung innerhalb des betroffenen Skelettmuskels. In aller Regel ist die Skelettmuskulatur der Extremitäten betroffen. Ein lokalisierter Befall der Kopf-Hals-Muskulatur wurde bisher weniger als 15-mal beschrieben [230].

Klinik. Bei Befall des M. sternocleidomastoideus besteht in seinem Verlauf laterozervikal eine therapieresistente Schwellung bei ansonsten unauffälligem HNO-ärztlichen Befund [44].

Diagnostik. In der bildgebenden Diagnostik (MRT oder CT) zeigt sich in aller Regel fokal begrenzt eine diffuse Vergrößerung des betroffenen Skelettmuskels. Zum Ausschluss eines Malignoms sollte eine Stanzbiopsie, ggf. eine offene Biopsie erfolgen.

Therapie. Basierend auf dem im Falle einer fokal entzündlichen Myositis selbstlimitierenden Krankheitsverlauf besteht nach Sicherung der Diagnose kein therapeutischer Handlungsbedarf [44]. Es empfiehlt sich jedoch die Durchführung einer klinischen und radiologischen Verlaufskontrolle.

Intramuskuläres Hämatom

Epidemiologie. Infolge einer Muskelüberdehnung unter der Geburt insbesondere aus der Beckenendlage kann es zu einer Hämatombildung im Bereich des M. sternocleidomastoideus kommen.

Klinik. Die Neugeborenen fallen durch eine kirsch- bis pflaumengroße, schmerzlose Schwellung im Bereich des mittleren Anteils des M. sternocleidomastoideus auf. Aus der hiermit verbundenen Bewegungseinschränkung kann eine Schiefhalsstellung resultieren.

Diagnostik. In der Regel lässt sich die Diagnose bereits klinisch stellen. Es soll an dieser Stelle jedoch nicht unerwähnt bleiben, dass bei traumatischen Hämatomen im Kopf-Hals-Bereich pathophysiologisch immer auch Schütteltraumen im Zuge einer Kindesmisshandlung vorliegen können [184]. In der B-Mode-Sonographie findet sich eine inhomogene, meist unscharf begrenzte Raumforderung mit wechselnder Echogenität und bandenförmig echoarmen Arealen.

Therapie. In der Regel kommt es unter physiotherapeutischen Maßnahmen zur Restitutio ad integrum [49].

Kongenitale Fibromatose des M. sternocleidomastoideus

Epidemiologie. Hensinger beschrieb im Jahre 1826 [90] erstmals die kongenitale Fibromatose des M. sternocleidomastoideus bei einem Neugeborenen. Sie ist die häufigste Ursache einer zervikalen Raumforderung in der Neugeborenenphase. Hinsichtlich der Ätiologie werden verschiedene Ursachen diskutiert. Bereits 1838 nahm Stromeyer [143] die Organisation eines geburtstraumatischen Hämatoms als Ursache der kongenitalen Fibromatose an. Demgegenüber konnte Middleton [148] im Jahre 1930 tierexperimentell an Hunden zeigen, dass aus einer Ligatur der venösen Drainage des M. sartorius eine Muskelfibrose resultiert. Hieraus schloss der Autor, dass die kongenitale Fibromatose des M. sternocleidomastoideus auf einer Drosselung der venösen Drainage unter dem Geburtsvorgang beruht.

Klinik. Die Neugeborenen werden 7–28 Tage postpartal mit einer derben, nichtverschieblichen Raumforderung im Bereich des unteren Drittels des M. sternocleidomastoideus vorgestellt. Die hierauf basierende Bewegungseinschränkung führt nicht selten zum klinischen Bild des Torticollis und einer hiermit assoziierten kraniofazialen Asymmetrie [225].

Diagnostik. Das typische Erscheinungsbild erlaubt dem erfahrenen Untersucher in aller Regel bereits die klinische Diagnosestellung. In der B-Mode-Sonographie zeigt sich eine unscharf begrenzte, echoreiche Raumforderung im unteren Drittel des M. sternocleidomastoideus.

Therapie. Das konservative Behandlungskonzept umfasst eine gezielte Physiotherapie und spezielle Lagerung des Kopfes im Schlaf [225].

18.3.4 Lipogene Raumforderungen

Lipom

Epidemiologie. Lipome sind gutartige Tumoren, die von reifen Fettzellen (Adipozyten) ausgehen. Sie liegen entweder subkutan oder intramuskulär. Sie können im Bereich des gesamten Körpers auftreten. Im Kopf-Hals-Bereich sind Lipome bevorzugt im Bereich der lateralen Halsseite, im Bereich des Nackens (Abb. 18.11), submental und über den Schultern lokalisiert. Eine Alters- oder Geschlechtsprädisposition liegt nicht vor.

Klinik. Die Patienten zeigen in der Regel eine verschiebliche subkutan gelegene, weiche und indolente Raumforderung.

Diagnostik. Häufig ist die Diagnostik bereits präoperativ anhand der Lokalisation, des palpatorischen und vor allem auch des vielfach charakteristischen sonographischen Untersuchungsbefundes möglich. Die endgültige Diagnosestellung erfolgt histologisch.

Therapie. Kosmetisch oder funktionell störende Lipome sollten komplett chirurgisch entfernt werden. Häufig wird die Indikation zur Exstirpation zur definitiven Diagnosestellung indiziert.

Spindelzelllipom

Epidemiologie. Im Gegensatz zum einfachen Lipom tritt das gutartige so genannte Spindelzelllipom bevorzugt bei Männern mittleren oder fortgeschritteneren Alters im Bereich des hinteren Drittels des Halses auf.

Klinik. Subkutan besteht eine schmerzlose, langsam progrediente und durchschnittliche 4–5 cm große Raumforderung.

Diagnostik. Die Diagnose wird in der Regel histologisch gestellt. Die differenzialdiagnostische Abgrenzung zum Liposarkom ist nur anhand der klinischen Symptomatik und dem fehlenden mikroskopischen Nachweis von Lipoblasten und Kernpolymorphismen möglich.

Therapie. Die Therapie besteht in der vollständigen Entfernung des Spindelzelllipoms [45].

Madelung-Fetthals

Epidemiologie. Die als Madelung-Fetthals bekannte Lipomatose des Halses beruht auf der diffusen Ablagerung nicht abgekapselten, lipomatösen Gewebes im Bereich des Halses, des Nackens und der Schultern. Sie

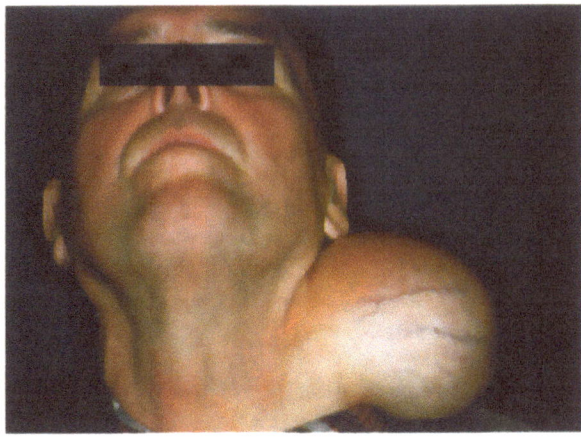

Abb. 18.11. Ausgedehntes, links zervikal lokalisiertes Lipom

kann zu erheblichen Deformitäten und hieraus resultierenden Funktionsstörungen führen. Die Ursache dieser Erkrankung ist nach wie vor unklar. Sie tritt bevorzugt bei südeuropäischen Männern mittleren Alters auf und ist nicht selten vergesellschaftet mit einem chronischen Alkoholabusus. Des Weiteren werden bei diesen Patienten gehäuft Tumoren im Bereich der oberen Luft- und Speisewege diagnostiziert [8, 204].

Klinik. Klinisch imponieren subokzipital, postaurikulär, nuchal, parotideal und supraklavikulär ausgedehnte Fettdepots.

Diagnostik. Mit Hilfe einer MRT oder einer CT lässt sich das individuelle Ausmaß der Erkrankung bestimmen. Der Sonographie kommt eine untergeordnete Bedeutung zu [26].

Therapie. Sowohl die konventionell chirurgische Entfernung als auch die Fettabsaugung erlauben eine erfolgreiche Reduktion der zervikalen Fettdepots. Die Rezidivrate ist jedoch bei beiden Verfahren hoch [67]. Inwieweit eine absolute Alkoholabstinenz eine spontane Rückbildung fördern kann, ist nicht sicher geklärt [35].

Liposarkom

Epidemiologie. Liposarkome gehören mit 10–12 % zu den zweithäufigsten Weichteilsarkomen im Erwachsenenalter [64]. Das Auftreten im Bereich des Halses wird mit einer Inzidenz von etwa 5 % angegeben. Sie betrifft insbesondere Patienten über 30 Jahre [58].

Klinik. Die Patienten zeigen eine im Bereich der tiefen Halsweichteile lokalisierte, scharf abgegrenzte Raumforderung. Hierbei kann eine Größenausdehnung von bis zu 15 cm beobachtet werden.

Tabelle 18.2. Klassifikation zur Ätiologie der chronischen Sialadenitiden. (Nach [196])

Ätiologische Klassifikation der chronischen Sialadenitiden	Häufigkeit [%]
Chronische obstruktive Sialadenitis	35,5
Chronisch rezidivierende Parotitis	27,0
Chronische sklerosierende Sialadenitis der Gl. submandibularis	20,0
Chronische Sialadenitis der kleinen Speicheldrüsen	9,0
Myoepitheliale Autoimmunsialadenitis	4,5
Strahlensialadenitis	2,0
Chronische epithelioidzellige Sialadenitis	1,0
Granulomatöse Formen der Sialadenitis	1,0

Diagnostik. In Abhängigkeit von der Erfahrung des Untersuchers kann in einigen Fällen bereits präoperativ anhand einer Feinnadelpunktionszytologie eine Verdachtsdiagnose gestellt werden [112]. Eine MRT oder einer CT erlauben die exakte Aussage über die Lagebeziehung und das Ausmaß der Erkrankung. In der Regel wird die Diagnose jedoch erst nach der chirurgischen Entfernung gestellt. Anhand histologischer Kriterien werden vier Typen unterschieden, das so genannte myxoide, hoch differenzierte, rundzellige und pleomorphe Liposarkom. Die beiden letztgenannten Liposarkomsubtypen sind hochmaligne und metastasieren zu etwa 30 % in die Leber, in die Lunge und das Skelett. Lymphknotenmetastasen sind selten. Demgegenüber metastasieren die myxoiden und hoch differenzierten Liposarkome praktisch nie [64].

Therapie. Die Therapie der Wahl ist die radikal chirurgische Entfernung der Veränderung. Durch eine zusätzliche Radio-Chemo-Therapie kann die ansonsten hohe Rezidivrate reduziert werden. Die Fünfjahresüberlebensrate für das myxoide und hoch differenzierte Liposarkom liegt bei 75–100 %. Demgegenüber liegt die Fünfjahresüberlebensrate für das rundzellige und pleomorphe Liposarkom aufgrund der zu beobachtenden Fernmetastasierung mit 10–20 % deutlich niedriger [85].

18.3.5 Erkrankungen der Speicheldrüsen

In dem Speicheldrüsenregister der Universität Hamburg stellen die chronische Sialadenitiden ein Drittel aller Speicheldrüsenpathologien dar [196]. Akute Sialadenitiden verlangen nur in den seltensten Fällen eine chirurgische Behandlung in Form der Exstirpation der Drüse. Aus diesem Grunde machen akut entzündete Drüsen nur einen geringen Anteil am gesamten Präparatengut des Speicheldrüsenregister aus. Die häufigsten chronischen Sialadenitiden sind entsprechend der An-

gaben des Speicheldrüsenregisters der Universität Hamburg in Tabelle 18.2 zusammengefasst, von denen die bedeutendsten Formen anschließend erörtert werden.

Chronische Entzündungen

Die obstruktive Sialadenitis ist mit ca. 35 % die häufigste Form der chronischen Speicheldrüsenentzündungen [195]. In ca. 55 % der Fälle ist das männliche Geschlecht betroffen, der Altersgipfel liegt um das 55. Lebensjahr. Die großen Speicheldrüsen, insbesondere die Gl. parotis, sind häufiger betroffen (70 %) als die kleinen Speicheldrüsen. Pathogenetisch spielen zwei Faktoren eine wichtige Rolle:

- zum einen die mechanische Gangobstruktion, die zu einem Speichelstau führt und
- zum anderen die auch als Elektrolytsialadenitis bezeichnete Störung in der Speichelformation; diese Form der Dyschylie ist durch eine vermehrte Formation von Sekretschollen und Mikrolithen charakterisiert.

Steine, Tumorkompressionen und Gang- oder Mündungsstrikturen führen in den großen Speicheldrüsen eine unregelmäßige Dilatation der größeren Speichelgänge herbei. Bei der chronisch obstruktiven Sialadenitis der kleinen Speicheldrüsen können lokale Vernarbungen, kleine Leukoplakien und Schleimhautentzündungen, z. B. durch Zahnprothesen, der auslösende Mechanismus für die Entzündung sein.

Seifert klassifiziert die histologische Befunde nach ihrem Schweregrad in vier Stadien [195].

- Im *Initialstadium* zeigt sich eine fokale Sialadenitis mit mäßiger Sekretstauung, Gangektasien und geringer lymphozytärer Infiltration. Dieses Stadium wird in 50 % der Fälle beobachtet.

- Das *Stadium II* ist durch einen diffusen Entzündungsprozess mit beginnender periduktaler Fibrose, Metaplasien des Gangepithels, Gangregenerate sowie einer Atrophie der Drüsenazini gekennzeichnet.
- Eine zunehmende Parenchymatrophie, interstitielle Fibrose und progrediente Gangepithelveränderungen in unmittelbarer Nähe des obstruktiven Prozesses gehören zu den Merkmalen des *dritten Stadiums*.
- Die wenigsten Sialadenitiden erreichen das *Endstadium* der Sklerosierung mit hochgradiger Azinusatrophie und begleitenden reaktiven Lymphfollikeln. Es entsteht eine Drüsenzirrhose mit Zerstörung der Läppchenstruktur. Durch den Austritt vom Speichel aus dem Gangsystem kommt es zur Bildung von Schleimgranulomen.

Dauer und Ausmaß der mechanischen Obstruktion bestimmen den Grad der Sialadenitis und verursachen eine sekundäre Störung der Sekretion durch den Speichelstau. Dies gilt vor allem im Falle einer Sialolithiasis der Gl. submandibularis, die in der Mehrheit der Fälle zu einer chronisch obstruktiven Sialadenitis dieser Drüse führt. Hier sind die Schweregrade III und IV häufiger, bedingt durch die Dauer des Steinleidens. Die Stadien I und II findet man zu 75 % in der chronisch obstruktiven Sialadenitis der Gl. parotis. Diese wird hauptsächlich durch pleomorphe Adenome und Zystadenolymphome ausgelöst, denn diese Tumoren verlegen auch bei längerer Dauer nur teilweise das Speichelgangsystem.

Die Therapie der Wahl bei der chronischen obstruktiven Sialadenitis der Gl. submandibularis ist die Exstirpation der Drüse. Eine Gangschlitzung im Rahmen einer Sialolithiasis ist aufgrund des erhöhten Vernarbungsrisikos mit Gangstrikturen nur in Form einer Marsupialisation des Wharton-Ganges zu empfehlen und für die Sialolithiasis der Gl. parotis nur in Ausnahmefällen indiziert, zumal etwa 90 % aller auf diese Weise behandelten Fälle eine Striktur des Stenonschen Ganges zur Folge haben. So wird in meisten Fällen der Sialolithiasis der Gl. parotis eine Lithotripsie empfohlen, die eine Erfolgsrate von bis zu 100 % aufweisen kann.

Chronische Sialadenitis (Küttner-Tumor)

Epidemiologie. Nach der neuen WHO-Klassifikation gehört diese Form der chronischen Sialadenitis zur Gruppe der tumorähnlichen Läsionen. Aufgrund des tumorartigen Erscheinungsbildes wird diese Erkrankung seit der Erstbeschreibung durch H. Küttner im Jahr 1896 als so genannter Küttner-Tumor bezeichnet [118]. Nach obstruktiver Sialadenitis und chronisch-rezidivierender Parotitis ist der Küttner-Tumor mit 20 % die dritthäufigste Form der chronischen Sialadenitis. Für das männliche Geschlecht besteht eine leicht erhöhte Disposition mit einem Altersgipfel im 4. bis 5. Lebensjahrzehnt.

Ätiologie. Über die Ätiologie und Pathogenese dieser Erkrankung besteht bis heute keine klare und einheitliche Auffassung. In einigen Untersuchungen wird der entzündliche Charakter des Küttner-Tumors besonders hervorgehoben. Das diskutierte ätiologische Spektrum ist sehr vielfältig und umfasst neben der Sialolithiasis infektiöse Faktoren, Sekretionsstörungen und Speichelganganomalien. In anderen Untersuchungen wird die Bedeutung immunpathologischer Reaktionen im Ablauf des Entzündungsprozesses diskutiert. Beim Küttner-Tumor spielt eine Autoimmunreaktion unter besonderer Dominanz der zytotoxischen T-Zellen eine führende Rolle.

Histologisch betrachtet sind im Krankheitsverlauf vier Entzündungsstadien erkennbar.

- Der Entzündungsprozess beginnt mit einer fokalen periduktalen lymphozytären Sialadenitis.
- Das zweite Stadium ist durch eine diffuse lymphozytäre Infiltration des Drüsengewebes kombiniert mit periduktaler Fibrose charakterisiert.
- Im dritten Stadium kommt es zu einer fokal betonten Parenchymatrophie mit zunehmender periduktaler Sklerosierung.
- Im Endstadium ist ein sklerotischer Drüsenumbau und ausgeprägter Parenchymverlust erkennbar [197].

Klinik. Diese Erkrankung ist durch eine schmerzhafte oder asymptomatische Schwellung und tumorartige Verhärtung der Gl. submandibularis gekennzeichnet (Abb. 18.12).

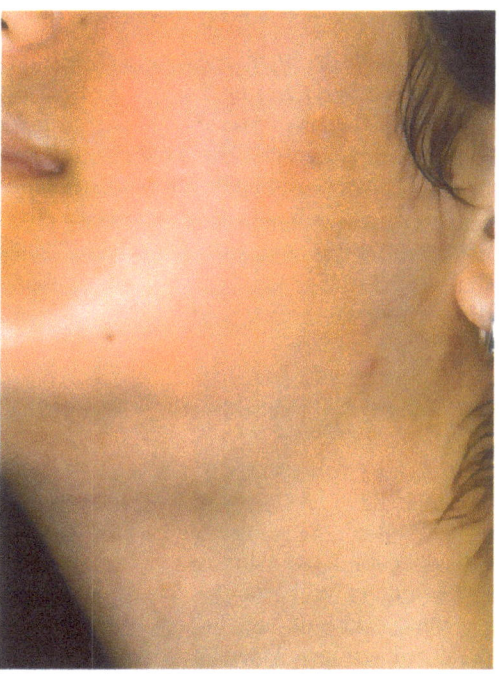

Abb. 18.12. Submandibuläre Schwellung bei chronischer Sialadenitis

Diagnostik. Die Diagnose dieser Erkrankung ist nur mit Hilfe histologischer und immunhistochemischer Methoden möglich. Es sind im Verlauf der Erkrankung vier Entzündungsstadien erkennbar.

Therapie. Bei Tumorverdacht und persistierender Schmerzhaftigkeit ist die Exstirpation der Gl. submandibularis die Therapie der Wahl.

Myoepitheliale Sialadenitis (Morbus Sjögren)

Epidemiologie. Diese Autoimmunerkrankung wurde erstmal 1882 von J. v. Mikulicz beschrieben. Pathogenetisch liegt eine Immunreaktion gegen die Ausführungsgangepithelien der Speichel- und Tränendrüsen vor. Die Assoziation mit positivem HLA-D3 und HLA-B8 lässt eine genetische Disposition vermuten. Weiterhin werden virale Infekte (EBV, HIV, HCV) als Auslöser diskutiert. Aufgrund der zu beobachtenden Azinusatrophie in Zusammenhang mit einer lymphozytär ausgeprägten Entzündungsreaktion führte Gowin 1952 den Begriff der „benignen lymphoepithelialen Läsion" ein. H.S. Sjögren wies insbesondere auf die aus der Atrophie resultierende Mundtrockenheit und Unterfunktion der Tränendrüse hin, in deren Folge sich eine Keratitis entwickelt. Die Erkrankung tritt mit einem Verhältnis von 10:1 (weiblich : männlich) bevorzugt bei Frauen nach der Menopause auf [104].

Klinik. Klinisch imponiert eine langsam symmetrisch zunehmende, schmerzhafte Schwellung der Gl. parotis, sehr viel seltener der Gl. submandibularis. Die Patienten klagen weiterhin über eine Mundtrockenheit (Xerostomie) und eine Trockenheit des Auges. Aufgrund der Dacryoadenitis sicca mit Xerophthalmie zeigen die Patienten häufig eine Keratoconjunctivitis sicca. Die Diagnosestellung kann primär durch Begleitsymptome wie eine Pharyngitis, eine Laryngotracheitis, eine rheumatoide Arthropathie, eine Purpura rheumatica oder eine Periarteriitis nodosa erschwert werden. Bestehen lediglich eine Xerostomie und eine Xerophthalmie liegt ein *primäres Sjögren-Syndr*om vor. Bei Hinzutreten von Erkrankungen aus dem rheumatoiden Formenkreis spricht man von einem *sekundären Sjögren-Syndrom* [211].

Diagnostik. Eine symmetrische Parotisschwellung in Kombination mit einer Siccasymptomatik sollte an einen Morbus Sjögren denken lassen. In der Sialographie lassen sich typischerweise Gangektasien nachweisen. Charakteristisch ist im fortgeschrittenen Stadium das Bild eines entlaubten Baumes aufgrund der Rarifizierung des Gangsystems. Der Schirmer-Test ist mit einer benetzten Strecke <10 mm/5 min pathologisch. Im Saxon-Test wird weniger als 2,7 g Speichel/2 min produ-

ziert. Serologisch besteht eine stark erhöhte BKS, eine Erhöhung der Serumgammaglobuline und eine hypochrome Anämie. Mit Hilfe der Immunfluoreszenz lassen sich Antikörper gegen Speicheldrüsengangepithelien, positive ANA, SS-A und SS-B sowie zirkulierende Immunkomplexe, seltener DNA-Antikörper nachweisen [201]. Neuere Untersuchungen konnten Antikörper gegen Anti-CD4 nachweisen [87]. Ihre Bedeutung im Hinblick auf die Immunpathologie muss in der Zukunft geklärt werden. Mit Hilfe einer Probebiopsie von Drüsen aus der Lippenschleimhaut kann immunhistologisch anhand der lymphozytären Infiltrate die Diagnose gesichert werden. Lymphozytär durchsetzte Proliferationen von Myoepitel-ähnlichen, metaplastischen Schaltstückepithelien werden nur in den großen Speicheldrüsen gefunden. Eine Alternative ist eine Biopsie aus der Gl. parotis.

Therapie. Die Behandlung erfolgt symptomatisch. Zum Ersatz der Tränenflüssigkeit werden Methylzellulose-Präparate eingesetzt. Die Mundtrockenheit wird mit künstlichem Speichel (z. B. Glandosane), durch Anregen der Speichelsekretion beispielsweise mit 1%iger Pilocarpin-Lösung und häufigem Trinken kleiner Flüssigkeitsmengen gelindert. Die Behandlung schmerzhafter Drüsenschwellungen oder Arthralgien erfolgt mit nichtsteroidalen Antirheumatika. Glukokortikoide werden im akuten Schub, bei Vaskulitiden oder Organmanifestationen verwendet [149].

Cave. Bei Patienten mit einem Sjögren-Syndrom besteht ein deutlich erhöhtes Risiko (etwa in 5% der Fälle) der Entwicklung eines MALT-Lymphoms oder eines anderen Non-Hodgkin-Lymphoms aus den lymphatischen Infiltraten der lymphoepitheliomatösen Läsionen. Aus diesem Grunde ist eine lebenslange Kontrolle dieser Patienten unerlässlich [139].

Epitheloidzellige Sialadenitis (Heerfordt-Syndrom)

Epidemiologie. Das so genannte Heerfordt-Syndrom ist eine besondere Manifestation der Sarkoidose, die eine Bevorzugung des weiblichen Geschlechts zeigt. Der chronische Entzündungsprozess zerstört das sezernierende Drüsengewebe.

Klinik. Die Patienten zeigen eine derbe, in der Regel beidseitige Parotisschwellung. Eine einseitiger Befall ist jedoch auch möglich. In der Regel ist die Schwellung indolent. Hinzu treten eine Fazialisparese und eine Uveitis. Das Auftreten eines undulierenden Fiebers ist nicht obligat. Schmerzen werden kaum beschrieben; die Patienten berichten über eine Mundtrockenheit. Neben den charakteristischen Symptomen können auch andere gleichzeitige Organmanifestationen vorkommen.

Diagnostik. In der Regel wird die Diagnose histologisch anhand des feinnadelpunktionszytologischen Punktates oder einer Stanzbiopsie gestellt. Laborchemisch fällt eine Erhöhung des Angiotensin-Konversionsenzyms (ACE) und eine hieraus resultierende Hyperkalzämie auf. Der Kveim-Test ist positiv, der Tuberkulintest in den meisten Fällen negativ.

Therapie. Die Behandlung des Heerfordt-Syndroms entspricht derjenigen der chronischen Sarkoidose mit Glukokortikoiden. Symptomatisch wird gegen die Xerostomie künstlicher Speichel und zur Anregung des Speichels 1%ige Pilocarpinlösung eingesetzt.

Sialadenose

Epidemiologie. Pathogenetisch sind verschiedene Auslöser, die zur Entstehung einer Sialadenose führen können, bekannt. Hierzu gehören *endokrine Ursachen* wie Diabetes mellitus, Nebennierenrindenerkrankungen, Schwangerschaft oder Klimakterium sowie *dystrophisch-metabolische Ursachen* wie ein chronischer Eiweiß- oder Vitaminmangel, eine Leberzirrhose, Anorexie, Urämie oder Alkoholismus. Weiterhin kann eine Sialadenose als Folge einer *neurogenen Dysfunktion* des vegetativen Nervensystems oder als *Arzneimittelnebenwirkung* z. B. nach Einnahme von Antihypertensiva, Sympathomimetika oder Antidepressiva auftreten.

Klinik. Die Patienten berichten über eine rezidivierende bilaterale Parotisschwellung, die für wenige Tage persistieren kann. Diese ist in der Regel schmerzlos, kann jedoch in Ausnahmefällen auch schmerzhaft sein. Im weiteren Krankheitsverlauf kann es zu einer verminderten Speichelproduktion mit hieraus resultierender Xerostomie kommen.

Diagnostik. Im Sialogramm imponieren sehr enge Gangsysteme. Die Diagnose kann häufig histologisch anhand des feinnadelpunktionszytologischen Punktates gestellt werden.

Therapie. Die Behandlung zielt auf die Therapie der zugrunde liegenden internistisch-endokrinologischen Erkrankung ab.

Gutartige Tumoren

Pleomorphes Adenom

Epidemiologie. Hierbei handelt es sich um den häufigsten gutartigen Tumor der Speicheldrüsen (etwa 85%) (Abb. 18.13 a). Das Prädilektionsalter liegt zwischen dem 40. und 50. Lebensjahr. Frauen sind etwas häufiger be-

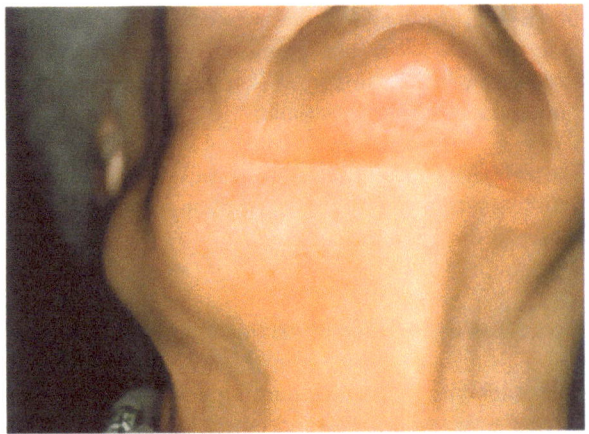
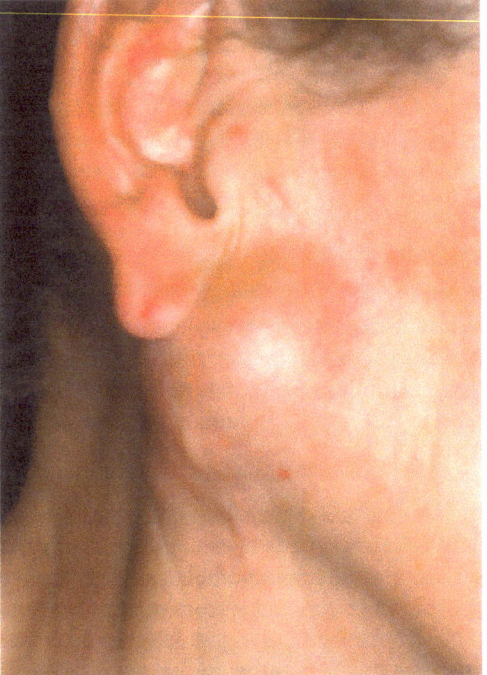

Abb. 18.13. a Pleomorphes Adenom der rechten Gl. submandibularis. **b** Pleomorphes Adenom der Gl. parotis rechts bei einer 65-jährigen Frau

troffen als Männer. Typisch ist ein einseitig langsames Wachstum über Jahre. Bei Patienten im höheren Lebensalter (Prädilektionsalter 6. bis 7. Lebensjahrzehnt) und langer Anamnese eines pleomorphen Adenoms wird in etwa 5% der Fälle eine maligne Entartung im Sinne eines *Karzinoms im pleomorphen Adenom* beobachtet. Verdächtig ist eine plötzliche Größenzunahme eines seit Jahren bekannten pleomorphen Adenoms, das Auftreten von Schmerzen oder einer Fazialisparese.

Klinik. Die Patienten berichten über eine langsam zunehmende, schmerzlose Schwellung im Bereich der Gl. parotis (Abb. 18.13 b). Palpatorisch zeigt sich eine derbe, in der Regel glattwandige und verschiebliche Raumforderung. Der N. facialis bleibt auch bei sehr großen pleomorphen Adenomen auffallend lange funktionstüchtig.

An dieser Stelle soll der Hinweis auf die Möglichkeit einer Metastasierung eines benignen pleomorphen Adenoms in die regionären Lymphknoten, Knochen, Lunge und Leber hingewiesen werden. Ein solches Phänomen wurde bisher bei 24 Patienten weltweit beschrieben [47]. Hierbei lassen sich histologisch dem Primärtumor entsprechende Metastasen ohne Hinweis für Malignität nachweisen. Interessanterweise sind diese Tumoren durch eine sehr hohe Rezidivneigung gekennzeichnet.

Diagnostik. Ultrasonographisch imponiert eine homogene, echoarme bis mäßig echoreiche, glatt begrenzte Raumforderung. Histologisch kann anhand des feinnadelpunktionszytologischen Materials häufig bereits präoperativ die Diagnose mit hoher Wahrscheinlichkeit gestellt werden. Weiteren bildgebenden Verfahren wie der MRT kommt insbesondere eine Bedeutung bei der Darstellung der Lagebeziehung und des Tumorausmaßes zu.

Therapie. Je nach Tumorlokalisation ist die laterale oder subtotale Parotidektomie mit Erhalt des N. facialis die Therapie der Wahl. Unvollständig entfernte Tumoren neigen zu Rezidiven [43].

Zystadenolymphom (Warthin-Tumor)

Epidemiologie. Dieser gutartige Tumor der Speicheldrüsen tritt insbesondere bei rauchenden Männern zwischen dem 5. und 6. Lebensjahrzehnt auf. In 20 % der Fälle wird ein beidseitiges Auftreten beobachtet [162, 243].

Klinik. Es besteht eine langsam zunehmende, schmerzlose Schwellung im Bereich der Gl. parotis (Abb. 18.14). Palpatorisch zeigt sich eine oftmals prall-elastische, verschiebliche Veränderung.

Diagnostik. Ultrasonographisch zeigt sich eine glatt begrenzte, echoarme Raumforderung mit zystischen Anteilen. Histologisch kann anhand des feinnadelpunktionszytologischen Materials häufig bereits präoperativ die Diagnose gestellt werden. Die MRT kann präoperativ insbesondere bei kleinen Befunden beidseitige Zystadenolymphome nachweisen. Weiterhin kann die genaue Lagebeziehung und das Tumorausmaß ermittelt werden.

Therapie. Die Behandlung besteht in der Tumorentfernung durch eine laterale oder subtotale Parotidektomie mit Erhalt des N. facialis.

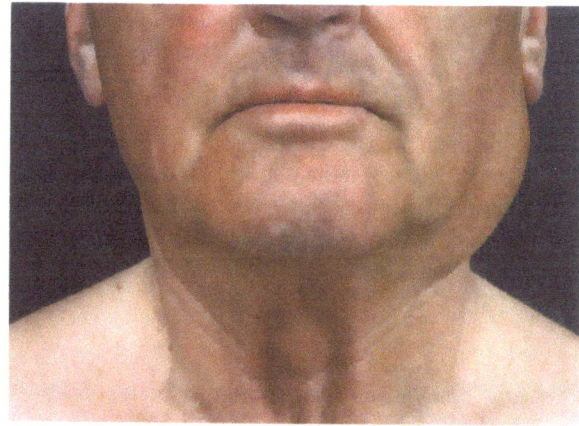

Abb. 18.14. Zystadenolymphom der linken Gl. parotis bei unauffälliger rechten Gl. parotis

Monomorphes Adenom

Epidemiologie. Das monomorphe Adenom gehört zu der gleichen Sialomgruppe wie das Zystadenolymphom. Es ist jedoch deutlich seltener und tritt in der Regel einseitig auf.

Klinik. Es besteht eine über Jahre langsam zunehmende Schwellung im Bereich der Gl. parotis.

Diagnostik. Ultrasonographisch stellt sich das monomorphe Adenom wie das Zystadenolymphom als glatt begrenzte, echoarme Raumforderung, teilweise mit zystischen Anteilen, dar.

Therapie. Der Tumor sollte, je nach Lokalisation, im Sinne einer lateralen oder subtotalen Parotidektomie mit Erhalt des N. facialis entfernt werden.

Andere benigne Tumore der Speicheldrüsen

Hier sind u. a. das Onkozytom, das Basalzelladenom und das Myoepitheliom zu nennen. Gelegentlich kann anhand des feinnadelpunktionszytologischen Punktates bereits präoperativ die Diagnose gestellt werden. In der Regel wird die endgültige Diagnose jedoch histologisch nach chirurgischer Entfernung des Tumors durch eine laterale Parotidektomie gestellt.

Onkozytom. Dieser sehr seltene gutartige Tumor tritt insbesondere bei Frauen in der 7. Lebensdekade auf. Aufgrund seines Mitochondrienreichtums imponiert der Tumor makroskopisch braun. In seltenen Fällen ist eine maligne Entartung (onkozytäres Karzinom) möglich.

Basalzelladenom. Dieser gutartige Tumor der Speicheldrüsen macht etwa 2 % aller Speicheldrüsentumoren

aus. Er tritt bevorzugt bei Frauen in der 6. Lebensdekade auf. Die maligne Entartung (Basalzellkarzinom) ist
selten.

Myoepitheliom. Hierbei handelt es sich um einen seltenen,
aus Myoepithelien bestehenden Tumor der Speicheldrüsen. Immunhistochemisch ist S-100-Antigen, Aktin und
Myosin nachweisbar. Gelegentlich kann eine maligne
Entartung (malignes Myoepitheliom) beobachtet werden.

Bösartige Tumoren der Speicheldrüsen

Diagnostik bösartiger Tumoren. Ultrasonographisch
zeigt sich eine schlecht abgrenzbare Raumforderung.
Mit Hilfe der Feinnadelpunktionszytologie ist in einigen
Fällen bereits präoperativ eine diagnostische Aussage
möglich. Im Sialogramm zeigen sich Füllungsdefekte
des Gangsystems. Auch der diffuse Austritt von Kontrastmittel ist möglich. Die CT erlaubt die Abgrenzung
zur knöchernen Schädelbasis. Die MRT zeigt die Ausdehnung im Bereich der Hals- und Gesichtsweichteile.

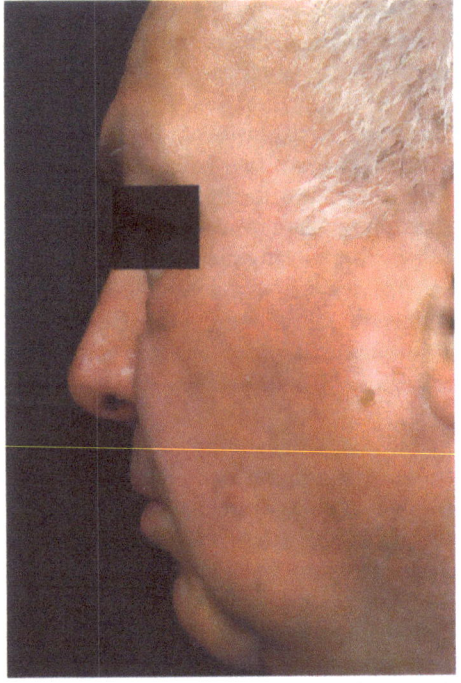

Abb. 18.15. Azinuszellkarzinom der Gl. parotis links

Azinuszellkarzinom

Epidemiologie. Dieser bösartige Tumor der Speicheldrüsen ist vorwiegend in der Gl. parotis (Abb. 18.15) und seltener in der Gl. submandibularis lokalisiert. Lymphogene Metastasen sind selten. Eine hämatogene Metastasierung ist sehr selten. Das Prädilektionsalter liegt zwischen dem 30. und 60. Lebensjahr. Insgesamt sind Männer etwa dreimal häufiger betroffen als Frauen.

Klinik. Die Patienten weisen eine derbe, gegenüber der
Umgebung schlecht verschiebliche Raumforderung auf.

Therapie. Die Therapie besteht in der totalen Parotidektomie, wenngleich der N. facialis nicht obligat reseziert
werden muss. Bei unvollständiger Resektion neigt der
Tumor zu Rezidiven.

Adenoid-zystisches Karzinom

Epidemiologie. Dieser Tumor wird sehr häufig im Bereich der kleinen Speicheldrüsen, aber auch in der
Gll. parotis, sublingualis und submandibularis gefunden. In der Regel wachsen diese bösartigen Speicheldrüsentumoren sehr langsam. Eine lymphogene Metastasierung wird in 15 % der Fälle beobachtet. Die häufigsten
hämatogenen Fernmetastasen treten in 15–20 % im Bereich der Lunge, des Gehirns, der Leber und des Skelettes auf [217].

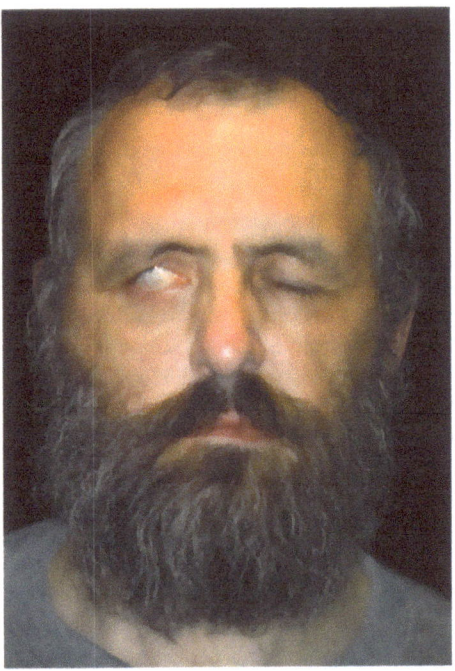

Abb. 18.16. Adenoid-zystisches Karzinom der Gl. parotis rechts
mit eingetretener Fazialisparese zum Zeitpunkt der Erstvorstellung

Klinik. Palpatorisch handelt es sich nicht selten um kleine, schlecht oder nicht verschiebliche Knoten. Vor allem
im späteren Stadium gehen die Tumoren mit starken
Schmerzen und/oder Gefühlstörungen einher. Charakteristisch für diese Tumoren ist ein Wachstum entlang

der Nervenscheide. Etwa ein Viertel der Patienten weist dementsprechend zum Diagnosezeitpunkt eine Fazialisparese auf (Abb. 18.16). Lähmungen der Nerven V–VII und IX–XII können vor allem im späteren Krankheitsverlauf als Folge einer Ausdehnung zur Schädelbasis hinzutreten.

Therapie. In kurativer Intention sind nur ausgedehnte Operationen aussichtsreich. Bei Befall der Gl. parotis umfasst dies eine totale Parotidektomie unter Einbeziehung des N. facialis mit ipsilateraler Neck dissection. In gleicher Sitzung ist eine Nervenrekonstruktion durch die Interposition beispielsweise des N. suralis möglich. Postoperativ sollte eine Strahlentherapie durchgeführt werden.

Adenokarzinom

Epidemiologie. Das Prädilektionsalter dieses bösartigen Speicheldrüsentumors ist das 60. bis 70. Lebensjahr. In 70 % der Fälle ist die Gl. parotis betroffen. Eine lymphogene und hämatogene Metastasierung wird erst relativ spät beobachtet.

Klinik. Klinisch imponiert eine harte, in der Regel nicht verschiebliche Schwellung. Charakteristisch ist die frühzeitig einsetzende Fazialisparese sowie starke Schmerzen.

Therapie. Die Therapie besteht in der totalen Parotidektomie, vielfach unter Einbeziehung des Nerven mit ipsilateraler Neck dissection. Eine Nervenrekonstruktion ist in gleicher Sitzung durch die Interposition beispielsweise des N. suralis möglich. Postoperativ sollte eine Strahlentherapie durchgeführt werden.

Mukoepidermoidkarzinom

Epidemiologie. Dieser bösartige Tumor der Speicheldrüsen tritt insbesondere zwischen dem 40. und 50. Lebensjahr auf. Insgesamt sind Frauen etwa dreimal häufiger betroffen als Männer. Bevorzugte Lokalisation ist mit etwa 65 % die Gl. parotis. Etwa ein Drittel der Karzinome betrifft die kleinen Speicheldrüsen. Man unterscheidet bei Mukoepidermoidkarzinomen entsprechend des histologischen Aufbaus zwei Malignitätsgrade. Etwa 75 % der Tumoren weisen eine „Low-grade-Malignität" auf, gegenüber etwa 25 % mit „High-grade Malignität" [104, 185].

Klinik. Bei *Low-grade-Malignität* berichten die Patienten über das langsame Wachstum einer umschriebenen Raumforderung. Die Konsistenz ist unterschiedlich, meist prall-elastisch. Schmerzen bestehen nicht. Eine

High-grade Malignität ist charakterisiert durch ein rasches Tumorwachstum eines insgesamt schlecht verschieblichen, derben Knotens. Die Patienten klagen über Schmerzen. In etwa 25 % der Fälle wird eine Fazialisparese beobachtet. Eine lymphogene Metastasierung besteht bei 50 % der Patienten [185].

Therapie. Das Behandlungskonzept sollte dem histologischen Ergebnis des intraoperativen Schnellschnitts angepasst werden. Bei *High-grade-Malignität* sollte eine totale Parotidektomie, meist unter Einbeziehung des N. facialis mit ipsilateraler Neck dissection durchgeführt werden. Im Falle einer *Low-grade Malignität* kann der N. facialis u. U. auch erhalten werden.

Plattenepithelkarzinom

Epidemiologie. Dieser bösartige Tumor der Speicheldrüsen findet sich insbesondere im Bereich der Gl. parotis, aber auch in anderen Kopfspeicheldrüsen. Der Nachweis eines Plattenepithelkarzinoms muss immer auch an das Vorliegen einer Metastase denken lassen. Erst wenn eine solche Konstellation ausgeschlossen ist, darf von einem primären Plattenepithelkarzinom der Speicheldrüsen ausgegangen werden.

Klinik. Klinisch besteht ein schnell wachsender, derber und nicht verschieblicher Tumor. In der Regel bestehen Schmerzen. In etwa 50 % der Fälle tritt präoperativ eine Fazialisparese auf. Im Falle einer oberflächlichen Lokalisation des Tumors ist eine frühzeitige Fixierung der darüber liegenden Haut zu beobachten. Hieraus kann eine ebenso frühzeitige Ulzeration im Tumorbereich resultieren. Es wird eine frühzeitige lymphogene Metastasierung beobachtet.

Therapie. Die Therapie besteht in der totalen Parotidektomie unter Einbeziehung des Nerven mit ipsilateraler Neck dissection. Eine Nervenrekonstruktion ist in gleicher Sitzung durch die Interposition beispielsweise des N. suralis möglich. Postoperativ sollte eine Strahlentherapie durchgeführt werden.

Andere maligne Tumoren

Neben dem sehr seltenen Auftreten von Sarkomen im Bereich der Speicheldrüsen sind hier insbesondere die malignen Lymphome zu nennen.

Malignes Lymphom. Über ein Drittel der im Kopf-Hals-Bereich lokalisierten malignen Lymphome sind in den Speicheldrüsen lokalisiert. In absteigender Häufigkeit werden diese in der Gl. parotis, Gl. submandibularis, den kleinen Speicheldrüsen des Gaumens und des Oropharynx nachgewiesen. Hierbei handelt es sich weit über-wiegend um Non-Hodgkin-Lymphome [55]. Das Prädi-lektionsalter ist das 60. bis 70. Lebensjahr (s. Kap. 17).

18.3.6 Fehlbildungen

Gefäßfehlbildungen

Hämangioma simplex

Epidemiologie. Hämangiome sind die häufigsten gutar-tigen Tumoren der Kindheit. Sie treten im Gegensatz zu den vaskulären Malformationen immer nach der Geburt auf. Mehr als 95 % der Hämangiome manifestieren sich bis zum 6. Lebensmonat. Sie werden am häufigsten im Bereich der Gl. parotis gefunden. Als weitere häufige Lo-kalisationen sind der Hals, der Pharynx, der Zungen-grund und die Haut zu nennen. Weibliche Säuglinge sind etwa zwei- bis dreimal so häufig betroffen. Es be-steht eine Korrelation mit dem Nachweis des HLA-B40-Antigens [135].

Klinik. Hämangiome imponieren als weiche, nicht pul-sierende, gerötete Veränderungen, die kompressibel sind (Abb. 18.17). In Situationen mit erhöhtem venösen Druck (Pressen, Kopftieflage) oder beim Schreien kann ihre Größe deutlich zunehmen.

Diagnostik. Im Falle voluminöser Hämangiome kann mittels einer MRT das Ausmaß und die Lagebeziehung ermittelt werden. Die Angiographie erlaubt Rückschlüs-se auf die Gesamtvaskularisation der Gefäßmalformati-on und die zuführenden Gefäße.

Therapie. Die spontan einsetzende Involution der Häm-angiome führte zu der weit verbreiteten Meinung, dass diese Gefäßläsionen nicht therapiert werden müssten. Etwa 40–60 % Prozent aller betroffenen Kinder weisen jedoch Residualzustände im Sinne von Teleangiektasi-en, bindegewebenarbigen Residualzuständen (so ge-nanntes „fibrous-fatty tissue") sowie atrophen Hautab-schnitten und -narben auf. Die Behandlung derartiger Folgezustände macht u. U. aufwändige plastisch-rekon-struktive Operationen notwendig [246, 248].

Unter den möglichen Therapieoptionen von Häman-giomen nimmt die Lasertherapie einen besonderen Stellenwert ein [234, 236–239]. Das Ziel dieser Behand-lungsform ist die Vorverlagerung der natürlich zu er-wartenden Involution mit Beendigung der Proliferation und einsetzenden Regression. Es gibt kein für alle Häm-angiomformen geeignetes Lasersystem. Gelblichtlaser (zum Beispiel 578 nm, 585 nm) sind zur Behandlung ei-ner Vielzahl oberflächlich lokalisierter, nicht in die Tie-fe reichender kutaner Gefäßveränderungen hervorra-gend geeignet. Zur erfolgreichen Behandlung volumi-

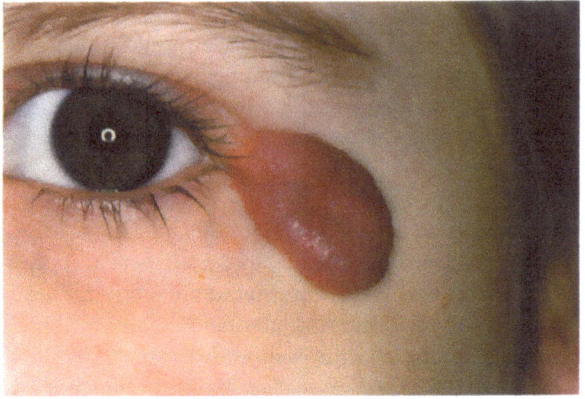

Abb. 18.17. Kapilläres Hämangiom im Bereich des linken Au-ges bei einem zwei Jahre alten Mädchen

nöser Hämangiome ist der Nd:YAG-Laser geeignet [248]. Bei dieser so genannten interstitiellen Laserthera-pie handelt es sich um ein Verfahren, bei dem die Laser-faser unter ultrasonographischer Kontrolle über eine Venüle in das Hämangiom eingeführt wird. Sonogra-phisch kontrolliert erfolgt die schrittweise Photokoagu-lation aller Abschnitte des Hämangioms, die durch eine Echogenitätszunahme an der Spitze der Laserfaser vi-sualisiert wird [239].

Paragangliome
(Synonym: Chemodektome, Glomustumoren)

Paragangliome umfassen eine Gruppe insgesamt selte-ner, primär benigner Tumoren, die von chemorezeptori-schen, nichtchromaffinen Paraganglienzellen ausgehen. Ihr Vorkommen wurde im Bereich der Lunge, der Aorta, der Glomerula und des Auges beschrieben. Im Kopf-Hals-Bereich sind Paragangliome in absteigender Häu-figkeit im Bereich des Glomus caroticum, des Glomus jugulare und des N. vagus zu finden [26]. Die sehr selte-nen laryngealen Paragangliome können im Bereich des N. laryngeus superior sowie zwischen dem unteren Schildknorpelhorn und dem Ringknorpel im Bereich der Nervenäste des N. laryngeus inferior auftreten.

Glomus-caroticum-Tumor

Epidemiologie. Das Prädilektionsalter liegt zwischen dem 3. und 5. Lebensjahrzehnt. In der Regel sind diese Tumoren einseitig. Ein doppelseitiges Auftreten wird in 2–5 % der Fälle beschrieben [10].

Klinik. Die Patienten weisen im Bereich der Karotisgabel eine runde, gering höckrige Raumforderung auf. Durch manuelle Manipulation oder bereits als Folge einer Kopfdrehung kann es zur Auslösung einer Karotissinus-symptomatik mit Schwindel, Blutdruckabfall und Kollapsneigung kommen. Bei vorsichtiger Palpation kann ein fortgeleitetes Pulsieren auffallen. Auskultatorisch lassen sich pulsierende Strömungsgeräusche nachweisen. Bei fortgeschrittenen Tumoren mit erheblicher Größe kann es zur Entwicklung einer Dysphagie und/oder eines Globusgefühls kommen. Charakteristisch ist die horizontale Verschieblichkeit der Raumforderung bei Fixierung in der vertikalen Ebene.

Diagnostik. Ultrasonographisch kommt eine gut durchblutete Raumforderung in der auseinander geweiteten Karotisbifurkation zur Darstellung. In der Karotisangiographie (digitale Subtraktionsangiographie) können schwammartige Gefäße innerhalb der Grenzen der Raumfoderung nachgewiesen werden. Eine MRT erlaubt die genaue Darstellung der Lagebeziehung und Ausdehnung des Tumors. Mit Hilfe der CT ist die Beziehung zu den knöchernen Strukturen darstellbar [152].

Therapie. Die Therapie der Wahl besteht in der frühzeitigen chirurgischen Resektion. Hierbei hat sich insbesondere die so genannte subadventitielle Resektion nach präoperativ vorausgegangener Embolisation bewährt [4, 152].

Glomus-jugulare-Tumor

Epidemiologie. Die Erstbeschreibung dieses Paraganglioms geht auf Guild [81] in Jahre 1941 zurück. Über die Hälfte aller Glomus-jugulare-Tumoren sind in der Adventitia des Bulbus der V. jugularis lokalisiert. In etwa einem Viertel der Patienten werden sie in der Mukosa des Promontoriums im Bereich des Plexus tympanicum nachgewiesen. Wie beim Glomus-caroticum-Tumor liegt das Prädilektionsalter im mittleren Lebensabschnitt mit einer deutlichen Bevorzugung des weiblichen Geschlechts in einer Relation von 4–5:1 gegenüber dem männlichen Geschlecht [26].

Klinik. Die klinischen Symptome können ein pulssynchrones Ohrgeräusch, ein blau-roter Tumor im Bereich des Cavum tympani, aber auch eine Fazialisparese sein. Ebenso können Schwindel oder Hämorrhagie sowie eine Lähmung der IX., X., XI. und XII. Hirnnerven infolge eines Glomus-jugulare-Tumors auftreten.

Diagnostik. Neben einer umfassenden audiologischen Diagnostik können Lagebeziehung und Ausdehnung des Tumors mit Hilfe der MRT erfasst werden. Zum Ausschluss knöcherner Arrosionen empfiehlt sich die zusätzliche Durchführung einer CT [152]. Im Falle neurologischer Symptome muss zusätzlich eine neurologische Diagnostik eingeleitet werden.

Therapie. Die Therapie der Wahl ist die chirurgische Entfernung des Glomus-jugulare-Tumors. In den Fällen,

in denen eine chirurgische Intervention aufgrund der Größe und Ausdehnung nicht mehr in Frage kommt, kann eine palliative Radiatio eingeleitet werden [26].

Prognose. Im Falle einer eingetretenen Nervenlähmung kann die individuelle Überlebenszeit deutlich gemindert sein.

Es darf der Hinweis nicht fehlen, dass neben den gutartigen Glomus-jugulare-Tumoren auch vereinzelt Fälle maligner, metastasierender Glomus-jugulare-Tumoren berichtet wurden. Weltweit sind zumindest 55 Fälle metastasierter, bösartiger Glomus-jugulare-Tumoren beschrieben worden [37, 38]. In absteigender Häufigkeit wurden bei diesen Patienten bis zu 30 Jahre nach initialer Therapie Metastasen im knöchernen Skelett, in der Lunge, in den regionären Lymphknoten und in der Leber nachgewiesen. Basierend auf einer umfangreichen Literaturübersicht von Brewis und Mitarbeitern [38] unterscheiden sich die malignen, metastasierenden Glomus-jugulare-Tumoren von den benignen Läsionen nur durch eine höhere Schmerzinzidenz und eine geringere Anzahl berichteter Hörverluste, die möglicherweise darin begründet ist, dass sich Patienten mit Hörverlusten noch vor Eintreten einer Metastasierung vorstellen. Die Rezidivrate im Falle maligner, metastasierender Glomus-jugulare-Tumoren liegt mit 97 % deutlich über der für benigne Läsionen mit Werten bei 51 %. Dementsprechend liegt die Mortalitätsrate mit 68 % für maligne, metastasierte Glomus-jugulare-Tumoren deutlich oberhalb derjenigen für benigne Glomus-jugulare-Tumoren, die mit 10 % angenommen wird.

Glomus-intravagale-Tumor

Epidemiologie. Chemorezeptorzellen im Bereich des Perineuriums des N. vagus wurden erstmals von White im Jahre 1935 nachgewiesen. Die von diesen nichtchromaffinen Zellen ausgehenden Paragangliome treten bei Frauen doppelt so häufig auf wie bei Männern. Der Erkrankungsgipfel liegt zwischen dem 18. und 65. Lebensjahr [26].

Klinik. In aller Regel stellen sich die Patienten mit einer über Jahre bestehenden, anterolateral lokalisierten, zervikalen Raumforderung ohne weitere Beschwerden vor. Typischerweise sind die Glomus-intravagale-Tumoren direkt unterhalb der Schädelbasis im Bereich des Foramen jugulare lokalisiert. Im Rahmen eines fortschreitenden Tumorwachstums kann es zu einer intrakraniellen Ausdehung des Paraganglioms durch das Foramen jugulare hindurch kommen [154].

Diagnostik. Wie bei den vorgenannten Paragangliomen umfasst die bildgebende Diagnostik eine MRT sowie bei fraglicher knöcherner Arrosion im Bereich des Foramen jugulare eine CT.

Therapie. Die Therapie der Wahl besteht in der kompletten chirurgischen Entfernung des Glomus-intravagale-Tumors. Hierbei sollte der N. vagus aufgrund des gegenüber den vorgenannten Paragangliomen anzunehmenden, deutlich maligneren Potenzials nicht geschont werden [69]. Dementsprechend muss der Patient über die postoperativ auftretende Vagusparese mit den hieraus resultierenden Folgen aufgeklärt werden.

Laryngeale Paragangliome

Epidemiologie. Laryngeale Paragangliome machen etwa 2,77 % aller im Kopf-Hals-Bereich auftretenden Paragangliome aus. Die im Kehlkopf lokalisierten Paragangliome treten im Bereich des N. laryngeus superior sowie zwischen dem unteren Schildknorpelhorn und dem Ringknorpel im Bereich der Nervenäste des N. laryngeus inferior auf.

Klinik. Klinische Symptome können eine Heiserkeit, eine unklares Globusgefühl, Schluckbeschwerden oder auch Luftnot sein. Endoskopisch imponiert typischerweise ein bläulich-rötlicher Tumor mit gelappter Oberfläche. Im Rahmen einer bioptischen Untersuchung kann es zu einer heftigen diffusen Blutung kommen. Im eigenen Patientengut wurde eine hormonabhängige Größenzunahme im Rahmen einer Schwangerschaft beobachtet.

Diagnostik. Anhand des klinischen Befundes eines bläulich-rötlichen Tumors mit gelappter Oberfläche kann die Verdachtsdiagnose eines laryngealen Paraganglioms gestellt werden. Die bildgebende Diagnostik sollte eine MRT, eine CT sowie ggf. eine Angiographie mit möglicher nachfolgender Embolisation umfassen [237].

Therapie. Laryngeale Paragangliome sollten komplett chirurgisch entfernt werden. Dies kann je nach Lokalisation und Ausdehnung transoral laserchirurgisch oder im Sinne einer lateralen Pharyngektomie oder Hemilaryngektomie erfolgen.

Ektasie der Vena jugularis interna

Epidemiologie. Das klinische Bild einer Ektasie der V. jugularis interna wurde erstmals 1928 von Harris [129] beschrieben. Im Jahre 1952 charakterisierte Gerwig [74] diese als spindelförmige oder sackartige Dilatation eines isolierten Venensegmentes. Die Ektasie der V. jugularis interna ist eine seltene Erkrankung, die bei Patienten vom 2. bis zum 68. Lebensjahr beschrieben wurde. Der Erkrankungsgipfel liegt jedoch im Kindesalter [5].

Pathophysiologisch wird ein idiopathischer [147] oder kongenitaler [254] Defekt der Muskelschicht der Venenwand diskutiert. Weiterhin wird eine mechanische Obstruktion im Bereich der tiefen Halsweichteile oder des Mediastinums, eine Kompression der V. jugularis interna zwischen Lungenspitze und Klavikula oder ein vorausgehendes Trauma angenommen [129]. Histologisch lässt sich in den meisten Fällen eine normale Wandstruktur der dilatierten Venensegmente [241], teilweise jedoch auch eine reduzierte bis fehlende Muskelschicht [254] im Bereich der Venenwand nachweisen.

Klinik. Eine Ektasie der V. jugularis interna imponiert häufig als asymptomatische, einseitige, indolente und nichtpulsierende zervikale Raumforderung. Charakteristisch ist eine Größenzunahme bei Erhöhung des venösen Drucks beispielsweise beim Schreien oder Valsalva-Manöver [129, 235]. Die rechte Halsseite ist im Verhältnis 3,6:1 deutlich häufiger betroffen als die linke Halsseite [241].

Diagnostik. Die Diagnosestellung ist in aller Regel mittels B-Mode-Sonographie, die das echoarme, ektatische Venensegment zeigt, ggf. in Kombination mit einer Duplexsonographie zur Flussbestimmung möglich. In seltenen Fällen ist bei weit nach dorsal, mediastinal oder kranial reichenden Befunden eine CT des Halses sinnvoll [129, 235].

Therapie. Aufgrund des gutartigen Charakters der Erkrankung und der bei Kindern zu beobachtenden Möglichkeit zur Rückbildung der Phlebektasie während der Pubertät wird in der Literatur bei asymptomatischen Befunden übereinstimmend zur klinischen Beobachtung geraten [129, 224]. Eine chirurgische Intervention ist nur im Falle kosmetisch störender Phlebektasien, einer Thrombusformation oder einer Phlebitis indiziert. Generell ist jedoch von einem gegenüber der gesunden Seite nicht erhöhten Thromboserisiko auszugehen [235].

Aneurysma der Vena jugularis externa

Epidemiologie. Aneurysmen des extrakraniellen Anteils der A. carotis interna machen 0,2–0,4 % aller operierten Aneurysmen aus [180]. Weltweit wurden bisher etwa 1.000 Fälle von Aneurysmen des extrakraniellen Anteils der A. carotis interna beschrieben, wobei diese in aller Regel unilateral auftreten. Ein beidseitiges Auftreten gehört zu den Raritäten [137]. Ätiologisch kommen Traumen, kongenitale und erworbene Defekte der Gefäßwand, eine fibromuskuläre Dysplasie, eine zystische Medianekrose, Infektionen und eine ausgedehnte Arteriosklerose in Betracht [259]. Beidseitig auftretende Aneurysmen sind in 24–70 % der Fälle mit einer Arteriosklerose und bei 15 % der Patienten mit einem zusätzlichen, beispielsweise im Bereich des Abdomens lokalisierten Aneurysma vergesellschaftet [180].

Klinik. Je nach Lokalisation und Größe ist im Bereich der seitlichen Halsweichteile eine weiche, kompressible und charakteristischerweise pulsierende Raumforderung nachweisbar, die am häufigsten mit plötzlichen Kopfschmerzen und thromboembolischen Phänomenen sowie zerebralen Durchblutungstörungen assoziiert ist. Weiterhin werden unklare Schluckbeschwerden, Heiserkeit bei Rekurrensparese, unklare Gesichtsschmerzen oder eine Hämorrhagie beschrieben. Durch die Kompression extrakranialer Abschnitte des IX., X., XI. und XII. Hirnnerven sowie des Gesichtsnerven können neurologische Symptome auftreten [162].

Diagnostik. In der B-Mode-Sonographie lässt sich eine mit der A. carotis interna kommunizierende, echoleere Raumforderung mit arteriellem Flow in der Duplexsonographie nachweisen. Mit Hilfe einer zusätzlich durchgeführten CT und Angiographie können die Größenausdehung und die Lagebeziehung des Aneurysmas definiert werden.

Therapie. Da die konservative Therapie extrakranieller Aneurysmen der A. carotis interna mit einer Mortalität von über 70 % einhergeht, besteht die Therapie der Wahl in einer endovaskulären Stentimplantation oder Resektion mit endovaskulärer Anastomisierung [137].

Zyste des Ductus thoracicus

Epidemiologie. Die zystische Dilatation des Ductus thoracicus ist eine sehr seltene Differenzialdiagnose einer supraklavikulären Schwellung links, während Zysten der Cisterna chyli und des Ductus thoracicus deutlich häufiger vorkommen. Ihre Ätiologie ist bisher ungeklärt. Eine kongenital angelegte Wandschwäche wird gegenüber einem entzündlichen Degenerationsprozess diskutiert.

Klinik. Klinisch imponiert im Bereich der linken Supraklavikulargrube eine spontan aufgetretene, weiche und kompressible, leicht dolente Schwellung ohne Inflammationszeichen bei allgemeinem Wohlbefinden.

Diagnostik. In der B-Mode-Sonographie zeigt sich eine flüssigkeitsäquivalente echoarme bis echoleere Raumforderung im Bereich des Venenwinkels bei ansonsten unauffälligen Halsweichteilen. In der feinnadelpunktionszytologischen Untersuchung zeigt sich meist ein blutig tingiertes, rahmiges Sekret, welches sich klassischerweise nach zwei Stunden in zwei Phasen (Blut/Chylomikronen in einer milchig-trüben Flüssigkeit) aufteilt [91]. Zur genauen Ausdehnungs- und Lokalisationsbestimmung sind eine MRT oder eine CT hilfreich. Der laborchemische Nachweis von T-Lymphozyten und Triglyzeriden erlaubt präoperativ die Differenzialdia-

gnose zu einer branchiogenen Zyste oder einem zystischen Lymphangiom [142].

Therapie. Die Therapie der Wahl besteht in der vollständigen Entfernung der Zyste mit sorgfältiger Ligatur des Ductus thoracicus [142]. Die passagere Ektasie des Ductus thoracicus mit einer kurzzeitig bestehenden supraklavikulären Schwellung links ist demgegenüber nicht therapiebedürftig [88].

Hygroma colli (Lymphangioma colli cysticum congenitum)

Epidemiolgie. Die Lymphangiome gehören zu den so genannten vaskulären Malformationen. Hierbei handelt es sich um Gefäßfehlbildungen, die zum Zeitpunkt der Geburt immer vorhanden sind, jedoch zu unterschiedlichen Zeiten klinisch manifest werden [109, 238]. Bis zu 90 % der Lymphangiome sind im Bereich des hinteren Halsdreiecks lokalisiert. Etwa 65 % repräsentieren sich zum Zeitpunkt der Geburt. Bis zu 90 % werden bis zum zweiten Lebensjahr klinisch manifest. Anhand morphologischer Kriterien werden das Lymphangioma simplex, das kavernöse Lymphangiom und das zystische Hygrom voneinander unterschieden. Das Lymphangioma simplex besteht aus sehr dünnwandigen Lymphgefäßkonvoluten. Demgegenüber ist das kavernöse Lymphangiom durch große dilatierte Lymphgefäßschlingen charakterisiert. Das zystische Hygrom wiederum besteht aus sehr großen, zystenartig erweiterten Lymphgefä-

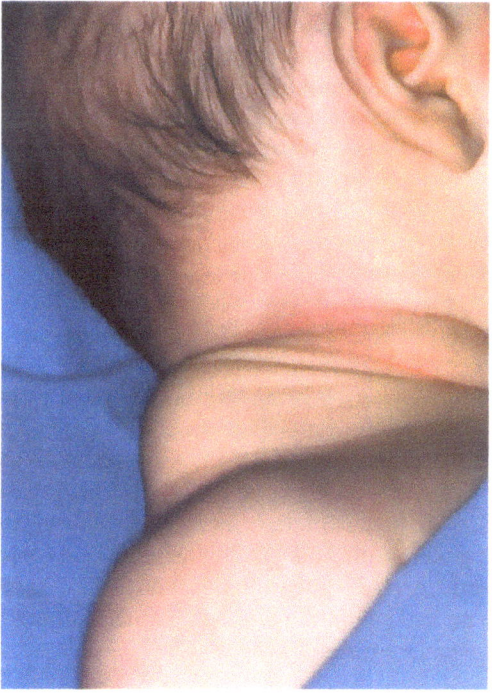

Abb. 18.18. Zystisches Lymphangiom am Übergang vom Hals zur Schulter

ßen. Eine Reihe chromosomaler Anomalien wurden in Kombination mit dem Auftreten eines zystischen Hygroms beschrieben. Hierzu gehören das Turner-Syndrom, die Trisomie 18, 13, 21 und 22 sowie das Klinefelter-Syndrom oder die Duplikation des Chromosoms 11p, 11q oder 13q [79].

Klinik. Charakteristisch ist eine weiche, kompressible, zystische Raumforderung im Bereich der lateralen Halseite (Abb. 18.18) oder der Gl. parotis. Lymphangiome wachsen in der Regel proportional mit dem Kind. Im Rahmen von Infektionen der oberen Luft- und Speisewege kann eine plötzliche Volumenzunahme beobachtet werden. Zystische Hygrome, die zum Zeitpunkt der Geburt bereits ein großes Volumen haben, können durch ihre Größe nicht nur eine Dyspnoe oder einen Stridor verursachen, sondern auch zu Problemen bei der Nahrungsaufnahme führen.

Diagnostik. Der erfahrene Untersucher kann die Diagnose anhand des Palpationsbefundes stellen. Insbesondere die im Rahmen des weiteren Krankheitsverlaufes zu beobachtende, klassische bräunliche Pigmentierung der Haut als Folge der Lymphostase kann die Diagnose erhärten. Zum Ausschluss eines kapillären kavernösen Hämangioms wird jedoch häufig eine Angiographie durchgeführt.

Therapie. Die Therapie der Wahl ist die komplette chirurgische Entfernung. In Ausnahmefällen sollte aus funktionellen Gesichtspunkten eine subtotale Entfernung erwogen werden. Andere Therapiemodalitäten wie Sklerosierungsverfahren haben sich aus heutiger Sicht als nicht ausreichend erfolgreich erwiesen. Eine Bestrahlung ist aufgrund der möglichen Induktion eines radiogenen Tumors kontraindiziert. Die Rezidivrate für große zystische Hygrome schwankt zwischen 5–10%.

Andere Fehlbildungen

Laryngozele

Epidemiologie. Bei der Laryngozele handelt es sich um eine Aussackung, ausgehend vom Sinus Morgagni in die Halsweichteile. Diese beruht auf einer unvollständigen Rückbildung des Sacculus laryngis in der Embryonalentwicklung. Hieraus resultiert eine Hernienbildung der Kehlkopfschleimhaut. Männer sind in einem Verhältnis von 5:1 deutlich häufiger betroffen als Frauen. Etwa 50% der äußeren Laryngozelen manifestieren sich in Kombination mit einer inneren Laryngozele.

Klinik. Große äußere Laryngozelen sind als prall-elastische Raumforderungen seitlich zwischen dem oberen Schildknorpelrand und dem Zungenbein auf Höhe der Membrana thyreohyoidea tastbar. Durch Valsalva-Manöver lässt sich eine Volumenzunahme beobachten.

Diagnostik. Ultrasonographisch zeigt sich in der Regel auf Höhe der Membrana thyreohyoidea eine scharf begrenzte, echoarme Raumforderung. In sehr seltenen Fällen kann jedoch auch eine Lokalisation posterosuperior der Membrana thyreohyoidea beobachtet werden [6]. In der MRT ist charakteristischerweise ein luftgefüllter Hohlraum mit Verbindung zum Sinus Morgagni nachweisbar. Dieser kann aber auch mit Schleim oder Flüssigkeit angefüllt sein [12].

Therapie. Die chirurgische Entfernung der Laryngozele durch einen Zugang von außen gilt gegenwärtig als Therapie der Wahl [216]. Es bleibt abzuwarten, welchen Stellenwert die endolaryngeale Lasermikrochirurgie dabei einnehmen wird.

Ektope Thymuszyste

Epidemiologie. Nach einer umfangreichen Literaturübersicht von Nguyen und Mitarbeitern [153] wurden weltweit bisher weniger als 90 Fälle ektoper Thymuszysten berichtet. Demnach handelt es sich um die seltene Diagnose einer unklaren zervikalen Raumforderung, die aber insbesondere bei Kindern mit in die Differenzialdiagnose eingeschlossen werden sollte [220]. So traten zwei Drittel aller Fälle in der ersten Lebensdekade [20] und 75% vor dem 20. Lebensjahr auf [80], wobei die ektopen Thymuszysten etwa um das zweite Lebensjahr ihr relatives und zum Zeitpunkt der Pubertät ihr absolutes Größenmaximum erreichen [220].

Die Pathogenese ektoper Thymuszysten ist bisher noch unklar. Zu den diskutierten Theorien gehören:

- eine komplette oder inkomplette Wanderung der Thymusdrüse Richtung Mediastinum während der Embryonalentwicklung [261],
- eine Sequestrierung von Thymusgewebe während des physiologischen Deszensus der Thymusdrüse [205],
- eine ektope Lage der Thymusdrüse im Bereich des Pharynx, der Trachea oder der Schädelbasis [126],
- eine unvollständige Involution rostraler Anteile der Thymusdrüse mit Ausbildung akzessorischer Lappen oder Teile.

Klinik. In den meisten Fällen imponiert eine einseitige, asymptomatische, weiche und verschiebliche Raumforderung im Bereich der linken Halseite [59, 221]. Eine Verbindung zum Respirationstrakt mit trachealer Obstruktion, eine unklare Dysphagie oder eine plötzliche Größenzunahme im Rahmen von Infektionen des oberen Aerodigestivtraktes sind weitere, wenn auch eher seltene Symptome [220].

Diagnostik. In der B-Mode-Sonographie zeigt sich eine zystische oder solide Raumforderung. Eine feinnadel-punktionszytologische Untersuchung kann u. U. einen Hinweis auf das Vorliegen einer ektopen Thymuszyste geben. Zur genauen Darstellung der Lagebeziehung und zum Nachweis physiologischen Thymusgewebes im Bereich des Medastinums bei kleineren Kindern bzw. zum Ausschluss einer Ausdehnung bis in das Mediastinum bei Erwachsenen sollte präoperativ ein Schnittbildverfahren (MRT oder CT) von Hals und oberem Mediastinum veranlasst werden.

Therapie. Zur sicheren Diagnosestellung und Differenzialdiagnose zu anderen zervikalen Raumfoderungen ist eine komplette Entfernung der ektopen Thymuszyste indiziert. Die chirurgische Entfernung gewinnt auch vor der Möglichkeit der Entwicklung einer Myasthenia gravis oder eines malignen Thymoms an Bedeutung [220].

Literatur

1. Abehsera M, Valeyre D, Grenier P, Jaillet H, Battesti JP, Brauner MW (2000) Sarcoidosis with pulmonary fibrosis: CT patterns and correlation with pulmonary function. AJR Am J Roentgenol 174: 1751–1757
2. Abraham B, Tamby I, Reynes J, Bastien P (2000) Polymerase chain reaction on sputum for the diagnosis of pulmonary toxoplasmosis in AIDS patients. AIDS 5: 910–911
3. Agostini C, Adami F, Semenzato G (2000) New pathogenetic insights into the sarcoid granuloma. Curr Opin Rheumatol 12: 71–76
4. Agus S, Spektor S, Israel Z (2000) CNS granulomatosis in a child with chronic granulomatous disease. Br J Neurosurg 14: 59–61
5. Al-Dousary S (1997) Internal jugular phlebectasia. Int J Pediatr Otorhinolaryngol 38: 273–280
6. Alleva M, Guida RA, Romo T, Kimmelman CP (1988) Mycobacterial cervical lymphadenitis: A persistent diagnostic problem. Laryngoscope 98: 855–857
7. Ahmad M, Iqbal J, Mansoor A, Khan AH (1991) Toxoplasmic lymphadenitis – a clinicopathological study. J Pak Med Assoc 41: 303–305
8. Ahuja AT, King AD, Chan ES et al. (1998) Madelung disease: Distribution of cervical fat and preoperative findings at sonography, MR, and CT. AJNR Am J Neuroradiol 1: 707–710
9. Alamillos-Granados FJ, Dean-Ferrer A, Garcia-Lopez A, Lopez-Rubio F (2000) Actinomycotic ulcer of the oral mucosa: An unusual presentation of oral actinomycosis. Br J Oral Maxillofac Surg 38: 121–130
10. Allard RHB (1982) The thyroglossal cyst. Head Neck Surg 5: 134–146
11. American Thoracic Society (1990) Diagnosis and treatment of disease caused by nontuberculous mycobacteria. Am Rev Respir Dis 142: 940–955
12. Alvi A, Weissman J, Myssiorek D, Narula S, Myers EN (1998) Computed tomographic and magnetic resonance imaging characteristics of laryngocele and its variants. Am J Otolaryngol 19: 251–256
13. April MM, Garelick JM, Nuovo GJ (1996) Reverse transcriptase in situ polymerase chain reaction in atypical mycobacterial adenitis. Arch Otolaryngol Head Neck Surg 122: 1214–1218
14. Araj GF (1999) Human brucellosis: A classical infectious disease with persistent diagnostic challenges. Clin Lab Sci 12: 207–212
15. Ashurst APC, White CY (1925) Carcinoma in an aberrant thyroid at the base of the tongue. J Am Med Assoc 85: 1219–1220
16. Aucouturier P, Lacombe C, Bremard-Oury C, Lebranchu Y, Griscelli C, Preud'homme JL (1989) Normal IgG subclass levels in the hyperIgE syndrome. Immunol Lett 5: 329–330
17. Bachiller Luque P, Mena Martin FJ, Martin Luquero M, Corterjoso B, Perez Castrillon JL, Martinez Barrero F (1999) Fever, adenopathies and a papulopustular lesion of the finger. Rev Clin Esp 199: 253–254
18. Baek CH, Kim SI, Ko YH, Chu KC (2000) Polymerase chain reaction detection of mycobacterium tuberculosis from fine-needle aspirate for the diagnosis of cervical tuberculous lymphadenitis. Laryngoscope 30: 210–211
19. Bailey WC (1983) Treatment of atypical disease. Chest 84: 625–628
20. Barat M, Sciubba JJ, Abramson AL (1985) Cervical thymic cyst: Case report and review of the literature. Laryngoscope 95: 89–91
21. Barone SR, Pontrelli LR, Krilov LR (2000) The differentiation of classic Kawasaki disease, atypical Kawasaki disease, and acute adenoviral infection: Use of clinical features and a rapid direct fluorescent antigen test. Arch Pediatr Adolesc Med 154: 453–456
22. Barsic B, Maretic T, Majerus L, Strugar J (2000) Comparison of azithromycin and doxycycline in the treatment of erythema migrans. Infection 28: 153–156
23. Barskova VG, Fedorov ES, Ananieva LP (1999) The course of Lyme disease in different age groups. Wien Klin Wochenschr 10: 978–980
24. Bass JM, Freitas BC, Freitas Ad (1998) Prospective randomized double blind placebo-controlled evaluation of azithromycin for treatment of cat-scratch disease. Pediatr Infect Dis J 17: 447–452
25. Bastounis E, Maltezos C, Pikoulis E, Leppaniemi AK, Klonaris C, Papalambros E (1999) Surgical treatment of carotid body tumours. Eur J Surg 165: 198–202
26. Batsakis J (1979) Tumors of the head and neck – clinical and pathological considerations, vol 2. Williams & Wilkins, Baltimore
27. Batteur B, Testelin S, Deramond H, Devauchelle B (2000) Bilateral carotid paraganglioma. Rev Stomatol Chir Maxillofac 101: 90–93
28. Becker R (1973) Zysten im Kiefer- und Gesichtsbereich. In: Haunfelder von D, Hupfauf L, Ketterer W, Schmuth G (Hrsg) Praxis der Zahnheilkunde, Bd 2. Urban & Schwarzenberg, München
29. Bedros AA, Mann JP (1981) Lymphadenopathy in children. Adv Pediatr 28: 341–376
30. Benito Leon J, Munoz A, Leon PG, Rivas JJ, Ramos A (1998) Actinomycotic brain abscess. Neurologia 13: 357–361
31. Benjamin DR (1987) Granulomatous lymphadenitis in children. Arch Pathol Lab Med 111: 750–753
32. Beuveniste GL, Hunter R, Cook MG (1980) Squamous carci-

noma of thyroglossal duct remnants. Aust N Z J Surg 50: 53–55

33. Bingol A, Yucemen N, Meco O (1999) Medically treated intraspinal „Brucella" granuloma. Surg Neurol 52: 570–576

34. Bocchini JA (1994) Pediatric lymphadenopathy. In: Shockley WW, Pillsbury HC (eds) The neck. Diagnosis and surgery. Mosby, St. Louis, pp 109–131

35. Boozan JA, Maves MD, Schuller DE (1992) Surgical management of massive benign symmetric lipomatosis. Laryngoscope 102: 94–99

36. Bousvaros A, Marcon M, Treem W et al. (1999) Chronic recurrent multifocal osteomyelitis associated with chronic inflammatory bowel disease in children. Dig Dis Sci 44: 2500–2507

37. Brewis C, Bottrill ID, Wharton SB, Path MRC, Moffat DA (2000) Glomus jugulare tumour with metastases to cervical lymph nodes. J Larngol Otol 114: 67–69

38. Brewis C, Bottrill ID, Wharton SB, Path MRC, Moffat DA (2000) Metastases from glomus jugulare tumours. J Larngol Otol 114: 17–23

39. Brown JK (1991) Pulmonary sacroidosis: Clinical evaluation and management. Semin Respir Med 12: 215–228

40. Bruu AL, Hjetland R, Holter E et al. (2000) Evaluation of 12 commercial tests for detection of Epstein-Barr virus-specific and heterophile antibodies. Clin Diagn Lab Immunol 7: 451–456

41. Carbone A, Passannante A, Gloghini A, Devaney KO, Rinaldo A, Ferlito A (1999) Review of sinus histiocytosis with massive lymphadenopathy (Rosai-Dorfman disease) of head and neck. Ann Otol Rhinol Laryngol 108: 1095–1104

42. Carbonero Celis MJ, Torronteras Santiago R, Cintado Bueno C (1999) Infectious mononucleosis: Study on hospitalized children. An Esp Pediatr 51: 664–666

43. Carew JF, Spiro RH, Singh B, Shah JP (1999) Treatment of recurrent pleomorphic adenomas of the parotid gland. Otolaryngol Head Neck Surg 121: 539–542

44. Chain AJ, Michie BC, Ram B (1998) Focal myositis of the sternocleidomastoid muscle. J Laryngol Otol 112: 687–789

45. Challis D (2000) Atypical subcutaneous fatty tumors. Adv Anat Pathol 7: 94–99

46. Chan JKC, Wong KC, Ng CS (1989) A fatal case of multicentric Kikuchi's histiocytic lymphadenitis. Cancer 63: 1856–1862

47. Chen IH, Tu HY (2000) Pleomorphic adenoma of the parotid gland metastasizing to the cervical lymph node. Otolaryngol Head Neck Surg 122: 455–457

48. Chetham MM, Roberts KB (1991) Infectiuos mononucleosis in adolescents. Pediatr Ann 20: 206–213

49. Chiandotto V, Cazzagon M, Dòsualdo F, Janes A, Mascagno F (1984) Hematoma of the sternocleidomastoid. Results of a non-invasive treatment in newborn infants. Pediatr Med Chir 6: 405–409

50. Das Gupta T, Brasfield R (1970) Solitary malignant schwannoma. Ann Surg 171: 419–428

51. David HL (1981) Basis for the lack of drug susceptibility of atypical mycobacteria. Rev Infect Dis 3: 878–884

52. Dedet J, Pratlong F (2000) Taxonomy of leishmania and geographical distribution of leishmaniasis. Ann Dermatol Venereol 127: 421–424

53. de la Puente-Redondo VA, del Blanco NG, Gutierrez-Martin CB, Garcia-Pena FJ, Rodriguez Ferri EF (2000) Comparison of different PCR approaches for typing of Francisella tularensis strains. J Clin Microbiol 38: 1016–1022

54. Del Prete R, Fumarola D, Ungari S, Fumarola L, Miragliotta G (2000) Polymerase chain reaction detection of Bartonella henselae bacteraemia in an immunocompetent child with cat-scratch disease. Eur J Pediatr 159: 356–359

55. Deshpande AH, Nayak S, Munshi MM (2000) Cytology of sinus histiocytosis with massive lymphadenopathy (Rosai-Dorfman disease). Diagn Cytopathol 22: 181–185

56. De Vita VT, Hellman S, Rosenberg (1989) Cancer – principles and practice of oncology, vol 3. Lippincott, Philadelphia

57. di Sant'Agnese P, Knowles D (1980) Extracardiac rhabdomyoma: A clinicopathologic study and review of the literature. Cancer 46: 780–789

58. Dodson EE, Levine PA (1994) Unusual neck neoplasms. In: Shockley WW, Pillsbury HC (eds) The neck. Diagnosis and surgery. Mosby, St. Louis, pp 359–377

59. Domarus H, Blaha I (1978) Ectopic thymus in the neck: A case report and review of the literature. Br J Plast Surg 40: 532–535

60. Drago F, Aragone MG, Lugani C, Rebora A (2000) Cytomegalovirus infection in normal and immunocompromised humans. A review. Dermatology 200: 189–195

61. Edelsten C, Pearson A, Joynes E, Stanford MR, Graham EM (1999) The ocular and systemic prognosis of patients presenting with sarcoid uveitis. Eye 13: 748–53

62. Elkins C, Shuman TA, Pirolo JS (1999) Cardiac Whipple's disease without digestive symptoms. Ann Thorac Surg 67: 250–251

63. Ellner JJ, Goldberger MJ, Parenti DM (1991) Mycobacterium avium infection and AIDS: A therapeutic dilemma in rapid evolution. J Infect Dis 163: 1326–1335

64. Enzinger FM, Weiss SW (1988) Soft tissue tumors, vol 2. Mosby, St. Louis

65. El-Sadr WM, Burman WJ, Grant LB et al. (2000) Discontinuation of prophylaxis for mycobacterium avium complex disease in HIV-infected patients who have a response to antiretroviral therapy. Terry Beirn Community Programs for Clinical Research on AIDS. N Engl J Med 13: 1085–1092

66. Evans MJ, Smith NM, Thornton CM, Youngson GG, Gray ES (1998) Atypical mycobacterial lymphadenitis in childhood – a clinicopathological study of 17 cases. Clin Pathol 51: 925–927

67. Feldman B (1982) Rhabdomyosarcoma of the head and neck. Laryngoscope 92: 424

68. Fernandez JFJF, Ordonez NG, Shultz PN (1991) Thyroglossal duct carcinoma. Surg 110: 928–935

69. Fine G, Enriquez P, Morales AR (1968) Enzyme histemistry of the human carotid body. Henry Ford Hosp Med J 16: 313

70. Fitzpatrick EL, LeJeune FE Jr. (1996) Mycobacterial cervical lymphadenitis: A review. J La State Med Soc 148: 451–414

71. Forster SV, Demmler GJ, Hawkins EP (1993) Pediatric cervicofacial actinomycosis. South Med J 86: 1147–1150

72. Franz JK, Priem S, Rittig MG, Burmester GR, Krause A (1999) Studies on the pathogenesis and treatment of Lyme arthritis. Wien Klin Wochenschr 10: 981–984

73. Gatti G, Malena M, Casazza R, Borin M, Bassetti M, Cruciani M (1998) Penetration of clindamycin and its metabolite N-demethylclindamycin into cerebrospinal fluid following intravenous infusion of clindamycin phosphate in patients with AIDS. Antimicrob Agents Chemother 42: 3014–3017

74. Gerwig WH (1952) Internal jugular phlebectasia. Ann Surg 135: 130–133

75. Ghosh B, Ghosh L, Huvos A (1973) Malignant schwannoma: A clinicopathologic study. Cancer 31: 184–190

76. Giannakenas C, Kalofonos HP, Apostolopoulos D et al. (2000) Scintigraphic imaging of sarcomatous tumors with [(111)In-DTPA-phe-1]-octreotide. Oncology 58: 18–24

77. Glocker FX, Seifert C, Lucking CH (1999) Facial palsy in Heerfordt's syndrome: Electrophysiological localization of the lesion. Muscle Nerve 22: 1279–1282

78. Gooder P, Farrington T (1980) Extrakranial neurilemmoma of the head and neck. J Laryngol Otol 94: 243–249

79. Greenlee R (1993) Developmental disorders of the lymphatic system. Lymphology 26: 156–168

80. Guba AM, Adam AE, Jaques DA, Chambers RG (1978) Cervical presentation of thymic cyst. Am J Surg 136: 430–436

81. Guild SR (1941) Hitherto unrecognized structure, glomus jugularis, in man. Ann Otol Rhinol Laryngol 62: 1045

82. Halmert M, Theater AM, Simon K, Rommel M, Hilger J, Autenrioth IB (1999) Seroprevalence of Bartonella henselae in cats in Germany. J Med Microbiol 48: 849–856

83. Handman E, Noormohammadi AH, Curtis JM, Baldwin T, Sjolander A (2000) Therapy of murine cutaneous leishmaniasis by DNA vaccination. Vaccine 18: 3011–3017

84. Hanson TE, Johnson WO, Gardner IA (2000) Log-linear and logistic modeling of dependence among diagnostic tests. Prev Vet Med 30: 123–137

85. Harder D, Schmuziger (2000) Liposarcoma in the area of the head-neck. Schweiz Med Wochenschr (Suppl 1) 16: 70S–73S

86. Heifete L (1991) Drug sensibility in the chemotherapy of bacterial infections. CRC, Boca Raton, pp 124–127

87. Henriksson G, Manthorpe R, Bredberg A (2000) Antibodies to CD4 in primary Sjogren's syndrome. Rheumatology 39: 142–147

88. Herzog LW (1983) Prevalence of lymphadenopathy of the head and neck in infants and children. Clin Pediatr 22: 485–487

89. Helvaci S, Gedikoglu S, Akalin H, Oral HB (2000) Tularemia in Bursa, Turkey: 205 cases in ten years. Eur J Epidemiol 16: 271–276

90. Hansen DA (1972) Torticollis. S Afr Med J 46: 480–482

91. Heß A, Bachmann G, Michel O (2001) Passagere Schwellung der Supraklavikulargrube. HNO 49: 662–663

92. Horsburgh CR (1996) Advances in the prevention and treatment of mycobacterium avium disease. N Engl J Med 335: 428–429

93. Hosemann W, Wiegand ME (1988) Sind laterale Halszysten wirklich aus zervikalen Lymphknoten abzuleiten? HNO 36: 140–146

94. Hübner RE, Schein MF, Cauthen GM, Geiter LJ, O'Brien RJ (1992) Usefulness of skin testing with mycobacterial antigens in children with cervical lymphadenopathy. Pediatr Infect Dis 11: 450–456

95. Hübner RE, Schein MF, Cauthen GM, Geiter LJ, O'Brien RJ (1992) Usefulness of skin testing with mycobacterial antigens in children with cervical lymphadenopathy. Pediatr Infect Dis 11: 450–456

96. Hsu KHK (1981) Atypical Mycobacterial infections in children (Editorial). Rev Infect Dis 3: 1075–1080

97. Iizuka T, Iigaya M, Tsukahara S (1999) Nervous system diseases associated with sarcoidosis. Nippon Naika Gakkai Zasshi 10: 808–817

98. Ingrams D, Hein D, Marks (1999) Laryngocele: An anatomical variant. J Laryngol Otol 113: 675–677

99. Ito A (1999) Hepatic actinomycosis. Ryoikibetsu Shokogun Shirizu 23: 449–450

100. Jackson LA, Perkins BA, Wenger JD (1993) Cat scratch disease in the United States: An analysis of three national databases. Am J Public Health 83: 1707–1711

101. Jacobs RF, Narain JP (1983) Tularemia in children. Pediatr Infect Dis 2: 487–491

102. Jenson HB (2000) Acute complications of Epstein-Barr virus infectious mononucleosis. Curr Opin Pediatr 12: 263–268

103. Johansson A, Berglund L, Gothefors L, Sjostedt A, Tarnvik A (2000) Ciprofloxacin for treatment of tularemia in children. Pediatr Infect Dis J 19: 449–453

104. Jonsson R, Nakken B, Halse AK, Skarstein K, Brokstad K, Haga HJ (2000) Heredity and immunology in Sjogren's syndrome. Tidsskr Nor Laegeforen 10: 811–814

105. Judson MA (2000) Clinical aspects of pulmonary sarcoidosis. J S C Med Assoc 96: 9–17

106. Kanlikama M, Mumbuc S, Bayazit Y, Sirikci A (2000) Management strategy of mycobacterial cervical lymphadenitis. J Otol Laryngol 114: 274–278

107. Kanlikama M, Gökalp A (1997) Management of mycobacterial cervical lymphadenitis. World J Surg 21: 516–519

108. Kayser FH, Bienz KA, Eckert J, Lindenmann J (1993) Medizinische Mikrobiologie. Stuttgart, Thieme

109. Kelly P (1999) PCR for Tropheryma whippelii. Lancet 23: 1476–1477

110. Kharchenko VP, Kaprin AD, Amosov FR, Bershchanskaia AM, Maksimov MV, Balyshun DG, Paklina OV (1999) Chronic granulomatous disease, disguised as bladder tumor. Potential source of diagnostic error. Arkh Patol 61: 37–40

111. Khuri-Bulos NA, Daoud AH, Azab SM (1993) Treatment of childhood brucellosis: Results of a prospective trial on 113 children. Pediatr Infect Dis J 12: 377–381

112. Kilpatrick SE, Ward WG, Bos GD (2000) The value of fine-needle aspiration biopsy in the differential diagnosis of adult myxoid sarcoma. Cancer 25: 167–177

113. Kobayashi H (1998) Toxoplasmic lymphadenitis. Ryoikibetsu Shokogun Shirizu 22: 335–337

114. Krause PJ, Hight DW, Schwartz AN (1986) Successful management of mycobacterium intracellulare pneumonia in a child. Pediatr Infect Dis 5: 269–271

115. Kraus M, Benharroch D, Kaplan D et al. (1999) Mycobacterial cervical lymphadenitis: The histological features of non-tuberculous mycobacterial infection. Histopathology 35: 534–538

116. Kuipers T, Gräulich M, Gubisch W (1999) Clinical aspects and therapy of benign symmetrical lipomatosis – Madelung disease. Handchir Mikrochir Plast Chir 31: 393–400

117. Kühl J, Ströder J (1980) Halslymphknotentuberkulose im Kindesalter – eine immer noch aktuelle Problematik. Dtsch Med Wochenschr 105: 595–600

118. Küttner H (1896) Über entzündliche Tumoren der Submaxillar-Speicheldrüse. Bruns' Beitr Klin Chir 15: 815–828

119. LaRouere MJ, Drake A, Baker SR (1987) Evaluation of management of a carcinoma arising in a thyroglossal duct cyst. Am J Otolaryngol 8: 351–355

120. Lasak JM, Mikaelian DO, McCue P (1999) Sinus histiocytosis: A rare cause of progressive pediatric cervical adenopathy. Otolaryngol Head Neck Surg 120: 765–769

121. Lai KK, Stottmaier KD, Sherman IH (1984) Mycobacterial

cervical lymphadenopathy: Relation of etiologic agents to age. JAMA 251: 1286–1288

122. Lopez JM, Alvarez M, Cardenas IE, Gallegos M (1997) Cervical polyadenopathy due to Kikuchi and Fujimoto disease. Rev Med Chil 125: 323–327

123. Leung DY, Meissner HC (2000) The many faces of Kawasaki syndrome. Hosp Pract 15: 77–81, 85–86, 91–98

124. Lesurdo G, Castagnola E, Cristina E, Tasso L, Tima P, Buffa P, Giacchino R (1998) Cervical lymphadenitis caused by nontuberculous mycobacteria in immunocompetent children: Clinical and therapeutic experience. Head Neck 20: 245–249

125. Lee KC, Tami TA, Lalwani AK, Schecter G (1992) Contemporay management of cervical tuberculosis. Laryngoscope 94: 1094–1097

126. Lewis MR (1962) Persistence of the thymus in the cervical area. J Pediatr 61: 887–893

127. Levy HB, Webb CH, Wilkinson JD (1950) Tularemia as a pediatric problem. Pediatrics 6: 113–122

128. Liu X, Turner BP, Peyton CE et al. (2000) Prospective study of IgM to toxoplasma gondii on Beckman Coulter's Access (TM) immunoassay system and comparison with Zeus ELISA and gull IFA assays. Diagn Microbiol Infect Dis 36: 237–239

129. Lubianca-Neto JF, Mauri M, Prati C (1999) Internal jugular phlebectasia in children. Am J Otolaryngol 20: 415–418

130. Machida U, Kami M, Fukui T et al. (2000) Real-time automated PCR for early diagnosis and monitoring of cytomegalovirus infection after bone marrow transplantation. J Clin Microbiol 38: 2536–2542

131. Maeda H, Ura M, Noda Y, Yamazato S, Matuyashi S (1999) The ratio of cervical subacute necrotizing lymphadenitis occupying superficial lymphadenopathy and its clinical findings. Nippon Jibiinkoka Gakkai Kaiho 102: 635–642

132. Maennle DL, Grierson HL, Gnarra DG, Weisenburger DD (1991) Sinus histiocytosis with massive lymphadenopathy: A spectrum of disease associated with immune dysfunction. Pediatr Pathol 11: 399–412

133. Maguina C, Gotuzzo E (2000) Bartonellosis. New and old. Infect Dis Clin North Am 14: 1–22

134. Mahnke CG, Jänig U, Werner JA, Rudert H (1994) Primary papillary carcinoma of the thyroglossal duct: Case report and review of the literature. Auris Nasus Larynx 21: 258–263

135. Majsky A, Abrahamova J, Beck V (1980) Hemangioma and HLA-B 40 antigen. Tissue Antigens 15: 220–221

136. Manolidis S, Frenkiel S, Yoskovitch A (1993) Mycobacterial infections in the head and neck. Otolaryngol Head Neck Surg 109: 427–433

137. Mathews J, Yeong CC, Reddy KTV, Kent SE (2001) Bilateral aneurysma of the extracranial internal carotid artery presenting as vocal fold palsy. J Laryngol Otol 115: 663–665

138. Marin M, Birtles R, Raoult D (1997) Current knowledge of Bartonella species. Eur J Clin Microbiol Infect Dis 16: 487–506

139. Martin T, Weber JC, Levallois H et al. (2000) Salivary gland lymphomas in patients with Sjogren's syndrome may frequently develop from rheumatoid factor B cells. Arthritis Rheum 43: 908–916

140. Masanori I, Taizo N, Kiyoshi S, Shozo I (1986) Cervical carotid aneurysm presenting as transient ischaemia and recurrent laryngeal nerve paly. Surg Neurol 25: 346–350

141. Matsumura S, Ishida T, Washizu T, Tomoda I (1994) Histopathology and viral antigen distribution in lymph nodes of cats naturally infected with feline immunodeficiency virus. J Vet Med Sci 56: 523–528

142. Mattila PS, Tarkkanen J, Mattila S (1999) Thoracic duct cyst: A case report and review of 29 cases. Ann Otol Rhinol Laryngol 108: 505–508

143. McDaniel A, Hirsch BE, Kornblutt AD, Armbrsutmacher VM (1984) Torticollis in infancy and adolescence. Ear Node Throat J 63: 478–487

144. Mc Gabe ME (1987) Clinical spectrum in 107 cases of toxoplasmic lymphadenopathy. Rev Infect Dis 9: 754–774

145. Memish Z, Mah MW, Al Mahmoud S, Al Shaalan M, Khan MY (2000) Brucella bacteraemia: Clinical and laboratory observations in 160 patients. J Infect 40: 59–63

146. Mendel E, Khoo LT, Go JL, Hinton D, Zee CS, Apuzzo ML (1999) Intracerebral Whipple's disease diagnosed by stereotactic biopsy: A case report and review of the literature. Neurosurgery 44: 203–209

147. Mickelson SA, Spickler E, Robert K (1995) Management of internal jugular vein phlebectasia. Otolaryngol Head Neck Surg 112: 473–475

148. Middleton DS (1930) The pathology of congenital muscular torticollis. Br J Surg 18: 188–204

149. Miyawaki S, Nishiyama S, Matoba K (1999) Efficacy of low-dose prednisolone maintenance for saliva production and serological abnormalities in patients with primary Sjogren's syndrome. Intern Med 38: 938–943

150. Mouy R, Ropert JC, Donadieu J et al. (1995) Chronic septic granulomatosis revealed by neonatal pulmonary aspergillosis Arch Pediatr 2: 861–864

151. Muccioli C, Belfort R Jr (2000) Treatment of cytomegalovirus retinitis with an intraocular sustained-release ganciclovir implant. Braz J Med Biol Res 33: 779–789

152. Muhm M, Polterauer P, Gstottner W et al. (2000) Glomus caroticum chemodectoma. Review on current diagnosis and therapy. Wien Klin Wochenschr 112: 115–120

153. Nguyen Q, de Tar M, Wells W, Crockett D (1996) Cervical thymic cyst: Case reports and review of the literature. Laryngoscope 106: 247–252

154. Oberman HA, Holtz F, Shefflor LA, Magielski JE (1968) Chemodectomas (non-chromaffin paraganglioms) of the head and neck: A clinicopathologic study. Am J Otolaryngol 21: 838

155. Oddera I (2000) Infectious mononucleosis: When is tonsillectomy indicated? Schweiz Med Wochenschr Suppl 116: 80–82

156. O'Duffy JD, Griffing WL, Li CY, Abdelmalek MF, Persing DH (1999) Whipple's arthritis: Direct detection of tropheryma whippelii in synovial fluid and tissue. Arthritis Rheum 42: 812–817

157. Ohno T, Igarashi H, Inoue K, Akazawa K, Joh-o K, Hara T (2000) Serum vascular endothelial growth factor: A new predictive indicator for the occurrence of coronary artery lesions in Kawasaki disease. Eur J Pediatr 159: 424–429

158. Onrust SV, Goa KL (2000) Adjuvanted Lyme disease vaccine: A review of its use in the management of Lyme disease. Drugs 59: 281–299

159. Oteo Revuelta JA, Blanco Ramos JR, Martinez de Artola V, Grandival Garcia R, Ibarra Cucalon V, Dopereiro Gomez R (2000) Migratory erythema (Lyme borreliosis). Clinicoepidemiologic features of 50 patients. Rev Clin Esp 200: 60–63

160. Paramothayan NS, Jones PW (2000) Corticosteroids for pulmonary sarcoidosis. Cochrane Database Syst Rev 2: CD001114

161. Paiva DD, Morais JC, Pilotto J, Veloso V, Duarte F, Lenzi HL (1996) Spectrum of morphologic changes of lymph nodes in HIV infection. Mem Inst Oswaldo Cruz 91: 371–379

162. Pawelczyk M, Stryjewska-Makuch G, Grzegorzek T (1999) Adenolymphoma (Warthin's tumor) located bilaterally. Otolaryngol Pol 53: 337–341

163. Payen MC, Wit S, Clumeck N (1997) Manifestations, diagnosis and treatment of non-tuberculous mycobacterial infections in patients with HIV infection. Rev Mal Respir 14: 142–151

164. Penfold CN, Revington PJ (1996) A review of 23 patients with tuberculosis of head and neck. Br J Oral Maxillofac Surg 34: 508–510

165. Petrone LR, Sivalingam JJ, Vaccaro AR (1999) Actinomycosis–an unusual case of an uncommon disease. J Am Board Fam Pract 12: 158–161

166. Pinder SE, Colville A (1993) Mycobacterial cervical lymphadenitis in children: Can histological assessment help differentiate infections caused by non-tuberculous mycobacteria from Mycobacterium tuberculosis? Histopathology 22: 59–64

168. Prasad LS (1999) Kala azar. Indian J Pediatr 66: 539–546

169. Pulik M, Genet P, Leturdu F, Lionnet F, Louvel D, Touahri T (1999) Rifabutin prophylaxis against Mycobacterium avium complex infections in HIV-infected patients: Impact on the incidence of campylobacteriosis. Aids Patient Care STDS 13: 467–472

170. Putney FJ, Moran JJ, Thomas GK (1964) Neurogenic tumors of the head and neck. Laryngoscope 74: 1037–1059

171. Rafaty FM (1977) Cervical adenopathy secondary to toxoplasmosis. Arch Otolaryngol Head Neck Surg 103: 547–549

172. Raoult D, Birg ML, La Scola B et al. (2000) Cultivation of the bacillus of Whipple's disease. N Engl J Med 2: 620–625

173. Rapp RP, McCraney SA, Goodman NL (1994) New macrolide antibiotics: Usefulness in infections caused by mycobacteria other than mycobacterium tuberculosis. Ann Pharmacother 28: 1255–1263

174. Rebelo JM, Oliveira ST, Barros VL, Silva FS, Costa JM, Ferreira LA, Silva AR (2000) Sand flies (Diptera: Psychodidae) of Lagoas, municipal district of Buriticupu, Amazonia of Maranhao. – Richness and relative abundance of the species in area of recent colonisation. Rev Soc Bras Med Trop 33: 11–19

175. Redl P, Gyulahazi J, Poti S, Illes A (2000) Surgical repair of pharyngocutaneous defects resulting from actinomycosis. Fogorv Sz 93: 144–148

176. Reid JD, Wolinsky E (1969) Histopathology of lymphadenitis caused by atypical mycobacteria. Ann Rev Respir Dis 99: 9–13

177. Renard HR, Choucair RJ, Stevenson WD (1990) Carcinoma of the thyroglossal duct. Surg Gynecol Obstet 171: 305–308

178. Roberson DW, Kirse DJ (2000) Infectious and inflammatory disorders of the neck. In: Wetmore RF, Muntz HR, McGill TJ, Potsic WP, Healy GB, Lusk RP (eds) Pediatric otolaryngology. New York, Thieme, pp 969–992

179. Rodriguez-Gomez M, Fernandez-Sueiro JL, Willisch A, Fernandez-Dominguez L, Lopez-Barros G, Vega-Vazquez F (2000) Multifocal dactylitis as the sole clinical expression of sarcoidosis. J Rheumatol 27: 245–247

180. Rossi P, Mirallie E, Pittaluga P, Chaillou P, Patra P (1997) Bilateral extracranial aneurysma of the internal carotid aretry. – A case report. J Cardiovas Surg 38: 27–31

181. Rovetta G, Buffrini L, Grignolo MC, Pavan WO, Monteforte P (2000) Clinical contribution to the knowledge of Lyme disease. Case reports. Minerva Med 91: 39–45

182. Rozeik C, Wieschen A, Deininger HK (1994) A late manifestation of chronic septic granulomatosis in a heterozygote carrier. Rofo Fortschr Geb Rontgenstr Neuen Bildgeb Verfahr 161: 180–182

183. Russell P, Eley SM, Fulop MJ, Bell DL, Titball RW (1998) The efficacy of ciprofloxacin and doxycycline against experimental tularaemia. J Antimicrob Chemother 41: 461–465

184. Saternus K, Kernbach-Wighton G, Oehmichen M (2000) The shaking trauma in infants – kinetic chains. Forensic Sci Int 109: 203–213

185. Savera AT, Sloman A, Huvos AG, Klimstra D (2000) Myoepithelial carcinoma of the salivary glands: A clinicopathologic study of 25 patients. Am J Surg Pathol 24: 761–774

186. Schäfer WB (1965) Serologic identification and classification of the atypical mycobacteria by their agglutination. Am J Resp Dis 92: 85–93

187. Schermer KL, Pontius EE, Dziabis MD, McQuistan RJ (1966) Tumors of the glomus jugulare and glomus tympanicum. Cancer 19: 1273

188. Schlange H (1893) Ueber die Fistula colli congenita. Langenbecks Arch Klin Chir 46: 390–392

189. Schmid PC (1984) Aktuelle Tuberkulindiagnostik. Dtsch Ärztebl 31: 2295–2304

190. Schneider W, Wolf SR, Solbach W (1993) Die Tuberkulose im Hals-, Nasen- und Ohrenbereich. HNO 41: 591–594

191. Schoondermark-van de Ven EM, Melchers WJ, Galama JM, Meuwissen JH, Eskes TK (1997) Prenatal diagnosis and treatment of congenital toxoplasma gondii infections: An experimental study in rhesus monkeys. Eur J Obstet Gynecol Reprod Biol 74: 183–188

192. Schuch P, Schicht A, Windorfer A (1982) Zur Ausbreitung der Tuberkulose. Dtsch Med Wochenschr 107: 1429–1431

193. Senol M, Ozcan A, Karincaoglu Y, Aydin A, Ozerol IH (1999) Tularemia: A case transmitted from a sheep. Cutis 63: 49–51

194. Seicshnaydre MA, Frable MA (1993) Kawasaki disease: Early presentation to the otolaryngologist. Otolaryngol Head Neck Surg 108: 344–347

195. Seifert G, Wopersnow R (1985) Obstruktive Sialadenitis. Morphologische Analyse und Subklassifikation von 696 Fälle. Pathologe 6: 177–189

196. Seifert G (1997) Aetiological and histological classification of sialadenitis. Pathologica 89: 7–17

197. Seifert G, Donath K (1997) Zur Pathogenese des Küttner-Tumors der Submandibularis. Analyse von 349 Fällen mit chronischer Sialadenitis der Submandibularis. HNO 25: 81–92

198. Shamelian SO (2000) Diagnosis and treatment of brucellosis. Neth J Med 56: 198–199

199. Singh AK (2000) Evaluation of solid-phase chemiluminescent enzyme immunoassay, enzyme-linked immunosorbent assay, and latex agglutination tests for screening toxoplasma IgG in samples obtained from cats and pigs. J Vet Diagn Invest 12: 136–141

200. Sistrunk WA (1920) The surgical treatment of cysts of the thyreoglossal tract. Ann Surg Paila 71: 121

201. Skopouli FN, Dafni U, Ioannidis JP, Moutsopoulos HM (2000) Clinical evolution, and morbidity and mortality of primary Sjogren's syndrome. Semin Arthritis Rheum 29: 296–304

202. Smadja D, Fournerie P, Cabre P, Cabie A, Olindo S (1998)

Efficacy and good tolerance of cotrimoxazole as treatment of cerebral toxoplasmosis in AIDS. Presse Med 12: 1315–1320

203. Smit EG, Ferwerda J, Dekker W (1999) Whipple's disease in a man with weight loss and diarrhea. Ned Tijdschr Geneeskd 20: 413–417

204. Smith PD, Stadelmann WK, Wassermann RJ, Kearney RE (1998) Benign symmetric lipomatosis (Madelung's disease). Ann Plast Surg 41: 671–673

205. Springland N, Bensoissan AL, Blanchard H, Russo P (1990) Aberrant cervical thymus in children: Thress case reports and review of the literature. J Pediatr Surg 25: 1196–1199

206. Steinemann TL, Sheikholeslami MR, Brown HH, Bradsher RW (1999) Oculo glandular tularemia. Arch Ophthalmol 117: 132–123

207. Stiefelhagen P (1999) Arthralgia with erythema nodosum. Lofgren syndrome in acute pulmonary sarcoidosis with erythema nodosum. MMW Fortschr Med 26: 53–54

208. Stonde AB, Schelonka RL, Drehnen DM, Mcmahon DP, Ascher DP (1992) Disseminated Mycobacterium avium complex in non-human immunodeficiency virus-infected pediatric patients. Pediatr Infect Dis 11: 960–964

209. Stokes GS, Monaghan JC, Schrader AP, Glenn CL, Ryan M, Morris BJ Aust (1999) Influence of angiotensin converting enzyme (ACE) genotype on interpretation of diagnostic tests for serum ACE activity. N Z J Med 29: 315–318

210. Sordillo PP, Helson L, Hajdu SI, Magill GB, Kosloff C, Golbey RB, Beattie EJ (1981) Malignant schwannoma–clinical characteristics, survival, and response to therapy. Cancer 15: 2503–2509

211. Sorensen IM, Soderlund A, Haga HJ, Malterud K (2000) Symptoms in women with Sjogren's syndrome. Tidsskr Nor Laegeforen 10: 794–797

212. Stoll W (1980) Laterale Halszysten und laterale Halsfisteln. Zwei verschiedene Krankheitsbilder. Laryngorhinootologie 59: 585–595

213. Stoll W, Hüttenbrink KB (1982) Die laterale Halszyste. Eine Lymphknotenerkrankung. Laryngorhinootologie 61: 272–275

214. Suchy BH, Wolf SR (2000) Bilateral mucosa-associated lymphoid tissue lymphoma of the parotid gland. Arch Otolaryngol Head Neck Surg 126: 224–226

215. Suzuki M, Ichimiya I, Matsushita F, Mogi G (1998) Histological features and prognosis of patients with mucoepidermoid carcinoma of the parotid gland. J Laryngol Otol 112: 944–947

216. Swanson H (1961) Traumatic neuromas: A review of the literature. Oral Surg Oral Pathol 14: 317–319

217. Szmeja Z, Kulczynski B, Citowicki W, Kopec T, Kedzia D (1999) Adenoid cystic carcinomas of the head and neck. Otolaryngol Pol 53: 539–544

218. Taege AJ (1999) Listeriosis: Recognizing it, treating it, preventing it. Cleve Clin J Med 66: 375–380

219. Temple ME, Nahata MC (2000) Treatment of listeriosis. Ann Pharmacother 34: 656–661

220. Terzakis G, Louverdis D, Vlachou S, Anastasopoulos G, Dokianakis G, Tsikou-Papafragou A (2000) Ectopic thymic cyst in the neck. J Otol Laryngol 114: 318–320

221. Tien Lau H, Barlow B, Gahndi RP (1984) Ectopic thymus: Presenting as neck mass. J Pediatr Surg 19: 197

222. Thanassi WT, Schoen RT (2000) The Lyme disease vaccine: Conception, development, and implementation. Ann Intern Med 18: 661–668

223. Therkildsen MH, Nielsen BA, Krogdahl A (1989) A case of granulomatous sialadenitis of the submandibular gland. APMIS 97: 75–78

224. Thome R, Thome DC, De La Cortina RA (2000) Lateral thyrotomy approach on the paraglottic space for laryngocele resection. Laryngoscope 110: 447–450

225. Thomsen JR, Koltai PJ (1989) Sternomastoid tumor of infancy. Ann Otol Rhinol Laryngol 98: 955–959

226. Toriumi D, Atiyah R, Murad T (1986) Extrakranial neurogenic tumors of the head and neck. Otolaryngol Clin North Am 19: 609–612

227. Torre D, Tambini R (1999) Acyclovir for treatment of infectious mononucleosis: A meta-analysis. Scand J Infect Dis 31: 543–547

228. Tortoli E, Bartoloni A, Manfrin V, Mantella A, Scarparo C, Bottger E (2000) Cervical lymphadenitis due to Mycobacterium bohemicum. Clin Infect Dis 30: 210–211

229. Trnjak Z, Nozic D, Marinkovic V, Bojic I, Lako B, Begovic V, Mikic D (1997) Tonsillo-pharyngeal form of tularemia. Vojnosanit Pregl 54: 217–221

230. Tsikoudas A, England RJA, Fenwick JD, Sampson H (2001) Inflammatory myositis: A rare differential diagnosis of a neck lump. ORL J Otorhinolaryngol Relat Spec 63: 325–327

231. Tsuneika H, Fujii R, Fujisawa K, Iino H, Isida C, Murakami K, Tsukahara M (2000) Clinical evaluation of commercial serological test for Bartonella infection. Kansenshogaku Zasshi 74: 387–391

232. Turner RR, Martin J, Dorfman RF (1983) Necrotizing lymphadenitis. A study of 30 cases. Am J Surg Pathol 7: 115–223

233. Uchiyama T, Kato H (1999) The pathogenesis of Kawasaki disease and superantigens. Jpn J Infect Dis 52: 141–145

234. Unal OF, Koybasi S, Kaya S (1998) Sinus histiocytosis with massive lymphadenopathy (Rosai-Dorfman disease). Int J Pediatr Otorhinolaryngol 10: 173–176

235. Uzun C, Taskinalp O, Koten M, Adali MK, Karasalihoglu AR, Pekindil G (1999) Phlebectasia of left anterior jugular vein. J Laryngol Otol 113: 858–860

236. van der Molen AJ, Wilmink JT (2000) Cystadenolymphoma of the parotid gland. JBR-BTR 83: 30

237. van Vroonhoven TJ, Peutz WH, Tjan TG (1982) Presurgical devascularization of a laryngeal paraganglioma. Arch Otolaryngol 108: 600–602

238. Veeken H, Ritmeijer K, Seaman J, Davidson R (2000) A randomized comparison of branded sodium stibogluconate and generic sodium stibogluconate for the treatment of visceral leishmaniasis under field conditions in sudan. Trop Med Int Health 5: 312–317

239. Wakefield D, Lloyd A (1996) Chemokines and T lymphocyte recruitment to lymph nodes in HIV infection. Am J Pathol 148: 1367–1373

240. Wallace CA, French JW, Kahn SJ, Sherry DD (2000) Initial intravenous gammaglobulin treatment failure in Kawasaki disease. Pediatrics 105: E78

241. Walsh RM, Lannigan FJ, Mc Glashan JA (1994) Jugular bulb phlebectasia. Int J Pediatr Otorhinolaryngol 25: 249–254

242. Wax MK, Treloar ME (1992) Thoracic duct cyst: An unusual supraclavicular mass. Head Neck 14: 502–505

243. Werner JA, Rudert H (1992) Der Einsatz des Nd:YAG-Lasers in der Hals-, Nasen- und Ohrenheilkunde. HNO 40: 248–258

244. Werner JA, Lippert BM, Godbersen GS, Rudert H (1992) Die Hämangiombehandlung mit dem Neodym:Yttrium-

Aluminum-Granat Laser (Nd:YAG-Laser). Laryngorhino-otologie 71: 388–395

245. Werner JA, Hansmann ML, Lippert BM, Rudert H (1992) Laryngeal Paraganglioma and Pregnancy. ORL J Otorhinolaryngol Relat Spec 54: 163–167

246. Werner JA, Lippert BM, Hoffmann P, Rudert H (1995) Nd:YAG laser therapy of voluminous hemangiomas and vascular malformations. Adv Otorhinolaryngol 49: 75–80

247. Werner JA, BM Lippert, S Gottschlich, Folz BJ, Fleiner B, Hoeft S, Rudert H (1998) Ultrasound-guided interstitial Nd:YAG laser treatment of voluminous hemangiomas and vascular malformations in 92 patients. Laryngoscope 108: 463–470

248. Werner JA, Dünne AA, Folz BJ, Rochels R, Lippert BM (2001) Current concepts in the classification, diagnosis und treatment of hemangiomas and vascular malformations of the head and neck. Eur Arch Otolaryngol 258: 141–149

249. Wirth FA, Gould WM, Kauffman CL (1999) Erythroderma in a patient with arthralgias, uveitis, and dyspnea. Arch Dermatol 135: 1411, 1414

250. Woods GI, Washington JA (1987) Mycobacteria other than mycobacterium tuberculosis: Review of microbiologic and clinical aspects. Rev Infect Dis 9: 275

251. Wolinsky E (1995) Mycobacterial lymphadenitis in children: A prospective study of 105 nontuberculous cases: Long-term follow-up. Clin Infect Dis 20: 954–963

252. Wright JE (1996) Non-tuberculous mycobacterial lymphadenitis. Aust N Z J Surg 66: 225–228

253. Wyss R, Sager H, Muller N, Inderbitzin F, Konig M, Audige L, Gottstein B (2000) The occurrence of toxoplasma gondii and neospora caninum as regards meat hygiene. Schweiz Arch Tierheilkd 142: 95–108

254. Yokomori K, Kubo K, Kanamori Y (1990) Internal jugular phlebectasia in two siblings: Manometric and histopathologic studies of the pathogenesis. J Pediatr Surg 25: 762–765

255. Young LS (1993) Mycobacterial diseases in the 1990 s. J Antimicrobial Chemother 32: 179–194

256. Yoshihara T, Suzuki S, Nagao K (1999) Mucoepidermoid carcinoma arising in the accessory parotid gland. Int J Pediatr Otorhinolaryngol 25: 47–52

257. Yoskovitch A, Tewfik TL, Duffy CM, Moroz B (2000) Head and neck manifestations of Kawasaki disease. Int J Pediatr Otorhinolaryngol 15: 123–129

258. Yousem S, Colby T, Ulrich H (1985) Malignant epitheloid schwannoma arising in a benign schwannoma. Cancer 55: 2799–2803

259. Zampella EJ, Roneros JF, Zeiger E, Brock RJ (1988) Bilateral aneurysms of the extracranial onternal carotid artery. Alabama J Med Sc 25: 67–70

260. Zangwill KM, Hamilton DH, Perkins BA (1993) Cat scratch disease in Connecticut. N Engl J Med 329: 8–13

261. Zarbo RJ, Areen RG, McClatchey KD, Baker SB (1983) Thymopharyngeal duct cyst: A form of cervical thymus. Ann Otol Laryngol 92: 284–289

Sachverzeichnis

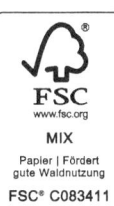

Zeitfracht Medien GmbH
Ferdinand-Jühlke-Straße 7
99095 Erfurt, Deutschland
produktsicherheit@kolibri360.de